Tratamento da paralisia cerebral e do atraso motor

Tratamento da paralisia cerebral e do atraso motor

5ª edição

Sophie Levitt
BSc (Physiotherapy) Wits
Fellow of the Chartered Society of Physiotherapy
Consultant Paediatric Physiotherapist
Tutor on Developmental Therapy

Contribuições aos Capítulos 1, 2, 4 e 8 de
Dawn Pickering, MSc, PGCME, MCSP
Lecturer in Physiotherapy
School of Healthcare Studies
Cardiff University
Wales

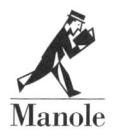

Manole

Título original em inglês: *Treatment of Cerebral Palsy and Motor Delay, 5th edition.*
Copyright © 2010, 2004, 1995, 1982, 1977 Sophie Levitt. Todos os direitos reservados.

Este livro contempla as regras do Novo Acordo Ortográfico da Língua Portuguesa.

Editor gestor: Walter Luiz Coutinho
Editora de traduções: Denise Yumi Chinem
Produção editorial: Priscila Pereira Mota Hidaka e Cláudia Lahr Tetzlaff

Tradução: Lilia Breternitz Ribeiro (Capítulos 9, 10 e 11, Apêndices)
Mestre em Fisiologia Humana pelo Instituto de Ciências Biomédicas da Universidade de São Paulo (USP)
Graduada em Fisioterapia pela Universidade de São Paulo (USP)

Maiza Ritomy Ide (Parte inicial, Capítulos 1 a 6 e Índice remissivo)
Pós doutora cm Reumatologia pela Universidade de Cantabria (Espanha)
Doutora em Reumatologia pela Faculdade de Medicina da Universidade de São Paulo (FMUSP)
Mestre em Ciências pela Faculdade de Medicina da Universidade de São Paulo (FMUSP)
Graduada em Fisioterapia pela Universidade Estadual de Londrina (UEL)

Ronaldo Luis da Silva (Capítulos 7, 8 e 12)
Professor de Fisiologia no Centro Universitário São Camilo de São Paulo
Mestre em Ciências da Reabilitação pela Universidade de São Paulo (USP)
Graduado em Fisioterapia pela Universidade de São Paulo (USP)

Revisão de tradução e revisão de prova: Depto. editorial da Editora Manole
Diagramação: Avits Estúdio Gráfico Ltda.
Capa: Rubens Lima

Dados Internacionais de Catalogação na Publicação (CIP)
(Câmara Brasileira do Livro, SP, Brasil)

Levitt, Sophie
    Tratamento da paralisia cerebral e do atraso
motor / Sophie Levitt ; [tradução Lilia Breternitz
Ribeiro, Maiza Ritomy Ide, Ronaldo Luis da
Silva]. -- 5. ed. -- Barueri, SP : Manole, 2014.

    Título original: Treatment of cerebral palsy
and motor delay.
    Bibliografia.
    ISBN 978-85-204-3595-3

    1. Crianças com paralisia cerebral -
Reabilitação 2. Distúrbios do movimento em
crianças - Tratamento 3. Fisioterapia para
crianças I. Título.

14-05615

CDD-618.92836
NLM-WS 340

Índices para catálogo sistemático:
1. Crianças com paralisia cerebral :
Neuropediatria : Medicina 618.92836

Edição brasileira – 2014

Direitos em língua portuguesa adquiridos pela:
Editora Manole Ltda.
Av. Ceci, 672 – Tamboré
06460-120 – Barueri – SP – Brasil
Tel.: (11) 4196-6000 – Fax: (11) 4196-6021
www.manole.com.br
info@manole.com.br

Impresso no Brasil
Printed in Brazil

Sumário

Prólogo

Fico muito satisfeito com a quinta edição deste livro, que reúne o manejo da paralisia cerebral de modo abrangente e compreensível. Baseia-se nos pontos principais das edições anteriores, incluindo metodologias específicas, o quadro conceitual e a longa e difícil trajetória histórica dessa tentativa de ajudar as crianças com distúrbios motores de início precoce e seus pais e professores. Os aspectos gerais do desenvolvimento científico são expandidos e equilibrados com a compreensão do que realmente pode ser pesquisado em crianças que apresentam variações tão grandes em suas deficiências motoras, cognitivas e comportamentais.

A abordagem mostra o reconhecimento das forças que impulsionaram as pessoas, mas produz um relato do que o terapeuta pode efetivamente oferecer por meio da avaliação e tratamento. Há sempre o problema de como um terapeuta inexperiente extrai ideias e metodologias práticas dos trabalhos de alguém com uma longa experiência, como Sophie Levitt. Este livro é, em minha opinião, essencial para que tanto o terapeuta como o médico tenham uma compreensão básica do assunto; mas definir as prioridades para cada criança requer a interação prática com profissionais experientes em uma equipe multidisciplinar.

De certa maneira, as paralisias cerebrais estão sendo reclassificadas em entidades diagnósticas mais precisas, principalmente com o auxílio das imagens de ressonância magnética. De um ponto de vista mais prático, há uma grande quantidade de crianças com atraso e distúrbios motores cujas famílias precisam de ajuda em como lidar com eles e em como auxiliar as crianças a alcançar o seu potencial. Demonstrar que um grupo variado de crianças é melhor para essa ou aquela intervenção em uma escala global de avaliação pode significar menos que o fato de uma família ser capaz de relaxar com sua filha deficiente e sentir que compreendem um pouco de suas necessidades e dos métodos pelos quais podem ajudá-la.

É também bem possível que objetivos acordados para serem alcançados dentro de um determinado prazo sejam a melhor maneira de preencher a lacuna entre os diferentes níveis de experiência. Também fornece um alvo mensurável para aqueles que gostariam de medir a eficácia do empreendimento de um modo mecanicista, em vez de psicológico.

Este livro continua sendo essencial para aqueles que lidam com crianças com deficiência.

Brian Neville
Professor of Childhood Epilepsy
Professor of Paediatric Neurology
University College London
Institute of Child Health/Great Ormond
Street Hospital for Children NHS Trust

Prefácio

As cinco edições deste livro refletem onde estivemos e onde estamos agora. As ideias do passado ainda são relevantes hoje, mas felizmente existem estudos que confirmam o valor de algumas delas. A pesquisa sobre pessoas pode não ser fácil ou, talvez, possível neste momento. Para que este livro refletisse o que foi feito e o que se faz agora, aprendi não só com meus colegas fisioterapeutas e com as perguntas de meus alunos, mas também com os pais e seus filhos. Ao ouvir atentamente os pais, aprendi sobre suas necessidades humanas fundamentais de respeito, apoio e senso de controle sobre suas vidas. Suas ideias práticas, sua coragem e sua determinação em fazer o melhor por seus filhos são inspiradoras. Os pais e filhos com deficiência me ensinaram que eles precisavam de empatia, não de simpatia. Como se apresenta a fisioterapia nesse sentido? Será que eu tenho conhecimento profissional adequado para justificar a confiança desses pais e seus filhos?

Felizmente, tive contato com muitos profissionais das áreas de medicina, fisioterapia, pedagogia, psicologia e serviço social. Isso se tornou possível por eu ser membro de equipes multidisciplinares e interdisciplinares, tanto na prática clínica como em escolas especiais e em cursos de pós-graduação. Sou grata a muitos profissionais de diferentes áreas de vários países, que generosamente me apresentaram seu conhecimento e me ajudaram a compreender seus pontos de vista para o que é benéfico às crianças e suas famílias. Nem sempre foi fácil incorporar suas mensagens essenciais à fisioterapia, pois há contradições nas culturas das diferentes áreas da saúde. No entanto, tenho trabalhado nas preocupações básicas da criança como um todo e tento integrá-las ao desenvolvimento da sua função motora.

Como fisioterapeuta, simultaneamente procuro e ainda estou buscando os melhores modos de tratar e lidar com a criança com paralisia cerebral. Isso é desafiador, pois envolve enfrentar pontos de vista contraditórios em minha própria profissão. Uma vez que eu tentei compreender os pontos de vista das diferentes profissões, tornou-se um pouco mais fácil compreender os distintos pontos de vista da minha profissão. Encontrei alguns pontos em comum entre as diferentes abordagens de tratamento e recomendei que uma abordagem eclética seria a melhor. Na minha opinião, houve contribuições úteis de vários especialistas.

A primeira edição deste livro (1977) propôs uma abordagem eclética sobre temas em neurologia, ortopedia e desenvolvimento normal (típico) e anormal da criança. Além disso, sempre houve o reconhecimento de que as crianças "não se movem somente pela neurofisiologia", mas que os processos de aprendizagem possibilitam que a criança progrida ao longo dos estágios de desenvolvimento motor. A segunda e terceira edições continuaram a elaborar princípios de aprendizagem para desenvolver a função motora das crianças. Desde a publicação das edições anteriores, foi recompensador propiciar um ponto de vista mais eclético e uma fisioterapia mais funcional, que era tão controversa no passado. No meu trabalho, a terapia funcional surgiu a partir da seguinte pergunta: "Como os pais e outros adultos aprendem?". Fui auxiliada por esses estudos sobre a educação de adultos, que mostraram que as pessoas aprendem melhor aquilo que tem significado para eles em suas vidas diárias. Os pais estavam claramente interessados na capacidade funcional diária de seu filho, que era tão limitada pela paralisia cerebral.

A terceira edição continha um capítulo específico sobre a abordagem de aprendizagem colaborativa. Desenvolvi essa abordagem ao longo de alguns anos trabalhando com pais, cuidadores e outros profissionais envolvidos com crianças com paralisia cerebral. Essa abordagem "centrada no paciente" depende de sua participação no processo de aprendizagem. Ao contrário de alguns modelos de aprendizagem, esse modelo também inclui a participação do próprio terapeuta na aprendizagem, bem como questões emocionais que afetam a aprendizagem dos pais e do terapeuta no trabalho colaborativo. Essa abordagem envolve a consideração dos pontos de vista e das necessidades de ambos.

Ela desenvolve o respeito pelos valores culturais e sociais da família, como aprendi em minha experiência em países em desenvolvimento e como instrutora/professora convidada de estudantes internacionais nos *Community-Based Rehabilitation Courses* (Cursos de reabilitação para pacientes comunitários), Institute of Child Health, em Londres. A abordagem de aprendizagem colaborativa depende de tarefas diárias escolhidas pela pessoa com deficiência e seus pais, cuidadores e professores em diferentes comunidades. Essa abordagem promove a *inclusão* nas escolas regulares e nas comunidades culturais específicas em que a criança ou a pessoa mais velha se encontram. A abordagem colaborativa é um processo de aprendizagem que pode possibilitar que os pais e outros envolvidos aprendam no seu próprio ritmo, de modo a ajustar suas expectativas e atitudes, enquanto mantêm a esperança.

O paciente mais velho. A quinta edição continua sugerindo o uso da estrutura de minha abordagem de aprendizagem colaborativa no Capítulo 7 "Pacientes mais velhos com paralisia cerebral". Do mesmo modo que com a criança e seus pais, propõe o respeito mútuo entre os indivíduos e os terapeutas e desenvolve a autoestima e a confiança em adolescentes e adultos. Cria-se significado para suas vidas de forma que os procedimentos sugeridos possam melhorar a sua participação na vida diária. Incluem-se métodos de tratamento e atividades terapêuticas recreativas para melhorar a sua qualidade de vida. No entanto, atualmente há uma corrente crescente entre psicólogos e analistas sociais de que a participação não é necessariamente equivalente à qualidade de vida.

Abordagem (cuidados) centrada na família. Esta modalidade também é baseada na prática "centrada no paciente" primeiramente formulada por Carl Rogers na década de 1960; essa prática anteriormente inspirou a abordagem de aprendizagem colaborativa, mas só surgiu na fisioterapia e terapia ocupacional centrada na família no final da década de 1990 e nos últimos anos. Essa abordagem envolve todos os membros da equipe de paralisia cerebral e é uma evolução que merece ser saudada. No entanto, em alguns lugares, exige aprendizagem reflexiva e a reconsideração de atitudes profissionais utilizadas há muito tempo. O conceito de que "de uma maneira ou de outra estamos fazendo isso" muitas vezes é utilizado por profissionais genuinamente bem-intencionados; contudo, dadas as novas medidas do que os pais e as famílias realmente acham de um serviço, não há necessariamente concordância com essa afirmação. São feitas referências a essas medidas nesta edição.

Estrutura para avaliação, tratamento e manejo. Esta quinta edição consolida ideias de edições anteriores para o desenvolvimento adicional da abordagem de aprendizagem colaborativa na seguinte estrutura:

1. A(s) tarefa(s) (p. ex., uma atividade diária, autocuidado, brincadeira ou interação social) são escolhidas pela pessoa com paralisia cerebral juntamente com seus pais ou outras pessoas envolvidas em seu ambiente familiar domiciliar e na comunidade.

2. Selecionam-se funções motoras para a tarefa escolhida.

3. Analisam-se os componentes (habilidades, competências, pré-requisitos) da função motora, como por exemplo, mecanismos posturais específicos, movimentos voluntários, percepção e compreensão (cognitiva e emocional).

4. Avaliam-se as deficiências motoras que limitam a função motora, como por exemplo, uma amplitude articular limitada, fraqueza, alinhamento postural anormal, repertório limitado de movimentos, padrões de movimentos anormais (sinergias) ou reações reflexas anormais, bem como a saúde geral.

5. Consideram-se as deficiências não motoras que limitam a função motora e a tarefa, como por exemplo, problemas de visão, percepção, compreensão e comunicação.

6. Identificam-se habilidades residuais em todas as áreas da capacidade funcional, de modo que possam ser melhoradas para aumentar o sucesso por meio de estratégias diferentes.

O paciente e aqueles que o auxiliam em casa, na escola ou na comunidade contribuem mais para os itens 1 e 2, enquanto o fisioterapeuta e seus colegas multidisciplinares contribuem mais para os itens 3 a 6. O clínico vai descobrir que há sobreposições entre os itens, que são abordados nos capítulos práticos.

Objetivos do tratamento. Os objetivos do tratamento podem ser esclarecidos nessa estrutura, de modo que possam ser selecionados métodos para ativar os componentes *ao mesmo tempo* em que se minimizam as deficiências. O controle postural com o melhor alinhamento e movimento, fortalecimento e amplitude articular e coordenação possíveis é melhorado se estes forem adequadamente utilizados enquanto se treina a capacidade funcional. Alguns de nós descobriram que o foco anterior nas deficiências nem sempre levavam a uma boa capacidade funcional. Isso é dependente da condição do indivíduo, como quando há uma necessidade de utilizar tratamentos e procedimentos médicos específicos nas deficiências.

Em edições anteriores, passou-se a ideia de que a espasticidade tinha mais relevância nas deformidades do que como causa direta da maior parte dos distúrbios motores. No entanto, caso uma deformidade estivesse se instalando, isso atuava como um bloqueio à capacidade funcional e precisava de tratamento. Havia raros estudos sobre a espasticidade que poderiam ser utilizados para sustentar a minha impressão clínica. Hoje, existem muitos estudos que têm questionado o papel da espasticidade na capacidade funcional. Por exemplo, os estudos sobre a rizotomia dorsal seletiva mostram que, embora a espasticidade tivesse sido removida, havia pouca mudança na capacidade funcional global. Além disso, desde a primeira edição, encontrei estudos recentes que apoiavam a minha visão de longa data de que a espasticidade e as reações reflexas ou "reflexo de caça" eram excessivamente enfatizadas; no entanto, o controle postural típico e os mecanismos posturais têm sido enfatizados desde a primeira edição. Novos estudos estão surgindo para afirmar a importância do controle postural e do equilíbrio. Esta edição inclui outros desses estudos.

Procedimentos de fortalecimento. No passado, minha inclusão de métodos de fortalecimento foi considerada controversa. Este livro continua sugerindo métodos de fortalecimento com o uso de resistência manual, selecionados a partir da facilitação neuromuscular proprioceptiva e de funções motoras adicionais que envolvem o levantamento de objetos pesados. Selecionam-se os métodos a serem utilizados no contexto de funções motoras de desenvolvimento. O tratamento das deformidades também continua empregando o fortalecimento de agonistas e antagonistas, o que depende do desequilíbrio muscular.

Prática baseada em evidências. Esta quinta edição traz muitas revisões à luz dos novos conhecimentos, pesquisas e evidências clínicas. Infelizmente, nesse complexo campo e com essa população heterogênea, pode ser difícil obter evidências científicas confiáveis para apoiar as intervenções utilizadas. Portanto, ainda se conta com a longa experiência e opinião de especialistas. Felizmente, os estudos têm aumentado e são cada vez mais rigorosos; assim, espera-se por mais evoluções clínicas. Esta edição contém seções atuais sobre "Medidas de avaliação" e "Prática baseada em evidências", que acrescentam mais informações à seção "Avaliação de estudos de pesquisa" da quarta edição.

Vale a pena ressaltar que há uma tendência de supervalorizar dados numéricos, que é o padrão nas ciências exatas. No entanto, embora seja comum que a ciência envolva números, eles nem sempre são necessários, mas uma boa pesquisa deve sempre envolver a observação sistemática e a análise detalhada cuidadosa, que envolve uma boa dose de raciocínio.

Mais uma vez, mesmo quando a pesquisa é abrangente, com frequência é relatada em documentos escritos de modo obscuro, em que parece que pouco se tenta fazer para comunicar de modo eficaz os achados aos profissionais da saúde que buscam utilizá-los para melhorar a sua prática. Em nome dos terapeutas, gostaria de pleitear aos pesquisadores que elaborem conclusões claras e razoavelmente simples e que percebam que a maior parte dos terapeutas possui pouco treinamento ou aptidão para a análise estatística. Por favor, descreva o que os seus testes estatísticos estão testando e também quais suposições foram feitas. Sabe-se bem que as pesquisas da área da saúde podem ser prejudicadas por análises estatísticas mal aplicadas.

Sugestões, não receitas. Restam muitos métodos sugeridos a partir da longa experiência clínica que ainda aguardam estudos de pesquisa que confirmem o seu valor para problemas específicos, em diferentes idades ou estágios de desenvolvimento. Este não é um livro de "receitas", mas de sugestões para o tratamento e cuidado ou manejo diário, baseadas na avaliação *individual* do paciente com paralisia cerebral e/ou atraso no desenvolvimento motor. São apresentadas com todas as evidências que existem neste momento. As sugestões não são prescritivas e é preciso avaliar se são apropriadas ao paciente específico com paralisia cerebral. Os métodos de tratamento baseados em pesquisas são desejáveis, mas ainda assim é preciso avaliar se são adequados a esse paciente específico e seus pais e cuidadores.

Nem todos os métodos são abordados, já que alguns são difíceis de descrever e precisam de demonstração. No entanto, sempre que possível, informa-se o princípio e por que usar, quando usar ou não usar o método, o que também permite que o terapeuta use seus próprios métodos e invente seus próprios procedimentos além daqueles sugeridos neste livro. Nem todas as possibilidades de cada paciente com paralisia cerebral podem ser abordadas, de modo que o fisioterapeuta também precisará resolver os problemas que surgirem em cada caso e contar com sua experiência clínica. Este livro deve ser usado associado a cursos práticos, com outros estudos e com a supervisão de colegas mais experientes.

Fornecem-se *teorias atuais*, mas ainda existem limitações, bem como vantagens para os clínicos. Algumas das vantagens estão em sintonia com a prática clínica, para a qual foram usadas teorias ultrapassadas. Os clínicos se sentem bem apoiados pelas observações dos pesquisadores e alguns deles são reticentes em reconhecer as limitações de uma teoria. Resta o fato de que não há teoria ou modelo existente para controle motor e aprendizagem motora. Ainda há controvérsias e, felizmente, as pesquisas continuam. Por exemplo, a teoria de sistemas dinâmicos se originou no campo do controle motor, em que se esperava que fazer analogias à física dos sistemas complexos (um assunto notoriamente difícil, segundo ouve-se dizer) conduziria avanços. A principal conclusão parece ser a de que "é preciso estar ciente de que muitos fatores estão envolvidos no desenvolvimento do controle motor". Essa é uma excelente ideia. Na verdade, muitos clínicos atentos, em especial aqueles que trabalham em equipes interdisciplinares e na comunidade, têm consciência disso há muito tempo.

Infelizmente, a teoria de sistemas dinâmicos ainda não oferece muita orientação em relação a qual dos diversos fatores é mais importante e como eles interagem em uma circunstância específica. Além disso, esta e outras teorias estão relacionadas aos indivíduos saudáveis, à cognição normal e a adultos com ou sem danos cerebrais.

O plano do livro

O Capítulo 1 aborda o quadro clínico em relação direta com os princípios de manejo. O Capítulo 2 discute uma abordagem de aprendizagem colaborativa para a criança ou paciente mais velho e seus pais e familiares. Essa abordagem também é relevante para o trabalho em outras áreas. O Capítulo 3 analisa as diferentes abordagens de tratamento, com alguns achados atuais. Os aspectos históricos mostram como se chegou a algumas das boas práticas atuais e, talvez, evitam o esforço desnecessário de "reinventar a roda". Também são discutidas as teorias contemporâneas, com suas utilidades e limitações na prática clínica. O Capítulo 4 considera as evidências atuais para os sistemas de tratamento e para os vários métodos novos. Há uma discussão sobre a avaliação da pesquisa quantitativa e qualitativa para os clínicos. (As mensurações utilizadas na pesquisa e prática clínica são fornecidas posteriormente, no Capítulo 8, pois estão intimamente ligadas à avaliação.) O Capítulo 5 discute e oferece uma síntese das diferentes abordagens. Essa abordagem eclética desenvolveu-se de meus estudos, discussões e observações ou cursos com o dr. Phelps, dr. e sra. Bobath, dr. Fay, dr. Vojta, srta. Knott, sra. Collis e dr. Hari e sra. Cotton, bem como de minha própria experiência. O Capítulo 6 integra os princípios de aprendizagem de um ponto de vista eclético. O Capítulo 7, relacionado ao paciente mais velho, sugere modificar ou selecionar métodos descritos para a função motora da criança, bem como outras questões de relevância específica para a adolescência e a idade adulta.

O Capítulo 8 oferece avaliações práticas e mensurações com comentários sobre a sua utilidade. O Capítulo 9 apresenta os procedimentos e gestão do tratamento. Como este livro enfatiza que os equipamentos precisam estar associados ao treinamento motor e não serem usados para substituí-lo, os equipamentos são discutidos e descritos nos Capítulos 8, 9 e 10 (Avaliação para terapia e para função diária; Procedimentos e gestão do tratamento; Função motora e vida diária da criança). Fornece-se um apêndice (Apêndice 2) sobre equipamentos para consulta; os endereços úteis incluem organizações que têm informações atualizadas sobre fornecedores.

A natação, equitação, esqui, rapel, pesca, dança de cadeira de rodas e outras atividades de lazer, terapêuticas e recreativas são altamente recomendadas; a lista de endereços úteis incluem aqueles especializados nessas áreas.

Espera-se que este livro responda de algum modo às observações de meus alunos de pós-graduação e colegas que me sugeriram escrever observações como:

"Concordo com sua abordagem eclética, mas como posso usá-la?"

"Como é possível combinar esses diferentes pontos de vista nesta área?"

"Tenho seguido um sistema, mas gostaria de estender meu repertório de métodos e estou disposto a ouvir outros pontos de vista."

E especialmente a observação:

"Ensina-me a capacitar essas pessoas e suas famílias."

Sophie Levitt
Londres

Agradecimentos

Esta quinta edição foi atualizada graças a meus revisores e colegas que me forneceram críticas construtivas e muito incentivo.

Dawn Pickering me estimulou com úteis discussões e suas contribuições. Agradeço-a por seu trabalho e apoio.

Em especial, gostaria de agradecer a Alison Wisbeach, terapeuta ocupacional pediátrica, responsável pela maior parte dos desenhos e úteis discussões ao longo dos anos. Meus agradecimentos especiais ao dr. Richard Lovell, físico, que foi de grande ajuda e apoio para encarar e avaliar de forma crítica a enorme quantidade de pesquisas agora disponíveis para fisioterapeutas e terapeutas ocupacionais. Sou grato pelos proveitosos comentários clínicos de Lyn Horrocks no Capítulo 11, April Winstock nos temas de comunicação e alimentação do Capítulo 10, bem como as competentes discussões com Jeanne Hartley, Gillian Hill, Lesley Carroll-Few, Eva Bower, Helen Stevens, Maria Ash, Katrin Stroh, Elinor Goldschmied e muitos de meus alunos de pós-graduação, tanto do Reino Unido como do exterior.

Sinto-me privilegiada por ter sido premiada com uma bolsa Folke Bernadotte, financiada pelo grupo pediátrico da Swedish Physiotherapy Association e sua presidente, Elisabeth Price, em 1990. Seu incentivo à minha abordagem eclética e trabalho com os pais tem sido uma inspiração. Meus agradecimentos também vão para a dra. Patricia Sonksen, o falecido dr. Joan Reynell, dr. Pam Zinkin, a falecida Mary Kitzinger e outros com quem trabalhei no Wolfson Center, Institute of Child Health, que atende crianças com deficiência visual grave.

Este livro foi originalmente iniciado quando eu era Diretora de Estudos no The Cheyne Center for Children with Cerebral Palsy, em Londres, onde recebi o encorajador apoio do dr. John Foley e seus funcionários. A base deste livro foi a correlação entre a neurologia do dr. Foley e do dr. J. Purdon Martin com os estudos de desenvolvimento da criança da falecida dra. Mary Sheridan.

Sou muito grata ao Fundo Leverhulme Trust, que gentilmente me concedeu uma bolsa de pesquisa para parte de meus estudos sobre a síntese de sistemas de tratamento da paralisia cerebral, que formaram a base deste livro em todas as suas edições.

Fico particularmente agradecida pelo privilégio das muitas observações, discussões e cursos no passado com o dr. Phelps, dr. Fay, dr. Vojta, Maggie Knott, Eirene Collis, dr. e sra. Bobath, Professor Guy Tardieu, Ester Cotton e dr. Hari. Eles me inspiraram e me influenciaram e sem eles este livro não teria sido escrito.

Obrigado ao Cheyne Center pelas fotografias das Figuras 9.62, 9.76, 9.130, 9.132, 9.133 e 12.1; ao Alison Wisbeach pelas fotografias das

Figuras 9.92, 9.93, 9.114 e 9.120-9.124; ao Wolfson Centre pelas Figuras 2.2, 2.6, 9.167 e 9.170; ao Indian Spastics Society pelas fotografias das Figuras 2.1, 2.3 e 2.7; à Foxdenton School, Lancashire, pelas fotografias das Figuras 9.125 e 9.126. Muitas fotos recentes foram tiradas por David Halpern, com enorme organização de Helen Stevens, antiga fisioterapeuta pediátrica superintendente da Winchester and Eastleigh Healthcare NHS Trust e à maravilhosa colaboração de pais e jovens. Obrigada pelas Figuras 2.8, 7.2, 8.2, 8.3, 9.68, 9.111, 9.154, 9.173, 9.207, 9.210 a 9.212-10.3. Agradecimentos para a maior parte das fotografias restantes ao Ted Remington, anteriormente chefe adjunto da Richard Cloudsley School, Londres, que pacientemente fotografou com a ajuda de Christine White, da antiga diretora sra. Suckling e dos funcionários da época.

Um agradecimento especial ao meu filho David Halpern que, quando garoto, mostrou muita paciência e compreensão, além de providenciar inúmeras xícaras de café e que agora é de grande ajuda nos conselhos sobre a edição de meus manuscritos. Tanto ele como Richard Lovell me impressionaram com suas habilidades de informática que tanto me ajudaram.

Sou profundamente grata a todas as crianças, adolescentes e seus pais que colaboraram tão incrivelmente em todas as longas sessões de fotografia utilizadas no decorrer do livro. Meu agradecimento especial vai para todas as crianças e pessoas mais velhas com paralisia cerebral, seus pais e famílias com quem tive o privilégio de trabalhar e com quem tenho aprendido tanto.

Meus editores foram especialmente gentis, prestativos e sensíveis; agradeço à Amy Brown, à Katrina Hulme-Cross, ao James Sowden e a sua equipe da Wiley-Blackwell por toda a ajuda e apoio.

Ao professor Brian Neville, que me honrou e me incentivou ao escrever os prólogos das três últimas edições e por ter generosamente compartilhado suas ideias.

Aviso: Novas pesquisas e experiências podem levar a mudanças na prática clínica, no uso de equipamentos, no tratamento e no manejo. O profissional é responsável por selecionar o melhor tratamento e manejo de acordo com sua experiência e conhecimento de um paciente específico. Os profissionais devem assumir a responsabilidade pelas precauções de segurança. Os leitores devem verificar as informações mais atualizadas da literatura e dos fabricantes de equipamentos.

Situação clínica atual do tratamento e do manejo

Paralisia cerebral é um termo comumente usado para um grupo de condições caracterizadas por disfunção motora decorrente de lesão cerebral não progressiva no início da vida. Normalmente existem deficiências associadas, bem como dificuldades emocionais, sociais e familiares. A paralisia cerebral é a causa mais comum de deficiência na infância. A variação da gravidade vai de imobilidade e dependência total a habilidades adequadas de fala, independência no cuidado pessoal, marcha, corrida e outras atividades, ainda que com alguns movimentos desajeitados. Muitas pessoas com paralisia cerebral hoje são capazes de se beneficiar do estudo em escolas regulares e de um maior grau de escolaridade. Eles participam mais de diversas atividades na sociedade. Essas oportunidades são apoiadas pela legislação, pelos avanços tecnológicos e por mudanças na atitude da sociedade. Bax e Brown (2004) forneceram um panorama das paralisias cerebrais.

Disfunção motora

O dano cerebral resulta em desenvolvimento desorganizado e atrasado dos mecanismos neurológicos de controle postural, equilíbrio e movimento. Os músculos ativados por estes aspectos motores são, portanto, ineficientes e descoordenados. Os indivíduos apresentam deficiências específicas, como hipertonia ou hipotonia com fraqueza muscular, padrões anormais de ativação muscular, incluindo cocontrações excessivas. A capacidade de isolar movimentos é ausente ou ruim (controle motor seletivo ruim); há posturas anormais e problemas com o manuseio. Além da deficiência neuromuscular, a disfunção motora inclui problemas musculoesqueléticos. Há dificuldades biomecânicas decorrentes tanto da disfunção neuromuscular quanto de problemas musculoesqueléticos que contribuem para este complexo quadro.

A disfunção motora muda com o crescimento e o desenvolvimento da criança. A mudança depende também de como o indivíduo utiliza seu corpo. A fisioterapia contribui positivamente para a capacidade funcional do corpo. No entanto, o dano cerebral não é progressivo, apesar das alterações do comportamento motor. Os problemas musculoesqueléticos podem piorar no final da infância e adolescência, exigindo compensação por parte da estimulação da fisioterapia.

O que mais importa para a criança e sua família é o atraso funcional global e o desempenho anormal. Os fisioterapeutas precisam responder a essas dificuldades funcionais diárias, junto à criança e seus pais ou diretamente com um paciente mais velho com paralisia cerebral (Caps. 2 e 7). O fisioterapeuta avaliará e irá supor quais deficiências e componentes funcionais são responsáveis por quaisquer disfunções funcionais. As disfunções e deficiências associadas descritas a seguir também influenciam a função motora. É encorajador saber que as limitações funcionais podem ser minimizadas, embora as deficiências básicas não possam ser estritamente curadas.

Existem diferentes pontos de vista a respeito de quais deficiências motoras são responsáveis pela disfunção motora geral e da correlação que existe entre elas. Há divergência também quanto às incapacidades que podem ser alteradas e, se não puderem, quando fazer adaptações (incluindo usar equipamentos) para que a função ainda possa ocorrer. O descontrole motor subjacente é controverso. Isso não é surpresa, uma vez que nem todos os mecanismos neurológicos normais e anormais são totalmente compreendidos. Há também vários pontos de vista sobre a biomecânica. As pesquisas a respeito do descontrole e da biomecânica básica continuam.

A primeira edição deste livro (Levitt, 1977) apresentou uma síntese das valiosas contribuições de diferentes sistemas de tratamento, alguns dos quais haviam sido considerados mutuamente excludentes. Essa síntese ou abordagem eclética foi desenvolvida para incluir os conceitos de controle motor e sistemas de aprendizagem motora. Esta nova edição continua sintetizando contribuições atuais a partir de diferentes abordagens. Como atualmente muitos colegas não se apegam a um sistema de tratamento específico, apresentam-se seleções de seus pontos de vista, bem como os estudos e a experiência da autora deste livro.

Como uma criança não se "movimenta apenas pela neurofisiologia", foram integradas não só várias considerações a respeito da aprendizagem do controle motor no quadro geral de tratamento como também analisa-se com cuidado a influência do contexto na função da criança. O contexto pode ser a casa, a escola e a comunidade em que ela vive. Ela aprende melhor em um ambiente familiar e atribui significado ao que está sendo alcançado clinicamente. É principalmente a motivação da criança por pessoas desses contextos e sua própria motivação intrínseca que têm um impacto profundo sobre suas conquistas. Além disso, deve-se considerar quaisquer restrições físicas ambientais e atitudes sociais que desafiam a criança ou paciente mais velhos com paralisia cerebral.

Deficiências e incapacidades associadas

Dano ao cérebro na paralisia cerebral também pode ser responsável por defeitos nos sentidos especiais de visão e audição, alterações na fala e na linguagem e problemas na percepção (Hall, 1984; Neville, 2000). As *agnosias* estão incluídas nos problemas na percepção. Trata-se da dificuldade em reconhecer objetos ou símbolos, embora a sensibilidade propriamente dita não esteja prejudicada, e o paciente possa provar por outros meios conhecer ou ter conhecido o que o objeto ou símbolo representa. Também pode haver *dispraxias*, algumas das quais são chamadas de defeitos visuomotores. Isso significa que a criança é incapaz de realizar determinados movimentos, embora não haja paralisia, porque os padrões ou *eneagramas* foram perdidos ou não se desenvolveram. A dispraxia pode envolver movimentos dos membros, rosto, olhos, língua ou se limitar especificamente a atos como escrever, desenhar, construir ou mesmo vestir-se. Em outras palavras, parece haver um problema no "planejamento motor" nas crianças dispráxicas. Algumas crianças também podem ter vários problemas comportamentais, como distração e hipercinesia, que são decorrentes do dano cerebral. Todos esses defeitos resultam em vários problemas de aprendizagem e dificuldades de comunicação. Além disso, pode haver comprometimento intelectual e epilepsias diversas (Himmelmann et al., 2006).

Nem todas as crianças apresentam todas essas deficiências associadas (ou parte delas). Mesmo que a deterioração fosse unicamente motora, a escassez de movimento resultante impediria a criança de explorar totalmente o ambiente. Portanto, ela tem uma capacidade limitada de aquisição de sensações e percepção de eventos cotidianos. Uma criança pode, então, *aparentar* ter defeitos de percepção, mas estes podem ser decorrentes não do dano cerebral, e sim da falta de experiência. A mesma falta de experiências cotidianas retarda o desenvolvimento da linguagem e afeta a fala da criança. Sua compreensão geral pode ser prejudicada, de modo que ela pode aparentar ter deficiência intelectual. Pode-se chegar ao ponto de uma inteligência normal ser camuflada por uma incapacidade física grave. Além disso, a falta de movimento pode afetar o comportamento geral da criança. Assim, o comportamento anormal pode ser decorrente da falta de experiências emocionais e sociais satisfatórias para as quais o movimento é necessário. A disfunção motora pode, portanto, influenciar no desenvolvimento social e emocional de uma criança. No entanto, atitudes positivas da família e da criança podem incentivar o desenvolvimento ideal.

Trabalho em equipe. Portanto, é importante que todo fisioterapeuta reconheça que a função motora não pode ser isolada de outras funções e que se está tratando de uma criança com distúrbios não apenas físicos, mas múltiplos. Os fisioterapeutas também devem levar em conta quando os problemas físicos e comportamentais associados limitam a função motora (Thylefors et al., 2000).

Para administrar as múltiplas deficiências e a falta de experiência de aprendizagem relacionada que interfere no desenvolvimento da criança, um fisioterapeuta ou terapeuta ocupacional precisa fazer parte de uma equipe. O trabalho em equipe varia em diferentes locais, como centros comunitários, centros de desenvolvimento infantil, unidades de hospitais ou dentro de contextos educacionais. O trabalho em equipe é discutido nos Capítulos 2, 8, 10 e 12.

Etiologia

As crianças prematuras têm maior risco de disfunção cerebral. Existem muitas causas de lesão cerebral, incluindo desenvolvimento anormal do cérebro, anóxia, hemorragia intracraniana, asfixia neonatal excessiva (encefalopatia neonatal hipóxica isquêmica), trauma, hipoglicemia, anóxia como em casos de quase afogamento, asfixia, vírus neurotrófico e infecções diversas. Elas têm

sido amplamente discutidas na literatura médica (Rosenbloom, 1995; Hagberg et al., 1996; Stanley et al., 2000; Himmelmann et al., 2005). No entanto, o fisioterapeuta raramente é guiado pela etiologia ao planejar o tratamento. Em alguns casos, a causa não é determinada e, em muitos outros, conhecer a causa não indica, necessariamente, um diagnóstico específico ou um determinado tratamento. Ainda assim, o fisioterapeuta deve familiarizar-se com a história do caso. Muitas dessas crianças foram acometidas na infância e têm sido difíceis de se lidar e de alimentar. Muitas internações e separações do bebê dos pais podem ter acontecido nos períodos iniciais. Isso pode facilmente ter influenciado na relação da criança com os pais, tão essencial para o seu desenvolvimento. Além disso, a história pode, às vezes, dar uma indicação do prognóstico; por exemplo, na microcefalia profunda com deficiências múltiplas graves o prognóstico provavelmente é ruim.

Quadro clínico e desenvolvimento

É importante reconhecer que as causas de paralisia cerebral ocorrem nos períodos pré-natal, perinatal e pós-natal. Em todos os casos, é um sistema nervoso imaturo que sofre o insulto e em seguida continua desenvolvendo-se na presença dos danos. Portanto, o fisioterapeuta não deve pensar como se estivesse tratando uma lesão do neurônio motor superior em um "pequeno adulto"; também não pode considerar o problema apenas como um atraso no desenvolvimento. O que esse profissional enfrenta é uma situação complexa de sintomas patológicos no contexto do desenvolvimento de uma criança (Sheridan, 1975, 1977; Drillien & Drummond, 1977, 1983; Illingworth, 1983; McGraw, 1989; Sheridan et al., 2008). Há seis aspectos principais no quadro clínico:

1. Atraso no desenvolvimento de novas habilidades esperadas para a idade cronológica da criança.
2. Persistência do comportamento infantil em todas as funções, incluindo reações reflexas infantis.

3. Taxa de progresso lenta de um estágio de desenvolvimento para o próximo.
4. Menor variedade de habilidades do que na criança saudável.
5. Variações na sequência normal de habilidades.
6. Desempenho anormal e incomum de habilidades.

A fim de reconhecer anormalidades no comportamento motor e geral, o fisioterapeuta deve saber o que uma criança normal faz e como ela o faz nas várias fases de seu desenvolvimento. Deve-se procurar informações sobre os níveis de desenvolvimento de cada criança com consultores e outros membros da equipe de paralisia cerebral. Deve-se fazer uma extensa consulta à literatura na área de desenvolvimento infantil.

Embora o desenvolvimento normal da criança seja a base sobre a qual o desenvolvimento anormal é avaliado, a avaliação e o tratamento não devem se basear em uma adesão estrita ao cronograma de desenvolvimento normal. Mesmo as crianças "normais" apresentam muitas variações nas sequências e padrões de desenvolvimento "normais" derivados de uma criança normal. Existem diferenças culturais para o desenvolvimento motor normal (Solomons & Solomons, 1975; Hopkins & Westra, 1989). No entanto, em qualquer cultura, a criança com paralisia cerebral apresentará variações adicionais em razão de dificuldades neurológicas e mecânicas. Ao considerar, por exemplo, as escalas normais de evolução do desenvolvimento motor grosso, percebe-se que, na paralisia cerebral, a criança frequentemente apresenta habilidades (componentes) e funções motoras adquiridas em um nível de desenvolvimento, habilidades omitidas em outro e ainda habilidades e funções motoras somente parcialmente alcançadas em um nível diferente. Assim, há uma dispersão de habilidades e funções motoras completas maior do que o verificado em crianças sem deficiência. A análise da função motora em componentes é discutida nos Capítulos 5, 6, 8 e 9.

Normalmente, considera-se que o desenvolvimento motor grosso ocorre em torno de uma determinada idade; por outro lado, o desenvolvimento da função da mão, da fala e da linguagem, bem como os níveis social, emocional e intelectual podem ocorrer em idades diferentes. Nenhuma dessas idades necessariamente coincide com a idade cronológica da criança.

Por isso, o cronograma de desenvolvimento normal da criança deve ser utilizado apenas como diretriz no tratamento e devem ser feitas adaptações de acordo com a deficiência e a individualidade de cada criança (ver Cap. 9).

Comumente dá-se mais atenção ao desenvolvimento motor que a outras partes do desenvolvimento, já que é a disfunção motora que caracteriza a paralisia cerebral. Mais uma vez, o fisioterapeuta deve lembrar-se de que o comportamento motor anormal interage com outras funções. Cada área de desenvolvimento – como o desempenho motor grosso, o manuseio, a fala e a linguagem, a percepção, os ajustes sociais e emocionais e a cognição – interage uma com a outra, bem como tem o seu próprio padrão ou via de desenvolvimento. Além disso, o potencial para a função depende não só das deficiências presentes, mas também da criança em si, de sua personalidade e sua "motivação", bem como de sua capacidade de aprender. Portanto, é necessário um programa de reabilitação completo, que deve ser planejado para lidar com o desenvolvimento integral de cada criança.

Enquanto visa à máxima capacidade funcional possível, o fisioterapeuta envolvido deve levar em consideração o sistema nervoso *danificado* e ajustar suas expectativas de realização a cada criança. Isso depende da experiência clínica do fisioterapeuta, já que o prognóstico é difícil, considerando os múltiplos fatores envolvidos. O Capítulo 8 aborda medidas da gravidade da deficiência da criança a fim de orientar as expectativas do tratamento; contudo, a observância excessiva aos níveis de gravidade nem sempre é confiável em uma dada criança.

Alteração no quadro clínico

Como a lesão ocorre em um sistema nervoso em desenvolvimento, o quadro clínico evidentemente não é um conjunto estático de sinais e sintomas a serem tratados. Mas, embora a lesão propriamente dita não seja progressiva, suas manifestações mudam conforme os sistemas nervoso e osteomuscular amadurecem. Quanto mais se exige da criança, maior parece ser o grau de deficiência motora. Por exemplo, espera-se que uma criança de 3 anos desempenhe mais atividades do que um bebê e, portanto, suas dificuldades são maiores para a mesma doença.

Além disso, podem se desenvolver sintomas patológicos com o passar dos anos. A espasticidade pode aumentar, os movimentos involuntários podem aparecer somente aos dois ou três anos de idade e a ataxia pode ser diagnosticada apenas quando a criança começa a caminhar ou quando se espera que a preensão se torne mais precisa. Os diagnósticos podem mudar conforme o bebê se desenvolve na infância e, especialmente, conforme a criança se torna mais ativa. Por exemplo, uma monoplegia revela-se, na verdade, uma hemiplegia. Posteriormente, uma triplegia revela-se uma quadriplegia. As paralisias cerebrais são um diagnóstico em desenvolvimento. Mais tarde, especialmente na adolescência, o crescimento e o aumento de peso contribuem para a deterioração aparente. Uma pesquisa recente identificou que a deterioração é evitável em todos os casos (ver Cap. 7).

Tratamento e manejo na infância. Quanto mais cedo se iniciar o tratamento, maior será a chance de desenvolver qualquer potencial de habilidades normais e de diminuir os padrões de movimentos anormais e dificuldades posturais (Kong, 1987; de Groot, 1993). No entanto, as anomalias detectadas em recém-nascidos podem ser transitórias, já que algumas crianças as superam sem intervenção. O fisioterapeuta oferece uma variedade de atividades motoras ativas e de desenvolvimento prazerosas, apreciadas tantos pelos pais como pelo bebê. Durante a intervenção, o fisioterapeuta observa se o bebê ou criança pequena se esforça para se mover usando padrões de compensação ou de adaptação que podem ser "bons o bastante", mas que bloqueiam o desenvolvimento de padrões ou resultados mais efi-

cientes no "desuso aprendido" de uma parte do corpo. Qualquer imobilidade ameaça o crescimento e o desenvolvimento musculoesquelético, o que pode levar a deformidades. A fisioterapia precoce minimiza esses problemas.

A importância da intervenção de desenvolvimento precoce é proporcionar um aumento nas experiências sensório-motoras e cotidianas do bebê, bem como na interação dele com a mãe e o pai. Quanto mais precocemente for possível ajudar um bebê a se mover, mais cedo ele poderá explorar o mundo por si mesmo e comunicar as informações que ele adquire ao fazer isso. De fato, o fisioterapeuta contribui para a aprendizagem e compreensão do bebê, além de torná-lo apto a se relacionar com a mãe e o pai.

Embora se saiba que o quadro clínico muda com os anos, ainda não é possível prever a história natural da doença em cada criança em particular. As crianças e bebês que inicialmente podem apresentar sintomas neurológicos evidentes, mais tarde podem revelar ter apenas um acometimento leve, ou até mesmo apresentar função normal (Ellenberg & Nelson, 1981; Nelson & Ellenberg, 1982). Por outro lado, pacientes com acometimento aparentemente leve podem piorar progressivamente ao longo dos anos. Por conseguinte, é difícil comprovar a eficácia de muitas abordagens de tratamento precoce diferentes (Vojta, 1984; Kong, 1987; Katona, 1989; Morris, 1996). No entanto, as pesquisas em fisioterapia neonatal continuam. Em uma revisão sistemática de doze estudos, Blauw-Hospers e Hadders-Algra (2005) encontraram efeitos positivos de tratamentos de desenvolvimento precoces específicos e gerais em bebês a termo, em vez de pré-termo. A revisão de Spittle et al. (2007) encontrou pouca evidência da intervenção precoce no desenvolvimento motor. As revisões salientam que as pesquisas envolvem amostras heterogêneas.

No entanto, até que se saiba com mais precisão quais bebês "melhorarão" por conta própria, é melhor deixá-los receber os benefícios do tratamento, de modo que quaisquer potenciais de melhora não se percam. Apesar da controvérsia quanto à eficácia do tratamento precoce, sua importância para os pais é inquestionável, pois recebem uma grande quantidade de conselhos práticos e apoio por parte dos fisioterapeutas. Goodman et al. (1991), entre outros, descobriram que, embora as pesquisas não pudessem afirmar com certeza que a fisioterapia neonatal foi responsável pelo progresso no desenvolvimento motor dos bebês, todas as mães confirmaram seu grande apreço pelo apoio e pelas sugestões práticas dadas por seus fisioterapeutas. Olow (1986) enfatiza que a intervenção precoce reduz a frustração inicial da criação de crianças com deficiência. Enquanto os profissionais de saúde observam o desenvolvimento da criança a fim de estabelecer um diagnóstico confiável, os pais têm de conviver com essa criança durante todos os dias desses meses e anos. Os pais precisam de apoio e sugestões práticas não só para a alimentação e a assistência geral à criança, como também de atividades motoras para seus filhos ao longo do estabelecimento do diagnóstico. Esta é uma parte essencial do programa de tratamento do fisioterapeuta no que diz respeito aos pais. Pais bem apoiados são mais propensos a influenciar positivamente o desenvolvimento dos filhos (ver Cap. 2).

Tratamento e manejo na infância, na adolescência e na idade adulta. Durante essas alterações no quadro clínico, os programas de tratamento e manejo precisam se relacionar com os demais ambientes que o indivíduo frequenta, tais como: parquinhos, creches, pré-escolas, colégios, casas de repouso e locais de trabalho. Pessoas com paralisia cerebral de diferentes idades também mudam de acordo com a interação com diversas pessoas nos ambientes em que se encontram. Portanto, a fisioterapia e a terapia ocupacional – bem como outros tratamentos – são planejadas ao longo do curso de vida de cada indivíduo com paralisia cerebral. O manejo incluirá o trabalho com ortesistas, cirurgiões ortopédicos e outros consultores. O fisioterapeuta irá compartilhar habilidades e conhecimentos específicos sobre equipamentos com qualquer pessoa intimamente envolvida com cada paciente.

Classificação

Diversas classificações e subclassificações têm sido propostas por diferentes autoridades; embora sejam clinicamente úteis, nenhum desses rótulos diagnósticos é suficiente para formular planos de tratamento adequados. O fisioterapeuta também deve realizar uma avaliação detalhada baseada principalmente na função motora, a fim de elaborar um programa de tratamento.

Classificações da topografia da paralisia cerebral

As classificações topográficas frequentemente utilizadas são as seguintes:

Quadriplegia (tetraplegia). Envolvimento de todos os membros e do tronco. Os membros superiores são tão ou mais afetados que os membros inferiores. Muitos são assimétricos (um lado mais afetado).

Diplegia. Envolvimento dos membros, com membros superiores muito menos afetados do que os membros inferiores. Pode haver assimetria.

Hemiplegia. Acometimento dos membros e do tronco em um dos lados.

Neville e Goodman (2001) apresentam classificações de diferentes autores em um livro sobre hemiplegia congênita. Estas classificações topográficas podem ser imprecisas, pois podem mudar com o desenvolvimento da criança. Um membro superior útil pode expressar uma triplegia, que poderia se tornar uma quadriplegia. Os membros superiores podem parecer não afetados, sugerindo uma paraplegia, mas sendo na verdade uma diplegia com envolvimento apenas da motricidade fina das mãos, que é esperada para um período mais tardio da vida da criança. A hemiplegia pode ter um envolvimento menor do lado não afetado. A monoplegia é rara, geralmente tornando-se uma hemiplegia com a maior atividade das fases posteriores da criança.

Classificação dos tipos de paralisia cerebral

Existem os tipos espástico, atetoide (discinesia) e atáxico (raro). Há um tipo hipotônico, quer se torna espástico, atetoide ou atáxico. Há uma fase distônica transitória em bebês anterior ao diagnóstico de um tipo espástico ou discinético de paralisia cerebral (Bax & Brown, 2004). As quadriplegias geralmente envolvem espasticidade, distonia, discinesia (atetose), hipotonia ou ataxia. A hemiplegia geralmente é do tipo espástica, muitas vezes com um início hipotônico. As paralisias cerebrais do tipo hemiatetoides com ou sem distonia são vistas ocasionalmente. Mais uma vez, as classificações nem sempre são claras e o fisioterapeuta pode precisar tratar a deficiência de um tipo como sendo de outro tipo. As deficiências predominantes contribuirão para o tipo de diagnóstico estabelecido para fins de tratamento. Porém, o treinamento funcional de desenvolvimento é indicado a todos os tipos de paralisia cerebral.

Paralisia cerebral espástica

As principais características motoras são as seguintes:

Hipertonia. Se os músculos espásticos forem estirados a uma velocidade específica, a resposta se dá de modo exagerado. Eles se contraem, bloqueando o movimento. Se esse estiramento passivo súbito for mantido, em alguns casos a espasticidade pode se dissolver. O bloqueio do movimento é do tipo "trava"; somado ao movimento subsequente, isso é chamado de hipertonia espástica do tipo "canivete". Esse reflexo de estiramento hiperativo pode ocorrer no início, no meio ou perto do fim da amplitude de movimento. Há um aumento nos reflexos tendinosos profundos, espasmos clônicos ocasionais e outros sinais de lesão do neurônio motor superior. A definição fisiológica de espasticidade é um reflexo de estiramento hiperativo dependente da velocidade. A rigidez não é uma espasticidade verdadeira e pode ou não acompanhar a reação reflexa ao estiramento passivo rápido. As alterações na viscoelasticidade de músculos e tecidos moles também são causas de rigidez (Katz & Rymer, 1989; Dietz & Berger, 1995). No entanto, profissionais da saúde costumam usar os termos "espasticidade" e "músculos espásticos" tanto para a rigidez dos membros como para outros

sintomas motores. Eles são discutidos a seguir. O entendimento atual é de que o reflexo de estiramento hiperativo não é tão responsável pela capacidade funcional anormal quanto a fraqueza (Lin, 2004; Ross & Engsberg, 2007). Os movimentos geralmente são mais lentos do que a velocidade necessária para desencadear o reflexo de estiramento hiperativo.

A hipertonia pode envolver espasticidade ou rigidez (distonia). Em casos graves, é quase impossível distinguir a sobreposição entre as duas. Pode-se diagnosticar que há uma mistura de espasticidade e rigidez (Lin, 2004). A rigidez é reconhecida por uma resistência *plástica* ou contínua ao estiramento passivo ao longo de toda a amplitude de movimento. Essa *rigidez plástica* difere da espasticidade, já que esta oferece resistência em um ponto ou pequena parte da amplitude de movimento passiva. A espasticidade é seletiva, afetando músculos específicos; por exemplo, envolve a ocorrência de um padrão predominantemente flexor no membro superior e um padrão extensor no membro inferior. A rigidez (distonia) afeta todos os grupos musculares de modo igual. Utilizam-se fármacos como a toxina botulínica do tipo A e o baclofen por via oral e intratecal para controlar a espasticidade e a distonia (Lin, 2004), em conjunto com um programa de fisioterapia.

Posturas anormais (ver Figs. 1.1 a 1.3). Geralmente associadas aos músculos antigravitacionais (os extensores nos membros inferiores e os flexo-

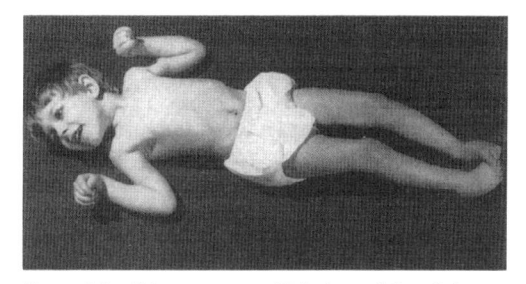

Figura 1.1 Criança com quadriplegia espástica. Cabeça voltada à direita, ombros protusos-semiabduzidos, cotovelos flexionados-pronados, punhos e dedos flexionados, polegar aduzido, quadris e joelhos flexionados, tendência à rotação medial-adução com pés em equinovaro e dedos flexionados.

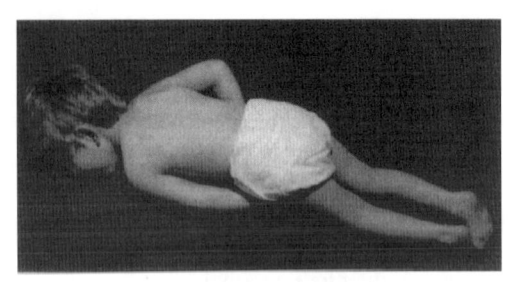

Figura 1.2 Mesma criança com quadriplegia e alterações posturais em decúbito ventral. Assimetria de braços, que estão presos sob o corpo. Quadris e joelhos flexionados, pés em equinovaro. Cabeça voltada à esquerda.

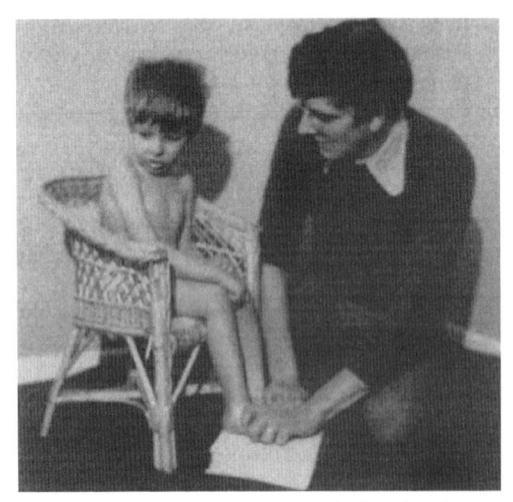

Figura 1.3 Mesma criança sendo ensinada pelo pai a se sentar. Cabeça voltada à direita, ombros protusos, cotovelos flexionados-pronados, mãos flexionadas, joelhos e pés alinhados com os quadris. Tronco simétrico.

res nos membros superiores). No entanto, o fisioterapeuta encontrará *muitas* variações disso, especialmente quando a criança atinge diferentes níveis de desenvolvimento (Bobath & Bobath, 1972). As crianças apresentam falta de controle da cabeça e do tronco, bem como membros espásticos rígidos. Isto está associado a atraso no desenvolvimento dos mecanismos de estabilização e ajuste postural da cabeça e do tronco, assim como atraso na estabilização dos cíngulos dos membros inferiores e superiores (Foley, 1977, 1998). Os mecanismos posturais e as posturas anormais comuns em decúbito dorsal, decúbito ventral, nas posições sentado e em pé, bem como nas posições das mãos estão descritos nos Capítulos 5, 9 e 11.

As posturas anormais dos membros são mantidas pelos grupos musculares "espásticos" encurtados, cujos antagonistas alongados são, ou aparentam ser, fracos, de modo que não são capazes de vencer a tração firme dos músculos encurtados e, assim, corrigir as posturas anormais. Os grupos musculares encurtados também são fracos e não são capazes de assumir facilmente um alinhamento postural normal. Por fim, ocorre transformação da estrutura do músculo espástico rígido (ver a seguir). Além da espasticidade, existem, portanto, várias outras causas de posturas anormais dos membros e do corpo, incluindo a fraqueza e, especialmente, a compensação de mecanismos posturais de controle do equilíbrio ausentes ou ruins. Por isso, não se dá grande ênfase à espasticidade como uma causa nesta ou nas edições anteriores deste livro.

As posturas anormais ocorrem como deformidades não fixas, que com o tempo podem tornar-se deformidades fixas ou contraturas com deformidades ósseas subsequentes. As posturas anormais e deformidades, especialmente nas posições verticais, contribuem para marchas anormais.

Alterações na espasticidade e na postura. Essas alterações podem ocorrer por conta de agitação, medo, ansiedade ou dor, que aumentam a tensão muscular. Mudanças na espasticidade podem ocorrer nas partes afetadas do corpo ou mudar de uma parte do corpo para outra quando, por exemplo, há estimulação de reações anormais, tais como remanescentes ocasionais de atividade reflexa tônica. Em algumas crianças, além das alterações na espasticidade, ocorrem mudanças no posicionamento. A posição da cabeça e do pescoço pode afetar a distribuição da espasticidade. Movimentos bruscos ou rápidos, ao contrário de movimentos lentos, aumentam a espasticidade.

Movimento voluntário. A espasticidade não significa necessariamente paralisia. O movimento voluntário está presente e pode ser trabalhoso. Pode haver fraqueza no início ou durante o movimento em diferentes ângulos de amplitude. Se a espasticidade for diminuída ou removida pelo tratamento farmacológico, os músculos espásticos podem se enfraquecer. Por exemplo, a remoção da espasticidade dos gastrocnêmios com injeção de toxina botulínica do tipo A pode enfraquecer a flexão plantar. Músculos espásticos podem ter mudanças estruturais específicas por conta da adaptabilidade ao uso anormal ou desuso (Tabary et al., 1981). Entretanto, a princípio, os músculos espásticos são *estruturalmente* normais, embora não tenham extensibilidade normal (Tardieu et al., 1982). Portanto, os músculos espásticos tendem a encurtar na deformidade dinâmica e podem vir a se tornar contraturas fixas. Quando a espasticidade diminui, os antagonistas podem também se fortalecer, já que não precisam vencer a resistência da musculatura espástica encurtada e podem trabalhar em amplitude média ou completa. No entanto, com o tempo, esses antagonistas podem tornar-se mais fracos com o desuso, dado o desequilíbrio muscular entre os agonistas e antagonistas.

Os grupos musculares ou *cadeias* de músculos usados nos padrões de movimento (padrões de ativação muscular) são diferentes daqueles utilizados em crianças normais da mesma idade. Os músculos que trabalham em associação uns com os outros são estereotipados – ocasionalmente vistos na criança normal, geralmente em um nível infantil de movimento –, do contrário, a associação dos músculos é anormal. Por exemplo, a rotação medial-extensão-adução do quadril é normalmente utilizada em movimentos de engatinhar ou na impulsão durante a marcha, mas muitas outras combinações precisam ser utilizadas durante a execução completa do engatinhar e do andar. Essas combinações podem não ser possíveis, fazendo que a criança use apenas o mesmo padrão em todos os momentos na habilidade motora. Um exemplo de um padrão normal de membro superior é a flexão-adução de ombro com alguma rotação lateral para se alimentar ou pentear o cabelo. No caso de uma criança com espasticidade, o padrão de membro superior geralmente envolve flexão-adução do braço com rotação *medial* e *pronação* do cotovelo. Em um movimento como, por exemplo, manter a flexão

do ombro e a extensão do cotovelo e do punho para alcançar um objeto, a capacidade de fracionar o movimento é muito difícil para a criança. O padrão de membro superior geralmente tende a persistir em flexão em todas as articulações.

A cocontração do agonista com o antagonista, em vez do relaxamento recíproco normal, persiste na paralisia cerebral do tipo espástica. A cocontração normal também é evidente em qualquer pessoa que tenta realizar uma nova e difícil habilidade na função da mão ou nos membros inferiores. Antes de o controle postural se desenvolver em crianças normais, há uma resposta de cocontração na descarga de peso e características de cocontração nos estágios iniciais da marcha em crianças sem paralisia cerebral. Esses padrões persistem na paralisia cerebral (Leonard et al., 1991; Foley, 1998; Lin, 2000). A cocontração proporciona alguma estabilidade, mas para uma marcha madura mais flexível, o treinamento do controle postural é essencial. Os movimentos voluntários de membro superior e inferior também são diretamente afetados pela falta de controle postural, pois isso interfere em sua eficiência, levando à fraqueza de músculos posturais e sinergias voluntárias (padrões de movimento).

Os movimentos isolados ou pequenos (controle motor seletivo) e a coordenação motora fina também estão atrasados em crianças mais novas sem disfunção, bem como na paralisia cerebral do tipo espástica, particularmente se esta for grave.

Deficiências associadas

1. A inteligência varia e geralmente é mais prejudicada na quadriplegia.
2. A perda sensorial ocasionalmente ocorre na hemiplegia, na modalidade de perda de campo visual e de sensibilidade da mão (Tizard et al., 1954). A disfunção sensorial na modalidade de perda da discriminação sensitiva e integração sensorial, em vez de perda sensorial, está presente nos indivíduos (Lesny et al., 1993; Yekutiel et al., 1994). A falta de percepção sensorial e de informação sensorial para ações motoras muitas vezes está mais relacionada à falta de experiência motora que à perda de sen-

sibilidade. A criança pode apresentar hipo ou hipersensibilidade a estímulos sensoriais, de modo que o tratamento sensório-motor precisa ser cuidadosamente avaliado.

3. Problemas de percepção, especialmente das relações corporais e espaciais, são mais comuns na paralisia cerebral do tipo espástica. Eles se referem à disfunção sensorial e problemas cognitivos, bem como a experiências sensório-motoras fracas.

4. Pode haver respiração precária, com anormalidades subsequentes na caixa torácica.

5. Existem problemas de alimentação, particularmente na quadriplegia.

6. O crescimento de membros hemiplégicos ou membros inferiores severamente afetados em casos bilaterais pode ser menor do que o de outros membros.

7. As epilepsias são mais comuns na quadriplegia e na hemiplegia, mas mínimas na diplegia (Neville, 2000).

8. A paralisia suprabulbar congênita é encontrada em algumas quadriplegias com espasticidade leve (Neville, 2000) ou comprometimento grave.

Paralisia cerebral atetoide (discinesia, distonia)

As principais características motoras são as seguintes:

Movimentos involuntários – atetose. Trata-se de movimentos bizarros sem propósito, que podem ser incontroláveis. Os movimentos involuntários podem ser lentos ou rápidos; podem envolver padrões de contorção, movimentos bruscos, tremores, movimentos em golpe ou rotatórios ou podem não ter um padrão definido. Em algumas crianças, estão presentes em repouso. O movimento involuntário piora com a excitação, com qualquer forma de insegurança e com o esforço de fazer um movimento voluntário ou até mesmo resolver um problema mental. Os fatores que diminuem a discinesia (atetose) são a fadiga, sonolência, sono, febre, deitar em decúbito ventral ou prender profundamente a atenção da criança. O movimento involun-

tário pode estar presente em todas as partes do corpo, incluindo a face e a língua. A discinesia pode só aparecer nas mãos ou nos pés ou em articulações proximais, ou pode ocorrer nas articulações distais e proximais. Em geral, a criança encontra grande dificuldade em ficar parado.

Controle postural. Os movimentos involuntários ou espasmos distônicos podem deixar a criança sem equilíbrio. Contudo, a instabilidade conhecida em crianças com discinesia muitas vezes está diretamente relacionada aos mecanismos posturais discutidos no Capítulo 5 (Foley, 1983). Foley (1998) relaciona o movimento involuntário às reações de inclinação anormal. Posturas em pé anormais geralmente envolvem a inclinação para trás com extensão de quadril, hiperlordose lombar e hipercifose torácica com o queixo saliente para a frente. Esta é uma compensação para a instabilidade.

Movimentos voluntários. Estes são possíveis, mas pode haver um atraso inicial antes de o movimento ser iniciado. O movimento involuntário pode interromper parcial ou totalmente o movimento desejado, tornando-o descoordenado. Há falta de movimentos finos e fraqueza. A preensão e o soltar envolvem movimentos extremos de flexão e extensão, que algumas crianças mais velhas aprendem a controlar para a pinça fina ou para o uso de teclas grandes de um computador.

Hipertonia ou hipotonia. Podem existir um ou outro ou pode haver flutuações no tônus. A hipertonia ou a distonia envolvem uma rigidez "plástica" ou "em roda denteada". Há uma resistência contínua ao alongamento passivo em toda a amplitude de movimento. A distonia pode ser particularmente incapacitante, especialmente se combinada à espasticidade. A excitação de emoções aumenta o tônus. Pode ocorrer flexão súbita ou espasmos extensores, bem como abertura ampla da boca com espasmo. O sono diminui os espasmos ou posturas distônicas. Há menor propensão à ocorrência de deformidades em razão das flutuações nos espasmos musculares e rigidez.

Dança atetoide. Alguns pacientes com paralisia cerebral do tipo atetoide são incapazes de sustentar o peso sobre seus pés e os elevam continuamente, quer para cima ou para cima e para fora, em uma "dança atetoide". Eles podem apoiar o peso em um pé enquanto arranham ou raspam o chão em um movimento de retirada com a outra perna. Isso foi atribuído a um conflito entre os reflexos de preensão e retirada. Este conflito de reflexos também pode ser visto nas mãos (Twitchell, 1961). Um padrão comum é o de correr com a cabeça projetada para a frente usando o impulso, pois não são capazes de ficar parados nem de ajustar sua postura para deambular mais lentamente. Eles correm antes de poderem deambular.

Pode ocorrer *paralisia dos movimentos do olhar*, de modo que os pacientes com paralisia cerebral do tipo atetoide podem ter dificuldade em olhar para cima e, às vezes, fechar os olhos voluntariamente. O controle de cabeça ruim também atrapalha o uso dos olhos.

Os tipos discinéticos mudam com o tempo. Eles podem ser flexíveis na primeira infância e só exibir os movimentos involuntários quando atingem dois a três anos de idade. Os atetoides adultos não parecem ter hipotonia, mas tensão muscular. A tensão muscular também parece estar aumentada em um esforço para controlar os movimentos involuntários. A postura em pé do final da infância, adolescência e idade adulta geralmente envolve quadris estendidos, joelhos flexionados, pés pronados e costas arredondadas com braços e queixo para a frente a fim de contrapor a extensão para trás (Fig. 1.4).

Deficiências associadas

1. A inteligência em geral é boa e pode ser muito elevada. A deficiência intelectual ocasionalmente está presente.
2. A perda da audição, especificamente de sons de alta frequência, está associada à paralisia cerebral do tipo atetoide causada por kernicterus; porém, atualmente esta é uma causa rara.
3. Frequentemente observam-se personalidades dinâmicas e extrovertidas. A labilidade emocional é mais frequente do que em outros tipos de paralisia cerebral.
4. Pode haver dificuldades de articulação da fala e problemas respiratórios; os problemas oromotores da criança acarretam dificuldades na alimentação. A função debilitada do braço pode afetar adversamente o desenvolvimento da autoalimentação.

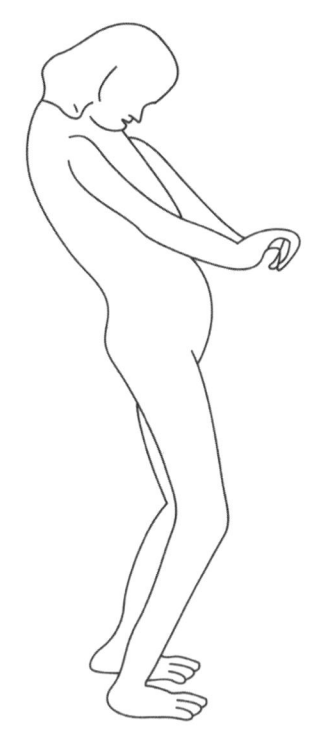

Figura 1.4   Pessoa com distonia/discinesia em posição em pé ou de marcha.

Paralisia cerebral atáxica

As principais características motoras são as seguintes:

Distúrbios de equilíbrio. Há problemas com a estabilização da cabeça, do tronco, do ombro e do cíngulo do membro inferior. Algumas ataxias compensam excessivamente essa instabilidade com reações excessivas dos braços, na tentativa de manter o equilíbrio. A instabilidade também é encontrada em crianças com qualquer tipo de paralisia cerebral e pode ser chamada de ataxia do tipo discinética ou espástica, já que a ataxia pura é bastante rara. A marcha instável surge da lesão cerebral que afeta o controle motor (Foley, 1998; Neville, 2000).

Movimentos voluntários. Estão presentes, mas são desajeitados ou descoordenados. Ao tentar alcançar um objeto, a criança não atinge o alvo ou ultrapassa-o; diz-se que essa criança tem "dismetria". Esse movimento impreciso do membro em relação ao seu alvo pode estar acompanhado por tremor de intenção. Pode haver precariedade nos movimentos finos da mão.

Hipotonia. É comum. Há flexibilidade excessiva das articulações e potência muscular ruim.

Nistagmo. Pode existir.

Deficiências associadas

1. Pode existir comprometimento intelectual, especialmente quando há problemas visuais e perceptuais.
2. Filhos inteligentes "desajeitados" às vezes são diagnosticados como tendo paralisia cerebral atáxica.
3. A paralisia cerebral do tipo atáxica pura raramente é diagnosticada, com exceção de um grupo de origem genética chamada de "síndrome do desequilíbrio" (Neville, 2000).

Características comuns em todos os tipos de paralisia cerebral

Mecanismos posturais

A classificação da paralisia cerebral em tipos tende a obscurecer o fato de que existem características motoras importantes que são comuns a todos os tipos. Por exemplo, todas as crianças com paralisia cerebral apresentam atraso no desenvolvimento motor. No entanto, os sintomas dos diferentes tipos de paralisia cerebral – como a espasticidade, os espasmos bruscos e diversos movimentos involuntários – são apenas uma parte dos problemas de desenvolvimento. O desenvolvimento tardio ou anormal dos mecanismos de equilíbrio postural perturba significativamente o desenvolvimento motor. Os mecanismos posturais são uma parte intrínseca das habilidades motoras. Quando estão ausentes ou anormais, isso leva a habilidades motoras ausentes ou anormais. Os Capítulos 5 e 9 discutem esses aspectos em detalhes, pois eles são fundamentais para se estabelecer o quadro geral do tratamento.

Outra característica comum é a fraqueza dos músculos do pescoço, do tronco, do ombro e dos músculos pélvicos, que não são ativados pelos mecanismos posturais subdesenvolvidos.

Classificação baseada na função motora

A classificação baseada na função motora incorpora o controle postural, que é intrínseco às funções de desenvolvimento motor. Isso não está diretamente baseado em qualquer tipo de diagnóstico de paralisia cerebral.

O sistema de classificação da função motora grossa (GMFCS) para crianças com paralisia cerebral (Palisano et al., 1997, atualizado em 2008) classifica as crianças de acordo com o que elas podem fazer em diferentes idades. Há cinco níveis de classificação, dando distinções às funções motoras autoiniciadas. As crianças de nível I não têm limitação na capacidade funcional, apenas limitações nas habilidades motoras avançadas. A função motora regride de I a V, sendo que V representa as crianças com restrições motoras graves. Essa é uma classificação clínica e para pesquisas detalhadas. Em vez de usar classificações como "leve, moderada ou grave", essa classificação proporciona uma boa comunicação com profissionais de outros países.

Reflexos anormais

Além dos mecanismos posturais desejáveis, existem reflexos anormais que não têm preferência por qualquer tipo específico de paralisia cerebral. São reflexos primitivos presentes no recém-nascido normal e que se integram ou desaparecem à medida que o bebê se desenvolve. Em crianças com paralisia cerebral, os reflexos primitivos permanecem muito além do tempo previsto, quando deveriam ter se integrado ao sistema nervoso. Como as crianças com paralisia cerebral não foram capazes de desenvolver os mecanismos posturais neurológicos mais maduros, os reflexos primitivos podem ser a única forma de atuação. Embora existam muitos reflexos primitivos, aqueles de maior interesse para o fisioterapeuta são o reflexo de Moro, os reflexos de preensão palmar e plantar, o reflexo de marcha automática, o reflexo extensor, o reflexo positivo de suporte, o reflexo de extensão protetora e o reflexo de sucção (Capute et al., 1984; Tab. 8.3). Essas reações podem ser estimuladas tanto por ativações periféricas quanto corticais. Algumas crianças com deficiências múltiplas graves ativam algumas dessas respostas reflexas em seus esforços para se equilibrar, se mover ou se comunicar não verbalmente. O fisioterapeuta precisa incluir conhecimentos de como a estimulação periférica e o tratamento podem causar respostas reflexas indesejáveis em vez de desenvolver o controle motor mais avançado. Exemplos do uso de reflexos são os seguintes: a criança pode usar o reflexo de preensão palmar para segurar um objeto pequeno, o reflexo de preensão plantar para prender-se no chão para ajudar na estabilidade, o reflexo de marcha automática quando o corpo estiver totalmente apoiado na deambulação ou o reflexo positivo de suporte para permanecer em pé em um bipedestador. As crianças usam os reflexos extensores ou reações de Moro para se comunicar não verbalmente.

Há também os reflexos tônicos, que são os reflexos tônico labiríntico, tônico cervical assimétrico e tônico cervical simétrico. Alguns neurologistas agrupam esses reflexos tônicos entre os reflexos primitivos, enquanto outros argumentam que eles não estão presentes na criança normal e são sempre patológicos. Os reflexos tônicos são encontrados somente nas crianças com comprometimento mais grave (Foley, 1977), especialmente se forçados. Esses reflexos tônicos muitas vezes são chamados de *reflexos posturais*, mas são reflexos posturais *anormais* e não devem ser confundidos com os mecanismos posturais normais, como descrito por Rushworth (1961), Martin (1967), Foley (1977, 1998), Shumway-Cook e Woollacott (2001) e outros.

O princípio de tratamento que os fisioterapeutas devem seguir em relação à complicada coleção de reflexos *não* é "ir à caça de reflexos". No passa-

do, alguns fisioterapeutas achavam que os reflexos interferiam na função motora e na fala. Isso *nem sempre* ocorre. A abordagem consiste em analisar primeiro a capacidade funcional da criança; só quando forem detectadas anormalidades é que se verifica se um reflexo patológico ou primitivo pode ser *uma* das causas. No entanto, visando à melhora da capacidade funcional da criança, é o trabalho do fisioterapeuta que pode ao mesmo tempo modificar ou superar suas reações reflexas. A Tabela 8.3 contém reações reflexas primitivas e tônicas, de modo que o fisioterapeuta possa reconhecer quaisquer reações reflexas ou respostas primitivas completas ou remanescentes na criança, e avaliar se elas estão usando esses padrões primitivos como compensação à falta de controle motor.

Uma pesquisa recente questiona a importância dos reflexos primitivos. Eles já não são mais considerados substrato para o controle motor nem indicadores confiáveis do desenvolvimento motor futuro. As novas ideias sobre bases teóricas do treinamento motor discordam de tratamentos baseados em "listas hierárquicas" de reflexos primitivos e tônicos seguidos por reações mais maduras (Cioni et al., 1989, 1992; Horak, 1992; Prechtl, 2001; Einspieler et al., 2005). Estes estudos sobre os reflexos corroboram o conceito de evitar uma "caça aos reflexos", expresso nesta obra desde a sua primeira edição, em 1977.

Deficiências adicionais

Toda criança, principalmente aquela com paralisia cerebral grave, pode ter problemas de sono, fadiga, alimentação e má nutrição, diminuição da densidade mineral óssea, dor musculoesquelética ou dor decorrente de refluxo gastroesofágico grave; a criança com paralisia cerebral grave é menos apta do que aquelas sem deficiência. A maioria desses problemas se desenvolve no final da infância e é acompanhada por médicos especialistas. No entanto, o fisioterapeuta precisa estar ciente de como eles podem interferir na quantidade de energia de que a criança dispõe para os programas de tratamento. Os pais geralmente não dormem o quanto precisam, pois gastam tempo para confortar, alimentar ou dar medicamentos para seu filho durante a noite. Isso impacta na sua capacidade de realizar a terapia domiciliar da criança. O condicionamento físico da criança naturalmente é de responsabilidade do tratamento e do manejo. Dores e diminuição da densidade mineral óssea podem ser evitadas em certa medida com a aplicação de atividades e posturas envolvendo descarga de peso pelos fisioterapeutas.

Atraso no desenvolvimento motor

A paralisia cerebral consiste tanto de atraso quanto de transtorno motor. Existem muitas outras condições que levam a problemas semelhantes de atraso motor ou de atraso e transtorno motor. Todas essas condições são chamadas também de *deficiências de desenvolvimento* (Pearson & Williams, 1972; Levitt, 1984).

Podem ser decorrentes de:

Deficiência intelectual, causada por distúrbios metabólicos variados, anomalias cromossômicas, leucodistrofias, microcefalia e outras anomalias do crânio e do encéfalo, distúrbios endócrinos e danos cerebrais decorrentes de paralisias cerebrais. A síndrome de Down também acarreta atraso motor.

Privação de estimulação normal, associada a problemas sociais, econômicos e emocionais, incluindo a depressão materna.

Desnutrição isolada, mas geralmente em conjunto com privação de estímulos ambientais. Uma vez que a desnutrição é tratada, a falta de estimulação normal ainda pode retardar o desenvolvimento da criança.

A *presença de deficiências não motoras* que podem levar a um atraso motor, como por exemplo deficiências visuais graves, defeitos perceptuais graves, apraxias e as deficiências intelectuais mencionadas anteriormente. As crianças com atraso em qualquer área do desenvolvimento podem apresentar atraso associado no desenvolvimento motor (ver seção sobre o desenvolvimento motor e a criança com deficiência visual no Cap. 9).

A *presença de outras deficiências motoras além da paralisia cerebral*. Por exemplo, espinha bífida, miopatias, mielopatias e várias doenças neurológicas progressivas e deformidades congênitas podem, obviamente, retardar o desenvolvimento das funções motoras fina e grossa (Holt, 1975).

Os princípios e a organização do tratamento serão semelhantes aos descritos nos Capítulos 2, 5, 6 e 9. *Problemas específicos* nas condições citadas anteriormente são abordados em outras publicações (Levitt, 1984; Eckersley, 1993; Shepherd 1995; Burns & MacDonald, 1996; Campbell et al. 2006; Tecklin 2008).

Princípios de aprendizagem e tratamento

Estrutura macroscópica para o tratamento e manejo

A estrutura macroscópica para o tratamento e manejo auxilia na interpretação das avaliações e planejamento abrangente do programa para a intervenção. Detalha-se como cada aspecto é implementado. A atual classificação internacional de funcionalidade, incapacidade e saúde (CIF) (OMS, 2001) da Organização Mundial da Saúde descreve a capacidade funcional de uma pessoa em termos de estruturas e funções do corpo, atividade e participação.

Definições dos componentes da CIF

As **funções do corpo** são as funções fisiológicas dos sistemas orgânicos (incluindo as funções psicológicas).

As **estruturas do corpo** são as partes anatômicas do corpo e dos membros.

As **deficiências** são problemas na função ou na estrutura do corpo, como o equilíbrio anormal e a deformidade.

A **atividade** é a execução de uma tarefa ou ação por um indivíduo, como ficar em pé, andar, pegar um objeto. Isso pode incluir tarefas da vida diária, como comer, vestir-se, ir ao banheiro e lavar roupa. Essas funções também se referem à participação em situações de vida.

A **participação** é o envolvimento em uma situação de vida, como participar em atividades de sua comunidade, como atividades escolares, compras, cuidado de crianças, atividades sociais e esportivas e o uso do parquinho infantil.

Os **fatores pessoais** influenciam o modo como a deficiência é vivenciada por um indivíduo. Esses fatores incluem a idade, o modo como se lida com a deficiência, a personalidade e o comportamento geral.

Os **fatores ambientais** afetam a capacidade funcional e a participação do indivíduo. Eles incluem atitudes familiares e sociais, barreiras arquitetônicas, clima e terreno.

Aplicação prática

Os componentes do modelo de CIF não são sequenciais. A participação na sociedade pode não depender de melhorar deficiências quando a pessoa está usando suas próprias estratégias funcionais e quando são escolhidos equipamentos especiais, cadeiras de rodas elétricas, computadores e outras tecnologias. Dependendo da gravidade da paralisia cerebral, estratégias funcionais inovadoras ou compensações motoras podem permitir uma capacidade funcional independente sem focar na deficiência, como por exemplo as estratégias MOVE (Bidabe & Lollar, 1990) e Educação condutiva (Hari & Akos, 1988). Uma pesquisa feita por Charles et al. (2006) não mudou a deficiência, mas melhorou a capacidade funcional do braço e da mão. A qualidade de vida é particularmente dependente da participação. Bjornson et al. (2008), em sua pesquisa com pessoas com idades de 10 anos ou mais, constatou que "o nível funcional e o desempenho não influenciam a qualidade de vida".

Há três pontos que apoiam essa ideia confirmada pela experiência clínica:

- Por conta do dano cerebral, nem todas as deficiências podem ser minimizadas.
- Quando deficiências específicas foram minimizadas, isso nem sempre resultou em melhora na capacidade funcional diária.
- A participação pode não ser dependente da deficiência, nem do desempenho funcional.

No entanto, deficiências secundárias (como as contraturas e dores musculoesqueléticas) podem resultar de determinadas compensações motoras; deficiências como fraqueza específica, falta de equilíbrio, coordenação anormal e hipertonia podem piorar com o tempo. Essas deficiências secundárias têm limitado a confiabilidade das funções diárias e limitado o leque de participação na casa e na comunidade do indivíduo. Pesquisas atuais e futuras esclarecerão esses diferentes pontos de vista para indivíduos com paralisia cerebral. As relações entre a deficiência, a atividade e a participação são complexas. Não se pode afirmar com segurança que o tratamento da deficiência leva à capacidade funcional e que a melhora da capacidade funcional leva à participação nos diferentes ambientes do indivíduo.

Portanto, os princípios do tratamento incluem:

- Avaliação e manejo de acordo com as perspectivas do indivíduo, da família, dos professores e de outros profissionais envolvidos com esse indivíduo.
- Avaliação e manejo de deficiências que limitam a capacidade funcional e as tarefas diárias necessárias.
- Avaliação e prevenção de deficiências secundárias e evolutivas.
- Foco na terapia funcional e na correção de deficiências na capacidade funcional.
- Avaliação e gestão da capacidade funcional no contexto da casa, da escola e da comunidade do indivíduo.
- Consideração de atitudes na família e na sociedade que incapacitam uma pessoa.
- Incentivo aos atributos pessoais do indivíduo com deficiência e à sua família.

Há cada vez mais pesquisas sobre as relações entre os itens do modelo da CIF, que serão discutidos neste livro.

Os objetivos da fisioterapia, terapia ocupacional e fonoaudiologia são:

1. Desenvolver formas de comunicação (gestos, fala, digitação e formas alternativas de comunicação, com sinais ou aparelhos eletrônicos).

2. Desenvolver a independência nas atividades diárias relacionadas a comer, beber, vestir-se, tomar banho, ir ao banheiro e atividades gerais de asseio com e sem auxílios, como utensílios especiais, brinquedos e mobiliário especial.
3. Desenvolver habilidades para brincar e realizar hobbies e atividades recreativas, com ou sem equipamentos adaptados.
4. Desenvolver alguma forma de locomoção e mobilidade independente, que pode incluir cadeiras de rodas, brinquedos, triciclos ou dirigir veículos motorizados adaptados.

Todos esses objetivos devem ser considerados em relação aos processos de aprendizagem e sua interação com aspectos neurológicos e ortopédicos e com as restrições ambientais. Portanto, todos os fisioterapeutas atuam nas áreas de educação e psicologia e ganham muito ao trabalhar em equipe com professores, psicólogos, assistentes sociais e psicoterapeutas. Os psicoterapeutas e assistentes sociais são importantes, já que a aprendizagem está intimamente relacionada às emoções. Alguns modelos de aprendizagem não dão a atenção devida a este fato. O papel dos fatores culturais no planejamento do programa deve ser considerado por todos. Uma abordagem de aprendizagem colaborativa, inicialmente desenvolvida pela autora em consulta a um assistente social psiquiátrico (Levitt & Goldschmied, 1990) utiliza os princípios do tratamento e do manejo, com ênfase na fisioterapia e na terapia ocupacional.

Resumo

Este capítulo fornece informações básicas para o planejamento do tratamento e do manejo.

1. A criança deve ser vista como tendo principalmente um comprometimento motor, mas ela pode ter deficiências associadas específicas decorrentes da lesão encefálica. As deficiências motoras e outras deficiências funcionais são produzidas por algumas das deficiências, bem como pela falta de muitas das experiências de aprendizagem diárias em ambientes diversificados.

2. Existe uma interação entre a comunicação e as funções intelectuais, sensoriais, perceptivas e motoras. Portanto, os fisioterapeutas levam em conta a influência de deficiências associadas nos programas motores.
3. O tratamento tem como foco a deficiência e visa ao desenvolvimento das funções motoras grossa e fina, que envolvem combinações individuais de procedimentos:

   - mecanismos posturais de equilíbrio;
   - padrões de movimento (sinergias) do movimento voluntário, incluindo a função da mão;
   - fortalecimento muscular para a fraqueza de vários tipos;
   - minimizar a hipertonia, a hipotonia e os movimentos involuntários;
   - melhorar o alinhamento postural e os padrões de marcha;
   - melhorar a amplitude de movimento dos músculos, articulações e tecidos moles.

   Há divergências sobre o significado de problemas específicos, bem como a relação entre esses problemas. O fisioterapeuta precisa fazer avaliações cuidadosas para esclarecer as deficiências e os problemas funcionais do indivíduo com paralisia cerebral e refletir sobre as relações entre essas deficiências e os problemas observados.

4. O programa de tratamento não deve aderir estritamente às classificações de diagnóstico específicas e a etiologia pode nem sempre influenciar o tratamento usado pelo fisioterapeuta.
5. Deve-se enfatizar as atividades funcionais diárias e a participação nas situações da vida, que são as prioridades da criança ou do adulto com deficiência e suas famílias.
6. O tratamento das diversas deficiências, bem como o tratamento específico do indivíduo, deve se dar *no contexto* da capacidade funcional total diária. Portanto, enfatiza-se menos os

tratamentos isolados e muito mais o tratamento integrado das deficiências no âmbito do treinamento do desenvolvimento funcional.

7. O fisioterapeuta deve sempre reconhecer as *habilidades funcionais emergentes e as funções completas* dentro do padrão de desenvolvimento de cada criança. O cronograma de desenvolvimento esperado é apenas um referencial e precisa ser cuidadosamente adaptado.

8. O manejo e o tratamento são planejados desde a infância e ao longo de toda a vida do indivíduo, considerando as alterações clínicas e as diferentes circunstâncias na casa, na escola e na comunidade do indivíduo. O manejo centra-se na orientação de todos os envolvidos, principalmente da pessoa com paralisia cerebral. O Capítulo 2 discute isso em mais detalhes, em uma abordagem de aprendizagem colaborativa. O manejo também envolve o trabalho com outras áreas envolvidas no tratamento do indivíduo com paralisia cerebral.

9. Os fisioterapeutas e terapeutas ocupacionais precisam integrar os princípios de aprendizagem motora a seus programas de tratamento. Os modelos de aprendizagem motora devem abranger questões emocionais, culturais e sociais.

10. O tratamento e o manejo devem começar o mais cedo possível para dar suporte aos pais e às relações pais e filho, bem como promover a atividade motora da criança e minimizar os problemas musculoesqueléticos.

11. O modelo sugerido pela CIF é um guia geral para avaliação e planejamento do tratamento e manejo que corresponde a muito do que é discutido neste livro.

12. Promover uma experiência motora positiva é fundamental para motivar o melhor tratamento.

2 Abordagem de aprendizagem colaborativa

Trabalho com os pais

Atualmente, os terapeutas reconhecem a importância de trabalhar com os pais de cada criança e já há algum tempo vêm apresentando programas domiciliares a eles (Collis, 1947; Finnie, 1997, entre outros). Este capítulo enfatiza o tratamento e a aprendizagem centrados no cliente ou centrados na pessoa (Rogers, 1983), que pode não ser usado por profissionais que elaboram programas domiciliares para os pais. A apresentação de programas domiciliares com uma visão mais centrada na pessoa é discutida em um livro para cuidadores e pais de crianças com deficiências múltiplas (Levitt, 1994).

King et al. (1997) e Rosenbaum (2004), em seus muitos estudos sobre os desejos dos pais de crianças com deficiência, descobriram que o envolvimento dos pais nas decisões sobre a criança diminui os níveis de estresse e melhora a saúde mental dos pais. Essa foi a primeira prioridade da lista de o que os pais esperavam de um serviço. Este capítulo discute a noção de que isso também se aplica à participação dos pais em programas de tratamento.

Nos últimos 21 anos, tenho desenvolvido um estilo prático de trabalho que envolve a criança, bem como seus pais, em uma experiência de aprendizagem colaborativa com um fisioterapeuta. Todos compartilham a responsabilidade nos planos de tratamento, métodos e avaliações (Levitt & Goldschmied, 1990; Levitt, 1991b, 1999: 153-155). Baseados em seus estudos sobre a avaliação do envolvimento dos pais na fisioterapia, Ross e Thomson (1993) recomendam essa abordagem colaborativa específica (descrita em Levitt & Goldschmied, 1990). Em seu projeto de pesquisa qualitativa sobre a adaptação e a participação dos pais no tratamento domiciliar, Piggot et al. (2003) também acharam essa abordagem relevante.

Essa abordagem colaborativa é um processo de aprendizagem criativa não só para a criança e para seus pais, mas também para qualquer fisioterapeuta. O profissional passa a conhecer quais são as esperanças e expectativas da criança e dos pais, bem como o que eles já sabem e são capazes de fazer. Desse modo, ele torna-se mais apto a utilizar seus conhecimentos técnicos em um programa de tratamento mais relevante. O respeito e o crédito dados àquilo que os pais e a criança já conhecem e são capazes de gerenciar por conta própria desenvolvem uma confiança mútua. Assim, estabelecem-se relações mais positivas entre os pais, a criança e o fisioterapeuta. Há mais motivação conforme os pais e a criança respondem positivamente a um fisioterapeuta que leva em consideração seus anseios e ideias a respeito da resolução de alguns dos seus próprios problemas.

A ideia de estabelecer objetivos em conjunto e envolver os pais e a criança em um processo de tomada de decisão compartilhada se encaixa bem na estrutura do Serviço Nacional do Reino Unido para crianças com deficiência e jovens com necessidades especiais (Department of Health and Department for Education and Skills, 2004).

Odman et al. (2007) estudou cuidadosamente as percepções dos pais a respeito da qualidade do serviço de dois programas de treinamento para crianças com paralisia cerebral de diversos níveis de gravidade. A maior parte dos pais foi "influenciada pela elevada qualidade de serviço e não por melhoras funcionais percebidas". Os pesquisadores usaram um parâmetro de medida (fornecido no Apêndice). Esse parâmetro de medida, a "perspectiva do paciente em relação ao cuidado e processo de reabilitação" (POCR), foi ligeiramente adaptado e tem sete dimensões abordando as necessidades dos pais ou da criança. A experiência com a abordagem de aprendizagem colaborativa tem corroborado substancialmente muitos dos achados de Odman et al. (2007).

Colaboração com outros adultos

Ao considerar os pais como alunos adultos, é útil recorrer aos estudos sobre educação de adultos de Rogers (1983, 2003, e livros mais recentes utilizando muitos de seus textos escritos desde os anos 1960), Knowles (1984) e outros. Rogers desenvolveu suas ideias sobre o comportamento humano e o processo de aprendizagem a partir de estudos com adultos em psicoterapia. Rogers e Knowles aplicaram à educação de adultos, entre outros estudos, o método de aprendizagem da "pessoa como um todo". Conceitos similares são a base do modelo de aprendizagem colaborativa desenvolvido a partir da experiência de ensino prático não só dos pais, mas também de outros adultos (como familiares, outros profissionais e cuidadores) que auxiliam o desenvolvimento de uma criança. Essa abordagem também é relevante para pessoas idosas com deficiência (Cap. 7). O terapeuta crescerá tanto profissional como pessoalmente ao levar em conta o conhecimento, as prioridades e o estilo de aprendizagem prediletos desses adultos. O fisioterapeuta torna-se mais apto a selecionar e desenvolver métodos que respondam às necessidades de cada adulto envolvido com a criança. Ele também adquire com os adultos informações a respeito dos diversos ambientes em que a criança precisa atuar.

Quando familiares e cuidadores auxiliam no programa de tratamento do modo como os pais desejam, deve-se dar o tempo necessário a eles para que se familiarizem com esses programas a fim de maximizar o potencial da criança. Essa abordagem de equipe inclusiva facilita a participação tanto dos pais como dos demais familiares e os ajuda a se sentirem importantes para o progresso da criança com paralisia cerebral. No entanto, alguns familiares podem achar esta tarefa estressante e preferir dedicar sua força pessoal apoiando emocionalmente os pais e a criança.

Os familiares também precisam do apoio dos fisioterapeutas independentemente de participarem ou não de programas de tratamento. O bem-estar das famílias afeta positivamente o desenvolvimento da criança. O fisioterapeuta deve ouvir respeitosamente as opiniões e preocupações delas e oferecer orientação a respeito do tratamento.

Também deve-se atentar para o fato de que bebês e crianças com deficiência preferem ser tratados por um ou dois adultos, já que têm de se relacionar com eles e adaptar-se às diferentes formas como são tratados. Não existem dois adultos que tenham exatamente o mesmo toque, a mesma velocidade de manuseio e a mesma orientação manual. Isso é particularmente relevante para bebês e crianças pequenas que sofrem muitos espasmos inesperados, reflexos incontroláveis e controle não confiável de sua postura e movimentos.

Os próprios fisioterapeutas são auxiliados e apoiados por outros membros da equipe, como psicólogos, assistentes sociais e pediatras que trabalham especificamente com as famílias no "cuidado centrado na família". Essa abordagem foi ampliada de modo a incluir não só a criança, mas também as necessidades práticas e psicossociais dos pais e familiares. Como os serviços para crianças com paralisia cerebral evoluíram, o conceito de cuidado centrado na família tornou-se essencial para a prestação de serviços. Diversos estudos sobre os cuidados centrados na família desenvolvidos por Rosenbaum et al. (1998), King et al. (1997, 1999), Larsson (2000) e Odman et al. (2007) evidenciam o aumento da satisfação com os serviços quando há níveis mais baixos de estresse e melhor saúde mental.

É reconfortante que o cuidado centrado na família em fisioterapia continue crescendo. No entanto, a abordagem de aprendizagem colaborativa se distingue de vários outros modelos ao enfatizar que os *processos de aprendizagem* estão envolvidos não só na "mudança da capacidade funcional do corpo de uma pessoa com deficiência, mas também na mudança de ideias, comportamentos e atitudes" (Levitt & Goldschmied, 1990). A pessoa com deficiência, seus familiares e cuidadores mudam à medida que adotam novas ideias, novas atitudes e comportamentos, bem como formas alternativas de solucionar problemas. Fisioterapeutas também se tornam aprendizes conforme aprofundam sua compreensão, formam novas ideias, mudam algumas de suas atitudes e abandonam velhas suposições. A disposição de uma pessoa para mudar é facilitada pela vontade de aprender, conquistar mais realizações e sentir maior satisfação na vida diária. É a qualidade da relação entre o fisioterapeuta, o paciente com deficiência e seus familiares que é fundamental durante as experiências de aprendizagem mútua no trabalho colaborativo.

Este capítulo trata de modo prático o papel do fisioterapeuta no trabalho com crianças, pacientes mais velhos, pais e famílias.

Culturas familiares

O cuidado centrado na família precisa ser culturalmente competente a fim de ser sensível a diferentes valores culturais. Os fisioterapeutas podem ser culturalmente conscientes, mas não culturalmente competentes. Não há diferenças culturais corretas ou erradas em relação a como as famílias se adaptam, lidam com adversidades e desenvolvem suas próprias forças para conviver com uma criança com deficiência. Escutar sem julgar, evitar fazer perguntas diretas que possam ofender e demonstrar um interesse genuíno pela família da criança são fatores ainda mais importantes quando o fisioterapeuta lida com famílias cuja cultura é diferente da sua. Também pode haver a necessidade de um intérprete de idiomas com atitudes positivas com relação a pessoas com deficiência.

Sabe-se que famílias dentro de uma mesma cultura não criam seus filhos exatamente da mesma maneira. Na sociedade multicultural em que se vive, os fisioterapeutas são mais expostos a diferentes hábitos culturais em suas próprias famílias. Origens culturais diferentes podem oferecer desafios para o profissional em termos de comunicação de técnicas funcionais e do quanto uma tarefa proposta é apropriada ou não. Um fisioterapeuta trabalhando com uma família muçulmana, por exemplo, pode descobrir que não se permite que uma mãe entre na água com o filho durante uma sessão de natação a não ser que a piscina tenha um período reservado só para mulheres. Cadeiras de banho especiais e outros equipamentos podem não ser apropriados segundo os hábitos de criação de algumas famílias. Cadeiras especiais podem não ser tão relevantes quando o hábito de sentar-se no chão é utilizado socialmente em uma cultura específica.

Os padrões de desenvolvimento motor normal variam em diferentes culturas (Cap. 9). Deitar no chão ou engatinhar pode ser algo não desejado. Alguns consideram anti-higiênicas atividades realizadas no chão de casa. Algumas famílias não consideram atividades lúdicas como parte de um "tratamento médico" ou orientação sobre o desenvolvimento da criança. Precisam ser feitas adaptações criativas para métodos familiares de educação infantil. Em outras situações, a comunicação de métodos desconhecidos não precisa de muita verbalização no idioma dos pais, já que métodos físicos são demonstrados apontando habilidades positivas imediatas observadas em uma criança, ou talvez em outra criança com condição similar.

Grupos de pais e filhos são úteis, já que algumas mães mostram disposição para experimentar métodos, o que inspira os mais hesitantes.

Os fisioterapeutas precisam ter um conhecimento geral prático dos diferentes grupos culturais com os quais estão envolvidos. Isso pode incluir prováveis crenças em relação a saúde, práticas religiosas e costumes sociais. No entanto, a abordagem de aprendizagem colaborativa oferece aos profissionais um conhecimento direto dos costumes específicos de pais e familiares (Levitt, 1999). Essa abordagem focada em cada indivíduo evita estereotipar uma criança, pais ou familiar de um grupo cultural específico. Esse estereótipo é menos provável quando o fisioterapeuta está disposto a aprender com cada criança, pai/mãe ou familiar. Uma pesquisa qualitativa sobre a percepção dos fisioterapeutas das interações interculturais, realizado por Lee et al. (2006), constatou que alguns participantes não reconheciam que eles estereotipavam "percepções de dor do paciente, desejo de tratamentos passivos, dependência de familiares e dominância masculina em determinadas culturas". Esse pequeno estudo mostra implicações para a qualidade da fisioterapia.

Abordagem de aprendizagem colaborativa

A criança e os seus pais recebem:

- Oportunidades para descobrir o que querem alcançar.
- Oportunidades para esclarecer o que é necessário para obter essas conquistas.
- Oportunidades para reconhecer o que já sabem e conseguem fazer.
- Oportunidades para descobrir o que ainda precisam aprender e fazer.
- Oportunidades para participar na seleção e uso de métodos.
- Oportunidades para participar na avaliação do progresso.

A participação genuína da criança e dos pais em todos esses aspectos os ajuda a se sentirem mais comprometidos com o programa de trabalho. Isso dá a eles uma sensação de controle, o que diminui muitos de seus anseios e sedimenta sua confiança. Eles se tornam mais capazes e mais dispostos a absorver ideias, informações e sugestões práticas do fisioterapeuta.

Pais e crianças mais velhas estão acostumados a ouvirem perguntas como "Quais são seus problemas?" ou "Quais são suas preocupações?". Isso pode diminuir sua confiança, já que, para eles, isso enfatiza a deficiência, a tristeza e o sentimento de inadequação. Uma introdução positiva e esperançosa sobre o que se poderia aprender e atingir é preferível. Por exemplo, o fisioterapeuta pode dizer: "Diga-me o que você gostaria de fazer melhor em sua vida diária". Mais detalhes são fornecidos a seguir.

A abordagem de aprendizagem colaborativa considera não apenas as opiniões dos pais e da criança, mas também as perspectivas do fisioterapeuta. Pode haver consenso e também pontos de vista diferentes entre pais e fisioterapeutas. Essas diferenças são administradas negociando-se uma opção que todos achem aceitável. Pode haver uma compreensão mútua de que existem diferentes caminhos para se chegar ao mesmo objetivo, que é cuidadosamente declarado nas palavras dos pais. Logo no início do relacionamento entre o fisioterapeuta e os pais, o profissional pode seguir a escolha dos pais até que a relação entre eles seja mais forte (ver também o tópico "Participação na seleção e uso de métodos de tratamento" a seguir).

Esse estilo de trabalho com os pais está, coincidentemente, em acordo com as opiniões de Bailey e Simeonsson (1988), que atuam na área de deficiência de desenvolvimento, e de Larsson (2000), entre outros. Bailey e Simeonsson descobriram em seus muitos estudos que os pais e as famílias querem o seguinte:

- Educação e informação.
- Treinamento dos pais em habilidades para ajudar seu filho.
- Apoio emocional.

Essa abordagem de aprendizagem colaborativa considera todos estes aspectos. Os estudos de Sluijs et al. (1993) defendem uma melhor orientação dos pacientes por seus fisioterapeutas, e esta abordagem oferece uma resposta a isso, além de ser mais centrada na família (Levitt, 1991b). Um estudo piloto realizado por Ahl et al. (2005) concluiu que as expectativas dos pais eram ligadas a uma abordagem de treinamento funcional em situações da vida diária. Quando se adotou um programa desse tipo, a percepção dos pais quanto ao processo de reabilitação aumentou. A abordagem de aprendizagem colaborativa incide nas funções da vida diária apontadas por pais e filhos (Levitt e Goldschmied, 1990). Jahnsen et al. (2003), em sua revisão de trabalhos sobre a experiência dos pais com a fisioterapia, citam uma série de estudos que apoiam muitos aspectos desta abordagem e que obtiveram respostas positivas dos pais.

Oportunidades para descobrir o que os pais e a criança desejam alcançar

Muitos pais são rápidos em dizer quais as suas expectativas para o tratamento. Outros precisam de um tempo para discutir este assunto com seus familiares. Alguns pais não estão acostumados a afirmar o que querem, pois têm ansiedades e "desamparo aprendido" (Greer & Wethered, 1984; Seligman, 1992). Também podem temer, errônea ou acertadamente, que, ao escolher em que o tratamento deve se concentrar de acordo com *suas* vidas, estarão incomodando seu fisioterapeuta especializado. Deve-se evitar o uso de perguntas diretas (que caracterizam alguns questionários destinados aos pais), pois isso pode parecer um confronto desconfortável com suas muitas necessidades.

O fisioterapeuta ganha a confiança dos pais convidando-os a falar sobre um dia típico em suas vidas, perguntando quais atividades diárias eles gostariam de melhorar e quais são mais estressantes ou demoradas. Atividades como alimentar, dar banho, vestir a criança, levá-la ao banheiro, brincar e deslocar a criança de um lugar para outro na casa, na escola ou em outros

ambientes podem ser as duas coisas. O fisioterapeuta deve pedir aos pais e à criança que pensem sobre essas atividades, já que eles estão familiarizados com elas. Ele deve explicar que, se puder conhecer suas atividades diárias, pode então planejar um programa de tratamento mais relevante para eles. Em seguida, ele pode esclarecer o que sua profissão pode proporcionar em relação aos desejos deles. Se a criança não consegue comunicar o que gostaria de atingir ou fazer melhor, deve então ser observada para perceber o que lhe interessa. A criança pode apreciar a hora do banho, a hora das refeições ou o tempo disponível para brincar com os pais. Em uma situação mais específica, se possível em seu ambiente familiar, o bebê, a criança ou a pessoa com deficiência grave em um estágio inicial de desenvolvimento tem expressões faciais de prazer e linguagem corporal que podem ser facilmente observadas, como querer tocar uma pessoa de que gosta ou um brinquedo de interesse. Seus sintomas patológicos podem ser usados para mostrar prazer ou desprazer, como o aumento nos impulsos extensores ou movimentos involuntários.

É essencial começar o trabalho a partir das prioridades da criança e dos pais, em vez de definir objetivos ou metas para eles. Mesmo que o fisioterapeuta defina metas e, então, pergunte a eles se estão de acordo, é efetivamente o *fisioterapeuta* quem está tomando as decisões. Esse caminho não capacita a família a descobrir seus próprios objetivos, formular suas próprias expectativas e, assim, melhorar sua capacidade de compartilhar ideias e se sentir mais confiante. Quando os pais ou a criança declaram seus desejos, o terapeuta deve repetir o que eles disseram com uma pergunta de verificação, como "Eu entendi bem?". Isso coloca pais e filhos em uma posição mais independente. É necessário também reconhecer quando o desejo da criança é diferente do dos pais.

Em seu estudo sobre o valor das atividades de vida diária em pacientes com acidente vascular encefálico com hemiplegia, Chiou e Burnett (1985) compararam as escolhas desses pacientes com as escolhas feitas por seus fisioterapeutas. Verificou-se que em 29 pares de fisioterapeuta e paciente, apenas um par apresentou visões semelhantes a respeito de valores específicos a respeito das atividades diárias. É necessário reconhecer que profissionais com vasto conhecimento e experiência clínica sabem o que é necessário para os pais ou pacientes, mas não sabem o que é de fato necessário para cada pai/mãe ou cada paciente em momentos específicos. Isso leva à frustração tanto por parte do profissional quanto dos pacientes. Os fisioterapeutas frequentemente dizem "eles [os pais] não entendem nossos objetivos" (Levitt, 1986, 1991a). Isso ocorre apesar de explicações técnicas claramente dadas pelos profissionais. É a conexão ou a correspondência dos "objetivos" do fisioterapeuta com os "objetivos" do indivíduo que importa para facilitar a compreensão mútua.

Oportunidades para esclarecer o que é necessário para obter essas conquistas, para reconhecer o que já sabem e conseguem fazer e para descobrir o que eles ainda precisam aprender e fazer

Essas oportunidades são dadas do seguinte modo:

1. Os pais realizam eles mesmos a tarefa diária selecionada. Trata-se da tarefa escolhida por eles, mas devem primeiro descobrir o que essa tarefa envolve, usando a própria experiência. Quando um(a) pai/mãe escolhe a tarefa, solicita-se a ele(a) que observe os *principais* movimentos e posturas que estão sendo utilizados. Eles percebem o que veem, o que podem ouvir e outras sensações relevantes para a execução da tarefa. O fisioterapeuta deve incentivar os comentários dos pais, para que aprenda algo sobre o que os pais conhecem a respeito de seus próprios movimentos corporais e equilíbrio. Ele, então, apenas acrescenta ao conhecimento dos pais o necessário de acordo com o estágio de compreensão deles e quando isso for relevante para a capacidade funcional da criança.

2. O fisioterapeuta pode demonstrar a tarefa diária escolhida pelos pais, chamando a atenção para os aspectos gerais de equilíbrio, movimento e algumas sensações. Isso é chamado de "modelagem" por alguns profissionais. Alguns pais podem preferir que o profissional faça essa demonstração antes de eles realizarem a tarefa.

Nos dois pontos acima, chama a atenção o fato de que são observadas ações de corpos saudáveis e adultos. No entanto, pode-se então observar a criança conseguindo realizar algumas dessas ações, como olhar, ouvir, controlar o movimento da cabeça, levar a mão à boca, apertar ou outros componentes normalmente acumulados desde a infância e os primeiros anos. Todos os componentes "normais" já alcançados pela criança aumentam a confiança tanto dos pais quanto dela mesma. Os pais começam a sentir que seu filho não é "todo errado".

3. A mãe ou o pai podem, então, aplicar essas experiências educacionais realizando a tarefa junto com seu filho. Isso também pode ser utilizado para aprender o que é necessário para completar uma tarefa. No entanto, demonstra especialmente o que a criança e os pais podem fazer e o que ainda precisam aprender a fazer. O fisioterapeuta primeiro delineia o que eles podem fazer antes de dizer o que ainda é necessário para a realização bem-sucedida de sua tarefa. Desse modo, os pais conseguem sentir que estão administrando algumas habilidades, o que fortalece sua confiança para aprender habilidades pouco familiares que desenvolvem uma tarefa ou modificam deficiências.

4. Também deve-se evitar perguntas diretas sobre a capacidade funcional da criança, para que os pais não tenham a impressão de que seu filho deveria já estar fazendo alguma coisa ou está fazendo algo de modo anormal. Em vez disso, deve-se dizer "Fale-me mais sobre o que ele pode fazer" e "Como ele pre-

fere fazer isso?" e, possivelmente, "Quando ele faz isso muito bem?".

5. O mesmo procedimento é utilizado com a criança, que é convidada a tentar realizar a atividade escolhida da melhor maneira possível. Ela experimenta o que consegue fazer, algo de que muitas vezes ela nem tinha consciência, já que talvez os adultos sempre a tenham ajudado manualmente (ainda que amorosamente) ou não lhe deram tempo para tentar. O fisioterapeuta enfatiza o que ele pode fazer, não importa quão pouco seja, em palavras simples como "Você pode manter a cabeça erguida" ou "Você começou a puxar a manga para baixo", de acordo com a tarefa. Mesmo que nem todas as palavras sejam entendidas, os pais apreciam o que está sendo dito enquanto seu filho é tranquilizado pelo tom de voz e por expressões faciais de aprovação do fisioterapeuta.

O fisioterapeuta deve continuar esses estudos de análise da tarefa em diferentes tipos e graus de gravidade na paralisia cerebral, de modo a chamar a atenção para os componentes de maior sucesso das funções (tarefas) em cada criança. Os pais também aprenderão com o profissional como desmembrar a tarefa escolhida em componentes necessários para seu próprio filho. Essa é uma das formas que podem ser usadas para ajudar a resolver um problema motor da criança. Cada pai/mãe terá seu próprio ritmo de aprendizagem desta análise da tarefa.

Embora o fisioterapeuta também esteja observando deficiências óbvias, como hipertonia, fraqueza, movimento involuntário ou deformidades, ele ainda não deve declará-las nestes termos. Seus comentários sobre esses problemas são relativos a "o que precisa ser aprendido", como a criança "ainda precisa esticar mais o cotovelo" ou "ainda precisa aprender a sentar de modo mais estável" ou "como ficar em pé bem esticado". Este é um estilo mais motivador.

Uma vez que a criança e os pais mostram o que podem fazer, o profissional valida a sua realização e partilha o seu prazer. Ele pode dizer algo como "Muito bem! E você pode melhorar ainda mais se seguir as sugestões que vou dar". O profissional pode, então, demonstrar o posicionamento adicional, modificar o ambiente físico, fornecer suporte manual, manuseio ou orientação física adequados para revelar mais das suas capacidades e funções. Conforme pais e crianças têm suas capacidades reconhecidas pelo fisioterapeuta, eles tornam-se mais dispostos a ouvir o que ele acrescenta ao programa.

Análise funcional ou da tarefa. A análise da tarefa é descrita também no Capítulo 6, relacionado à aprendizagem motora da criança. A análise dos componentes da capacidade funcional de uma criança também é discutida no Capítulo 9, que descreve detalhes das funções de desenvolvimento, algumas das quais são mais detalhadas para os fisioterapeutas do que para a maior parte dos pais. Os modelos de aprendizagem motora fornecem passos menores realizáveis, que são mais claramente observados por pais e familiares. Isso pode mostrar o que foi alcançado, por mínimo que seja – uma sequência de componentes, como levantar de uma cadeira para a posição ortostática, por exemplo. Há sequências de ações em atividades como alimentar-se, tomar banho e vestir-se, o que pode ser visto em pequenos passos realizáveis, alguns dos quais já foram alcançados para mostrar habilidades de base. Isso permite que os pais e a criança experimentem um sucesso inicial. Essa é uma maneira particularmente encorajadora de encarar as tarefas a serem aprendidas e contrapor sentimentos negativos – "Eu nunca vou fazer isso!" – que os pais ou a criança possam ter. Há também um futuro promissor de que componentes adicionais e talvez até mesmo a função plena irão se desenvolver.

Quando os pais e as crianças declaram seus desejos, estes são analisados em etapas. As etapas ou componentes em direção aos desejos funcionais dos pais geralmente são chamados "objetivos", porque são esperados em um curto espaço de tempo. Os objetivos são definidos claramente, aplicam-se ao cotidiano e mais uma vez verifica-se se os pais sentem que conhecem os objetivos e podem alcançá-los em casa. Os objetivos normalmente são estabelecidos pelos profissionais (denominados "sub-habilidades" no estudo de Ahl et al., 2005). No entanto, esse modelo de aprendizagem colaborativa permite que os pais aprendam a analisar a tarefa geral de modo que as metas de curto prazo sejam estabelecidas *em conjunto* com o fisioterapeuta. Entrevistas de facilitação são usadas para os pais que precisam de apoio extra para estabelecer objetivos.

Avaliação especializada do fisioterapeuta. Uma vez que o profissional observou os componentes motores e sensoriais dentro de uma tarefa completa, ele decide então o quanto mais é necessário avaliar. O fisioterapeuta pode, então, realizar avaliações mais detalhadas dos componentes da tarefa e deficiências de trabalho muscular, amplitudes articulares e tônus, posturas anormais e outros detalhes sensório-motores. No entanto, a vantagem de primeiro ver todos esses aspectos distintos dentro de uma tarefa completa revela muitas ideias que desafiam a precisão de se usar *apenas* exames separados de deficiências ou componentes motores (habilidades motoras, pré-requisitos) para planejar programas domiciliares de fisioterapia.

As tarefas ou funções diárias foram escolhidas pelo(a) pai/mãe ou pela criança e, assim, estão sendo realizadas por pessoas motivadas. Os resultados de tal avaliação tendem a ser mais positivos. Há uma interação entre todos os aspectos de uma tarefa, de modo que a habilidade em um componente ativa qualquer habilidade residual de outro componente. Em minha experiência, os testes de reflexos podem ter resultados anormais se realizados isoladamente, mas se observados no contexto das interações entre pais e filhos durante as atividades diárias, a avaliação mostra um resultado mais positivo. Um reflexo de preensão, por exemplo, pode ser imediatamente modificado quando o bebê coloca a mão sobre o seio de sua mãe durante a amamentação; um reflexo tônico cervical assimétrico ou uma reação de Moro é modificada ou superada quando a criança coloca ambos os braços ao redor do pescoço do(a) pai/mãe ou mantém a cabeça firme para fazer contato visual durante atividades sociais e diárias específicas (Levitt, 1986).

Participação na seleção e uso de métodos de tratamento

Não há divisão nítida entre as avaliações aqui descritas e os métodos de tratamento. Como já foi mencionado, os métodos de avaliação de posicionamento, orientação física e quantidade de suporte manual revelam mais das habilidades e funções de uma criança. Esses métodos de avaliação servem então como métodos de tratamento e são estendidos para incluir equipamentos, órteses, mobiliário, calçados e brinquedos. Dependem da gravidade da paralisia cerebral, bem como do ponto de vista dos pais, da criança ou do paciente mais velho em relação ao conteúdo do programa de tratamento.

Tal como acontece com a criança, os pais são primeiro observados praticando o seu método de treinamento com o filho e, em seguida, guiados física ou verbalmente pelo terapeuta à medida que realizam a tarefa. Isto permite que eles aprimorem seu método. Acrescentam-se detalhes de acordo com o que cada pai/mãe pode absorver e administrar. Quando seu próprio estilo de cuidado com a criança e manuseio é utilizado, alguns pais são mais receptivos aos métodos acrescentados pelo fisioterapeuta. Cada pai/mãe tem também seu próprio ritmo de aprendizagem e alguns precisam de muito mais repetições de um método do que outros. Vídeos de métodos com a criança podem ser levados para casa a fim de revisar o que os pais aprenderam com seu fisioterapeuta e mostrar para a família. Um dos pais pode fazer anotações ou listar exercícios em suas próprias palavras, enquanto o outro pode executá-los com o fisioterapeuta.

À medida que os pais e a criança adquirem confiança, eles passam a compartilhar suas próprias ideias com o fisioterapeuta (Fig. 2.1). O profissional deve sempre acolher essas ideias, já que elas demonstram uma vontade de assumir alguma responsabilidade no programa e não se tornar totalmente dependentes dele. Ao considerar essas sugestões, o profissional deve,

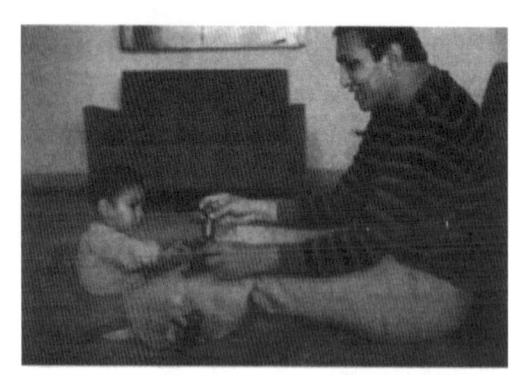

Figura 2.1 Há uma interação agradável entre este pai e seu filho enquanto está sendo desenvolvido o controle postural e a capacidade funcional da mão da criança. O pai escolheu usar seus pés para ajudar o filho na sustentação de peso simétrica dos quadris e tranferência de peso de um lado para o outro ou para a frente e para trás durante a brincadeira.

se forem impróprias, modifica-lás ou guardá-las para uma fase posterior do desenvolvimento da criança. Quando algumas de suas ideias são aproveitadas, os pais ou a criança tornam-se mais aptos a lidar com momentos em que algumas delas estão incorretas. Conforme os pais aprendem e obtêm informação sobre o estado de seu filho dentro de uma relação positiva, pode haver negociação sobre quais métodos são adequados. O fisioterapeuta claramente precisa tornar-se mais flexível, de modo que possa estar aberto ao que os pais e a criança oferecem. Isso significa que ele não pode permanecer engessado em um determinado sistema de tratamento. O terapeuta também precisa aprender o que é realista para o contexto dos pais, dos cuidadores e da vida cotidiana da criança. Isso inclui aspectos culturais, limitações de tempo e saúde geral da criança, bem como o ambiente físico.

É útil esclarecer quem realizará cada método. Se possível, determina-se a frequência e a duração de uma sessão, de acordo com o que pode ser realisticamente gerido pela criança, pelos pais e por outros envolvidos em seu desenvolvimento, incluindo o fisioterapeuta. Esse registro realista tende a ser flexível ou um guia aproximado, a menos que faça parte de um projeto de pesquisa clínica.

Deve-se evitar sobrecarregar os pais com uma "montanha" de informações e tarefas. Isso pode esgotá-los e atrapalhar a vida familiar, criando sentimentos extras de inadequação (Featherstone, 1981; Hinojosa, 1990; Ross & Thomson, 1993). Além das muitas demandas que os pais enfrentam para prover sustento aos filhos, tratamentos de cuidado centrado na família que esperam que eles assumam também o papel de "fisioterapeutas" podem ser demais para alguns (Mackean et al., 2005). A abordagem de aprendizagem colaborativa, se realizada adequadamente, permite aos pais escolher o que é realista para eles, para outros familiares e para os cuidadores. Na minha experiência, os pais têm fases em suas vidas em que são capazes ou não de administrar tudo isso. Durante períodos difíceis para os pais, um programa domiciliar pode ser em grande parte substituído por mais sessões com o fisioterapeuta, bem como por uma maior participação de outro familiar ou amigo no tratamento da criança, caso a deterioração de sua condição seja esperada. A probabilidade de deterioração em curtos períodos de tempo não é constante em todas as crianças.

Técnicas especiais de fisioterapia. Quando os pais têm confiança em métodos para as tarefas cotidianas e familiares no cuidado com os filhos, eles podem acrescentar técnicas específicas de fisioterapia. Alguns pais sentem-se intimidados por técnicas inusitadas, enquanto outros as utilizam em excesso. Eles acreditam ou querem acreditar que essas técnicas estranhas são "tratamentos mágicos" e exageram-nas à custa do desenvolvimento de suas habilidades parentais naturais e de relações positivas com seus filhos. Essas relações são fundamentais para o verdadeiro progresso. Atividades como exercícios de amplitude de movimento, de alongamento, treinamento de equilíbrio específico e exercícios de fortalecimento podem ser realizadas em um estilo didático que os pais podem ter observado em um fisioterapeuta tratando seus filhos ou mesmo algum paciente com outra condição médica. Um estudo realizado por Kogan et al. (1974) constatou que mães que atuam como fisioterapeutas interagem negativamente com seus filhos. Essa não foi a experiência de von Wendt et al. (1984), que encontraram interações positivas por parte de pais bem orientados. Jahnsen et al. (2003) revisaram dezoito estudos, entre 1981 e 1999, relacionados à experiência dos pais com a fisioterapia, que incluem experiências positivas dos pais e satisfação da família em muitos dos estudos, todos os quais utilizaram medidas especializadas.

Fisioterapia incorporada em atividades lúdicas. Qualquer comportamento negativo dos pais ou da criança é evitado se primeiro for definido o cenário conforme descrito anteriormente e os métodos forem incorporados dentro de atividades lúdicas. Por exemplo, os mecanismos posturais e movimentos da criança são desenvolvidos no colo de seu(sua) pai/mãe, quando está sendo transportado e manipulado durante todas as atividades e brincadeiras diárias (Figs. 2.2 a 2.4). A coluna e os membros de uma criança podem ser alongados e mobilizados dentro de posições utilizadas para as tarefas diárias, bem como dentro d'água e durante canções e ritmos musicais agitados. Quando uma mãe também ajuda a criança a desfrutar das partes de seu corpo beijando-as, fazendo cócegas ou tocando-as, bem como a movendo ao som de uma música, a mãe também desenvolve uma visão mais positiva do corpo de seu filho. Este prazer na mãe e na criança contribui para que se desenvolva um relacionamento de modo criativo. É importante desenvolver a capacidade dos pais ao mesmo tempo em que se promove a capacidade funcional da criança; podem ser encontrados métodos para isso (Figs. 2.1 a 2.5). Quando têm sua confiança cultivada, os pais costumam trazer suas próprias ideias de atividades lúdicas com a criança. Para o fisioterapeuta, isso também evita um aumento da dependência e cobranças excessivas por "tratamentos mágicos". Os pais precisam reconhecer que seu manuseio de seus filhos é tão importante quanto as sessões especiais de tratamento.

Outras fontes de "melhores métodos". Esses métodos podem vir de um dos pais ou talvez de

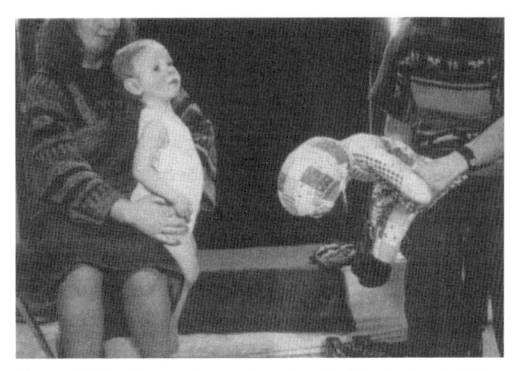

Figura 2.2   Terapeuta mostrando a facilitação da reação de inclinação em uma boneca, para que esta mãe possa interagir com seu filho no colo, brincando de "gangorra". A posição das mãos do adulto nos quadris da criança, em vez de no tronco, é importante.

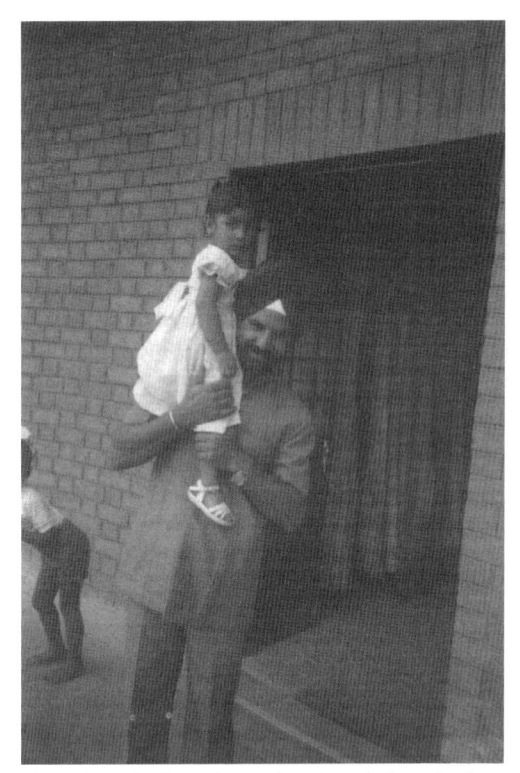

Figura 2.3   A criança desenvolvendo controle postural sobre os ombros do pai, em atividade lúdica.

um familiar que ajuda a cuidar da criança. Os fisioterapeutas podem discutir se isso se adequa à criança, já que cada uma possui níveis de desenvolvimento, gravidade e gostos/aversões próprios. Profissionais que utilizam uma aborda-

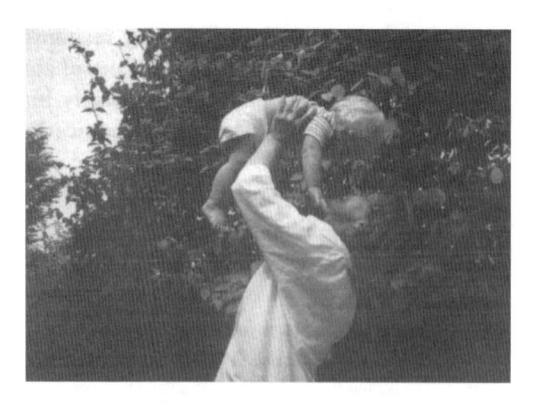

Figura 2.4 Estímulo do controle da cabeça na interação pai-filho.

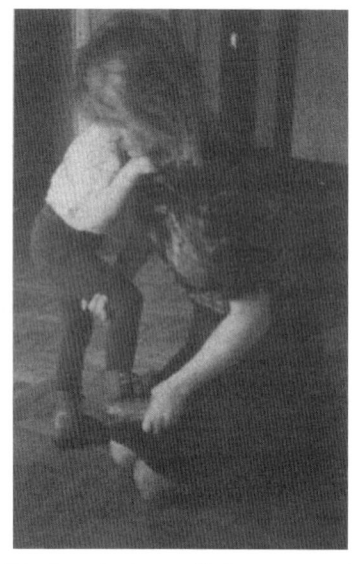

Figura 2.5 Aprendendo o equilíbrio precocemente em apoio unipodal ao se vestir e despir, ao se lavar ou secar, com proximidade corporal entre mãe e filho.

gem funcional eclética podem combinar métodos com outras sugestões para atender a criança. A internet criou um acesso mais fácil à informação escrita; no entanto, grande parte desta não é revisada por pares e pode ser confusa para os pais ou para a criança. Confusões também são criadas pelo deleite da mídia em promover alguns tipos de tratamentos. A experiência e o raciocínio clínico do fisioterapeuta permitirá aos pais considerar novas abordagens de forma objetiva e com distanciamento emocional, o que é muito difícil para os pais de uma criança com paralisia cerebral. O papel do terapeuta na interpretação das informações para a criança e os pais é uma característica importante da prática clínica. Há uma discussão mais aprofundada sobre isso na seção sobre "Tratamentos alternativos e complementares" mais adiante.

Participação na avaliação do progresso

Durante as sessões de tratamento, é reconfortante que todos saibam o quanto estão progredindo. Os pais e a criança são convidados a relatar quaisquer novas conquistas em comparação com a avaliação inicial. Eles podem ter progredido mais alguns passos em uma sequência de ações em uma atividade diária ou adquirido maior controle postural, alinhamento postural ou uso da mão.

A melhora nas habilidades de base da criança pode ser registrada em vídeo, com gráficos ou em prontuários escritos. Os profissionais usam suas próprias técnicas de registro, discutidas no Capítulo 8. Atualmente, há diversas mensurações de resultados que são capazes de medir as mudanças ao longo do tempo. Essas medidas especiais e observações clínicas, bem como os resultados dos exames especiais dos consultores, precisam ser explicadas aos pais e também à criança, quando forem compreensíveis.

Após discussões conjuntas com os pais, cuidadores ou quaisquer familiares envolvidos, pode haver a necessidade de se modificar o tratamento ou acrescentar novos métodos para o progresso futuro. O equipamento deve ser verificado na presença dos pais para confirmar o tamanho e o funcionamento corretos. A relevância do equipamento para a casa e estilo de vida da criança, bem como a aceitação de seu aspecto estético, faz parte de avaliação contínua com os pais e a criança.

Progresso comportamental

É essencial comentar sobre o progresso da criança e dos pais para o desenvolvimento de confiança, motivação, capacidade de comunicação e relações pessoais. Afinal, os ganhos funcionais não são necessariamente os mais importantes, mas sim o quanto a vida torna-se mais viável para os pais e as crianças em consequência desses ganhos. Estão sendo realizados estudos qualitativos por psicólogos e psicoterapeutas para avaliar estes aspectos (ver discussões sobre pesquisa qualitativa no Cap. 4 e a seção "Revisão das observações do terapeuta" no Cap. 8). As observações de vídeos feitos em casa tanto pelos profissionais quanto pelos pais revelam o progresso experimentado nas interações entre pais e filhos durante a alimentação e outras atividades de vida diária.

Satisfação dos pais

A satisfação dos pais com o serviço que estão recebendo, e não especificamente com o tratamento, é avaliada pela medida dos processos de cuidado (MPOC) (King et al., 1997). Odman et al. (2007) utilizaram a POCR e Ahl et al. (2005) usaram os objetivos alcançados, a medida da função motora grossa (GMFM), o inventário de avaliação pediátrica de incapacidade (PEDI), a MPOC e questionários para os pais em sua pesquisa com os pais e cuidadores (ver Cap. 8, na parte de avaliação, para a descrição dessas mensurações). Também são utilizados questionários para pais e cuidadores (Goldsmith, 2000).

Interação entre pais e filhos

Quando atividades diárias familiares são utilizadas no programa, o fisioterapeuta é capaz de observar como os pais e o filho se relacionam quando estão juntos. Conforme Winnicott (1964) assinala, "Não há como considerar apenas um bebê, mas sempre um bebê e uma outra pessoa". Durante essas atividades diárias, normalmente pais e filhos experimentam um prazer mútuo. A criança com deficiência comunica-se de maneiras incomuns a fim de dar "dicas" para os pais de como assistir uma criança como ela. Pouco controle do movimento da cabeça, um problema de visão ou uma hipertonia não são preocupações somente do ponto de vis-

ta funcional, mas também um fator que interfere na interação da criança com os pais. Ela não consegue iniciar a comunicação com a cabeça e com os olhos, com as mãos ou com o corpo para indicar seus desejos. Sem um controle de cabeça ou tronco, a criança não é capaz de afastar-se de dos pais para demonstrar que já recebeu muito estímulo e pode ficar irritada. Os pais podem achar que seu filho tem hipersensibilidade ao toque, é difícil de ser acariciado ou apresenta episódios inesperados de aflição. Assim, não é incomum que pais já inseguros quanto à sua capacidade de criar um filho sintam-se rejeitados e ansiosos. Para alguns, isso pode dificultar o vínculo e o apego com a criança. A experiência natural de um fisioterapeuta pode fazê-los se sentir ainda mais inadequados. Existem, é claro, pais especialmente sensíveis ao filho que descobrem muitos sinais sutis de comunicação. Eles podem esclarecer para o fisioterapeuta o que as comunicações e os sons do corpo da criança querem dizer.

Durante as avaliações conjuntas de atividades como alimentar, vestir, dar banho, brincar e outras tarefas, é essencial que o profissional informe que:

- as ações corporais não usuais da criança, hipersensibilidade ou aumento de rigidez são decorrentes da paralisia cerebral, e não culpa dos pais;
- temor, apatia, hiperatividade ou falta de concentração da criança são decorrentes da paralisia cerebral, e não culpa dos pais.

Capacitar um(a) pai/mãe a posicionar bem a criança, a manipulá-la, a acariciá-la e a brincar com ela não só modifica os sintomas neurológicos, melhora a função motora e os cuidados diários, e até mesmo impede algumas deformidades, mas também melhora a comunicação e a qualidade do relacionamento. Não é apenas o manuseio correto, mas uma interação positiva e recíproca entre os pais e a criança que está sendo promovida (Figs. 2.1 a 2.7 para a interação entre pais e filhos e também as Figs. 10.3 e 10.4).

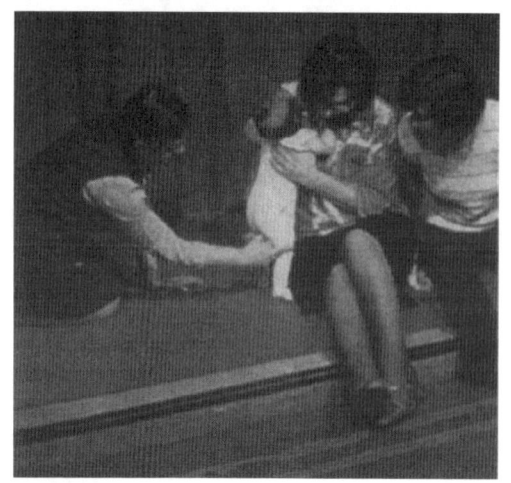

Figura 2.6 Fisioterapeuta ensinando a mãe como estimular o apoio precoce, com contato próximo do corpo para apoio.

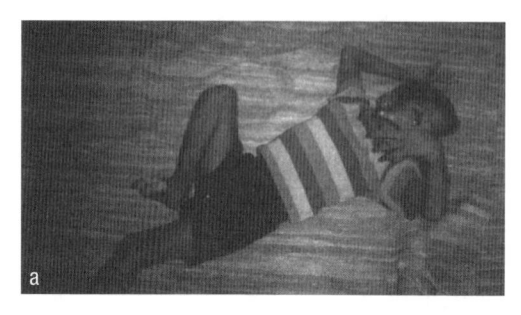

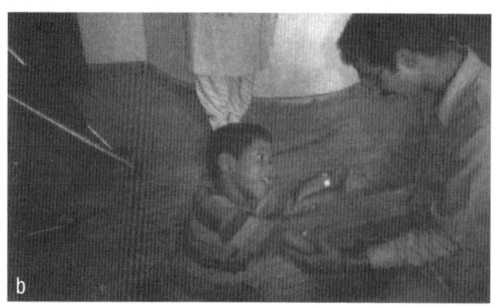

Figura 2.7 (a) Criança com quadriplegia atetoide em decúbito dorsal. (b) Pai e filho em interação, permitindo que a criança domine seus sintomas.

Ajudar a criança a aprender o controle motor

Isso é discutido no Capítulo 6. O fisioterapeuta deve certificar-se de que os pais e cuidadores estejam habilitados a desenvolver esses comportamentos para reforçar o aprendizado da criança. Os pontos a serem observados são:

- Dar um tempo para a criança escolher uma atividade ou um brinquedo que gosta e permanecer em quaisquer posturas e ações desejáveis.
- Esperar que a criança inicie a ação motora e acompanhar seus movimentos subsequentes.
- Aguardar a resposta da criança à atividade iniciada pelos pais.
- Ajustar a tarefa de modo que a criança possa experimentar algum sucesso. Tornar a tarefa divertida.
- O profissional deve encontrar maneiras de alertar e manter a concentração da criança focada nele.
- Mostrar apreço pelas pequenas e grandes conquistas da criança. Continuar ensinando a criança, mesmo que os ganhos sejam lentos ou mínimos; eventualmente, ela aprende e consegue no seu próprio ritmo.
- Graduar os estímulos sensoriais de modo que a criança não seja superestimulada. Evitar pressionar a criança a realizar uma determinada atividade.
- Fazer exigências apropriadas à criança, de modo que ela precise esforçar-se para completar a tarefa sem aumentar excessivamente a hipertonia, o movimento atetoide, os tremores ou sobressaltos e espasmos.
- Dar tempo para o desenvolvimento gradual das relações entre pais e filho e ser paciente enquanto os pais aprendem a interagir com uma criança incomum. Muitos pais têm *seus próprios modos de lidar com a situação*, que devem ser reconhecidos pelo profissional, especialmente quando também existirem diferenças culturais.
- Aprender com os familiares quais práticas culturais e tradicionais estão sendo usadas na educação da criança. Eles podem ter suas próprias modificações e pontos de vista individuais (Levitt, 1999).

Observação da interação entre os pais e a criança

Há psicólogos e psicoterapeutas especializados em observar as interações entre a mãe e o bebê e a construção de relacionamentos ideais para o desenvolvimento positivo de uma criança (Stern, 1985). Há um crescente esforço investigativo sobre os estilos de interação das mães com crianças com deficiência; algumas pesquisas mostram que mães tornam-se mais diretivas conforme seus filhos têm menos movimentos interativos com elas (Hanzlik, 1990). Quando um fisioterapeuta ou terapeuta ocupacional avalia uma criança com seus pais, ele pode basear-se em estudos de psicólogos ou trabalhar em estreita colaboração com um especialista da equipe.

Assim, o fisioterapeuta observa não só os movimentos e posturas que formam as atividades diárias, mas também aquelas que expressam o relacionamento entre pais e filhos e entre a criança e o terapeuta. O profissional percebe informalmente a linguagem corporal de como a mãe e a criança olham uma para a outra, se tocam e se movimentam. Ele percebe como seus corpos se moldam afastando-se ou aproximando-se um do outro. A criança pode começar a virar ou precisar de incentivo para fazê-lo por meio de movimentos, contato visual ou sons e fala. A postura ereta não só desenvolve o controle postural, mas uma melhor comunicação e agilidade. O modo como um pai apoia e, especialmente, retira o suporte manual demonstra a sua ansiedade e capacidade de confiar na criança em se manter sozinha. A disposição dos pais de deixar seu filho no comando e esperar pela lenta realização da atividade proposta pode ser muito difícil para eles. O apoio e confiança do fisioterapeuta no desenvolvimento da habilidade dos pais em criar seus filhos são essenciais.

O fisioterapeuta precisa incluir essas interações nos métodos de tratamento e pode ter de evitar métodos que diminuam a interação positiva entre pais e filhos. Ele também programa como brincar, alimentar e se vestir de modo a permitir que a criança se movimente e desfrute dessas e de outras atividades. No entanto, sempre se toma cuidado para fazer com que os pais se sintam tão competentes quanto possível em seu estágio de aprendizagem. Fornece-se regularmente informação sobre os sintomas neurológicos, que podem ser modificados a fim de melhorar a comunicação verbaI e não verbal. O fisioterapeuta e o fonoaudiólogo podem ajudar muito nessas áreas. Eles também têm a habilidade de permitir que qualquer adulto que interage com a criança use um nível adequado de linguagem (Winstock, 2005; ver também o Cap. 10).

Nessa abordagem de aprendizagem colaborativa, a criança está aprendendo a fazer uma escolha, a demonstrar seus interesses e a indicar seus desejos funcionais específicos em casa. O respeito e a séria consideração destes aspectos por parte dos fisioterapeutas e dos pais facilita uma interação mais positiva entre pais e filhos e evita uma série de dificuldades com a falta de cooperação da criança (Cap. 6).

Apoio emocional

É claro que o tratamento não é apenas "uma caixa de mágicas" para melhorar a função motora ou as habilidades diárias independentes da criança. O fisioterapeuta não apenas apresenta sugestões práticas, como também precisa dispender um tempo para ouvir as preocupações dos pais. O profissional está sempre equilibrando seu tempo entre os pais e a criança. Ao ouvir e observar as expressões faciais e a linguagem corporal da criança, o fisioterapeuta percebe não apenas o ritmo adequado de trabalho com a ela, mas suas necessidades emocionais em geral. O profissional não tem de oferecer conforto imediato ao ouvir as ansiedades dos pais ou da criança. Sua empatia e sua atenção é que serão de maior serventia a eles. O profissional deve repetir a cada um deles o que ouviu e só depois esclarecer o que pode fazer para ajudar.

O fisioterapeuta toma conhecimento de uma série de ansiedades subjacentes em cada pais. Os pais podem experimentar uma complexa mistura de emoções, como desespero, raiva, decepção, frustração ou culpa. Isso não só varia de pais para pais, como também nos mesmos pais em diferentes períodos de sua vida com seus filhos. Hall (1984), entre outros, percebe as emoções como parte do processo de luto relacionado à perda do bebê normal esperado. Praticamente não há tempo para que os pais trabalhem essa dor enquanto se sentem pressionados a aceitar a criança muito diferente, que está viva e pode estar impondo sobre eles grandes exigências físicas e emocionais.

O profissional enfrenta uma situação difícil em que a sua oferta de ajuda pode fazer com que os pais sintam-se mais impotentes e culpados. Alguns pais podem então tornar-se mais dependentes do fisioterapeuta e sobrecarregá-lo com exigências excessivas. Outros se ressentem dessa dependência, irritando-se por precisar de profissionais para mostrar-lhes como lidar com seus filhos. Essa raiva também pode ser dirigida aos próprios profissionais que estão fazendo o seu melhor por esses pais. De qualquer maneira, são os fisioterapeutas, mais até do que os pacientes, que precisam amadurecer e adotar uma postura "paciente" com relação a isso. Para tanto, os profissionais se beneficiam de seus próprios grupos de apoio e do apoio sensível dos outros membros da equipe. Esse apoio é essencial para manter a energia, a compreensão e a motivação dos fisioterapeutas (Greer & Wethered, 1984; Cap. 1 em Levitt, 1984, 1991a; Price et al., 1991).

Quando um dos pais está particularmente estressado, gastando tempo e energia demais do fisioterapeuta ou de outro profissional, isso precisa ser discutido com a equipe ou com um psicoterapeuta, terapeuta familiar ou conselheiro especializado qualificado. O fisioterapeuta irá receber orientações sobre o melhor modo de lidar com esse(a) pai/mãe e se for necessário encaminhá-lo para ajuda profissional de psicoterapia ou aconselhamento.

A abordagem colaborativa descrita muda a situação: de uma em que o profissional é o ajudante e os pais são os ajudados, para uma parceria mais igualitária. O fisioterapeuta, portanto, não é colocado em qualquer posição em que a sua ajuda seja rejeitada, o que pode compre-

ensivelmente chateá-lo. Os pais aprendem a pedir ajuda em vez de apenas recebê-la. Os pais que têm dificuldade em aceitar ajuda podem ser capazes de fazê-lo em uma situação mais colaborativa com os fisioterapeutas.

Necessidades sociais. Os pais e a família podem ter diversas outras preocupações, algumas dos quais são de maior prioridade do que a adesão ao tratamento. A menos que essas prioridades sejam avaliadas, pode ser difícil para os pais dirigir a atenção à fisioterapia e à terapia ocupacional (Fox, 1975; Tarran, 1981). Existem forças familiares que apoiam os pais e a criança. Mesmo assim, é importante que outros membros da equipe forneçam informações sobre escolas, grupos de brincadeira, grupos de apoio aos pais, organizações especiais, creche para descanso do cuidador, aconselhamento e formas de obter moradia e aconselhamento financeiro para os pais que precisarem dele. Mackean et al. (2005) constataram que muitos pais não querem o ônus de tomar as próprias decisões. Muitos preferem trabalhar com um profissional experiente e de confiança, que possa ajudá-los a resolver as complexidades de decisões importantes que precisam tomar sobre estes e outros assuntos. Às vezes, a tomada de decisão é esmagadora para alguns pais. Essas preocupações, bem como lidar com períodos de crise, precisam ser encaminhadas a psicólogos, assistentes sociais, clínicos ou enfermeiros especializados. Caso o serviço social não esteja disponível, os fisioterapeutas podem precisar ter à mão uma base de dados de organizações locais e agências comunitárias.

Saúde dos pais

Os pais podem ficar física e emocionalmente esgotados com os cuidados de seu filho com paralisia cerebral, bem como por cuidar do restante da família. Seu filho frequentemente tem problemas de sono ou pode precisar de alimentação especial ou medicação à noite; tudo isso impacta na saúde dos pais. Eles também precisam lidar com a perturbação de rotinas de sono dos irmãos em decorrência da criança com problemas de sono. Além das sugestões dadas anteriormente, os fisioterapeutas são bem treinados para aconselhar os pais sobre onde aprender métodos de relaxamento e como cuidar de suas costas e de sua saúde física geral. A melhora na saúde física ajuda a saúde mental. Na Grã-Bretanha há cursos de manipulação manual para terapeutas e enfermeiros, que fornecem ideias práticas que podem ser selecionadas e ensinadas aos pais.

Trabalho em equipe com os pais

O exemplo da abordagem de aprendizagem colaborativa pode ser mais bem realizado com o fisioterapeuta, às vezes em conjunto com outro membro da equipe, como profissional responsável ou intervencionista principal. Isso tem a vantagem de desenvolver um relacionamento contínuo entre o fisioterapeuta e a criança, junto com seus pais e outros familiares. Os pais acham que a visita de um profissional é melhor do que a de uma corrente de especialistas. Eles permanecem certos de que vários especialistas estão ajudando seu próprio intervencionista principal. Uma pessoa pode coordenar o programa de reabilitação e evitar conselhos contraditórios de diferentes fontes. Isso é particularmente útil em trabalhos comunitários.

O profissional responsável, que pode não ser o fisioterapeuta, será designado pela equipe, que irá apoiá-lo em suas avaliações e seleção de ideias para atender aos objetivos dos pais e da criança. O profissional responsável aprenderá com a equipe quando são necessárias avaliações especializadas e conselhos e quando são indicadas quaisquer sessões práticas especializadas. Isso se aplica a qualquer outro profissional responsável designado por uma equipe, que também seja compatível com os pais e a criança. Ele vai julgar a frequência das visitas domiciliares, a fim de que não se crie uma dependência (McConachie, 1986).

Esse tipo de trabalho em equipe é chamado de modelo *transdisciplinar*. Também pode haver um modelo *interdisciplinar*, em que a colaboração com os pais pode ocorrer entre cada profissional, como o fisioterapeuta, terapeuta ocupacional, fonoaudiólogo e professor. Cada profissional irá integrar as ideias dos outros em suas sessões com a criança e os pais. Quando os profissionais trabalham como uma equipe multidisciplinar, essa integração raramente é tentada, já que cada profissional realiza suas próprias avaliações e sessões de tratamento ou de ensino na sua área de atuação.

Há uma variedade muito grande de profissionais que podem oferecer seus conhecimentos. Mas, primeiro, cada profissional precisa entender quais são as necessidades dos pais e familiares, como eles estão lidando sozinhos com a situação e onde a experiência do profissional pode ser verdadeiramente centrada na família. Uma equipe de apoio pode consistir de consultores médicos (das áreas de pediatria, neurologia, oftalmologia, ortopedia, audiologia e psiquiatria) a psicólogos, fisioterapeutas, terapeutas ocupacionais, fonoaudiólogos, professores, enfermeiros e assistentes sociais. Mas também obteve-se um excelente progresso em crianças com uma comunidade muito menor e bem integrada ou equipe de centro, incluindo seus pais e outros familiares, desde que a criança seja considerada como um todo. O profissional responsável ou intervencionista principal e a equipe podem fazer a conexão com especialistas e órgãos competentes, dependendo das necessidades da criança e da família.

O princípio do trabalho em equipe varia de abordagens multidisciplinares, interdisciplinares e transdisciplinares; as funções das diferentes áreas são discutidas a seguir e nos Capítulos 6, 10 e 12.

O trabalho em equipe eficaz não consiste em avaliações separadas e tratamentos especializados de deficiências específicas isolados, prestados por cada membro da equipe, como se todas as crianças fossem iguais. Embora o trabalho especializado seja importante, deve-se dar atenção para a interação que existe entre todas as áreas funcionais da criança. As habilidades em uma função podem ser usadas para desenvolver outras habilidades diferentes e que estão inadequadas. Por exemplo, a fala pode reforçar o movimento, as atividades motoras estimulam a fala, e as palavras e movimentos auxiliam o treinamento da percepção e de programas motores de percepção, que por sua vez desenvolvem compreensão e linguagem. O trabalho de Stroh et al. (2008) é um exemplo de aprendizagem funcional que integra necessidades motoras, perceptivas e emocionais no desenvolvimento da compreensão e da linguagem em crianças com atraso no desenvolvimento. A interação entre aspectos aparentemente diferentes do desenvolvimento é descrita em um livro sobre tratamento para os pais e cuidadores de crianças com deficiências múltiplas (Levitt, 1994).

Abordagem integrada

Tanto no modelo transdisciplinar quanto no modelo interdisciplinar, ou em combinações de ambos, os profissionais precisam aprender cuidadosamente os passos descritos a seguir, a fim de compartilhar isso com a criança e com todos os envolvidos no cuidado. Portanto, isso pode se dar por meio de um ou dois profissionais responsável ou diretamente por meio de cada profissional, como parte de seu próprio programa.

1. Quais posturas e movimentos, incluindo padrões de locomoção, devem ser incentivados para que a criança desenvolva-os por meio da prática em todos os ambientes?
2. Qual comportamento motor indesejável e outros comportamentos devem ser desencorajados?
3. Quais posições são mais fáceis para a criança ver, ouvir, mover-se e comunicar-se?
4. Como prevenir e corrigir deformidades?
5. Quais experiências sensoriais, perceptivas e cognitivas devem ser incentivadas?
6. Quais auxílios, mobiliários especiais, equipamentos ou órteses devem ser usados para facilitar a capacidade funcional da criança?
7. Como levantar e transportar uma criança de modo que ela participe e corrija seus problemas neuromotores e como isso é feito para que as costas dos adultos sejam protegidas?

8. Quais brinquedos, brincadeiras e atividades recreativas são especialmente recomendados?
9. Quais métodos aumentativos ou alternativos de comunicação devem ser usados em crianças que precisam deles?

Esses aspectos são administrados tanto em orientação antecipatória como em orientação contínua baseada no conhecimento e na experiência do profissional.

Todas essas áreas de informação especializada para a criança estão interligadas por uma equipe de adultos colaborativos, de modo que o programa inteiro seja compartilhado com a criança. No Capítulo 12, essa colaboração é descrita quando a criança está em um grupo de colegas.

O trabalho em equipe é facilitado de várias maneiras. Por exemplo:

- Conferências de funcionários em reuniões pequenas ou grandes.
- As reuniões de funcionários podem ou não incluir os pais, dependendo da agenda e da disponibilidade deles.
- Discussões informais com os membros da equipe, incluindo os pais.
- Visitas ao local de trabalho do outro.
- Sessões combinadas com diferentes terapeutas, professores, agentes de saúde ou equipe de serviço social.
- Avaliação por diferentes profissionais na companhia dos pais podem ser feitas utilizando uma janela de vidro opaco (que só permite que um dos lados veja o outro) para que o profissional responsável e a criança fiquem sozinhos em uma sala. Os pais podem estar na sala ou assistindo com os outros profissionais do lado oculto do vidro para aprender sobre as ações e comportamentos de seu filho. Os pais podem conversar facilmente, já que não estão na frente de seu filho e seus comentários acrescentam informações a todos. É importante saber se o comportamento de uma criança com os profissionais é normal ou diferente de quando ela está em casa (Newson, 1976).

Irmãos

Embora o terapeuta esteja ocupado com a criança, ele também precisa estar atento aos sentimentos dos irmãos dela. Rivalidades normais entre irmãos são difíceis de lidar, especialmente quando o irmão ou a irmã com deficiência recebe tanta atenção extra. É prudente não encarregar os irmão saudáveis de responsabilidades por quaisquer tratamentos. Embora eles possam responder a pedidos da mãe por "uma ajudinha", isso não deve se tornar frequente. Porém, irmãos e irmãs podem desempenhar atividades lúdicas que são terapêuticas para a criança com deficiência. Eles podem inventar suas próprias brincadeiras juntos (Levitt, 1994) (Fig. 2.8).

Simeonsson e McHale (1981) encontraram muitas reações específicas em irmãos que podem ser positivas em muitos aspectos, especialmente se eles não estão sobrecarregados e lhes for permitido também viver suas próprias vidas. Craft et al. (1990) discutem um programa de orientação para os irmãos de crianças com deficiência.

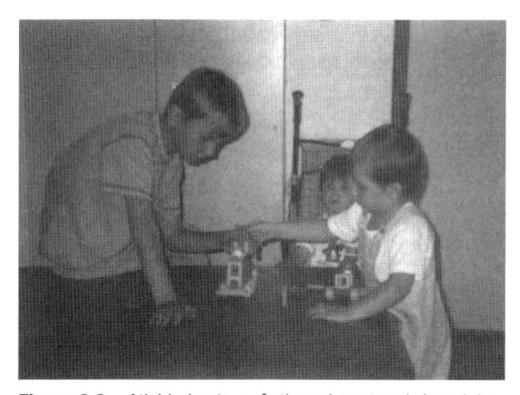

Figura 2.8 Atividades terapêuticas durante a brincadeira entre irmãos.

Registros

Estes são discutidos em mais detalhes com as mensurações atuais no Capítulo 8.

Vídeos são úteis para registrar a avaliação, métodos selecionados e reavaliações.

Fotografias ou vídeos são dados aos pais como um registro para o programa domiciliar.

Os pais podem ser capazes de gravar vídeos do desempenho de seus filhos em casa, que pode ser diferente das observações dos profissionais em suas clínicas. Pais costumam dizer: "meu filho faz isso melhor em casa".

Os relatos da criança e dos pais são discutidos na seção "Mensurações de atividade diária e participação" no Capítulo 8.

Fazem-se *registros*, em um estilo colaborativo:

- Das prioridades dos pais e da criança: *objetivos finais*, como mobilidade, tarefa diária ou comunitária.
- Do que os pais e a criança já são capazes de fazer: *habilidades iniciais (componentes)* e/ou realizações funcionais.
- *Objetivos imediatos ou metas de curto prazo* ou o que os pais e as crianças ainda precisam alcançar. Objetivos futuros específicos de curto prazo podem ser declarados em suas próprias palavras por pais mais experientes e pela criança/pessoa idosa com deficiência que é mais comunicativa nas decisões conjuntas com o fisioterapeuta. Estimar o tempo até a realização nem sempre é fácil, mas as estimativas dependem da experiência do profissional.
- Métodos de tratamento e gestão de registros. Também registre, com flexibilidade, a frequência e duração das sessões e a pessoa que atualmente aplica cada método.

Revisão dos pontos práticos para a avaliação/utilização de métodos e reavaliação

A disposição dos planos de longo e de curto prazo é acordada entre os pais, a criança e o fisioterapeuta, e é também chamada de *contrato* entre eles. O contrato é feito nas primeiras sessões de avaliações, durante as quais há esclarecimentos sobre o que a criança e os pais querem alcançar e que o terapeuta oferece para atender aos seus desejos, bem como quais são as responsabilidades de cada um na utilização de métodos para obter resultados nas reavaliações (Dale, 996). O estabelecimento de metas para o indivíduo é discutido no Capítulo 8.

Como a abordagem de aprendizagem colaborativa pode ser novidade para alguns terapeutas ou se o terapeuta estiver tendo problemas, a reflexão sobre alguns dos pontos a seguir pode ser útil. Verifique os seguintes pontos:

- O reconhecimento das habilidades dos pais foi adequado. A qualidade do relacionamento foi promovida.
- Esclarecer se os desejos dos pais são os mesmos ou mudaram.
- Esclarecer se outras preocupações dos pais são mais prementes que trabalhar no que eles precisam fazer para alcançar as realizações desejadas. Encaminhar para outros profissionais ou organizações especializadas em lidar com problemas ou crises dos pais.
- Verificar se as informações ou métodos de fisioterapia atualmente utilizados estão sobrecarregando os pais, exigindo a repetição ou modificação por parte do fisioterapeuta. O ritmo de aprendizagem difere em cada pessoa.
- Certificar-se de que os estímulos terapêuticos contidos nas atividades familiares diárias foram enfatizados.
- Discutir com a equipe se os programas apresentados por todos os profissionais fazem os pais sentirem que têm muito a fazer e a auxiliar qualquer profissional responsável em um programa integrado.
- A análise da tarefa desmembra as tarefas em componentes (elementos) administráveis pelos pais que podem ser alcançadas em um período razoavelmente curto. Objetivos aparentemente irrealistas dos pais – como caminhar, por exemplo – podem ser desmembrados em componentes realistas, que se acumulam visando à meta de longo prazo (caminhar). Os Capítulos 6, 8 e 9 discutem mais informações básicas para lidar com as tarefas (funções de desenvolvimento). O prognóstico dos objetivos de longo prazo não pode ser definido em decorrência de muitos fatores individuais, conforme discutido no Capítulo 1.

Tratamentos alternativos e complementares

Os pais podem querer mencionar um interesse ou necessidade de obter tratamentos alternativos e complementares; o fisioterapeuta precisa respeitar essas necessidades e informá-los a respeito do que está sendo feito pela pessoa por quem ele é responsável. É importante deixar claro que esses tratamentos não são mais capazes de curar a paralisia cerebral do que os métodos tradicionais de medicina e terapias ocidentais. No entanto, os pais de crianças e pessoas idosas com paralisia cerebral relatam melhora e uma sensação de bem-estar depois destes tratamentos. O profissional precisa continuar ouvindo o que está sendo feito por aquelas pessoas por quem ele é responsável, mostrando compreender as necessidades dos pais e de outras pessoas que "fazem tudo o que podem" para ajudar. Seu interesse afetuoso incentiva os pais e outras pessoas a compartilhar o que eles precisam que seja explorado, para que possam ocorrer conversas sobre o tema. Os fundamentos teóricos da medicina complementar são muito diferentes dos da clínica médica ocidental. Há sempre uma longa e complexa história sobre a pessoa "como um todo", incluindo as preferências do indivíduo por cores, aromas, climas e estações, assim como seus medos e aversões.

O fisioterapeuta ou o terapeuta ocupacional deve observar quaisquer efeitos indesejáveis sobre o indivíduo com paralisia cerebral após tratamentos alternativos e dar um parecer sobre o que observa. Ele deve aproveitar o seu conhecimento e experiência para dizer o que considera que pode ser desaconselhável para a criança e seus pais.

Quase não há estudos sobre os efeitos de tratamentos alternativos no campo da paralisia cerebral. No entanto, alguns efeitos positivos, em decorrência do relaxamento associado a muitos tratamentos, bem como fortes crenças por parte do paciente, fornecem apoio adicional para os pais e alguns indivíduos com paralisia cerebral. Algumas terapias complementares são brevemente descritas a seguir (Hurvitz et al., 2003).

Acupuntura. É convencionalmente usada para a dor, embora outros benefícios também sejam mencionados. A técnica envolve a inserção parcial de uma agulha fina na pele ou o uso de pressão (acupuntura) utilizando as pontas dos dedos.

Homeopatia. Administra-se ao paciente uma pequena dose de uma preparação bem diluída (semelhante à que provoca a condição). Acredita-se que o corpo do paciente se cure por responder a esse aumento na condição. O homeopata define quanto tempo vai demorar o processo de cura.

Fitoterapia. Reivindicam-se e usam-se as propriedades medicinais das ervas, muitas vezes com ação suave. A dosagem depende da idade do paciente. Assim como a homeopatia, visa a "restaurar o equilíbrio saudável do corpo e usar seus poderes de autocura". Os remédios fitoterápicos são usados para problemas de saúde comuns em todas as crianças, como resfriado, tosse, secreção ou dor de garganta, bem como insônia.

Osteopatia craniana. Um profissional qualificado massageia suavemente ou move os ossos e a pele do crânio da criança. Acredita-se que isso afete a capacidade funcional do encéfalo e melhore o relaxamento por todo o corpo, embora isso não cure a paralisia cerebral.

Reflexologia. Massageiam-se as plantas dos pés da pessoa, o que é relaxante e parece aumentar a circulação de crianças relativamente imóveis. A dor e o espasmo são diminuídos nos membros e no corpo. Alega-se que as áreas da sola se relacionam com os órgãos do corpo, de modo que a reflexologia melhora o seu funcionamento. Portanto, a constipação, o congestionamento e a dispersão de toxinas no corpo também podem ser tratados.

Aromaterapia. Utilizam-se óleos aromáticos de plantas e flores e outras substâncias; acredita-se que estes tenham uma variedade de efeitos de cura em conjunto com a massagem de membros e do corpo. A massagem aumenta o relaxamento e melhora a circulação, bem como ajuda a chamar a atenção da criança para diferentes partes do corpo de um modo suave e agradável.

A massagem sem óleos aromáticos é usada em bebês, o que produz relaxamento na mãe e na criança e ajuda no vínculo mãe-filho. As sensações de tato e olfato são desenvolvidas de um modo agradável para a criança.

O shiatsu não utiliza óleo, mas massagens de certos "meridianos" abaixo da superfície da pele, o que se acredita contribuir para a cura de uma série de doenças.

Oxigenoterapia hiperbárica. Esse tratamento envolve fazer a criança respirar oxigênio puro em um capacete especial, enquanto está em uma câmara de pressão contendo ar comprimido, normalmente a uma pressão de 1,75 atm. O tratamento é por um período de uma hora, diariamente ou entre 5 e 12 sessões por semana. Não se pode ignorar que muitos riscos foram relatados, particularmente de danos à audição, à visão e aos pulmões. Embora tenham sido realizados estudos, estes foram insuficientes e os relatórios são anedóticos (Collet et al., 2001; Hardy et al., 2002).

Contraindicações

Devem ser utilizados profissionais qualificados. Os pais não devem realizar qualquer procedimento guiados por uma pessoa leiga. O fisioterapeuta precisa de informação do praticante em relação a quais procedimentos serão usados.

Qualquer tratamento alternativo não deve substituir os medicamentos essenciais para controlar a epilepsia. Se isso for tentado, então é necessário que isso seja discutido com o médico da criança para que quaisquer fármacos não sejam interrompidos de repente e os pais sejam orientados a respeito da epilepsia.

A massagem deve ser suave e realizada por um profissional qualificado. A criança pode apresentar hiperatividade se as solas dos seus pés forem tocadas ou se as palmas das suas mãos receberem pressão. A hipertonia muscular, especialmente nos músculos com espasticidade, pode ser hiperativa ou hipersensível ao toque e à pressão. A massagem é aplicada preferencialmente aos músculos antagonistas, já que mães de diferentes culturas gostam dessa opção.

Os pais e filhos podem gastar uma grande quantidade de energia e tempo, bem como de recursos financeiros, para consultar praticantes de medicina alternativa e complementar. Entendemos que alguns regimes de tratamento criam horários exigentes que dominam a vida dos pais. Isso pode resultar em fadiga ou cansaço e pode levá-los a negligenciar as necessidades dos irmãos e talvez o casamento e os demais familiares. Como acontece com qualquer programa de tratamento, os pais precisam evitar sobrecarregar-se com excesso de coisas para fazer.

Quando alguns pais desejam explorar terapias alternativas fora do setor de fisioterapia, eles têm direito de fazer o que sentem que é melhor para seu filho. Isso pode causar conflitos nas responsabilidades profissionais em relação a qual tratamento está sendo eficaz e é responsável por danos ou deterioração. Aos pais que exploram outras ideias deve ser oferecido um canal de comunicação aberto caso queiram voltar.

Resumo

A abordagem de aprendizagem colaborativa envolve um fisioterapeuta em um empreendimento conjunto com a criança e seus pais, ou diretamente com os pacientes mais velhos com paralisia cerebral. Pode ser usada com outros familiares, cuidadores e com colegas de equipe. É uma mudança radical do modelo tradicional em que o fisioterapeuta assume total responsabilidade pelas avaliações, planos de tratamento, uso de métodos e de avaliação ou assume a responsabilidade por alguns desses aspectos. Em vez disso, todos os aspectos são compartilhados com os pais e a criança que é capaz de entendê-los. Sua cultura e valores também podem ser diretamente aprendidos com eles.

Essa abordagem colaborativa tem semelhanças com as abordagens centradas na família e, portanto, recebe bem o aumento na quantidade de equipes centradas na família. Contudo, a diferença é que o que se discute é uma *abordagem de aprendizagem* com o objetivo de mudar não apenas a função motora da criança ou da pessoa idosa, mas também as atitudes, sentimentos e comportamentos de todas as pessoas envolvidas no processo de tratamento.

Descrevem-se os aspectos emocionais relacionados à interação entre pais e filhos (Fig 2.9), bem como às interações fisioterapeuta-criança e fisioterapeuta-pais. Deve-se atentar para a necessidade de orientação para os pais, bem como para suas prioridades, o cuidado com sua saúde e outras demandas. Os fisioterapeutas também merecem o apoio de seus próprios grupos e equipes. O modelo de aprendizagem colaborativa permite que o terapeuta se desenvolva tanto profissional quanto pessoalmente e aprenda a unir as ideias de aconselhamento, habilidades de comunicação e estudo das relações humanas.

"Os fisioterapeutas e médicos muitas vezes sentem que devem aconselhar os pais e pessoas com deficiência a "serem realistas". Isso pode ser desnecessário se a criança e seus pais estiverem diretamente envolvidos com suas avaliações e seleção e uso de métodos e equipamentos de tratamento. Nesse processo de reabilitação, eles veem por si mesmos a discrepância entre quais são seus objetivos e o que seu filho é capaz de alcançar. O terapeuta está ali para apoiá-los e contrapor o desespero" (Levitt & Goldschmied, 1990).

Os pais que participam da fisioterapia para seus filhos com deficiência desenvolvem "uma visão mais realista do potencial de seu filho em termos de capacidade funcional" (Jansen et al., 2003). Brazelton (1976) sugere que:

"O sucesso de qualquer programa de intervenção deve ser medido não só pelo desenvolvimento da criança, mas pelo aumento do conforto da família, pela diminuição na taxa de divórcio, pela menor incidência de problemas de comportamento em irmãos... talvez por sinais bastante suaves, mas que podem ser medidas de eficácia da intervenção muito mais importantes que um aumento no QI ou aumento na capacidade motora da criança".

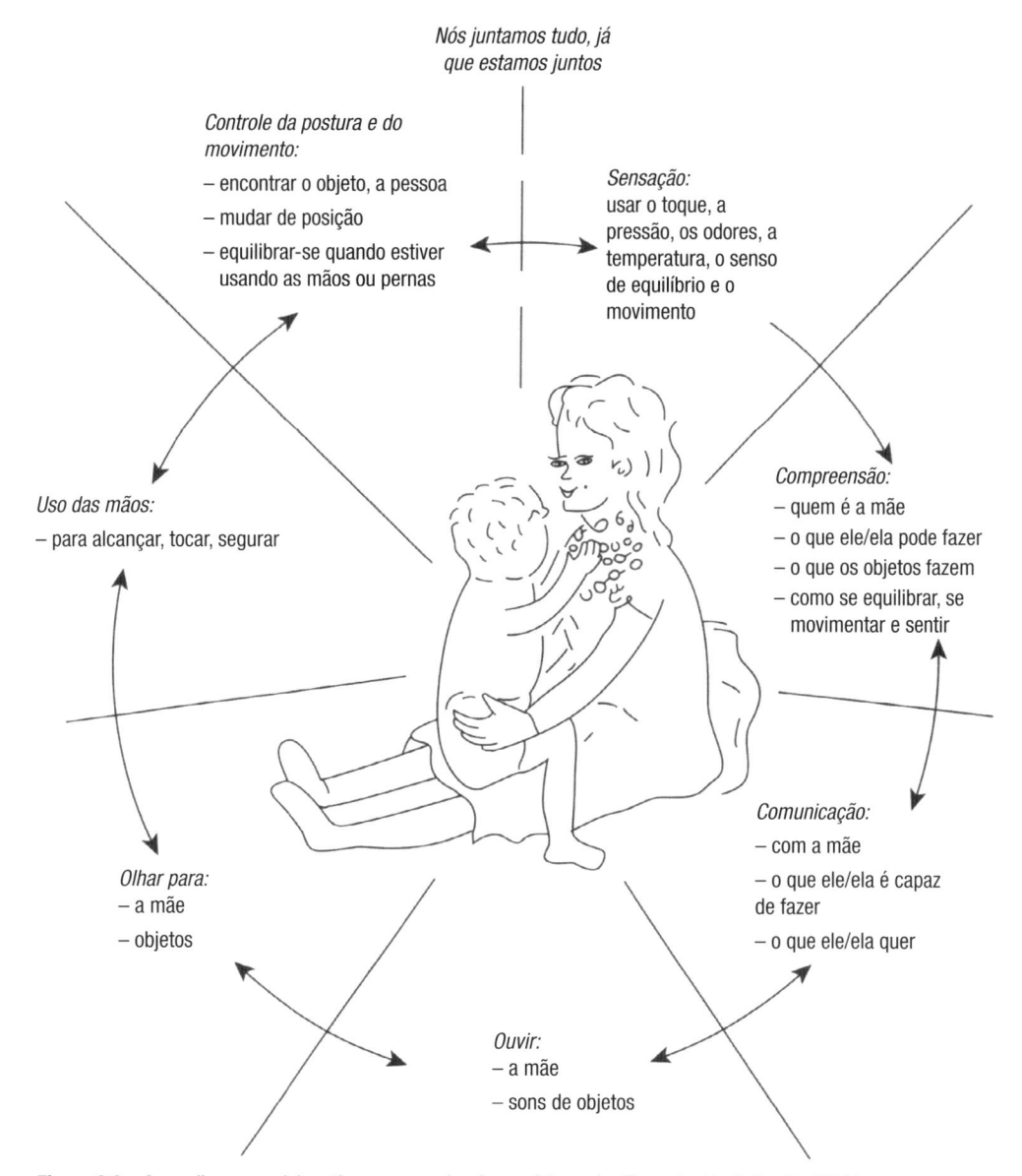

Figura 2.9   Aprendizagem colaborativa em uma abordagem integrada. (Reproduzido de Levitt, 1994.)

3

Resumo das abordagens de tratamento

Há vários métodos de tratamento para a paralisia cerebral (Levitt, 1962, 1976, 1987; Scrutton, 1984; McKinlay, 1989; Miller, 2007). Muitas abordagens de aprendizado motor vão além do processo neurofisiológico e ortopédico (Shepherd, 1995; Shumway-Cook & Woollacott, 2001). Embora todas essas abordagens terapêuticas tenham sido concebidas para a paralisia cerebral ou aplicadas em pacientes neurológicos adultos com paralisia cerebral, muitas delas também são usadas no tratamento de crianças com outras condições que envolvem atraso no desenvolvimento e traumatismo cranioencefálico e adultos com hemiplegia. O propósito deste capítulo não é descrever cada método em detalhes, de modo que se deve consultar a literatura quando necessário e analisar as observações de cada método na prática. A autora apresenta a essência de cada método após muitas observações pessoais, discussões, trabalho prático e estudos de trabalhos de quem desenvolveu o método. No próximo capítulo, será apresentada uma revisão de estudos científicos de vários métodos para a prática baseada em evidências.

Educação muscular e órteses

W. M. Phelps, cirurgião ortopédico de Baltimore, um dos pioneiros no tratamento da paralisia cerebral, foi quem encorajou fisioterapeutas, terapeutas ocupacionais e fonoaudiólogos a formar uma equipe de reabilitação em paralisia cerebral (Phelps, 1949, 1952; Slominski, 1984). Os principais pontos de sua abordagem são os seguintes:

Classificação diagnóstica específica de cada criança como base para métodos de tratamentos específicos. Ele diagnosticou cinco tipos de paralisia cerebral e muitas subclassificações.

Foram descritas *15 modalidades* e usadas combinações específicas dessas modalidades para descrever os tipos de paralisia cerebral.

As modalidades (métodos) são:

1. Massagem em músculos hipotônicos, contraindicada em crianças com espasticidade e atetoide.
2. Movimento passivo em toda a amplitude articular para mobilizar articulações e demonstrar à criança o movimento solicitado. A velocidade do movimento é menor para crianças com espasticidade e maior em caso de rigidez.
3. Movimento ativo assistido.
4. Movimento ativo.
5. Movimento resistido, realizado de acordo com a capacidade da criança.

As modalidades anteriores foram utilizadas no desenvolvimento das modalidades 6, 8, 10 e 12.

6. Recomenda-se o movimento condicionado para bebês, crianças pequenas e crianças com atraso intelectual. Inclui-se o uso rotineiro da mesma música ou *jingle* para a mesma modalidade de movimento (2-5).

7. Movimentos confusos ou movimentos sinérgicos, que envolvem resistência ao grupo muscular, a fim de contrair um grupo muscular inativo na mesma sinergia. Movimentos em bloco, como o reflexo extensor e o reflexo flexor de retirada, foram bastante usados. Por exemplo, usar a sinergia entre os flexores de quadril e joelho e os dorsiflexores para estimular os dorsiflexores inativos, impondo resistência aos flexores de quadril. Movimentos alternados são usados por crianças quando o movimento isolado solicitado não é possível.

8. O movimento combinado é o movimento feito por mais de uma articulação, como a flexão de ombro e cotovelo com o uso das modalidades 2 a 5.

9. Técnicas de relaxamento são usadas para "soltar" conscientemente partes do corpo (Levitt, 1962), tensionando e relaxando-a. Esses métodos são principalmente usados em pacientes com atetoide. Esses pacientes tentam ficar parados e relaxados ou usam o relaxamento por contração-relaxamento ou contrair e "soltar" ativamente para fazer caretas ou outros movimentos involuntários.

10. O movimento de relaxamento é o controle consciente dos movimentos, uma vez que o relaxamento tenha sido atingido. Era principalmente usado em crianças para controlar conscientemente os movimentos involuntários.

11. Repouso: períodos de descanso foram sugeridos para pacientes com atetoide e crianças com espasticidade.

12. Movimento alternado (ou recíproco) é o exercício de uma perna após a outra, em um padrão "bicicleta", que pode ser feito deitado, engatinhando, andando sobre os joelhos e caminhando.

13. Equilíbrio: treino de equilíbrio sentado e em pé com aparelho ortopédico.

14. Alcançar e agarrar/soltar usado em exercícios de função da mão.

15. Habilidades de vida diária, como alimentar-se, vestir-se, tomar banho e ir ao banheiro. Muitos desses aparelhos foram desenvolvidos por terapeutas ocupacionais.

Órteses ou tutores. Esses dispositivos foram projetados e desenvolvidos por Phelps. Ele prescreveu aparelhos especiais para corrigir deformidades, alcançar a postura ereta e controlar a atetose. Os aparelhos são diversificados e são usados por muitos anos. As crianças são ensinadas a ficar em pé e deambular com tutores de perna inteira, com cintos na região pélvica e suporte nas costas ou, às vezes, com um aparelho vertebral. Conforme a criança progride, os suportes das costas são retirados, depois a cinta pélvica e, por fim, a criança usa tutores abaixo dos joelhos. Os tutores de perna inteira travam nas articulações dos quadris e joelhos, de modo que o controle pode ser ensinado com o aparelho travado ou livre.

Treinamento muscular. As crianças com espasticidade recebem treinamento muscular que depende do tipo de músculo, se é espástico, fraco, normal ou *descerebrado – incapaz de se movimentar.* Os músculos antagonistas aos músculos espásticos são ativados, para ganhar equilíbrio entre os músculos espásticos e seus antagonistas fracos. Os pacientes com paralisia cerebral atetoide são treinados a controlar movimentos articulares simples e não passam por treinamento muscular. Os pacientes com paralisia cerebral atáxica podem receber treino de fortalecimento dos grupos musculares fracos.

Outros autores, como Rood (1962) e Tardieu et al. (1982), também desenvolveram ideias sobre o treinamento muscular. Plum e Molhave (1956) defendem o fortalecimento de músculos espásticos, bem como de seus antagonistas. No entanto, Plum exercitou os músculos espásticos na amplitude máxima, em que os músculos geralmente são encurtados, ao passo que os antagonistas são exercitados nas amplitudes média e baixa. Tabary et al. (1981), em uma "análise fatorial", identificaram o problema específico dos músculos que dá origem a anormalidades e deformidades. De acordo com essa minuciosa análise, o tratamento é prescrito quando indicado. Foram usadas injeções de álcool para reduzir a espasticidade. Hoje em dia, os neurologistas não mais recomendam esse tratamento, por conta dos efeitos colaterais. Eles utilizam outros fármacos.

Tabary et al. (1972), Tardieu et al. (1982) e Dietz (1992) apontaram alterações específicas no comprimento (*hipoestensibilidade*) dos músculos espásticos e também alterações na estrutura desses músculos, que são citadas na literatura dos tratamentos atuais. Estudos de Tardieu et al. (1988) sugerem um alongamento passivo prolongado de 5 a 7 horas para obter uma mudança no comprimento muscular. Isso foi feito por Phelps com o uso de órteses; contudo, hoje estão sendo desenvolvidas órteses mais bem desenvolvidas e mais leves. Os equipamentos desenvolvidos no centro de reabilitação de Phelps continuam sendo usados na terapia ocupacional e na fisioterapia, com melhora tanto em seu modelo quanto no modelo dos dispositivos de auxílio adicionais. Por exemplo, foi utilizada uma estrutura vertical para o ortostatismo, mas que também foi melhorada em diversos modelos usados atualmente, que também são ajustáveis de várias maneiras. Phelps (1959) aconselhou a descarga de peso para evitar a luxação do quadril. O tratamento atual para evitar a subluxação enfatiza o uso de modernas estruturas de ortostatismo para o início da descarga de peso e para o desenvolvimento da articulação do quadril (ver Caps. 9 e 11).

Damiano (2007) cita as recomendações de Phelps para usar movimentos resistidos em pacientes com paralisia cerebral para desenvolver a força muscular. Pesquisas realizadas por Damiano et al. confirmam a importância dos exercícios resistidos (Damiano et al., 1995a, b, 2002a). Entretanto, ela reconhece problemas com a dificuldade de isolar o controle dos músculos (controle motor seletivo) em algumas crianças com espasticidade. Phelps chama isso de "motricidade confusa", o que posteriormente foi desencorajado por alguns terapeutas pelo treinamento de movimentos seletivos de um músculo em particular como parte do desenvolvimento motor.

Movimentos de padrão progressivo

Temple Fay, um neurocirurgião da Filadélfia, recomenda ensinar os movimentos aos pacientes com paralisia cerebral de acordo com sua evolução. Ele considera o desenvolvimento ontogenético (em humanos) como uma recapitulação do desenvolvimento filogenético (a evolução das espécies). Em geral, o autor sugere a construção dos movimentos baseada nas contorções de répteis e no rastejo de anfíbios, que passam pelo movimento recíproco das "quatro patas" dos mamíferos até a marcha ereta do primata. Já que os animais inferiores realizam esses movimentos iniciais de progressão com um sistema nervoso simples, também podem similarmente ser realizados por humanos na ausência de um córtex cerebral normal. O mesencéfalo, a ponte e o bulbo poderiam estar envolvidos na simulação de padrões primitivos de movimento e reflexos primitivos que ativam partes deficientes do corpo. Fay também descreveu "reflexos não bloqueados" que reduzem a hipertonia. Com base nessas ideias, ele desenvolveu *padrões de movimentos progressivos* que consistem em cinco estágios (Fay, 1954a, b).

Estágio 1. Decúbito ventral. Cabeça e tronco rodam de um lado para o outro.

Estágio 2. Estágio homolateral. Deita-se em decúbito ventral, com a cabeça virada de lado. Braços na lateral do rosto, em rotação lateral e abdução, cotovelos semiflexionados, mãos abertas, polegares para fora na direção da boca. Perna do lado da face em abdução, flexão de joelho do lado oposto ao estômago, tornozelo em dorsiflexão. O braço do lado do occipício fica estendido, em rotação medial, mão aberta na lateral da criança ou na região lombar de suas costas. A perna do lado do occipício fica estendida. O movimento envolve rotação da cabeça de um lado para o outro com a face, braço e perna deslizando para baixo até a posição estendida, e braço e perna do lado oposto ao occipício flexionando para cima até a posição próxima do rosto conforme a cabeça gira.

Estágio 3. Estágio contralateral. Deita-se em decúbito ventral. Cabeça virada para a lateral, braço do lado da face como no estágio 2. A perna do lado da face fica, porém, estendida. A outra perna do lado do occipício fica flexionada. Enquanto a cabeça gira, esse padrão contralateral muda de um lado para o outro.

Estágio 4. Apoiado nas mãos e joelhos. Engatinhar alternado e mover os joelhos e as mãos em reciprocidade como no *andar do urso* ou no *andar do elefante*.

Estágio 5. Padrão de deambulação. Trata-se de um *andar de marinheiro*, denominado por Fay de "progressão recíproca dos membros inferiores sincronizada com o movimento lateral dos braços ao longo do corpo". Utiliza-se uma base alargada e a criança flexiona um quadril e um joelho em rotação lateral e então coloca o pé no chão, ainda em rotação lateral. Conforme o pé é colocado no chão, o braço oposto e o ombro rodam em direção a ele. Conforme o peso é descarregado na perna reta, a outra perna flexiona-se para cima.

O sistema Doman-Delacato ou o Institute for the Achievement of Human Potential (IAHP) (Doman et al., 1960), que segue os princípios básicos postulados por Fay, também recomendam períodos de inalação de CO_2 por meio de respiração por um saco, a restrição da ingestão de líquidos e o desenvolvimento de dominância hemisférica cerebral. A dominância cerebral é uma tentativa pelo uso preferencial de olhos, mão, pé e braço dominante e outros métodos. As crianças também são penduradas de cabeça para baixo e rodadas para estimular o aparelho vestibular. Também são convidadas a se pendurar e "andar" com as mãos ao longo de uma escada horizontal, como fazem os macacos.

Os movimentos de padrão progressivo denominados de "terapia padronizada" são praticados primeiro passivamente, pelo menos cinco vezes ao dia. Uma pessoa gira a cabeça, outra move os braços e as pernas de um lado, e outra move o braço e a perna do outro lado. Não é permitida locomoção além da fase do nível de padronização da criança. A criança que não é proficiente no padrão de rastejar cruzado é impedida de deambular. Há uma ideia rígida e imprecisa do desenvolvimento. A "organização neurológica" é considerada possível se cada nível de desenvolvimento for alcançado antes de ir para o próximo nível. Essa abordagem se restringe ao desenvolvimento em decúbito ventral e necessita de minuciosos regimes diários de tratamento, em quantidades de 8 a 10 horas por dia, 7 dias por semana, em muitos casos.

Os pais podem não conseguir isso sem contar com vários voluntários. Há uma alta taxa de expectativas inadequadas dos pais, com relatos de estresse familiar excessivo, já que o sucesso ou fracasso dependem de os pais trabalharem intensamente. Várias organizações médicas têm feito declarações de que não há evidências científicas e que as teorias estão desatualizadas e muito simplificadas. Essas organizações são a American Academy of Pediatrics and American Academy of Neurology (1967), a American Academy of Pediatrics (1999) e a American Academy of Physical Medicine and Rehabilitation (1968). Hoje em dia, a terapia padronizada quase desapareceu dos Estados Unidos (Miller, 2007).

O British Institute for Brain Injured Children (BIBIC) e o Brainwave originalmente atuavam em conjunto com o IAHP, mas agora trabalham por conta própria. Eles usam o perfil evolutivo de Temple Fay (Fay, 1954a, b). As brincadeiras ficaram notavelmente ausentes e o programa educacional BIBIC tornou-se superficial, de acordo com uma avaliação multidisciplinar e revisão independente (Morton et al., 1999). Eles descobriram que as influências do Doman-Delacato são fortes e que as exigências emocionais, financeiras e outras demandas sobre a família devem ser consideradas.

Padrões de movimentos sinérgicos

Signe Brunnstrom, uma fisioterapeuta que trabalhava com hemiplegia em adultos, avaliou os estágios da recuperação e comparou-os ao desenvolvimento neuromotor sequencial normal no estágio inicial da infância. Seus estudos consideram a flexão e a extensão sinérgica dos membros que conduz ao movimento isolado. A autora produziu movimento que estimula padrões de movimentos primitivos ou padrões de movimento sinérgico que são observados na vida fetal ou imediatamente após a lesão do trato piramidal. As principais características de seu trabalho são as seguintes (Brunnstrom, 1970):

As *respostas reflexas* são usadas inicialmente para que o paciente possa "capturá-las" e mais tarde usá-las no controle voluntário dessas sinergias para se movimentar. Posteriormente, as sinergias flexoras e extensoras foram modificadas (separadas) e a função voluntária era extraída e praticada com a maior variedade possível.

Tenta-se o *controle de cabeça e de tronco* com o estímulo de reflexos comportamentais, como os reflexos tônicos cervicais, os reflexos tônicos lombares e os reflexos tônicos labirínticos. A seguir, realiza-se a estimulação de reflexos de endireitamento e posteriormente o treino de equilíbrio.

Utilizam-se *reações associadas*, bem como *reações de mão*; por exemplo, a hiperextensão do polegar produz o relaxamento dos músculos flexores dos dedos. A ação resistida foi utilizada no lado não afetado para ativar o lado afetado. O treinamento do controle voluntário de um paciente é desenvolvido posteriormente no programa de tratamento.

Estímulo sensorial. Brunnstrom usa estímulos proprioceptivos e outros em seu treinamento, como o *tapping* ou o estímulo tátil em adultos com hemiplegia. Alguns desses métodos são observados na abordagem inicial de Bobath e em outras abordagens neurofisiológicas que usaram teorias hierárquicas e estímulos sensitivos.

Facilitação neuromuscular proprioceptiva (FNP)

Herman Kabat, neurofisiologista e psiquiatra norte-americano, discutiu vários mecanismos neurofisiológicos que poderiam ser usados em exercícios terapêuticos. Com Margaret Knott e Dorothy Voss, ele desenvolveu um sistema de técnicas e métodos de facilitação do movimento para a diminui-

ção da hipertonia, além de melhora do fortalecimento, da coordenação e da amplitude articular (Kabat et al., 1959; Knott & Voss, 1968; Voss, 1972; Voss et al., 1985). As principais características desses métodos são as utilizações a seguir:

Padrões de movimento (denominado de movimento sinérgico de massa) baseados em padrões observados nas atividades funcionais, como ao vestir-se, caminhar, jogar tênis, golfe ou futebol. Esses padrões são espirais (rotacionais) e diagonais, em uma sinergia ou *cadeia* de grupos musculares. O treinamento de um músculo isolado que não é utilizado como um padrão de movimento pode ativar um grupo muscular dentro de uma cadeia de músculos. Os padrões de movimento não são, portanto, os "movimentos de massa" observados após uma lesão encefálica, mas são padrões derivados de funções. Eles consistem nos seguintes componentes ativados simultaneamente nos quadris, joelhos e pés ou nos ombros, cotovelos, punhos e mãos:

1. Flexão ou extensão.
2. Abdução ou adução.
3. Rotação medial ou lateral.

Os *estímulos sensoriais (aferentes)* são habilidosamente aplicados para facilitar o movimento. Os estímulos utilizados são o tato e a pressão, a tração e a compressão, o estiramento ou alongamento dos membros e o efeito proprioceptivo de músculos que se contraem contra uma resistência. Incluem-se estímulos visuais e verbais. Todos esses estímulos fornecem pistas para a direção do movimento e são gradualmente reduzidos conforme o indivíduo alcança o movimento independente.

A *resistência* ao movimento é utilizada para facilitar a ação de músculos que formam os componentes dos padrões de movimento.

Técnicas especiais

1. A *irradiação* é o transbordamento previsível da ação de um grupo muscular para outro dentro de uma sinergia ou padrão de movimento ou pelo *reforço* da ação de uma parte do corpo que estimula a ação em outra parte.

2. As estabilizações *rítmicas*, que utilizam estímulos alternados do agonista ao seu antagonista no trabalho muscular isométrico.
3. *Estimulação de reflexos* como a flexão ou extensão em massa, que agora não é mais usada.
4. *Contrações repetidas* de um padrão com o uso de qualquer articulação como pivô.
5. *Reversão* de um padrão para o seu antagonista e outras reversões baseadas no princípio fisiológico de indução sucessiva.
6. Técnicas de *relaxamento*, como a contração-relaxamento e a sustentação-relaxamento. A crioterapia é usada para o relaxamento da hipertonia.
7. O *momento exato* de utilização das várias técnicas para treinar a coordenação ou o momento de enfatizar, a fim de melhorar um elemento da sinergia do movimento.

Existem várias combinações de técnicas, que dependem da condição física do indivíduo e dos objetivos do terapeuta. O uso do estiramento/tração e da resistência ideal exigem a utilização cuidadosa das articulações instáveis e de um nível adequado de contração muscular.

Trabalho funcional ou trabalho em solo envolve o uso dos vários métodos já mencionados no treinamento de rolar, engatinhar, caminhar e das várias posições de equilíbrio em sedestação, ajoelhado e em bipedestação. Como a FNP é amplamente praticada com adultos, esse método foi adaptado para a paralisia cerebral que utiliza padrões de movimento em funções motoras do desenvolvimento (Levitt, 1969, 1970b). A FNP também foi criticada por tratar o padrão de movimento isolado de sua função completa. Usá-la dentro de funções de desenvolvimento fornece uma abordagem melhor. Alguns exemplos disso são dados neste livro ao usar movimentos contra a resistência, que podem ativar simultaneamente a estabilidade postural e contrapor mecanismos no tronco e nos cíngulos dos membros inferiores e superiores. Outro exemplo é a resistência à elevação do membro superior, que melhora o controle da cabeça. Além disso, os padrões de FNP e a resistência foram usados em combinação com o posicionamento de outras partes do corpo para minimizar a ativação da espasticidade. Isso aproximou a FNP às ideias da abordagem Bobath (Levitt, 1969). No entanto, os Bobaths discordaram, já que eram contra o uso da resistência manual. Hoje, o uso da resistência tem sido aceito em casos de fraqueza muscular.

Adler et al. (2008), usando a FNP com adultos, acrescentaram princípios de controle motor e de aprendizagem motora ao trabalho de Mulder e Hochstenbach (2002). Há atividades funcionais adicionais que utilizam a FNP e técnicas adicionais em posições diferentes. Conforme os indivíduos alcançam os movimentos e a estabilidade, recebem menos "suporte físico" do terapeuta, de modo que os pacientes podem detectar alguns de seus erros em seus padrões motores. Esses erros fornecem *feedback*, e assim permitem que o indivíduo aprenda e corrija a si mesmo, tanto quanto for capaz. As ideias de Mulder são utilizadas neste livro e citadas no Capítulo 6.

Desenvolvimento neuromotor

Eirene Collis, uma terapeuta e pioneira no tratamento da paralisia cerebral na Grã-Bretanha, destacou o desenvolvimento neuromotor como a base para a avaliação e tratamento (Collis, 1947; Collis et al., 1956). Seus principais pontos foram os seguintes:

A *capacidade mental* da criança determinaria os resultados.

Defende-se o *tratamento precoce*, antes do estabelecimento de padrões anormais.

Manejo. A palavra "tratamento" foi considerada enganosa, já que, além do tempo de duração da sessão de fisioterapia, a criança deve ser "manejada" durante todo o dia. Deve-se planejar a alimentação, o vestir-se, o uso do banheiro e outras atividades do dia.

Sequência de desenvolvimento rigorosa. A criança não tinha permissão para usar as habilidades motoras além de seu nível de desenvolvimento. Se a criança tinha, por exemplo, aprendido a rolar, ela não era autorizada a engatinhar, ou se engatinhava, não tinha permissão para deambular. Em todo o tempo, a criança recebia uma "imagem de movimento normal" e, como a postura e o tônus estão ligados, Collis colocava a criança em "posturas normais" a fim de estimular o "tônus normal". Uma vez obtida a segurança postural, as conquistas eram facilitadas e as sequências de desenvolvimento eram acompanhadas durante todo o treinamento.

O terapeuta CP. Collis não gostava da separação do tratamento em fisioterapia, terapia ocupacional e fonoaudiologia. Ela estabeleceu a ideia de *terapeuta de paralisia cerebral.*

As sequências de desenvolvimento tornaram-se muito mais sofisticadas e menos rigorosas. A ideia do terapeuta de paralisia cerebral tem algum apelo no conceito de um terapeuta de desenvolvimento ou intervencionista primário. Assumia-se que as preocupações das mães eram atendidas pelo tratamento e por sua disposição para estar apta a ajudar seu filho. Na atualidade, espera-se que haja uma compreensão mais aprofundada dos dilemas e dos sentimentos dos pais.

Tratamento do neurodesenvolvimento (método Bobath)

Karl Bobath, neuropsiquiatra, e Berta Bobath, fisioterapeuta, basearam a avaliação e o tratamento na premissa de que a dificuldade fundamental na paralisia cerebral é a falta de inibição dos padrões reflexos de postura e movimento (Bobath, 1965, 1971a, b, 1980; Bobath & Bobath, 1972, 1975). Os Bobaths associaram esses padrões anormais ao tônus anormal em razão da hiperfunção da atividade reflexa tônica. Esses reflexos tônicos, como o reflexo tônico labiríntico, o reflexo tônico cervical simétrico e o reflexo tônico cervical assimétrico precisam ser inibidos, a fim de neutralizar "os padrões anormais da atividade reflexa postural liberada e, ao mesmo tempo, facilitar as reações normais por meio de técnicas especiais de manipulação". Com o tempo, o foco sobre os reflexos foi diminuído (Bobath & Bobath, 1984), mas o sistema Bobath continua se concentrando em padrões e tônus anormais. A pedra angular da abordagem ainda parece ser o tônus anormal.

Há muitos fisioterapeutas treinados pelo método Bobath que inicialmente passam seu tempo reduzindo o tônus anormal para que a criança seja "preparada" para o movimento (Mayston, 1992). A preparação envolve o alongamento, a manipulação e o posicionamento pelo terapeuta para melhorar a qualidade do tônus e, portanto, o movimento.

A prática da abordagem Bobath ou do tratamento do neurodesenvolvimento (TND) é distinta nos diferentes países, em diferentes partes do país e em diferentes centros. Os fisioterapeutas tiveram que fazer modificações baseadas em suas experiências clínicas e nas críticas de outros. Como há uma crescente compreensão científica do encéfalo e do sistema nervoso, as teorias e os conceitos do sistema de Bobath foram contestados por uma série de terapeutas e outros profissionais (Gordon, 1987; Horak, 1992; Shepherd, 1995; Damiano, 2004).

Howle (2002) sugere que as teorias contemporâneas desenvolvidas por outras abordagens são agora usadas para a TND. Ela cita a Sra. Bobath, que sustentou que o conceito (ou filosofia) não mudou ao longo dos anos, mas as técnicas foram desenvolvidas e refinadas. Uma série de várias fotografias do livro de Howle mostra um tratamento Bobath habilidoso, com a manipulação não só com as mãos, mas também com o corpo e com as pernas do fisioterapeuta até a posição desejada, assim como o tratamento de uma menina com paralisia cerebral leve e moderada. Esses são os métodos Bobath familiares, apesar das "novas teorias".

Mayston, um ex-diretor do centro Bobath original, em Londres, afirma que "pouca ou nenhuma evidência está disponível para mostrar que o tratamento oferecido pelas denominadas 'abordagens' é eficaz ou que uma abordagem é mais benéfica do que a outra" (Mayston, 2004). Mayston forneceu novos pensamentos e autoquestionamentos aos fisioterapeutas apegados a esse sistema. Também afirma que os fisioterapeutas que trabalham com Bobath devem se tornar e se tornaram mais ecléticos (Mayston, 2004, 2008). Isso é reconfortante, já que os Bobaths (Bobath & Bobath, 1984), ao remeterem às edições anteriores desse livro, declararam firmemente que "o tratamento eclético utilizando uma mistura de técnicas de tratamento derivadas de várias escolas de pensamento que veem os problemas da criança a partir de diferentes pontos de vista, não é capaz de resultar em um programa de tratamento coesivo". Mayston (2004) também aponta que a educação condutiva (uma abordagem de aprendizagem) coloca mais ênfase na iniciação, participação e prática da criança, "o que é diferente da abordagem Bobath". Isso também é diferente de qualquer abordagem de aprendizagem motora. As dramáticas mudanças nas teorias subjacentes à TND não permitem que continue claro como essa abordagem se constitui na teoria e prática e de como diferenciá-la de outros fisioterapeutas que nunca se dedicaram a essa abordagem.

As características de abordagem que normalmente podem ser observadas são as seguintes:

Preparação para padrões de movimento selecionados especificamente para tratar o tônus anormal associado a padrões anormais de movimento e postura anormal. Os principais componentes, como a extensão, a rotação e a simetria, muitas vezes formam a base para as habilidades motoras e recebem os métodos de tratamento.

As *sequências de desenvolvimento* foram mais estritamente seguidas no passado, mas agora foram modificadas (Mayston, 1992, 2004).

Experiência sensório-motoras. Diz-se que a reversão ou "colapso" das anormalidades do movimento dão à criança a sensação de tônus e movimentos mais normais. Essa experiência sensorial, agora denominada de *feedback*, é fornecida pela manipulação do fisioterapeuta e acredita-se que conduz a um movimento mais normal. "Aprender a se movimentar depende totalmente da experiência sensorial" (Bobath & Bobath, 1984).

Os *pontos-chave de controle* são usados por muitos fisioterapeutas para mudar os padrões de espasticidade, para que a criança *esteja preparada para o movimento* e a postura correta. Os *pontos-chave* geralmente são a cabeça e o pescoço, o ombro e o cíngulo do membro inferior. Utilizam-se também pontos-chave distais que objetivam "normalizar" o tônus anormal.

O *manejo diário* pelos pais suplementa as sessões de tratamento. Os pais e outras pessoas são aconselhados a manejar diariamente a criança e são treinados para tratá-las. Nancie Finnie (1997) escreveu um livro para os pais sobre essa manipulação diária da criança em casa. Esse livro está sendo atualizado.

Estimulação sensorial para a ativação e a inibição

Margaret Rood, fisioterapeuta e terapeuta ocupacional, baseou sua abordagem em muitas teorias e experimentos neurofisiológicos (Rood, 1962; Stockmeyer, 1967, 1972). As principais características de sua abordagem são as seguintes:

Estímulos aferentes. Técnicas de estimulação – como estímulo tátil, escovar (tátil); resfriar, aquecer (temperatura); pressão, compressão do osso, estiramento muscular lento e rápido, retração e aproximação articular, contrações musculares (propriocepção) – são usadas para ativar, facilitar ou "inibir" a resposta motora.

Os *músculos* são classificados de acordo com vários dados fisiológicos, de acordo com o fato de realizarem "movimentos finos" ou "movimentos grosseiros". Os estímulos apropriados para suas ações são sugeridos.

Reflexos além dos citados anteriormente são usados no tratamento, como por exemplo os reflexos tônicos labirínticos, o reflexo tônico cervical, os reflexos vestibulares e os padrões de retirada.

A *sequência ontogenética de desenvolvimento* é descrita e estritamente seguida pela aplicação de estímulos.

1. Padrão de flexão total ou retirada (em decúbito dorsal).
2. Rolamento (flexão de braço e perna do mesmo lado e rolamento).
3. Pivô em decúbito ventral (em decúbito ventral, com hiperextensão da cabeça, tronco e pernas).
4. Cocontração de pescoço (cabeça suspensa na borda do leito para a cocontração dos músculos vertebrais).
5. Sobre os cotovelos (em decúbito ventral, empurrar para trás).

6. Em quatro apoios (estático, deslocamento de peso e engatinhar).
7. Em bipedestação (estático, deslocamento de peso).
8. Marcha (apoio, impulsão, retirada, contato do calcanhar).

Funções vitais. Segue-se a sequência de desenvolvimento que envolve respiração, sucção, deglutição, fonação, mastigação e fala. Utilizam-se as técnicas de escovamento, resfriamento e pressão.

Às vezes são usados métodos de estimulação sensorial para chamar a atenção para a parte do membro que necessita de controle motor ativo (Shumway-Cook & Woollacott, 2001). Tratamentos com gelo ainda são usados para reduzir a hipertonia espástica (de Souza, 1997). A sequência ontogenética (de desenvolvimento) é um esboço geral das funções motoras utilizadas, que também fornecem vários tipos de ações musculares. A abordagem é criticada, pois a estimulação pode ser exagerada e é preciso tomar cuidado.

Reação de anfíbio e outras reações reflexas

Vaclav Vojta, um neurologista que trabalhou na antiga Tchecoslováquia e na Alemanha, desenvolveu a sua abordagem a partir das obras de Temple Fay e Kabat (Vojta, 1984, 1989; Von Aufschnaiter, 1992). Essa abordagem é usada na Europa. A reação de anfíbio e o reflexo de rolamento estão presentes em recém-nascidos, mas persistem na paralisia cerebral. Podem ser usados e ajustados pelo tratamento intervencionista para o desenvolvimento postural e movimentos associados. As principais características são as seguintes:

Reação de anfíbio. Os padrões de anfíbio que envolvem a cabeça, o tronco e os membros são facilitados em vários pontos *gatilho* ou *zonas reflexas.* O rastejar envolve uma resposta muscular ativa para a ativação apropriada das zonas com estímulos sensoriais. O trabalho muscular usado nos padrões de anfíbio ou *complexo de rastejar* normal foi cuidadosamente analisado. O terapeu-

ta deve ser hábil na facilitação desses padrões normais e não provocar padrões patológicos. Há nove zonas para ativar a locomoção reflexa.

O *reflexo de rolamento* ou de virada também é usado com métodos especiais de acionamento.

Estimulação sensorial. Toque, pressão, alongamento e ação muscular contra resistência são utilizados em muitos dos mecanismos de acionamento ou facilitação do rastejar.

A *resistência* é recomendada para a ação dos músculos. Várias técnicas específicas são usadas para aplicar resistência de modo que seja provocada uma ação muscular fásica ou tônica. A ação fásica (ao longo da amplitude de movimento) pode ser provocada, por exemplo, pelo movimento de um membro que rasteja para cima ou para baixo. A ação tônica, ou ação de estabilização, é obtida se um movimento fásico for evitado pela resistência total dada pelo terapeuta. Portanto, a ação muscular de sustentação da estabilização ocorre se a resistência for aplicada de tal maneira que impeça qualquer movimento ao longo da amplitude de movimento. As *reações de retificação* também são provocadas com o uso da resistência e de todos os métodos descritos anteriormente.

Vojta parecia sugerir que o tratamento precoce pode curar bebês em risco, mas reconhece que há limites para os resultados com as crianças mais severamente debilitadas. Seus métodos foram criticados por produzir estresse na criança e em seus pais. Os métodos precisam ser praticados várias vezes ao dia e as crianças choram diante de seus pais nos tratamentos perturbadores. No entanto, uma comparação entre os métodos Bobath e Vojta não encontrou nenhuma diferença significativa nos resultados em relação ao desenvolvimento motor (d'Avignon et al., 1981).

Katona (1989) como Vojta, sugere que na infância, podem ser observados padrões iniciais que sugerem crianças em situação de risco para a paralisia cerebral. Katona provoca padrões de movimentos iniciais diferentes dos de Vojta. Ele considera que esses movimentos complexos são precursores para a postura e o movimento em fases mais avançadas da vida. O tratamento é realizado seis vezes por dia, durante 30 minutos, conduzido pelos pais. Há omissão da condição sensorial, perceptual e cognitiva, com foco excessivo nos movimentos. Como Vojta, Katona afirma que seu tratamento "cura" a paralisia cerebral nos bebês. No entanto, sabe-se que muitos bebês superam espontaneamente o diagnóstico muito precoce de paralisia cerebral.

Educação condutiva

Andras Petö criou a *educação condutiva* em Budapeste, Hungria. Após a morte do Professor Petö, o trabalho foi continuado pelo Dr. M. Hari até sua morte (Cotton, 1970, 1974, 1975, 1980, 1984; Hari & Tillemans, 1984; Hari e Akos, 1988; Beach, 1988; Cottam & Sutton, 1988; Tatlow, 2005). A principal característica é a integração de tratamento e educação, ao se considerar o seguinte:

Uma *condutora* que atua como mãe, enfermeira, professora e terapeuta. Ela é especialmente treinada na reabilitação de crianças com deficiência motora ao longo de 4 anos. Ela pode ter um ou dois assistentes.

O *grupo* de crianças, que varia de 15 a 20, trabalha em conjunto. Os grupos são fundamentais nesse sistema de formação. Existe também uma unidade mãe-criança para a intervenção precoce (Seglow, 1984).

Um *programa diário*. Planeja-se um calendário fixo que inclui sair da cama pela manhã, vestir-se, alimentar-se, ir ao banheiro, treinar movimentos, falar, ler, escrever e realizar outros trabalhos escolares.

Os *movimentos*. As sessões de movimentos ocorrem, principalmente, ao lado de plintos de ripas (mesa/camas) e cadeiras de espaldar reto. Os movimentos são concebidos de modo a formar os elementos de uma tarefa ou habilidade motora. As tarefas são cuidadosamente analisadas para cada grupo de crianças. As tarefas são as atividades da vida diária, habilidades motoras que incluem a função da mão, o equilíbrio e a locomoção. A finalidade de cada movimento é explicada às crianças. Os movimentos são repetidos não apenas nas sessões de movimento, por exemplo, das *aulas de mão* ou de *trabalho no plinto*, mas também em vários contextos ao longo do dia. Mostra-se às crianças na prática como seus "exercícios" contribuem para as atividades diárias.

Intenção rítmica. A técnica usada para treinar os elementos ou movimentos é a intenção rítmica. A condutora e a criança indicam o movimento pretendido: "Eu toco minha boca com as mãos". Esse movimento é então obtido, juntamente com sua contagem lenta e rítmica de 1 a 5. O movimento também é realizado com uma palavra de ordem, como "sobe, sobe, sobe" repetida em um ritmo bastante lento para estimular a capacidade de movimento ativo da criança. A fala e o movimento ativo reforçam-se mutuamente.

Podem ser usadas *sessões individuais* com algumas crianças, para ajudá-las a participar de modo mais adequado no trabalho em grupo.

Os *princípios de aprendizagem* são fundamentais para o programa. As dinâmicas de grupo com técnicas de aprendizagem estão entre os mecanismos de formação discutidos. Enfatiza-se a participação *cortical* (cognitiva) ou consciente, em oposição ao tratamento reflexo involuntário e inconsciente ou reações automáticas. Sente-se que as reações à manipulação do terapeuta não são capazes de criar uma aprendizagem ativa pela criança. Enfatiza-se a iniciação, participação e prática ativa da criança, bem como a promoção da autoestima.

Enfatiza-se também a análise de suas tarefas em uma "série de tarefas", para que a criança alcance-as com sucesso. Há uma integração das capacidades cognitivas, emocionais, sociais, perceptivo-motoras e de comunicação nos programas de aprendizagem.

As críticas estão na qualidade dos movimentos com possibilidade de causar deformidades e contraturas, embora as crianças adquiram funções motoras. No entanto, a prevenção e o tratamento das deformidades podem ser integrados aos muitos métodos práticos selecionados pela educação condutiva, tal como consta neste livro (ver Caps. 9 e 11).

Integração sensorial

A abordagem de integração sensorial (SI) foi concebida por Jean Ayres (1979) e desenvolvida por Fisher et al. (1991) para "tomar, interpretar, integrar e utilizar os aspectos espaço-temporais das informações sensoriais do corpo e do meio ambiente para planejar e produzir o comportamento motor organizado". A abordagem relaciona a informação sensorial aos diversos tipos de comportamento de aprendizagem, como o comportamento motor, o emocional e o acadêmico. Os terapeutas ocupacionais podem usar essa abordagem para as crianças com habilidades motoras grossas ou síndrome de incoordenação de desenvolvimento ou distúrbios perceptivo-motores. Ela tem sido utilizada em outras condições, bem como na paralisia cerebral. Os terapeutas ocupacionais focaram nas dificuldades de percepção de qualquer abordagem fisioterapêutica para a paralisia cerebral, bem como nas abordagens de Rood ou de neurodesenvolvimento (Blanche et al., 1995).

As crianças com paralisia cerebral também podem ter dificuldades de processamento perceptivo ou sensorial, que precisam ser avaliadas e tratadas. Essas crianças raramente têm perda da sensibilidade, mas carecem de experiências sensoriais em decorrência da escassez de repertório motor. A *informação sensorial e sua interpretação*, mas não tanto os estímulos sensoriais, precisam de tratamento específico. A estimulação de todos os sentidos (tato, propriocepção, vestibular, visual e auditivo) é fornecida no aprendizado do controle motor com a função motora ativa. A integração sensorial tem atividades motoras agradáveis, que podem ser selecionadas e acrescentadas à abordagem eclética do fisioterapeuta. Os fisioterapeutas e terapeutas ocupacionais podem ter seus trabalhos sobrepostos. Entretanto, o terapeuta ocupacional especializado atende às dificuldades específicas de integração ou percepção sensorial. Blanche et al. (1995) separam claramente os papéis da TND e da SI, de modo que sejam realizadas sessões separadas para os diferentes problemas neurológicos em uma abordagem combinada vista também no trabalho em equipe multidisciplinar na paralisia cerebral.

A integração sensorial espera uma resposta motora ou ação apropriada em resposta aos estímulos sensoriais. A atividade motora anormal na paralisia cerebral não pode ser facilmente utilizada em muitas crianças. Os testes de integração sensorial do Sul da Califórnia não podem ser usados como o são para outras crianças com dificuldades de aprendizagem específicas.

O estímulo sensorial para crianças com hiper ou hiporresponsividade aos estímulos não é a prioridade essencial da SI. Algumas crianças não gostam de estímulos sensoriais enquanto outras os procuram. Tenho observado que a fisioterapia "intervencionista" em demasia não é bem recebida por diversas crianças com condições atetoides (discinesia). Qualquer estimulação excessiva precisa ser evitada, pois pode ser perturbadora para o indivíduo com paralisia cerebral, e assim causar espasmos bruscos ou tensão muscular. Outros com respostas sensoriais fracas podem muito bem querer tais experiências. Por exemplo, as crianças com deficiência visual grave ou deficiência intelectual tendem a buscar sensações e podem oscilar, sugar suas mãos, gostar de vibração e de ventiladores, música e vozes humanas conhecidas.

Adjuvantes no tratamento

Formação específica

Na fisioterapia para a paralisia cerebral espástica, essa alternativa foi desenvolvida por Butler e Major (1992) com a utilização de um estudo biomecânico para o aprendizado motor. No treinamento do equilíbrio em sedestação e em bipedestação, a formação específica reduz o número de articulações em que deve ocorrer a aprendizagem do controle motor. O equipamento especialmente concebido estabiliza as articulações abaixo da articulação alvo, de modo que a estabilidade, a descarga de peso e a inclinação sejam sequenciadas em segmentos da cabeça em sentido descendente na postura ereta. Isso utiliza o desenvolvimento cefalocaudal para o controle da cabeça, do tronco e da pelve. O equipamento substitui o apoio manual do terapeuta para o treinamento do controle postural em se-destação e bipedestação. O equipamento é mais preciso para a avaliação e o treinamento dos níveis de controle das articulações vertebrais. Portanto, é útil na detecção de progressos mínimos e lentos do controle postural em casos graves. Isso encorajaria os pais e as crianças que não podem ver esses indícios de progresso em razão da gravidade da deficiência.

No entanto, o equipamento é caro como qualquer equipamento utilizado em pesquisas e em avaliações muito precisas do progresso no controle postural (Hadders-Algra e Carlberg, 2008; Shumway-Cook et al., 2003). No Capítulo 9, este livro oferece um treinamento "prático" do controle postural nos estágios biomecânicos e de desenvolvimento direcionados ao controle da cabeça (controle cervical), progredindo no sentido descendente de modo similar ao das pesquisas de Butler (1998) e Butler e Major (1992). Em crianças com acometimento grave, seria aconselhável uma fase intermédia de controle das articulações vertebrais nessas posturas eretas em termos de desenvolvimento e biomecânica. Além disso, incentivaria os pais e a criança a ver o progresso, não importa o quão lento fosse.

O treinamento específico seleciona crianças que são potencialmente capazes de alcançar o controle das articulações relevantes. Os resultados têm mostrado a conquista da postura sentada em um intervalo de tempo mais curto, podendo alcançar essa postura pela primeira vez aos 7 anos de idade. Não é necessária capacidade intelectual, mas a epilepsia não deve estar presente. As pesquisas em treinamento específico continuam (Butler et al., 1992; Butler & Major, 1992; Farmer et al., 1999).

Estimulação elétrica neuromuscular ou estimulação elétrica funcional

Essas modalidades são utilizadas para reeducação muscular, fortalecimento, diminuição da espasticidade ou como *biofeedback* para o treinamento funcional, como padrão de marcha ou função punho-mão. A ação desejável de um músculo em uma determinada função é usada

para fornecer *feedback* sensorial (Carmick, 1993; Hazlewood et al., 1994; Comeaux et al., 1997). Shumway-Cook e Woollacou (2001) e outros autores utilizaram a estimulação elétrica por *biofeedback* em adultos; seu uso em crianças é relativamente incomum. As evidências em crianças ainda são controversas e ruins, especialmente nos estudos de Carmick (Siebes et al., 2002), mas há um interesse cada vez maior por essa opção terapêutica, principalmente para a obtenção de uma contração muscular local em crianças com controle muscular seletivo fraco em tarefas específicas (estimulação elétrica funcional ou neuromuscular, FES ou NMES). Na paralisia cerebral, a criança com deficiências múltiplas e o bebê com deficiências apenas motoras não são capazes de fornecer relatos confiáveis sobre o desconforto e nem de compreender o efeito, de modo que a aprendizagem motora possa, então, ser transferida para a função sem estimulação elétrica. A melhora na força de um grupo muscular não necessariamente leva ao seu uso na função. Em seu estudo da hemiplegia com estimulação do músculo tibial anterior, Haziewood et al. (1994) detectaram um aumento na amplitude de movimento ativa e passiva e força do músculo, mas não foi observada mudança no padrão de marcha.

Kerr et al. (2004) publicaram uma revisão de 12 estudos que preencheram os critérios de inclusão. Em todos os estudos, houve uma variedade de grupos musculares específicos estimulados no tronco, membros superiores e principalmente nos membros inferiores, sendo que o tibial anterior foi o mais comum. Os autores encontraram três estudos com o melhor grau de evidência (nível I), três com os níveis de evidência III e IV e seis estudos de caso com amostra pequena e outros estudos com níveis de evidências inadequados (nível V). Nos melhores estudos (nível I), a idade das crianças estava entre 5 e 15 anos e os diagnósticos eram de hemiplegia e diplegia; no outro estudo, as crianças tinham diplegia e idade entre 8 e 16 meses. Os resultados de um dos estudos de nível I mostraram não haver melhora com o tratamento; dois estudos descreveram melhora na força muscular e amplitude de movimento e também na função em crianças entre 8 e 16 meses.

Como Kerr et al., Durham et al. (2004), utilizando a estimulação elétrica funcional, apontaram problemas de vários estudos nos parâmetros de estimulação, no grupo muscular adequado a se estimular e na duração de utilização. Enfrentaram limitações em seu próprio estudo-piloto e por isso foram planejadas mais pesquisas, embora tenham sido indicadas sugestões positivas dos resultados. Algumas crianças não gostaram da sensação dos estímulos ou eram jovens demais para cooperar e não foram incluídas. A adesão foi um problema para algumas crianças em instituições escolares.

A baixa intensidade da estimulação elétrica, o "limiar (terapêutico) de estimulação elétrica" que não produz contração muscular, tem efeitos sensoriais leves e é tolerada durante o sono (Steinbok et al., 1997b). A teoria é que esse tratamento elétrico promove o crescimento muscular associada a um aumento dos hormônios do crescimento que se considera ser estimulados durante o sono. Isso deve ser acompanhado de tratamentos de fisioterapia funcional ao longo de 1 ano. Esse tratamento elétrico é usado apenas em crianças com mais de 2 anos. Kerr et al. (2004) encontraram três estudos que tinham nível de evidência I, um tinha nível IV e dois no nível V. Resultados de um estudo apoiam o limiar de estimulação elétrica (LEE); outros dois estudos não encontraram nenhum efeito do LEE após 1 ano de tratamento. O estudo que apoia o LEE (Steinbok et al., 1997b) recrutou crianças previamente submetidas à neurocirurgia de rizotomia dorsal seletiva.

Kerr et al. (2006) realizaram um estudo placebo-controlado randomizado em EENM e LEE com 60 crianças. Não foi encontrada diferença estatisticamente significativa na força ou capacidade funcional em crianças com diferentes tipos de paralisia cerebral decorrentes da estimulação elétrica do quadríceps em ambas as pernas. Os autores sugerem que sejam realizadas novas pesquisas em crianças com diplegia que deambulam.

Vestes de lycra e aplicação de talas

A veste compressiva *UPsuit* (Blair et al., 1995) para crianças com paralisia cerebral e outras vestes disponíveis no mercado, bem como as órteses compressivas (Lycra Hylton & Allen, 1997), são suportes flexíveis usados para estabilizar o tronco proximal e as articulações de modo que os movimentos possam ser controlados pela criança. O estímulo sensorial é fornecido pela imobilização da parte do corpo ou de todo o corpo e membros, de todo o corpo, ombro e cíngulo do membro inferior. Cada criança precisa ser avaliada antes de planejar a imobilização apropriada. Nicholson et al. (2001) notaram melhorias, embora não significativas, nas pontuações de alcance e de preensão do inventário de avaliação pediátrica de incapacidade (PEDI). Rennie et al. (2000) também utilizaram o PEDI e encontram alteração funcional em crianças que deambulam, mas essa mudança não foi significativa. Evidências confiáveis dos resultados ainda não estão disponíveis, mas os pais e as crianças, bem como os terapeutas clínicos, fornecem relatos empíricos de maior estabilidade postural, que permitem uma melhor capacidade funcional da mão ou melhora na sedestação, na deambulação, na marcha e também no controle dos movimentos atetoides (discinesia). O relatório da Academia Americana para Paralisia Cerebral e Medicina do Desenvolvimento (American Academy for Cerebral Palsy and Developmental Medicine – AACPDM) realizado por Blackmore e três terapeutas ocupacionais (Blackmore e at., 2006), com as melhores evidências para imobilização leve com lycra ou neoprene nos membros superiores, estudou cinco artigos aceitáveis e encontrou somente um ensaio clínico randomizado (ECR). Estes estudos não encontraram nenhuma evidência de melhora na preensão e força abdominal em crianças que usavam ou não a tala. Não há ECR que demonstre evidências de diferenças na espasticidade, amplitude de movimento, qualidade de movimento, controle postural, estabilidade proximal ou percepção sensorial e proprioceptiva. As evidências para a imobilização leve ou com lycra permanecem fracas e faz-se necessária uma investigação mais cuidadosa. As desvantagens variam de dificuldades em colocar as roupas de lycra, desconforto quando está calor e problemas de locomoção ao banheiro, entre outros aspectos práticos que afetam a aderência. No momento, não há evidências adequadas de controle postural sem a imobilização com lycra após a sua utilização e estudos futuros poderão demonstrar isso (ver Fig. 9.211; imobilização de braço usada em uma criança com hemiplegia).

Treinamento em esteira

O treinamento em esteira é realizado com um colete corporal para suporte parcial ou total do peso corporal, com isso a criança descarrega apenas parte do peso para que ela possa dar passos sem a necessidade de equilibrar-se. Alguns terapeutas guiam os membros inferiores para um melhor padrão de passos. Aos poucos, o apoio parcial do peso corporal é reduzido. O trabalho de Schindl et al. (2000) é com frequência citado pelos fisioterapeutas como apoio para o treinamento em esteira de crianças com paralisia cerebral. O estudo com 10 crianças, 6 que não deambulavam e 4 que deambulavam um pouco com ajuda, submeteu as crianças a 3 meses de treinamento, 3 vezes por semana, em sessões de 25 minutos, além da fisioterapia habitual. O progresso foi positivo na medida da função motora grossa (GMFM) e na medida de categorias funcionais. Infelizmente, esse estudo não obteve respaldo científico o suficiente para uso clínico, já que as crianças eram poucas, de faixas etárias diversas (6 a 18 anos, a maior parte de mais idade, com idade média de 11,4) e diagnósticos muito diferentes (diplegia espástica, quadriplegia, quadriplegia atetoide e ataxia) e foram selecionadas de acordo com suas habilidades cognitivas e de comunicação e pela ausência de contraturas. Não houve correspondência de pares, então não houve controles, bem como não foram coletadas medidas de acompanhamento uma vez terminado o treinamento em esteira (ver Caps. 4 e 8). A qualidade do padrão de deambulação não foi avaliada, exceto em uma pessoa de 18 anos de idade, com atetose.

Cherng et al. (2007) estudaram oito crianças divididas em 2 grupos de 4, combinadas de acordo com o sistema de classificação da função motora grossa (GMFCS) (níveis I-III). Foram submetidas a 12 semanas de tratamento, 2 a 3 vezes por semana, em sessões de 20 minutos. Utilizou-se um conjunto de parâmetros de avaliação, assim como a análise da marcha. Os resultados foram melhora em alguns parâmetros da marcha (como comprimento do passo e duplo apoio do membro) e na pontuação do GMFM. Contudo, não foi observada mudança significativa no tônus muscular ou no controle motor seletivo. Esses pesquisadores recomendaram que fossem realizadas mais pesquisas.

Dodd e Foley (2007) estudaram sete crianças na esteira. Havia pares combinados, mas sem controles aleatórios e as crianças eram mais velhas. Foram submetidas a 6 semanas de tratamento, duas vezes por semana, de até 30 minutos por sessão. As crianças usavam dispositivos auxiliares de marcha, calçados especiais e órteses em solo, antes e depois do estudo, já que estavam em níveis mais graves de GMFCS (dois no nível III, cinco no nível IV). Os resultados mostraram que cinco crianças apresentaram melhora na distância percorrida e seis tiveram melhora na velocidade da marcha. Contudo, duas pioraram, uma na distância e outra na distância e na velocidade. O treino em esteira foi acrescentado à fisioterapia habitual. Os controles que continuaram com a fisioterapia habitual mostraram que três indivíduos melhoraram na distância e dois na velocidade. Infelizmente, os números são pequenos e os diagnósticos eram diferentes, com quatro quadriplegias atetoides, duas quadriplegias espásticas e uma diplegia, e os avaliadores não eram cegos em relação a qual grupo a criança pertencia (controle ou treinamento em esteira). No entanto, os resultados relacionados à velocidade e à distância são muito positivos.

Mutlu et al. (2009), em uma revisão sistemática de sete estudos, encontraram evidências limitadas para o treinamento em esteira, apesar dos relatos positivos na motricidade grossa e na marcha funcional e parâmetros de marcha. Os números foram insuficientes e os estudos normalmente precisam de mais pesquisas para determinar os benefícios do treinamento em esteira em situações clínicas.

Minhas próprias observações são de que o treinamento em esteira é útil para manter as crianças em forma e motivadas a exercitar-se, ainda que a esteira seja um item caro para os pais comprarem. A caminhada em esteira utiliza a caminhada sem o uso de fluxo visual, percepção espacial e mudança de direção, sendo necessária supervisão para a segurança. Em observações clínicas, até que a criança não estivesse na esteira, não houve mudança nos padrões de marcha anormais.

Terapia com o uso de cavalos

Existem dois tipos de tratamento que utilizam cavalos: a equitação terapêutica (equoterapia) e a hipoterapia. A equoterapia consiste de um pequeno grupo de tratamentos realizados por um instrutor especialmente treinado e que pode ser feito junto ao fisioterapeuta. A hipoterapia é uma técnica de um a um realizada por um fisioterapeuta que dá à criança vários exercícios sobre o cavalo. Uma revisão de 11 estudos quantitativos realizada por Sterba (2007), que envolveu equitação e equoterapia, sugere que ambos os métodos de uso terapêutico do cavalo são individualmente eficazes. Há benefícios na experiência sensório-motora, ritmo, função motora (em particular nos pacientes que deambulam de modo independente). Há mobilização da pelve, da região lombar da coluna e abdução do quadril, com melhora da postura sentada. No entanto, o efeito sobre a deficiência não é conclusivo, já que as amostras eram muito pequenas e 98% das crianças tinham paralisia cerebral espástica e poucas medidas de acompanhamento. São necessárias mais pesquisas, em especial para as crianças mais graves, que são capazes de realizar hipoterapia e capazes de se sentar com um cavaleiro atrás delas para montar um cavalo de passeio. Outra pesquisa mais qualitativa relata benefícios psicológicos e sociais. Os pais, crianças e terapeutas continuam fornecendo relatos empíricos desses benefícios. Snider et al. (2007), em sua revisão sobre a equitação, citam que essa atividade é orientada à família em um ambiente natural e refere-se a estruturas conceituais. Também sugerem efeitos físicos favoráveis à criança como simetria de tronco e de quadris.

Davis et al. (2009) estudaram a equitação terapêutica durante 10 semanas, avaliando mudanças na capacidade funcional, na saúde e na qualidade de vida dos pais e da criança. Descobriram que seu ensaio clínico aleatório não mostrou nenhum impacto clínico significativo. A coesão familiar foi incentivada (ver o Apêndice 2 para obter o endereço da Riding for the Disabled Association).

Natação e hidroterapia

A hidroterapia, prática de exercícios na água, difere-se da natação terapêutica. Ambos são recomendados por razões de saúde, condicionamento cardiorrespiratório e participação da família. Ambos podem ser conduzidos em grupo, para estimulação social e incentivo dos colegas. Ambos requerem uma piscina em ambiente adequado e seguro. Equipamentos de acesso à piscina, como guinchos, elevadores para cadeiras de roda, rampas e corrimãos, são necessários para uma série de deficiências. Muitas crianças precisam ser capazes de segurar na borda da piscina. Outros aspectos de segurança e o manuseio de fisioterapeutas e assistentes precisam ser verificados com as organizações envolvidas na hidroterapia e na natação terapêutica.

A hidroterapia centra-se no fortalecimento, no movimento passivo e no alongamento. Os movimentos na água eliminam os problemas de controle postural e equilíbrio e reduzem os riscos de sobrecarga à articulação (Kelly & Darrah, 2005). A flutuabilidade da água torna os exercícios mais motivadores para muitas crianças com limitações de movimento significativas e é bem recebida por qualquer criança no pós-operatório. Realizam-se sessões individuais para assegurar os movimentos corretos e a intensidade adequada dos exercícios.

Hoje em dia não há estudos que comprovem os benefícios da hidroterapia para a paralisia cerebral, mas técnicas especiais de natação como o método Halliwick (Martin, 1981), continuam mostrando melhoras na natação em crianças com paralisia cerebral e uma completa sensação de liberdade de movimento e prazer dos jogos na piscina (ver o Apêndice 2 para obter o endereço da Halliwick Association).

Tratamentos médicos especializados

Os medicamentos para reduzir a espasticidade, controlar a epilepsia e tratar problemas gerais de saúde, em particular a nutrição inadequada e infecções pulmonares, são importantes para crianças e adultos. O terapeuta irá obter informações dos médicos responsáveis e descobrir com eles se existe algum efeito colateral. Os fármacos para reduzir a espasticidade (Albright & Neville, 2000) geralmente incluem o baclofeno (McKinlay et al., 1980; Lin, 2004) por via oral ou infusão intratecal na medula (Albright & Neville, 2000; Miller, 2007). Também são utilizadas injeções localizadas de toxina botulínica tipo A para reduzir a espasticidade e permitir o alongamento muscular (ver Cap. 11). O tratamento da espasticidade com algum tipo de fármaco é planejado em conjunto com terapeutas, pais e cuidadores, já que os programas dos terapeutas são essenciais para melhores resultados.

As rizotomias dorsal seletiva ou posterior seletiva para reduzir a espasticidade são utilizadas principalmente nos Estados Unidos e no Canadá (Peacock & Staudt, 1991; Oppenheim et al., 1992; Steinbok et al., 1997a; McLaughlin et al., 1998; Wright et al., 1998; McLaughlin, 2000). As radículas dorsais seletivas mais comumente responsáveis pela espasticidade nos níveis L2-S2 da coluna vertebral são seccionadas. A seleção de pacientes inclui crianças com espasticidade que têm força voluntária subjacente; que deambulam, são inteligentes e motivadas; e outro grupo de pacientes que não deambula, cuja espasticidade impede o banho, o cuidado perineal e o posicionamento para o cuidado diário e as atividades de sala de aula. É necessário acompanhamento intensivo da fisioterapia por 6 a 12 meses para a fraqueza no pós-operatório e o treinamento de novos padrões motores, bem como o alongamento para a amplitude de movimento (Giuliani, 1992).

A *avaliação da dor* na criança é importante, para que possam ser fornecidos às crianças os fármacos apropriados e outros tratamentos verbais e não verbais (Wong & Baker, 1988; McGrath et al., 1998; Hicks et al., 2001; Hunt et al., 2004; ver também http://pediatric-pain.ca). O desempenho durante o tratamento não se dá na capacidade funcional ideal da criança, a menos que ela esteja livre de dor e confortável. Os problemas de alimentação, que causam a má nutrição e diminuem a energia para o tratamento, são discutidos com mais detalhes no Capítulo 10.

Abordagem baseada em sistemas orientados à tarefa

Essa abordagem foi proposta por Shumway-Cook e Woollacott (2001) para a avaliação e treinamento da postura e movimento de pessoas com deficiências neurológicas e problemas motores, principalmente na população idosa e naqueles com acidente vascular encefálico. Também foram fornecidos estudos teóricos em crianças e existem evidências disponíveis para o treino de equilíbrio em crianças com paralisia cerebral (Shumway-Cook et al., 2003; Woollacott et al., 2005). Os principais aspectos dessa abordagem são os seguintes:

1. As restrições em uma tarefa motora são formuladas em hipóteses como:
   - comprometimento motor e estratégias de movimento ineficientes;
   - comprometimento cognitivo;
   - comprometimento sensorial.
2. As exigências de uma tarefa motora incluem a interação da pessoa com as características relevantes do ambiente em que a tarefa é realizada. Por exemplo, a tarefa pode exigir habilidades motoras, cognitivas e visuais para administrar a locomoção em superfícies acidentadas e escorregadias, o momento em que o terreno muda ou se a superfície está em movimento, instável ou estacionária. As soluções de movimento precisam ser adaptáveis e eficientes para as mudanças de direção e a velocidades diferentes.
3. As estratégias de aprendizagem motora são usadas para treinar o comportamento motor. A tarefa específica ou objetivo pretendido terá uma série de possíveis estratégias de

movimento "direcionadas ao alvo" ou uma variedade de soluções potencialmente úteis. A mesma tarefa realizada em ambientes distintos exige diferentes estratégias de movimento. Portanto, as tarefas motoras precisam ser aprendidas e praticadas em uma variedade de ambientes e situações.

4. Fornece-se *feedback* aumentado em prol da realização da tarefa.

5. O tratamento atenua deficiências ou incapacidades, ou o ambiente é estruturado para a realização da tarefa, apesar das deficiências e das incapacidades da pessoa. Por exemplo, envolve adaptar a casa e fornecer equipamentos adequados para a capacidade funcional.

Os terapeutas que utilizam as abordagens orientadas à tarefa também são influenciados pela teoria de sistemas dinâmicos no controle motor proposto por Thelen (Thelen et al., 1989; Kamm et al., 1990; Thelen, 1992), entre outros. Por exemplo, eles afirmam que "o desenvolvimento de um padrão motor específico depende de uma combinação de fatores mecânicos, neurológicos, cognitivos e perceptivos, além de contribuições ambientais específicas à tarefa e ao contexto da ação da criança".

Shumway-Cook e Woollacott mencionam que os métodos para a sua abordagem ainda estão em desenvolvimento e incluem métodos de neurofacilitação específicos para adultos.

A abordagem de controle motor e aprendizagem motora de Shumway-Cook e Woollacott tem muitas semelhanças com o modelo baseado em ciência do movimento de Carr e Shepherd (1987), Gentile (1987), Horak (1992), bem como com elementos de educação condutiva e aprendizado da função motora do Capítulo 6 deste livro.

Oportunidades de mobilidade por meio da educação (MOVE)

Trata-se de um programa de mobilidade que usa métodos de aprendizagem. A abordagem teve origem na Califórnia e foi composta por um professor de educação especial e um fisioterapeuta (Bidabe & Lollar, 1990). Thomson (2005) reali-

zou uma revisão das teorias de apoio MOVE. O MOVE Europa (2001) foi publicado. As tarefas motoras são divididas em componentes bem conhecidos pelos fisioterapeutas que trabalham com pacientes com paralisia cerebral. O método usa "lembretes" para guiar o movimento, que são reduzidos conforme a criança atinge cada componente após repetição. Diminuir o apoio e a orientação não denominados pelos "lembretes" com a repetição da função também são tradicionais na fisioterapia, mas não tão sistematicamente estruturados como nessa abordagem. O fisioterapeuta pode achar úteis os métodos de ensino sistemáticos utilizados para desenvolver o controle motor. O programa é mais usado por crianças mais velhas com problemas de aprendizagem severas e profundas que têm também má mobilidade. Os resultados indicam que as crianças mais velhas e adolescentes conseguiram sentar, ficar em pé e caminhar, embora isso não tenha sido esperado nem perseguido com entusiasmo no passado. Espera-se que os professores propiciem uma hora de prática diária e integrem o controle motor no dia de ensino. A prática continua sendo realizada pela criança por conta própria, se possível, ou com um dos pais na comunidade.

Os estágios de desenvolvimento são arbitrariamente alterados com muitas omissões neurológicas, na crença de que não há tempo para que a criança siga os estágios de desenvolvimento de outras funções motoras além de sentar, ficar em pé e dar passos. O "tratamento" é interpretado como estando relacionado à deficiência, de modo que o programa MOVE não é denominado de tratamento. O MOVE se refere apenas a ganhar capacidade funcional. Os equipamentos de apoio estão relacionados ao programa de treinamento e geralmente são selecionados a partir do catálogo Rifton.

Recentemente, o programa MOVE de algumas escolas especiais na Escócia tem sido associado à visita de fisioterapeutas que utilizam a TND, supostamente para tratar os prejuízos que podem causar deformidades e contraturas. Isso provavelmente ocorre porque o MOVE tem sido criticado por não dar a devida consideração ao desenvolvimento de deformidades.

Terapias alternativas e complementares. Essas são discutidas no Capítulo 2. Conforme discutido no Capítulo 2, pais, familiares e outras pessoas envolvidas com uma criança geralmente valorizam as opiniões e os comentários dos terapeutas sobre os procedimentos que prometem ajudar seu filho. Os terapeutas precisam considerar oferecer procedimentos que sejam racionais, realistas e tão eficazes quanto possível, à luz dos conhecimentos e das pesquisas atuais.

A *terapia do movimento induzido pela restrição* é discutida na seção "Desenvolvimento da função da mão" no Capítulo 9. É um sistema de tratamento da hemiplegia baseado na aprendizagem motora.

Teorias contemporâneas

A teoria de sistemas dinâmicos, ou teoria da ação dinâmica, do desenvolvimento motor sugere que a aquisição de habilidades motoras surge a partir da interação dinâmica de vários subsistemas. Sistemas múltiplos são espontaneamente auto-organizados no contexto de uma tarefa (Thelen et al., 1987,1989; Kamm et al., 1990; Thelen, 1992; Bartlett e Palisano, 2000; Law et al., 2007). O número de subsistemas a ser considerado varia de acordo com os diversos autores.

A aprendizagem motora e o controle motor envolvem a interação entre o indivíduo, a tarefa e o ambiente (Shumway-Cook & Woollacott, 2001). Esses tópicos ajudam a esclarecer os diferentes sistemas envolvidos.

Os *subsistemas de cada criança* são o neurológico, o biomecânico, o musculoesquelético, o sensorial, o perceptivo, o cognitivo e o emocional. Os níveis de desenvolvimento de todos esses aspectos próprios de cada criança influenciam se ela tem as habilidades para realizar uma tarefa e se está disposta a tentar completá-la. Para este último, o temperamento e a motivação da criança em realizar a tarefa precisam ser incluídos. Alguns acrescentam fatores de tamanho e peso da criança, bem como o estado cardiorrespiratório e nutricional, que se relacionam com a energia que é necessária para as tarefas motoras.

Os subsistemas *envolvidos na tarefa* (o que a criança está tentando fazer) afetam o comportamento motor, como posição, forma, textura e peso de um objeto que está sendo alcançado e agarrado, ou a altura de uma cadeira ou mesa que a criança utiliza para sentar-se e apoiar-se para levantar.

O ambiente. Subsistemas, como o controle postural e o movimento voluntário, e o foco na criança e na tarefa são influenciados por fatores do ambiente, como as superfícies em que a função motora ocorre, o efeito da gravidade, a iluminação, o ruído e os obstáculos no caminho da criança que incluem uma multidão de pessoas. A teoria de sistemas dinâmicos aponta que um sistema particular é limitante da velocidade se ainda não tiver se desenvolvido. Os outros sistemas desenvolvidos precisam aguardar o desenvolvimento do sistema limitante antes que uma função possa se desenvolver.

As abordagens de aprendizagem motora estão incluídas no Capítulo 6.

Neuroplasticidade

Essa teoria considera o sistema nervoso de modo dinâmico. O sistema nervoso é adaptável e muda quando existem exigências do ambiente, de novos aprendizados, dos processos de desenvolvimento e de uma variedade de experiências. Os itens a seguir influenciam as mudanças na estrutura e na neurofisiologia do sistema nervoso em desenvolvimento ou o sistema nervoso danificado em crianças, adolescentes e adultos (Kidd et al., 1992):

- prática e repetição;
- ações voluntárias relacionadas à tarefa para a aprendizagem;
- movimentos no contexto ou sob condições em que serão usados;
- experiências sensório-motoras ativas e propositais que fazem parte da vida diária da pessoa;
- o tratamento precoce aproveita mais as vantagens da neuroplasticidade após uma lesão cerebral em crianças, adolescentes e adultos.

Há respostas no sistema nervoso se os movimentos forem praticados regularmente, mas as sinapses são interrompidas e as vias neurais são desconectadas se a atividade motora estiver ausente. Qualquer repetição de padrões motores anormais resulta em adaptação do sistema nervoso e estabelecimento desses padrões. Por outro lado, o sistema nervoso pode ser influenciado pela promoção de padrões motores normais, com a prevenção de padrões anormais.

Teoria da seleção do grupo neuronal

Essa teoria sugere que a estrutura e a capacidade funcional do sistema nervoso dependem da experiência comportamental repetida, das ações motoras e de suas consequências sensoriais. O sistema nervoso está continuamente se adaptando a elas (Sporns e Edelman, 1993; Hadders-Algra, 2000 [anotação], 2001). A seleção neuronal envolve a exploração primária de possíveis variações de movimento, as interações e a seleção dos padrões mais eficientes de um repertório útil. Por fim, uma grande variedade de padrões motores maduros, específicos à tarefa, são alcançados.

Cada grupo neuronal de neurônios fortemente interconectados é organizado em mapas neuronais. Há conexões recíprocas entre os grupos para integrar as atividades. Essa teoria parece se relacionar mais do que outras à experiência do movimento que ativa os receptores sensoriais.

A criança usa o movimento ativo autogerado para desenvolver a coordenação, o movimento preciso e as funções que se relacionam com uma variedade de tarefas e demandas ambientais precisas. Muitas sinergias funcionais tornam-se disponíveis para realizar uma tarefa em ambientes diferentes, por isso não existe uma sinergia "correta".

Essa teoria sugere que uma intervenção precoce fornece uma variedade de posturas e movimentos para aumentar as experiências sensório-motoras e funções ativas.

Implicações para o tratamento na paralisia cerebral

As principais conclusões dos sistemas dinâmicos parecem ser a de que "é preciso estar ciente de que muitos fatores estão envolvidos no desenvolvimento do controle motor". Essa é uma ideia excelente. Na verdade, clínicos atentos, em especial aqueles que trabalham em equipes interdisciplinares, têm se conscientizado disso. Diferentes profissionais especializados compartilharam ideias e métodos com os fisioterapeutas em muitos aspectos, como a visão, comunicação, percepção, biomecânica, deformidades e aspectos psicológicos. Além disso, a atenção ao ambiente humano e físico da criança tem sido observada e acompanhada pelos terapeutas comunitários, muitas vezes em conjunto com assistentes sociais e agentes de saúde na Grã-Bretanha e em outros lugares. Há um reconhecimento de que as interações da criança no ambiente humano da família, amigos, terapeutas e professores influenciam a aprendizagem motora, o controle motor e o desenvolvimento motor.

Portanto, acolhem-se essas teorias que parecem apoiar a ideia dos familiares de que todos os aspectos da criança como um todo, sua família, seus professores e outras pessoas envolvidas com ela fornecem informações para o tratamento e manejo.

Shumway-Cook e Woollacott (2001) revisaram muitas outras teorias sobre o controle motor, desenvolvimento motor, aprendizagem motora e processos de aprendizagem. Também adaptaram ideias para sua abordagem e encontraram limitações em todas as teorias atuais.

Qual a orientação que se recebe para a prática fisioterapêutica a partir de todas as teorias descritas?

1. Todas as restrições à capacidade funcional devem ser avaliadas e eliminadas ou minimizadas. Se alguém altera uma restrição ou treina um elemento em falta, toda a capacidade funcional vai melhorar. Contudo, é raro que haja somente uma restrição única na paralisia cerebral.

2. As avaliações abrangentes (motora, senso-rial, perceptivo-motora, cognitiva e social e emocional) continuam sendo essenciais, mas precisam ser integradas à função motora.

3. O processo de desenvolvimento e tratamen-to da criança como um todo é mais eficaz se for fornecido no nível de desenvolvimento dela. O tratamento é particularmente eficaz se fornecido quando a criança estiver tentan-do uma função motora mais avançada, que é quando o comportamento motor de um in-divíduo está instável. Isto é, nas fases de tran-sição do desenvolvimento.

4. Proporcionar experiências de uma varieda-de de movimentos e posturas e dar muitas oportunidades para a exploração e aprendi-zagem pela descoberta. Os padrões motores ativos autogerados são mais importantes do que o movimento passivo guiado e o uso ex-cessivo da facilitação intervencionista.

5. Se um subsistema estiver ausente, como o controle postural, forneça apoio postural para a criança, de modo que outros subsistemas possam ser ativados. Adapte os móveis, os brinquedos e os utensílios de alimentação e para outros fins, de modo que a criança pos-sa usar os subsistemas que possui.

6. O tratamento precoce e o manejo postural oferecem padrões motores normais, de modo que o encéfalo, o sistema nervoso e o siste-ma musculoesquelético possam se adaptar ou aprender e assim crescer e se desenvolver mais normalmente.

7. Modifique o ambiente de modo que a crian-ça possa atuar nele. Os padrões motores fun-cionais precisam ser praticados não só na clí-nica, mas também na escola, *playground*, casa e outros ambientes da criança, que podem ou não precisar ser modificados.

8. Do ponto de vista do desenvolvimento, uma criança pode não ser capaz de atuar em to-dos os ambientes. O controle motor básico e a aprendizagem precisam desenvolver-se, para que possa ser possível, por exemplo, mover-se por superfícies e ambientes escor-regadios, ásperos e fisicamente desafiadores.

9. As atividades funcionais devem ter signifi-cado para a criança. Essas atividades funcio-nais motivam mais a criança do que o trata-mento de restrições específicas (retesamento muscular específico, fraqueza, rigidez arti-cular e outras deficiências).

10. Use equipamentos adequados, andadores e, quando indicado, forneça apoio manual ou orientação para que a criança possa alcançar a capacidade funcional em qualquer ambien-te e obtenha uma sensação de sucesso.

11. As relações sociais e emocionais de uma criança nos diferentes ambientes precisam de atenção ou consciência, pois isso também afeta muito o seu desenvolvimento motor.

No passado, os terapeutas já tentavam dar atenção a todos ou à maior parte desses fatores, ao utilizarem informações e ideias práticas de ou-tros profissionais para integrar seu trabalho. Es-ses princípios são apresentados na abordagem eclética em todas as edições deste livro. Como a parte teórica de algumas das teorias pode ser obs-cura e levar a diversas interpretações, os métodos práticos dos fisioterapeutas compreensivelmente ainda não foram desenvolvidos e há pouquíssi-mas publicações dos modelos testados na práti-ca clínica. Hipóteses específicas são adotadas pe-los clínicos a partir das teorias atuais para apoiar métodos que são específicos de determinados sis-temas favorecidos por eles. Esses métodos ainda diferem de sistema para sistema, embora os limi-tes não sejam tão nítidos como no passado. Isso não é surpreendente, pois há limitações nas teo-rias e os terapeutas selecionam e interpretam as ideias que sustentam a sua prática.

Alguns exemplos de limitações são:

- A criança com deficiência não é capaz de se *auto-organizar* de modo normal. Se deixada a fazê-lo, isso resulta em padrões motores anormais na marcha, por exemplo, que pos-teriormente pode causar dor e desconforto. Os padrões motores anormais são úteis em alguns casos, mas outros podem ser ou tor-narem-se ineficientes.

- Um bebê com dificuldade de movimento tem um repertório limitado com que ganhar ou receber experiências sensoriais e outras experiências. Há poucos, se houver algum, sistemas de movimento primário para o desenvolvimento dinâmico de grupos neuronais nas teorias de grupos neuronais.
- A teoria de sistemas dinâmicos considera que todos os sistemas são igualmente importantes. Não há aceitação de um programa motor central, mas apenas a interação de sistemas. No entanto, com os danos ao sistema nervoso central, existem perturbações devastadoras para muitos, se não todos os sistemas, como o motor, sensorial, cognitivo perceptual e emocional.
- A teoria dos sistemas dinâmicos não identifica quais restrições são mais importantes e como elas interagem em circunstâncias diferentes. São músculos rígidos encurtados, tecidos conectivos, adaptações articulares e ósseas? Trata-se de percepção, experiências adequadas, falta de habilidades de aprendizagem (cognição, atenção, resolução de problemas, memória)? Pesquisas conduzidas por Thelen e outros foram realizadas em esteira e não no ambiente natural da criança, em seus experimentos para desenvolver essa teoria.
- Se o movimento ativo autogerado é muito importante na aprendizagem motora e controle motor, então isso desafia os longos períodos nos diversos equipamentos posturais e nas órteses. Talvez condições muito graves, com quase nenhum movimento, podem justificar tantos equipamentos.

É importante reconhecer que as teorias contemporâneas mencionadas anteriormente são, em grande parte, derivadas de pesquisas com crianças ou adultos saudáveis ou sem danos cerebrais ou em indivíduos com cognição normal. Portanto, nem todas as teorias se aplicam à heterogênea população que tem paralisia cerebral. Foram usadas interpretações próprias das teorias como hipóteses para planejar os programas de tratamento. Essas hipóteses em pesquisas sobre a paralisia cerebral ainda precisam ser testadas.

Campbell (2006) afirma que "continua-se à mercê do conhecimento teórico, em vez de evidências". A autora ressalta que algumas publicações levaram a testar os modelos teóricos apresentados na prática clínica.

Prática baseada em evidências

Pesquisas e ensaios clínicos

Sempre que disponíveis, pesquisas, ensaios clínicos e experiências de terapeutas especializados e profissionais de outras disciplinas são citados ao longo desse livro. As boas práticas dependem de todos estes – nenhum deles é isoladamente suficiente. Na prática baseada em evidências, é preciso "integrar as melhores evidências externas à experiência clínica individual e à escolha do paciente; não se pode resultar em abordagens servis, de 'receita de bolo' para o atendimento individualizado do paciente" (Sackett et al., 1996).

Afinal, cada fisioterapeuta ou terapeuta ocupacional quer saber se a sua intervenção ou tratamento produz benefícios para a criança e sua família. Ao longo da história do tratamento da paralisia cerebral, os profissionais de saúde vêm mantendo registros de seus pacientes. Os profissionais de saúde precisam refletir sobre sua própria prática, com observação cuidadosa e bons registros (APCP, 2002). Desse modo, o clínico pode ser capaz de formular perguntas para pesquisas ou ensaios clínicos, a fim de confirmar seus achados.

Terapeutas das áreas acadêmica e de pesquisa informam os resultados dos estudos científicos atuais mediante apresentação e publicação, de modo que seja desenvolvida uma atualização lógica para a prática. Na experiência e conhecimento do fisioterapeuta, existem ideias que lhes permitem ser críticos das pesquisas publicadas.

Por conveniência, é necessário que haja um diálogo entre os pesquisadores e os clínicos para que a pesquisa não fique isolada da prática. Quando há ausência de evidências de eficácia, isso não significa que haja evidências de ineficácia do tratamento. Portanto, são necessárias mais pesquisas para que sejam obtidas melhores evidências para a prática eficaz.

Pesquisa sobre as abordagens de tratamento

Todos os vários sistemas de tratamento reivindicam bons resultados. É difícil decidir qual sistema é superior, quer em termos teóricos ou com base em um estudo científico. A experiência clínica de muitos terapeutas, assim como a minha, não confirmou a superioridade de qualquer abordagem em relação às demais.

Como os terapeutas "querem saber qual é a melhor coisa a se fazer para as crianças", tem havido um foco em qual abordagem terapêutica é superior. Talvez esse não seja um objetivo digno de perseguir em bases teóricas ou estudos de pesquisa.

Fundamentos teóricos

Todo terapeuta deseja entender "por que faz o que faz" e, infelizmente, pode aceitar um sistema de tratamento porque ele oferece uma explicação pronta. No entanto, não existe uma teoria abrangente que explique completamente todo o comportamento motor anormal apresentado por pessoas com diferentes tipos de paralisia cerebral. Além disso, as teorias podem não explicar adequadamente os efeitos dos vários sistemas de tratamento ou, em alguns casos, dos procedimentos específicos. As teorias também não são capazes de esclarecer totalmente os mecanismos subjacentes ao comportamento motor desde a infância até a idade adulta. Cada abordagem terapêutica é baseada nas evidências científicas disponíveis no momento. Os sistemas de neurofacilitação são baseados em uma série de polêmicas hipóteses neurofisiológicas. Hoje em dia, existem novas teorias sobre a aprendizagem motora e o controle motor. No entanto, existem controvérsias, de modo que a corrente da neurociência e da psicologia comportamental não favorece um modelo único para o comportamento motor. Os terapeutas continuam trabalhando com uma estrutura teórica de base com alguma evidência científica, mas também com os pressupostos sobre o controle motor, desenvolvimento motor ou aprendizagem motora. Aumentar a compreensão científica do funcionamento do cérebro e do comportamento motor irá contribuir para o tratamento e sua base de conhecimento. Os terapeutas precisarão julgar a relevância desses estudos e avanços e aplicá-los à prática clínica. Ainda é imprudente ser dogmático em relação ao quadro teórico ou aos procedimentos que surgem a partir dele. As técnicas de tratamento não podem se apoiar plenamente nas diferentes e mais atuais teorias subjacentes ao controle motor ou aprendizagem motora. Ainda é preciso aprender a conviver com essas dúvidas.

Embora o terapeuta deva continuar se perguntando por que está usando um determinado método, esse questionamento deve se concentrar mais nas observações cuidadosas do comportamento motor e nas alterações de comportamento após os procedimentos de tratamento. Aumentar a quantidade de ensaios clínicos e de pesquisas, juntamente com a experiência clínica, oferecerá evidências científicas que sustentam os procedimentos de tratamento. Os terapeutas precisam recorrer a esses estudos que sejam relevantes a seus pacientes/clientes específicos.

As teorias contemporâneas foram discutidas no Capítulo 3.

Estudos de pesquisa

Esses estudos apresentam muitos problemas e até o momento nenhum estudo que comparou a importância dos diferentes sistemas de tratamento abordou de modo convincente todos os problemas. Em primeiro lugar, os resultados do tratamento são influenciados pelos métodos, ditados não só pelo conceito de uma abordagem, mas pela gravidade da função motora e deficiências, idade e sexo do indivíduo. Em segundo lugar, os resultados são influenciados por possíveis prejuízos associados e deficiências de visão, audição, comunicação, percepção e cognição, bem como pela presença de epilepsia e saúde instável. A personalidade e a "vitalidade" da criança, bem como os aspectos de sua casa, contribuem para os resultados do tratamento. É preciso também reconhecer que o entusiasmo, a personalidade e a habilidade do terapeuta estabelecem relações profissionais positivas. Sua habilidade técnica pode ter um forte efeito sobre os resultados do tratamento, independente do método.

Existem outros problemas. Os resultados de um estudo científico precisariam ser obtidos por um longo período, já que o progresso é lento. Hoje, recomenda-se um período de acompanhamento de pelo menos 6 meses. Há vários anos, Crothers já apontava que, na realidade, seria necessário um acompanhamento até a idade adulta para determinar os efeitos finais de métodos de tratamento utilizados na infância (Crothers & Paine, 1959; Levitt, 1962; Paine, 1962). No entanto, essa visão deve ser reavaliada, dadas as informações mais atuais sobre a deterioração relacionada aos fatores fisiológicos e psicológicos específicos em pacientes mais velhos com paralisia cerebral.

Revisão dos estudos de pesquisa

As pesquisas com intervenções de tratamento disponíveis na literatura foram revisadas por Parette e Hourcade (1984) no período de 1952--1982, por Tirosh e Rabino (1989) no período de 1973-1988, por Siebes et al. (2002) entre 1990--2001 e por Anttila et al. (2008) de 1990-2007. Todos encontraram em seus comentários que os projetos de pesquisa não eram suficientemente rigorosos e discutiam os problemas enfrentados pelos pesquisadores. Siebes et al. (2002) apontam que, embora a metodologia dos estudos de pesquisa tivesse claramente melhorado, isso não levou "a uma melhora substancial na base científica" das intervenções motoras para crianças com ou em risco de paralisia cerebral.

Tirosh e Rabino (1989) sugerem que a realização de um estudo multicêntrico com um número muito maior de indivíduos deve resolver muitas das variáveis e que podem ser obtidos dados mais confiáveis. Os autores ressaltaram a importância das influências psicossociais. Bower e McLellan (1992) encontraram problemas em oito grandes estudos, a maior parte dos quais estão incluídos na revisão de Tirosh e Rabino. Uma revisão específica de estudos sobre a abordagem de tratamento do neurodesenvolvimento (TND/Bobath) de Butler e Darrah (2001), como a de Siebes et al. (2002), classifica os níveis de evidência de I até V. Ambas as revisões detectaram que dois terços desses estudos estão abaixo dos níveis I e II. Além disso, cada uma dessas avaliações mostra que quanto mais científico o estudo, menor o número de resultados estatisticamente significativos decorrentes do tratamento.

Estudos de sistemas de tratamento específicos

Palmer et al. (1988) descobriram que o TND é menos eficaz do que um programa de desenvolvimento global. A revisão do TND realizada por Butler e Darrah, aprovada pela American Academy for Cerebral Palsy and Developmental Medicine (AACPDM) Treatment Outcomes Committee Review Panel, foi mencionada anteriormente. Eles afirmam que a "preponderância dos resultados não confere qualquer vantagem para o TND em comparação com as alternativas com as quais foi comparado". Brown e Burns (2001) consideraram 147 artigos, dos quais apenas 17 estudos preencheram os critérios científicos. Esses estudos encontraram evidências insuficientes para o TND e os resultados foram bastante inconclusivos. Há estudos antigos que apoiam o TND, mas sua concepção é inadequada. Por exemplo, o estudo de Jonsdottir et al. (1997) mostrou que "o TND parece mais eficaz do que a prática para melhorar o alinhamento postural durante o ato de alcançar". Contudo, como outros estudos, avaliou somente um pequeno número de indivíduos e pelo curto período de 5 dias, sem acompanhamento. No início do tratamento, Blauw-Hospers e Hadders-Algra (2005) constataram que os programas de desenvolvimento específicos ou gerais tiveram um efeito positivo, enquanto o TND não foi benéfico. Dos 17 artigos, 12 tinham uma boa metodologia (níveis de pesquisa I e II) em seu estudo sobre o tratamento precoce.

Sparrow e Zigler (1978) e Cummins (1988) apontaram que o sistema Doman-Delacato não tem comprovação dos resultados. A abordagem de Vojta (ver Vojta [1989] ou von Aufschnaiter [1992] para informações recentes) recebeu críticas de Jones (1975) e Forssberg e Hirschfeld (1992). A lista dos reflexos posturais de Vojta não foi aceita por Norén e Franzén (1982) como uma medida confiável de diagnóstico e resultados. Os resultados do tratamento muito precoce com Vojta nos bebês em risco, bem como qualquer outra intervenção precoce como a de Kong (1987) e Katona (1989), não foram capazes de mostrar que foi a intervenção que obteve os resultados, não o fato de que os bebês em risco teriam se tornado normais de qualquer maneira. Nelson e Ellenberg (1982) e Touwen (1987) apontam quão equivocável o diagnóstico precoce pode ser. Nelson e Ellenberg encontraram na sua grande amostra de crianças com suspeita de paralisia cerebral que havia um alto índice delas que se tornavam normais. No entanto, estudos neonatais realizados por terapeutas pediátricos continuam sendo realizados e mostram o valor positivo da intervenção.

Carlsen (1975) demonstrou avanços com os métodos de Rood (1962), integração sensorial, facilitação neuromuscular proprioceptiva e TND em comparação com uma abordagem de terapia ocupacional funcional. Foi utilizada uma pequena amostra de 12 crianças.

Educação condutiva

Bairstow et al. (1991; 1993) realizaram estudos sobre a educação condutiva (EC), comparando-a a uma abordagem neurofisiológica e de desenvolvimento em um grupo selecionado que precisava da EC. Não foi encontrada diferença entre esses dois grupos. No entanto, os avaliadores estavam cientes de quais crianças estavam no grupo de intervenção e quais estavam no grupo de não intervenção (controle). Reddihough et al. (1998) realizaram um estudo comparativo do tratamento tradicional e da EC, o qual mostrou pouca diferença nos resultados; foram utilizadas sessões de tratamento de igual intensidade. Isso nem sempre ocorre com o tratamento tradicional. Johanna Darrah e mais três fisioterapeutas (Darrah et al., 2004) realizaram uma revisão completa das evidências para a EC, aprovada pela AACPDM. Quinze estudos preencheram os critérios de inclusão. Os estudos incluíram muitos aspectos, como a função motora, as atividades de vida diária, a comunicação, vários aspectos educacionais, as habilidades sociais e a satisfação dos pais. Apenas quatro estudos foram classificados como de nível I e II. Houve muitas dificuldades na obtenção de informações sobre as atividades específicas dos indivíduos e com a heterogeneidade nos vários estudos. O resultado é que não há nenhuma evidência conclusiva que apoie ou refute a EC como uma estratégia de intervenção. O foco da EC na capacidade funcional diária e na educação pode se adequar às necessidades de muitas famílias, mas o custo, o tempo, a disponibilidade e os efeitos sobre a dinâmica familiar precisam ser considerados, em vista da atual falta de evidências fortes. É recomendada a realização de mais pesquisas.

Odman e Oberg (2005) conduziram estudos no Move&Walk, um programa sueco intensivo de EC, com condutores formados na Hungria, em comparação com um programa de reabilitação intensivo com uma abordagem eclética denominado Lemo, com dois fisioterapeutas e um professor de necessidades educativas especiais. As crianças tinham idades entre 3 e 16 anos. Ambos os programas enfatizavam a participação dos pais e assistentes (cuidadores). Não foi observada nenhuma grande diferença na capacidade funcional entre os dois programas de treinamento. Odman et al. (2007) exploraram a percepção dos pais em relação ao Move&Walk e ao Lemo. Encontraram que o alto nível de qualidade do serviço e as expectativas alcançadas influenciam mais os pais do que as melhorias funcionais percebidas em seus filhos. Não foi encontrada diferença nos resultados percebidos na capacidade funcional. A maior parte dos pais percebe a qualidade de alto nível do serviço. Os pais da abordagem Lemo perceberam uma melhor qualidade de serviço do que aqueles do Move&Walk. Também estavam mais envolvidos nas discussões em relação às expectativas e à troca de conhecimentos.

Pesquisa sobre procedimentos específicos

Uma revisão de pesquisas realizada por Siebes et al. (2002) sugere a realização de estudos de um único caso para avaliar os procedimentos de tratamento específicos, juntamente com medidas mais sensíveis e mais específicas para a paralisia cerebral. Os estudos de um único caso têm aumentado e são úteis para a avaliação de procedimentos, como os métodos de treinamento de força, capacidade funcional induzida pela restrição na hemiplegia, métodos para o controle postural com o alcance do braço (equilíbrio), uso de aparelho gessado abaixo do joelho (gesso inibitório), órteses de tornozelo-pé e procedimentos similares. Por exemplo, o estudo de pesquisa de Damiano et al. (1995a) avaliou os efeitos de métodos específicos de fortalecimento de quadríceps e mostrou que esses procedimentos melhoraram a marcha agachada.

Estudos de um único caso cuidadosamente desenhados, com uma amostra *adequada* de indivíduos, oferecem resultados úteis para a pesquisa relacionada aos tratamentos. Os projetos de pesquisa serão discutidos adiante. O projeto de estudos de um único caso é discutido por Kazdin (1982), Edwards et al. (1990) e Riddoch e Lennon (1991).

Outras pesquisas

Uma série de estudos de pesquisa em paralisia cerebral foi realizada por E. Bower e D.L. McLellan, ao investigarem o efeito da fisioterapia intensiva com metas mensuráveis específicas. Todos os estudos utilizam a medida da função motora grossa (GMFM; Russell et al., 1989; 2002). O primeiro estudo piloto (Bower & McLellan, 1992) usou uma série controlada de estudos de caso único com apenas sete crianças. A tendência observada foi o aumento da intensidade por 3 semanas, com a fixação de objetivos, que de modo geral melhoraram a taxa de progresso em comparação à fisioterapia de rotina. O tratamento intensivo foi realizado pelo pesquisador.

Em um ensaio clínico randomizado controlado subsequente com 44 crianças (Bower et al., 1996), os indivíduos foram distribuídos em quatro grupos diferentes de 11 crianças, fazendo-se verificações cuidadosas para determinar se os grupos eram semelhantes. Foi aplicada fisioterapia intensiva por 2 semanas a dois dos grupos, um com objetivos gerais e outro com objetivos específicos. Os outros dois grupos receberam fisioterapia de rotina durante 2 semanas, novamente um com objetivos gerais e outro com objetivos específicos. O estudo mostrou que o tratamento intensivo com objetivos específicos pode acelerar a aquisição da função motora. Não houve acompanhamento para verificar se esses ganhos foram mantidos posteriormente.

Foi realizado outro estudo com 56 crianças (Bower et al., 2001) divididas em quatro grupos, como antes. No entanto, o período de tratamento de rotina ou intensivo durou 6 meses e, ao contrário do estudo de 1996, houve um período de tratamento de rotina de 6 meses (cerca de meia hora por semana) com objetivos (período de observação de linha de base) antes do período de tratamento e um período semelhante depois (acompanhamento). No período inicial, houve algum progresso, que se acelerou com o tratamento intensivo (média de 3,5 horas por semana). A média da pontuação total do GMFM melhorou 5,9 pontos percentuais no tratamento intensivo, enquanto melhorou apenas 3,1 pontos percentuais no tratamento de rotina. Não houve diferença em relação ao fato de os objetivos e metas serem usados no período de tratamento intensivo ou de rotina. O acompanhamento 6 meses mais tarde mostrou que a média das crianças não manteve os ganhos adquiridos durante o tratamento intensivo. No entanto, apesar dessa diferença óbvia, Bower relata que os ganhos durante o período de tratamento não foram estatisticamente significativos.

Estudos de rizotomia realizados por Steinbok et al. (1997a), McLaughlin et al. (1998) e Wright et al. (1998) fornecem dados sobre as taxas de progresso na GMFM durante a fisioterapia intensiva isolada. Esses estudos mostram uma série de ganhos médios de 4,2 a 5,2 pontos percentuais ao longo de um período de 9 a 12 meses. Isso é menos do que o ganho de 5,9 pontos do tratamento intensivo de 6 meses encontrado por Bower et al. (2001) em seu estudo.

Experiência clínica com a prática baseada em evidências

Na atualidade, quais evidências da avaliação do tratamento estão disponíveis para o clínico?

1. *Experiência profissional*. Ainda são utilizados os achados de uma longa experiência particular e da experiência de especialistas reconhecidos na área. Observações cuidadosas, reflexões e raciocínio clínico a partir da experiência prática e dos estudos existentes relacionados continuam sendo importantes.
2. *Mensurações de resultado*. A prática atual continua desenvolvendo avaliações objetivas dos resultados (desfechos) do treinamento ou tratamento motor que não são influenciados por uma escola de pensamento ou sistema de tratamento. Existem ainda os métodos de avaliação e de reavaliação que muitas vezes são autovalidados em termos das teorias de

uma abordagem. Como as teorias ou conceitos são controversos, essas medidas de avaliação do progresso não são suficientemente objetivas. No entanto, as próprias medidas objetivas podem não ser sensíveis ou específicas o suficiente para captar os resultados. Por conseguinte, as medidas precisam se desenvolver a fim de se tornarem mais específicas e de reduzir o risco de subjetividade de quaisquer medidas. As medidas para avaliação dos resultados clínicos dos tratamentos são discutidas no Capítulo 8.

3. *Estudos de pesquisa*. Estes são uma fonte cada vez mais importante de evidências para o tratamento. Oferecem evidências quantitativas ou qualitativas para o valor e a eficácia da fisioterapia e terapia ocupacional.

A pesquisa quantitativa tem como objetivo medir os efeitos de uma intervenção específica e apresentar os resultados na forma de dados numéricos. Essa pesquisa utiliza projetos experimentais para testar hipóteses, como discutido adiante.

A pesquisa qualitativa tem como objetivo identificar e descrever as experiências comuns e as relações de todos os envolvidos no tratamento, com inclusão dos terapeutas (Patton, 1980). Ela é um projeto exploratório e muitas vezes, denominada "centrada no paciente", porque está preocupada com o significado que os tratamentos e os resultados têm para o paciente (cliente). Quando a pesquisa envolve a família do paciente, o termo "centrada na família" é mais adequado. Os estudos podem mostrar como um tratamento ou método de tratamento específico afetam os pensamentos e sentimentos do indivíduo em relação à sua qualidade de vida, à percepção de sua deficiência e às ideias sobre as mudanças em seu corpo. A coleta de dados usa métodos como grupos de discussão especializados, entrevistas semiestruturadas ou questionários em aberto.

Os diferentes estilos de pesquisa dos estudos quantitativos e qualitativos fornecem diferentes tipos de informações úteis e são complementares entre si. Ambos são científicos, já que seus diferentes métodos são rigorosos, sistemáticos e disciplinados (Stone, 1991). A maior parte das pesquisas em tratamento da paralisia cerebral é quantitativa, enquanto as pesquisas qualitativas são relativamente novas em todo o campo da reabilitação. Algumas questões como a qualidade de vida e a empatia podem ser estudadas por métodos quantitativos, ao se utilizar escalas derivadas do aconselhamento, da psicologia e da psicoterapia. Também é possível combinar entrevistas de uma amostra de pessoas e apresentar algumas das conclusões de modo quantitativo (Bailey & Simeonsson, 1988; Ross & Thomson, 1993; Rosenbaum et al., 1998; Odman et al., 2007). Há também pesquisas sobre, por exemplo, atitudes que atribuem números a respostas específicas. Essa não é uma pesquisa realmente qualitativa.

Para que o terapeuta pediátrico desenvolva as habilidades de avaliação crítica e, assim, analise esses estudos e considere a sua relevância clínica, as discussões a seguir podem ser úteis.

Revisões sistemáticas

As melhores evidências partem de estudos que revisam de modo sistemático todas as pesquisas já publicadas sobre uma questão específica. Em uma revisão sistemática, o desenho de pesquisa utilizado em cada estudo é avaliado por meio de uma escala (ou hierarquia), muitas vezes denominada de "níveis de evidência" (ver adiante). Infelizmente, as revisões sistemáticas de pesquisas em paralisia cerebral com frequência concluem que há pouquíssimos estudos de alta qualidade para chegar a conclusões confiáveis, de modo que "são necessárias mais pesquisas".

No entanto, existem mais e mais trabalhos a serem publicados, em particular sob os prognósticos da AACPDM. O Banco de Dados Physiotherapy Evidence Database (PEDro; www.pedro. fhs.usyd.edu.au) atualmente lista mais de 35 revisões sistemáticas relacionadas à paralisia cerebral. Estão inclusos comentários da Biblioteca Cochrane e da AACPDM.

Outra forma de considerar os resultados de uma série de estudos é por meio de uma *meta-*

nálise, na qual os dados de um certo número de estudos semelhantes são combinados e, assim, quanto maior for o tamanho da amostra resultante, maior é a probabilidade de que os resultados sejam estatisticamente significativos. No momento, existem relativamente poucas metanálises relacionadas à paralisia cerebral.

Níveis de evidência

São utilizadas escalas provenientes do trabalho original de Sackett et al. (1996; 2001) para avaliar o projeto de pesquisa. A maior parte das escalas tem cinco níveis, com o nível I sendo o mais alto, embora os níveis às vezes sejam subdivididos.

> "Em ordem decrescente, os projetos são cada vez menos capazes de demonstrar que a intervenção – e não outra coisa – foi a responsável pelo resultado observado. A evidência de nível I é a mais definitiva para o estabelecimento de causalidade, com a maior redução de viés. O nível IV só pode insinuar isso, enquanto o nível V apenas *sugere* a possibilidade (AACPDM, 2004)".

Para as pesquisas em paralisia cerebral, o esquema de classificação mais comumente utilizado é o adotado pela AACPDM (2004) em sua "Metodologia de desenvolvimento de revisões sistemáticas de intervenções de tratamento" (consulte o site da AACPDM: www.aacpdm. org). Um exemplo de seu uso é a revisão sistemática da toxina botulínica tipo A (Lannin et al., 2006). Outro esquema de níveis de evidência foi criado pela Scottish Intercollegiate Guidelines Network (SIGN, www.sign.ac.uk), que tem oito níveis e é altamente detalhado. É importante lembrar-se de que o nível de evidência é apenas uma maneira de avaliar um estudo para a prática clínica baseada em evidências. Mais detalhes são necessários para a evidência clínica, que serão discutidos adiante, na seção "Avaliação de estudos de pesquisa para o tratamento".

Os níveis de evidência da AACPDM são descritos a seguir:

Nível	Estudos de intervenção (grupo)
I	Revisões sistemáticas de ensaios clínicos randomizados controlados (ECR). Grandes ECR (com intervalos de confiança estreitos – alta probabilidade de certeza) (mais de 100 indivíduos).
II	ECR menores (com intervalos de confiança mais amplos) (menos de 100 indivíduos). Revisões sistemáticas de estudos de coorte.
III	Estudos de coorte (devem ter um grupo controle concomitante). Revisões sistemáticas de estudos caso controle.
IV	Série de casos. Estudo de coorte sem grupo controle concomitante (p. ex., grupo controle histórico). Estudo caso controle.
V	Opinião técnica. Estudo ou relato de caso. Pesquisa Bench. Opinião de especialista baseada em teoria ou pesquisa fisiológica. Senso comum/empíricos.

Definições

Estudo caso controle. Estudo retrospectivo que compara indivíduos que receberam a intervenção (os "casos") com indivíduos que não receberam a intervenção, mas que são, de outra maneira, semelhantes (os "controles").

Série de casos. Uma série de casos pode ser retrospectiva ou prospectiva e geralmente envolve um número menor de pacientes do que os estudos de caso controle mais fortes ou ensaios clínicos randomizados.

Coorte. Um grupo de indivíduos com uma característica em comum.

Intervalo de confiança. Quanto mais estreito for o intervalo de confiança, maior será o grau de certeza no resultado.

Grupo controle. Um grupo de comparação que não recebe a intervenção, mas que é tão semelhante quanto possível com o grupo estudado.

Ensaio clínico randomizado. Os indivíduos são divididos aleatoriamente para o grupo tratado ou para o grupo controle.

O PEDro lista diversos *ensaios clínicos randomizados* e gradua a qualidade do projeto de pesquisa com o uso de uma lista de dez itens, os quais devem estar presentes no melhor projeto. O número de itens presentes dá uma pontuação de 0 a 10. Para as pesquisas em paralisia cerebral, há dezenas de estudos superiores a 8/10 e muitos têm pontuações muito mais baixas. Alguns estudos com alta pontuação nessa escala de efeitos significativos do tratamento não necessariamente fornecem evidências de que o tratamento é clinicamente prático. Esse é o ponto em que a experiência clínica e o julgamento profissional do terapeuta são necessários para avaliar a relevância de sua situação.

Avaliação de estudos de pesquisas relacionados ao tratamento

O terapeuta clínico deve considerar algumas questões fundamentais para decidir se um estudo de pesquisa é relevante e se vale a pena aplicá-lo à criança ou às crianças que está tratando. Consultas a pesquisadores, bem como a participação em clubes de revistas e grupos de discussão, podem facilitar a avaliação crítica das pesquisas.

Os pontos a seguir podem ser úteis na avaliação de um trabalho de pesquisa, que pode ser tanto quantitativo quanto qualitativo:

1. *Pergunta do estudo*. A pesquisa busca informações sobre perguntas específicas. Elas precisam ser claramente indicadas, de modo que um clínico pode decidir se são perguntas para as quais também gostaria de ter respostas ou mais informações para melhorar sua prática diária. A pergunta de estudo pode estar relacionada:
   a. Ao comprometimento.
   b. À função motora (tarefa) ou seus componentes.
   c. À participação na sociedade como resultado do tratamento.
   d. À organização que afeta os resultados do tratamento.
   As perguntas que *assumem* uma teoria ou sistema de tratamento específico são controversas. Isso é especialmente verdadeiro se o pesquisador está claramente comprometido com esse sistema.

2. *A amostra de crianças estudadas*. As características das crianças estudadas (indivíduos) devem ser declaradas, bem como a idade, o sexo, a gravidade, o diagnóstico e quaisquer deficiências associadas que afetem a função motora. Em alguns estudos, aspectos culturais, familiares e socioeconômicos precisam ser detalhados, já que são relevantes. O clínico pode então avaliar se a amostra de crianças do estudo é semelhante aos indivíduos que está tratando.

   O tamanho da amostra é muito importante. Quanto maior o número de crianças na amostra, maior a probabilidade de obtenção de resultados estatísticos significativos. Além disso, se há apenas três ou quatro indivíduos estudados, os resultados não podem ser generalizados para a população de interesse do clínico.

3. *Métodos de intervenção*. Estes métodos e técnicas devem ser identificados, já que diferentes fisioterapeutas utilizam métodos distintos. Por exemplo, fisioterapeutas treinados que utilizam o TND/Bobath frequentemente usam métodos diferentes para os mesmos objetivos dessa abordagem. Fisioterapeutas ecléticos podem muito bem usar métodos diferentes para uma abordagem eclética.

   Há cada vez mais pesquisas em que o método ou estratégia específica de um sistema ou de uma abordagem eclética é responsável pelos resultados. Isso é importante quando o fisioterapeuta utiliza um sistema "denominado", que é uma caixa de métodos baseados em um conceito. Essa é a pergunta que desafia os pesquisadores e clínicos, para que identifiquem quais métodos usar em uma abordagem eclética. Para avaliar um método, é preciso um tipo de estudo que foque em um método de tratamento bem definido dirigido a um problema específico, como o aparelho gessado para um grupo muscular espástico dinamicamente encurtado.

   O período de intervenção precisa ser razoável. Algumas pesquisas mostram que o "razoável" aos olhos de um terapeuta pode ser um fardo para a criança ou para os pais ou qualquer outra pessoa que esteja envolvida na viabilização do estudo.

Foram realizados alguns estudos para confirmar a cooperação contínua das crianças e seus pais. Por exemplo, Chappell e Williams (2002) estudaram a não adesão à fisioterapia domiciliar em pediatria. As razões para a falta de "adesão" são objetos de pesquisas qualitativas e quantitativas. A pesquisa qualitativa pode conduzir à realização de pesquisas quantitativas para complementar a compreensão de um problema. Por outro lado, a pesquisa quantitativa pode conduzir à pesquisa qualitativa (McBurney et al., 2003).

Crianças cooperativas *praticam* os métodos em casa ou em qualquer outro lugar. Deve-se considerar essa variável, já que a prática influencia os resultados. Outras atividades, como a terapia ocupacional ou a equitação terapêutica, também podem afetar os resultados da fisioterapia.

Além disso, a *duração da sessão* (uma hora ou meia hora) e a *frequência semanal das sessões* devem ser indicadas, já que sessões mais longas ou mais frequentes às vezes influenciam nos resultados.

4. O local ou ambiente podem ser relevantes para o desempenho competente da criança ou do paciente mais velho (Tieman et al., 2004). As crianças podem ter melhor desempenho em casa durante brincadeiras com seu grupo de colegas, com um amigo especial ou um familiar específico. Por exemplo, um estudo que compara a capacidade funcional motora em um parque de aventura especial com a capacidade funcional encontrada no departamento de fisioterapia detectou diferenças no desempenho motor (Levitt, 1975). O local de realização da pesquisa precisa ser óbvio ou declarado.

Pontos específicos na pesquisa quantitativa

1. *Ferramentas de avaliação.* Os instrumentos de medição devem ser adequados e medir o que a pesquisa pretende avaliar. Essas medidas precisam ser declaradas e aceitas como padronizadas e aplicáveis aos interesses do clínico. Por exemplo, as medidas usadas pelos médicos ou psicólogos não necessariamente têm os detalhes que interessam aos fisioterapeutas (ver Cap. 8).

É preciso considerar se as medidas são adequadas para questões específicas. Pode ser mais adequado usar métodos de avaliação qualitativos que sejam bastante diferentes dos "números" utilizados na pesquisa quantitativa. Estes são descritos abaixo.

2. *Projeto de pesquisa.* O efeito de uma intervenção ou tratamento específico deve ser avaliado pela comparação com o efeito de uma intervenção de rotina. Os indivíduos que receberam essa intervenção de rotina são denominados *controles* ou *grupo controle*. A intervenção de rotina pode ser o seu tratamento habitual ou apenas a manipulação pelos pais em casa. Por exemplo, Wright e Nicholson (1973) tinham um grupo controle "sem tratamento", que recebeu um programa de tratamento com os respectivos pais; mas outros compararam a fisioterapia ou uma intervenção específica com a realização de movimentos passivos como controle.

A comparação em um projeto de pesquisa pode ser com o próprio indivíduo em estudos de caso único, em que o paciente é comparado a si mesmo, de modo que ele é seu próprio controle. Um estudo de caso único pode comparar o indivíduo com um grupo diferente de indivíduos (grupo controle). Pode ser usada uma série de casos, desde que o número de indivíduos seja grande o suficiente para fornecer resultados estatísticos significativos.

a. O projeto de caso único mais simples aceitável (o projeto ABA) começa com um período inicial (A) em que o indivíduo recebe tratamento diário ou nenhum tratamento, revelando as variações e o papel da *maturação* no comportamento (motor ou outros) de cada criança. Isso é seguido por um período (B) em que é aplicado o tratamento a ser avaliado e deve ser seguido por outro período A. Esse segundo período A mostra se o progresso ou ausência de progresso, medido em B, continua caso o tratamento específico não seja mais aplicado. Os resultados do tratamento podem não se manter se o tratamento específico for interrompido (Bower & McLellan, 1992).

b. O projeto de grupo controle mais simples consiste em dois grupos: um grupo tratado e um grupo controle. Se os indivíduos foram atribuídos aleatoriamente a um dos grupos, então o estudo é um ECR. Essa randomização objetiva produzir dois grupos que sejam tão semelhantes quanto possível, mas os pesquisadores devem demonstrar que as possibilidades de diferenças não estão manipulando os resultados (ver adiante).

Se o estudo é um ECR, então ele deve estar na base de dados PEDro (a menos que seja muito recente) e uma pontuação deve ter sido atribuída à sua qualidade.

3. *Fontes de viés e erro.* Existem várias razões pelas quais a pesquisa pode não estar comparando o que se pretendia:

a. Os indivíduos do grupo controle podem diferir muito daqueles do grupo tratado. Assim como na atribuição aleatória, pode haver também uma tentativa de parear os indivíduos nos grupos diferentes. A pesquisa sempre precisa mostrar que os grupos são suficientemente semelhantes. Pessoas com paralisia cerebral constituem uma população bastante heterogênea e, como consequência, torna-se difícil encontrar indivíduos correspondentes. As características comuns consideradas são a idade, o diagnóstico, a gravidade, a inteligência e a presença de deficiências adicionais. Além disso, o estudo não deve ser influenciado por outras variáveis, como parâmetros culturais, econômicos, sociais, emocionais e outros desconhecidos. Variáveis como a

terapia ocupacional e outras atividades devem ser semelhantes em ambos os grupos em um estudo de fisioterapia. Um exemplo de gravidade não pareada pode ser detectado na pesquisa de Kanda et al. (1984), que mostraram que o tratamento precoce com Vojta antes dos 6 meses obteve melhores resultados do que o mesmo tratamento depois dos 9 meses, mas o grupo mais jovem era menos grave do que o grupo mais velho.

b. Os fisioterapeutas que aplicam o tratamento devem ser independentes à pesquisa, pois se espera que os responsáveis pelo estudo estejam altamente motivados para comprovar a utilidade e ver os resultados de seu trabalho. É aconselhável ter diversos fisioterapeutas realizando o procedimento a ser testado, caso a pesquisa seja realmente um teste da habilidade do fisioterapeuta. Todos os fisioterapeutas devem ter competência profissional reconhecida.

c. Os assistentes que medem os efeitos não devem saber (ser "cegos") se a criança recebeu o tratamento; caso contrário, podem inconscientemente impor um viés às suas medições.

d. O ideal é que os indivíduos (crianças e seus pais/cuidadores) e os fisioterapeutas que aplicam o tratamento sejam "cegos" a qual tratamento está sendo aplicado. Na prática, é bastante óbvio quando um procedimento diferente está sendo usado.

4. *Análise dos resultados.* Os gráficos precisam ser claros ao fornecer os resultados ao clínico. Eles são úteis para projetos de pesquisa ABA, já que podem mostrar tendências durante cada um dos três períodos. Por exemplo, uma tendência positiva no primeiro período A pode ser significativamente aumentada no período B. A tendência no segundo período A mostra se os ganhos obtidos durante o período B são *mantidos* quando a intervenção for interrompida.

Os estudos de pesquisa diferem das medidas e avaliações clínicas de rotina, já que são utilizados métodos estatísticos. A análise estatística é necessária porque as pessoas são variáveis e a paralisia cerebral é uma condição heterogênea. Essas estatísticas devem ser explicadas e não ser tão obscuras que o clínico não seja capaz de decidir sobre a importância do estudo.

Os resultados são fornecidos como as diferenças entre os grupos de crianças estudadas. Essas diferenças ou alterações no resultado podem ser positivas, inexistentes ou mesmo negativas. No entanto, a mudança pode ocorrer por acaso ou por causa de fatores desconhecidos, que dão um resultado que ocorreu por acaso. O objetivo da análise estatística é mostrar se a mudança é realmente decorrente da intervenção aplicada. É esse o significado da frase "estatisticamente significativa". Isso é indicado como um *valor de p*. Assume-se um *valor de p* < 0,05 para demonstrar que os resultados são estatisticamente significativos.

Lembre-se de que um resultado estatisticamente significativo não é garantia de que a pesquisa é válida, a menos que todos os elementos da pesquisa sejam satisfatórios. Os clínicos e pesquisadores estão mais bem informados sobre os elementos do que estão os estatísticos. Mas, mesmo que a mudança seja estatisticamente significativa, pode ser muito pequena e pode não ser "clinicamente significativa". Vale a pena as pessoas gastarem tempo, energia e dinheiro por essa diferença? A diferença é grande o suficiente para justificar uma mudança na prática clínica? As mudanças na deficiência ou nos elementos específicos da função só podem fornecer ganhos menores a uma atividade (função). A qualidade de vida pode ser mais importante do que um grande aumento estatisticamente significativo na amplitude ativa de movimento, por exemplo.

Estudos que utilizam um grande número de crianças são mais propensos a obter resultados estatisticamente significativos, uma vez que calculam a média da variabilidade. No entanto, se um estudo concentra-se em um processo de tratamento bem definido voltado a uma alteração específica e se o efeito é uma mudança bastante acentuada pós-tratamento, então um pequeno número de crianças é aceitável. Mesmo o grupo controle não é absolutamente necessário. Os clínicos conhecem a história comum desses casos em curto prazo.

A significância estatística não pode ser calculada para apenas um ou dois casos. Além disso, não se pode generalizar a todas as crianças com a mesma condição a partir de um ou dois casos. Certamente uma melhora acentuada em um caso clínico incentiva o fisioterapeuta a tentar o tratamento com outras crianças semelhantes. Há dificuldades em recrutar localmente crianças suficientes para participar de um estudo estatisticamente significativo, caso em que um estudo multicêntrico seria um bom caminho a seguir.

Pontos específicos na pesquisa qualitativa

Ao considerar o valor dos estudos qualitativos, Greenhalgh e Taylor (1997) fizeram algumas sugestões úteis. O artigo de Greenhalgh e Taylor intitulado "Como ler um artigo: artigos que vão além dos números (pesquisa qualitativa)" pode parecer "não científico" para alguns pesquisadores acostumados a estudos quantitativos. Como já mencionado anteriormente, nessa abordagem de pesquisa não é possível fazer verificações de qualidade para garantir seu rigor e sua confiança.

Na avaliação de um artigo de pesquisa qualitativa, considera-se o seguinte:

- A pesquisa qualitativa foi adequada para responder claramente à pergunta formulada?
- Consideração dos métodos utilizados e a quantidade de métodos que precisaram ser incluídos.
- Os resultados precisam parecer críveis e também importantes.
- As conclusões precisam ser justificadas.
- Consideração sobre a possibilidade de os resultados serem aplicados a outros contextos, isto é, se podem ser generalizados.

Exemplos de métodos de pesquisa qualitativa (Greenhalgh & Taylor, 1997)

Documentos. Estudo da contabilidade documental de eventos, como de reuniões.

Observação passiva. Observação sistemática do comportamento e da fala nos ambientes naturais em que ocorrem.

Observação do participante. Observação em que o pesquisador também ocupa um papel ou parte no local, além de observar.

Entrevistas aprofundadas. Conversa face a face com o objetivo de explorar as questões ou assuntos em detalhes. Não usa perguntas predefinidas, mas é formada por um conjunto definido de temas.

Grupos focados. Método de entrevista de grupo que explicitamente inclui e usa a interação do grupo para gerar dados.

Os aspectos adicionais que precisam ser verificados em um estudo qualitativo são os seguintes:

1. Foram garantidos a confidencialidade e o anonimato em caso de informações sigilosas?

2. Os indivíduos devem ser capazes de se comunicar verbalmente. Em alguns estudos, as crianças e os pais precisam ser entrevistados.

3. O pesquisador precisa ter verificado com os indivíduos se as suas declarações citadas nas transcrições das entrevistas em relação ao assunto foram precisas.

4. O controle de qualidade também envolve fazer com que os resultados do pesquisador sejam mostrados a outros pesquisadores independentes para verificar qualquer viés na perspectiva do pesquisador.

5. Há um número crescente de avaliações em pesquisa qualitativa.

O uso da pesquisa qualitativa em saúde é concebido ou realizado por cientistas sociais e sociólogos da área da saúde.

O médico deve consultar os colegas que trabalham com pesquisa para uma discussão mais aprofundada.

As referências úteis sobre os métodos de pesquisa são Kazdin (1982), Ottenbacher (1986), Hicks (2004), Whalley Hammell e Carpenter (2004) e Greenhalgh (2006).

Síntese dos sistemas de tratamento

5

Ponto de vista eclético no tratamento

No Capítulo 4, há uma discussão sobre a falta de evidências científicas para as teorias e métodos de abordagens terapêuticas na paralisia cerebral. Com base nos estudos dos muitos sistemas de tratamento, ao longo dos anos, tem sido sempre difícil limitar-se a algum sistema em particular, já que cada um inclui contribuições valiosas. Portanto, uma abordagem eclética tem sido e ainda é recomendada (Levitt, 1962, 1970a, 1974, 1976, sendo continuamente desenvolvida, à luz de novas ideias, em todas as edições deste livro desde 1977).

O ponto de vista eclético tem se tornado cada vez mais aceito. McLellan (1984), Griffiths e Clegg (1988), Dietz (1992) e Burns e MacDonald (1996) reconhecem os elementos de valor em muitas abordagens diferentes e é aconselhável a escolha de métodos para cada criança específica. Nos Estados Unidos, Umphred (1984) e Farber (1982) sugeriram abordagens integradas, ao citarem outros colegas que apoiam isso. Mayston (2004), um conhecido defensor da abordagem Bobath e ex--diretor do Centro Bobath, em Londres, afirma que "pouca ou nenhuma evidência está disponível para afirmar que o tratamento oferecido pelas denominadas 'abordagens reconhecidas' é eficaz ou que uma abordagem é mais benéfica do que outra". Ela diz que a abordagem Bobath está se tornando eclética (Mayston, 2004).

Damiano (2004) desencoraja seguir qualquer sistema de tratamento específico, ao indicar que há um número crescente de estudos que apoiam procedimentos de tratamento específicos que não são dependentes de qualquer sistema e sua filosofia. Felizmente, as evidências de pesquisa estão se acumulando em relação aos métodos específicos para uma abordagem eclética, mas ainda há necessidade de mais pesquisas em relação aos métodos que os fisioterapeutas atentos e altamente experientes consideram úteis. Ainda são aguardados estudos de pesquisa que apontem a importância específica dos métodos para as crianças, qual faixa etária específica é beneficiada, indicando com que frequência e quão precocemente os métodos precisam ser usados.

Na Grã-Bretanha, os estudos de Bower et al. (1996, 2001) mencionam que a maior parte dos fisioterapeutas britânicos usa uma abordagem eclética e também acha que isso é o que mais bem atende às necessidades das famílias. Desde 1990, a Association of Pediatric Chartered Physiotherapists, em suas diretrizes para as boas práticas (APCP, 2002), recomenda que os fisioterapeutas "selecionem adequadamente a melhor abordagem para cada criança, dentre as várias abordagens". Suas diretrizes mais recentes (APCP, 2007) continuam recomendando isso.

Variedades de prática eclética

Seria difícil avaliar uma "abordagem eclética", já que existem diferentes variedades de prática. A diversidade das paralisias cerebrais, diferentes idades das crianças e sua variedade de experiência e diferentes origens familiares, inevitavelmente, criam programas ecléticos individuais. A escolha das diferentes abordagens de tratamento varia de acordo com o conhecimento, a habilidade e a experiência de determinados fisioterapeutas, que felizmente estão em desenvolvimento. Alguns fisioterapeutas combinam melhores métodos de ensino com técnicas de desenvolvimento neurológico (Horn et al., 1995). Outros selecionam diferentes métodos de neurofacilitação de alguns ou de todos os especialistas em neurofacilitação, como Rood, Vojta, Bobath, Knott e Voss, mas sem a compreensão ou utilização de quaisquer modelos de aprendizagem motora. Outros combinam um sistema completo com outro sistema, embora necessite de avaliações para a seleção cuidadosa de cada um. A combinação de duas abordagens terapêuticas pode até ser, em grande parte, contraditória em conceitos e métodos para uma criança específica. Além disso, dois sistemas utilizados com entusiasmo por uma criança podem muito bem exigir muitas sessões de tratamento, sem levar em conta os muitos outros aspectos da qualidade de vida daquela criança e sua família.

Ao desenvolver a minha abordagem eclética para criar uma síntese, foi necessário tentar compreender as diferentes lógicas subjacentes aos métodos dos vários sistemas de tratamento. A pesquisa contemporânea oferece mais justificativas e deve continuar a fazê-lo.

Em uma primeira análise, os sistemas parecem diferentes e mesmo contraditórios entre si. No entanto, esse não é realmente o caso. Embora existam diferenças, também existem áreas de interesse comum. As descobertas a seguir surgiram do meu estudo comparativo da teoria e da prática de várias abordagens de tratamento neurofisiológico, de desenvolvimento, ortopédico e de aprendizagem motora:

1. Diferentes justificativas são dadas por diferentes sistemas para processos iguais ou semelhantes. O denominador comum é o método, mas as justificativas oferecidas diferem.

2. Em alguns casos, a justificativa e os métodos não são muito diferentes, mas tanto a justificativa quanto os métodos só são expressos em terminologias diferentes. O denominador comum pode ser tanto o método quanto sua justificativa.

3. Em outros casos, as justificativas são as mesmas, apenas expressas em terminologias diferentes, mas os métodos sugeridos diferem de sistema para sistema. O denominador comum é a justificativa, mas os métodos são diferentes. Na atualidade, existem novas teorias (ver Cap. 3), mas os métodos nem sempre são suficientemente diferentes, e mesmo métodos habituais antigos continuam sendo usados e ditos estarem diretamente relacionados a essas teorias. Isso apoia ou leva ao questionamento dos métodos utilizados.

4. Há ainda diferenças nos métodos e justificativas que precisam ser compreendidos, para que métodos contraditórios sejam evitados em uma criança específica em um determinado nível de desenvolvimento.

5. Embora os métodos possam ser diferentes, às vezes recebem o mesmo nome.

Durante muitos anos, tentei analisar e esclarecer esse campo complicado a fim de reunir os bolsões de conhecimento isolados, mas valiosos. Durante esses estudos, também tem sido difícil saber quais métodos e ideias de qualquer sistema específico são os responsáveis pelos resultados alcançados. Em qualquer sistema, existem métodos e ideias que são supérfluas. Não é correto dizer que "tudo em um sistema depende do restante dele".

Os métodos e ideias foram selecionados um pouco mais de acordo com os problemas funcionais das crianças do que de acordo com as teorias neurofisiológicas em evolução e diferentes teorias de aprendizagem motora. Desse modo, a síntese de tratamento pode ser feita.

Isso continua a se desenvolver conforme aumenta a quantidade de estudos de pesquisa destinados a mostrar quais métodos melhoram problemas específicos, relacionados diretamente à função. Além disso, em que estágios de desenvolvimento os métodos são utilizados e para quais crianças.

Síntese dos sistemas de tratamento

A síntese das abordagens de tratamento e manejo é baseada na consideração dos mecanismos posturais, movimento voluntário e função perceptivo-motora intrínseca à função. É particularmente a função que deve definir os métodos de ensino/aprendizagem a serem utilizados. Qualquer síntese para o desenvolvimento da função motora não pode ser dissociada das preocupações emocionais e sociais das crianças, seus pais e familiares. A síntese também seleciona os métodos que podem melhorar as experiências funcionais de uma criança em sua vida diária em casa, na escola, no local de recreação e na comunidade.

Apesar das diferentes terminologias e métodos, os aspectos a seguir da função motora são fundamentais para várias abordagens de tratamento e manejo de disfunções motoras na paralisia cerebral:

1. Os mecanismos posturais.
2. O movimento voluntário.
3. A função perceptivo-motora.

Mecanismos posturais

Os mecanismos posturais são mecanismos neurológicos que mantêm a postura e o equilíbrio e estão incluídos na locomoção. A informação sensorial a partir de estímulos visuais, proprioceptivos, vestibulares e táteis estão envolvidos nos mecanismos posturais. A importância de um sistema sensorial específico varia durante o desenvolvimento postural típico. As crianças até 3 anos de idade valorizam mais a visão que a propriocepção para o controle postural, enquanto os adultos dependem mais dos estímulos proprioceptivos para o controle postural (Lee & Aronson, 1974). Mecanismos posturais plenamente

desenvolvidos, diferente das reações de inclinação, são exibidos por adultos que estão com os olhos vendados. As reações de inclinação exigem percepção vestibular e visual.

Os mecanismos posturais foram descritos por vários trabalhos relacionados à função neurológica (Martin, 1965, 1967; Belenkii et al., 1967; Foley, 1977, 1998; Marsden et al., 1981; Shumway-Cook & Woollacott, 2001; Visser & Bloem, 2005; Hadders-Algra & Carlberg, 2008, entre outros). Os fisioterapeutas pediátricos precisam a princípio se concentrar nos mecanismos posturais de estabilidade e ajustes relacionados à postura, além de incluir o treinamento das reações de endireitamento, de defesa e de inclinação nos métodos ativos e reativos, para desenvolver a função motora.

O trabalho de Purdon Martin (Martin, 1967; Foley, 1998) baseou-se em vários estudos neurológicos da época e usou suas próprias observações ou estudos. O esquema funcional claro de Purdon Martin a princípio me forneceu um quadro de observação prática para esclarecer muitas terminologias e métodos nas diferentes abordagens de tratamento. Neste livro, houve pequenas modificações relacionadas às crianças com paralisia cerebral, com vistas a uma nova pesquisa.

Quaisquer que sejam as terminologias e diferentes pontos de vista, existem métodos para estimular ou treinar mecanismos posturais dentro da maior parte das abordagens de tratamento. No entanto, sistemas específicos têm enfatizado alguns desses mecanismos posturais, mas não todos. Algumas avaliações para o tratamento, como os níveis de habilidade de Chailey (Pountney et al., 2004) e a medida da função motora grossa (Russell et al., 1989), omitem o exame da inclinação e os mecanismos posturais de defesa, já que seus tratamentos enfatizam outros aspectos. As crianças com paralisia cerebral e deficiências visuais graves, problemas intelectuais severos ou dificuldades perceptivo-motoras estão entre aqueles que não podem interagir de modo seguro e totalmente independente sem todos os mecanismos posturais (Levitt, 1984, Caps. 9 e 14; Butler

& Major, 1992; Hirschfeld, 1992; Butler, 1998; Foley, 1998; Shumway-Cook & Woollacott, 2001; Hadders-Algra & Carlberg, 2008).

É importante aproveitar todas as abordagens de tratamento que possuem métodos para mecanismos posturais, a fim de certificar-se de que nenhum dos potenciais mecanismos posturais do indivíduo foi omitido. É preciso haver métodos para a iniciação ativa da criança, bem como para aspectos automáticos ou reativos do controle postural. Hadders-Algra et al. (1996) demonstraram que o aumento da experiência melhora o controle postural do sistema nervoso em desenvolvimento dos bebês normais. O treinamento do controle postural na paralisia cerebral apresenta resultados positivos na sedestação (Hadders-Algra & Carlberg, 2008, Cap. 4), bem como na bipedestação (Shumway-Cook et al., 2003). Essas abordagens terapêuticas que têm dado atenção a todos os problemas dos mecanismos posturais não necessariamente sugerem métodos para cobrir as necessidades de todas as crianças e pessoas mais velhas. Portanto, os métodos devem ser selecionados a partir de diferentes abordagens e de profissionais com orientações clínicas diversificadas, para que controles motores dormentes dos mecanismos posturais possam ser ativados em um indivíduo, tanto quanto necessário. Sempre que possível, os mecanismos posturais são ativados no contexto de uma função desejada por um indivíduo com paralisia cerebral. Sugestões são fornecidas nos Capítulos 9, 10 e 12.

Os mecanismos posturais são fornecidos principalmente na terminologia do sistema funcional de Martin (1967) e ilustrados nos capítulos práticos. Outras terminologias são mencionadas quando conhecidas.

Em linhas gerais, consistem no seguinte:

Mecanismo antigravitário ou mecanismo que ajuda a suportar o peso do corpo contra a gravidade. Isso transforma o membro em um pilar de sustentação para o apoio contra a gravidade. Esse pilar firme torna-se mais flexível com o desenvolvimento dos mecanismos posturais discutidos anteriormente.

Isso também é conhecido como *reação de suporte* em lactentes, *reflexo de estiramento do membro inferior* ou *reação positiva de endireitamento*, e é semelhante à *cocontração infantil*.

Estabilização postural (fixação automática) de partes do corpo, que incluem a cabeça no tronco, o tronco na pelve, a estabilização dos cíngulos dos membros inferiores e superiores e a atividade muscular da mandíbula, língua e faringe. A estabilização postural do corpo como um todo ocorre em uma variedade de posições. Na posição vertical em sedestação e em bipedestação, há alinhamento vertical das partes do corpo e simetria de ambos os lados do corpo. Em pessoas saudáveis, a estabilidade é alcançada em muitas outras posturas. Embora resulte em estabilidade em repouso, há ajustes sutis denominados de "oscilação postural".

As terminologias também utilizadas para isso incluem *estabilidade, trabalho pesado* e *atividade tônica*.

Os *mecanismos de contraposição* estão intimamente associados à estabilização postural. Trata-se de ajustes posturais do tronco e de outras partes do corpo, de modo que um movimento possa ser feito enquanto a pessoa mantém a postura ou o equilíbrio. Os movimentos são os dos membros, cabeça ou tronco, que precisam desses ajustes posturais para o equilíbrio. O deslocamento de peso precede os movimentos dos membros e é mínimo, antes que qualquer movimento seja iniciado. Contrapor ou contrabalançar é um ajuste postural "antecipatório", discutido a seguir juntamente com o movimento voluntário. Dá-se pela propriocepção e, às vezes, pela função tátil, já que adultos sem função labiríntica respondem adequadamente.

Terminologias também utilizadas são: *equilíbrio dinâmico, deslocamento de carga, deslocamento de peso* e diversos *exercícios de equilíbrio* e *movimentos sobrepostos em cocontração*.

Reações de retificação ou correção possibilitam que a pessoa passe da posição deitada para bipedestação ou da sedestação para bipedestação ou realize muitas outras mudanças de posição. Não se trata só de levantar de uma posição, mas também de retornar à posição original. A retificação envolve uma sequência de "reações de endireitamento" automáticas ou ações motoras intencionais. A retificação depende do rolar de decúbito dorsal para decúbito ventral e depois da elevação da cabeça e do tronco, o que, no início do desenvolvimento, incluem várias reações de endireitamento cabeça-corpo e corpo-corpo. As retificações intencionais utilizadas pelos clínicos desenvolvem a capacidade da criança de se concentrar em maneiras diferentes que podem ser usadas para passar de uma postura para outra.

As terminologias utilizadas são *assunção de postura*, *passar para uma posição* e *padrões de movimento*. Estes últimos são confusos, pois existem também os padrões de movimento que são movimentos voluntários e diferem dessas mudanças automáticas de postura. As reações de retificação ou correção descritas anteriormente dependem de informações táteis e proprioceptivas, mas outras terminologias de "reflexos de endireitamento" usam informações vestibulares ou labirínticas. Trata-se de reflexos de *endireitamento* que têm sido estudados em relação ao que está sendo inclinado para baixo. Quando um bebê estiver suspendido e passivamente virado para baixo (ou para a frente, para trás ou para os lados), isso provocará o *ajuste da cabeça à posição vertical e ainda outros ajustes de inclinação do tronco*. Neste livro, os termos corrigir/retificar são respostas integradas que são funcionalmente mais importantes para passar para a bipedestação e para as mudanças de posição (Martin, 1967; Foley, 1998). Outros consideram as reações de endireitamento como sendo parte das "reações de equilíbrio" estimuladas em superfícies fixas ou móveis (Bobath, 1980; Aubert, 2008). A resposta varia de acordo com a diferença das superfícies (ver a seguir).

As *reações de inclinação* ocorrem quando uma pessoa estiver inclinada bem além do plano horizontal e ajustar seu tronco para que ele preserve o equilíbrio. Isso é observado no tratamento em um rolo ou prancha inclinada. Os ajustes de inclinação são anteroposterior, lateral ou diagonal a cada lado, com a mesma resposta.

As *reações à queda* ou *reações de defesa* são respostas variadas nos membros que tentam impedir a pessoa de cair, se a perturbação da criança for grande a ponto de as reações de inclinação não serem capazes de preservar o equilíbrio. Essas reações podem ser excessivas se a criança não tiver resposta à inclinação. Normalmente, elas não interrompem, por conta própria, a queda por completo. Por exemplo, os braços podem ser posicionados para impedir a pessoa de cair para a frente, para os lados, para trás e em padrões mais complicados. Uma vez que a pessoa tenha caído, a reação de defesa pode resultar em sustentar-se nos braços ou nas mãos. Caso a pessoa esteja caindo a partir da bipedestação, ela pode cambalear, saltar ou abrir rapidamente uma perna para impedir a queda.

Quando for dado um impulso menos vigoroso do corpo para a frente, ameaçando uma queda, as reações da pessoa serão a dorsiflexão do tornozelo ou a flexão do quadril. Quando a perturbação for particularmente grande, a pessoa reagirá com a colocação de perna para a frente para impedir a queda (Shumway-Cook & Woollacott, 2001). Quando a pessoa for empurrada para trás, ela ficará na ponta dos dedos. Os braços também podem ser abertos para impedir a queda. Em sedestação, ajoelhado e outras posições, os braços e as pernas também se movem a fim de impedir que a pessoa caia.

A terminologia para essas reações são *respostas protetoras*. As reações de defesa, especificamente de braço, são também denominadas *reações de paraquedas, extensão protetora, reações de equilíbrio de membro superior, reação de precipitação* ou *resposta protetora da cabeça*.

Reação de equilíbrio é um termo também usado, que indica uma combinação de reações e de inclinação dos membros. Esses termos são confusos, já que todos os mecanismos posturais descritos anteriormente estão envolvidos no equilíbrio. Manter o equilíbrio estático e dinâmico sem apoio é sinônimo de manter o equilíbrio, mesmo antes do desenvolvimento das reações de equilíbrio. Além disso, as reações de defesa do membro não precisam ser acompanhadas de reações de inclinação nem as reações de inclinação precisam ser acompanhadas por reações de defesa do membro. Em crianças com paralisia cerebral, pode haver presença somente de reações de defesa do membro ou somente de reações de inclinação, das quais a reação que está presente será aumentada por conta própria quando a outra não estiver presente. Isso é particularmente encontrado na paralisia cerebral atetoide e atáxica. Talvez o uso do termo "equilíbrio" levou à confusão de que as reações de equilíbrio resultam na estabilização e ajuste postural durante o movimento do membro e de outros movimentos intencionais.

Além dos seis principais mecanismos posturais citados, há também as seguintes reações:

Reações de locomoção, que servem para iniciar, continuar e interromper o passo, bem como permitir a virada durante a marcha e corrida. São também conhecidas como mecanismos de propulsão ou progressão e controle mais lento ou mais rápido da locomoção. Para o passo, os mecanismos de locomoção são iniciados por uma leve inclinação para a frente e interrompidos por uma leve inclinação para trás. Eles operam com outros mecanismos de controle postural na adaptação para a marcha humana.

Reações posturais visuais. A visão é de grande importância para o desenvolvimento do controle postural em bebês e crianças pequenas. A visão inicia e monitora a postura e os movimentos. A visão compensa mecanismos posturais ruins, em especial a inclinação, assim é importante durante a locomoção e para evitar obstáculos. A deficiência visual severa atrasa o desenvolvimento do controle postural, em particular as reações de inclinação (Sykanda e Levitt, 1982).

Alguns fisioterapeutas estimulam separadamente cada um dos mecanismos posturais, o que não necessariamente leva à sua utilização nas funções diárias. Todos esses mecanismos posturais precisam ser estimulados *dentro de funções de desenvolvimento* e em ambientes diferentes. O controle postural em diferentes tarefas e em distintos ambientes envolve a adaptação ou orientação (Shumway-Cook & Woollacott, 2001). Isso é aprendido com a experiência, com o uso de processos de integração de alto nível para os mecanismos adaptativos e de antecipação para o controle postural. É útil ser guiado pelos níveis de desenvolvimento motor, pois conforme a criança adquire controle motor funcional, está adquirindo esses mecanismos neurológicos. No entanto, as sequências de desenvolvimento podem variar tanto em crianças saudáveis quanto naquelas com paralisia cerebral. Isso é discutido a seguir na seção "Treinamento do desenvolvimento".

Movimento voluntário

O movimento voluntário, que é o movimento intencional, consciente e desejado, muitas vezes é confundido com os movimentos automáticos ativos, que ocorrem nos mecanismos posturais como as reações de retificação ou defesa de uma queda. Embora algumas das sinergias do movimento automático também sejam vistas no movimento voluntário, a estimulação de padrões automáticos só corrigem algumas das sinergias do movimento anormal (padrões), mas não contribuem muito para o treinamento do movimento voluntário. Os fisioterapeutas contribuem com técnicas para fortalecer e alongar os músculos e aumentar a amplitude articular a fim de minimizar os problemas musculoesqueléticos, que interferem no movimento voluntário de membros superiores e inferiores. Esses métodos de fisioterapia podem ser trazidos de muitos sistemas de tratamento e, tal como no passado, ainda podem ser abordados separadamente do treinamento funcional. Nesse caso, os métodos precisam ser imediatamente ativados em funções. Quando a criança for capaz de realizar funções em seu próprio nível de desenvolvimento, será preferível incluir o alongamento ativo e o fortalecimento na atividade funcional.

O movimento voluntário do braço e da mão é importante para muitas tarefas diárias. Há alguma divergência de opinião em relação ao uso de preensões atípicas, embora existam padrões funcionais atípicos específicos que sejam aceitáveis. A seção "Desenvolvimento da função da mão" no Capítulo 9 discute o desenvolvimento fundamental da motricidade fina, assim como o controle neurológico antecipatório das mãos. Métodos musculoesqueléticos e neuromusculares para a função da mão não são suficientes para o desenvolvimento do movimento voluntário, que está envolvido com a experiência sensorial, percepção, práxis (planejamento motor) e compreensão. O movimento voluntário em crianças saudáveis desenvolve muitos padrões coordenados diferentes de membros superiores e pode haver uma grande variedade de padrões (sinergias) em cada criança para a mesma tarefa. O tratamento na paralisia cerebral precisa oferecer diversos padrões motores, de modo que a criança possa fazer uma escolha por uma tarefa e usar o que possa administrar e também evitar as deformidades que possam dificultar a capacidade funcional.

No Capítulo 9, vários métodos de diferentes abordagens são sugeridos em brincadeiras e cuidados diários, com mais detalhes sobre a vida diária nos Capítulos 10 e 12. Informações adicionais precisam ser adquiridas com outras áreas, como a terapia ocupacional, a psicologia e a educação especial.

Movimento voluntário e controle postural

O movimento voluntário se confunde com os mecanismos posturais. Os mecanismos posturais permitem que o movimento voluntário ocorra e o movimento voluntário por si só ativa ainda mais os mecanismos posturais relevantes. Quando uma criança faz um movimento voluntário, precisa manter o equilíbrio. Se a sua estabilidade postural e contraposição forem inadequadas, a criança pode não ser capaz de iniciar ou realizar o movimento. Se conseguir realizar um movimento ativo em uma base postural instável, o movimento pode ser impreciso, desajeitado, descoordenado. Há movimentos de membros fracos em virtude do desuso, já que a pessoa instável tem medo de usá-los em caso de quedas. Para estabilizar-se, os braços e as mãos são usados como suporte, em vez de para o movimento voluntário. Os clínicos, compreensivelmente, querem treinar movimentos voluntários para dar apoio externo à criança instável. No entanto, existe uma necessidade de evitar

a ênfase excessiva ao movimento voluntário dos braços, mãos e pernas isoladamente do controle postural. Isso pode acontecer se a criança estiver firmemente apoiada na maior parte do dia, em cadeiras especiais e mesas ortostáticas, por exemplo. Não é possível ativar os ajustes posturais no equipamento que presta apoio firme. Por outro lado, o treinamento isolado de mecanismos posturais sem uma variedade de movimentos intencionais das mãos e membros não é suficiente.

Desde o trabalho de Martin (1967), têm sido realizadas muitas pesquisas para mostrar que a fixação (estabilização) postural e os movimentos de contraposição dos membros são respostas posturais antecipatórias (Marsden et al., 1981; Cordo & Nashner, 1982). Nashner et al. (1983) constataram que na paralisia cerebral há incapacidade de ativar os músculos posturais em antecipação ao movimento voluntário do braço. Comentários úteis de Mulder (1991), Hirschfeld (1992), Shumway-Cook e Woollacott (2001) e outros citam muitos estudos, bem como os seus próprios, que mostram que uma resposta postural antecipatória ocorre antes que o movimento voluntário pretendido se inicie. Este é um mecanismo "antecipatório", entre outros que são ativados antes do início do movimento voluntário. Por exemplo, von Hofsten (1992), em seus muitos estudos de pesquisa com recém-nascidos relacionados ao ato de alcançar guiado pela visão, manteve seus pacientes totalmente apoiados, já que eles não tinham estabilidade e contraposição antecipatória na idade inferior a 4 meses. Amiel-Tison e Grenier (1986) estabilizaram manualmente a cabeça de uma criança em seu tronco para revelar os movimentos de pré-alcançar do braço que não foram observados sem controle postural. Os estudos de von Hofsten também demostraram que a reação de alcançar da criança tornou-se mais bem-sucedida conforme seu controle postural se desenvolvia a partir dos 4 meses de idade. As respostas posturais antecipatórias de seus troncos foram observadas na idade normal de 9 meses. Existem também mecanismos "compensatórios" para classificar o tamanho das respostas musculares das reações posturais que se desenvolvem com a experiência.

O controle postural da cabeça e do tronco ajuda na coordenação olho-mão no movimento voluntário. Os músculos orofaciais atuam melhor com o controle da cabeça (Winstock 2005). Sugden (1992) e Van Vliet (1992) revisaram a visão, o controle postural e o movimento (consulte a seção "Desenvolvimento motor e a criança com deficiência visual grave" no Cap. 9).

Função perceptivo-motora

Os sistemas de tratamento explorados neste livro não apenas mencionam o papel do fisioterapeuta, mas também destacam as contribuições do fisioterapeuta e do fonoaudiólogo para a estimulação de todos os sentidos, a conexão das sensações, a discriminação sensorial, o desenvolvimento da imagem corporal, o esquema corporal que inclui a identificação de partes do corpo, as relações espaciais e, em especial, as habilidades perceptivo-motoras dentro das habilidades de autocuidado. Os problemas perceptuais envolvem a compreensão de conceitos como "acima", "abaixo", "sob" e assim por diante. Existem também várias dispraxias que podem estar presentes, com e sem problemas de integração sensorial. O psicólogo, o terapeuta ocupacional e o professor fazem contribuições estruturadas específicas a esses aspectos. As técnicas neuromusculares dos vários sistemas de tratamento podem ser integradas a métodos de uma ou mais das abordagens perceptivo-motoras conhecidas pelos terapeutas ocupacionais (Ayres, 1979; Fisher et al., 1991) (ver a seção "Função motora e percepção" no Cap. 10).

Princípios para a síntese dos sistemas de tratamento

O denominador comum entre os diferentes sistemas formam os princípios básicos do tratamento. Isso é seguido por minhas próprias adições a partir de minha experiência e de estudos de pesquisa recentes. Esses denominadores comuns serão discutidos para que o terapeuta possa compreender onde eles existem e onde as diferenças são aparentes ou reais.

Princípios gerais de manejo, que são atualmente aceitos pela maior parte dos praticantes:

1. Trabalho em equipe (em vários estilos) (ver Caps. 1, 2 e 11).
2. Tratamento precoce (ver Caps. 1 e 3).
3. Repetição ou prática de uma atividade motora (ver Caps. 2, 6, 9 e 10).
4. Educação, apoio e incentivo do filho, pais ou cuidador (ver Caps. 1, 2, 4 e 6) e da pessoa mais velha (ver Cap. 7).
5. A utilização das funções motoras em casa, na escola, no local de recreação ou na comunidade (ver Caps. 1, 8 e 10).

Princípios específicos de tratamento. Os objetivos comuns detectados nos vários sistemas de tratamento com fatores comuns e diferenças são os seguintes:

1. Treinamento do desenvolvimento.
2. Tratamento do tônus anormal.
3. Formação de padrões de movimento.
4. Utilização de estímulos aferentes.
5. Manejo da deformidade.

Treinamento do desenvolvimento

As opiniões diferem quanto à possibilidade de treinar uma função motora completa, como rolar, rastejar sentado, ficar em pé e caminhar, conforme medido em várias escalas motoras, ou fragmentar cada função em elementos ou componentes para o tratamento. A maior parte dos fisioterapeutas prefere treinar elementos ou *porções* que constroem a motricidade funcional, bem como treinar a função completa (Rood, 1962; Levitt, 1974, 1986, 1991a; Bobath & Bobath, 1975; Cotton, 1980; Vojta, 1989). No entanto, as opiniões divergem quanto ao que são esses elementos. Alguns falam de diferentes tipos de tônus muscular, diferentes reflexos, diferente trabalho muscular e diferentes conceitos biomecânicos. Além disso, vários *padrões motores básicos* são recomendados como capacidades fundamentais subjacentes às diversas funções motoras nas escalas de desenvolvimento. Por exemplo, Bobath e Bobath (1975) sugerem o controle de cabeça e tronco, a simetria, a atividade extensora, a rotação, o apoio de braço e as reações de equilíbrio;

Rood (1962) sugere o trabalho muscular em estágios principais em uma *sequência de desenvolvimento ontogenético*; Vojta (1989) sugere o trabalho muscular normal dentro do complexo de rastejar e o reflexo de rolamento básico, a partir dos quais a estabilização e a retificação são facilitadas. Fay (1954a, b) e Doman et al. (1960) centraram-se principalmente em padrões passivos de rastejar, engatinhar e marcha do urso; Cotton (1980) recomenda a simetria, a preensão, a extensão do cotovelo e a flexão de quadril ativa como fundamentais na paralisia cerebral. Green et al. (1995) enfatizam a descarga de peso em diferentes partes do corpo.

As abordagens de aprendizagem motora também usam métodos baseados em análises da função motora (tarefa) nos elementos de aprendizagem. Isso será discutido no Capítulo 6 e deve ser incluído em uma síntese de métodos.

É possível englobar todos esses pontos de vista, já que um ou alguns destes podem ser relevantes de acordo com a avaliação específica da criança. A avaliação, sem dúvida, não será limitada por nenhuma abordagem terapêutica.

1. Os mecanismos de treinamento postural e as reações de locomoção descritas anteriormente, assim como o movimento voluntário específico, incluem a atenção à simetria e à *assimetria anormal*, preensão, controle de cabeça e tronco, flexão e extensão, rotação e outros componentes (habilidades), de acordo com a avaliação dos indivíduos. É importante observar o mecanismo postural em cada *parte* do corpo (ou seja, a cabeça, o cíngulo do membro superior, o tronco e o cíngulo do membro inferior), que revela um padrão de descarga de peso em todas as partes do corpo. Esses mecanismos posturais neurológicos estão diretamente envolvidos com aspectos da biomecânica.
2. Os mecanismos posturais de uma parte do corpo podem ser mais avançados do que de outra parte; por exemplo, a cabeça pode estar melhor que a pelve e vice-versa; o cíngulo do membro superior pode estar melhor que a pelve e vice-versa. Um lado do corpo pode ser

mais avançado do que o outro. Os métodos são selecionados a partir de qualquer abordagem a estes problemas.
3. O trabalho muscular para ativação e fortalecimento é incluído no treinamento do controle postural e do movimento voluntário no desenvolvimento da função motora e manejo de deformidades.

Alguns terapeutas realizam apenas exercícios de fortalecimento muscular separadamente, mas pode não haver uma transferência automática para as funções motoras de desenvolvimento.

Hipóteses de desenvolvimento

No passado, o treinamento do desenvolvimento contemplava primeiro o controle de cabeça e só depois o rolamento, em seguida o sentar e então o engatinhar. Somente depois de tudo isso que vinham a bipedestação e a marcha. Essa visão de escada de desenvolvimento pode ter surgido porque essas habilidades motoras *aparecem* mais ou menos nessa sequência. No entanto, em crianças normais, todas essas habilidades são desenvolvidas simultaneamente, mas não são plenamente alcançadas até que diferentes marcos sejam atingidos (*idade motora*; níveis de desenvolvimento). Ao nascer, a criança é capaz de tomar peso em seus pés com apoio e fixar momentaneamente a cabeça. Estes são elementos da bipedestação, mas serão necessários muitos meses antes que ela consiga ficar em pé sozinha sem apoio. O mesmo ocorre com o engatinhar, rolar e sentar-se. O fisioterapeuta trabalha com sequências de desenvolvimento para construir elementos motores para cada função motora; por exemplo, "estágios do engatinhar", "estágios da sedestação" e "estágios da bipedestação e marcha" nas vias de desenvolvimento relevantes. Agora é tradicional usar as posições de decúbito ventral, decúbito dorsal, sedestação e bipedestação como vias paralelas de desenvolvimento motor, em vez de uma escada de desenvolvimento. Isso é mais relevante para o tratamento (Levitt, 1970a; Bobath & Bobath, 1972, 1975). Vias paralelas também são biomecanicamente mais específicas à tarefa em grupos musculares e amplitude articular (ver Cap. 9).

O uso de vias paralelas de desenvolvimento por alguns fisioterapeutas também gerou suposições não comprovadas. Há muitos exemplos, como: os músculos extensores da coluna vertebral devem ser treinados antes que os flexores; o uso da reação de Landau deve ser feito antes da bipedestação vertical; os membros inferiores devem ser fortalecidos antes da marcha; os movimentos recíprocos dos membros inferiores devem ser treinados primeiro no chute recíproco, rastejar ou engatinhar antes de dar passos na marcha; o rolamento é necessário para o componente de rotação do sentar e alcançar de lado ou por trás do corpo ou para o padrão de marcha. Existem suposições como a de que a descarga de peso e o deslocamento de carga na posição deitada irão se transferir para a sedestação e a bipedestação; se a posição sentada não for alcançada, então o tratamento "retorna para a posição deitada" (Pountney et al., 2004). No entanto, a influência da gravidade, do trabalho muscular e das posições articulares não é a mesma quando deitado em uma superfície e em posição vertical. A morfologia do corpo muda e afeta os padrões motores. É também de interesse que Thelen (1992) menciona em sua pesquisa que o chutar recíproco, embora similar ao dar passos, continua depois que os passos infantis desaparecem. Thelen também observa que as pernas de uma criança podem ser fortes, mas a marcha pode não se desenvolver se outros fatores, que incluem o controle postural, estiverem ausentes. Neste livro, desde 1977, a sequência de desenvolvimento na posição bipedestação – a partir de crianças que executam passos com apoio nas mãos, descarga de peso até a bipedestação e a marcha independente – é apoiada por uma pesquisa (Forssberg, 1985) que mostra o efeito de mecanismos posturais e ações musculares no desenvolvimento da marcha.

Os exemplos dos pressupostos de desenvolvimento no geral são observações clínicas que parecem correlacionar os componentes motores em posições diferentes. Mas a correlação não é causalidade. Os terapeutas precisam de mais pesquisas para confirmar as crenças sobre quais são os pré-requisitos da função motora. Em casos individuais, também é preciso evitar confundir sequência com consequência.

Assim, os mecanismos posturais precisam ser ativados em todas as posições em que estão na base da sequência de funções específicas do desenvolvimento. Os métodos de fortalecimento, alongamento de músculos encurtados, diminuição da hipertonia/espasticidade e mobilização das articulações na posição deitada podem mostrar resultados, mas não necessariamente esses resultados são transferidos para funções em outras vias de desenvolvimento contra a gravidade. Os métodos para esses aspectos também precisam ser usados em todas as vias paralelas de desenvolvimento.

Uma visão aceita pela maior parte dos terapeutas é que é preciso haver o reconhecimento de outros fatores, como a visão, às vezes a audição, bem como a percepção e a motivação. A complexidade é que esses aspectos físicos e psicológicos podem estar em níveis de desenvolvimento diferentes daqueles do controle motor. A avaliação abrangente por uma equipe que seja integrativa auxilia o tratamento individualizado.

Biomecânica e desenvolvimento

A biomecânica envolve a forma, o tamanho e o peso do corpo e inclui o comprimento e a força dos músculos e os graus de amplitude articular em todo o corpo. Tudo isso muda conforme a criança se desenvolve. Há fases normais do desenvolvimento contra a gravidade, que incluem a biomecânica de uma criança cujo tamanho e peso está mudando. Por exemplo, é mais fácil para a criança adquirir estabilidade postural da cabeça em uma função motora no nível de desenvolvimento normal de 3 meses do que de funções mais exigentes nos níveis de 6 e 9 meses. O controle da cabeça na posição sentada com apoio (3 meses) é mais fácil do que o controle da cabeça e tronco na posição sentada sem apoio (7 a 9 meses). As reações de inclinação são mais fáceis na posição deitada (6 a 9 meses) do que sentada (9 a 12 meses). Ficar em quatro apoios (6 a 9 meses) é mais fácil do que ficar em pé (18 meses).

Essas e outras funções motoras dependem dos mecanismos posturais, assim como de outros aspectos da biomecânica, como comprimento e força muscular. Por exemplo, no nível de desenvolvimento de 9 a 12 meses, o mecanismo postural de passar de sedestação para bipedestação e voltar a sentar envolve o comprimento e força dos músculos. Em outro exemplo, no nível de 4 a 6 meses, um bebê em decúbito ventral com estabilização postural da pose, apoiado nas mãos, fortalece e encurta extensores de quadril e tronco, enquanto estende flexores de quadril e tronco.

As "progressões de desenvolvimento" de Aubert (Aubert, 2008) são baseadas em uma série de estudos e em suas próprias observações do desenvolvimento típico da criança (normal), que chamam a atenção para a biomecânica. A biomecânica também depende do tamanho e da forma de uma pessoa e, como consequência, não é sempre o mesmo no bebê, na criança pequena ou na criança mais velha. No entanto, há algumas características biomecânicas semelhantes no início do comportamento motor normal que são características de crianças mais velhas com paralisia cerebral. Os exemplos são os seguintes:

- A flexão de braços e, em especial, de pernas para a sustentação de peso está presente antes da extensão. Conforme a estabilidade se desenvolve, o centro de gravidade é elevado com a extensão. No entanto, a flexão retorna em momentos de instabilidade em crianças e adultos.
- A inclinação para a frente na sedestação e na bipedestação com o uso do braço serve de apoio antes da postura vertical independente.
- As bases de apoio primeiro são alargadas, antes que se desenvolvam bases de apoio estreitas para a estabilidade.
- As crianças menores primeiro seguram-se nos apoios no desenvolvimento da posição sentada, em pé e da marcha, bem como ao levantar-se contra a gravidade, como por exemplo ao passar da posição ajoelhada ou sentada para bipedestação, antes da independência tardia sem apoios.
- Os componentes da marcha em crianças pequenas são semelhantes aos muitos componentes usados em crianças mais velhas com paralisia cerebral para se equilibrar durante a deambulação (ver discussão em "Marcha típica da criança" na seção "Desenvolvimento da bipedestação e marcha" no Cap. 9).
- O uso da alavanca longa de um membro em movimento melhora a estabilidade quando utilizada no tronco, cíngulo do membro superior ou cíngulo do membro inferior, que então atuam como pontos de fixação.
- Nenhum desses padrões é decorrente da hipertonia. Decerto, a hipertonia e, em especial, a fraqueza influenciam nas posturas anormais, mas muitas vezes os problemas de controle motor podem ser decorrentes de atrasos específicos do desenvolvimento motor. Quando a hipertonia e a fraqueza aumentam com a idade, há mudanças no comprimento do músculo, que produzem deformidades secundárias e tornam a biomecânica mais complicada (ver Cap. 11).

Variações individuais

As constatações individuais da avaliação frequentemente sugerem o treinamento motor em diferentes níveis de desenvolvimento em cada via de desenvolvimento. Uma criança pode estar à frente em uma via de desenvolvimento, em vez de em outra. Em bebês saudáveis, aqueles que passam quase o tempo todo em decúbito dorsal ou ventral ou em sedestação têm habilidades motoras nas posições preferenciais que estão um passo à frente das habilidades em outras posições. Isso ocorre como variações individuais normais nas culturas ocidentais.

Isso também é observado em bebês sadios em diferentes culturas. Solomons e Solomons (1975) descobriram que crianças em Yucatan, no México, desenvolvem a preensão em pinça fina mais cedo que as crianças norte-americanas. As crianças mexicanas preferiam diferentes posições e sequências e demoravam mais a andar que as norte-americanas. Em algumas culturas, os pais raramente colocavam a criança no chão sobre pisos de azulejos frios ou em terrenos acidentados não higienizados, então o rastejar e o rolar não eram utilizados. Estudos transculturais realizados por Hopkins e Westra (1989), entre outros, mostram que as expectativas das mães, o treinamento dos pais e, em especial, a oportunidade criam preferências que aceleram ou "atrasam" funções de desenvolvimento específicas em crianças nos diferentes ambientes. Os fisioterapeutas, juntamente com os pais, em qualquer ambiente, também podem ter influência sobre as funções de desenvolvimento, por meio da formação e da prática, já que o desenvolvimento motor é uma experiência de aprendizagem e não apenas de maturação. Mesmo a maturação biológica é única em cada criança. Portanto, no Capítulo 9, relacionado aos procedimentos terapêuticos, há também variações dos estágios de desenvolvimento que levam em conta as variações individuais.

As variações em cada via também precisam ser reconhecidas. A gravidade funcional e a idade de cada pessoa determinam quanto de um repertório de itens motores pode ser alcançado em cada via. É pouco provável que todos os itens sejam possíveis, graças às anormalidades no sistema nervoso ou sistema musculoesquelético.

Sequências de desenvolvimento

Existem diferentes pontos de vista em relação às sequências de desenvolvimento. Alguns fisioterapeutas são meticulosos em seguir sequências, embora a maior parte dos fisioterapeutas considere-as como diretrizes com uma variedade de pontos de vista em relação às modificações de acordo com a criança. A seção a seguir resume algumas ideias.

Algumas vantagens e desvantagens das modificações de sequências de desenvolvimento

1. Quando a criança sente medo ou forte antipatia quando colocada em alguma postura, isso leva ao uso inicial de outra postura e via de desenvolvimento. A posição de decúbito

ventral pode ser odiada por crianças com problemas respiratórios, gastrostomias ou deficiência visual grave. As crianças, tanto as saudáveis como as com deficiência, que engatinham de nádegas, não gostam das sequências em decúbito ventral. As crianças com envolvimento grave dos membros superiores ou hemiplegia muitas vezes não são capazes de utilizar o apoio de braço e o rastejar em decúbito ventral.

Se o controle de cabeça e ombro no nível dos 0 a 6 meses não puder ser ativado nas crianças que não gostam dessa posição, então treine esse controle em uma estrutura que sustente a criança em decúbito ventral com apoio no tronco, pelve e pés. A cabeça da criança é projetada para a frente com o queixo para dentro e o peso é suportado pelos antebraços em uma mesa. A criança também pode aceitar o treinamento do controle de cabeça e ombro em sedestação com bom apoio, inclinando-se bem para a frente nos antebraços e mãos em uma mesa de altura relevante. O treinamento do controle de cabeça, braço e perna pode não ser aceitável na posição de quatro apoios (engatinhar), mas pode ser praticado em quatro apoios nas mãos e pés, com as mãos em uma caixa baixa. Se estiver instável, o indivíduo fica apoiado no tronco ou na pelve (Fig. 9.33b).

2. O desenvolvimento em decúbito dorsal normalmente tem ações da cabeça, braço e, por último, da perna contra a gravidade. A criança considera essas ações difíceis. As funções da cabeça, braço e mão e as ações da perna podem ser mais fáceis em decúbito lateral do que em decúbito dorsal. Os exemplos são trazer as mãos à linha mediana, tocar o corpo, segurar os pés e brincar com brinquedos. Existem funções do braço e da mão que são mais fáceis com a ajuda da gravidade quando em decúbito ventral sobre uma cunha ou na posição de engatinhar com o corpo apoiado.

3. De modo ideal, todas as técnicas para as funções de braço devem ser treinadas em muitas

posições diferentes. Equipamentos de apoio serão usados quando a criança não for capaz de manter certas posições para o uso da mão, experiências perceptivo-motoras e uso da visão e da audição, com e sem o uso da mão.

4. Levantar a partir do decúbito ventral ou dorsal pode precisar ser uma escolha para alguns indivíduos, para que eles possam administrar as sequências de levantar. A desvantagem é que o uso do levantar ativo nas vias de desenvolvimento em decúbito ventral e dorsal oferece mais variedade para crescentes amplitudes de articulações e músculos. A pessoa também aprende mais estratégias para se virar no leito, levantar do leito ou levantar-se do chão.

5. O desenvolvimento da bipedestação e de dar passos parece exigir o treinamento nessa posição. Em bebês sadios com idades entre 0 e 6 meses, isso pode ser ativado precocemente, com o apoio do tronco apropriado. Na paralisia cerebral, utilizam-se andadores de apoio total devidamente desenvolvidos, mas a pessoa fica em pé e dá passos nesses padrões iniciais. Essa é uma desvantagem se o controle postural não estiver sendo treinado. A vantagem é que a posição em pé fornece as experiências visuais, proprioceptivas e espaciais necessárias. A estabilidade vertical da cabeça pode, a princípio, ser estimulada em pé, mas é importante enfatizar simultaneamente o desenvolvimento do controle da cabeça e do tronco na sedestação ereta, bem como na bipedestação. A posição sentada fornece uma base mais ampla e mais estável do que a posição em pé para promoção do controle independente da cabeça e tronco.

Não foi comprovado que as habilidades pré-caminhada de rolar, rastejar e engatinhar precisam ser estabelecidas antes do treino em bipedestação e em deambulação em pacientes neurológicos adultos (Shumway-Cook & Woollacott, 2001). Isso é semelhante ao que ocorre em algumas crianças, já que essas habilidades iniciais continuam sendo estabelecidas, tanto quanto possível.

A desvantagem de se concentrar na bipedestação e na marcha ou na sedestação, bipedestação e marcha (programa MOVE - Thomson 2005) é que pode haver omissão ou treinamento inadequado da passagem de deitado para em pé e no manejo da mobilidade no leito, componentes que se desenvolvem nas vias de desenvolvimento em decúbito ventral e dorsal. Isso é suscetível de resultar em um indivíduo que permanece dependente dos outros para "se levantar" para andar com e sem andadores e, para sair do leito ou se virar nele. A vantagem para a criança, sobretudo para aquela com deficiência visual grave, é que a mobilidade no chão por meio do rolar, rastejar ou engatinhar ou o engatinhar de nádegas evitam a privação de experiências espaciais importantes e outras experiências perceptivo-motoras básicas.

Resumo

Sequências de desenvolvimento paralelas ativam mecanismos posturais fundamentais e o movimento voluntário dentro de funções motoras do desenvolvimento. Elas podem ser sequenciais ou modificadas de acordo com a cultura e condições individuais. Discutem-se pressupostos de desenvolvimento e a biomecânica em desenvolvimento, para que os métodos possam ser adequadamente selecionados. Nos capítulos práticos, são selecionadas ideias a partir de várias abordagens para treinar as atividades motoras de acordo com cada criança.

Tratamento do tônus anormal

Tratamento da espasticidade

O termo espasticidade ou hipertonia é usado de diferentes formas por clínicos e pesquisadores (Sanger et al., 2003; Lin, 2004). É um termo geral que abrange certo número de problemas motores que não são causados diretamente pela espasticidade. Katz e Rymer (1989) apontam que a hipertonia espástica é apenas um componente e que outros recursos podem ser mais incapacitantes. A fraqueza, a fadiga e a perda de destreza estão entre os outros problemas. Os planos de tratamento precisam identificar qual problema está sendo tratado (ver Cap. 8). Não há somente o reflexo de estiramento hiperativo dependente da velocidade, mas também posturas anormais, cocontração excessiva, desequilíbrio muscular, padrões de ativação atípicos e sequenciamento muscular. A espasticidade também envolve alterações nas propriedades viscoelásticas do músculo e outros tecidos, que contribuem para a marcha anormal, aumento da resistência ao estiramento passivo nos membros, amplitude articular limitada e deformidades articulares (Dietz & Berger, 1983, 1995).

A espasticidade recebe especial destaque para o diagnóstico em abordagens ortopédicas e para o uso de injeções de toxina botulínica do tipo A. Os fisioterapeutas podem tirar vantagem desses trabalhos. No entanto, a espasticidade não é de grande importância para o desenvolvimento funcional (Levitt, 1977). Pouca atenção é dada à ausência de aspectos funcionais.

Se a espasticidade for reduzida ou mesmo eliminada (p. ex., por injeções de álcool ou fenol), a criança ainda será deficiente (Nathan, 1969; Pederson, 1969; Sahrmann & Norton, 1977; Dietz e Berger, 1983; Carr & Shepherd, 1987; Dietz, 1992). Young e Wiegner (1987) afirmam que "a espasticidade pode ser parcialmente responsável pelas contraturas articulares, mas não leva à maior parte da incapacidade funcional". Giuliani (1992), em suas muitas avaliações dos resultados da rizotomia dorsal para remover a espasticidade, afirma que "os pressupostos de que a espasticidade é a causa subjacente do movimento desordenado e que a redução ou eliminação da espasticidade irá melhorar o movimento são infundadas... Reduzir a espasticidade pode aumentar a amplitude de movimento, mas pode desmascarar uma fraqueza subjacente, em vez de um controle subjacente".

Dietz (1992) aponta que vários fármacos podem reduzir reflexos de estiramento, mas esse efeito não resulta em uma melhora significativa da capacidade funcional. McLellan (1977) reduziu os reflexos de estiramento dependentes da velocidade (espasticidade) com baclofen por via oral, mas a cocontração do quadríceps e dos isquiotibiais permaneceu. A cocontração pode ser usada na capacidade funcional, uma vez que compensa a falta de controle postural, de modo que a pessoa pode se apoiar contra a gravidade. Às vezes, uma quantidade moderada de cocontração ajudará nas transferências de indivíduos com condições graves. A cocontração também é utilizada por pessoas saudáveis que enfrentam superfícies instáveis ou escorregadias. Pesquisas recentes de Shortland et al. (2002), Gough et al. (2005) e Ross e Engsberg (2007) têm mostrado que a fraqueza é muito mais importante do que a espasticidade como causa de incapacidade funcional.

Existem situações em que a espasticidade, agora denominada de "hipertonia espástica" é importante para a função. Isso se dá quando a espasticidade, associada à fraqueza muscular e alterações viscoelásticas, resultam em problemas musculoesqueléticos. Esses problemas são discutidos em mais detalhes no Capítulo 11, no manejo da deformidade.

O tratamento da espasticidade varia de um sistema para outro. Os neurofisiologistas Hagbarth e Eklund (1969) afirmaram que apoiam a minha sugestão de que os fisioterapeutas contam com diferentes sistemas de tratamento, já que há várias teorias sobre a espasticidade. Esse ponto de vista eclético também é compartilhado por McLellan (1984) e Dietz (1992). Lin (2000, 2004) também aponta que existem vários mecanismos causadores da espasticidade que afetam as decisões médicas.

Os *métodos dos diferentes sistemas de tratamento* são agora usados para alongar e fortalecer os músculos espásticos encurtados e encurtar e fortalecer os músculos hiperalongados, em vez do objetivo geral de "tratar a espasticidade".

1. Alongar músculos espásticos encurtados. Existem métodos que utilizam aplicações de gelo por 3 a 4 minutos, (Stockrneyer, 1967; Voss, 1972), alongamentos manuais em água morna, alongamento prolongado com imobilização inibitória em gesso para as pernas (Bertoti, 1986; Cottalorda et al., 2000) e para

os braços e mãos (Yasukawa, 1990) e em equipamentos (Tremblay et al., 1990). Existem diferentes posições em que uma diminuição da espasticidade permite alongar os músculos (Bobath & Bobath, 1984). Existem muitos projetos de órteses, talas ou equipamentos para alongamento diurno ou noturno e posicionamento de membros, cabeça e tronco. Médicos consultores também usam fármacos antiespasticidade, cirurgia ortopédica e neurocirurgia.

2. Técnicas de fortalecimento. Estas são utilizadas para ativar e fortalecer os músculos. Há métodos de fortalecimento na educação muscular contra resistência (Phelps, 1952), com pesos (Damiano et al., 1995b; Damiano & Abel, 1998), resfriamento rápido, nos músculos antes de sua ativação para potencializar a ação (Stockmeyer, 1967), estimulação elétrica funcional (Durham et al., 2004) e padrões de movimento neuromuscular proprioceptivo contra a resistência (Voss et al., 1985; Adler et al., 2008). Precisam ser mais utilizadas amplitudes médias para o fortalecimento muscular, em vez de amplitudes baixas para os músculos encurtados e amplitudes máximas para os músculos alongados. O fortalecimento funcional pode ser realizado em grupos de treinamento em circuito (Blundell et al., 2003).

3. Se uma criança estiver sendo ajudada a se mover com uma maior variedade de padrões motores e tão ativamente quanto possível, então isso *incluirá* minimizar a rigidez, bem como o comprimento anormal de músculos espásticos, enquanto proporcionam a ativação ou fortalecimento dos músculos.

Hipotonia

A hipotonia também não está necessariamente correlacionada com a força do movimento voluntário, mas parece estar mais associada aos mecanismos posturais (Foley, 1998). A melhora do controle postural parece coincidir com a melhora dos músculos hipotônicos. "Bebês flácidos" e a hipotonia da síndrome de Down melhoram à medida que os mecanismos posturais são ativados. A estimulação tátil e outras técnicas que visam aumentar o tônus precisam ser acompanhadas de treinamento dos mecanismos posturais ou de preferência, substituídos por esse treinamento. As técnicas neuromusculares proprioceptivas de compressão articular ao longo dos membros enquanto sustenta peso com o alinhamento correto auxiliam o controle postural.

Tônus flutuante

O tônus flutuante ou espasmos súbitos graves e movimento involuntário parecem "tirar o equilíbrio da criança", mas não são capazes de impedir o desenvolvimento das reações posturais. A associação destes sintomas atetoides com as reações posturais ainda não é clara. A discinesia grave apresenta espasmos perturbadores ou variações de tônus e deficiência grave na função. No entanto, em algumas crianças, o movimento voluntário pode ser treinado, apesar da perturbação dos movimentos involuntários. A melhora dos mecanismos posturais parece *diminuir* o efeito de perturbação e, às vezes, o grau de movimento involuntário. Reações de defesa excessiva dos braços são decorrentes da baixa estabilidade postural, de modo que parecem diminuir quando a estabilização postural apresenta melhoras.

Resumo

O fisioterapeuta não deve coletar técnicas para o tônus anormal *como essas*, mas sim:

1. Enfatizar o treinamento das funções motoras do desenvolvimento, o que aumenta a variedade de padrões motores ativos.
2. Concentrar-se nas deformidades em risco e estabelecidas para as quais o tônus anormal pode contribuir, juntamente com outros fatores (ver Caps. 9 e 11).

Treinamento dos padrões de movimento

Os padrões de movimento ou sinergias são compostos de grupos musculares ou cadeias de músculos. Alguns sistemas de tratamento avaliam e tratam grupos musculares individuais (Phelps, 1952; Plum & Molhave, 1956; Slominski, 1984), e esse treinamento muscular está associado à ortopedia (Samilson, 1975; Horstmann & Bleck, 2007). Outros recomendam apenas o tratamento dos padrões de movimento dos membros (Bobath & Bobath, 1984; Vojta, 1984; Voss et al., 1985). Uma pesquisa realizada por Damiano et al. (1995a) demonstrou uma melhora na postura agachada (flexão de quadril e joelhos) depois do fortalecimento do quadríceps. Embora grupos musculares específicos possam ser tratados *de modo isolado*, isso não é possível nas crianças com paralisia cerebral mais grave. As crianças desse estudo eram mais velhas e apresentavam condições menos graves, além de caminharem.

Nos níveis iniciais de desenvolvimento e no comprometimento grave, uma criança não pode realizar facilmente movimentos discretos ou isolados. Elas não têm "controle motor seletivo". Essas crianças e adultos só podem usar os movimentos de massa ou sinergias estereotipadas de ação muscular ou padrões reflexos primitivos. Tedroff et al. (2006) encontraram sinergias anormais e padrões de recrutamento em condições leves e moderadas na paralisia cerebral. Em alguns sistemas de tratamento, os fisioterapeutas têm usado o complexo do reflexo de rastejar, o reflexo de rolamento (Vojta, 1984), as reações de retirada (Phelps, 1952) ou o "padrão imaturo de passos", com o tronco totalmente apoiado (MOVE Europe, 2001). A ativação dos músculos em padrões infantis foi usada para evitar a imobilidade e neutralizar deformidades. As próprias crianças têm usado esses padrões primitivos quando não houver outro meio de se mover.

Estratégias motoras mais maduras ou diferentes precisam ser treinadas para atingir estágios funcionais de desenvolvimento. Por exemplo, uma criança usa flexão estereotipada de ombro, cotovelo e mão. Os métodos de tratamento visam alterar esses padrões (p. ex., treinar a flexão do ombro com extensão do cotovelo e da mão nas tarefas de alcançar). Na perna, o movimento estereotipado de flexão de qua-

dril e joelho com dorsiflexão do tornozelo precisa ser modificado para realizar a dorsiflexão ativa com a extensão de quadril e joelho. Esse fracionamento de sinergias estereotipadas é mais desenvolvido.

Em algumas condições, tanto o treinamento de um músculo específico quanto o fraccionamento do movimento pelo controle motor seletivo podem não se transferir para uma função motora. Isso está relacionado à variedade de ações nas funções musculares e nos diferentes comprimentos musculares envolvidos.

Os músculos são ativados como motores principais, sinérgicos ou fixadores quando se contraem durante o movimento. Os músculos precisam se encurtar e contrair (trabalho concêntrico ou isotônico), manter o mesmo comprimento e contrair (trabalho isométrico) ou alongar e contrair (trabalho excêntrico) em diferentes funções motoras.

Por exemplo, durante o vestir-se em decúbito dorsal, é usada a ponte de quadris. A ponte de quadris é a ação concêntrica dos extensores de quadril, enquanto o "segurar" que se segue envolve o trabalho muscular isométrico. Isso vale também para levantar a cabeça e, em seguida, segurar a cabeça em decúbito ventral.

Resumo

1. A aprendizagem motora, discutida nos Capítulos 2 e 6, enfatiza o uso de padrões de movimento adaptados a uma tarefa de uma pessoa.

2. No entanto, distintos padrões de movimento são concebidos para deficiências como a rigidez muscular, rigidez articular, fraqueza muscular e falta de controle de movimento seletivo.

3. Sempre que possível, assuma a liderança pela iniciação do movimento da criança para resolver os problemas motores em sua vida diária e modificar seus padrões motores ou treinar padrões mais desenvolvidos, tanto quanto possível. A gravidade dos danos no encéfalo podem não permitir um repertório de padrões motores normais.

Utilização de estímulos aferentes

Existem diferenças entre os métodos de neurofacilitação e os modelos de aprendizagem, como a educação condutiva e a abordagem de Carr e Shepherd (1987, 2003) e o programa Mobility Opportunities via Education (MOVE). Os sistemas de tratamento de neurofacilitação usam estímulos aferentes "intervencionistas" de toque, temperatura (cutânea) ou pressão, estiramento, movimento resistido, compressão ou retração articular (estímulos proprioceptivos), bem como estímulos visuais e auditivos. O "manuseio" obtém a atividade muscular ativa automática. Nos métodos de aprendizagem, as mãos do adulto são muito menos usadas para orientar ou apoiar minimamente a criança. A *fixação* ou sustentação manual de uma parte do corpo da criança também é utilizada, mas não da mesma maneira que nos métodos de sistemas de neurofacilitação. Os métodos de manuseio ajudam a criança a sentir um movimento ou postura que ela não é capaz de alcançar sozinha. Com o tempo, diz-se que essa experiência sensório-motora ajuda a criança a adquirir o movimento ou a postura por conta própria. Acredita-se que os equipamentos para manejo na posição deitada, sentada e em pé e as órteses forneçam uma experiência sensorial que a criança pode alcançar. No entanto, essa correção passiva é direcionada sobretudo para corrigir posturas ou posições anormais de uma parte do corpo. A postura passiva e os movimentos passivos não treinam a capacidade funcional (Held, 1965). A criança desenvolve o movimento e a capacidade funcional por meio de sua participação ativa, em associação aos estímulos aferentes, com a inclusão da propriocepção aumentada dada pela resistência manual (Kabat, 1961; Voss et al., 1985).

A aprendizagem motora conduz a mais do que uma experiência sensório-motora e, em particular, enfatiza o movimento ativo e o controle postural para alcançar uma função. Embora a atividade muscular esteja presente em técnicas neuromusculares automáticas, o que não permanece ativo é a iniciação da função pela própria criança. Suas próprias ações permitem a aprendizagem

e a compreensão, bem como uma oportunidade de usar suas próprias estratégias para a função.

É importante reconhecer que os movimentos e posturas são automáticos *depois* de terem sido aprendidos. No processo de treinamento da função motora, como por exemplo, para aprender a dirigir um carro, jogar tênis ou patinar no gelo, há concentração de uma pessoa no movimento ativo e controle do equilíbrio. As crianças devem se concentrar em, por exemplo, movimentos de se levantar do chão, manter o equilíbrio, colocar suas mãos para evitar uma queda. Por exemplo, crianças com deficiências visuais graves foram ensinadas a impedir uma queda com instruções verbais indicando que deveriam "colocar seus braços para a frente". Mais tarde, isso se torna automático. Reações posturais automáticas podem ser possíveis em alguns procedimentos e também devem ser aprendidas ativamente, bem como em reação ao manuseio do terapeuta.

Durante o treinamento, há momentos em que a criança deve se atentar para os estímulos aferentes utilizados pelo terapeuta, pois estes muitas vezes são pistas para a direção ou para partes de seu corpo e transmitem qual movimento é necessário. Além disso, os estímulos aferentes não precisam ser usados quando a criança é capaz de aprender a responder ativamente a "puxe", "empurre", "estique", "tente sentar-se sozinho" e assim por diante. Algumas crianças, em especial quando mais jovens, respondem melhor à concentração em um incentivo a um movimento específico, como "toque aqui", "pegue isso" e à motivação dos brinquedos e do brincar.

A abordagem Petö (educação condutiva) é particularmente cuidadosa ao usar a concentração da criança no controle de movimento (Cotton, 1970, 1974, 1975). No entanto, essa abordagem não utiliza todos os aspectos do movimento com concentração. Os esforços ativos podem se concentrar, por exemplo, no movimento voluntário do braço enquanto a estabilidade postural automática da cabeça e do tronco e o ajuste postural são simultaneamente ativados. Os movimentos voluntários que são selecionadados não agravam a espasticidade, já que essas atividades motoras ativas não estão muito além do que a criança consegue fazer, o que faria com que ela fosse *pressionada* a fazer esforços anormais para realizar um movimento.

Taub (1980), Rothwell et al. (1982), Gordon (1987) e outros têm chamado a atenção para pesquisas que mostram que os movimentos podem ser alcançados sem estímulo aferente. No entanto, Rosblad e van Hofsten (1992) demonstraram que o estímulo sensorial é essencial para a coordenação motora fina (ver também von Hofsten & Rosblad, 1988). Existe um programa motor central no sistema nervoso central da criança que pode ser usado sem estímulos aferentes. Os estímulos aferentes são, no entanto, necessários para modificar as ações da criança e atingir a precisão do controle motor. Portanto, estímulos sensoriais "intervencionistas" nem sempre são necessários. A visão e a cognição com a linguagem podem ajudar na aquisição da função motora pela criança.

Resumo

1. É aconselhável mostrar à criança como e para onde se mover em reposta aos estímulos aferentes do terapeuta para os movimentos e posturas. No entanto, o quanto antes e até mesmo na mesma sessão de tratamento, verifique se a criança pode realizar a atividade motora sozinha, mesmo que isso seja feito de modo parcial ou sem confiança.

2. Uma criança pode ser capaz de se concentrar e praticar a função motora sem ser manuseada ou tocada pelo terapeuta. A atividade motora selecionada deve estar um pouco além do seu nível de desenvolvimento, de modo que ela possa conseguir algo por conta própria. Em decorrência da gravidade da condição, inicialmente pode ser necessário utilizar um suporte apropriado de um equipamento ou mobiliário.

3. Quando a criança estiver gravemente prejudicada, ao ponto em que poucas atividades podem ser realizadas por conta própria, o suporte manual e os estímulos aferentes ou manipulação poderão ser a única maneira de iniciar a atividade motora.

Interação entre as partes do corpo

Existem métodos utilizados por diferentes clínicos que ativam uma parte do corpo para facilitar a ação de outra parte do corpo. Por exemplo, a elevação do braço ativa simultaneamente a elevação da cabeça e a extensão das costas; técnicas de rastejar desencadeadas nas pernas facilitam a atividade da criança como um todo. A estimulação de uma parte de um padrão de movimento sinérgico ativa outros grupos musculares dentro da mesma sinergia. Essas técnicas de facilitação envolvem o *fluxo excessivo* normal de atividade de uma área do corpo para outra. Feldenkrais (1980) fez um estudo intensivo dessas interações no organismo normal, que atuam como um todo.

Na pessoa com paralisia cerebral, contudo, é possível ativar ações indesejáveis em outras partes do corpo. Por exemplo, a preensão pode aumentar a flexão de cotovelos e ombros de uma criança já com ombros curvados e flexionados; a utilização dos braços pode piorar posturas anormais nas pernas; e a pressão com uma mão pode estar associada à preensão da outra mão. Técnicas de fisioterapia que utilizam o movimento resistido devem ser utilizadas de modo que o restante do corpo não assuma posições anormais (Levitt, 1966, 1969, 1970b). Isso envolve uma combinação de posicionamento (Bobath & Bobath, 1984) e facilitação neuromuscular proprioceptiva (Voss et al., 1985). O movimento ativo contra resistência é facilitado em uma parte do corpo, enquanto o restante do corpo deve ser *posicionado* de modo que não ocorra fluxo excessivo anormal. As técnicas de Vojta utilizam a resistência a um complexo de rastejar, mas como todo o corpo se move em um padrão de correção, o posicionamento é desnecessário. Além disso, muita rotação dentro de padrões motores em pessoas com hipertonia espástica impede a atividade motora anormal associada em outras partes do corpo.

Há interações entre as partes do corpo em todos os mecanismos posturais. A escoliose pode ser corrigida durante reações de inclinação, um braço hemiplégico inativo fica ativado em uma reação de defesa e os "métodos de movimento induzido por restrição" incluem a ativação de uma parte inativa do corpo quando as partes do corpo mais capazes estiverem limitadas (Taub et al., 2004).

Resumo

1. Qualquer ação de uma parte do corpo deve ser acompanhada por uma observação cuidadosa da criança como um todo e não apenas da parte que está sendo ativada. Os fisioterapeutas podem aprender mais sobre as interações normais das partes do corpo em sua própria experiência em "classes Feldenkrais" (Feldenkrais, 1980).

2. Existe uma série de diferentes métodos que usam ou restringem uma parte do corpo a fim de ativar outra parte menos capaz.

Manejo de deformidade

Cada sistema tem como objetivo prevenir, minimizar ou corrigir deformidades e contraturas. Existem muitos métodos para neutralizar deformidades, bem como vários pontos de vista quanto à gênese da deformidade. O Capítulo 11 é dedicado a esse aspecto.

6

Aprendizado da função motora

Os fisioterapeutas têm tratado o controle motor separadamente, com base em uma ou mais abordagens neurológicas e ortopédicas. Os estudos e a experiência clínica têm demonstrado que a ativação dos músculos ou padrões motores, por si só, podem resultar em melhoras, mas isso envolve o desempenho em uma sessão de tratamento e não necessariamente é aprendido. A melhora no desempenho motor pode não se transferir para as ações da vida diária (Goldkamp, 1984; Gordon, 1987; Mulder & Hulstijn, 1988; Mulder & Hochstenbach, 2002). O fisioterapeuta precisa reconhecer que:

- a criança não depende somente da neurofisiologia para realizar movimentos. A capacidade de se movimentar também é dependente dos processos de aprendizagem;
- o aprendizado depende do movimento ativo iniciado tanto quanto possível pela criança;
- o fortalecimento dos músculos e a redução da rigidez de tecidos moles, músculos e articulações melhora o aparelho motor, mas não necessariamente aprimora as funções motoras da vida diária;
- o controle motor alcançado na clínica (ou laboratório de pesquisa) não necessariamente é transposto para a vida diária, que inclui o autocuidado, as atividades escolares, as brincadeiras, os passatempos e as tarefas domésticas;

- quando uma criança aprende a usar a função motora no contexto de sua vida, isso motiva e também ativa o controle motor e promove a aprendizagem motora;
- as sessões de tratamento clínico especiais são importantes, mas precisam ser usadas simultaneamente com sessões de tratamento em outros contextos da vida da criança;
- a transição das sessões de tratamento para a vida cotidiana da criança depende do aprendizado motor.

Em qual tratamento destinado a uma criança os princípios de aprendizagem se aplicam?

- a criança com lesão cerebral *aprende as* funções motoras, como sentar-se, ficar em pé, mudar posturas, usar as mãos e as diversas formas de locomoção;
- a criança *aprende a* usar equipamentos como andadores, cadeiras de rodas e brinquedos;
- a criança *aprende a* usar suas funções motoras para realizar atividades de autocuidado, brincadeiras e interagir com pessoas e objetos na maior parte das tarefas diárias.

No Capítulo 2, minha prioridade era introduzir padrões e funções motoras no contexto da vida diária da criança com seus pais, a princípio baseada na necessidade de traduzir meu conhecimento técnico no que tem significado para eles em nossa cultura (Levitt, 1991b, 1994) e em outras culturas (Levitt, 1991a, 1999). Isso é seguido pelo tratamento específico dos padrões motores que são observados como sendo úteis para que os pais e as crianças declarem o que desejam alcançar em suas vidas diárias. Isso inclui a ativação específica de ações motoras que são latentes, mas necessárias para qualquer atividade da vida diária. Por outro lado, o tratamento minimiza esses padrões motores que são ineficientes ou bloqueia a função motora relevante para as tarefas diárias. No Capítulo 2, um modelo de aprendizagem colaborativa mostra como programas de tratamento relevantes para a vida diária dos pais e de pessoas com paralisia cerebral pode ser criado em conjunto com o terapeuta, a criança e os pais em um processo de aprendizagem (Levitt & Goldschmied, 1990).

Métodos de aprendizagem

Muitos fisioterapeutas e terapeutas ocupacionais pediátricos experientes intuitivamente selecionam métodos de treinamento que se adequam ao estilo de aprendizagem do indivíduo. Essa arte e senso comum dos terapeutas pode ser apoiada por um pouco do conhecimento e das pesquisas apresentadas por especialistas em ciências comportamentais. No entanto, é muito importante aprender com esses especialistas para que o terapeuta venha a compreender mais profunda e analiticamente o que já está fazendo, para que possa ser mais preciso no modo de atuar. Isso também permite que o terapeuta desenvolva ainda mais sua forma de trabalhar. Esses estudos são citados por terapeutas e psicólogos que também oferecem teorias para este trabalho e novas ideias estão sendo desenvolvidas (Carr & Shepherd, 1987, 2003; Forssberg & Hirschfeld, 1992; Russell e Cotton, 1994; Shumway-Cook & Woollacott, 2001; Mulder & Hochstenbach, 2002, entre outros).

Os métodos de aprendizagem também são desenvolvidos por meio da interação entre fisioterapeutas e terapeutas ocupacionais pediátricos, professores e outros profissionais. Psicólogos infantis com experiência em desenvolvimento infantil e deficiências dão aos terapeutas muitas ideias sobre a aprendizagem. Essas ideias precisam ser adaptadas ao aprendizado do controle motor. Os terapeutas comunitários interessados em aprendizagem motora em diferentes ambientes descobriram que visitas à casa, ao local de recreação e à escola são esclarecedoras.

Comportamento

Esse é um termo usado por psicólogos e professores para transmitir qualquer ação de uma criança que possa ser observada. Quando comportamentos são incômodos para os terapeutas e pais – quando a criança se recusa a cooperar, não gosta de manusear ou usar talas – eles são discutidos com os membros da equipe. Uma descrição clara do que a criança faz, quando o faz e a resposta das pessoas ao seu comportamento são discutidas, de modo que uma abordagem construtiva possa ser trabalhada.

Os comportamentos que são uma preocupação mais direta dos fisioterapeutas são as ações motoras. A descrição do que uma criança faz com os critérios para o sucesso de um ato motor é denominado *objetivo comportamental* para o tratamento ou treinamento (Presland, 1982; Steel, 1993). Um exemplo seria "sentar em um penico por um minuto de modo independente, sem se estender para trás ou cair para a direita" (Bower & McLellan, 1992). Isso envolve uma ação motora, como ela é feita e por quanto tempo. Isso também é denominado "estabelecer uma meta" com a criança e seu cuidador. É preciso ir mais longe do que estabelecer uma meta e esclarecer uma resposta de um cuidador ou terapeuta aos esforços de uma criança e sua aquisição motora, como é feito com outros comportamentos. Isso irá afetar o aprendizado de qualquer função motora da criança.

O *feedback* de um fisioterapeuta das tentativas "direcionadas a uma meta" feitas pela criança e dos resultados finais auxilia no aprendizado ou pode causar sentimentos de pressão, medo de fracassar e de desapontar as pessoas que ele gosta e estão ajudando.

Emoções e aprendizagem

Pode haver sentimentos de desconforto ou sofrimento na criança quando o terapeuta espera uma mudança no comportamento motor familiar a ela. Quando confrontada com novas tarefas, as respostas da criança podem ser de medo, frustração e ansiedade. Essas emoções em tais situações foram interpretadas como o medo do desconhecido e a autoproteção contra o fracasso ou experiências prévias de fracasso. Isso envolve uma compreensível cautela e hesitação em relação à mudança. Por outro lado, muitos terapeutas sabem que, ao usarem atividades lúdicas específicas, a maior parte das crianças pode se motivar a experimentar novas habilidades motoras e sentir prazer com resultados positivos. No entanto, há crianças que acham que até mesmo um brinquedo novo ou uma nova atividade lúdica são muito estranhos e hesitam em agir. Isso é especialmente verdade quando a criança prefere não usar uma parte do seu corpo para uma brincadeira que já resultou em fracasso e frustração. As crianças também têm experimentado linguagem médica focada em suas anormalidades durante a determinação de um diagnóstico, ao utilizar uma medida da deficiência e durante os tratamentos que visam a corrigir anormalidades. Declarações e palavras como "ela não consegue fazer isso", "não", "isso está errado", "você não está tentando", "pare com isso" são alguns exemplos.

Há crianças que não são capazes de compreender o que se espera delas ou como usar um brinquedo. Há crianças que não falam ou têm discurso mínimo, em especial quaisquer palavras para expressar sentimentos. Quando solicitado a realizar uma tarefa, vão chorar ou gritar, mostrar raiva ou afastamento. As crianças usam seus espasmos extensores, movimentos involuntários e postura flexora total para mostrar que estão chateados. Esses fortes sentimentos de mal-estar também são mostrados em todas as situações acima.

As tarefas mais importantes que os adultos devem administrar quando estiverem envolvidos com uma criança são:

1. Seus próprios impulsos de proteção. Eles precisam equilibrar seu desejo de desafiar a criança a se desenvolver com o desejo de protegê-la de possíveis falhas e medos.

2. A própria análise do fracasso. A criança aprende com os erros que comete, de modo que melhora assim a sua função. O tão famoso "fracasso" pode ser um estímulo para uma melhora na função. O fracasso também pode não ser real se a tarefa estiver muito além do estágio de desenvolvimento da criança ou se for fácil demais para interessá-la.

3. Sua linguagem corporal e palavras, de modo que os adultos aprendam a reformular o que dizem para fazê-lo de modo mais positivo.

Existem várias opções que os fisioterapeutas já utilizam para conseguir isso e é preciso enfatizar especialmente:

- os terapeutas primeiro precisam examinar o que a criança pode fazer e qual atividade lhe é familiar e, então, trabalhar a partir disso. Ofereça variações ou acrescente resistência manual às ações dentro da competência individual de cada criança;

- ao treinar uma nova função, forneça gradualmente menos apoio manual, menos orientação e menos supervisão. Use equipamentos em uma parte do corpo, de modo que outra parte possa atuar, e diminua a utilização quando as habilidades da criança se desenvolverem. A tarefa é dividida em componentes cada vez menores, para que o sucesso seja possível;

- os terapeutas compreendem e sentem que os erros são ferramentas de aprendizagem, de modo que não mostram desaprovação ou desapontamento quando a criança não consegue realizar uma tarefa. Eles esperam calmamente quando a criança quer "tentar de novo e de novo" e encontra sua própria maneira de realizar uma tarefa;

- o terapeuta fornece informações para realizar uma tarefa ou para melhorá-la; contudo, ao fazê-lo, evite transmitir uma mensagem de inadequação da criança ou desaprovação de seus esforços anormais. Caso contrário, a criança pode desanimar e se sentir um fracasso. Isso pode aumentar o que poderia ser uma ansiedade "normal" em relação a uma tarefa desconhecida;

- o terapeuta fornece informações para o desempenho inicial ou melhorado, por meio de procedimentos "intervencionistas" ou de outros métodos apresentados neste capítulo e no Capítulo 9. Existem métodos para administrar o medo de cair em procedimentos indicados no Capítulo 9;

- os terapeutas compartilham o sucesso e o prazer da conquista da criança com sorrisos, olhares de aprovação para suas ações, com comentários sobre o que especificamente foi alcançado. No entanto, o entusiasmo excessivo pelo desempenho das crianças pode muito bem fazer com que muitas delas sintam que só o sucesso agrada aos adultos e leva à aprovação. A energia mental e emocional da criança é, então, gasta com o medo de não agradar aos adultos que os ajudam. Nós, terapeutas, precisamos refletir sobre como nossas respostas ao "fracasso" ou à realização da tarefa pela criança serão sensíveis às necessidades da criança de ser aceita e valorizada como pessoa;

- o terapeuta avalia se as tarefas são adequadas ao desenvolvimento de cada criança. Isso provavelmente garantirá o sucesso. A tarefa inclui os níveis de desenvolvimento da compreensão, percepção e função motora. Cada criança recebe tarefas que seja capaz de realizar com o "nível de desafio" apropriado;

- essas tarefas precisam ser interessantes e agradáveis à criança, bem como desafiadoras ao seu nível.

Todas essas sugestões facilitam e dependem da relação positiva do terapeuta com a criança. Na segurança dessa relação há confiança, que ajuda a criança a lidar com as tarefas desconhecidas que ela precisa realizar. A confiança por parte do terapeuta ocorre a partir do potencial de desenvolvimento da criança, mas também da criança a partir do apoio emocional do terapeuta e da descoberta do que e como ela pode realizar.

Desenvolvimento da atenção e da aprendizagem da criança

As paralisias cerebrais podem levar à apatia, hiperatividade e atenção fugaz em crianças. Além do dano encefálico, que dificulta esses comportamentos, eles podem ser decorrentes de medicamentos, fadiga e estresse emocional da criança. Os pais acham que a demanda de atenção ininterrupta de seu filho com atividades lúdicas e sua inquietação são muito difíceis de lidar. Seu filho não é capaz de manter a concentração e brincar sozinho. Os pais são habilitados a compreender que as tarefas de tratamento exigem concentração para a aprendizagem e que a terapia não é necessariamente apenas um conjunto de procedimentos durante os quais a criança "recebe tratamento". A terapia com tarefas de aprendizagem de interesse da criança irá, portanto, melhorar não só as tarefas motoras, mas também a capacidade de concentração da criança. O comportamento geral da criança melhora com a experiência de realização bem-sucedida por meio de uma aprendizagem ativa de tarefas.

Ideias práticas para promover a atenção e a aprendizagem

1. As sugestões para a escolha da atividade pela criança (ver Cap. 2) e os itens mencionados anteriormente na subseção "Emoções e aprendizagem" promovem a atenção e a aprendizagem.

2. Empregue pequenas etapas dentro de cada estágio ou modique a tarefa para que sua realização seja possível. A realização bem-sucedida mantém a atenção (ver a seção "Dicas para a aprendizagem").

3. As deficiências são conhecidas, de modo que as influências de outras deficiências são apreciadas.

4. Tarefas motoras difíceis e novas precisam ser intercaladas com pequenas mudanças. Pode ser necessário intercalar períodos de repouso.

5. Certifique-se de que a sessão de tratamento não tem muitas atividades e que foram eleitas as prioridades.

6. A hora do dia deve ser considerada. Uma criança pode estar melhor na parte da manhã ou algum tempo depois de uma refeição ou descanso. Sem dúvidas, a concentração da criança não será facilitada se ela for retirada de sua aula favorita na escola ou de um passatempo especial ou atividade lúdica para ser levada para o tratamento.

7. A duração de uma sessão de tratamento deve estar relacionada com a capacidade de atenção e ritmo de aprendizagem da criança.

8. Evite distrações de muitas pessoas andando nos arredores, muito barulho ou televisão ou rádio ligados o tempo todo durante as sessões. Mais tarde, *depois que a criança conseguir realizar a atividade*, treine a função motora na presença de distrações, graduando a quantidade de distrações de seu ambiente natural.

9. Mantenha a criança olhando para o que ela está fazendo com um objeto, brinquedo ou auxílio à marcha e não para o terapeuta. Ela aprende ao prestar atenção no que está fazendo e quando tentar administrar sozinha os seus problemas.

10. A atenção da criança é mais bem apreciada em termos de seu estágio na sequência normal de desenvolvimento da atenção, de modo que não seja esperado excessivamente dela. Os lactentes normalmente atendem mais às suas atividades internas e ao estímulo mais próximo a eles. Em torno dos 6 a 12 meses, a atenção pode ser focada em estímulos visuais e sonoros mais distantes deles. A atenção fugaz na criança torna-se de mais longa duração até que ela se concentra rigidamente em uma coisa de cada vez. Mais tarde, vão permitir que o adulto mude o foco de sua atenção para se tornar mais flexível no uso dela (Cooper et al., 1978).

11. Oscilações, movimentos sobre rodas, em aparelhos oscilantes e ações com ritmos musicais, bem como atividades elaboradas por qualquer terapeuta, são um desafio à aprendizagem do controle motor. Atividades prazerosas também chamam a atenção da criança em relação ao movimento agradável do corpo.

12. Atividades como natação, passeios a cavalo, trenó e rapel com a assistência adequada ensinam o equilíbrio e o movimento em contextos sociais e dão prazer. O desenvolvimento associado do condicionamento físico e da saúde proporcionam sentimentos positivos.

Aprendizado da função motora

Quando uma criança concentra sua atenção em uma tarefa motora, ela tem mais chances de aprender. O terapeuta esclarece no que ela precisa se concentrar. Na primeira etapa, a criança centra sua atenção na finalidade do movimento. Essa é a sua *intenção* de se mover ou o *objetivo da ação*. Isso pode envolver atividades da vida diária de uma criança, como, por exemplo, comer, tomar banho, vestir-se ou interagir com sua mãe ou outro membro da família. Pode-se explorar um objeto ou ir a um lugar aonde ela quer ir.

Uma vez focada no objetivo, a criança usa o que é chamado de *movimentos dirigidos a um objetivo*, juntamente com mecanismos posturais. Sua atenção é mantida na tarefa, conforme ela aprende quais ações motoras são utilizadas para atingir esse objetivo. Os terapeutas precisam evitar *confundir o objetivo* ao enfatizar no *melhor padrão motor* em vez de em manter a atenção da criança no objetivo (Gentile, 1987). Uma vez que certa compreensão do que fazer é mostrada à criança, sua atenção se desloca mais para como fazê-lo. A ação do movimento e da postura, portanto, não é separada da finalidade dessa ação. Van der Weel et al. (1991), em um estudo da paralisia cerebral, mostrou como o uso da pronação e supinação a fim de bater um tambor obtinha melhor ação do que a pronação e supinação como um exercício.

Os movimentos dirigidos a um objetivo não devem ser isolados do controle postural, já que ambos são interligados e precisam ser aprendidos em conjunto. Isso representa um desafio para aqueles que usam muitos equipamentos para controlar e corrigir a postura durante a função da mão.

Objetivos e estratégias próprias da criança

Um modelo de aprendizagem muitas vezes envolve um adulto que explica de maneira reconfortante o que a criança vai fazer, mostra-lhe como fazê-lo e mantém sua atenção nesses aspectos. No entanto, caso se preceda essa abordagem com as descobertas do que a criança quer alcançar, ela não precisa de explicações sobre o que vai fazer. Se o terapeuta também observa como ele faz sua tentativa de atingir seu próprio objetivo, *a criança* conhece como está sua própria motivação e o que ela já consegue fazer com o uso de suas escolhas em relação aos controles posturais e aos padrões de movimento (Fig. 6.1a, b). Eles podem ser os seguintes:

- aproximar-se da tarefa de modo geral;
- iniciar a tarefa sem concluí-la;
- realizar a tarefa de um modo incomum.

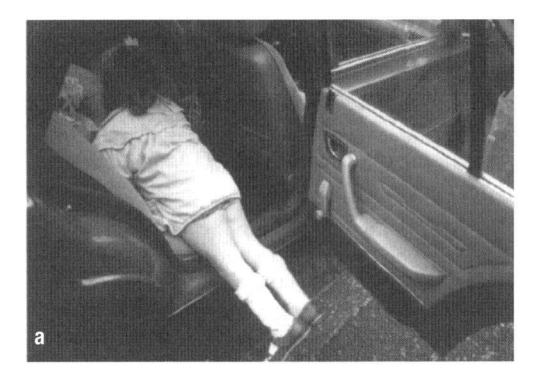

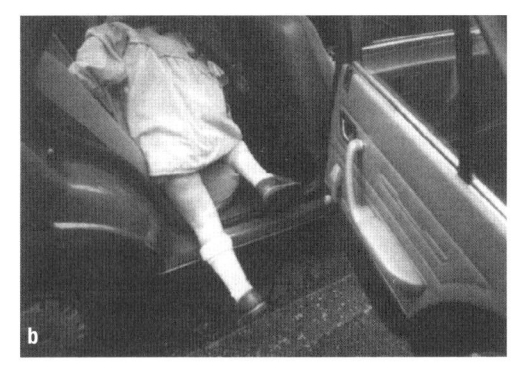

Figura 6.1   (a, b) A criança encontra sua própria estratégia de entrar no carro; a imagem (b) é mais desejável, já que a criança corrige sozinha a adução espástica de suas pernas.

O terapeuta pode então mostrar à criança como desenvolver ou modificar a tarefa se sua aproximação à tarefa estiver em um *estágio inferior de desenvolvimento* do desempenho, *usar os sintomas* de seu tipo de paralisia cerebral, *aumentar a deformidade* ou mostrar *desuso* de alguma parte do corpo ou de grupos musculares. Quando a tarefa é iniciada pela criança, o terapeuta ajuda-a a completá-la. Quando são observadas formas inusitadas de se realizar uma tarefa, é necessário considerar cuidadosamente, uma vez que esses padrões nem sempre causam deformidades ou desuso e pode haver uma variação do desempenho, do mesmo modo que variações normais da função motora são aceitáveis em pessoas sem deficiência. Quando a criança usa padrões imaturos, patológicos ou compensados pela biomecânica, que causam deformidades, bloqueiam o desenvolvimento adicional ou demandam energia em excesso, eles são corrigidos e padrões alternativos são incentivados. No entanto, os padrões motores "indesejáveis" podem ser os únicos possíveis para uma criança alcançar sua independência em uma habilidade específica. Assim, é importante planejar outras atividades motoras em seu dia que utilizem padrões motores para contrabalancear a escolha de seus padrões anormais de independência. Imobilização e tratamentos adicionais também são acrescentados para combater padrões motores indesejáveis. Aceitar padrões motores anormais para a independência em uma habilidade depende da idade da criança, das quais as mais novas têm mais potencial para correção e variedade. A gravidade da condição física, o grau de comprometimento intelectual e o grau de deficiência visual levam a algum comprometimento do uso de padrões motores anormais para tarefas motoras específicas.

Análise de tarefas

A fim de avaliar quais movimentos e posturas melhorar, desenvolver ou desencorajar para uma função, realiza-se uma análise de tarefas. As ações da criança são comparadas àquelas de sua faixa etária e àquelas de um estágio anterior do desenvolvimento normal. A análise de tarefas inclui o seguinte:

- a sequência de ações, como levantar-se do chão com a utilização de várias posturas. Há uma sequência de ações para comer, beber, lavar e outras tarefas diárias. Há uma sequência de ações no uso de andadores, cadeiras de rodas e equipamentos de transferências ou brincadeira;
- os mecanismos posturais em um estágio de desenvolvimento em particular, juntamente com padrões de movimentos voluntários (sinergias);
- a ação motora e suas áreas sensoriais, perceptivas e cognitivas relacionadas. Trata-se de analisar para onde a criança olha e aquilo que ouve, cheira, degusta e toca durante a ação motora. Ao mesmo tempo, sente o que está fazendo tanto no movimento quanto no controle postural (informação vestibular e propriocepção). Por fim, o que se entende como a finalidade de sua ação e as sensações que o informam do plano motor e do que foi realizado.

Ao analisar a função motora de um indivíduo, considere a forma como o terapeuta pode melhorar as habilidades residuais ou estabelecidas das sensações, percepções e nível de cognição e motivação da criança. Também é necessário adquirir sugestões de psicólogos, professores e outros membros da equipe.

O fisioterapeuta também contribui com os componentes motores de uma tarefa, ao considerar como os seguintes afetam a qualidade da função motora:

- amplitude de movimento articular;
- comprimento e força muscular;
- alinhamento postural, com assimetrias;
- deformidades, fixas e não fixas;
- movimentos involuntários, espasmos ou reações reflexas que interferem na função motora.

Esses aspectos são discutidos nos Capítulos 8, 9 e 11, que abordam avaliação e métodos.

Existem diferentes pontos de vista em relação à análise de tarefas, não só entre os fisiote-

rapeutas, mas também entre os profissionais. É necessário que os membros da equipe compartilhem suas opiniões sobre tudo o que sabem em relação à criança. As ideias comuns entre os fisioterapeutas foram discutidas no Capítulo 5. Pesquisas sobre as análises motoras continuam e os terapeutas precisam seguir com seus estudos para que melhores análises de tarefa sejam desenvolvidas no futuro. Estudos interdisciplinares e experiência também contribuem para melhores análises de tarefas que envolvam interações sensoriais, perceptivas, cognitivas, emocionais e motoras. As tarefas em diferentes ambientes necessitam de adaptações que influenciem sua análise.

Dicas para a aprendizagem

As dicas para a aprendizagem precisam ser claramente indicadas no tratamento. Cada criança irá responder às diferentes dicas de acordo com seu estágio de desenvolvimento e à presença de deficiências específicas. Fornecem-se dicas para a posição inicial, durante a ação e para o resultado final da ação. A criança precisa detectar ou ser informada de todos os erros em seu desempenho, bem como de seus sucessos (Winstein & Schmidt, 1989; Winstein et al., 1989).

Os terapeutas podem usar estímulos sensoriais, além de orientação verbal com uma linguagem positiva para ajudar a criança a aprender o controle motor. Especialistas em aprendizagem motora chamam as dicas relacionadas à função da criança de *feedback*; este não é dado somente pelo terapeuta, mas é intrínseco à experiência da própria criança em realizar ativamente uma tarefa. O *feedback* do terapeuta precisa ser dado habilmente. A pesquisa de Winstein e Schmidt (1990) mostra que o *feedback* muito frequente torna o aprendiz muito dependente do instrutor e a dependência pode ser desmotivadora.

Em algumas situações e de acordo com a capacidade e motivação da criança, ela pode iniciar ou *antecipar* uma função específica.

Um exemplo de abordagem que pode ser adaptada para diferentes indivíduos é a que se segue:

1. *Coloque a cena de tal modo que a criança possa administrar* ativamente o que puder realizar por conta própria. Isso significa modificar o ambiente, dispor tapetes antiderrapantes, colocar esteiras, brinquedos apropriados, mobiliário resistente e equipamentos de acordo com o tamanho da criança e fornecer iluminação e cores para incentivar a realização adequada da tarefa. Colocar brinquedos ou objetos em diferentes áreas ativa e proporciona o sucesso no treinamento dos movimentos. Dessa forma, a ação da própria criança lhe dá o *feedback* para a aprendizagem. Ela sente os erros, para que possa corrigi-los por meio de sua motivação e compreensão da tarefa e de como se mover. O uso de padrões motores que *ela* descobre é melhor para a aprendizagem, desde que não aumente muito seus sintomas.

2. *As mãos do terapeuta podem guiar fisicamente* a criança ao longo de toda a tarefa, para demonstrar o que deve ser feito e como fazê-lo. Em seguida, o terapeuta retira imediatamente suas mãos em qualquer momento em que a criança assumir essa ação. Isso pode ocorrer no início, no meio ou no final da tarefa.

3. O *terapeuta fornece suporte mínimo* ao corpo, ombros ou quadris da criança, de modo que a tarefa possa ser exercida e praticada ativamente por ela. Pode usar o equipamento para apoiar a criança, permitindo o movimento ativo do corpo ou dos membros que ela puder começar a controlar (ver Fig. 6.2).

4. *A assistência manual ou resistência apropriada* aos movimentos ou estabilização de cabeça, corpo, quadris e ombros da criança permite-lhe sentir o que fazer e como fazê-lo. A compressão articular também alerta sobre sua compreensão sensorial da estabilização postural (fixação). Uma vez que o terapeuta fornece manualmente o alinhamento postural correto, a criança é incentivada a manter

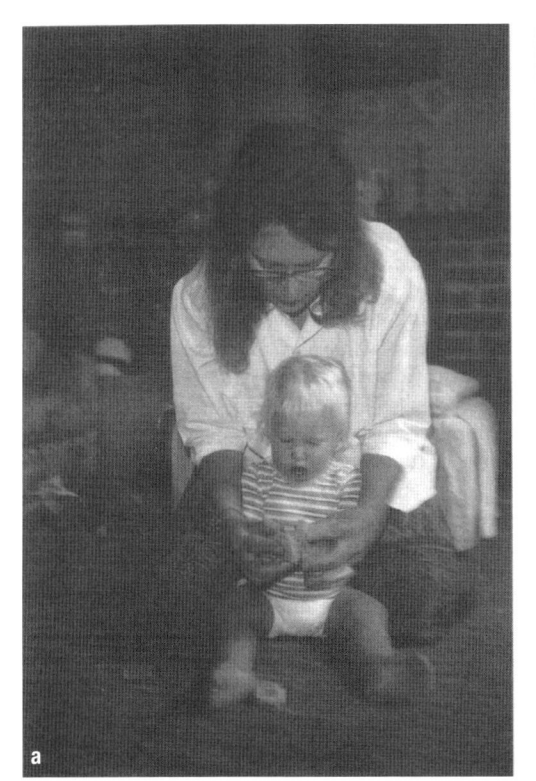
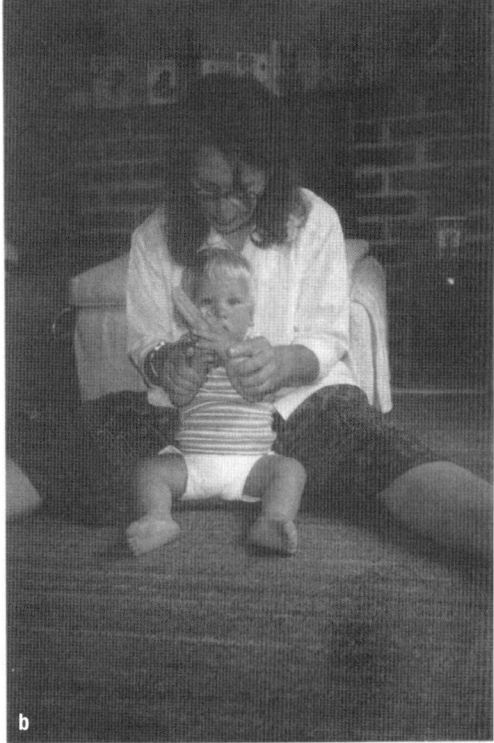

Figura 6.2 (a, b) Orientação física para o aprendizado de funções da mão e do braço.

ativamente a postura. No começo, as posições iniciais são assistidas, para que a ação independente da criança seja mais eficaz em seu propósito. A resistência manual apropriada do terapeuta também transmite à criança qual parte do corpo mover e em que direção movê-lo. Outros métodos de facilitação neuromuscular também propiciam isso.

5. O *problema apresentado pelo excesso de manuseio neuromuscular* é que as informações sensoriais são fornecidas pela manipulação do posicionamento e dos movimentos da criança pelo terapeuta enquanto ela está concentrada no objetivo que quer atingir. Talvez não seja sempre claro em cada caso que a informação sensorial excessiva possa ser processada e, então, compreendida e o planejamento motor criado por essa criança para que a função motora ou habilidade emerja e seja aprendida. Essa é uma consideração importante para a avaliação.

A aprendizagem motora envolve também a concentração da criança nos movimentos dirigidos a um objetivo e posturas subjacentes que ela quer alcançar. Não é possível dar atenção suficiente quando for fornecida muita "manipulação". Quando as crianças tiverem condições graves ou múltiplas deficiências, o tratamento específico dos terapeutas dará mais ênfase em prevenir e minimizar deformidades. No entanto, serão feitas observações cuidadosas de todas as ações ativas da criança que possam surgir. Essas ações precisam de prática com métodos de aprendizagem ativos.

6. O *feedback visual* pode informar à criança o que ela deve fazer e como o está fazendo. Encoraje-a a olhar para o seu próprio corpo e para o que está fazendo. Espelhos podem ajudar, embora a imagem invertida às vezes possa causar dificuldades. A observação de outra criança com paralisia cerebralsemelhante é mais útil para ela. A criança pode observar o fisioterapeuta ou seus pais realizando a tarefa que ela precisa aprender. A observação direta de outras pessoas ou de vídeos pode

ser usada apenas com crianças que são capazes de imitar os outros. Assim, a deficiência visual grave ou dificuldades de aprendizagem severas podem tornar isso impossível. Vídeos de si mesmos podem ser usados por algumas crianças se elas não se aborrecerem em ver suas performances inadequadas. O melhor desempenho ou comportamento desejado de uma criança deve, antes, ser filmado para o *feedback*. As realizações da criança precisam ser enfatizadas, mostrando também o que ainda pode ser conseguido, apresentado com expectativa positiva pelo terapeuta, se isso for plausível.

7. *Comentários com sons, monitores visuais ou vibração* podem informar à criança os resultados de suas ações. Essas técnicas de *biofeedback* também podem ser dispostas para incentivar os padrões motores mais desejáveis de postura e movimento. No entanto, como "exercícios" de tratamento, eles não são transferidos para as atividades de vida diária se for dado *feedback* sobre ações isoladas (Mulder, 1985). Os lactentes e as crianças com deficiência intelectual grave que não são capazes de compreender causa e efeito não estão aptos a receber o *feedback*. Eles precisam ser habilitados a saber que seu movimento criou um som ou acendeu uma luz.

Orientação verbal

Isso só é possível quando a criança entende as palavras. Inclui todas ou algumas das seguintes instruções verbais:

1. Informe à criança, em um estilo animador, o que vai acontecer ou o propósito dos padrões motores; por exemplo, "Você está indo para…".

2. Sugira a posição inicial, o movimento ou o equilíbrio e, uma vez realizado com a assistência adequada, comente os resultados positivos desses padrões motores. Isso pode ser feito em conjunto com a orientação física. Por exemplo, ao mostrar à criança como se levantar de uma cadeira, verbalize a habili-

dade dizendo: "Mantenha os pés retos, coloque os pés para a frente e levante-se". Se a participação ativa da criança acontecer, compartilhe sua alegria dizendo "Você se levantou bem!".

No entanto, em geral é melhor se for utilizada orientação verbal mínima com as crianças menores. Às vezes, uma palavra de ordem, como "passo, passo, passo" ou "empurre, empurre, empurre" pode ser útil. Para muitas crianças, em especial aquelas com deficiências múltiplas, é aconselhável definir o cenário e orientar fisicamente ou usar gestos claros para comunicar o que se espera em uma tarefa. Além disso, use equipamentos e brinquedos especializados (adaptados). Em seguida, é melhor ficar quieto e atento conforme a criança aprende a partir de sua própria experiência. Observar a tarefa de modo tranquilo e encorajador e olhar para a criança evita mudar o foco da tarefa para o que o terapeuta está dizendo. Essa abordagem incentiva uma melhor focalização da atenção da criança na tarefa.

Comentários sobre os resultados dos esforços da criança podem não ser sempre necessários se ela compreender claramente que conseguiu o que se propôs a fazer. A motivação pode ser mantida com frases como "você se sentou bem e reto" ou "você estendeu bem os cotovelos". Isso fornece o *feedback* de informações e elogios para que a tarefa possa ser aprendida. Elogiar a realização de uma habilidade que compõe uma tarefa é tão importante quanto à realização de toda a tarefa. No entanto, uma criança necessita aprender o componente dentro da tarefa como um todo e não de modo isolado. A não ser que bem compreendidos "no contexto" da tarefa, os componentes podem ser menos motivadores.

Importante: deve-se tomar cuidado para que a orientação física e as palavras não distraiam a criança. A criança com deficiência visual ou múltiplas deficiências podem ser atraídas pelo toque ou fala do terapeuta, em vez de manter sua atenção na tarefa a ser aprendida. É preciso evitar que a criança se torne passiva e dependente de sua

orientação física ou *método de facilitação*. É sábio remover suas mãos o mais breve possível.

Recompensas

As crianças podem ganhar recompensas intrínsecas ao realizar uma tarefa. Isso é especialmente gratificante se a criança tiver escolhido ela mesma a tarefa em questão. No entanto, algumas têm deficiências tão profundas que dificultam fazer uma escolha ou, caso consigam mostrar o que querem fazer, não conseguem realizar fisicamente a tarefa. Apesar de tais dificuldades, se a criança não conseguir algo, então ela merece recompensas adicionais extrínsecas. Muitos professores recomendam dar à criança com deficiência intelectual profunda uma recompensa *imediatamente depois* que ela tenha completado uma tarefa ou mesmo de ter tido *a intenção* de realizá-la. Sorrisos, palavras de aprovação e de informação podem não ser compreendidas. Sugerem-se recompensas muito básicas, que não dependam da linguagem ou do desenvolvimento social. Há muitas possibilidades e observa-se cada criança para descobrir quais recompensas as satisfazem mais. Isso pode envolver comida, suco, música ou luzes. Uma variedade de estímulos táteis, como dar tapinhas, abraçar, soprar o rosto e fornecer uma vibração podem especificamente agradá-la. Os objetivos para a criança devem ser tangíveis, para que ela possa ser recompensada, em vez de não conseguir alcançar objetivos bem fora de sua gama de habilidades. É importante observar quando a criança recebeu muito de uma mesma recompensa e se aborreceu dela. Isso se aplica a todas as crianças que gostam de incentivos de uma variedade de brinquedos e de brincar durante as tarefas diárias. Usa-se continuamente a imaginação para encontrar recompensas gratificantes para as crianças.

Recompensas que remetem a ser um "bom menino", um abraço e outros incentivos sociais não devem ser usados indiscriminadamente como, por exemplo, quando a criança não está fazendo nada de construtivo, como estar sentada de modo desleixado em uma cadeira ou realizando movimentos ou maneirismos indesejáveis. Isso não ajuda na aprendizagem e confunde a criança sobre o que os adultos esperam dela. Decerto, abraçar e mostrar satisfação em conhecer a criança como pessoa são louváveis.

Recompensas naturais de entusiasmo e alegria, juntamente com informações claras sobre o que a criança tem lutado para conseguir ou tentado iniciar, são recomendadas. Quando recompensas básicas precisam ser usadas, estas são diminuídas conforme a criança com dificuldades profundas de aprendizagem aprende e mantém a realização de uma tarefa motora (Levitt, 1982; Presland, 1982).

As crianças mais velhas e mais novas que são capazes de apreciar isso podem receber um gráfico de progresso com marcações das habilidades adquiridas ou colecionar estrelas ou fichas atribuídas às atividades realizadas. Elas também são recompensadas quando seus amigos, colegas e familiares aprovam seu trabalho e realizações específicas.

Prática e experiência

No Capítulo 2, a aprendizagem colaborativa descreve maneiras de compartilhar a prática de uma tarefa motora com outras pessoas auxiliando o desenvolvimento de uma criança. A prática de uma tarefa motora incorporada às atividades utilizadas pelos professores, assistentes de recreação e familiares é planejada com eles. A função motora também é praticada por conta própria. Os estágios da aprendizagem são os seguintes:

1. O modo consistente com que o controle postural, o alinhamento postural e os movimentos são praticados em primeiro lugar, para que alguma habilidade possa ser iniciada e desenvolvida.
2. Na sessão de tratamento, a criança pode ter tentado vários padrões motores diferentes para alcançar seu objetivo e melhorado todos eles com as sugestões do terapeuta. Quando suas próprias estratégias não foram bem-sucedidas, o terapeuta deve demonstrar padrões alternativos. Os padrões bem-sucedidos são aqueles que serão praticados, para que sejam

consolidados. Sempre que possível, são usados os padrões motores descobertos pela criança como sendo bem-sucedidos em alcançar o objetivo proposto a ela. Eles podem ser incomuns, mas não devem deformar nem piorar os sintomas de disfunção motora.

3. Uma vez que a consistência da prática levou às habilidades, estas são imediatamente usadas em uma variedade de situações. A criança é incentivada a usar sua função motora para explorar dentro e fora de sua casa e escola. Ela rola, rasteja ou anda sobre diferentes superfícies internas e externas. As superfícies podem ser inicialmente estacionárias, mas em movimento para o controle motor tardio. Isso pode acontecer quando uma criança é levada em visitas a lojas, jardim zoológico, área rural e outros lugares para a sua educação, bem como para suas experiências motoras. Durante essas visitas, são necessários tempo e paciência para que ela possa usar seus movimentos e equilíbrio, conforme adquire experiências sensoriais, perceptivas e cognitivas. Várias experiências de brincadeiras com areia, água, neve e muitos outros materiais são apresentadas pela primeira vez, de forma que ela usa suas habilidades motoras ou métodos emergenciais na brincadeira. O controle da postura, os movimentos e a utilização das mãos desenvolvem-se mais tarde durante sua própria exploração espontânea.
4. É melhor desenvolver e praticar uma tarefa no ambiente familiar à criança. Isso lhe oferece pistas conhecidas para aprender a função motora. Quando as visitas domiciliares ou escolares são difíceis, uma clínica ou centro precisa criar situações semelhantes às conhecidas pela criança para que possa ser obtida a transferência da aprendizagem da função motora.
5. O treinamento dos componentes motores da postura e do movimento deve acontecer em casa, depois ou antes de sua utilização na função motora total ou atividades de vida diária. Dessa forma, os componentes do treina-

mento motor não são reservados a uma sessão clínica em um local e esses componentes são usados em seu contexto significativo em outro local. O treinamento e a prática dos componentes só são necessários se precisarem ser separados graças à complexidade de tarefas específicas. Para ajudar na aprendizagem, a criança precisa compreender a relevância dos componentes para a tarefa como um todo, conforme descrito no Capítulo 2.

Atenção: não se deve fazer a criança pensar que a menos que ela atinja uma habilidade motora ela não será amada. Ela precisa se sentir amada e apreciada pela pessoa que é, se estiver esforçando-se ou não e se estiver obtendo sucesso ou não. Há muitas maneiras de construir essa atitude na relação com a criança.

Resumo

O aprendizado da função motora precisa ser integrado ao propósito ou significado de tal função motora para a criança. Deve-se considerar os aspectos emocionais de aprender uma função motora, bem como as maneiras de ajudar a criança a aprender a função por sua própria conta ou dentro de uma atividade diária. Considere o seguinte:

1. Desenvolver a atenção de uma criança.
2. Descobrir metas e estratégias próprias da criança e seguir essa orientação.
3. Analisar a tarefa para a aprendizagem de cada criança.
4. Dar dicas para o aprendizado de desempenho relacionado ao que a criança quer fazer, irá fazer, como faz e os resultados do que faz.
5. As ações da própria criança e seus resultados fornecem-lhe a informação sensorial para a aprendizagem de uma tarefa.
6. Para a aprendizagem, as experiências sensório-motoras precisam ser compreendidas pela criança com atenção ativa. As ligações claras com a tarefa escolhida pelo indivíduo precisam ser claramente indicadas no tratamento.
7. As instruções verbais geralmente são mínimas, mas são úteis para trabalhar com crianças que as compreendem.
8. Há recompensa intrínseca na realização da tarefa em si. No entanto, as recompensas externas também podem prover incentivos para indivíduos com graves deficiências múltiplas.
9. A prática é necessária para desenvolver a função motora. Em primeiro lugar, é necessário ser consistente e, em seguida, realizar a tarefa em uma variedade de situações. Uma variedade de experiências de movimento ajuda a estimular, bem como a reforçar a aprendizagem motora.

7

Pacientes mais velhos com paralisia cerebral

Os objetivos terapêuticos estabelecidos no Capítulo 1 continuam os mesmos ao longo da vida. São eles:

1. Comunicação, seja verbal ou não verbal.
2. Independência nas atividades da vida diária.
3. Atividades recreacionais.
4. Mobilidade independente e/ou alguma forma de locomoção.

As prioridades desses objetivos dependem das escolhas do indivíduo e, para o paciente mais velho, são ainda mais focadas no contexto das situações sociais, educacionais e empregatícias. Recomenda-se particularmente que o modelo de aprendizagem colaborativa, descrito no Capítulo 2, seja usado diretamente com adolescentes ou adultos com paralisia cerebral.

O modelo de aprendizagem colaborativa fornece instrumentos às necessidades emocionais fundamentais durante as mudanças da puberdade e à autonomia de adolescentes e de adultos. Por exemplo:

Sensação de controle, oportunidades de escolha pessoal e oportunidade de maior emprego das habilidades de resolução de problemas do indivíduo. A colaboração possibilita que o indivíduo adote novas estratégias e inovações, especialmente porque o progresso educacional aumenta a compreensão de um adolescente. O comportamento autoritário de profissionais e de pais provoca rebeldia e não cooperação. A atitude do terapeuta que evita comentários paternalistas negativos está associada à sua maneira calma e firme e ao seu senso de humor. O terapeuta é capaz de superar qualquer sentimento de intimidação por parte de adolescentes por meio de negociação, de concessões e da oferta, sem ameaças, de conhecimento profissional construtivo.

A *escuta sensível a cada indivíduo* e demonstrações concretas sobre o que adolescentes e adultos discutem é essencial na abordagem colaborativa. Tais respeito e valorização pessoal são muito necessários a um adolescente que esteja, ao mesmo tempo, experimentando mudanças biológicas e enfrentando as consequências de uma incapacidade duradoura.

Para o adolescente, o *distanciamento dos pais* e a preparação para a vida adulta são particularmente difíceis quando a independência física não é plenamente alcançada por conta de sua incapacidade. Colaborar com outras pessoas lhes traz apoio e respeito, de modo que opiniões independentes possam ser expressas e a responsabilidade, desenvolvida, tanto quanto possível. Pais e irmãos também precisam de apoio e de incentivo para que os muitos anos de ajuda possam ser gradualmente retirados. Essa retirada antecipada precisa ser discutida já ao final da infância, em torno dos 10 a 11 anos de idade, para preparar o indivíduo e a família quanto às mudanças futuras.

O paciente mais velho pode escolher quais atividades irá praticar e que habilidades motoras para a vida diária precisa aprimorar, e a responsabilidade de executá-las pode ser atribuída a ele. Planos e métodos são discutidos em conjunto em relação a quando, quantas vezes e onde as atividades podem ser realizadas. Espera-se que o paciente mais velho diga quando pode estar disponível para a prática de uma atividade motora ou de um exercício. Ser colaborativo e específico quanto aos programas terapêuticos evita dúvidas sobre a eficácia e relevância do tempo dedicado à fisioterapia na rotina de uma pessoa mais velha.

O terapeuta se concentra em objetivos e métodos de curto prazo que demonstrem sucesso, negociando-os com o paciente. A responsabilidade do adolescente e o consequente sucesso ajudam os pais a se sentir capazes de retirar sua ajuda. Ao mesmo tempo, as realizações independentes bem-sucedidas de qualquer adolescente promovem confiança e autoestima. Desde que possível, os diferentes pontos de vista dos pais e dos irmãos não têm prioridade sobre o ponto de vista do adolescente, mas é necessário ter muito tato.

Indivíduos mais severamente afetados, que não podem tomar decisões, podem mostrar seu distanciamento dos pais por meio da realização de atividades prazerosas em grupos. Muitas vezes, um facilitador adulto de exercícios em grupo, de debates, de jogos ou de outras atividades educacionais é particularmente útil. O terapeuta também trabalha com grupos ou sugere posicionamentos funcionais, de modo que a comunicação e as interações sociais sejam atendidas. Grupos de autoajuda são apreciados, especialmente aqueles para adolescentes e adultos, e também promovem a tomada de decisão independente, a qual alguns não tiveram por muitos anos.

Confidencialidade. Quando os fisioterapeutas realizam alongamentos lentos ou exercícios de amplitude de movimento para neutralizar deformidades, há oportunidades para que um adolescente ou um adulto converse sobre suas ansiedades, preocupações ou problemas. O que emerge disso precisa ser mantido em sigilo para que a confiança do indivíduo seja mantida. O profissional pode, algumas vezes, ser um defensor do indivíduo. Recomendam-se sessões de aconselhamento com um profissional qualificado, caso o indivíduo o deseje.

Papel do fisioterapeuta e do terapeuta ocupacional

O fisioterapeuta tem um papel importante, pois a manutenção ou qualquer aumento de controle motor pode contribuir para a participação do indivíduo em atividades sociais, educacionais e laborais. As restrições ambientais têm de ser discutidas, e a resolução de problemas precisa ser conduzida com o indivíduo e os demais envolvidos.

Terapeutas ocupacionais trabalham junto aos fisioterapeutas na avaliação e no fornecimento de equipamentos para diferentes ambientes em que o indivíduo se encontra. Os objetivos específicos da fisioterapia e da terapia ocupacional são:

1. Manter as habilidades motoras que tenham diminuído pelo desuso.
2. Prevenir e diminuir deformidades sempre que possível.
3. Ensinar um estilo de vida saudável, incluindo a atividade física.
4. Desenvolver a mobilidade adequada na comunidade.
5. Continuar o treinamento de habilidades de autocuidado.
6. Ensinar tudo o que o indivíduo precisa saber sobre sua condição.

Esses objetivos são discutidos adiante, junto à saúde e a outras preocupações dos indivíduos. Estudos de pesquisa em desenvolvimento, relacionados ao prognóstico da função, são delineados primeiramente para pessoas mais velhas.

Estudos da função

Uma série de estudos de saúde e função encontrou deterioração em adolescentes e adultos com paralisia cerebral (Thomas et al., 1989; Wilner, 1996;

Bottos et al., 2001; Bottos & Gericke, 2003). No entanto, muitos estudos recentes são mais otimistas.

McCormick et al. (2007), utilizando o sistema de classificação da função motora grossa (GMFCS; Palisano et al., 1997), constataram que 91% das 33 crianças que estavam andando sem auxílio (GMFCS níveis I e II) por volta dos 12 anos de idade ainda estavam andando sem auxílio por volta dos 22 anos de idade. Descobriram também que 96% das 48 crianças que usavam cadeira de rodas como único ou principal meio de mobilidade (GMFCS níveis IV e V) aos 12 anos de idade ainda eram usuários de cadeiras de rodas por volta dos 22 anos de idade.

Day et al. (2007) fizeram um estudo retrospectivo sobre a marcha com 7.550 adolescentes e 5.721 adultos jovens. Seus gráficos mostraram que crianças com paralisia cerebral com idade média de dez anos que andavam bem sozinhas (GMFCS níveis I e II) tinham uma probabilidade elevada (77-89%) de manter esse desempenho ao longo dos quinze anos seguintes. Também descobriram que 54% das crianças que caminhavam bem, mas que precisavam de alguma ajuda para subir escadas (GMFCS nível II) permaneciam da mesma forma até os 25 anos de idade. Aqueles que mudaram apresentaram a mesma probabilidade (23%) de reduzir a marcha ou de melhorar em subir escadas. As crianças que andavam apenas com apoio ou com oscilações (GMFCS nível III), mas que não faziam uso de cadeira de rodas, tinham apenas uma pequena chance (11%) de perder a marcha (deambulação), ao passo que isso era mais provável (34%) entre aqueles que usaram cadeira de rodas.

Em adultos com idade média de 25 anos, os gráficos de Day et al. (2007) também mostraram que 71-84% das pessoas que caminhavam bem sozinhas (GMFCS níveis I e II) continuaram assim ao longo dos quinze anos subsequentes. Os gráficos também mostraram que, dentre os adultos em GMFCS nível III que não usavam cadeira de rodas, 15% conseguiam subir escada aos quarenta anos de idade, enquanto 11% perdiam essa capacidade aproximadamente nessa idade.

Strauss et al. (2004), em um estudo com 904 adultos com sessenta anos, descobriram que 60% ainda estavam andando sozinhos ou com apoio. Aos 75 anos de idade, 40-50% dos sobreviventes que haviam caminhado bem sozinhos aos 60 anos ainda podiam caminhar, mas com declínio de habilidade. Também haviam perdido a capacidade de vestir-se completamente em muitos casos. No entanto, outras habilidades, como falar, alimentar-se sozinhos ou pedir refeições em público estavam bem preservadas. Esses investigadores notaram que seus sujeitos de pesquisa eram mais gravemente incapacitados que pessoas com paralisia cerebral como um todo.

Andersson e Mattsson (2001) descobriram que 79% de 77 adultos com diplegia espástica haviam alcançado a capacidade de caminhar com ou sem ajuda, mas, dentre esses, 51% alegaram que a capacidade de marcha havia diminuído nos últimos anos e 9% disseram que haviam parado de andar. As razões alegadas por eles para a deterioração da marcha incluíram a diminuição da força muscular, tanto no equilíbrio como na condição particular. A experiência com adultos aponta que ou os serviços terapêuticos são focados nas crianças ou os adultos estão cansados de fisioterapia. Descobriram que um programa de fortalecimento específico apresentou resultados positivos. MacPhail e Kramer (1995) também demonstraram melhora na função e na marcha após treinamento de força.

Butler e Darrah (2001) apontaram que a fisioterapia do neurodesenvolvimento não mostrou nenhum consenso sobre a eficácia em longo prazo da concentração no desenvolvimento da marcha.

Todos esses estudos geralmente dão uma imagem essencialmente encorajadora, em comparação com o passado. Os prognósticos de marcha em pacientes mais velhos têm melhorado onde desenvolvem-se serviços e métodos de fisioterapia, bem como fatores psicológicos e sociais, para adolescentes e adultos. A marcha pode se tornar mais difícil para aqueles que desenvolvem contraturas, problemas articulares e diminuição de força, bem como na presença de fadiga. O prognóstico de marcha em crianças é discutido na seção "Desenvolvimento da bipedestação e da marcha", no Capítulo 9.

Questões de atenção em pacientes mais velhos

Dor. Pode ser atribuída a vários fatores. Pode haver biomecânica anormal causando dor nas articulações e nos músculos. Amplitude de movimento atetoide excessiva e distonia muscular podem causar espondilose do pescoço ou alterações artríticas nas articulações. Pode haver síndromes de uso excessivo pelos esforços realizados na manutenção da vida diária (Pimm, 1992). A incapacidade de mudar de postura aumenta as dores articulares e musculares e os pontos de pressão na pele. Hodgkinson et al. (2001) concluíram que a dor no quadril é a principal preocupação de adultos com paralisia cerebral sem capacidade de marcha. As posturas anormais do cíngulo do membro superior, especialmente com abaixamento do ombro, podem causar o tracionamento do nervo. Novos problemas de saúde relacionados ao envelhecimento, como problemas urinários e intestinais, podem causar grande desconforto.

A dor pode não receber atenção médica adequada ou não ser relatada pelo indivíduo por conta de inexperiência ou dificuldades de comunicação decorrentes da paralisia cerebral. Isso também se aplica a muitos outros problemas de saúde em indivíduos com paralisia cerebral.

Fadiga. Muitos atuam e se movem em seu pico de desempenho com pouco descanso. A locomoção se dá a um alto custo fisiológico tanto para os problemas neuromotores como os de saúde em geral. O paciente mais velho não tem o costume de executar estratégias para conservar energia. Por exemplo, o esforço para falar não precisa vir acompanhado de movimentos, os quais demandam maior energia. As distâncias podem ser mais bem superadas com cadeiras de rodas em vez de caminhadas, de modo que a energia seja conservada para qualquer atividade social ou qualquer outra desejada pelo indivíduo. Na Noruega, os adultos relatam significativamente mais fadiga física que a popula-

ção em geral, mas não mental. Os autores sugerem que, mais que a incapacidade motora, são os desafios do trabalho e da vida cotidiana que geram a fadiga (Jahnsen et al., 2003). A perda precoce da habilidade de marcha pode ser atribuída à fadiga e aos altos custos energéticos envolvidos nos esforços necessários para a caminhada (Bottos & Gericke, 2003).

Deterioração precoce e menor. Muitas vezes, esses achados não são detectados pela pessoa e, por conseguinte, são usados padrões motores compensatórios crescentes para "seguir em frente". Tais padrões motores podem causar maiores deformidades, rigidez e dor, as quais contribuem para a fadiga da pessoa. A fala e os problemas de deglutição também podem se acentuar em alguns casos, tornando necessário o acompanhamento regular de um fonoaudiólogo e de médicos. Os *problemas de deglutição* (disfagia) são relatados principalmente em pessoas com atetose (discinesia/distonia).

Os *problemas urinários* se desenvolvem em pacientes mais velhos porque sua locomoção deteriorou-se e eles não são capazes de alcançar as instalações sanitárias em tempo hábil ou há problemas de bexiga que necessitam de atenção médica. Sabe-se que a retenção urinária ocorre em casos de maior rigidez de adutores, de modo a impedir a iniciação da micção.

Podem ocorrer *maiores deformidades musculoesqueléticas* em função das alterações biomecânicas, do aumento da espasticidade, da fraqueza e da falta de uso, à medida que mais tempo é gasto em atividades acadêmicas ou sociais sedentárias. Ocorre um aumento no peso e na altura, o que impõe maiores demandas sobre os sistemas neuromotor e musculoesquelético, levando a uma resposta biomecânica compensatória que pode resultar em deformidades, dor e fadiga.

Novos ambientes, como escolas, lares e e outros lugares na comunidade, oferecem novos problemas que não são facilmente superados utilizando estratégias familiares. Mais ajuda é necessária em função do aumento do tamanho de uma pessoa. O paciente mais velho precisa ser instruído a permitir que as pessoas saibam que tipo de assistência lhe é apropriada. O tipo de comunicação dos terapeutas deve ser ajustado de modo a permitir que professores, instrutores, líderes de jovens e outras pessoas saibam quais são as necessidades físicas de pessoas mais velhas com paralisia cerebral. A menos que os outros sejam informados sobre qual é a assistência necessária, um indivíduo com paralisia cerebral permanece em casa e não pode participar de atividades comunitárias, uma vez que pais idosos dificilmente possuem a capacidade de ajudá-lo a fazê-lo.

Discriminação na sociedade. Professores, assistentes sociais e as próprias pessoas com deficiência podem ajudar a lidar com a discriminação contra pessoas com deficiência na sociedade. Terapeutas têm um papel na pressão por acessos adequados, ajustes ambientais e atenção a outras necessidades físicas da pessoa com deficiência com quem estejam trabalhando.

Serviços para pacientes mais velhos. Tais serviços costumam ser ruins, e uma pessoa que possa intermediar a relação com esses serviços é realmente útil para saber o que é necessário para obter cuidados de saúde, oportunidades educacionais e de lazer e atividades físicas adaptadas. Isso é especialmente necessário durante a transição de uma criança para os serviços destinados a adolescentes e adultos. A necessidade de serviços terapêuticos é discutida adiante. O manejo é particularmente importante; embora as necessidades terapêuticas possam não ser permanentes, a administração deve ser apropriada. Ela consiste de manejo postural, especialmente em cadeiras e cadeiras de rodas, equipamentos de bipedestação, posições no leito e calçados apropriados, com ou sem órteses. É preciso monitorar a escoliose e outras posturas da coluna vertebral para evitar deterioração, dor e problemas respiratórios, bem como dificuldades adicionais para os cuidadores. Equipes de adultos para adolescentes e adultos com paralisia cerebral estão sendo fortemente recomendadas por muitos profissionais, famílias e pelos próprios indivíduos (Thomas et al., 1989; Murphy et al., 1995; Bax, 2001).

Há muitas pessoas mais velhas com paralisia cerebral que continuam a ser independentes e que não desejam terapia. Elas, no entanto, precisam de acompanhamento, caso haja posturas anormais, dor e problemas de saúde, a fim de lhes permitir manter o melhor nível de função. Adultos com paralisia cerebral estão vivendo mais do que no passado (Strauss et al., 2008).

Habilidades motoras e atividades de autocuidado

Investigações recentes sobre o crescimento e o desenvolvimento das estruturas cerebrais e das vias neurais (Paus et al., 1999; Sowell et al., 2002) sugerem que o potencial para a aprendizagem continua a amadurecer. Embora Bottos e Gericke (2003) e outros tenham considerado que a marcha se deterioraria ou não seria esperada em pacientes mais velhos, uma vez que não era essencial para a reabilitação continuada de uma pessoa, o programa europeu com professores e terapeutas (MOVE Europe, 2001) relatou o sucesso do ensino da sedestação, da bipedestação e da marcha a adolescentes.

Uma vez que muitos fisioterapeutas pediátricos concentram-se nas crianças e os platôs de realização motora são atingidos na adolescência, novos potenciais nem sempre foram devidamente explorados. Além disso, tem-se enfatizado acertadamente as necessidades sociais e educacionais; tempo para tratamentos especializados, por sua vez, tem sido desencorajado (Goldkamp, 1984; Cantrell, 1997). No entanto, quando são empregadas mais abordagens de aprendizagem motora de vanguarda, as funções podem ser mantidas ou ativadas com ênfase particular nas atividades de vida diárias (ver Cap. 2).

As principais funções motoras necessárias na escola, em situações sociais e na comunidade são a sedestação, a passagem para a bipedestação, a bipedestação e a marcha, bem como as funções da mão. Este livro oferece muitas sugestões práticas para a aprendizagem dessas funções de forma independente, com assistência ou com equipamentos como cadeiras especiais, cadeiras de rodas, andadores e dispositivos de marcha. Embora se empregue "uma criança" no texto, muitas vezes pode se adequar a um paciente mais velho, com modificações quanto ao tamanho e ao peso corporal.

Alguns indivíduos podem ainda querer reaprender ou aprender a andar com ou sem dispositivos apropriados para marcha. O *design* desses dispositivos e equipamentos pode ter evoluído desde quando a pessoa com paralisia cerebral era muito mais jovem. Essa reaprendizagem ou aprendizagem pode muito bem ser possível em casa e em outros ambientes. Um indivíduo pode se sentir mais independente, participar mais nas transferências e conseguir se exercitar com um andador, em vez de permanecer sentado a maior parte do tempo. Indivíduos com deficiência motora grave podem participar ativamente de seus cuidados elevando quadris para se vestir, rolando, usando minimamente o braço e ações da mão ou agarrando-se a um apoio. A participação de uma pessoa com deficiência, não importa quão mínima seja, evita a passividade e a sensação de impotência.

Os cuidadores também podem considerar a participação de um indivíduo algo muito útil, especialmente se as habilidades em sedestação, bipedestação e de troca de passos são mantidas ou treinadas. Isso permite que façam menos esforço e economizem tempo. Se a participação ativa de um indivíduo é adequada, minimiza-se as exigências que recaem sobre os cuidadores. Assim, a presença de dois cuidadores pode não ser sempre necessária. O terapeuta precisa fazer uma avaliação do manejo manual com o indivíduo para confirmar tal hipótese. Há elevadores elétricos para posicionadores em bipedestação e outros guindastes e equipamentos que precisam ser selecionados. No entanto, esses equipamentos podem não ser manejáveis em todo ambiente. É sempre importante explorar os pontos de vista do cuidador e da pessoa com deficiência para avaliar o que é possível em diferentes situações e avaliar qual potencial está presente no paciente mais velho: a função assistida ou a independente.

Se um indivíduo tem interesse em receber treinamentos específicos, e se essas sessões se desenvolverem segundo modelos de aprendizagem motora, esses modelos precisam ser fornecidos por terapeutas neurológicos, bem como professores, cuidadores ou outros envolvidos com o indivíduo (Umphred, 2000).

Hipóteses do desenvolvimento motor

Alguns profissionais consideram que em crianças mais velhas, adolescentes e adultos, apenas o treinamento da sedestação, da bipedestação e da troca de passos vale a pena porque o indivíduo não precisa mais das sequências do desenvolvimento infantil observadas em decúbito ventral ou dorsal. Dependendo da energia de um indivíduo, isso pode ser apropriado. No entanto, a análise das tarefas necessárias para o paciente mais velho envolve as habilidades funcionais selecionadas observadas no desenvolvimento da primeira infância, mas elas devem, contudo, ser apropriadas de acordo com a idade e relevantes para a tarefa desejada por indivíduos e por cuidadores.

Todas as pessoas precisam se virar no leito, levantar-se e se deitar nele, e dele se levantar para sentar ou para ficar em pé. Todas as transferências, assistidas ou independentes, envolvem elementos selecionados do controle da cabeça, alcance e preensão, apoio nos braços, rolamento parcial ou completo, sedestação com pernas pendentes da borda do leito a partir do decúbito, e mudança de decúbito para a posição ajoelhada com apoio e desta para a bipedestação com apoio. Ter a capacidade de utilizar as primeiras posturas em uma fase de transição em qualquer sequência de elevação partindo do decúbito para a sedestação ou a bipedestação é algo especialmente importante. Um paciente mais velho pode lançar mão da série infantil de elevação observada nos estágios de desenvolvimento em decúbito dorsal ou ventral neste livro. Tais padrões infantis são os padrões motores mais fáceis e, portanto, podem ser mais úteis para um adolescente ou adulto com deficiência. Naturalmente, haverá adaptações quanto à estabilidade postural, equilíbrio de forças ou mudança de posições, para que as sequências de desenvolvimento sejam modificadas de acordo com a condição do indivíduo em ambientes específicos. Geralmente, rastejar, engatinhar e usar braços e mãos em decúbito e em sedestação no chão, com e sem equipamentos, não é adequado à idade. O uso das mãos em decúbito no leito é naturalmente útil se um indivíduo é capaz de puxar os cobertores ou usar preensões para deitar-se no leito e dele sair ou para desligar um despertador.

Deformidades

Essas são discutidas no Capítulo 11. O fisioterapeuta tem um papel importante na prevenção de problemas musculoesqueléticos secundários e na correção do maior número possível daquelas que sejam inevitáveis. Moldes de gesso também são utilizados em pacientes mais velhos (Bertoti, 1986; Mosely, 1997). O grau de contração de músculos espásticos parece aumentar com a idade, especialmente quando se tornam mais volumosos e não crescem tão rápido quanto os ossos. A toxina botulínica, o baclofeno e outros relaxantes musculares são empregados e precisam estar associados a um programa de fisioterapia (ver Cap. 11 quanto às aplicações de toxina botulínica).

Escolioses, obliquidades pélvicas e deslocamentos de quadril são mais comuns em pacientes mais velhos que em crianças (Strauss et al., 2004). A cirurgia ortopédica é indicada com frequência, e os cirurgiões optam por diferentes abordagens e regimes fisioterapêuticos no pós-operatório. Frequentemente, as cirurgias ósseas são deixadas para depois da cessação dos surtos de crescimento em adolescentes.

Problemas cervicais podem ocorrer em indivíduos com movimento atetoide (discinesia e distonia) em razão de lordose cervical excessiva compensatória à flexão da coluna ou por conta da persistência de movimentos involuntários da cabeça e do pescoço (Levine et al., 1970). As injeções de toxina botulínica tipo A têm sido utilizadas para distonia de pescoço, e os cirurgiões podem sugerir outros procedimentos, embora haja muitas dificuldades.

Os métodos fisioterapêuticos continuam a ser importantes, e alongamentos prolongados, equipamentos de posicionamento, órteses, exercícios

de amplitude de movimento e mudanças de decúbito são especialmente recomendados para pacientes mais velhos. Exercícios ativos, fortalecimento e ações no âmbito das atividades da vida diária necessitam de atenção especial. A estabilização rítmica e outros métodos de facilitação neuromuscular proprioceptiva possuem maior apelo junto a adolescentes e adultos como parte de seu fortalecimento e de seu treino de equilíbrio. Em seus estudos científicos, Damiano et al. (1995a, b), Dodd et al. (2003) e Damiano (2007) recomendam firmemente o fortalecimento. Andersson et al. (2003) usaram treinamento de força progressiva ou de grande resistência com bons resultados junto a indivíduos que caminhavam com ou sem meios de assistência. MacPhail e Kramer (1995) descobriram que o fortalecimento melhora a função e a marcha. McBurney et al. (2003) conduziram um estudo qualitativo a respeito do valor do treinamento de força a partir da percepção dos jovens e de seus pais.

Os alongamentos com métodos manuais para o tronco e os quadris, utilizados no Bobath Centre, em Londres, são seguidos de manutenção ativa por parte do indivíduo do novo alinhamento em sedestação e em bipedestação, bem como de padrões de marcha facilitada específicos (Christine Barber, comunicação pessoal, 2001). Grupos de educação condutiva para adultos se concentram mais na função do que nas deformidades, embora existam sinergias de movimento corretivas (Kinsman et al., 1988).

Os jovens que possuem boa capacidade de compreensão são motivados pelo aumento das medidas de amplitude, da força e do número de vezes que pode realizar uma atividade. Gostam de treinamento de *biofeedback* em placas de força com *feedback* por vídeo da sustentação simétrica do peso e da alteração da descarga de peso, além de outros registros de conquistas específicas (Winstein et al., 1989; Hartveld & Hegarty, 1996).

É preciso dar explicações no sentido de educar o paciente sobre a razão pela qual as atividades motoras são necessárias para minimizar o efeito dos surtos de crescimento, do desuso, do aumento de peso com a imobilidade. A deterioração das funções motoras pode diminuir a confiança na fisioterapia. Os jovens precisam de explicações para questões como por que os músculos espásticos são mais volumosos e contraídos em pessoas mais velhas, por que o estirão faz com que o osso cresça mais rapidamente do que os músculos e cause deformidades, e por que a deterioração não se deve à falta de fisioterapia ou, principalmente, à falta de prática. Hábitos inconscientes de sedestação prolongada em uma mesma postura ou a repetição de movimentos em apenas alguns padrões podem levar a deformidades.

É preciso oferecer tratamento fisioterapêutico para alívio das dores e indicar a responsabilidade de comparecimento às consultas de tratamento ao próprio paciente.

Se possível, deve-se mostrar aos adolescentes como colocar as órteses e lhes atribuir tal responsabilidade (Fig. 7.1). Se a função da mão ou o equilíbrio não permite independência, então o indivíduo instrui alguém em tais aplicações. Se a fala for ruim, o terapeuta pode preparar folhetos junto ao indivíduo. Os computadores permitem que muitos deles comuniquem suas necessidades de cuidados e de exercícios a seus cuidadores. Esses são alguns exemplos de desenvolvimento da autonomia em adolescentes em crescimento e em adultos.

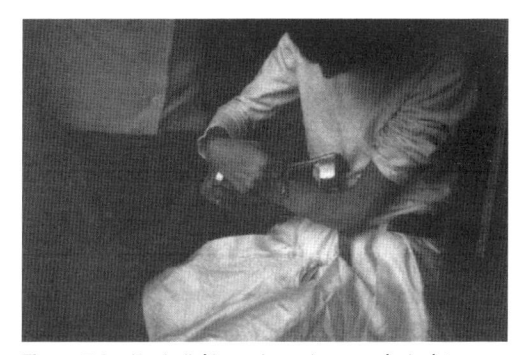

Figura 7.1   Um indivíduo colocando sua própria órtese.

Estilo de vida saudável

A qualidade de vida de um paciente mais velho e, especialmente, de um paciente mais velho com paralisia cerebral, pode ser melhorada se estiverem disponíveis:

1. Um clínico geral compreensivo, que torne os recursos comunitários disponíveis quando um indivíduo apresentar dor, problemas de saúde comuns ou depressões. Culpar a condição de paralisia cerebral não atenderá às necessidades de qualidade de vida de uma pessoa.

2. Problemas de comunicação em razão da fala e das deficiências de linguagem fazem com que uma pessoa não transmita suas necessidades suficientemente bem e, portanto, não receba cuidados de saúde como qualquer outro cidadão receberia. Como uma pessoa com paralisia cerebral pode estar usando equipamentos e métodos especiais de comunicação, o cuidador dessa pessoa precisa instruir enfermeiros do hospital e qualquer outra pessoa envolvida sobre tais equipamentos e métodos especiais de comunicação.

3. Adolescentes e adultos com deficiência precisam ser educados desde a infância tardia sobre estilos de vida saudáveis. No entanto, essa educação é ainda mais importante na adolescência e na idade adulta. Os cuidados com relação à nutrição, ao controle de peso e à manutenção de atitudes mentais adequadas e positivas ou à administração do estresse melhoram a qualidade de vida. Os estudos de treinamento de força com referências acima contribuem muito com tais aspectos da saúde física e mental. Os aconselhamentos ou as discussões em grupo, bem como a educação em saúde em grupos, são valiosos para diferentes indivíduos. Outros podem preferir profissionais de saúde ou terapeutas em sessões individuais. Essa preferência pode ser relevante quando são discutidas as funções sexuais e corporais.

Os exercícios em bicicletas estacionárias, máquinas de remo ou escadas rolantes, bem como os esportes, são úteis para manter a forma (Fig. 7.2). A pessoa com deficiência necessita da supervisão de um terapeuta quando as deformidades vão de encontro aos padrões de movimentos e aos esforços do indivíduo. Contudo, isso deve ser avaliado em relação à qualidade de vida de

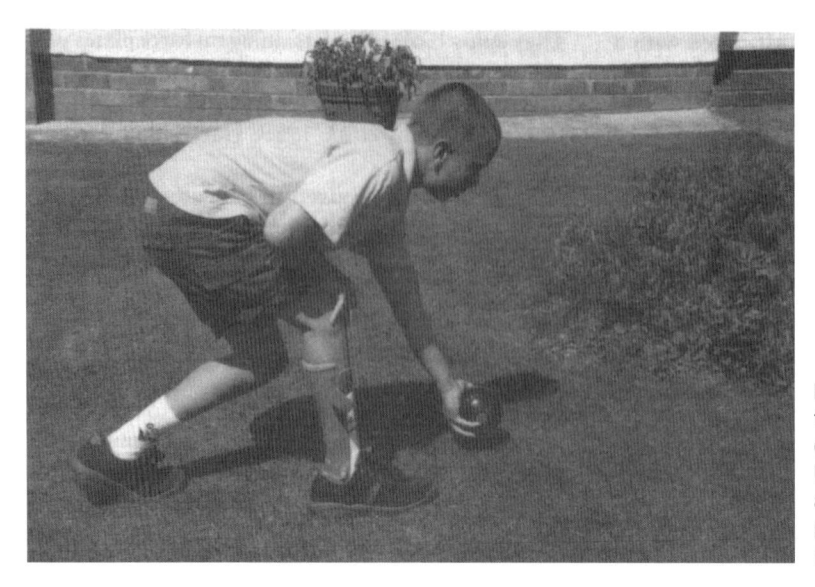

Figura 7.2 Mantendo a forma com boliche e outras atividades motoras. Uma órtese tornozelo-pé articulada é usada na perna direita, permitindo o movimento do tornozelo.

cada paciente. Darrah et al. (1999) avaliaram positivamente um programa comunitário de condicionamento físico para adolescentes. É preciso se evitar a fadiga quando essas atividades são feitas em excesso por pacientes mais entusiasmados. Pimm (1992) chamou a atenção para o esgotamento fisiológico em adultos que tentam manter seus níveis motores na presença de deterioração da força e da energia.

Os problemas respiratórios podem surgir nos anos seguintes, por conta de imobilidade, presença de escoliose e falta de cuidados básicos de saúde. Também podem ser necessários exercícios gerais, aeróbicos e fisioterapia respiratória. A natação, tal como o exercício, é recomendada pela maioria dos terapeutas para a capacidade aeróbica e o condicionamento físico, o que pode evitar a fadiga (Vogtle et al., 1998).

Desenvolvimento apropriado da mobilidade em comunidade

Para acessar clubes sociais, encontrar amigos, frequentar locais de ensino ou de trabalho, é essencial considerar o uso de cadeiras de rodas e de transporte adequados. As cadeiras de rodas elétricas e os assentos de correção melhoraram consideravelmente por meio de clínicas de adequação de assentos e de avanços tecno-

lógicos. Muitas vezes, os terapeutas ocupacionais fornecem avaliações e, com o auxílio de um fisioterapeuta, um indivíduo é capacitado a usar corretamente a cadeira de rodas. Em condições severas, o terapeuta avalia que parte do corpo de um indivíduo pode controlar com confiança uma cadeira de rodas elétrica, ou aprender a controlá-la usando *joysticks* ou comutadores.

Usar uma cadeira de rodas não impede automaticamente que uma pessoa com paralisia cerebral aprenda a andar com um andador, com a ajuda de amigos, de um cuidador ou de forma independente. A energia e a motivação de um indivíduo são fundamentais e, com frequência, ele pode desejar caminhar, de modo realista, apenas dentro de casa ou da escola, em vez de na comunidade. A distância, a aspereza ou a planeza do solo e o clima determinam a decisão de caminhar ao ar livre. Mais uma vez, as discussões com o indivíduo e os comentários de sua família e amigos contribuem para o planejamento. O fisioterapeuta considera habilidades de suporte de peso do indivíduo, a troca de passos e a função adequada das mãos para andadores (ver Cap. 8, sobre avaliação de equipamentos, e Cap. 9, seção sobre "Desenvolvimento da bipedestação e da marcha").

Treinamento de autocuidado e da aparência estética

Isso é discutido no Capítulo 10 com respeito à função motora nos cuidados diários. Fonoaudiólogos, terapeutas ocupacionais e fisioterapeutas, todos contribuem para o treinamento do comer, do se vestir, do se lavar, do se banhar, do uso do banheiro e das habilidades de higiene. Terapeutas também precisam respeitar as estratégias pessoais de cada indivíduo, especialmente quando tais estratégias não oferecem risco de provocar deformidades (ver Fig. 7.3).

As atividades adequadas à idade, tais como penteados, cortes de cabelo, uso de cosméticos, escolha de roupas e os interesses de qualquer adolescente normal são partes importantes do programa. O interesse na aparência tem motivado alguns adolescentes quanto à prática de

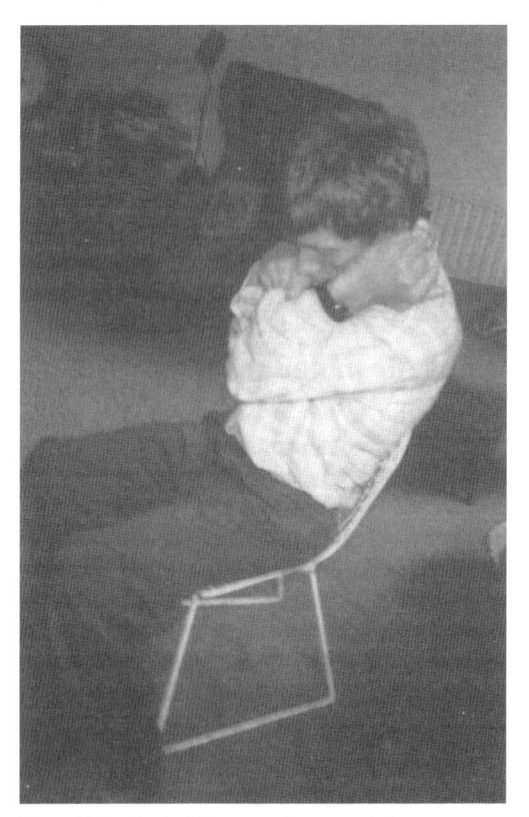

Figura 7.3   Um indivíduo usando suas próprias estratégias de independência para desabotoar os botões da manga. Sem deformidades resultantes.

uma boa postura e à realização de exercícios para manter a forma. A tristeza em função da aparência decorrente da paralisia cerebral não é algo incomum. O aconselhamento e a ênfase de todas as qualidades da pessoa requerem consideração. Habilidades com um *hobby*, tal como a observação de aves, fotografia ou ações sociais, trazem confiança às pessoas, e todos precisam descobrir quais são essas qualidades.

Conhecimento a respeito da condição

Deve-se ensinar aos indivíduos tudo o que precisam saber sobre sua condição específica. Isso está implícito no modelo de aprendizagem colaborativa. Se os pais já receberam essas informações ao longo dos anos, eles também a transmitem a seu filho ou filha adolescente. No entanto, isso requer formação adicional por meio de um profissional que explique tais aspectos em um estilo diferente. Além disso, os adolescentes que estão se sentindo ansiosos ou deprimidos podem não ter absorvido a informação médica. São mais "crescidos", e precisam de uma educação direta voltada para eles e respostas para suas perguntas.

A educação sexual é importante e existem organizações e grupos que oferecem informações nessa área.

Atividades motoras terapêuticas

Há um número crescente de atividades para pessoas com todos os níveis de deficiência. Elas não só mantêm o indivíduo apto como também mantêm as habilidades motoras e as oportunidades para o tratamento de deformidades. A natação é particularmente agradável e útil para manter a amplitude de movimento, uma vez que inclui alongamentos. Há diversos clubes que promovem passeios a cavalo para pessoas com deficiência, o que os auxilia a manter o equilíbrio, a abdução e o uso da preensão (veja a seção "Adjuvantes no tratamento" no Cap. 3). Vela, pesca, esqui e rapel são algumas das muitas atividades que são benéficas. Na Grã-Bretanha, há turismo de aventura e atividades imaginativas concebidas para pessoas com deficiência. As habilidades sociais e as amizades se desenvolvem em clubes que, muitas vezes, contam com indivíduos com e sem deficiência.

Mensurações

Os relatos dos próprios indivíduos são importantes. Jahnsen et al. (2006) descobriram que autorrelatos de adultos com paralisia cerebral concordavam com os profissionais quanto ao uso das GMFCS (Palisano et al., 2008). Os indivíduos mais velhos relatam benefícios na dimi-

nuição do número de quedas, na melhoria em qualquer função diária, na distância percorrida, no controle da cadeira de rodas, na mobilidade no leito e nas transferências.

Há uma série de testes de equilíbrio, de alcance de braço com controle postural, de espasticidade e de fraqueza que são empregados com adultos com condições neurológicas. Tais testes também podem ser adaptados ou empregados em casos de paralisia cerebral (Bower & Ashburn, 1998; Umphred, 2000; Shumway-Cook & Woollacott, 2001).

Avaliação para terapia e para função diária

8

Abordagem para avaliação

O esquema geral para todas as avaliações é estruturado de modo a sintetizar diversas abordagens. Isso evita o uso de métodos de avaliação com foco em algum sistema de terapia em especial.

O esquema é composto pelas seguintes avaliações:

1. A(s) tarefa(s) que o indivíduo deseja alcançar. A escolha pode ser uma atividade diária de autocuidado, de funcionalidade, de interação social ou durante a recreação.
2. As funções motoras para a tarefa escolhida pelo indivíduo, por exemplo, sedestação, bipedestação, o emprego de uma forma de locomoção e das mãos. O nível de desenvolvimento das funções motoras do indivíduo é identificado.
3. As habilidades que compõem cada função motora necessária para a tarefa escolhida. Isso inclui mecanismos posturais específicos, movimentos voluntários relevantes e habilidades motoras de percepção que podem estar presentes, porém de forma anormal, ou mesmo ausentes.
4. As deficiências que podem estar impedindo a realização de determinado ato ou causando um desempenho anormal, como amplitude de movimento limitada, fraqueza, reações reflexas anormais, padrões de movimentos anormais, maus alinhamentos posturais ou reper-

tório de movimentos limitado para a tarefa. As deficiências podem ser primárias ou secundárias. Elas incluem quaisquer condições médicas observadas nos indivíduos, tais como dor, fadiga, nutrição deficiente, problemas respiratórios e de saúde geral.

5. As restrições sobre as funções motoras e seus componentes causadas por outras deficiências e incapacidades relacionadas à visão, à audição, à percepção, à compreensão e à comunicação.
6. As habilidades ou capacidades residuais desses componentes relacionadas à visão, à audição, à percepção, à cognição, à comunicação e à motivação geral que podem reforçar o aprendizado de funções motoras.

Esse processo de avaliação é discutido nos Capítulos 2 e 6 para mostrar como as avaliações específicas da postura, dos movimentos e do uso das sensações são observadas no contexto de funções diárias completas ou de tarefas as quais os indivíduos desejem alcançar e que contem com o apoio familiar para serem alcançadas. Este capítulo aborda as avaliações específicas e as mensurações objetivas realizadas pelo fisioterapeuta e pelo terapeuta ocupacional, que se desenvolvem a partir dos modelos de aprendizagem colaborativa dos Capítulos 2, 6 e 7.

As avaliações das funções motoras, seus componentes e suas deficiências específicas, muitas vezes ocorrem em salas de fisioterapia, em unidades hospitalares e centros especializados. Sempre que possível, as funções diárias são mais bem observadas nos ambientes naturais mais relevantes para o indivíduo em relação às tarefas escolhidas por ele e por determinadas pessoas envolvidas com ele. Portanto, de acordo com o local de trabalho de um terapeuta, conduz-se a organização adequada para incluir as importantes observações acerca do indivíduo em seu próprio ambiente. O terapeuta estará, então, habilitado a complementar os exames clínicos e a avaliar:

- quais tarefas, funções e habilidades componentes são realmente utilizadas e quais não estão sendo ativadas;
- quais obstáculos físicos no ambiente impedem o emprego de determinada tarefa, funções e habilidades componentes ou bloqueiam um melhor desenvolvimento. A avaliação tanto em ambiente fechado como externo mostra, por exemplo, se o acesso está disponível, se solo é irregular ou escorregadio, se os móveis são inadequados ou se não há objetos estáveis ou barras de apoio. Equipamentos especiais que tenham sido recomendados devem ser avaliados como úteis em diferentes ambientes;
- quais atitudes e comportamentos das pessoas presentes nos ambientes do indivíduo podem influenciar a motricidade ou as funções diárias integrais de uma criança e o uso de componentes ou a totalidade de uma tarefa;
- o quanto a motivação e o comportamento de uma criança variam em ambientes diferentes.

Os terapeutas ocupacionais, em diferentes regiões, têm experiência em avaliações ambientais e compartilham suas informações com fisioterapeutas de outros centros. As visitas simultâneas de fisioterapeutas e de terapeutas ocupacionais ao ambiente de um indivíduo são desejáveis sempre que possível. Fisioterapeutas pediátricos e terapeutas ocupacionais comunitários são devidamente posicionados para obter uma ampla perspectiva da função da criança em casa, na escola e na comunidade.

Finalidade da avaliação e resultados

1. *Responder ao motivo de encaminhamento*, que pode ser para informação médica adicional, para alocações em instituições de ensino, em função de necessidades dos pais ou por motivos sociais ou legais. Alguns adolescentes ou adultos com paralisia cerebral buscam atendimento independentemente e pontuam suas razões. As pessoas que pagam pela terapia solicitarão avaliações que indiquem a necessidade de fisioterapia e de reavaliações de resultados.

   Dessa forma, o tipo de avaliação varia de acordo com o encaminhamento. Avaliações fisioterapêuticas precisam se relacionar com a informação desejada e com a maneira como ela será empregada.

2. *Acrescentar informações de diagnóstico médico ou outras*, conforme as avaliações específicas antes e durante a terapia, envolve longos períodos de tempo e contato próximo com a criança e sua família. As informações podem ser reveladas a um terapeuta quando não for óbvio em consultas mais curtas, com diferentes médicos. O terapeuta também detectará qualquer deterioração incomum que necessite de encaminhamento para um neurologista em caso de uma condição neurológica progressiva, em vez de paralisia cerebral, que estiver se tornando óbvia. A deterioração da função decorrente de problemas neuromusculares, de deformidades, de saúde ou de comportamento pode vir a ser detectada, dessa forma deverá ocorrer o encaminhamento para outros profissionais.

3. *Participar da examinação e do acompanhamento* de crianças "sob risco" de desenvolver paralisia cerebral e decidir se o acompanhamento ou a fisioterapia especializada possui indicação.

4. *Planejar um programa de fisioterapia e de terapia ocupacional específico baseado nas necessidades da criança e dos pais*. Existem

programas de métodos de tratamento selecionados com foco na função e nas habilidades componentes e para deficiências restritoras da função. A terapia inclui um programa de gestão com informações e ideias práticas para todos os envolvidos com a criança ou com a pessoa mais velha.

5. *Avaliar o progresso (resultados)* nas reavaliações que possam conduzir à continuação, à modificação, à alteração ou à interrupção periódica dos métodos de terapia específicos e, por vezes, de sessões de terapia específicas. A avaliação também modifica as sugestões práticas para os demais envolvidos com o indivíduo.

6. *Compartilhar avaliações e examinações* com crianças, pais, familiares e outras pessoas envolvidas com a criança, para receber seus relatórios e pontos de vista.

7. *Contribuir para a investigação sobre a eficácia da terapia* com o emprego de mensurações padronizadas dentro de um estudo de pesquisa. As avaliações clínicas e as mensurações discutidas neste capítulo também detectam questionamentos para pesquisa (ver a seção "Pesquisas e ensaios clínicos" no Cap. 4).

Revisão das observações do terapeuta

As observações são feitas durante as avaliações conjuntas com a criança e os pais ou com uma pessoa mais velha. Haverá também outras avaliações conjuntas, com outro profissional e com cuidadores. Elas são contínuas durante a avaliação e a examinação práticas especializadas, bem como durante a terapia e o manejo em andamento. As observações precisam ser as mais discretas possíveis, e devem preceder as examinações e as mensurações práticas a fim de construir um bom relacionamento profissional com a criança, os pais e os membros da família presentes nas avaliações.

1. *Comportamento*. Deve-se observar se a criança está alerta, apática, irritada ou temerosa em uma sessão ou durante atividades específicas. Uma criança ou uma pessoa mais ve-

lha pode se cansar facilmente, fazer esforço indevido ou mostrar desconforto ou medo em meio a uma atividade. É preciso descobrir o que motiva quaisquer ações. Trata-se de uma situação em particular, uma pessoa, um brinquedo especial ou um *hobby*? Pode haver medo de cair, de aumentar a dor musculoesquelética ou medo causado por problemas de percepção espacial. Os comportamentos são discutidos com mais detalhes nos Capítulos 2, 6, 7, 10 e 12.

2. *Comunicação*. Deve-se observar como a criança e os pais interagem (ver Cap. 2). É preciso descobrir se uma criança inicia ou responde com gestos, sons, apontando a mão ou o dedo, direcionando os olhos ou utilizando-se de palavras e de fala corrente.

3. *Capacidade de concentração*. O que chama a atenção de uma criança? Como o pai ou a mãe ajudam-na a manter a concentração e o que a distrai? A distração é devida a danos cerebrais e/ou à superestimulação ambiental.

4. *Compreensão*. Deve-se observar se a criança segue sugestões para mover-se ou induções a agir. O que ela parece compreender? (Consulte a seção "Desenvolvimento da comunicação – breve resumo" no Cap. 10).

5. *Posição*. Deve-se observar em que posição a criança escolhe se manter e se ela se coloca nesta posição por conta própria ou com ajuda. Deve-se analisar também se o pai ou a mãe podem colocá-la em determinada posição e se a criança participa de alguma forma. Os membros e a cabeça da criança podem se mover mais facilmente em determinadas posições que em outras. Os movimentos involuntários podem ser diminuídos em algumas posições.

6. *Controle e alinhamento posturais*. Deve-se observar quanto suporte é fornecido pelos pais e verificar a capacidade própria da criança na estabilização postural e em contraposicionar (ajustar a postura) em todas as posturas. O apoio dos pais pode ser excessivo ou razoável. É preciso verificar se a criança descarrega mais peso em um dos lados do corpo, ou em uma das mãos ou em um dos pés. Uma criança pode

ceder, torcer, ou mesmo inclinar e virar a cabeça para um lado. É preciso observar qualquer medo de queda que haja em uma criança graças a uma experiência de pouco equilíbrio. A ansiedade dos pais quanto à queda pode aumentar os temores da criança.

7. *Uso dos membros e das mãos.* Devem-se observar os padrões de membros em mudar ou entrar em uma posição, bem como usá-los em certa posição. Pode haver flexão, extensão ou rotação excessiva em uma parte da amplitude. Observe se uma ou ambas as mãos são usadas, o tipo de compreensão e solte. Imprecisão do alcance e ações de mão também indicam um possível problema visual. Observe quaisquer movimentos involuntários, tremores ou espasmos que interferem nas ações.

8. *Aspectos sensoriais.* Deve-se observar o uso da visão, da audição, do tato, do olfato e da percepção de temperatura por parte da criança em tarefas relevantes. Ela gosta de sensações particulares? Deve-se observar se ela aprecia ser movida ou ter sua posição alterada. Ela pode mostrar um aumento na tensão e na apreensão ao ser tocada e manipulada. As mãos estão persistentemente fechadas em punhos de modo que a sensação não possa ser experimentada?

9. *Forma de locomoção.* Ao entrar na sala, deve-se observar como a criança é conduzida, se ela usa uma cadeira de rodas ou um andador. Durante a sessão, deve-se despertar interesse para que ela se motive a rolar, a rastejar, a engatinhar, a se arrastar de bumbum no chão ou a caminhar até o local em que uma atividade diária deva ser conduzida. Uma criança pode ter formas inusitadas de se deslocar, como se arrastar sobre a barriga, sobre as costas, *pular com joelhos flexionados, correr com a cabeça inclinada para a frente* e em uma variedade de marchas anormais.

10. *Deformidades.* Devem-se observar todas as posições recorrentes da criança como um todo, bem como de partes de seu corpo em todas as posturas e nos movimentos que ela usa nas funções motoras e nas atividades de vida diária.

Deficiência e função

As observações anteriores são predominantemente funcionais. A observação de deficiências que limitam a função varia de acordo com a idade e quaisquer alterações nas classificações diagnósticas (ver Cap. 1).

Há uma visão funcional das deficiências como subtipos de paralisia cerebral. Por exemplo, a hemiplegia tende a ser menos incapacitante com relação à função motora que a diplegia, e a diplegia menos que a tetraplegia. A discinesia tende a ser mais grave que a hemiplegia espástica, a diplegia e a ataxia (Ostensjo et al., 2004). No entanto, outros estudos com grande número de participantes apresentam alguns subtipos de tetraplegia espástica e de discinesia presentes em níveis mais leves de incapacidade funcional, e alguns de hemiplegia espástica em níveis mais graves. A diplegia espástica pode estar presente em qualquer nível funcional (Beckung et al., 2007; Voorman et al., 2007).

O Capítulo 9 apresenta detalhes das deficiências relacionadas aos aspectos funcionais, de modo que possam ser imediatamente relacionadas à terapia funcional com minimização das deficiências que sejam limitadoras de determinadas funções simultaneamente. Os métodos de terapia e de gestão sugeridos não distinguem a deficiência da função, e sim as integram, de modo que se possa obter melhor qualidade de função na medida do possível. No entanto, em condições muito severas, dá-se uma atenção maior à minimização das deformidades, ainda que se possa conseguir ativar alguma mínima função.

O trabalho em equipe e a influência das deficiências

O terapeuta necessita de uma avaliação abrangente de uma equipe (ver Cap. 1; Thylefors et al., 2000). Ele vai aprender com os diferentes profissionais que modificações deverá fazer com relação a deficiências visuais, auditivas e sensoriais específicas. Irá ajustar sua comunicação com a criança em relação a quaisquer dificuldades de discurso e de linguagem e descobrir quais sistemas de comunicação estão sendo empregados, por exemplo, Paget, Malcaton, Bliss ou meios auxiliares de comunicação eletrônica. Se uma criança apresenta problemas de percepção (dificuldades de processamento sensorial) relativos ao esquema corporal, ao espaço, à distância e à noção de tempo, especialistas na equipe podem recomendar adaptações.

Consultores médicos informam os terapeutas sobre saúde, problemas de nutrição, fadiga, possíveis quadros de dor da criança ou do paciente mais velho, além de outras deficiências médicas que afetem a energia, a motivação e a capacidade de concentração. Os problemas de saúde dos pais também são relevantes para os programas domiciliares empregados pelo terapeuta junto à criança.

Pontos gerais para avaliações

- As avaliações precisam ser divertidas, interessantes e não ameaçadoras.
- Avaliar a criança no colo de um dos pais, tanto quanto for possível.
- Observar a criança entre os brinquedos com os quais ela está familiarizada, bem como com brinquedos selecionados para ativar interesse e revelar habilidades latentes.
- Manter as sessões dentro dos limites de concentração da criança.
- Criar uma atmosfera tranquila.
- Propor ações fáceis e bem-sucedidas intercaladas com tarefas difíceis para a criança.
- Evite despir a criança, especialmente o adolescente, até que ele esteja tranquilo quanto a isso.
- É preciso tempo para uma criança que esteja descontente com um novo ambiente, um novo profissional ou uma nova experiência, ou que esteja sendo avaliada de uma forma diferente.
- Um indivíduo precisa de tempo para tentar novas habilidades na avaliação.
- Considerar o estado de saúde e de energia da criança.

As avaliações podem levar de uma a quatro sessões, dependendo da gravidade, do humor, do nível de energia e da cooperação de cada criança. É comum criar um plano final de terapia e de gestão após uma série de avaliações, especialmente se o terapeuta compara meticulosamente os resultados da avaliação com as variações no comportamento diário da criança. É surpreendente como tais variações diárias raramente são comparadas por alguns terapeutas, uma vez que é bem sabido que uma criança tem dias bons e maus quanto à função. As avaliações precisam se relacionar diretamente com os métodos terapêuticos e com as avaliações para que os pais apreciem a importância das avaliações profissionais específicas. É sábio selecionar alguma terapia domiciliar na primeira visita, para que os pais sintam que "algo lhes está sendo oferecido" para que façam aquilo que ajudará seu filho.

Avaliação e mensurações

A avaliação clínica inclui observações e mensurações cuidadosas. Há uma crescente importância das mensurações para a prática baseada em evidências. No entanto, ainda existem observações de habilidades de dificuldades únicas descobertas em avaliações clínicas cuidadosas de um indivíduo com paralisia cerebral. Elas são significativas para a terapia e para as estratégias próprias da criança. As observações para avaliação clínica nem sempre podem ser facilmente mensuradas com o emprego de ferramentas de mensuração correntes.

Recomenda-se também que as avaliações do terapeuta não se limitem às mensurações existentes. Embora as mensurações sejam importantes, elas não devem limitar as observações inovadoras próprias do terapeuta. Além disso, as mensurações correntes são baseadas em valores que podem mudar à luz da investigação. Por exemplo, as mensurações se concentraram na espasticidade por muitos anos, e se acreditava que as mensurações funcionais eram dependentes delas (Bobath & Bobath, 1984; Haas & Crow, 1995; entre outros). Em algumas referências na revisão de Haas e Crow (1995), em Levitt (1977, Tabela de habilidade física) e em Shepherd (1995), não se dedicou grande importância à espasticidade, e as avaliações e mensurações funcionais foram muito mais valorizadas.

Como nas edições anteriores, o Capítulo 9 continua a apresentar estudos clínicos de função em decúbito ventral, em decúbito dorsal, em sedestação e em bipedestação e quanto ao uso das mãos, de modo que as sugestões de tratamento e de gestão (algumas vezes denominadas de "táticas ou estratégias") sejam imediatamente relacionadas. Um esquema de desenvolvimento é usado para mostrar como os componentes das funções motoras são normalmente desenvolvidos e como um desempenho anormal pode ser normal em uma faixa etária menor. Por exemplo, a assimetria é normal em uma série de ações e posturas precoces, e dessa forma a descarga de peso em um hemicorpo na posição de decúbito é esperada no estágio de desenvolvimento que vai de zero a três meses de idade. Uma pessoa que troca passos em um andador, com suporte total para o tronco, é semelhante ao trocar passos de um bebê saudável com nível de desenvolvimento de cerca de seis meses, apoiado manualmente por um adulto. A marcha normal de uma criança com cerca de três anos de idade utiliza componentes como cocontrações, base alargada, contato plano do pé e maior tempo de apoio duplo de membros inferiores, o que também é observado em crianças mais velhas com paralisia cerebral. Um quadro de desenvolvimento também mostra ao terapeuta o grau de atraso no desenvolvimento motor, o que tem efeito sobre outras áreas do desenvolvimento da criança.

O exame do indivíduo em canais de desenvolvimento em decúbito ventral, em desenvolvimento em decúbito dorsal, em sedestação, em bipedestação e desenvolvimento da marcha, além de função manual, mostra também alguma influência das deficiências nas funções. As deficiências que criam deformidades são abordadas dentro dessas funções de desenvolvimento e também são discutidas em um capítulo adicional (Cap. 11), em problemas específicos de deformidade em paralisia cerebral.

A evolução clínica é avaliada quando o suporte de equipamentos, andadores ou órteses for reduzido ou eliminado. Aqueles com capacidade de deambulação podem passar do uso de cadeira de rodas para muletas canadenses, bengalas de quatro apoios ou em T.

Mensurações atuais utilizadas em paralisia cerebral

As mensurações terapêuticas tradicionais na fisioterapia e na terapia ocupacional se destinam às deficiências, às funções motoras e à participação em habilidades de autocuidado, como comer, lavar as mãos, ir ao banheiro e se vestir. Essas mensurações podem estar ligadas à classificação internacional de funcionalidade, incapacidade e saúde (CIF), aspectos da estrutura e da função do corpo (deficiência) da Organização Mundial da Saúde (OMS, 2001), com a atividade (funções diárias e habilidades de autocuidado) e com alguns aspectos da participação. A participação e a qualidade de vida são levados em consideração na terapia ocupacional, no serviço social e na psicologia. O trabalho em equipe com outros profissionais, familiares e demais pessoas envolvidas na vida do jovem ou do idoso com paralisia cerebral acrescenta informações à avaliação de fatores ambientais e pessoais que estão demonstrados na CIF. Há questionários para os pais ou para os filhos que estão sendo cada vez mais usados por terapeutas. São dadas a seguir mensurações também para fatores ambientais utilizadas por outras profissões além da fisioterapia.

Mensurações de deficiências

Quando forem realizadas as avaliações das deficiências, o terapeuta presumirá quais delas parecem restringir primariamente a função. Essa suposição é estudada por Ostensjo et al. (2003, 2004) e discutida em relação à classificação internacional de funcionalidade, incapacidade e saúde (OMS, 2001). Esse estudo concluiu que a mensuração do controle motor seletivo anormal se correlaciona mais com a função motora integral do que com a espasticidade e com a amplitude de movimento. "A função motora está fortemente relacionada à realização de tarefas essenciais na vida diária" (Ostensjo et al., 2004). Voorman et al. (2007) apoiam a visão de que o controle motor seletivo e a força são mais importantes para a função motora grossa. No entanto, em um estudo realizado por Bartlett e Palisano (2002), a espasticidade, a distribuição topográfica e a amplitude de movimento (ADM) foram listadas por fisioterapeutas pediátricos como as deficiências mais importantes que contribuem com mudanças na função motora. O controle motor seletivo não foi listado, e não foi dada ênfase à fraqueza.

Não houve correlação entre a espasticidade franca e a função no sistema de classificação da função motora grossa (GMFCS) nos níveis de I a III (Palisano et al., 1997) nas pesquisas conduzidas por Ross e Engsberg (2002, 2007). Eles utilizaram o KinCom, um dinamômetro instrumentado para medir a espasticidade e a força nos mesmos indivíduos, e não encontraram relação entre a força e a espasticidade, nem entre a espasticidade, a função motora e a marcha. Salientaram que a pesquisa não incluiu crianças entre as classificações mais graves.

Uma série de pesquisas aponta atualmente que a *fraqueza, em vez da espasticidade*, é particularmente significativa para a incapacidade funcional na paralisia cerebral (Damiano & Abel, 1998; Damiano et al., 2002a, b; Ross & Engsberg, 2002, 2007; Shortland et al., 2002; McNee et al., 2004).

Fraqueza

Força é a capacidade de gerar impulso tanto para mover quanto para estabilizar uma parte do corpo e resistir ao movimento. Esses dois aspectos precisam de avaliação para a realização de exercícios de fisioterapia e de atividades funcionais. A força pode ser mensurada isometricamente (sem alteração no comprimento do músculo), isotonicamente (encurtando o comprimento do músculo) ou isocineticamente (trabalho concêntrico e excêntrico durante uma determinada velocidade de movimento). A resistência é mensurada pelo número de repetições de uma função motora. As mensurações cardiovasculares de condicionamento físico se relacionam ao consumo de energia e à resistência. Uma criança pode ser "fraca" quando não

tem bom condicionamento físico (Miller, 2007). Parker et al. (1993) constataram que a capacidade aeróbica e a potência anaeróbia dos membros inferiores, mas não dos superiores, correlacionaram-se com a pontuação total e as pontuações para a bipedestação e para a marcha, e com subseções de salto e corrida da medida da função motora grossa (GMFM).

As ações musculares isotônicas (concêntricas) e isométricas (excêntricas) são mensuradas clinicamente, e a mensuração isocinética é testada com sistemas instrumentados. Crianças com paralisia cerebral não podem ser facilmente avaliadas por meio de testes musculares manuais tradicionais. Florence et al. (1992) formulou o teste de força manual do Medical Research Council (MRC) com a escala original de seis pontos, bem como uma escala modificada de onze pontos. No entanto, tais avaliações isotônicas podem ser utilizadas como guias, juntamente a outras mensurações. O dinamômetro manual quantifica a força isométrica ou a força necessária para quebrar a posição ativa realizada por uma pessoa contra a resistência exercida pelo examinador. O procedimento e a confiabilidade do dinamômetro manual são confirmados por diversos autores (Taylor et al., 2004; Crompton et al., 2007).

Crianças menores de 4 anos não cooperam com qualquer uma dessas mensurações, porque não conseguem compreender o procedimento nem possuem a capacidade de isolar os músculos para o teste em razão da falta de controle muscular seletivo. Além disso, a cocontração excessiva e o controle motor seletivo deficiente podem interferir com a capacidade de produzir força agonista em qualquer pessoa (Damiano et al., 2002a).

Wiley e Damiano (1998) possuem testes de resistência para crianças saudáveis e com paralisia cerebral. Seus sujeitos de pesquisa são frequentemente mais velhos e menos severamente afetados, e podem ser classificados em GMFCS níveis I, II ou III (Palisano et al., 1997). Testes musculares manuais são muito difíceis em adultos e crianças com paralisia cerebral grave classificadas nos níveis IV e V. Essas pessoas, muitas vezes, possuem deficiências cognitivas que as impedem de agir de acordo com os procedimentos de teste. Ohata et al. (2006, 2008) investigaram recentemente a ultrassonografia, que pode mensurar a força muscular e a atividade em adultos severamente acometidos ou em crianças em todos os níveis de gravidade. Eles relacionaram a atrofia à fraqueza.

Avaliação clínica da força. As observações são geralmente de ações musculares nas funções motoras, seja esta uma ação de manutenção da estabilidade postural ou uma ação de movimento no movimento voluntário ou na extensão (endireitamento) e reações de defesa. Long e Toscano (2002) também utilizaram a observação dos músculos em posições antigravitárias e a tomada de posições, simetria e quaisquer padrões de compensação, em vez do teste muscular em crianças muito jovens. Verificou-se que os testes musculares no sofá podem diferir das ações musculares na função, as quais incluem as ações em sinergia e os mecanismos posturais. Por exemplo, os músculos do cíngulo do membro superior podem funcionar bem na posição de quatro apoios, mas não em um teste muscular no sofá. Os extensores do dorso podem ser bem ativados em decúbito ventral, mas não em bipedestação ou em sedestação. A extensão do cotovelo é maior quando a criança estende o membro superior em direção a um objeto desejado do que quando é testada com o convencional comando "estique o cotovelo" em testes musculares. Mensurações estáticas e dinâmicas de amplitude de movimento de membros inferiores no exame clínico são incompatíveis com mensurações instrumentais de marcha (McMulkin et al., 2000).

As avaliações funcionais, como a passagem da sedestação para a bipedestação e o retorno à sedestação avaliam tanto as ações musculares concêntricas como excêntricas (Shepherd, 1995). Colocar-se e permanecer na ponta dos pés avalia tanto a ação muscular concêntrica como a isométrica dos flexores plantares. Passar da posição de decúbito para a de sedestação, de quatro apoios para sedestação e de quatro apoios

para bipedestação revela a força de membros superiores frente à descarga de peso. Os registros de força têm dependido do julgamento de um terapeuta, em uma escala que vai de ausente para presente no início ou em toda a amplitude de movimento, ou de ausente para traço fraco ou forte. Tais escalas indicam a necessidade atividades de fortalecimento. Mas elas podem ser questionadas como sendo fisioterapia baseada em evidências. Voorman et al. (2007) dentro de sua pesquisa utilizaram um teste de força para membros inferiores no qual solicitava que as crianças se agachassem e se levantassem oito vezes. Era permitido suporte para equilíbrio. As categorias eram:

- boa resistência para oito ou mais vezes;
- força moderada para menos de oito ou realizada como parte do movimento oito vezes;
- força fraca se não fosse capaz de se agachar e estender completamente.

Esse teste, aparentemente, também inclui resistência, bem como a força em intervalos de flexão e de extensão de membros. A ADM foi mensurada por meio de goniometria em decúbito dorsal e em outros testes. No entanto, o teste empregado por eles contou a deficiência na função. Isso deve motivar os terapeutas a desenvolver uma melhor pontuação para ações musculares baseadas em evidências em avaliações funcionais no futuro.

Espasticidade

A amplitude de movimento passivo realizada lentamente demonstra o comprimento do músculo ou a extensibilidade dos músculos. As amplitudes de movimento passivo realizadas lentamente são mensuradas por meio da goniometria, e as limitações de amplitude demostram a rigidez dos músculos espásticos, a mobilidade das articulações e a rigidez dos tecidos moles. As mensurações das limitações de comprimento na ADM realizada lentamente não são as mesmas, tal como as mensurações da limitação de amplitude na espasticidade velocidade-dependente ou da resposta reflexa ao estiramento rápido. Trazendo ainda mais desafio, a amplitude articular pode estar completa em crianças muito novas com músculos rígidos e espásticos, mas as ações musculares são *hipoextensíveis* e limitam a amplitude de movimento ativo. O raciocínio clínico é exposto para a seleção das opções de tratamento.

Mensurações clínicas da espasticidade. A escala Ashworth e as escalas Ashworth modificadas (MAS), utilizadas com frequência, levam o examinador a classificar a quantidade de tônus sentido conforme um membro é passivamente alongado. Em uma escala de 0-5, há uma estimativa de quão precoce e de quão intensamente a resistência ao estiramento é sentida durante o movimento (Bohannon e Smith, 1987). Também é utilizada em mensurações de tratamento de espasticidade com toxina botulínica do tipo A (ver seção "Toxina botulínica A" no Cap. 11). No entanto, essa não deve ser a única mensuração.

Existem questionamentos a respeito da objetividade das MAS (Pandyan et al., 1999; Miller, 2007). Damiano et al. (2002b) investigaram a precisão da escala de Ashworth por meio de mensurações do alongamento passivo utilizando dinamômetro isocinético, aliado à eletromiografia (EMG), o que mostrou haver atividade muscular em resposta ao alongamento passivo rápido. Demonstraram que o alongamento passivo lento sem ativação muscular na EMG é *a rigidez devida* às *transformações musculares e aos tecidos moles encurtados*. Essa rigidez muscular "intrínseca" tem maior correlação com o teste Ashworth original do que a magnitude da resistência ao estiramento passivo rápido. As crianças no estudo de Damiano et al. (2002b) estavam alocadas em classificações menos graves (níveis GMFCS I-III), com a maioria nos níveis II e III (Palisano et al., 1997). As escalas de Ashworth são fracamente correlacionadas com mensurações de função. Damiano et al. (2002b) levantam a hipótese de que, em estudos futuros, mensurações com dinamômetros isocinéticos instrumentados empregados em casos de paralisia cerebral grave podem demonstrar uma influência da espasticidade na função.

Scholtes et al. (2006) revisaram 13 instrumentos clínicos para medir espasticidade, assim identificaram os critérios de validade a partir de 119 referências. Relatam sobre uma série de "escalas semelhante à Ashworth", a Escala de Tardieu, uma escala de Tardieu modificada (MTS), a escala de tônus da Universidade de Nova York e outras escalas menos conhecidas. Constataram que a maioria dos instrumentos de avaliação da espasticidade não cumpriu com a definição fisiológica de espasticidade com uma resposta velocidade-dependente ao alongamento passivo. Essa definição foi utilizada apenas nas mensurações de Tardieu (Tardieu et al., 1954). Os testes de Tardieu mensuram o aumento do tônus muscular medido em três velocidades diferentes de alongamento e o ângulo articular em que aparece o "travamento" ou o aumento do tônus. No entanto, as escalas originais Tardieu são demoradas, a fim de realizar uma avaliação abrangente, e a intensidade das velocidades não são padronizadas. Isso é questionado, particularmente o aspecto da demora, para utilização com crianças. Com base em seus estudos detalhados, Scholtes et al. (2006) recomendam que os clínicos façam uma comparação da "ADM máxima em um alongamento passivo realizado muito lentamente antes e após o tratamento da espasticidade e o ângulo articular de tratamento em um alongamento passivo realizado em alta velocidade antes e após o tratamento".

Boyd e Graham (1999) propuseram uma mensuração da amplitude passiva, modificando a escala de Tardieu e a denominaram de uma MTS. Eles usam a goniometria para medir Rl, o ângulo articular do "travamento" após um alongamento rápido, e R2, o ângulo máximo articular após um alongamento lento. Sugere-se que, se houver uma grande diferença entre Rl e R2, existe um componente dinâmico maior, enquanto uma diferença menor indicaria que a contratura muscular é maior que a espasticidade. Como essas mensurações foram essencialmente concebidas para planejar um tratamento com toxina botulínica A, eles descobriram que a toxina botulínica A é útil para o componente dinâmico.

Fosang et al. (2003) investigaram a confiabilidade de mensurações clínicas de amplitudes de movimento passivo (ADMp), MAS e uma MTS. Não utilizaram a MTS utilizada por Boyd e Graham (1999), uma vez que sua confiabilidade não havia sido avaliada. Descobriram que as mensurações da ADMp e da MTS podem ser confiáveis, desde que os examinadores estejam suficientemente treinados com bastante tempo de prática. Para superar as margens de erro no teste-reteste e os resultados entre avaliadores são necessárias grandes mudanças como resultado da intervenção. Por causa da pouca confiabilidade do MAS, se usada, só deve ser realizada por avaliadores individuais para o mesmo participante (sujeito/cliente).

A Tabela 8.1 é uma modificação sueca atualizada da escala Ashworth utilizada em uma pesquisa cuidadosa conduzida por Ostensjo et al. (2004).

Tabela 8.1 Escala modificada de Ashworth

Nota	Descrição
0	Hipotônico: tônus menor que o normal, flácido
1	Normal: sem aumento no tônus muscular
2	Leve: discreto aumento no tônus, "travamento" ao longo do movimento do membro ou à mínima resistência ao movimento na primeira metade da amplitude
3	Moderado: aumento mais marcado do tônus ao longo da maior parte da amplitude de movimento, mas o segmento afetado é facilmente movido
4	Grave: aumento considerável no tônus, dificuldade no movimento passivo
5	Extremo: segmento afetado rígido em flexão ou extensão

Fonte: Modificado por Hedberg et al., ver Ostensjo et al. (2004).

Os *fatores para avaliações clínicas confiáveis* são os seguintes:

1. Padronizar a postura de teste, a posição dos membros e a posição da cabeça na linha mediana.
2. Normalizar o comprimento inicial a partir do qual o grupo de músculos é alongado.
3. Empregar da mesma força máxima para ADM lenta (difícil de avaliar por pesquisadores).
4. Verificar se a criança/o adulto está relaxada(o), evitando estimulação sensorial por aqueles presentes.
5. Considerar qualquer fadiga de uma criança ou de pessoa mais velha.
6. A hora do dia, a temperatura e qualquer dor pode influenciar os resultados.

Controle motor seletivo

Um controle motor imaturo não ativa os músculos apropriados, mas apenas músculos e movimentos articulares que não sejam necessários à ação específica. Essa falta de controle motor seletivo também tem sido denominada de padrões de movimentos de massa ou padrão de movimento estereotipado. Os músculos em padrões estereotipados ficam tão estreitamente ligados que um movimento isolado não é possível. Esses padrões refletem uma falta de fracionamento nas lesões do sistema nervoso central (Shumway-Cook & Woollacott, 2001). Alguns desses padrões são descritos na paralisia cerebral e considerados como sinergias de movimentos anormais.

A mensuração do controle motor seletivo por Voorman et al. (2007) consiste em solicitar a uma criança para estender o joelho e dorsiflexionar o tornozelo em sedestação sem apoiar os pés.

Por exemplo, a pontuação para a dorsiflexão seletiva do tornozelo é:

Pontuação 0 – sem dorsiflexão seletiva, apenas a sinergia da flexão do quadril e do joelho com a flexão do tornozelo.

Pontuação 1 – movimento seletivo diminuído. Dorsiflexão seletiva na primeira porção da amplitude de movimento. Na porção final da amplitude não existe movimento seletivo.

Pontuação 2 – movimento seletivo completo, extensão do joelho com dorsiflexão do tornozelo.

As pontuações para os dois membros inferiores juntos variam de pontuações totais de 0, 1 ou 2 para valores fracos; escores totais de 3, 4 ou 5 para moderados, e pontuação total de 6, 7 ou 8 para o bom controle motor seletivo.

Boyd e Graham (1999) propõem uma escala diferente, com a criança sendo testada em sedestação com os membros inferiores estendidos.

Examinação da deformidade e das amplitudes de movimento

O terapeuta deve obter informações sobre:

- *Estrutura das articulações em crianças com mais de 3 anos* – especialmente subluxação ou luxação dos quadris, varo ou valgo de colo do fêmur, coluna vertebral, joelhos e pés. A estrutura de todas as articulações do corpo também é importante, especialmente quando uma criança se tornar mais velha, adolescente e adulta. Os exames de raios X são usados em casos de articulações preocupantes.
- *Desigualdade no comprimento dos membros inferiores*, mas não tanto no de membros superiores, na medida em que a função esteja em questão. Deve-se medir o comprimento do membro inferior da espinha ilíaca anterossuperior ao maléolo medial.
- *Amplitude articular.* É preciso que haja um sistema musculoesquelético flexível na medida do possível para o treinamento motor

funcional. A ADMp realizada lentamente detecta a deformidade, fixa ou não. A amplitude do movimento limitado da deformidade se deve não apenas a problemas articulares, mas também ao comprimento da rigidez muscular e à rigidez dos tecidos moles (tendões, ligamentos, tecido conjuntivo). A deformidade fixa é uma contratura que não pode ser superada em uma amplitude de movimento passivo e está presente durante o sono. A deformidade dinâmica ou não fixa pode ser movida manualmente ao longo da amplitude de movimento completo e desaparece durante o sono. (Diferentes pesquisadores definem deformidade e contraturas de forma diferente.)
- *Força dos músculos encurtados e excessivamente estirados* é avaliada conforme eles contribuam para a deformidade.

Consulte "Deformidades e marcha" no Capítulo 11, em que são discutidos os diferentes tipos topográficos de paralisia cerebral espástica.

Amplitude de movimento passivo (Tab. 8.2 e Figs. 8.1a, b e 8.2)

A amplitude de movimento passivo examina quaisquer limitações ou amplitudes articulares excessivas. Goniômetros são usados para realizar a mensuração, desde que seja empregado o procedimento padrão (ver "Fatores para avaliações clínicas confiáveis" em "Espasticidade"). Stuberg et al. (1988) e McDowell et al. (2000) questionam a confiabilidade das mensurações com goniômetro. Isso pode ser melhorado se um único examinador experiente, que utiliza procedimentos padrão, puder controlar a precisão das mensurações, tomando o devido cuidado com os segmentos proximal e distal para a realização das mensurações, padrão de força e acréscimos de poucos graus no goniômetro. Goldsmith et al. (1992) ofereceram uma mensuração para deformidade *windswept* de membros inferiores. Eletrogoniômetros também são usados, mas não são facilmente disponíveis. As amplitudes de movimento em pediatria não estão bem

(O texto continua na p. 129.)

Tabela 8.2 Avaliação da amplitude articular

Avaliar:
Amplitude articular passiva: para demonstrar a flexibilidade articular, o comprimento muscular (alongamento ou encurtamento) e a tensão de músculos e tecidos moles (espasticidade, rigidez).

Teste *lentamente* a tensão de músculos e de tecidos moles; e, com velocidade rápida, a espasticidade fisiológica verdadeira. A amplitude *articular ativa* para amplitude e habilidade de se mover. A força e o grau de rigidez em oposição afetam a amplitude de movimento ativa.

Nota: em alguns casos, posições diferentes podem afetar a amplitude de movimento. Confira em decúbito dorsal, ventral e lateral. Observe as posturas em sedestação e em bipedestação a fim de averiguar também o efeito das amplitudes articulares limitadas. Há falta de consenso sobre amplitudes pediátricas (Long & Toscano, 2002).

Observe qualquer dor, especialmente nas amplitudes de quadril. Preste atenção nas posições pélvicas e da coluna vertebral associadas durante os testes.

Rigidez flexora do quadril – amplitude de extensão
Decúbito dorsal. Dobre um joelho sobre o tórax, segure para retificar a parte lombar da coluna vertebral. A outra perna penderá em direção à superfície. Meça por goniometria a flexão do quadril, anotando o ângulo entre a coxa e a superfície. Normal de 0-20° entre 2-5 anos de idade, 0° por volta dos 12 anos.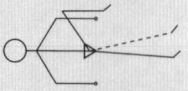

ou
Dobre os joelhos sobre o tórax. Segure um joelho dobrado e veja até onde o outro pode ser estendido em direção à superfície de apoio.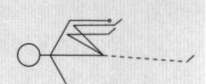

Decúbito ventral. Membros inferiores em flexão de quadril sobre a borda da superfície de apoio. Estenda o quadril em direção ao plano da superfície enquanto a outra perna mantém a parte lombar da coluna vertebral retificada.

Decúbito ventral. Quadris e joelhos alinhados na superfície. Um joelho é dobrado até 130-140º. Se o quadril se eleva na flexão, isso indica que há encurtamento do músculo reto femoral. Ver no teste abaixo para rigidez dos extensores de joelho como o encurtamento e a rigidez do reto femoral afetam tanto os flexores do quadril como os extensores do joelho.

Rigidez extensora do quadril – amplitude de flexão
Decúbito dorsal. Dobre ambos os quadris e os joelhos em direção ao tórax. Anote a amplitude e o grau de rigidez extensora. Noventa graus de flexão é valor para sedestação vertical.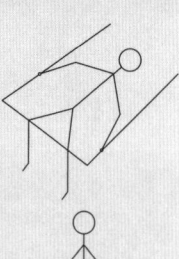

Dobre o quadril e o joelho até a coxa tocar o abdome, enquanto mantém a outra perna estendida para corrigir a pelve. A flexão total do quadril é limitada pela rigidez extensora do quadril ou por problemas do quadril.

Rigidez adutora do quadril – amplitude de abdução
Teste em decúbito dorsal, joelhos além da borda da superfície de apoio. Abduza os quadris com eles em posição neutra de flexoextensão, joelhos flexionados em ângulo reto. Cada quadril é abduzido além dos 30° a partir da linha mediana com quadris ainda em posição neutra de flexoextensão. Lentamente estenda os joelhos na posição abduzida. A rigidez do músculo grácil reduz o grau de abdução em extensão.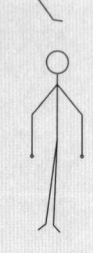

Abduza os quadris com eles em ângulo reto e os joelhos flexionados. Cada quadril está a 45° a partir da linha mediana e há 90° entre eles. Esses três procedimentos revelam rigidez em diferentes grupos musculares e mostram as diferenças na amplitude entre cada lado. Outro teste é feito em decúbito dorsal com quadris e joelhos estendidos. Abduza os membros inferiores lentamente e, em seguida, de forma rápida, e compare as medidas de distância entre eles (teste de distância entre joelhos).

Rigidez abdutora do quadril – amplitude de adução
Traga os membros inferiores juntos aos quadris em posição neutra de flexoextensão a partir da *posição de rã*, se houver.

(continua)

Tabela 8.2   *(continuação)*

Rigidez rotadora do quadril – rotação medial ou lateral
Decúbito ventral. Avalie com o quadril estendido e o joelho flexionado a 90°. Estabilize a pelve com as mãos nas nádegas. Segure a perna e gire o joelho e o quadril medialmente. Gire o joelho e o quadril lateralmente. Uma amplitude completa é de 90°, sem definir a rotação medial ou a lateral isoladamente, em virtude das variações normais. A rotação excessiva em uma direção é detectada.

Decúbito dorsal. Quadris ficam estendidos, os joelhos ficam além da borda da superfície de apoio. Mantenha uma perna com flexão de quadril e de joelho para corrigir a pelve. Gire a outra perna em rotação medial e, em seguida, lateral. Eleve o quadril e o joelho flexionados. Avalie a rotação medial de ambas as pernas e a rotação lateral de uma perna por vez. Mantenha a pelve fixa. Valor de normalidade de 45° entre o membro inferior rodado e a posição inicial na linha mediana vertical. A bipedestação ou a deambulação ocorre na linha mediana entre a rotação medial e lateral.

Nota: mantenha o nível da pelve nos testes de amplitude de abdução, adução e de rotação.

Rigidez flexora do joelho – amplitude de extensão
Em decúbito dorsal com uma perna estendida, dobre o joelho a ser testado. Com o quadril a 90°, estenda completamente o joelho flexionado. Anote o ângulo poplíteo entre a tíbia e a linha vertical ampliada do fêmur. Valor de normalidade de 30-40° a partir do joelho estendido em 0°. (Outra convenção é medir o ângulo entre a tíbia e o próprio fêmur. Valor de normalidade em torno de 140-150°, considerando o joelho estendido em 180°.)

Testes adicionais. Elevar o membro inferior estendido também revela rigidez dos isquiotibiais (rigidez flexora no joelho e rigidez extensora no quadril). Valor de normalidade de 60°. Pressione os joelhos estendidos em decúbito dorsal ou ventral (amplitude limitada pode ser detectada). Observe a sedestação, com os joelhos estendidos. Os isquiotibiais mediais flexionam e giram o joelho medialmente com a pelve inclinada posteriormente.

Rigidez extensora do joelho – amplitude de flexão
Em decúbito ventral, flexione o joelho completamente. Se o quadril se eleva em flexão, pressione-o para baixo tanto quanto possível a fim de detectar rigidez do reto femoral, a qual diminui a amplitude da flexão do joelho. Uma porção do iliopsoas flexiona o quadril. Um reto femoral encurtado e rígido flexiona o quadril e resulta em rigidez extensora do joelho.

Outro teste é realizado em decúbito dorsal. Flexione o joelho com a panturrilha tocando atrás da coxa. A limitação da flexão do joelho é detectada.

Torção tibial. Em decúbito ventral, dobre cada joelho a 90° com o quadril mantido em posição neutra de flexoextensão. Mantenha os pés na posição neutra. A linha mediana do pé fica, em geral, de 10-20° em relação à linha mediana da coxa. Idade de 2-19.

Sedestação: flexione o joelho para avaliar a rigidez do quadríceps.

Joelhos flexionados além da borda da superfície de apoio. Dobre um joelho para retificar a lordose e também para eliminar a rigidez flexora do quadril (se houver). Teste a rigidez do quadríceps com a flexão do outro membro inferior.

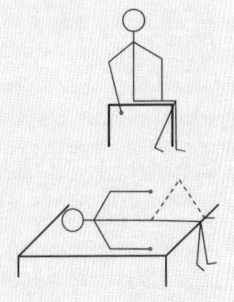

(continua)

Tabela 8.2 *(continuação)*

Rigidez plantiflexora do pé – amplitude de dorsiflexão
Decúbito dorsal. Mantenha um membro inferior estendido. Dobre o outro quadril e joelho e faça a dorsiflexão do pé, segurando o calcanhar e *evitando* a dorsiflexão passiva no mediopé. A inversão redireciona a articulação subtalar em equinovalgo. Meça a dorsiflexão com o joelho dobrado. Em seguida, mantenha a dorsiflexão enquanto o joelho é lenta e totalmente estendido. Meça a dorsiflexão. Valor de normalidade de 10-20° além do pé dorsiflexionado em ângulo reto com a perna. A inversão aumenta a amplitude. A dorsiflexão com o joelho dobrado testa o músculo sóleo, e com a extensão do joelho testa o gastrocnêmio.

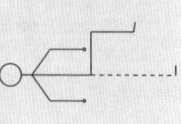

Pé: inversão, eversão e flexão plantar testadas com o joelho estendido. Teste o antepé e os dedos dos pés.

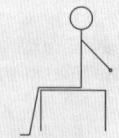

Nota: manter o nível da pelve (conter a inclinação anteroposterior e a inclinação lateral) durante as avaliações dos membros inferiores.

Rigidez flexora do ombro – amplitude de extensão
Traga o membro superior estendido para trás.

Rigidez flexoadutora do ombro – amplitude de elevação
Eleve o membro superior anteriormente e acima da cabeça.
Abduzir e elevar o membro superior.

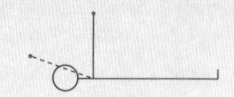

Rotações medial e lateral do ombro. Mova o antebraço.
Rigidez flexora do cotovelo – amplitude de extensão
Alongar lentamente *sem* forçar o cotovelo em extensão com pronação e em extensão com supinação.
Realize ambos os testes com os braços junto à lateral do corpo.

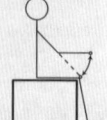

Rigidez extensora do cotovelo – amplitude de flexão
Dobre o cotovelo com pronação e teste com supinação.
Pronação-supinação do cotovelo – 180° da amplitude completa de pronação à de supinação.

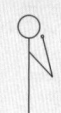

Flexoextensão do punho até 90°
Desvio radial e ulnar do punho
Adução e abdução dos dedos da mão e do polegar. O polegar toca a base do quinto dedo para a realização completa da adução.
Flexoextensão dos dedos da mão e do polegar com punho flexionado e estendido.
Lembre-se de segurar o polegar pela base. Dedos estendidos somente com punho flexionado ou em posição neutra apresentam amplitude limitada.

Cabeça e tronco
Amplitudes avaliadas para torcicolo ou escoliose.
Em sedestação, coluna inclinada anteriormente, cabeça entre os joelhos. A coluna vertebral fica no centro, ou em discreto desvio, a caixa torácica normalmente fica igual em cada lado.

Nota: a goniometria é a forma de mensuração usada para medir os graus das amplitudes articulares dos membros.

Gradue a força da amplitude ativa apenas como presente, fraca ou forte em crianças ou na presença de insuficiência intelectual.

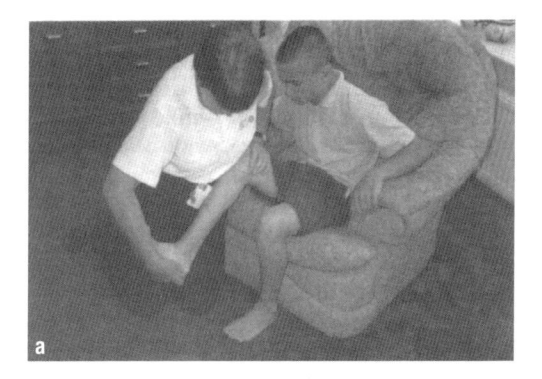

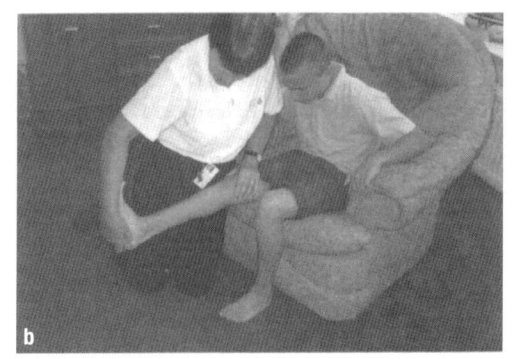

Figura 8.1 (a, b) Exame e ensino da dorsiflexão com uma pessoa (ver Tab. 8.2).

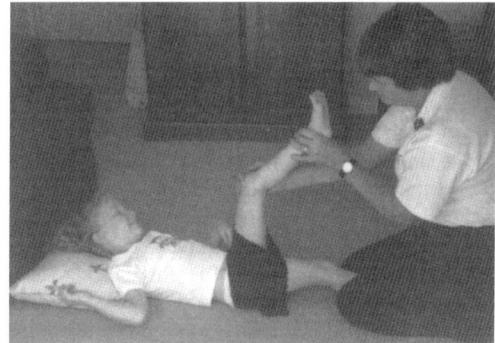

Figura 8.2 Exame da extensão dos isquiotibiais e do joelho (ângulo poplíteo) ao mesmo tempo em que relaxa a criança (ver Tab. 8.2)

documentadas (Long & Toscano, 2002). O teste de mensuração do alinhamento e amplitude de movimento da coluna vertebral (SAADMM) (Bartlett & Purdie, 2005) mede os desvios na simetria do alinhamento da coluna vertebral. É confiável, mas ainda está sendo testado quanto à sensibilidade à mudança.

Amplitude ativa

A fisioterapia pré-operatória e pós-operatória pode exigir uma avaliação localizada para confirmar se os grupos musculares aos quais fora dada a oportunidade de atuar pela operação o estão fazendo de fato. A amplitude de movimento ativo e a força podem ser observadas clinicamente na função, como discutido em "Avaliação clínica da força" anteriormente. Os mecanismos posturais precisam ser testados quanto à força da musculatura do tronco e da pelve pré e pós-operatório.

No Capítulo 9 são dados detalhes dos padrões motores em cada nível ativo da função em desenvolvimento em crianças típicas ou normais, os quais estão atrasados na paralisia cerebral. Também são descritos em detalhes os desempenhos anormais da cabeça, do tronco, da pelve e dos membros. Tais avaliações estão no Capítulo 9, a fim de se relacionar imediatamente aos procedimentos que podem melhorá-las.

São descritos a seguir *exemplos de movimento e de observações funcionais* de posturas anormalmente persistentes em posições diferentes:

Flexão de *cabeça*, extensão, rotação observadas durante a elevação da cabeça em canais de desenvolvimento em decúbito ventral, em decúbito dorsal, em sedestação e em bipedestação. Observe se a cabeça é mantida de forma assimétrica com demasiada extensão ou flexão.

Os movimentos de elevação, abdução, rotação, flexão e extensão do *ombro* são observados durante o exame funcional do rastejar, do estender e de outros movimentos dos membros superiores envolvidos em funções diárias, ou em movimentos de execução e de música. Os ombros podem ser mantidos em posturas anormais.

Flexão e extensão do *cotovelo* observadas durante os movimentos de alcance de brinquedos ou de partes de seu corpo realizados pela criança. A pronação ou a supinação do antebraço afeta a flexão e a extensão, e pode ser observada de forma isolada durante ações diárias ou de execução. Os cotovelos podem ser mantidos em posturas anormais.

Os *punhos* e as *mãos* serão observados durante as atividades de desenvolvimento de função da mão. Os dedos podem não funcionar independentemente de posturas anormais persistentes de punho.

A flexão e a extensão do *quadril* serão observadas ao longo de todas as funções. Também se deve solicitar à criança em decúbito dorsal que dobre o quadril e o joelho em direção ao tórax e que toque seu pé, sente-se ou fique de pé e se incline de modo a tocar o chão, para que se sente em degraus muito baixos ou que se agache e se levante e volte a se sentar/se agachar novamente. Pode haver postura persistente dos quadris.

A flexão e a extensão do *joelho*, vista, no teste de passagem da sedestação para a bipedestação, bem como ao se observar a criança sentada que usa extensão ativa para chutar a mão do examinador ou um brinquedo pendurado, e sua extensão de joelho na *bipedestação*. Pode haver flexão persistente ou posturas de hiperextensão de joelhos.

Os movimentos do *pé* precisam ser testados separadamente, especialmente se houver anormalidades nos pés. De maneira divertida, inste a criança a andar para trás nos calcanhares e para a frente na ponta dos pés, passando da flexão plantar para a dorsiflexão. Deve-se observar a ocorrência de posturas persistentes em sedestação, em bipedestação e em decúbito.

Caso a criança não possa realizar a amplitude de movimento ativo completa, deve-se verificar:

1. Que isso não se deva a uma diminuição na amplitude de movimento passivo da articulação.
2. Que isso não se deva à fraqueza em estabilizadores ou sinergistas associados.
3. Que isso não se deva à interferência de reações reflexas anormais residuais, a um controle motor seletivo anormal ou à falta de compreensão por parte de uma criança ou de um paciente mais velho com problemas de imagem cognitivos ou corporais.

Mensurações funcionais

A GMFM (Russell et al., 1989, 2002) avalia e mensura as mudanças ao longo do tempo na função motora grossa em crianças desde o nascimento até os 16 anos de idade. As habilidades motoras estão na faixa etária normal desde o nascimento até os 5 anos. Isso abrange os indivíduos mais velhos com paralisia cerebral que estão com atraso de desenvolvimento e ainda funcionam nesses estágios iniciais de desenvolvimento normal. No entanto, a GMFM não é adequada para indivíduos que estão gravemente afetados e são incapazes de atingir sequer poucos dos itens de teste, ou mesmo algum. Outros indivíduos que são levemente afetados, ou que se tornaram assim, conseguirão atingir habilidades previstas para além dos cinco anos da GMFM. A GMFM possui 88 itens de teste, organizados em cinco seções ou dimensões, como deitar e rolar, sentar, engatinhar e ajoelhar, ficar em pé e caminhar, correr e saltar. As mudanças em cada dimensão e a pontuação total são calculadas em percentuais. O terapeuta pode, portanto, empregar os itens das dimensões que apresentam as notas mais baixas como metas/objetivos para a terapia, ou a partir do ponto em que se espera mudança por meio da intervenção. Os resultados da terapia são mensurados em reavaliação. A GMFM mensura a realização da função motora, mas não a qualidade do desempenho, e não avalia a função da mão.

Há uma GMFM com 66 itens de teste (GMFM- 66) (Russell et al., 2000), mas ela é complicada, pois exige mais habilidade analítica e um *software* especial. Não é adequada para crianças cujas únicas habilidades se deem em decúbito, rolamento assistido, controle de cabeça mínimo e sedestação apoiada.

Em geral, a GMFM pontua mais o aumento para um indivíduo em idades mais tenras do que mais velhos. No entanto, pode haver vários padrões com surtos de progresso e períodos de estagnação. Durante esses períodos, a *qualidade da função motora* pode vir a melhorar, especialmente se for cada vez mais utilizada na vida diária.

Sistema de classificação da função motora grossa (GMFCS) (Palisano et al., 1997, 2008). Descreve a gravidade da incapacidade funcional, em uma visão desenvolvimentista, com o uso de critérios dependentes de idade. As características descritivas são relatadas a cada nível, dizendo o que uma criança pode fazer. O nível de função diminui de nível I ao V. O sistema de classificação pode ser usado para comparar crianças com a mesma idade umas às outras. Portanto, crianças em diferentes níveis funcionam de forma diferente quando da mesma idade. Crianças com hemiplegia, diplegia, quadriplegia, discinesia ou ataxia são classificadas de acordo com o que elas podem fazer (Gorter et al., 2004). A qualidade do movimento não é um fator importante.

A classificação de uma determinada criança fornece uma descrição abreviada de uma pessoa com paralisia cerebral, e é particularmente útil para a comunicação entre profissionais e para sugestões de terapia geralmente relacionadas ao nível de capacidade e de incapacidade do indivíduo. Há níveis de função crescentes para as idades de 1-2 anos (antes do segundo aniversário); de 2-4 anos (entre o segundo e o quarto aniversário); de 4-6 anos (entre o quarto e o sexto aniversário), e de 6-12 anos (entre o sexto e o décimo segundo aniversário). O sistema de classificação foi estendido em 2008 para de 12-18 anos. Os níveis de classificação são baseados no mais alto nível de mobilidade alcançada aos 12 anos.

Por exemplo, os níveis de marcha são como se segue:

Nível I: Anda sem restrições; limitações nas habilidades motoras grossas mais avançadas.

Nível II: Anda sem equipamentos de assistência; restrições na marcha ao ar livre e na comunidade.

Nível III: Anda com aparelhos auxiliares de locomoção; limitações em marchas em ambiente externo e na comunidade.

Nível IV: Mobilidade independente com limitações; as crianças são transportadas ou utilizam a mobilidade elétrica em ambiente externo e na comunidade.

Nível V: Mobilidade independente é severamente limitada, mesmo com o uso de tecnologia assistiva. A mobilidade somente é possível caso a criança possa aprender a usar uma cadeira de rodas elétrica.

Quando uma criança tem um nível de função, ela tende a permanecer nesse nível, porém Gorter et al. (2009) constataram que apenas cerca de 60% das crianças classificadas com a idade de 18 meses estavam no mesmo nível um ano depois. Morris et al. (2006) relataram que em diversos centros, médicos e terapeutas, assim como os pais, são coerentes na sua identificação do nível de uma criança.

Curvas de crescimento motor de Ontário (Rosenbaum et al., 2002). As curvas de crescimento motor (também denominadas curvas de desenvolvimento motor) apresentam um gráfico da pontuação da GMFM-66 (no eixo vertical) pela idade (ao longo do eixo horizontal) para cada um dos cinco níveis da GMFCS. Essas curvas suaves foram idealizadas para mostrar como a pontuação *média* GMFM-66 para as crianças em cada nível aumenta com a idade antes de atingir uma estagnação. Mais recentemente, o grupo de Ontário (Hanna et al., 2008) submeteu os dados de Rosenbaum et al. (2002) a uma nova análise, produzindo curvas de percentis para a faixa etária de 2 a 12 anos. Exceto para o nível 1, as formas das curvas medianas (50%) são muito diferentes das curvas um tanto simplificadas, traçadas em 2002. As novas curvas dão provas claras de que a média das pontuações da GMFM-66 para os níveis IV e V atingem um pico em torno dos 7 anos e depois decaem.

Desde então, o grupo de Ontário (Hanna et al., 2009) estendeu seus dados para cobrir as idades de 16 meses a 21 anos. Para os níveis I e II não há evidência de um declínio (as curvas atingem uma estagnação), ao passo que para os níveis III a V há evidências de que a pontuação média da GMFM-66 atinja um pico em torno dos 7 ou 8 anos e depois decaia.

É importante reconhecer que a pontuação de cada *criança em particular* provavelmente siga um progresso muito mais errático. Isso pode ser observado nos gráficos originais (Fig. 2 em Rosenbaum et al., 2002), nos quais os pontos para os indivíduos estão amplamente espalhados em redor das curvas "médias". Para algumas crianças (em todos os níveis do GMFCS) a pontuação continua a aumentar depois de 8 anos de idade, enquanto para algumas outras, a pontuação pode cair no início da adolescência. Não está claro quantas crianças possuem pontuações que sigam um padrão "médio".

Não é evidente que os percentis sejam úteis na prática clínica, uma vez que Hanna et al. (2008) constataram que o *ranking* percentil de qualquer criança em particular (em qualquer nível GMFCS) pode aumentar ou diminuir em 10 pontos ou mais ao longo de um ano. Além disso, Hanna et al. (2009) afirmaram que "as crianças nos níveis III-V não estão 'destinadas' a perder a função na adolescência".

As curvas de crescimento motor originais (Rosenbaum et al., 2002) vêm sendo utilizadas para prever o progresso de uma criança de 2 a 15 anos de idade, embora cada curva seja uma *média* e não uma previsão firme para um indivíduo. Infelizmente, existem profissionais que podem utilizar tais curvas para dar aos pais um prognóstico quanto à mobilidade em longo prazo. Por exemplo, Boyd (2004) considera as GMFCS e as curvas de crescimento motor como mensurações preditivas. Outros fisioterapeutas consideraram que a GMFCS traz "expectativas realistas para os clínicos compartilharem com as famílias" ao planejarem uma intervenção de longo prazo. Tais previsões certamente não são de grande ajuda nos primeiros anos de vida, quando os pais estão, muitas vezes, emocionalmente vulneráveis e tentam lidar com uma criança incomum. No entanto, existem pais que realmente perguntam, "Meu filho vai andar? Quando?" Um profissional pode discutir um prognóstico de longo prazo em termos gerais, de acordo com o nível GMFCS *atual* da criança, o que pode se alterar no futuro. Mais detalhes dessa discussão se encontram na seção "Prognóstico da marcha" no Capítulo 9.

Mensuração de desempenho motor grosso (GMPM) (Boyce et al., 1995). Trata-se de um acompanhamento para a GMFM. Ela mensura as mudanças na qualidade do movimento ou do desempenho de 20 itens. São abordados cinco componentes: mudança de peso, alinhamento, coordenação, movimentos dissociados e estabilidade. Há outros componentes que não são considerados, e apenas 20 dos 88 itens da GMFM foram incluídos.

Itens funcionais específicos

A avaliação de sedestação para crianças com disfunção neuromotora (SACND) é um teste de avaliação da sedestação (Reid, 1995, 1997; Knox, 2002).

O teste de alcance funcional (FR) (Donahoe et al., 1994; Niznik et al., 1995) é um teste baseado no desempenho em bipedestação para avaliar uma resposta postural ao alcance voluntária com o membro superior na horizontal. É um teste de equilíbrio dinâmico. Por meio de uma régua fixada à parede, mede-se a distância máxima que uma criança pode chegar à frente, no plano horizontal, além do comprimento de seu membro superior, mantendo uma base de suporte fixa em bipedestação, isto é, sem mover um dos pés. Tem sido demonstrado que o teste possui excelente confiabilidade em crianças com espasticidade (Niznik et al., 1995).

O teste de alcance lateral (Brauer et al., 1999) examina a capacidade de controlar o corpo lateralmente nos limites da estabilidade ao mesmo tempo em que busca alcançar com o membro superior na horizontal sem dar um passo ou tocar uma parede. Foi concebido para adultos. Bartlett e Birmingham (2003) utilizam um Teste de alcance lateral pediátrico para alcance lateral e anterior em sedestação e em bipedestação em crianças de 5 a 15 anos.

O questionário de avaliação funcional de Gillette (FAQ) solicita que os pais avaliem o nível de capacidade de deambulação de seu filho em uma escala de 10 níveis funcionais (Novacheck et al., 2000). Possui uma boa confiabilidade e validade como teste com crianças não ambulatoriais e ambulatoriais em comunidades e em diferentes terrenos.

Testes clínicos também selecionam itens ou dimensões específicas (seções) na GMFM. Eles podem orientar a terapêutica e a escolha de equipamentos. No entanto, tal seleção não mensura completamente a função de uma pessoa. Além disso, não permite que se apreenda a interação entre as dimensões. Pode haver um ganho em uma dimensão e uma perda na outra após a terapia. É valioso testar os níveis e as alterações em todas as dimensões para aumentar a compreensão do que está acontecendo nas dimensões de decúbito, de sedestação, de bipedestação e de marcha. No entanto, em classificações mais brandas (GMFCS níveis I-II, possivelmente III), empregar uma ou duas dimensões tem sido algo aceito em estudos de pesquisa específicos.

A escala de equilíbrio de Berg, usada para adultos, foi avaliada para crianças com paralisia cerebral por Kem-bhavi et al. (2002) e por Franjoine et al. (2003).

Os níveis de habilidade de Chailey (Pountney et al., 2004). Esta é uma avaliação de posturas anormais em decúbito, em sedestação e em bipedestação, com detalhes biomecânicos, de modo que o equipamento de posicionamento adequado possa ser selecionado. Os detalhes biomecânicos são baseados naqueles observados em uma criança desde o nascimento até o ganho da marcha. A avaliação é feita sob medida para crianças mais velhas nos níveis III a V da GMFCS. Essas crianças são mais altas e mais pesadas que um bebê, e têm uma forma diferente. A pontuação é incomum, já que a ausência de um pequeno detalhe de determinada habilidade pode reduzir drasticamente a pontuação geral.

Ver Long e Toscano (2002) para análise de testes em fisioterapia pediátrica. Ketelaar et al. (1998) realizaram uma revisão sistemática de avaliação da função motora.

Mensurações do membro superior e da função da mão

O membro superior não pode ser avaliado sem avaliar os mecanismos posturais. A força e a ADM de membros superiores e das mãos estão envolvidas no agarre, na tração para cima, na utilização da maioria dos meios de assistência à marcha, bem como na manipulação em atividades de autocuidado e de execução (passatempos), gestos e de comunicação. As mensurações das

funções dos membros superiores e das mãos estão incluídas naquelas previamente apresentadas, mas com muito menos foco na GMFM. Boyd et al. (2001b) realizaram uma revisão sistemática das pesquisas sobre a função do membro superior e da mão.

QUEST – teste de qualidade das habilidades do membro superior (DeMatteo et al., 1993), uma mensuração, envolve a criança completar uma série de movimentos com os membros superiores, mas também permite alguma mensuração da qualidade do movimento. Os domínios mensurados incluem movimentos dissociados, preensão, suporte de peso e extensão de proteção de membros superiores. Utiliza uma escala para avaliar a função da mão, a espasticidade e a cooperatividade. Pode ser calculada uma pontuação numérica abrangente. O teste é projetado para crianças com espasticidade neuromotora. É um teste útil para o planejamento de intervenções. Os "movimentos dissociados" são movimentos fracionados, tal como a flexão do ombro com extensão de cotovelo e de punho, em vez de flexão em massa em todas as articulações. Outro exemplo são os movimentos isolados dos dedos e do polegar. O teste é validado e confiável. É recomendado para uso com as escalas de desenvolvimento motor e os cartões de atividade de Peabody (Folio & Fewell, 2000) para mensurações precisas das habilidades motoras finas.

A avaliação da mão auxiliar (Krumlinde-Sundholm et al., 2007). Existe um manual disponível. Essa é uma avaliação de quão bem as duas mãos são usadas, e que monitora o progresso.

A avaliação de Melbourne de função do membro superior unilateral (Randall et al., 2001) é uma mensuração confiável das alterações biomecânicas na função do membro superior, que avalia a qualidade do movimento. Foi utilizada na avaliação da toxina botulínica A e no treinamento de membros superiores com deficiência (Randall et al., 2001). Há detecção da melhoria da flexão dorsal do punho, da supinação e da extensão do cotovelo durante as tarefas.

O sistema de classificação da habilidade manual (MACS) (Eliasson et al., 2006). Esse sistema é uma maneira confiável de classificar problemas ao usar as mãos em cinco níveis funcionais. Boa validade e confiabilidade foram encontradas em crianças com hemiplegia, diplegia, tetraplegia, ataxia, discinesia e paralisia cerebral inespecífica entre 4 e 18 anos de idade. Vinte e cinco pais e terapeutas foram usados na validação e na confiabilidade desse teste. Cerca de 168 crianças foram distribuídas nos níveis I a V do GMFCS. No entanto, o MACS da função motora fina concorda com o GMFCS em apenas cerca de metade das crianças. Isso também ocorre entre a função motora fina bimanual e o GMFCS utilizado por Beckung e Hagberg (2002). O folheto de classificação MACS pode ser baixado em várias línguas a partir de www.macs.nu.

As mensurações funcionais geralmente ocorrem na clínica e não confirmam o que uma criança ou uma pessoa mais velha realmente faz em sua casa, na escola ou em sua comunidade. Para tal confirmação, são necessárias mensurações de atividades de vida diária e de participação.

Mensurações de atividade diária e participação

As mensurações funcionais e as mensurações de participação podem mostrar a capacidade ou a incapacidade da criança de realizar os itens no teste. Elas não costumam registrar se o desempenho foi anormal ou estranho quando a tarefa é realizada. Podem ser necessárias outras mensurações caso o padrão ou os elementos biomecânicos sejam os objetivos da terapia.

O inventário de avaliação pediátrica de incapacidade (PEDI) (Haley et al., 1992) mensura as funções adaptativas de seis meses aos sete anos e meio. Essas funções são mensuradas em três domínios: autocuidado, inclusive alimentação, vestir-se, higiene diária, mobilidade, que incluem transferências, locomoção em ambiente interno e externo, escadas com sua velocidade, distância e segurança, funções sociais, que incluem comunicação, compreensão e interação entre pares. A criança é comparada a crianças com desenvolvimento normal e suas limitações funcionais são avaliadas. Uma entrevista

com o pai ou a mãe pode ser utilizada, e a criança pode ser testada em seu próprio ambiente. Ela avalia a melhora na independência após a terapia. Nichols e Case-Smith (1996) validaram a PEDI.

A *mensuração de independência funcional para crianças* (WeeFIM) (Msall et al., 1994) dos seis meses aos sete anos. Trata-se de uma mensuração do grau de dependência de uma criança. Envolve o "peso do cuidado", uma vez que ele é pontuado para indicar quanta assistência necessita determinada pessoa com deficiência. Existem 18 itens distribuídos em autocuidado, controle esfincteriano, transferências, locomoção, comunicação e compreensão social.

As mensurações referidas anteriormente foram padronizadas com manuais de instrução e foram objetivamente testadas para validação e confiabilidade quando usadas pelo mesmo avaliador (intra-avaliador) ou por outro avaliador (interavaliador). Há outras mensurações das atividades da vida diária ou da função motora que são menos relevantes para as pessoas com paralisia cerebral e os programas de tratamento destinados a elas. Essas mensurações são elaboradas para deficiências de aprendizagem, acidentes vasculares encefálicos ou transtornos do desenvolvimento da coordenação ("crianças desajeitadas").

As mensurações referidas anteriormente são detalhadas e classificadas para mostrar que uma habilidade está sendo alcançada ou aprendida. Apontam mudanças em virtude das intervenções terapêuticas destinadas a aumentar as habilidades motoras grossas ou a independência, ou a diminuir a assistência por parte dos cuidadores enquanto uma criança/um adulto se torna mais independente.

A *mensuração de desempenho ocupacional canadense* (Law et al., 1998) e a *escala de alcance de metas* (Maloney et al., 1978) são exemplos de avaliações utilizadas por terapeutas ocupacionais para mostrar se os programas de gestão/terapia são relevantes para a função de uma criança no contexto de seu próprio ambiente. São mensurações muito individualizadas e que não são padronizadas. A escala de alcance de metas não é confiável, é lenta e tendenciosa ao terapeuta, mas pode ser menos tendenciosa se os profissionais forem bem treinados para realizá-la (Steenbeek et al., 2008). Essa avaliação é, assim, útil para definição de metas conjuntas e para relatórios de resultados para os pais e a criança.

Harvey et al. (2008) revisaram as seguintes mensurações da limitação de atividade: a GMFM, a escala de atividade para crianças (ASK), o questionário de saúde da criança (CHQ), a Gillette FAQ, a WeeFIM, a PEDI, o instrumento de coleta de dados de resultados pediátricos (PODCI) e a escala de mobilidade funcional (FMS). Eles apontaram que a GMFM é uma mensuração na prática clínica ("o que a criança pode fazer"), enquanto mensurações de pais e filhos, tais como a ASK, proporcionam desempenho no próprio ambiente deles ("o que a criança já faz"). A revisão mostrou que a GMFM e a ASK são as mensurações mais robustas e que as outras ferramentas exigem uma validação adicional. Os terapeutas raramente utilizam o PODCI ou o CHQ, que são de maior utilidade para médicos.

Mensurações da qualidade de vida são utilizadas por psicólogos e por assistentes sociais, ou por terapeutas ocupacionais. Um exemplo é o questionário de avaliação de estilo de vida – paralisia cerebral (LAQ-CP) (Mackie et al., 1998), o qual Kerr et al. (2007) utilizaram na comparação da função motora grossa com restrição de participação. Eles descobriram que uma melhor função física se correlacionava a uma melhor qualidade de vida; no entanto, a GMFM avalia em um ambiente clínico padrão e não revela a participação quando realizada em ambiente externo ou comunitário. Os autores discutem que a relação entre a função e a participação é complexa.

Outra mensuração é a PedsQL™ (Varni et al., 2005, 2006). Bjornson et al. (2008) constataram que a habilidade de deambulação ou o desempenho funcional não são fatores importantes em estudos de autorrelato sobre a qualidade de vida.

Mensurações com referência de normalidade de estágios de desenvolvimento da criança

Estas mensurações comparam uma criança com as crianças que estão se desenvolvendo normalmente (de maneira típica). Tais mensurações e muitas outras avaliações de desenvolvimento detectam atrasos no desenvolvimento e fornecem uma visão ampla dos estágios de desenvolvimento de uma criança ou de uma pessoa mais velha, mas não a qualidade do movimento para aquele com paralisia cerebral. Portanto, essas mensurações de desenvolvimento não são capazes de mostrar os detalhes do progresso, seja da função ou em casos de deficiência minimizada devido à terapia.

- *Escala de motricidade infantil de Alberta (AIMS)* (Piper & Darrah, 1994) é uma mensuração do desenvolvimento motor desde o nascimento até 18 meses, e observa a criança em decúbito dorsal, ventral, em sedestação e em bipedestação. Foi concebida para crianças "sob risco", detectando atrasos de desenvolvimento. Não é útil para crianças com paralisia cerebral, uma vez que espera uma qualidade de movimento normal. Os terapeutas não podem obter detalhes do que é preciso ser tratado na paralisia cerebral.
- *Escalas de desenvolvimento infantil de Bayley* (Bayley, 2005) compõem uma mensuração do nível de desenvolvimento das habilidades mentais e motoras desde os 2 meses até os 2,5 anos de idade.
- *Escalas de desenvolvimento motor e cartões de atividade de Peabody* (Folio & Fewell, 2000) mensuram as habilidades motoras grossas e finas de crianças, desde o nascimento até os 6 anos.
- *Habilidades de bebês de Griffiths* (Huntley, 1996; Luiz et al., 2006) é um teste de desenvolvimento abrangente com referência de normalidade para lactentes e crianças jovens.
- *Teste de triagem de desenvolvimento de Denver* (Frankenburg et al., 1992) mensura as habilidades motoras grossas e finas, as habilidades intelectuais sociais pessoais e a linguagem em crianças pequenas.

Triagem de bebês e de crianças "sob risco" e detecção de paralisia cerebral. Como este livro trata de paralisia cerebral estabelecida, o leitor é remetido ao trabalho dos fisioterapeutas neonatais. A avaliação, a intervenção da postura e a mobilidade em prematuros são discutidos por de Groot (1993, 2000), Morris (1996) e Campbell (1999). Eles também fornecem muitas referências nesse campo. Prechtl (Einspieler et al., 2005) e outros neuropediatras estão cada vez mais detectando a paralisia cerebral em crianças muito jovens, mas alguns desses padrões motores anormais podem se resolver (Touwen, 1978, 1987). Alguns exemplos de mensurações da função motora de bebês são:

- *Teste de desempenho motor infantil (TIMP)* (Campbell et al., 1995). Esta é uma mensuração para bebês prematuros de até quatro meses, que visa identificar o desenvolvimento motor atrasado. Permite ajustes para a prematuridade. Existem 59 itens, e os bebês são apresentados a uma variedade de tarefas e colocados em diferentes posições, que incluem decúbito ventral, decúbito dorsal, decúbito lateral e sedestação e bipedestação com apoio. Diz-se que se baseia nas teorias de sistemas de desenvolvimento motor, de modo que observa o alinhamento postural ou o movimento, em vez de os testes de reflexos, tônus muscular ou as respostas fisiológicas.
- *Avaliação neurossensorial e do desenvolvimento motor para lactentes e crianças* (Burns & MacDonald, 1996) é uma avaliação para qualquer criança com dificuldades neuromotoras, inclusive paralisia cerebral. A avaliação se destina à triagem e ao acompanhamento de qualquer criança de 1 mês a 6 anos de idade.

Métodos de observação da marcha

Os laboratórios da marcha auxiliam as observações, mas são caros e nem sempre facilmente disponíveis. Algumas crianças são menos naturais em tais avaliações e não são capazes de cooperar antes dos seis anos (Mackey et al., 2003). As análises da marcha instrumentada têm sido desenvolvidas para o uso de órteses e pré e pós-cirurgia ortopédica para avaliar a espasticidade, as contrações musculares, a força e os desalinhamentos ósseos. A EMG, os registros de movimentos articulares e as plataformas de força são algumas das ferramentas utilizadas. Essas análises são denominadas 3DGA (análise tridimensional da marcha) e são recomendadas por cirurgiões para desvios de marcha complexos (Gage, 1991, 2009). Dobson et al. (2007) fizeram uma revisão crítica da classificação da marcha.

Os clínicos dependem de uma avaliação visual para avaliar os padrões de marcha de crianças (especialmente em crianças mais jovens) quanto aos resultados da terapia. Há uma série de escalas visuais da marcha para avaliar uma criança antes e após o tratamento com injeções de BTX A. Essas escalas são semelhantes à escala de avaliação médica (PRS) (Koman et al., 2001), que avalia o agachamento (flexão de quadril, de joelho e de tornozelo), o *genu recurvatum* (hiperextensão do joelho), o pé equino, o retropé, a velocidade e o padrão da marcha. Fitas de vídeo são utilizadas para a avaliação. Corry et al. (1998) modificaram esse teste, com a remoção do equino, do retropé e da velocidade da marcha, e acrescentaram a mudança. Eles encontraram uma grande divergência na determinação do *genu recurvatum*. Boyd e Graham (1999), em sua versão modificada, conhecida por escala observacional de marcha, fizeram mais alterações para as avaliações pré e pós BTX A acrescentando seções de modo a estruturar oito seções. Esse teste é mais complexo e mais demorado (Mackey et al., 2003). A análise da marcha por vídeo usada por Ubhi et al. (2000) possui uma escala um pouco diferente da PRS sobre os detalhes do contato do pé inicial após o balanço do membro inferior.

Há confiabilidade do contato do pé em todas as avaliações da marcha mencionadas e confiabilidade nas quatro primeiras seções na escala observacional da marcha em seus estudos (Mackey et al., 2003). São elas: a posição do joelho em apoio médio, o contato inicial do pé, posição do pé no apoio médio e o tempo de elevação do calcanhar em preparação para o balanço do membro. O plano sagital foi validado para observação pelos pesquisadores no estudo com BTX A (Mackey et al., 2003).

Há também a análise visual da marcha de Edimburgo (Read et al., 2003). Maathuis et al. (2005) comentaram sobre o PRS e a análise visual da marcha de Edimburgo em seu estudo. Encontraram uma excelente confiabilidade intraobservador, mas a confiabilidade interobservador foi fraca para crianças com paralisia cerebral, e recomendaram um observador para avaliações longitudinais.

Desloovere et al. (2006) encontraram em seus estudos na análise da marcha que a força e a função motora seletiva tiveram um maior grau de correlação com a análise da marcha que a ADM e a espasticidade.

A análise clínica da marcha é dada na Figura 8.3 com base nas discussões anteriores e na experiência clínica (Levitt, 1984). Uma observação funcional mais simples consiste em detectar a fase de contato do calcanhar até o apoio completo do pé, na fase de apoio médio. O apoio completo do pé muda para o levantamento do calcanhar no final da fase de apoio médio, e o hálux se descola do chão no final da fase de apoio e no começo da fase de balanço. Na Figura 8.3, há mais detalhes que precisam de uma observação da análise da marcha por imagem em câmera lenta, para que possa ocorrer a visualização repetida e, assim, permitir a observação de todos os detalhes. As pegadas de uma criança têm sido utilizadas para avaliar a marcha quanto ao comprimento do passo, a base e a quantidade de peso suportado em cada pé. Cadência é o número de passos por minuto, e passada é o ciclo da marcha completo que equivale a dois passos. O ciclo básico de um membro inferior é o passo.

A deambulação rápida tende a ativar a resposta de estiramento fisiológica. Ela não é comum no tipo espástico de paralisia cerebral. Na discinesia, a criança corre com a cabeça inclinada para a frente utilizando o momento de força.

Gradação nas avaliações

É parte de todas as mensurações de avaliação dadas anteriormente.

A gradação das escalas motoras está em sintonia com a forma como as crianças saudáveis e as crianças com paralisia cerebral se desenvolvem. Há uma variedade de formas de gradação em diferentes centros. A definição conjunta dos objetivos pode incluir itens finamente graduados de uma função para realizações de curto prazo. Os pais, a criança e os terapeutas são motivados por realizações que sejam mais propensas a acontecer mais cedo e ser facilmente observadas – particularmente em casos mais graves (ver Caps. 2 e 6).

As gradações GMFM frequentemente utilizadas para pontuação são "não consegue, inicia de forma independente, completa parcialmente e completa de forma independente". É importante não haver uma gradação "sim" ou "não" que revele nenhum progresso quando uma criança houver realmente conseguido a inicialização ativa de uma nova função motora ou até mesmo de um componente. Isso também motiva os pais e a criança, bem como pessoas mais velhas com dificuldades. A gradação é usada para os indivíduos que atuam sem assistência para descobrir como uma criança lida de forma independente. No entanto, a assistência manual por parte de pais, tutores, terapeuta ou por equipamentos também revela as habilidades motoras em um indivíduo. No entanto, Haley et al. (1992) encontraram a avaliação com manipulação menos confiável do que a observação.

Quando for empregada assistência, ela precisará ser registrada por meio de descrições claras quanto à *intensidade*, ao *local* e à *duração* de sua aplicação durante o ato motor. O progresso será demonstrado conforme a assistência diminui. O programa MOVE Europa (MOVE Europe, 2001) é um exemplo de como a assistência, denominada de "sugestões", é registrada quando aplicada e, quando diminui de acordo com a realização de função motora pela criança. É um programa estruturado para professores e cuidadores. Os terapeutas terão uma maior variedade de métodos de assistência manual a oferecer como treinamento para cuidadores, pais e outros. Os registros de todas essas gradações de assistência manual dada por aqueles que auxiliam a criança precisa seguir o treinamento e o compartilhamento dos métodos com os pais, cuidadores, professores e outros envolvidos com a criança. Pode-se utilizar vídeos ou fotografias de métodos eficazes de assistência e mostrá-los para qualquer um que esteja trabalhando com a criança. Deve-se convidar as pessoas que cuidam de uma criança em casa, na escola ou de idosos em uma casa de repouso para tecerem comentários.

Desempenhos anormais das funções motoras são difíceis de graduar e de registrar por conta da sua individualidade. Eles podem ser registrados em vídeos e por meio de fotografias sequenciais, ou ainda por meio de imagens estáticas. Tal registro ainda depende da experiência do terapeuta, quanto a que anormalidades do desempenho motor são observadas e que significado é dado a elas. A classificação é confiável apenas caso haja uma ampla categoria de um "padrão quase normal" em oposição a um "padrão muito anormal" registrado em um gráfico ou em uma lista de verificação. As análises da marcha transmitem mais detalhes sobre a qualidade da deambulação (ver Fig. 8.3 para a análise da marcha).

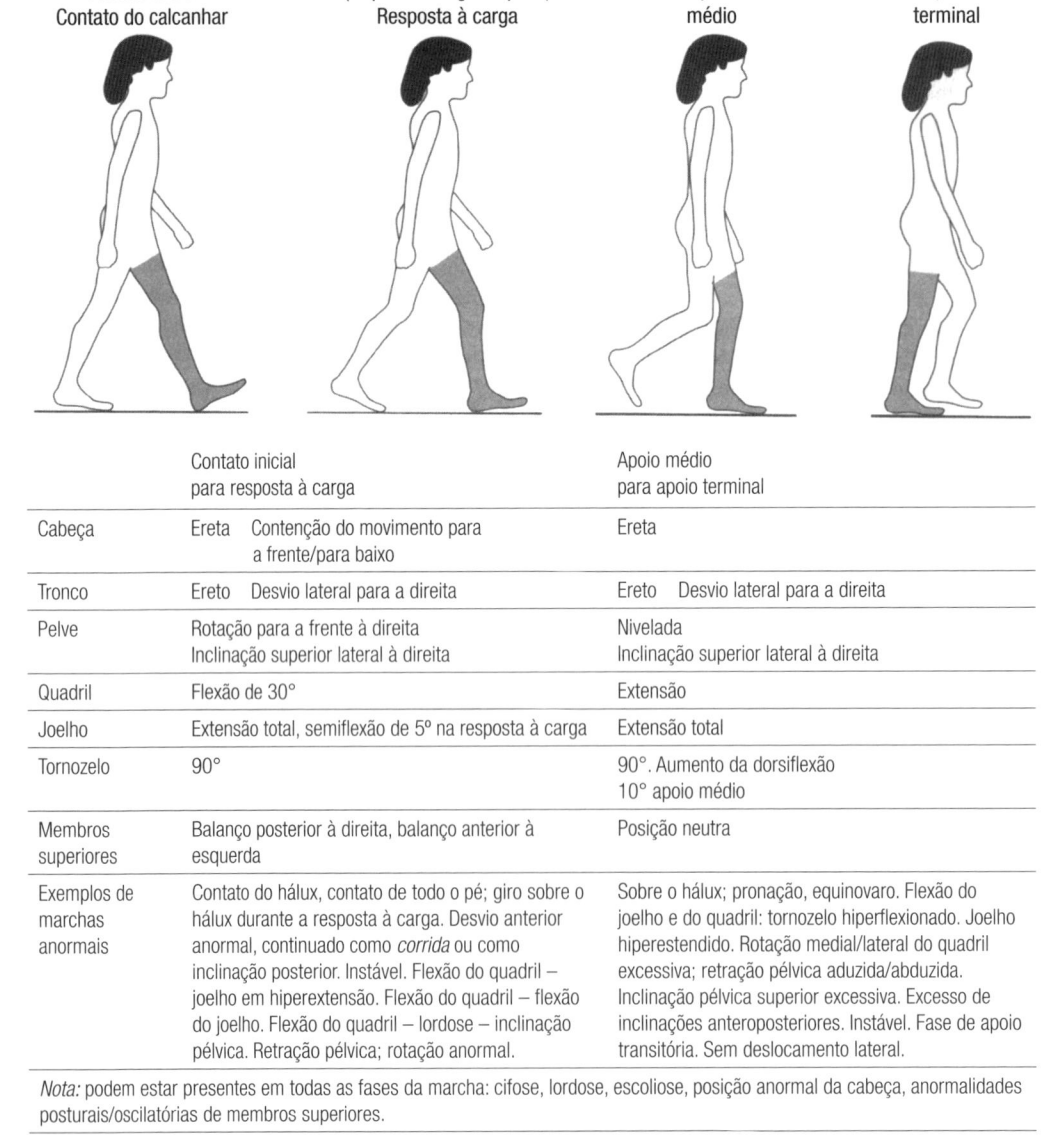

	Contato inicial para resposta à carga		Apoio médio para apoio terminal
Cabeça	Ereta	Contenção do movimento para a frente/para baixo	Ereta
Tronco	Ereto	Desvio lateral para a direita	Ereto Desvio lateral para a direita
Pelve	Rotação para a frente à direita Inclinação superior lateral à direita		Nivelada Inclinação superior lateral à direita
Quadril	Flexão de 30°		Extensão
Joelho	Extensão total, semiflexão de 5° na resposta à carga		Extensão total
Tornozelo	90°		90°. Aumento da dorsiflexão 10° apoio médio
Membros superiores	Balanço posterior à direita, balanço anterior à esquerda		Posição neutra
Exemplos de marchas anormais	Contato do hálux, contato de todo o pé; giro sobre o hálux durante a resposta à carga. Desvio anterior anormal, continuado como *corrida* ou como inclinação posterior. Instável. Flexão do quadril – joelho em hiperextensão. Flexão do quadril – flexão do joelho. Flexão do quadril – lordose – inclinação pélvica. Retração pélvica; rotação anormal.		Sobre o hálux; pronação, equinovaro. Flexão do joelho e do quadril: tornozelo hiperflexionado. Joelho hiperestendido. Rotação medial/lateral do quadril excessiva; retração pélvica aduzida/abduzida. Inclinação pélvica superior excessiva. Excesso de inclinações anteroposteriores. Instável. Fase de apoio transitória. Sem deslocamento lateral.

Nota: podem estar presentes em todas as fases da marcha: cifose, lordose, escoliose, posição anormal da cabeça, anormalidades posturais/oscilatórias de membros superiores.

Figura 8.3 Análise da marcha do membro inferior direito (crianças acima de 2-3 anos de idade). *(continua)*

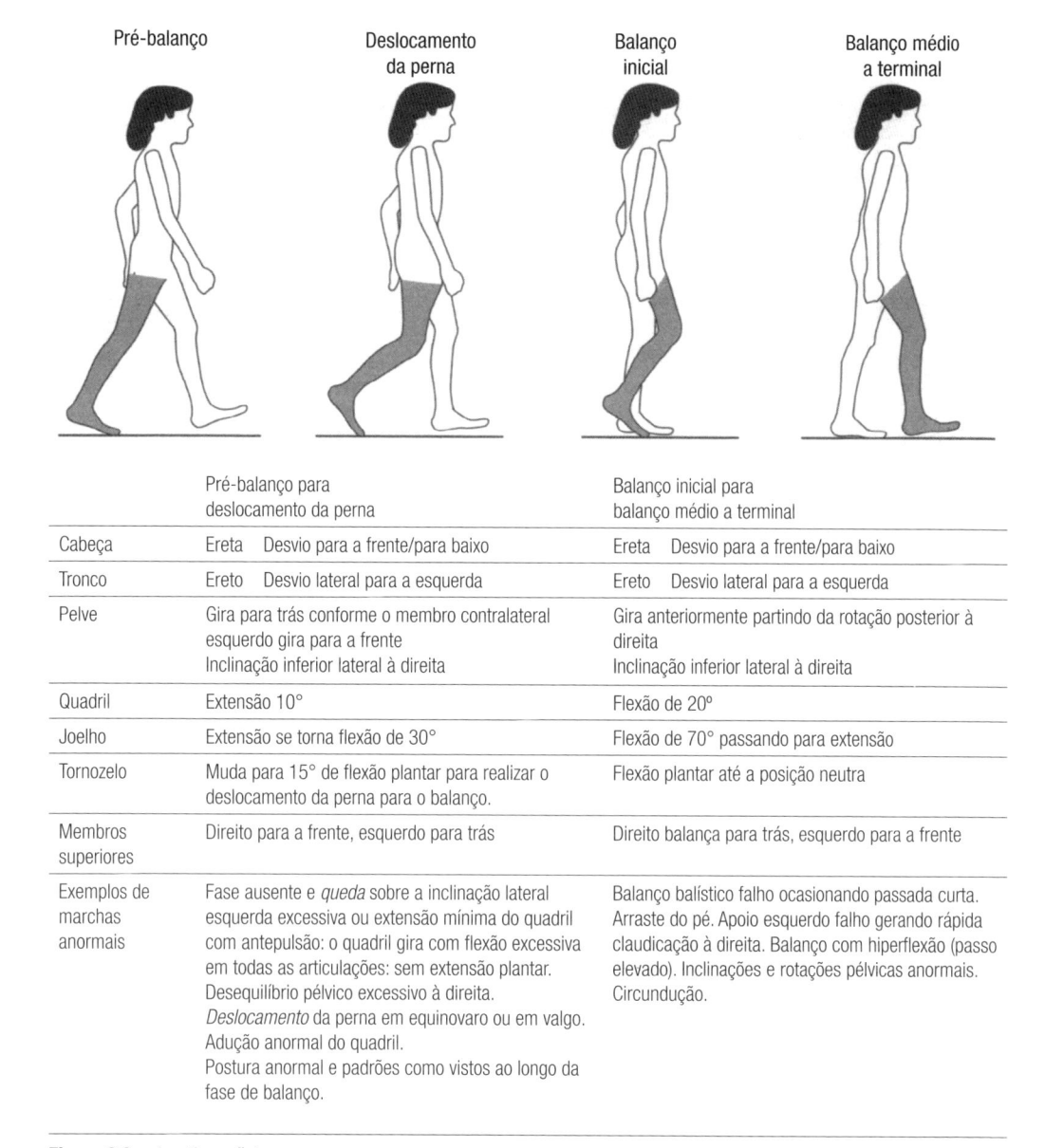

	Pré-balanço para deslocamento da perna	Balanço inicial para balanço médio a terminal
Cabeça	Ereta Desvio para a frente/para baixo	Ereta Desvio para a frente/para baixo
Tronco	Ereto Desvio lateral para a esquerda	Ereto Desvio lateral para a esquerda
Pelve	Gira para trás conforme o membro contralateral esquerdo gira para a frente Inclinação inferior lateral à direita	Gira anteriormente partindo da rotação posterior à direita Inclinação inferior lateral à direita
Quadril	Extensão 10°	Flexão de 20º
Joelho	Extensão se torna flexão de 30°	Flexão de 70° passando para extensão
Tornozelo	Muda para 15° de flexão plantar para realizar o deslocamento da perna para o balanço.	Flexão plantar até a posição neutra
Membros superiores	Direito para a frente, esquerdo para trás	Direito balança para trás, esquerdo para a frente
Exemplos de marchas anormais	Fase ausente e *queda* sobre a inclinação lateral esquerda excessiva ou extensão mínima do quadril com antepulsão: o quadril gira com flexão excessiva em todas as articulações: sem extensão plantar. Desequilíbrio pélvico excessivo à direita. *Deslocamento* da perna em equinovaro ou em valgo. Adução anormal do quadril. Postura anormal e padrões como vistos ao longo da fase de balanço.	Balanço balístico falho ocasionando passada curta. Arraste do pé. Apoio esquerdo falho gerando rápida claudicação à direita. Balanço com hiperflexão (passo elevado). Inclinações e rotações pélvicas anormais. Circundução.

Figura 8.3   *(continuação)*

Reações e respostas reflexas

As reações e as respostas reflexas estão resumidas na Tabela 8.3, da forma que o terapeuta as reconhece como possíveis compensações feitas por uma criança na tentativa de executar uma função. Não são mensurações para o modelo reflexo hierárquico, o qual foi previamente enfatizado em alguns planos de terapia de desenvol-vimento. Cada uma das reações reflexas na Tabela 8.3 não necessita ser analisada rotineiramente por parte do terapeuta, exceto como exercício acadêmico. Os mecanismos posturais e de movimento voluntário para o controle motor são avaliados em mais detalhes nas funções de desenvolvimento no Capítulo 9. Tratar e desenvolver esses componentes de funções motoras

(*O texto continua na p. 145.*)

Tabela 8.3 Reações e respostas reflexas*.

Reação reflexa	Normal até	Estímulo	Resposta	Terapia
Sucção	3 meses	Introduzir um dedo na boca	Ação de sucção dos lábios e da mandíbula	Treinar a alimentação correta
Procura	3 meses	Tocar a bochecha do bebê	Cabeça se volta em direção ao estímulo	
Pontos cardeais	2 meses	1. Tocar o canto da boca	1. Lábio inferior se inferioriza do mesmo lado, e a língua se move em direção ao ponto de estimulação. Quando o dedo deslizar ao redor, a cabeça girará para segui-lo.	Dessensibilizar o rosto pelo próprio toque da criança e outros estímulos pelo terapeuta
		2. Estimular o centro do lábio superior	2. Lábio se eleva, a língua se move em direção ao local estimulado. Se o dedo deslizar ao longo do sulco oronasal, a cabeça se estenderá.	
		3. Tocar o centro do lábio inferior	3. Lábio é inferiorizado e a língua é direcionada para o local de estimulação. Se o dedo se mover na direção do queixo, a mandíbula será abaixada, e a cabeça flexionada.	
Preensão	3 meses	Pressionar o dedo ou outro objeto adequado na face ulnar da palma da mão	Dedos se flexionam e agarram o objeto. (Cabeça na linha mediana durante este teste.)	Descarga de peso, estímulos em toda a mão, abertura de mão no desenvolvimento da função da mão
Abertura da mão	1 mês	Tocar a borda ulnar da palma da mão e o dedo mínimo	Abertura automática da mão	
Preensão plantar	9 meses	Pressionar a planta do pé posteriormente aos dedos	Resposta de preensão dos pés	Descarga de peso no desenvolvimento da bipedestação
Colocação	Permanece	Trazer o dorso do pé ou da mão contra a borda de uma superfície de apoio	Criança levanta o membro até pisar na superfície de apoio	Utilizar para provocar o passo inicial
Marcha primária (marcha autônoma; reflexo de passo)	2 meses	Segurar o bebê na posição vertical e inclíná-lo para a frente, planta do pé pressionando a superfície de apoio	Inicia a flexão e a extensão recíproca dos membros inferiores	Descarga de peso no desenvolvimento da bipedestação
Encurvamento de tronco de Galant	2 meses	Tocar o dorso lateralmente à coluna vertebral	Flexão do tronco para o lado do estímulo	Treinar a estabilidade do tronco no desenvolvimento da sedestação e da bipedestação
Sedestação autônoma	2 meses	Pressão colocada sobre as coxas, e a cabeça é mantida em flexão. Posição de decúbito dorsal	A criança se senta a partir do decúbito dorsal	Treinar a capacidade da própria criança no desenvolvimento da sedestação

(continua)

* Um reflexo envia uma resposta estereotipada a um estímulo. Como as respostas variam nas crianças, o termo reação reflexa é usado.

Tabela 8.3 *(continuação)*

Reação reflexa	Normal até	Estímulo	Resposta	Terapia
Moro	0-6 meses	Bebê em decúbito dorsal e a porção posterior da cabeça é suportada acima da superfície de apoio. Deixar a cabeça cair; também associado com alto ruído	Abdução e extensão de braços. Mãos abertas. Esta fase é seguida de adução dos braços, como em um abraço	Treinar a estabilidade vertical da cabeça, utilizar a preensão, a posição de decúbito ventral, a posição de flexão, a fixação de ombro com preensão ou com apoio da mão
Sobressalto	Permanece	Obtido por alto ruído repentino ou por toques no esterno	Cotovelo é flexionado (não estendido como no reflexo de Moro) e a mão permanece fechada	Dessensibilizar ao ruído pelo sinal e pela experiência
Landau	3 meses a 2,5 anos, forte aos 10 meses	Criança mantida em suspensão ventral, levantar a cabeça Quando a cabeça estiver abaixada	Cabeça, coluna vertebral e membros inferiores se estendem. Estender os membros superiores até os ombros Quadris, joelhos e cotovelos se flexionam	Utilizado em terapia para ativar músculos extensores
Flexor de retirada	2 meses	Decúbito dorsal; cabeça em posição intermediária, membros inferiores estendidos – estimular a planta do pé	Resposta descontrolada de flexão no membro inferior estimulado (não confundir com resposta a cócegas)	
Impulso extensor	2 meses	Decúbito dorsal; cabeça em posição intermediária, um membro inferior estendido, o outro flexionado – estimular a planta do pé flexionado	Extensão descontrolada no membro inferior estimulado (não confundir com resposta a cócegas)	Descarga de peso, compressão articular, talas e tutores para joelho no desenvolvimento da bipedestação
Extensão cruzada	2 meses	Decúbito dorsal; cabeça em posição intermediária, membros inferiores estendidos – estimular a superfície medial de uma perna com toques	Membro inferior oposto aduz, estende, gira medialmente, faz a flexão plantar do pé (posição típica de tesoura)	
Reflexo tônico cervical assimétrico (RTCA)	6 meses, geralmente patológica	Paciente em decúbito dorsal; cabeça em posição intermediária, membros superiores e inferiores estendidos – virar a cabeça para um lado	Extensão dos membros superior e inferior do lado da face, ou aumento do tônus extensor; flexão dos membros superior e inferior do lado do crânio, ou aumento do tônus flexor	Usar os braços unidos e treinar o posicionamento da cabeça na linha mediana, usar a posição de decúbito ventral, apenas incentivar em crianças mais velhas seriamente acometidas
Reflexo tônico cervical simétrico (RTCS)	Rara e geralmente patológica	1. Paciente em posição de quatro apoios ou sobre o joelho do avaliador – flexão anterior da cabeça. 2. Posição como acima, flexão posterior da cabeça.	1. Flexão em membros superiores, ou predomínio do tônus flexor; extensão de membros inferiores, ou predomínio do tônus extensor. 2. Extensão em membros superiores, ou predomínio do tônus extensor; flexão de membros inferiores, ou predomínio do tônus flexor.	Ver desenvolvimento de decúbito ventral. Corrigir descarga de peso sobre mãos e joelhos. Nos casos em que se corrige a postura anormal em todo o desenvolvimento, geralmente se ignora o RTCS

(continua)

Tabela 8.3 *(continuação)*

Reação reflexa	Normal até	Estímulo	Resposta	Terapia
Tônico labiríntico em decúbito dorsal	Patológica	Paciente em decúbito dorsal; cabeça em posição intermediária, membros superiores e inferiores estendidos. Estímulo de teste – está na posição	Predomínio do tônus extensor quando os membros inferiores e superiores estiverem passivamente flexionados	Ver desenvolvimento de decúbito dorsal, desenvolvimento da sedestação Superar extensão excessiva
Tônico labiríntico em decúbito ventral *Reação ao decúbito ventral*	3 meses	Virar o paciente em decúbito ventral – cabeça em posição intermediária. **Estímulo de teste – posição de decúbito ventral**	Incapaz de estender a cabeça, retrair os ombros, estender o tronco e os membros	Ver desenvolvimento de decúbito ventral Superar flexão excessiva
Apoio positivo	3 meses	Manter o paciente em posição de bipedestação – exercer pressão sobre a planta dos pés	Aumento da extensão dos membros inferiores. Podem ocorrer a flexão plantar e o *genu recurvatum*	Ver desenvolvimento da bipedestação Resposta excessiva antigravidade
Apoio negativo	3-5 meses	Manter na posição de descarga de peso	Astasia da criança	Ver desenvolvimento da bipedestação
Endireitamento do pescoço	5 meses	Decúbito dorsal, girar a cabeça para um lado, ativa ou passivamente	O corpo gira como um todo na mesma direção da cabeça	Ver desenvolvimento de rolar em decúbito dorsal. Estimular reações corporais de rotação
Reações associadas	Patológica	Solicitar ao paciente que aperte um objeto (com pacientes com hemiplegia, que aperte com a mão não afetada)	Fechamento em punho da outra mão ou aumento de tônus em outras partes do corpo. Excesso anormal	Ver desenvolvimento de funções manuais
Reação reflexa	**Surge aos**	**Estímulo**	**Resposta**	**Terapia**
Labiríntica de endireitamento da cabeça	2-6 meses	1. Manter o paciente de olhos vendados em decúbito ventral, no espaço, enquanto a cabeça cai 2. Como dito acima, em decúbito dorsal	Cabeça se eleva à posição normal, rosto no plano vertical, boca na horizontal Cabeça se eleva à posição normal, rosto no plano vertical, boca na horizontal	Para todas as reações, ver todas as seções sobre o treinamento do desenvolvimento no Capítulo 9.
Endireitamento vestibular (diminuição do "atraso" da cabeça)	6 meses	3. Manter o paciente de olhos vendados no espaço – segurar a pelve, inclinar para o lado	Cabeça se endireita à posição normal, rosto no plano vertical, boca na horizontal	

(continua)

Tabela 8.3 *(continuação)*

Reação reflexa	Surge aos	Estímulo	Resposta	Terapia
Ótica	6 meses	Como dito anteriormente, não vendado	Como dito anteriormente	
De anfíbio	4-6 meses	Paciente em decúbito dorsal; cabeça em posição intermediária, membros inferiores estendidos. Pelve elevada em um lado	Flexoabdução automática de quadril e joelho do mesmo lado	
(a) De endireitamento corporal, (a) derrotativa	4-6 meses	Decúbito dorsal, girar a cabeça ou o joelho para um lado, passivamente	Derrotação ativa na cintura, ou seja, rotação segmentar do tronco entre os cíngulos do membro superior e inferior	
(b) Rotativa	6-10 meses	Girar o quadril e o joelho ou o braço e a cabeça ativamente	Rotação segmentada ativa (hiperativa aos 10 meses, não pode permanecer em decúbito)	
Reação de elevação (*não* a reação de elevação patológica [Tardieu])	5-6 meses	Elevação do corpo no espaço	Cabeça se eleva	
De endireitamento do cíngulo do membro superior/inferior	3-6 meses	Fixar parte(s) distal(is) dos membros	Eleva-se sobre os membros	
Contraposição de fixação postural (ver as seções sobre treinamento do desenvolvimento no Cap. 9)				
Reações de inclinação (a) Decúbito dorsal e ventral	6 meses	Paciente na prancha de inclinação. Membros superiores e inferiores estendidos, inclinar a prancha de inclinação para um lado	Curvatura lateral da cabeça e do tórax, reação protetora nos membros acompanha a reação de tronco	

(continua)

Tabela 8.3 *(continuação)*

Reação reflexa	Surge aos	Estímulo	Resposta	Terapia
(b) De quatro apoios	7-12 meses	Paciente em posição de quatro apoios, inclinar para um lado	Curvatura lateral da cabeça e do tórax Abdução-extensão dos membros do lado elevado e reações de proteção do lado mais baixo pode acompanhá-las	
(c)		Inclinar para a frente e para trás (anteroposterior)	Para a frente – cabeça e dorso, flexão Para trás – cabeça e dorso, extensão	Consultar o Capítulo 9
(d) Sedestação	9-12 meses	Paciente sentado na cadeira – inclinar o paciente para um lado. Inclinar para a frente e retornar para trás (anteroposterior)	Curvatura de cabeça e tórax com abdução e extensão dos membros no lado elevado; outras reações de proteção podem acompanhá-las	
(e) Sedestação		Inclinar para a frente Inclinar para trás	Criança estende a cabeça e o dorso Criança flexiona a cabeça e o tronco	
(f) Ajoelhado	18 meses	Paciente em posição ajoelhada, puxar ou inclinar para um lado	Como dito acima	
(g) Bipedestação	12-18 meses	Paciente em bipedestação. Inclinar lateralmente. Inclinar de modo anteroposterior	Tronco conforme dito acima	
Reações de escalonamento (ver "Prevenção de queda")	12-18 meses	1. Mover para a esquerda ou para a direita empurrando ou segurando o braço 2. Mover para a frente 3. Mover para trás	Saltitar, ou dar passos para o lado para manter o equilíbrio Saltitar, ou dar passos para a frente para manter o equilíbrio Saltitar, ou dar passos para trás para manter o equilíbrio, ou dorsiflexionar os pés, colocando-se sobre os calcanhares	Consultar o Capítulo 9
Prevenção de queda	5-10 meses	Decúbito ventral – queda súbita Sedestação – queda súbita Bipedestação – queda súbita	Extensão imediata dos membros superiores com abdução e extensão dos dedos para proteger e, em seguida, dar propulsão à criança	
	6-9 meses	Bipedestação – queda súbita para o lado – um braço		
	9-12 meses	Bipedestação – queda súbita para trás – os dois braços		

Nota: Os padrões motores das respostas podem ser anormais. Esta *não* é uma tabela para testar a criança, mas um resumo de informações para observação na função.

simultaneamente irá modificá-los ou eliminar reações infantis ou respostas reflexas.

As mensurações da função em vez dos reflexos são uma demonstração mais relevante das mudanças que seguem a terapia e a gestão (ver Cap. 1, seção "Reflexos anormais").

Velocidade de desempenho

Um dos problemas na paralisia cerebral é um atraso na iniciação e, especialmente, na realização de um movimento para uma tarefa (Shumway-Cook & Woollacott, 2001). Isso se deve à geração insuficiente de força (fraqueza), à limitada amplitude de movimentos e à estabilização postural antecipatória fraca. Também pode haver uma compreensão e uma recordação do movimento requerido ruim.

A independência de uma criança e de uma pessoa mais velha com deficiência não é plenamente alcançada se eles não são capazes de se mover rápido o suficiente para as necessidades particulares em um ambiente específico. Para ajudar as crianças a se adaptar em escolas regulares (principais) ou, posteriormente, em situações normais de trabalho, bem como a conviver com as pessoas na sociedade, é preciso treiná-las a realizar funções a uma velocidade razoável. É possível ser mais lento do que o normal, mas não *excessivamente* lento. É fácil avaliar quando uma criança é muito lenta, e a terapia é ajustada em conformidade. Outras velocidades precisam ser avaliadas caso sejam relevantes para a vida da criança, e o quanto as pessoas estão dispostas a esperar por uma pessoa cujos movimentos e deambulação são lentos. Pessoas saudáveis aprendem a ajustar sua velocidade àquela da pessoa com deficiência, e caso isso não ocorra, é preciso sugerir que assim o faça.

A avaliação da velocidade inclui o tempo necessário para percorrer uma determinada distância. A marcha de seis minutos é um teste para isso. O teste de marcha de um minuto (McDowell et al., 2005) é mais apropriado para crianças severamente afetadas. Pirpiris et al. (2003) compararam duas avaliações de velocidade de marcha. A avaliação da velocidade de uma tarefa depende da precisão necessária para isso. Por exemplo, levantar um pequeno objeto com a mão exige mais coordenação e, por isso, leva mais tempo do que levantar um objeto maior. O momento da avaliação é mais bem realizado quando ocorre de forma discreta, para evitar o aumento da ansiedade em alguns indivíduos. A avaliação para a cadeira de rodas elétrica também estará associada aos problemas de velocidade, bem como a distância e os terrenos que precisam ser administrados por uma pessoa com deficiência.

Avaliação adicional necessária

Examinação sensorial. A perda de sensibilidade nas paralisias cerebrais é rara, uma vez que foi apenas descrita na hemiplegia (Tizard et al., 1954). Além disso, é difícil avaliar a sensibilidade em bebês e em crianças pequenas com deficiência, ou em crianças mais velhas com severas e múltiplas deficiências. As desordens perceptivas, ou agnosias, são muito mais comuns, e diversas avaliações estão disponíveis, feitas por neurologistas, psicólogos e terapeutas ocupacionais especializados e por professores. A falta de consciência corporal e outros problemas de percepção podem se dever à falta de *experiência sensorial*. Uma consciência sensorial fraca é comum em pessoas com graves e múltiplas deficiências, graças à imobilidade ou a uma mobilidade fraca. O desconhecimento sensorial pode levar a marcas e úlceras de pressão, tal como acontece em decorrência da incapacidade da criança ou da pessoa mais velha de se mover ou girar em qualquer posição.

Avaliação das atividades diárias. As avaliações referentes a comer, a se vestir, a se lavar, a ir ao banheiro, a executar e a função da mão devem ser feitas no planejamento terapêutico, em colaboração com os pais, os cuidadores e a criança (ver Cap. 2). Essas avaliações e mensurações coincidem com a avaliação de canais de desenvolvimento motor, especialmente a função da mão (ver Caps. 9 e 10). O PEDI e a mensuração de desempenho ocupacional canadense (anteriormente) são utilizados por terapeutas ocupacionais para a vida diária.

Avaliação de equipamentos inclui a seleção, as mensurações e a avaliação da criança no equipamento ou com o uso de alguma porção particular dele.

O Capítulo 9 relaciona itens de equipamento no âmbito do desenvolvimento do decúbito, da sedestação, da bipedestação e da deambulação, além da função da mão, de modo que mais detalhes são mais bem fornecidos no contexto da atividade de vida diária. Portanto, o equipamento não está separado da oportunidade para o próprio potencial de exploração e de atividade da criança.

Os princípios gerais para a avaliação de equipamentos são dados a seguir.

Selecione o equipamento de acordo com as seguintes considerações:

1. *Avaliação das deficiências e das habilidades da criança*, especialmente das habilidades emergentes "não confiáveis" para decidir se o equipamento é necessário, e em caso afirmativo, em seguida, os itens que continuarão a ser apropriados ao longo do tempo. A quantidade correta de assistência faz com que seja possível para a criança realizar tarefas impossíveis de outra forma, mas muita assistência impede sua própria participação ativa e o desenvolvimento da capacidade emergente.

2. *Avaliação das deformidades ou das* deformidades limitantes da criança. As amplitudes de movimento precisam ser adequadas para o equipamento ou permitir o alongamento dentro do potencial atual da criança. O bom alinhamento em qualquer aparelho e a correção de posturas anormais devem ser mantidos durante o uso do equipamento. Por exemplo, a bipedestação pode estar correta em uma postura estática, mas se tornar anormal na bipedestação com função da mão; a sedestação poderá ser ereta em uma cadeira de empurrar com modificações especiais, mas tornar-se anormal quando a cadeira for empurrada.

3. Um *bom design* de equipamento leva em conta os ajustes necessários para acompanhar o crescimento da criança, a remoção de supor-

tes em decorrência de uma maior habilidade, uma variedade de modificações para diferentes crianças em uma clínica/escola, ser tão portátil e parecer tão "normal" quanto possível. Projetos simples facilmente ajustados por pais ocupados e por funcionários são desejáveis. Deve-se continuar a verificar as mensurações da criança enquanto ela cresce para que o equipamento não se torne muito pequeno. Também se deve continuar a reavaliar o equipamento em relação aos resultados obtidos na terapia e no cuidado diário. Mais uma vez, o equipamento deve facilitar a independência, não substituí-la.

4. Assegurar-se de que um equipamento em especial ofereça uma variedade de experiências motoras adicionais em diferentes posições. O equipamento deve fornecer o apoio adequado ao indivíduo para que ele possa participar na comunicação, no comer e no beber, nas atividades sociais e educacionais, bem como ter assistência para uma mobilidade desejável para acessar essas e outras funções.

5. Assegurar-se de que o equipamento possa ser transportado e armazenado e tenha capacidade de manobra, de modo que possa ser utilizado em diferentes ambientes da vida de uma pessoa.

6. Monitorar diferentes itens de equipamentos para uma variedade de posturas executadas ao longo do dia e da noite, como parte da prevenção e da correção de deformidades. As considerações da gestão postural noturna são detalhadas no Capítulo 11, como parte do programa de cuidado postural 24 horas para minimizar deformidades.

7. Verificar se há pontos de pressão sobre proeminências ósseas durante o uso de órteses e de equipamentos.

Avaliação das necessidades da criança e da família

1. A habilidade dos pais e dos cuidadores em utilizar o equipamento corretamente precisa de supervisão contínua, educação e apoio

por parte dos terapeutas da criança. A aceitação do equipamento na casa por parte deles pede discussão colaborativa e questionários autorrelatados pelos pacientes e suas famílias (Goldsmith, 2000). Devem-se encorajar seus pontos de vista para que as ideias sobre o equipamento possam ser desenvolvidas em prol da melhoria da prática.

2. Pode haver problemas tais como o equipamento ser um tanto quanto inconveniente na casa ou na escola; isolar demais a criança do grupo familiar, provar ser muito frágil e exigir gastos, tempo e preocupação por parte dos cuidadores da criança, e outras considerações similares. Visitas a casa e à escola são de grande ajuda na descoberta de tais problemas, uma vez que alguns pais podem não denunciar tais dificuldades depois de "todos os esforços feitos" pela equipe para avaliar, fornecer e verificar o equipamento em uma clínica.

3. É preciso respeitar visões culturais, tais como não usar de decúbito no chão ou aparelhos na postura de quatro apoios e utilizar preferencialmente cadeiras normais em vez de cadeiras especiais em alguns grupos sociais.

O *fornecimento de equipamen*tos, *projetos e de novas ideias* se altera com a pesquisa e o progresso geral no auxílio a crianças com deficiência, o que pode ajudar determinada criança nas reavaliações.

Daniels et al. (2004) e Polak et al. (2008) examinaram quadros permanentes e equipamentos de posicionamento noturno disponíveis no Reino Unido.

Avaliação das técnicas necessárias

Conforme são feitas as avaliações, o terapeuta anota os objetivos de terapia e de cuidados diários da criança e seleciona técnicas de qualquer fonte para atingi-los. Além disso, as técnicas selecionadas serão avaliadas durante seu emprego. As avaliações das técnicas escolhidas *devem* acontecer como se não fosse sempre possível prever a resposta particular da criança. Deve haver uma resposta *ativa* ou uma participação ou, sempre que

possível, uma iniciação ativa por parte da criança com qualquer técnica. Uma alteração em um componente ou em uma habilidade de função precisa ser detectada ao fim da sessão após a utilização de determinado método. Se não, ele deve ser descartado na primeira ou nas primeiras sessões, e outro método encontrado. A correção passiva de deformidades faz parte do programa terapêutico. Em todo o caso, a maioria dos procedimentos passivos *não devem não ser totalmente passivos*. Devem ser avaliados com relação ao quanto à correção passiva manualmente, com emplastros, uso de talas, órteses ou equipamentos torna possível uma participação *ativa* de outras partes do corpo da criança ou da parte específica do corpo que está sendo corrigida. É preciso avaliar constantemente a forma como a criança é posicionada em um equipamento especial e como ela usa qualquer meio de assistência à deambulação ou de mobilidade para decidir sobre sua efetividade.

As avaliações das habilidades dos pais ou do cuidador em gerir as técnicas e as opiniões deles são solicitadas conforme elas se mostram significativas (ver Cap. 2).

Registros

Considerando a abordagem neste e nos últimos capítulos, são registrados:

- *Informações gerais* da história médica, saúde geral, medicamentos que são utilizados, avaliações de outras habilidades e deficiências do indivíduo, desenvolvimento geral e antecedentes familiares. Estes são, na sua maioria, retirados de registros de outros profissionais, na medida em que os pais se aborrecem em responder às "mesmas perguntas feitas por diversos profissionais".
- *História do desenvolvimento*. Detalhes adicionais para a terapia ausentes em outros registros profissionais.
- *Prioridades da criança/do idoso, pais, professores ou cuidadores*. Estas incluem a função motora e as atividades de vida diária. Outros registros profissionais são usados para as prioridades da vida social, financeira, habitacio-

nal e quaisquer outras prioridades que não a função motora. O terapeuta deve ser informado a respeito delas na medida em que essas prioridades possam ser mais prementes para os pais em diferentes períodos.

- *Uma atividade ou tarefa de vida diária.* Prioridade de uma atividade de vida diária, como comer, beber, lavar-se, vestir-se, ir ao banheiro e mobilidade, vinda de uma criança/idoso independente e de um pai/cuidador que assista à pessoa com deficiência. Devem-se considerar essas tarefas diárias na casa, na escola ou na comunidade.
- *Funções motoras atuais* da criança/idoso para a tarefa escolhida.
- *Componentes de habilidades atuais* da função motora já alcançados pelo indivíduo.
- *Deficiências que restringem a tarefa,* como deformidades, amplitude articular, força, controle motor seletivo.
- *Funções e componentes de habilidade que a criança ainda necessite obter.*
- *Esboços de métodos, equipamentos, órteses* e outros recursos.

Registros de reavaliações

Resultados das funções e componentes de desenvolvimento com desempenho anormal melhorado. Registros de deficiências. Vídeos, filmes e fotografias, estáticas ou sequenciais (Holt et al., 1974), são úteis para registros de avaliação e de resultados (avaliação de progresso). A visão de uma criança deve ser a mesma a cada vez em que ela é avaliada para permitir uma comparação exata. Kraus de Camargo et al. (1998) utilizam um sistema baseado em vídeo.

São escolhidas as mensurações que possam fornecer registros específicos para uma boa parte dos itens anteriores.

Ver o Apêndice 1 para a classificação clínica da capacidade física para fins de tratamento.

Os "objetivos" necessitam ser esclarecidos com base nos registros acima, como:

Objetivo final. Objetivos da criança; objetivos dos pais; e objetivos dos membros da família. Podem ser objetivos anuais.

Objetivos de curto prazo. Os objetivos conjuntos de terapeutas e do indivíduo, somados aos objetivos de outras pessoas envolvidas com eles. Um objetivo tem de especificar a função, como ela é realizada e, se possível, o tempo esperado para ser atingido. Os objetivos estão relacionados ao alcance dos "objetivos finais". Podem ser definidos para algumas semanas ou até três meses. Os objetivos de curto prazo são "o que a criança precisa aprender ou conseguir", e incluem uma função motora com componentes funcionais especificados. O objetivo também pode especificar quais deficiências serão diminuídas, seja dentro do quadro da função ou separadamente. Ambos os aspectos são importantes.

Alguns terapeutas estabelecem objetivos para o final de uma sessão de tratamento e alcançam esses objetivos imediatos. No entanto, embora sejam estimulantes e até mesmo empregados em muitos estudos para sugerir o valor de uma abordagem terapêutica, não são de fato científicos como resultados na medida em que não podem ser mantidos no mesmo dia ou por um período maior.

Conclusão ou resultados. Levam a modificações ou mudanças de curto prazo e, ao longo do tempo, dos objetivos e metas de longo prazo, bem como da seleção de métodos para introduzi-los.

*Devem-se **selecionar as mensurações** de acordo com as funções e deficiências da criança* dadas neste capítulo.

Deve-se registrar a evolução clínica quando quaisquer suportes, equipamentos, andadores ou órteses não forem mais necessários.

Resumo

1. A avaliação é essencial para um planejamento terapêutico que seja relevante para cada criança.
2. Os métodos de avaliação devem ser selecionados em relação *direta* com as técnicas de tratamento. Tal abordagem prática é descrita neste livro.
3. As mensurações objetivas, validadas e reprodutíveis ainda necessitam de pesquisa, embora muitas mais estejam agora disponíveis, e o número ainda esteja aumentando.

4. As mensurações da função e das deficiências relevantes para a função e a deformidade descritas neste capítulo são selecionadas de acordo com os objetivos da criança ou da pessoa mais velha. Uma avaliação funcional do desenvolvimento prático de posturas e movimentos no Capítulo 9, somada à examinação da deformidade presente neste capítulo, alerta o terapeuta quanto a que mensurações podem ser selecionadas.

5. A avaliação prática que está diretamente relacionada ao treinamento funcional inclui uma avaliação funcional do desenvolvimento (níveis de desenvolvimento), a examinação da deformidade (preocupante ou estabelecida), as atividades de vida diária e a avaliação de equipamentos. Essas avaliações podem ser utilizadas para verificar o progresso, mas nem todas são suficientemente precisas. Algumas dessas avaliações práticas precisam ser usadas quando as mensurações adequadas e sensíveis ainda não estiverem disponíveis.

6. São necessárias avaliações adicionais oriundas de outras profissões. Elas se atêm à comunicação, à percepção, à cognição, ao comportamento social e aos problemas de saúde.

7. A maneira como o terapeuta se aproxima de uma criança na avaliação afeta a informação obtida.

Nota: consulte o Apêndice 1 para o guia da avaliação clínica detalhada da capacidade física e para ilustrações dos níveis de desenvolvimento.

9

Procedimentos e gestão do tratamento

Treinamento motor

O treinamento motor neste capítulo inclui procedimentos do tipo "intervencionista", denominados *sugestões de fisioterapia* e atividades terapêuticas executadas por qualquer pessoa que esteja envolvida diariamente com alguém com paralisia cerebral, o que designamos neste livro como *tratamento e gestão*. O terapeuta precisa selecionar e supervisionar métodos para as outras pessoas que assistem o paciente, de acordo com o que seja relevante para a situação e a capacidade dos envolvidos. Como foi discutido no Capítulo 2, o terapeuta elucida o que a criança e os pais ou cuidadores querem alcançar, quais as metas e métodos da terapia conjunta e quais avaliações conjuntas, e de quais métodos, são apropriadas. A seleção de metas e métodos pelo terapeuta baseia-se na estrutura de avaliação discutida no Capítulo 8.

As metas e métodos são para os aspectos inter-relacionados a seguir:

1. As funções motoras necessárias para a tarefa diária escolhida pela pessoa. Há métodos para atrasos específicos na função motora e denominados adiante como *atrasos*. Essas são as funções que a pessoa não consegue fazer. Contudo, há funções que a pessoa pode fazer. Nesse caso, alguns itens mencionados nos *atrasos* não são observados nessas pessoas. Em geral a pessoa alcançou uma função motora em estágios de desenvolvimento anteriores à sua idade cronológica. Isso depende de sua gravidade e experiência.

2. Os componentes (habilidades específicas/pré-requisitos) das funções motoras, necessários para a tarefa escolhida pela pessoa. Esses são diversos mecanismos posturais e movimentos voluntários. Os métodos incluem ativação dessas habilidades em cada estágio do desenvolvimento. Neste capítulo, a ausência dessas habilidades componentes é responsável por compensações motoras particulares ou pelo uso contínuo de habilidades motoras em um nível de desenvolvimento anterior. Os exemplos serão apresentados na subseção *"Desempenho anormal"*.

3. As deficiências que impedem a aquisição ou podem criar um desempenho anormal são fraqueza, rigidez hipertônica, limitações nas amplitudes articulares, hipotonia, movimentos involuntários, sinergias de movimento anormais, respostas residuais do neonato e repertório limitado de movimentos. Uma criança ou pessoa mais velha usa as deficiências ou evita o uso das partes do corpo mais comprometidas nas compensações motoras. Essas são também incluídas no *desempenho anormal* em cada estágio de desenvolvimento da função motora.

4. Fatores associados à função motora. Embora este capítulo se concentre nos problemas motores, eles não são isolados de outras influências. Os métodos de treinamento motor são entremeados com experiências visuais, auditivas, sensoriais e perceptivas. A compreensão é necessária para algumas funções, tais como caminhar de maneira segura ou seguir instruções para algumas técnicas. O treinamento motor é compartilhado com os pais, outros membros da família e cuidadores na *gestão*, no estilo descrito no Capítulo 2, e então as visões dessas pessoas acrescentam influências emocionais, sociais e culturais ao treinamento motor. As visões da própria criança também influenciam a escolha dos métodos. Quando uma criança aprende a função motora em sessões de tratamento em grupo (Cap. 12), isso também acrescenta as influências emocionais e sociais provenientes dos seus semelhantes.

O treinamento direto das *funções* do desenvolvimento motor *em geral minimiza de modo simultâneo as limitações pelas deficiências.* É a escolha *apropriada* de métodos para o treinamento direto da função motora ativa com seus componentes que pode aumentar a força, melhorar a amplitude de movimento, diminuir a rigidez da hipertonia, modificar a hipotonia, reduzir respostas imaturas residuais e alguns movimentos involuntários. Conforme o treinamento motor aumenta o repertório de movimentos e posturas de uma criança, há menor necessidade de usar desempenhos anormais.

Portanto, a ênfase na função motora e na melhora simultânea do desempenho neste capítulo não separa o tratamento das deficiências e o treinamento da função. Eles podem ser integrados. Contudo, isso não implica desaparecimento da paralisia cerebral, mas sim no máximo possível de melhora da função para cada criança.

O Capítulo 11, sobre deformidades, sugere tratamentos de deficiências específicas que não são modificadas de maneira adequada pelos métodos funcionais. Isso é necessário, em particular, nas condições graves, quando a função ativa é muito fraca ou ausente. Há também tratamentos de deficiências secundárias.

Treinamento motor nas atividades da vida diária

Embora este capítulo se concentre nos problemas motores e de locomoção para a vida diária, há também a preparação para outras atividades de acordo com o estilo de vida de uma criança ou pessoa mais velha. Nos Capítulos 2, 10 e 12, o treinamento motor é apresentado de forma mais explícita como parte de um treinamento de atividades da vida diária. O Capítulo 10 resume ainda as funções motoras treinadas neste capítulo no contexto de alimentar-se, vestir-se, lavar-se, ir ao banheiro e brincar. São oferecidas revisões sobre função motora e percepção e função motora na comunicação, fala e linguagem. A terapia ocupacional e a fonoaudiologia se especializam nesses aspectos e a colaboração com essas áreas é essencial.

O aprendizado da função motora apenas nessas atividades e contextos integrais da vida diária pode ser bastante complexo. A função motora precisa receber concentração específica no aparato motor deficiente. Do mesmo modo, problemas perceptivos, dificuldades com a fala e a linguagem, problemas especiais de audição e deficiência visual grave precisam ter sessões estruturadas de modo separado no tratamento e ensino especializado. Contudo, como Neistadt (1994) salientou, o treinamento especializado de problemas perceptivos não se transfere para outros contextos. Como o treinamento motor, eles aparentemente precisam também ser treinados em diferentes contextos.

Portanto, a terapia e a gestão têm quatro procedimentos relacionados:

1. Técnicas que integram a função motora com a comunicação, visão, audição, sensação, percepção e compreensão nos contextos da vida diária.

2. Métodos para função motora que são relevantes para o lar, escola e comunidade da pessoa.

3. Técnicas especializadas para habilidades motoras específicas e funções para iniciar o controle motor latente de modo a favorecer a função existente, minimizar as anormalidades e aumentar a atividade motora para a qualidade de vida em geral.
4. Métodos que os pais, cuidadores e professores são capazes de administrar em circunstâncias que se alteram.

Níveis de desenvolvimento e técnicas

O terapeuta usará o canal de desenvolvimento mais apropriado para a postura que uma criança consegue manter para desempenhar as atividades diárias escolhidas. Essa pode ser a postura em pé para as transferências, sentada para comer e socializar-se ou deitada para mover-se no leito e para levantar-se da cama. A avaliação que o terapeuta faz dos estágios de desenvolvimento das posturas de uma criança revela qual postura cada criança poderá usar de forma independente ou com o suporte apropriado.

Adiante os pontos importantes para o treinamento motor baseado no desenvolvimento:

1. Posições diferentes para a atividade escolhida podem ser usadas pelos pais ou pelo cuidador para assistir na gestão que faz do tratamento de uma pessoa. Essas posturas podem não ser necessariamente desafiadoras para o desenvolvimento motor de uma criança ou pessoa mais velha. Por exemplo, a posição deitada é às vezes usada para vestir uma criança, quando ela é capaz de ficar sentada com suporte ou mesmo sem suporte na sedestação. Uma criança pode ser capaz de ajudar a vestir-se em uma postura diferente. A posição deitada talvez seja usada para "ganhar tempo" ou como um hábito proveniente do período quando a criança era menos capaz. A maneira intuitiva com que a mãe de um bebê saudável manuseia seu filho inclui o momento preciso quando passa a dar menos suporte e espera habilidades mais avançadas. Um bebê com comportamento motor muito diferente demanda mais aprendizado por parte da mãe para saber como manuseá-lo. Além disso, é preciso reconhecer que nem sempre é fácil aprender a mudar os hábitos existentes. O terapeuta precisa escolher os momentos apropriados para explicar, demonstrar e defender o valor de outra postura com base na avaliação da criança. Ao mesmo tempo, o terapeuta faz considerações levando em conta o conforto e suporte da mãe ou cuidador (Cap. 2).

2. Os planos terapêuticos tornam-se envolvidos com o uso *simultâneo* de cada canal de desenvolvimento em decúbito ventral, dorsal, sedestação, bipedestação e da função da mão. Também ocorre um cruzamento de canais quando a criança assume e desfaz várias posturas. É desaconselhável treinar primeiro os estágios na posição deitada antes dos estágios na sedestação e na bipedestação.

3. Não se pode assumir que a obtenção de um componente funcional *em um canal será transferida* para outro canal, já que o trabalho muscular, as posições articulares e a gravidade não são os mesmos. Cada componente precisa ser praticado dentro de cada canal. A maioria dos mecanismos posturais em decúbito ventral não se transfere necessariamente para as posturas em pé ou para a marcha.

4. A gravidade pode ser usada para ativar e fortalecer grupos musculares particulares. Por exemplo, o uso do decúbito lateral torna a extensão do braço ou o movimento da perna mais fácil ao longo de uma superfície. Uma criança em decúbito dorsal pode usar a gravidade para permitir que a abdução e rotação lateral flexionem quadris e joelhos durante a troca de fraldas ou ao vestir-se. Considerando a mobilidade no leito, uma criança em decúbito ventral pode empurrar-se até a ponta da cama/maca e deixar suas pernas caírem até o solo. Ela então se levanta contra a gravidade empurrando-se com os braços e estendendo a coluna.

5. As posturas anormais são modificadas ou corrigidas pelo uso de funções específicas. Qualquer preferência mostrada por uma pes-

soa por padrões motores particulares de, diga-se, flexão, necessitará de métodos para enfatizar as funções motoras que envolvem extensão em cada canal do desenvolvimento e vice-versa. Tal ênfase busca alternativas aos padrões motores preferidos pela pessoa na paralisia cerebral. Em canais diferentes, músculos distintos são fortalecidos. Portanto, ocorrem a prevenção e a minimização de deformidades junto ao aprendizado de uma variedade de movimentos para todos os músculos e articulações.

Plano geral do programa de desenvolvimento

No início, os planos de terapia começam ao adotar como diretrizes as sequências do desenvolvimento em decúbito ventral, dorsal, sedestação, bipedestação e a função da mão. Os componentes típicos das funções e as funções como um todo são desenvolvidos nessas sequências. Conforme o terapeuta conhece melhor cada criança, podem ou *não* ser necessárias modificações. Com a experiência das necessidades de uma criança, junto à observação cuidadosa de cada pessoa, as modificações tornam-se óbvias. Portanto, as sequências do desenvolvimento são flexíveis, e não um esquema dogmático.

Com o uso dos achados da avaliação do que cada criança pode e não pode fazer, planeja-se um programa para:

- estabelecer as funções motoras já alcançadas, fornecendo assim confiança à pessoa de que há algo que ela pode fazer. A construção é alicerçada sobre essas funções motoras nos níveis de desenvolvimento subsequentes;
- alcançar as funções motoras nos níveis de desenvolvimento seguintes e não apenas no nível atual da criança. Isso significa identificar quaisquer lampejos de resposta ao avaliar a prontidão de uma criança para tentar um item motor mais avançado. Os pais são encorajados a relatar quando seu filho parecer pronto para uma função de desenvolvimento motor mais avançada. Esses são também

denominados de "estágios de transição" e acredita-se serem os momentos quando a intervenção é mais benéfica (Bodkin et al., 2003);

- considerar quaisquer omissões/lacunas no desenvolvimento como possíveis contribuições para compensações, que resultam em desempenho anormal. As omissões nem sempre são importantes em virtude das variações individuais.

Idade da criança e técnicas

Selecionar as técnicas de acordo com o nível seguinte de desenvolvimento da criança e *não* de acordo com a idade cronológica. Usar uma abordagem similar ao tratar deformidades. Por exemplo, a assimetria ou persistência de flexão em decúbito ventral é normal para uma criança com atraso no desenvolvimento até os níveis de 0-3 meses. Selecionar métodos para 3-6 meses. Começar o *treinamento funcional* para alimentar-se, vestir-se e lavar-se para um bebê e para a criança, adolescente ou adulto profundamente afetados, com o uso de qualquer pré-requisito de desenvolvimento de sensação, compreensão ou habilidade motora que a pessoa possa ter, mesmo que seja mínimo (ver Cap. 10). A comunicação com bebês, crianças e pessoas mais velhas com problemas de aprendizado precisa ser feita de acordo com seu nível de compreensão (ver a seção "Função motora e comunicação, fala e linguagem" no Cap. 10).

É uma pena que alguns profissionais ainda pensem que a fisioterapia deve ser reduzida em crianças mais velhas e deve ser dado mais tempo para a educação, já que não se espera mais o seu progresso motor. Em algumas pessoas, o controle motor só amadurece muito mais tarde e, a menos que seja estimulado, permanecerá dormente. Há controvérsia e visões diferentes sobre a necessidade de treinar a marcha (ver a subseção "Prognóstico da marcha" neste capítulo).

Ambientes diferentes. Para qualquer faixa etária, é preciso mostrar aos professores do paciente e às outras pessoas envolvidas o modo como incluir as atividades motoras de modo que o tempo precioso passado na escola não seja perdido de sua educação. O fisioterapeuta na escola da criança pode elaborar ideias com professores e assistentes de sala para atividades motoras que sejam apropriadas para a sala de aula, o local de recreação ou aulas de educação física. Em todas as faixas etárias, crianças em idade escolar e pessoas mais velhas com paralisia cerebral precisam ser mantidas saudáveis da melhor maneira possível. Um esforço adicional também precisa ser feito pelo terapeuta para manter contato com os pais de crianças ou adolescentes em idade escolar (ver o Cap. 7 sobre adolescentes e adultos).

Momento da ocorrência da paralisia cerebral e técnicas

A resposta à terapia às vezes parece muito mais rápida quando a ocorrência da lesão é súbita em um sistema nervoso que antes era normal. Contudo, no final a recuperação espontânea e o desenvolvimento motor nas lesões cerebrais adquiridas podem ser tão imprevisíveis quanto nos bebês que nasceram com dano cerebral aparente. Crianças com lesões congênitas ou adquiridas merecem receber os procedimentos terapêuticos apropriados mencionados neste livro, de modo que o potencial de cada parte do sistema nervoso receba todas as chances de se revelar. Existem mais problemas comportamentais em muitas crianças que sofreram lesão cerebral traumática, o que pode interferir com a terapia. Os psicólogos precisam ser consultados para obter recomendações pertinentes a esses problemas. As expectativas de melhores resultados em crianças que têm "movimentos normais já conhecidos" podem ser mais uma frustração do que uma ajuda. Não é tanto a memória e a experiência que importam, mas a quantidade de dano *e* a capacidade do sistema danificado em particular de fazer compensações pelas anormalidades.

Diagnósticos e técnicas

As técnicas não são elaboradas para tipos diagnósticos particulares, mas para problemas motores de *atraso* no desenvolvimento e *desem-penho anormal*. Tipos diagnósticos diferentes de paralisias cerebrais podem ter níveis funcionais similares e alguns desempenhos anormais similares descritos neste capítulo. Outras condições diagnósticas que causam apenas atraso no desenvolvimento motor podem exibir o desempenho anormal também visto na paralisia cerebral, como uma coluna encurvada, joelhos hiperestendidos ou pés em pronação. Isso é especialmente válido quando o desempenho anormal é uma compensação para o atraso no equilíbrio (mecanismos posturais).

Aplicação de técnicas

Essas devem ser executadas por fisioterapeutas e terapeutas ocupacionais pediátricos qualificados. Para a gestão do dia a dia, é feita uma escolha conjunta com aqueles que cuidam da criança ou da pessoa mais velha com disfunção motora. A seleção depende das habilidades da pessoa, do momento e das situações familiares que se modificam.

É impossível que o *repertório de técnicas* deste livro inclua tudo o que há disponível. Em primeiro lugar, nem *todos* os problemas individuais e situações diferentes poderiam ser incluídos junto às técnicas possíveis. Em segundo lugar, é difícil descrever as técnicas sem demonstração e apenas as técnicas que podem ser descritas foram incluídas. Em terceiro lugar, foram escolhidas as técnicas que têm sido usadas com maior frequência. Há muitas outras. As técnicas neste livro são, portanto, *sugestões* e não *prescrições*.

A *falta de resposta a qualquer técnica* dada neste livro indica a necessidade de tentar outras técnicas do livro ou de outras publicações ou, preferivelmente, de colegas clínicos. Note que, se uma criança responde pouco a uma determinada técnica, pode ser decorrência de:

1. Avaliação imprecisa do nível de desenvolvimento da criança.
2. Conhecimento inadequado das áreas que envolvem as funções não motoras da criança, como visão, compreensão, percepção e

emoções, que interferem com a função motora.

3. Falta de habilidade do terapeuta com a técnica em particular.

4. A necessidade de modificar ou alterar as metas e objetivos iniciais da terapia.

5. Uma necessidade de rever os aspectos colaborativos entre os pais, cuidadores e terapeuta. Ver o Capítulo 2, em particular os pontos a verificar, perto do final do capítulo. A falta de reforço da terapia por todos os envolvidos com o paciente precisa ser considerada, já que a terapia profissional não é suficiente sem a ajuda dos outros envolvidos com a criança.

Já que a deficiência visual tem um impacto significativo na função motora, essa será discutida agora com mais detalhes.

Desenvolvimento motor e a criança com deficiência visual grave

O atraso no desenvolvimento motor ocorre na presença de deficiência visual em crianças que são normais nos outros aspectos. Quando a paralisia cerebral também está presente, o atraso no desenvolvimento se acentua. A incapacidade intelectual pode estar presente ou apenas aparentar estar presente, já que a criança fica limitada por múltiplas deficiências. O terapeuta deve aprender qual a influência que os problemas visuais têm no desenvolvimento motor, já que esses não apenas causam o atraso, mas também criam padrões e sequências não usuais de desenvolvimento motor. Movimentos anormais ou *ceguismos,* tais como balançar as mãos, acenar sobre fontes luminosas, enfiar os dedos nos olhos, balançar o corpo e outros padrões bizarros, são vistos nas crianças, em especial em algumas das que são encaminhadas tarde para o treinamento e aconselhamento parental. Essas precisarão de métodos especiais recomendados por psicólogos, pediatras ou professores especialistas em crianças com deficiência visual.

Os métodos para treinar o desenvolvimento motor neste livro podem ser adaptados para crianças com deficiência visual grave, desde que se tenha em mente os fatores adiante.

Hipotonia, desenvolvimento motor e os mecanismos posturais

Conforme discutido ao longo deste livro, os mecanismos posturais são subdesenvolvidos nas crianças hipotônicas (ver a subseção "Mecanismos posturais" no Cap. 1 e a subseção "Hipotonicidade" no Cap. 11). Crianças cegas, assim como aquelas que enxergam e são imóveis, podem ser hipotônicas. Jan et al. (1977) discutiram a flacidez ou hipotonia associada à falta de movimento em bebês cegos. A avaliação e o desenvolvimento dos mecanismos posturais no bebê e na criança pequena com deficiência visual têm sido estudados pela autora e encontrou-se um atraso no desenvolvimento. Já que a visão é um fator importante na detecção da orientação vertical no mundo da criança e para que possa apreciar qualquer inclinação do seu mundo, não é surpresa que o controle postural do bebê cego seja ausente ou precário (Sonksen et al., 1984). Os bebês cegos preferem ficar deitados com segurança no solo e evitar os desafios da gravidade. O desenvolvimento dos mecanismos posturais é a história do desenvolvimento motor contra a gravidade e as mudanças na gravidade. É inevitável que sua ausência cause o atraso desse desenvolvimento motor grosso. O desenvolvimento motor será discutido adiante. A criança com deficiência visual, com ou sem paralisia cerebral, precisará de uma avaliação cuidadosa e do treinamento dos mecanismos posturais usando estímulos auditivos, táteis e aumento dos estímulos proprioceptivos e vestibulares.

Posturas tais como colunas encurvadas na sedestação e na bipedestação, joelhos hiperestendidos e pés planos são comuns em crianças pequenas hipotônicas, em particular nos bebês e crianças com deficiência visual (Fig. 9.1). Os atrasos específicos na estabilidade postural, contraposição, inclinação para a frente e reações de proteção para a frente são observados com frequência acompanhando a presença de coluna e ombros encurvados (Levitt, 1984).

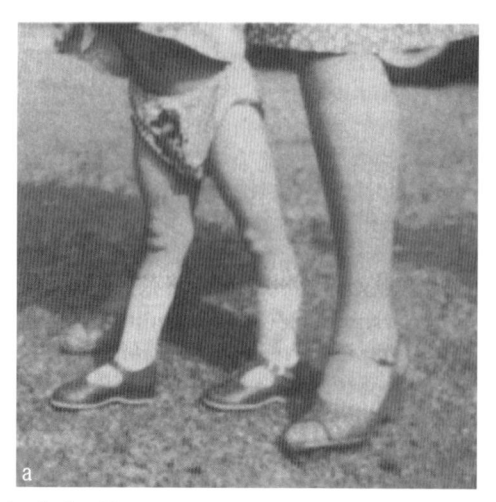 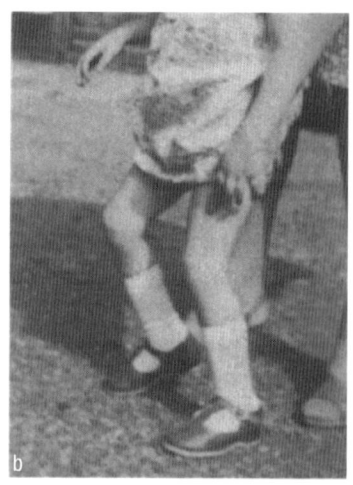

Figura 9.1 Joelhos hiperestendidos (a) sendo corrigidos (b) pelo treinamento de controle pélvico (estabilidade postural e contraposição).

A visão estimula e monitora os mecanismos posturais. Sugden (1992) revê vários estudos sobre esse aspecto. É o objeto ou pessoa interessante que chama a atenção do bebê típico e o provoca para que olhe. Isso então estimula o endireitamento da cabeça e a estabilidade postural da cabeça. É também o esforço para entender os estímulos visuais que ativa ainda mais os movimentos exploratórios e aumenta o controle postural durante a exploração. Os métodos para desenvolver os mecanismos posturais das funções motoras não podem ser isolados do desenvolvimento total da criança (Zinkin, 1979; Sykanda & Levitt, 1982; Levitt, 1984, Cap. 14; Sonksen et al., 1984).

Desenvolvimento e treinamento motor total da criança

Relacionamento mãe-criança. O choque e estresse experimentados pela mãe, que nem mesmo recebe a *visão primal* do seu bebê cego (Goldschmied, 1975), assim como suas reações não usuais quando é alimentado e acalentado, precisam ser compreendidos por qualquer terapeuta que esteja tentando ajudar. Todo o treinamento de desenvolvimento motor precisa ser elaborado para acrescentar confiança aos pais para a criação do seu filho. Muitas das atividades motoras grossas em ação

ajudam bastante a criar elos com a criança. Todas as técnicas deste livro devem ser adaptadas para serem feitas no colo da mãe, perto do seu corpo e face, de modo que seus beijos, toque e afago e seu falar com a criança não apenas auxiliem o desenvolvimento motor como também demonstrem ao bebê o amor e segurança de que ele tanto precisa. Deve-se permitir que o bebê cego se apegue à mãe, em um mundo desconhecido ou confuso, por mais tempo do que é usual para bebês e crianças com visão normal. A passagem da criança com deficiência visual para um fisioterapeuta precisa ser feita com cuidado depois que a ligação e confiança mãe-criança estiverem estabelecidas. A introdução de mais de um terapeuta ou assistente de desenvolvimento pode ser desconcertante para a criança e mesmo para os pais. Outras disciplinas aconselham que a criança seja manuseada por apenas um terapeuta, em vez de vários trabalhando de forma independente. Tal criança é particularmente sensível ao toque e à voz e precisa ser manuseada por poucas pessoas familiares até que a confiança seja estabelecida. A participação da família para ajudar e, em especial, desfrutar do programa motor com uma criança que possui deficiência visual é planejada pelo terapeuta. Se a mãe estiver estressada, é importante não sobrecarregá-la com exercícios, e sim usar movimentos e posturas corretivos dentro das

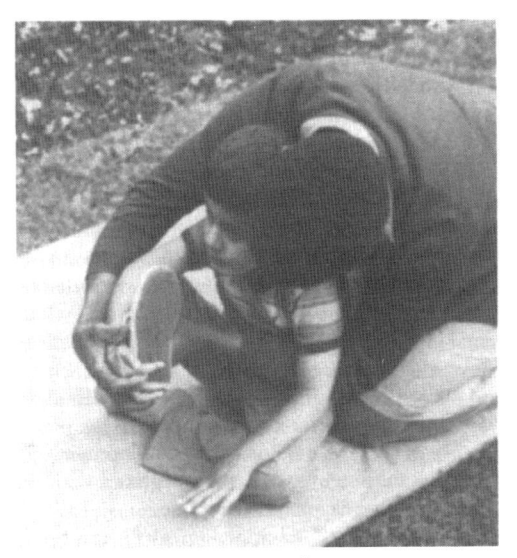

Figura 9.2   Movimentos para vestir-se.

atividades da vida diária da criança. Assistentes sociais e outros conselheiros trabalham de perto com os terapeutas para ajudar a família (ver Cap. 2).

A função motora e a vida diária da criança (Cap. 10) em geral são as prioridades no programa de treinamento motor baseado no desenvolvimento de uma criança com deficiência visual, não apenas do ponto de vista dos pais, mas também do ponto de vista da criança. O propósito da função motora precisa ser enfatizado ao ser transmitido para cada bebê e criança (Fig. 9.2). Caso contrário, a criança poderá ser treinada nos padrões motores básicos, porém nunca irá utilizá-los. Ela não consegue *ver* seu propósito!

A avaliação dos estágios de desenvolvimento da criança no alimentar-se e em outros cuidados pessoais, brincar ou sua compreensão sensório-motora e na exploração do mundo precisa ser obtida de modo a introduzir de forma apropriada os padrões motores corretivos. Existem estágios e sequências especiais para a deficiência visual grave (Reynell & Zinkin, 1975; Kitzinger, 1980).

O uso de estímulos compensatórios para o desenvolvimento motor. Como a visão não está disponível, parece óbvio usar os estímulos auditivos e táteis para facilitar o desenvolvimento

motor. Contudo, é a visão que no geral ensina ao bebê o que produz os sons, de onde eles vêm em termos de direção e distância, como os humanos se comunicam e a associação dos sons com situações tais como hora de comer, hora do banho e assim por diante. Portanto, primeiro deve-se treinar o bebê sobre o que os sons significam, antes que esses possam realmente motivá-lo para que se mova. Também se deve usar os movimentos existentes para confirmar o que os sons significam.

O desenvolvimento auditivo prossegue do modo observado na criança normal (Sheridan, 1975), porém com adaptações especiais para a deficiência visual (Sonksen, 1979). Primeiro, o bebê é treinado para ouvir, depois para virar para o som e depois disso para tentar alcançar o som. Uma criança muito nova primeiro localizará a fonte do som perto das orelhas no sentido horizontal e, depois, acima e abaixo da cabeça. Cada criança é ajudada de forma cinestésica para procurar o som que é *mantido estacionário nas proximidades.* Em termos de desenvolvimento isso ocorrerá no nível da orelha, na horizontal, acima, abaixo e, depois, atrás da criança. A criança *somente* conseguirá alcançar o som quando seu desenvolvimento conceitual incluir a *permanência dos objetos* e seus sons. É somente próximo desses estágios que estender a mão e mover-se na direção do som valerão a pena ser usados para estimular o rolar, arrastar-se, engatinhar ou se arrastar sentado. Até que a permanência dos objetos esteja conceitualizada, ajude a criança a localizar o som e mover-se em direção a ele provendo estímulos táteis e cinestésicos. O alcance de um objeto pelo som é mais fácil se a mão da criança se mover ao longo da superfície na qual o objeto está colocado.

De modo similar, a apreciação dos estímulos táteis, localizando-os e buscando-os, precisa ser desenvolvida. A ligação tátil com os estímulos sonoros é executada. Encorajar a criança para que crie o som de modo independente também é incluído conforme ela bate em um móbile, chocalho, tambor ou em uma superfície com as mãos ou pés. O programa motor não pode ser planejado sem esses aspectos que são elaborados por professores, psicólogos ou pediatras do desenvolvimento junto ao terapeuta.

A voz e o toque da mãe, mais que os do terapeuta, terão mais sucesso nos estágios iniciais. A vibração, odor, sabor e as correntes de ar podem ser introduzidos e associados a objetos reais e situações vinculando som, toque, estímulos proprioceptivos e vestibulares. Todos esses aspectos são parte do desenvolvimento conceitual da criança (Sonksen et al., 1984).

Desenvolvimento da imagem corporal. Uma imagem corporal ruim está relacionada com experiências motoras ruins e a não visualização das partes do corpo estáticas ou em movimento. O uso de estímulos táteis no corpo de um bebê ajuda a desenvolver a imagem corporal. Contudo, são as mãos dos pais do bebê, assim como as mãos do próprio bebê, as melhores para serem usadas no início para o toque. As mãos do bebê são notoriamente lentas para mover-se e explorar por causa de muitas razões, sendo uma delas a ausência de *consideração pela mão.* Ajude o bebê a aproximar as mãos na linha mediana, *bater* mão com mão no ritmo de versos rimados, tocar a mão na boca, na face, no corpo e nos pés (ver Fig. 9.3). Mais tarde, usar vários outros estímulos no seu corpo, como esfregar com toalhas, sabonete, cremes e talco na hora do banho. Usar brinquedos que vibrem, sinos e brinquedos colocados para serem encontrados sobre sua barriga ou membros e inventar outras ideias similares. As seções sobre os estágios do desenvolvimento da função da mão neste capítulo e a seção "Função motora e percepção" do Capítulo 10 oferecem ideias para a criança cega. Para a criança sem visão, esses estímulos oferecidos em atividades lúdicas precisam ser enfatizados e também *apresentados de forma mais lenta,* estágio por estágio. Não bombardear o bebê com estímulos demais de uma vez. Pode-se provocar confusão ou medo se os estímulos não forem oferecidos com sensibilidade. Portanto, introduza com cuidado superfícies diferentes para a criança rolar, arrastar-se, engatinhar e andar com os pés descalços.

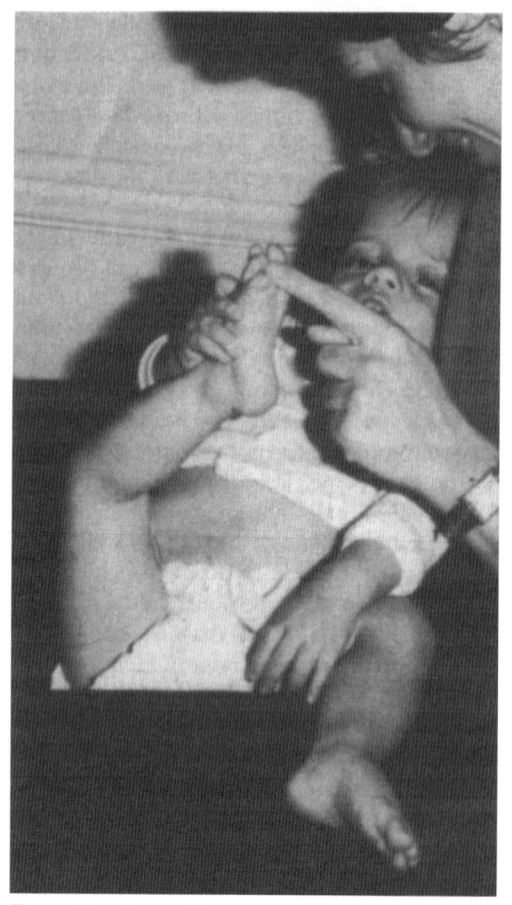

Figura 9.3 Desenvolvimento da imagem corporal.

Sempre dar à criança tempo para experimentar estímulos táteis e auditivos e permitir que a criança alcance e procure os brinquedos e objetos com tais estímulos do modo mais independente possível. Criar oportunidades para mover-se de modo que a criança possa sentir os movimentos do próprio corpo e o modo como ela os produziu de maneira ativa. Se uma criança não se move ou não consegue se mover sozinha, os pais podem movê-la e fazer por ela as mudanças de posição. Uma criança gosta de sentir sua mãe se movimentando quando está suspensa junto ao seu corpo em um canguru para bebê. A imagem corporal depende da função proprioceptiva e vestibular.

Função proprioceptiva e vestibular. Esses aspectos também são parte do desenvolvimento total da criança. Consistem em estímulos compensatórios para a deficiência visual e também desenvolvem a imagem corporal. Todas as reações posturais dependem desses estímulos no contexto de desenvolvimento discutido neste livro. O toque, pressão e resistência podem ser dados da maneira correta para estimular o movimento, dando indicações sobre a direção e o grau de ação muscular. São também dadas oportunidades para a criança erguer, empurrar e puxar objetos de pesos diferentes, o que também aumenta a propriocepção e a força.

Contudo, como em todos os métodos de terapia, dê à criança tempo e observe se ela compreende e não está confusa quanto ao que se espera dela. Não use técnicas de terapia com manuseio, pressões ou outros estímulos estando atrás da criança, pois ela poderá se inclinar para trás ou usar suas reações extensoras para alcançar os estímulos ou a voz familiar que está atrás dela!

Desenvolvimento visual. Nem todos os bebês com deficiência visual são totalmente cegos. Mesmo a reação à luz pode ser usada e talvez desenvolvida até a capacidade plena, ainda que limitada, da criança. Uma avaliação do *uso* de acordo com o desenvolvimento da visão residual é feita pelo pediatra de desenvolvimento e professor especialista e relata a visão disponível para exploração e aprendizado. Isso guia o terapeuta no seu plano motor para cada criança. O terapeuta precisa aprender qual o tamanho que um objeto precisa ter para ser visto pela criança, a que distância, se ele pode ser visto quando estacionário ou em movimento e quais campos visuais estão presentes. O terapeuta também precisa saber se os dois olhos têm visão igual e qual a sua acuidade, assim como quaisquer outros defeitos visuais especiais que possam afetar o desenvolvimento motor da criança e o uso dos métodos de terapia. O desenvolvimento do potencial visual de uma criança é facilmente integrado aos métodos para controle da cabeça, função da mão e todas as atividades de equilíbrio e locomoção discutidas neste livro. O nível apropriado de habilidade visual precisa estar relacionado com o programa motor da criança. Há ocasiões quando se pode acei-

tar uma posição de cabeça não usual e outros padrões com os quais seja possível para a criança usar a visão residual. Pode haver então tensão muscular ou dores a serem tratadas com exercícios e massagem.

Desenvolvimento da linguagem. É importante falar e denominar de maneira clara as partes do corpo usadas e a atividade motora, se isso não distrair a atenção da criança na imagem corporal e treinamento motor. Uma criança também pode ainda não ser capaz de compreender as palavras. O atraso é *normal* para uma criança que ainda não consegue compreender o significado dos sons, palavras e conversação, já que ela não pode ver o que elas significam, não pode ver os gestos e não pode fazer uma ligação com os estímulos do mundo externo. Os psicólogos e professores trabalham junto ao terapeuta para planejar o programa de linguagem e fala. Isso possibilita aos terapeutas encorajarem de modo geral o desenvolvimento da linguagem e a serem aconselhados sobre os sistemas de comunicação entre eles e a criança com deficiência visual grave.

Desenvolvimento da função da mão. O desenvolvimento da função da mão é obviamente a área mais importante para a criança cujas mãos são seus olhos para o mundo. O capítulo sobre função da mão neste livro deve ser adaptado para o uso de estímulos compensatórios táteis, auditivos e proprioceptivos antes que se possa esperar que as ações motoras sigam a taxa de desenvolvimento normal. Não force objetos na mão da criança, mas treine-a para procurar o chocalho próximo dela, a orientar sua mão de modo a pegá-lo e a desenvolver uma variedade de ações de busca ou ações de modelagem e sensação com os dedos. A função bilateral da mão exigirá mais trabalho do que em uma criança que tenha visão normal. Encoraje a colocação das duas mãos na linha mediana, segurando e explorando de modo especial os dois lados de uma xícara, tigela, bola ou brinquedo e fazendo a transferência dos brinquedos. Treine perder e encontrar um brinquedo. Ofereça brinquedos que interessem à criança fazendo com que sejam desmontados e montados novamente. Também encontre objetos e brinquedos que ativem a preensão e liberação voluntária grossa e fina. Ofereça brinquedos que dependam da mão e dedos para pressionar um botão que ative sons, música ou vibração ou um ventilador soprando ar, esse com a supervisão de um adulto.

Todas essas ações não somente promovem o desenvolvimento motor como também integram conceitos de causa e efeito, permanência dos objetos e outros desenvolvimentos intelectuais da criança. Lembrar-se de que o ato de apontar com o dedo indicador e a preensão associada do indicador com o primeiro dedo são em grande parte habilidades conceituais visuais e sofrerão um atraso. Ofereça brinquedos e alimentos para promover ações dos dedos conforme mencionado nos capítulos sobre função da mão, função motora e atividades lúdicas, alimentação e outras atividades de cuidados pessoais.

Desenvolvimento motor grosso. O desenvolvimento em decúbito ventral não é popular entre os bebês que têm problemas visuais, já que não há nada interessante lá, os sons não podem ser ouvidos com tanta facilidade e pode haver um afastamento maior da família, em especial da mãe. Não há atrativos visuais que instiguem o bebê para olhar para cima e progredir para arrastar-se e engatinhar. Em geral se observa que o engatinhar não é usado por crianças cegas e elas preferem arrastar-se sentadas e depois caminhar. É, contudo, possível treinar o desenvolvimento em decúbito ventral no colo da mãe, sobre uma almofada macia com ruídos atrativos, em especial a voz da mãe ou pai e fazendo movimentos suaves nas costas da criança. As vantagens das atividades em decúbito ventral para a criança são o aumento da força da musculatura da cabeça e coluna em virtude da sua extensão. Quando uma criança se levanta apoiada sobre as mãos, isso aumenta a força dos cíngulos do membro superior para a função de braços e mãos. O equilíbrio sobre mãos e joelhos conduz a habilidades de exploração adicionais ao arrastar-se pelo espaço, sentindo o solo e ganhando experiências adicionais de imagem corporal. O curvamento de costas e ombros que costuma ser visto em crianças com deficiência visual é melhorado pelos extensores de coluna mais fortes junto ao treinamento postural adicional na postura sentada ereta e usando os braços para alcançar brinquedos, em especial para brincar com a face e o cabelo do pai e da mãe.

Por certo, o engatinhar não é essencial para a aquisição da marcha, como se demonstra por aqueles que apenas se arrastam sentados. Contudo, arrastar-se, engatinhar, rolar ou qualquer mobilidade no espaço auxilia o aprendizado espacial e principalmente a noção de que o *solo é um contínuo*. Isso possibilita que a criança sinta menos medo e seja mais motivada para caminhar sozinha. Andadores circulares com rodas devem ser evitados, já que a criança não desenvolverá suas próprias reações posturais e locomotoras. A criança costuma sentar ou se apoiar nesses andadores, dando passos com as pernas, mas não aprende a assumir o peso por meio das pernas e, desse modo, não aprende a andar. Cadeirinhas para descanso e cadeiras de balanço também não são recomendadas se usadas por um longo período quando não há outras pessoas presentes. A criança pode se retrair para dentro de um mundo que balança ou ressalta e leva ao desinteresse pelo ambiente. As cadeirinhas para descanso podem provocar padrões de pernas anormais, posturas na "ponta dos pés" excessivas (ceguismo) e aumento do encurtamento espástico e dos padrões de discinesia. Sessões supervisionadas curtas em qualquer equipamento em geral produzem resultados mais desejáveis, em especial se estiver acontecendo uma interação entre os pais e a criança.

Bebês cegos sem outras deficiências desenvolvem o controle postural estacionário um pouco mais tarde ou dentro das faixas dos níveis de desenvolvimento das crianças com visão normal (Fraiberg, 1977). Contudo, ocorre um atraso maior nas mudanças de uma postura para outra. Portanto, este livro sobre os níveis de desenvolvimento deve ser usado como uma diretriz e nunca como uma regra rígida para as idades de desenvolvimento ou como sequências estritas para uma deficiência visual grave. Os mecanismos posturais de estabilização, contraposição, reações de equilíbrio e proteção (defesa) e os métodos dados são encontrados nas seções sobre treinamento motor das funções do desenvolvimento a seguir, porém atrasos e modificações serão necessários de acordo com o desenvolvimento particular da visão e audição da criança e sua situação emocional e social.

Como o medo é algo comum, as técnicas deverão ser adaptadas para aumentar a confiança e oferecer diversão e um senso de aventura. Bolas grandes, rolos e balanços devem ser usados somente *depois* que a confiança foi estabelecida em relação aos níveis de desenvolvimento dos mecanismos posturais presentes ou que acabaram de iniciar em uma determinada criança. As reações de levantamento do corpo exigirão um cuidado extra, já que todos os que trabalham nesse campo demonstram o quanto os atrativos visuais promovem mudanças de postura. Todos os outros treinamentos do desenvolvimento motor (de 0 a 5 anos) apresentados neste livro devem ser oferecidos e aprendidos pela criança para diminuir a falta de coordenação frequente associada à deficiência visual. Os exercícios de coordenação, tarefas de equilíbrio, música e movimento, dança, jogos e educação física são de grande valor para crianças com deficiências visuais. A criança mais velha também fará o treinamento de mobilidade oferecido pelas instituições designadas para esse trabalho (no Reino Unido, pelo Royal National Institute of the Blind). Os professores que trabalham com deficiência visual grave integrarão seu trabalho nesse e em outros aspectos com o trabalho dos terapeutas, já que é necessário criar um programa completo para cada criança e família.

Desenvolvimento em decúbito ventral

Os aspectos principais adiante precisam ser desenvolvidos nos estágios do desenvolvimento de cada criança:

Estabilidade postural da cabeça (Fig. 9.4a-d) quando em decúbito ventral (0-3 meses), sobre os antebraços (3-5 meses), sobre as mãos (4-6 me-

ses), sobre mãos e joelhos (6-9 meses), na posição semiajoelhada com apoio da mão (9-11 meses) ou sobre mãos e pés (12 meses). A cabeça é mantida alinhada com a coluna vertebral (4 meses), com o queixo bem para dentro (5-6 meses).

Estabilidade postural do tronco. No início o bebê em decúbito ventral fica bastante em flexão com os quadris fora da superfície e depois tomba para o decúbito lateral, com o peso apoiado continuamente na frente sobre as bochechas ou o lado da face e dos ombros (0-3 meses). O peso então é transferido em direção às pernas. Conforme a estabilidade da cabeça, ombro e tronco se desenvolve, a criança pode controlar o decúbito lateral e o decúbito ventral simétrico (6-9 meses). A coluna se torna reta e então levemente estendida sobre os antebraços (3-5 meses), tornando-se completamente estendida sobre as mãos (6-7 meses). Na "posição de avião" (5-10 meses), o tronco se estabiliza bem em extensão. Quando a criança está apoiada nos antebraços, ela transfere seu peso para trás, para a frente e para os lados (3-5 meses) e do mesmo

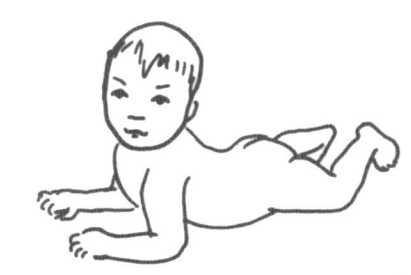

Figura 9.4   (a) Estabilidade postural da cabeça e cíngulo do membro superior (sobre os antebraços).

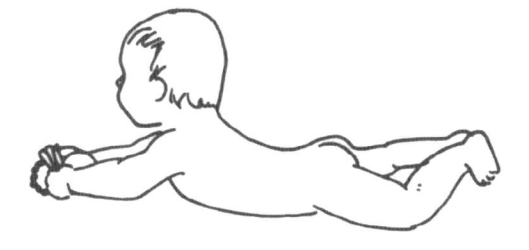

Figura 9.4   (b) Estabilidade postural da cabeça e cíngulo do membro superior.

modo quando apoiada nas mãos (6-7 meses). As transferências de peso são usadas mais tarde para se arrastar pelo solo. Quando sobre mãos e joelhos, as transferências de peso continuam com a coluna reta mantida contra a gravidade e fazendo um ajuste anteroposterior para o balanço, então usando isso nas transferências laterais e diagonais ao engatinhar.

Estabilidade postural do cíngulo do membro superior (Fig. 9.4a-d). Quando a criança coloca o peso sobre os antebraços (3-5 meses), sobre as mãos com os cotovelos semiflexionados (4-6 meses) e cotovelos estendidos (6-7 meses), ao apoiar o peso sobre mãos e joelhos (6-9 meses) e em decúbito ventral ao manter os braços estendidos para a frente no solo para segurar um objeto (5-6 meses) ou mais tarde ao segurar um objeto no ar (6-7 meses). Há a "posição de avião" (começa com 5-6 meses e se estabelece aos 8-10 meses) com o peso sobre o abdome e a pelve, o tronco

estendido e as pernas no ar enquanto os braços são mantidos no ar em abdução e extensão para estabilizar o cíngulo do membro superior (posição de "guarda alta"). A estabilidade do cíngulo do membro superior é promovida com a estabilidade do tronco em extensão. Em outras posições, a estabilidade se desenvolve ainda mais na posição semiajoelhada ou ajoelhada ereta, apoiada nas mãos (9-12 meses) e ao agarrar-se em um suporte, dentro de todos os estágios de desenvolvimento em decúbito ventral, em especial em torno dos 9-12 meses.

Estabilidade postural da pelve (Fig. 9.4d) sobre os joelhos com quadris em ângulo reto (4 meses), sobre cotovelos e joelhos (4-6 meses) e sobre mãos e joelhos (6-9 meses). A estabilidade da pelve e quadris na superfície (6-9 meses) possibilita ficar sobre as mãos com os cotovelos estendidos, estabilizar-se na posição semiajoelhada e ajoelhada ereta com suporte (9-12 meses) e sem suporte (12-18 meses).

A estabilidade postural e a contraposição dos membros estão intimamente relacionadas.

A contraposição da cabeça ocorre nas atividades que incluem levantamento parcial da cabeça e rolamento (0-3 meses) e nos movimentos da cabeça enquanto ela é mantida levantada contra a gravidade (3-5 meses). Os movimentos livres da cabeça são contrapostos nas posturas ajoelhadas em decúbito ventral (6-12 meses).

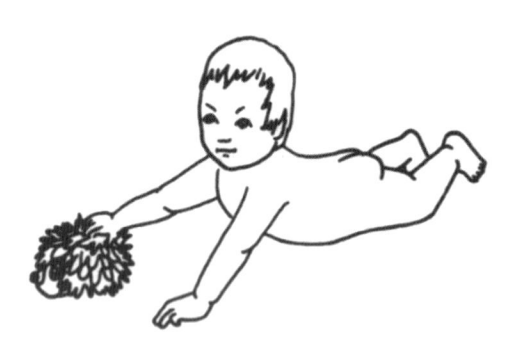

Figura 9.4 (c) Estabilidade postural e braço em contraposição alcançando um objeto.

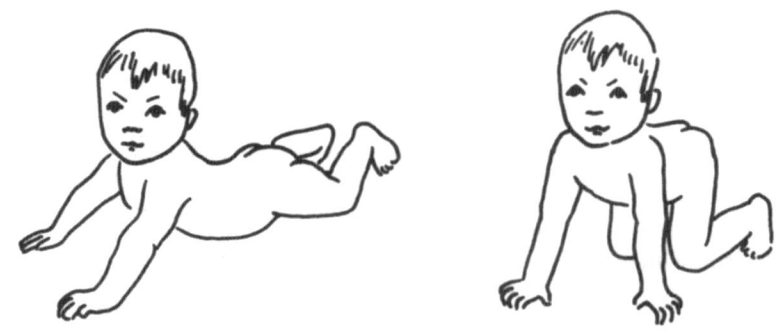

Figura 9.4 (d) Estabilidade postural sobre as mãos e sobre mãos e joelhos.

Movimentos de contraposição dos braços em decúbito ventral com abdome no solo, ações de arrastar-se (3-5 meses), quando apoia o peso sobre um antebraço estende ao mesmo tempo o outro braço (5-7 meses) ou se inclina sobre uma mão e estende a outra (7 meses) (Fig. 9.4c). Estender a mãos em todas as direções aumenta as habilidades de contraposição. Toda ação de alcançar é precedida por transferências de peso em todas as posições na base e depois para longe do braço em movimento, mais tarde em direção ao alcance bem longe da base. Os braços são contrapostos ao engatinhar (9-11 meses) e andar sobre mãos e pés (12 meses).

Os movimentos de contraposição da perna ocorrem em decúbito ventral durante ações de arrastar-se (3-5 meses), nos movimentos das pernas sobre os joelhos com tronco e braços sendo apoiados (5-6 meses), no levantamento da perna quando apoiado sobre mãos e joelhos (6-8 meses). As transferências de peso precedem o movimento da perna, primeiro dentro da base lateralmente e ao balançar para a frente e para trás, levando à contraposição dos membros para arrastar-se. Isso ocorre junto à contraposição dos braços ao engatinhar (9-11 meses) e na "marcha de urso" (12 meses). Ficando em pé com as mãos apoiadas sobre uma mesa baixa (posição da marcha de urso modificada), desenvolve-se a transferência de peso lateral para permitir a contraposição do levantamento da perna e também se prepara para o deslocamento em pé apoiando-se na mobília baixa. Em geral, isso se sobrepõe ao desenvolvimento do deslocamento em pé nos níveis de 9-12 meses deste capítulo.

Levantamento do decúbito ventral (Fig. 9.5). Levantamento da cabeça (0-3 meses), sobre os antebraços (3 meses), sobre os joelhos (4 meses), sobre antebraços e joelhos (5-6 meses), sobre mãos e joelhos (6-7 meses), para o apoio da mão na posição semiajoelhada (9-12 meses), de decúbito ventral para bipedestação (12-18 meses). Mudança para outras posturas a partir do decúbito ventral e o retorno, envolvendo rolar, sentar ou agachar (6-10 meses) e da postura da "marcha de urso" para bipedestação (9-12 meses). A criança apoia a mão e agarra nos objetos para conseguir levantar. As crianças assumem muitas outras posições com o avanço do desenvolvimento motor.

Reações de equilíbrio em decúbito ventral (Fig. 9.6). Reações observadas com cerca de 6 meses durante a inclinação da superfície na qual a criança está deitada, apoiada sobre mãos e joelhos de 9-12 meses e na posição ajoelhada ereta por volta dos 15-18 meses.

Reações de proteção da queda (Fig. 9.7) observadas nos braços com 5-7 meses com "paraquedas" para baixo e para a frente, seguidas pelo apoio de um braço. A proteção com o braço para os lados e para a frente pode também ser vista quando a criança está sobre mãos e joelhos e é subitamente empurrada para os lados, quando é empurrada para a frente a partir da posição sentada sobre os calcanhares ou a partir da posição ajoelhada ereta com suporte. As reações da perna também ocorrem quando a criança é empurrada para os lados, para a frente ou para

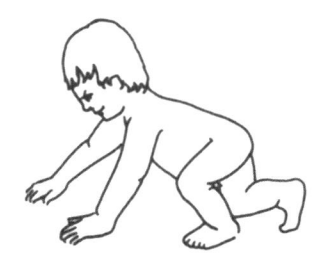

Figura 9.5   Levantando a partir do decúbito ventral.

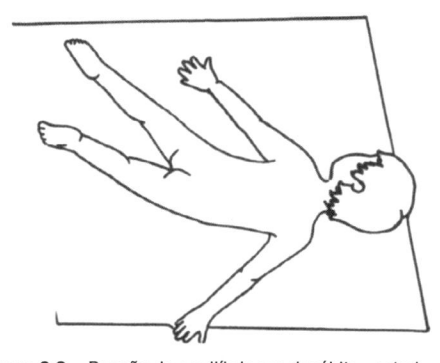

Figura 9.6   Reação de equilíbrio em decúbito ventral.

trás estando apoiada sobre mãos e joelhos. As reações de braço e perna acompanham a reação de equilíbrio, em especial se a reação do tronco for particularmente precária.

Ver *Estágios de desenvolvimento em decúbito ventral* nas Figuras 9.8 a 9.22.

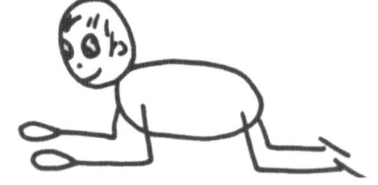

Figura 9.11   Sobre os antebraços e/ou apoiando o peso sobre os joelhos *(3-6 meses)*.

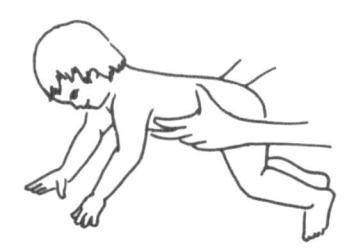

Figura 9.7   Reações de proteção nos braços.

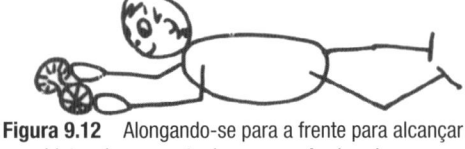

Figura 9.12   Alongando-se para a frente para alcançar um objeto; alongamento das pernas. Apoio sobre um antebraço e alcance com o outro braço *(3-6 meses)*.

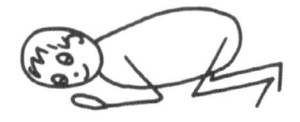

Figura 9.8   A postura em flexão diminui. A cabeça roda *(0-3 meses)*.

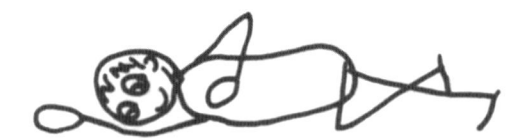

Figura 9.13   Rolamento de decúbito ventral para dorsal *(3-6 meses)*.

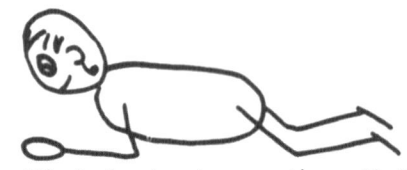

Figura 9.9   A cabeça levanta e se mantém erguida *(0-3 meses)*.

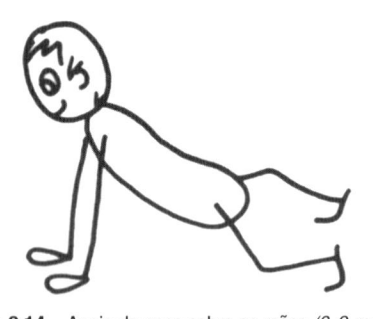

Figura 9.14   Apoio de peso sobre as mãos *(6-9 meses)*.

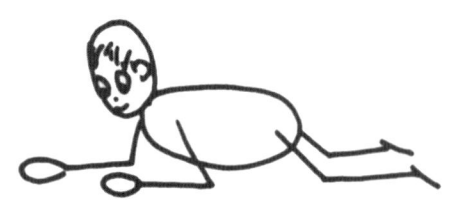

Figura 9.10   Levantamento da cabeça, apoio sobre os antebraços *(0-3 meses)*.

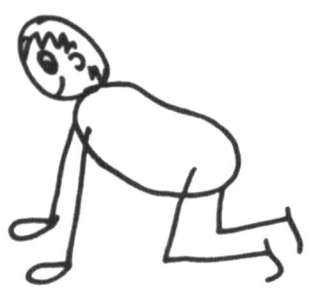

Figura 9.15   Apoio de peso sobre mãos e joelhos *(6-9 meses)*.

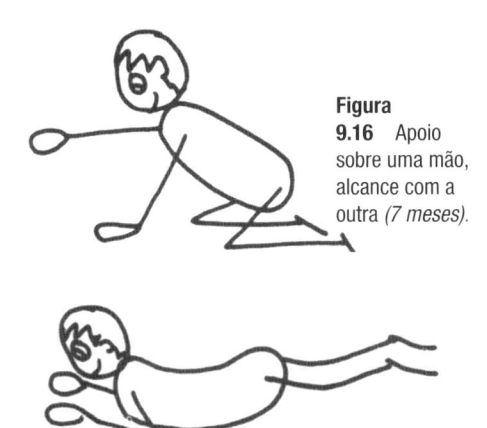

Figura 9.16 Apoio sobre uma mão, alcance com a outra *(7 meses).*

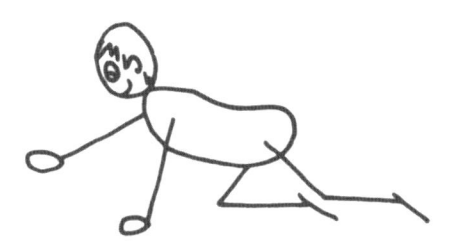

Figura 9.17 Cabeça e ombros estendidos, os quadris rodam em decúbito ventral *(8-10 meses).*

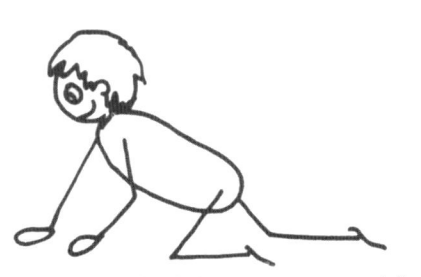

Figura 9.18 Na posição de quatro apoios, levantamento de um braço, perna ou ambos *(8 meses).*

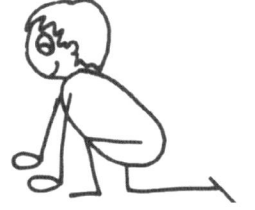

Figura 9.19 Engatinhando. Levanta-se para a posição de quatro apoios *(9-11 meses).*

Figura 9.20 Semiajoelhado, apoiado sobre as mãos *(11 meses).*

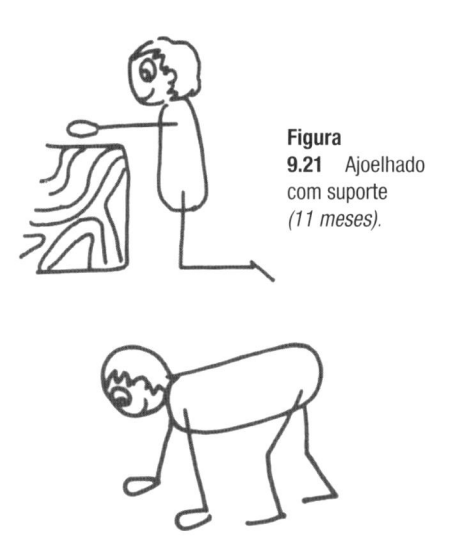

Figura 9.21 Ajoelhado com suporte *(11 meses).*

Figura 9.22 Marcha de urso (marcha de elefante) sobre mãos e pés *(12 meses).*

Tratamento e gestão em todos os níveis do desenvolvimento

Rolar e levantar

Como o desenvolvimento do rolar se dá de decúbito dorsal para ventral, ventral para dorsal ou um rolamento completo com o decúbito lateral como a posição de transição inicial, as técnicas serão todas descritas na seção "Desenvolvimento em decúbito dorsal" adiante.

Nesta seção, são apresentadas estratégias para levantar diretamente do decúbito ventral sobre os braços, sobre os joelhos, sobre mãos e joelhos e, por fim, em várias posturas sentadas e em pé nos níveis de desenvolvimento do decúbito ventral. As sequências ativas e ativo-assistidas do levantamento fortalecem os músculos, alongam e aumentam as amplitudes, minimizando o encurtamento dos músculos hipertônicos.

Nível de desenvolvimento normal (0-3 meses)

Alguns problemas comuns

Não gostar do decúbito ventral. Isso pode ser por causa de dificuldades respiratórias no início, falta de habilidade para virar a cabeça e liberar o nariz, falta de habilidade para levantar a cabeça, flexão excessiva criando desconforto em decúbito ventral, pós-gastrostomia, deficiência visual grave ou mesmo por não ter tido a oportunidade de deitar-se nessa posição. Mais tarde a criança pode não gostar do decúbito ventral por causa de sua inabilidade de usar as mãos nessa posição.

Atraso no desenvolvimento do controle da cabeça e da postura sobre os antebraços (sobre os cotovelos). Pode não haver o levantamento da cabeça ou um levantamento parcial e mesmo a incapacidade de virar para liberar o nariz e a boca. A rotação da cabeça está associada no início com a rotação do corpo e, mais tarde, a cabeça roda mantendo o corpo parado. O controle da cabeça pode ser ruim quando a criança levanta sobre os antebraços ou apoia o peso neles.

Desempenho anormal (Fig. 9.23). Muitos dos padrões motores de um neonato e bebê normal de 1-3 meses podem persistir como um desempenho anormal em crianças mais velhas. Isso inclui a postura em flexão ou a persistência de assimetria na posição deitada, com ou sem um reflexo de Galant em um lado. Ocorre um levantamento assimétrico anormal da cabeça, apoiando-se em apenas um antebraço, o que ocasiona uma estabilização assimétrica sobre os cotove-

los. Pode haver mais flexão-adução em uma perna do que na outra conforme os quadris levantam da superfície em flexão. Apenas uma perna pode flexionar e abduzir em um padrão de arrastar-se para a frente com os quadris flexionados ou retificados na superfície. As crianças com deficiência bilateral ou hemiplégicas podem começar a arrastar-se flexionando o lado melhor ou não afetado, enquanto a outra perna afetada fica menos ativa em extensão e rotação medial. Isso é constatado em especial quando a criança levanta a cabeça e vira para o lado menos afetado ou não afetado. O padrão de arrastar-se fica limitado sem o controle da cabeça e o uso dos braços.

Pode haver flexão e adução excessiva de qualquer um dos braços, com retração dos ombros, pelve e quadris em flexão posterior em vez de apoiados retos. Pode haver flexão do tronco, das pernas ou de tudo. A cabeça pode ficar hiperestendida com o queixo para a frente na posição deitada e quando a criança é levantada. Podem persistir as reações de extensão. O peso da criança é apoiado sobre sua face, tórax, joelhos e às vezes sobre os pés quando a flexão é menor. Ao rodar a cabeça, o peso pode não ser transferido para o lado oposto e o peso do corpo não se transfere

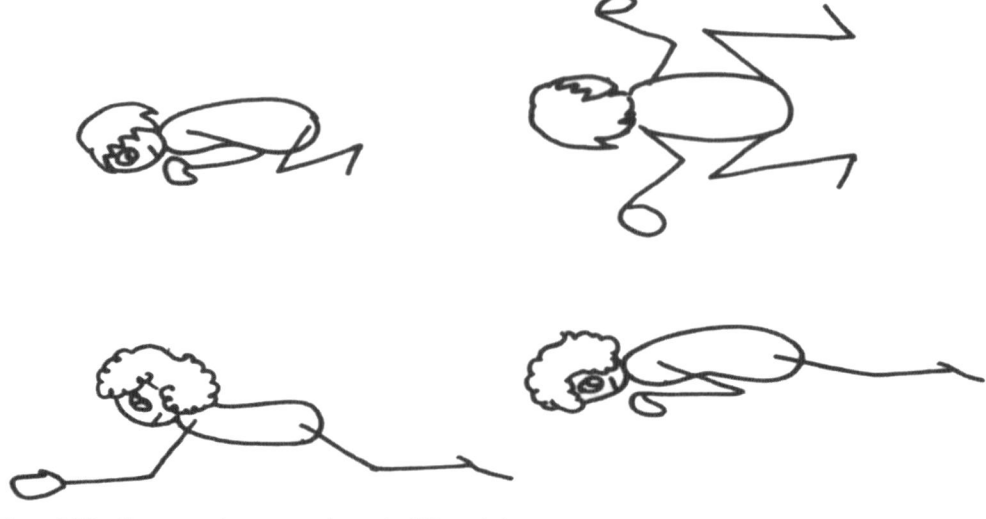

Figura 9.23 Algumas posturas anormais em decúbito ventral.

em direção às pernas por causa da falta de levantamento da cabeça e retificação da pelve. As transferências de peso são necessárias para que a criança possa arrastar-se pela superfície.

Na hipotonia, em particular na criança muito jovem, há flexão-abdução dos braços e pernas, com a pelve retificada na *posição de rã*. Na hipertonia, o levantamento independente da cabeça em certas crianças pode estar associado à flexão excessiva de braços rígidos e rigidez das pernas em extensão-adução-rotação medial. Isso persiste no nível seguinte, quando, no geral, se espera a abdução e rotação lateral.

Sugestões e gestão do tratamento

Aceitação do decúbito ventral. Acostumar a criança ao decúbito ventral colocando-a lentamente de barriga para baixo e sobre superfícies macias, como espuma, colchão inflável, uma bola de praia macia, o seu colo (colocando uma almofada se seus joelhos forem magros!). Certificar-se de que o nariz da criança fique para fora da beira. Balançar e embalar a criança no ritmo de uma canção.

Rolar a criança suavemente a partir do decúbito lateral em direção ao ventral sobre uma superfície macia ou com ela suspensa em um lençol. Rolar a criança para trás e para a frente lentamente, mantendo seu nariz livre e observando se ela aceita ir em direção ao decúbito ventral. Tentar usar os incentivos para que ela levante e gire a cabeça, mencionados adiante, para tornar o decúbito ventral mais aceitável.

Condições graves em pessoas mais velhas. O decúbito ventral é mais aceitável em equipamentos de posicionamento com apoio frontal (*estruturas de ortostatismo ventrais*) nos quais o ângulo de inclinação para a frente pode ser ajustado de acordo com a habilidade da pessoa de apenas levantar, sustentar ou rodar a cabeça. O resto do corpo fica bem apoiado pela estrutura de modo que o controle da cabeça pode ser treinado. Móbiles interessantes, televisão e contato social estão entre as ideias para fazer com que essa posição valha a pena ser assumida pela pessoa com paralisia cerebral (ver discussão sobre metas do uso de equi-

pamento para posicionamento em pé adiante). As metas nesse estágio do desenvolvimento são primariamente o controle da cabeça.

Nota: algumas crianças continuam recusando de forma veemente ir para o decúbito ventral e não devem ser obrigadas a fazê-lo. Elas podem ser como aquelas crianças sem deficiência que se locomovem *rolando* ou se *arrastam sentadas* e umas poucas outras que não usam o desenvolvimento em decúbito ventral no seu desenvolvimento motor (Robson, 1970). As influências culturais podem afetar o uso do decúbito ventral.

Controle da cabeça. Treinar os seguintes aspectos do controle da cabeça:

- levantar a cabeça (endireitamento);
- manter a cabeça estável (estabilidade postural);
- virar a cabeça de um lado para o outro (movimento de contraposição).

As sugestões são as seguintes:

1. Colocar a criança em decúbito ventral com os braços elevados por cima de um rolo de espuma, uma bola suíça grande, uma pilha de travesseiros ou o seu colo. Também segurar os dois ombros da criança para trás e para dentro em direção à coluna para mantê-los estabilizados de modo simétrico, já que isso auxilia o levantamento e manutenção ativa da cabeça. Balance a criança para a frente e para trás na beira do rolo/bola ou seu colo para ativar o levantamento da cabeça. Varie a velocidade de acordo com o ritmo de uma canção. A criança obtém tanto estabilidade quanto ação da cabeça quando é motivada para olhar para uma face familiar, bolhas no ar ou um móbile. Em decúbito ventral sobre uma mesa/poltrona, a criança pode ser assistida ou encorajada a estender a mão para fora, elevando os dois braços em direção à face de alguém ou um objeto de interesse. Sente-se sobre uma almofada de modo que você fique no nível dos olhos da criança. Quando estiver usando os dois braços de modo simétrico, a criança manterá a cabeça

e o corpo na linha mediana. Será mais fácil se ela estender a mão para baixo para pegar um brinquedo, com a ajuda da gravidade, ou na horizontal ao longo da superfície lisa da bola. Se a criança puder estender a mão na horizontal em direção ao seu objeto de interesse, sua cabeça em geral também se levantará. Braços rígidos podem no início precisar ser segurados perto das articulações do ombro e rodados para fora enquanto estiverem sendo estendidos para a frente na beira do seu colo ou do aparato.

As pernas da criança podem ser curvadas de forma anormal ou estendidas com rigidez, viradas para dentro e mantidas unidas, antes ou somente durante o levantamento e rotação da cabeça. Nesses casos, faça a rotação lateral das coxas mantendo-as separadas *enquanto* a criança estiver iniciando o controle da cabeça (Fig. 9.24). Isso a ajudará a aprender o controle postural sem tensão excessiva nas pernas.

Uma mesa com superfície lisa colocada contra uma bola ou rolo estacionário também possibilita que o braço seja estendido para a frente, favorecendo o levantamento da cabeça. Em vez de alongar os braços da criança, ela pode conseguir estender o braço de forma ativa com alguma assistência. Mais tarde, ela poderá ser capaz de empurrar um objeto pesado para baixo sobre uma superfície inclinada e em seguida empurrar

ao longo de uma superfície horizontal. Essas atividades alongam braços flexionados e os fortalecem junto ao cíngulo do membro superior, o que possibilita oferecer mais atividades funcionais para a criança.

2. Se a criança mostra preferência por um lado ao rodar a cabeça, estenda o complexo do ombro do lado oposto para ativar o levantamento da cabeça e a rotação para o outro lado (Fig. 9.25). Chame a sua atenção para alguém que ela conhece ou para objetos de interesse no lado oposto. O levantamento e rotação da cabeça são componentes para mais tarde aprender a rolar.

3. Quando estiver treinando o controle da cabeça, continue apresentando à criança objetos interessantes, como móbiles, enfeites de natal, espelhos, brinquedos que se movem sobre molas ou que possuem controle mecânico, sons de caixas de música e de brinquedos. Coloque os objetos abaixo da criança, alinhados com ela e acima. Primeiro use estímulos visuais e auditivos no centro e pro-

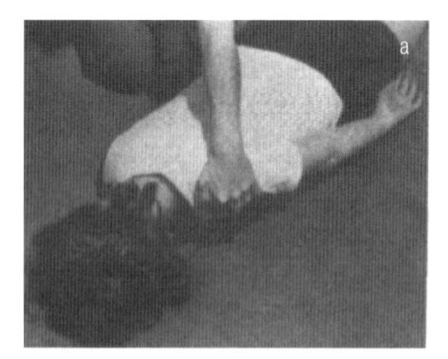

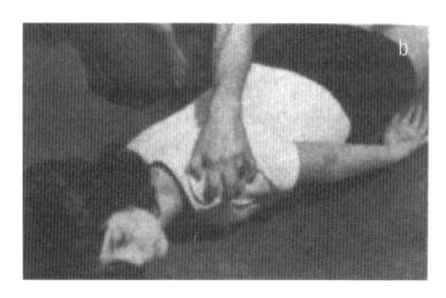

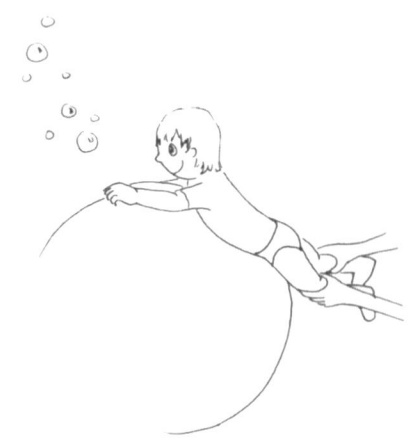

Figura 9.24

Figura 9.25

grida colocando-os de cada lado da criança e movendo-os lentamente do centro para o lado e de um lado para o outro. Esses estímulos também desenvolvem a atenção visual junto à auditiva e os movimentos de acompanhar com os olhos juntamente com o treinamento de controle da cabeça. Mais tarde os movimentos dos olhos são aprendidos sem o movimento da cabeça.

4. Coloque uma cunha de posicionamento sobre a mesa ou plataforma de modo que a criança possa ver a face de alguém quando olhar para cima. Uma pessoa amigável obtém contato olhos nos olhos sentando-se no centro e de frente para a criança, enquanto canta ou conversa com ela, e então faz com que mova seus olhos de um lado para o outro para acompanhar sua face. Fazer uma leve percussão rítmica embaixo do queixo ou na testa da criança impulsiona o levantamento da cabeça, desde que a criança aceite ter sua face tocada.

5. Mantenha a cunha de posicionamento no solo, dentro de uma caixa de areia ou na frente de um tanque de água onde outras crianças estejam brincando, de modo a facilitar a interação social. Ajuste o ângulo de inclinação sobre a cunha para possibilitar um melhor controle da cabeça ou o uso das mãos e braços para brincar.

6. Coloque a criança em decúbito ventral sobre um colchão inflável, colchão de água ou minicama elástica e balance a criança suavemente para estimular e apreciar seu controle ativo da cabeça. Empurre a criança de um lado para o outro para ativar a rotação da cabeça. Esses são alguns dos primeiros componentes a serem aprendidos para rolar em direção ao decúbito dorsal.

7. Balance um bebê em decúbito ventral sobre os braços de um adulto ou uma criança maior sobre um pneu na horizontal suspenso em uma árvore. Ajude a criança a descer uma rampa estando em decúbito ventral sobre uma almofada. Coloque a criança sobre uma cunha de posicionamento sobre rodas ou so-

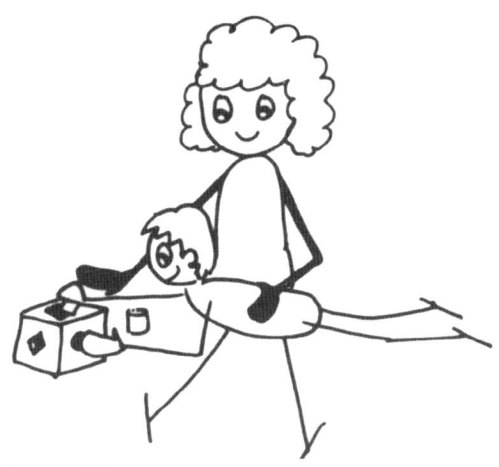

Figura 9.26

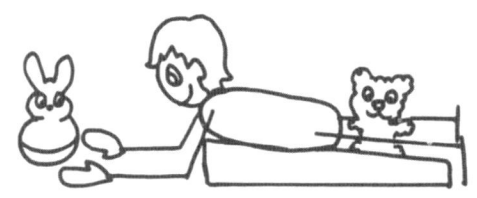

Figura 9.27 Controle da cabeça e apoio de peso sobre os antebraços (sobre os cotovelos). Em decúbito ventral, sobre os antebraços em cima de uma cunha de posicionamento baixa, rolo macio. Manter as pernas separadas e rodadas para fora nos casos em que uma perna pressiona a outra e/ou fica virada para dentro. Usar um cavalo abdutor, brinquedo, cunha pequena ou almofada para as pernas.

bre um carrinho de rolimã com um rolo de toalhas entre seu corpo e braços.

8. O apoio de peso sobre os antebraços também ativará o controle de cabeça da criança (Figs. 9.26 e 9.27). Dê suporte adequado com um pequeno rolo de toalhas colocado entre o tórax e os braços da criança para prevenir o curvamento do ombro ou impedir que os braços sejam tracionados para baixo contra o corpo. Verificar se os antebraços da criança estão bem afastados do corpo, com os cotovelos em ângulo reto e embaixo dos ombros e, se possível, com as mãos abertas. Manter a cabeça e o tronco no centro, pernas separadas, retas e, se possível, viradas para fora a partir dos quadris.

9. Motivar a criança para levantar a cabeça e olhar para baixo com o queixo mantido para dentro, olhando para um livro ou um brinquedo de modo a evitar a hiperextensão da cabeça (Fig. 9.28). Ajudar a criança fazendo uma leve pressão manual para baixo sobre a coluna encurvada. Pressionar sua pelve para baixo para promover apoio de peso simétrico quando ela estiver posicionada sobre os antebraços. Um rolo pequeno colocado embaixo do tórax e entre os ombros vence a hiperextensão da cabeça e do corpo e ajuda a trazer os antebraços para a frente de modo a contrapor a retração dos ombros. Inverta a posição da criança sobre a cunha de posicionamento, de modo que ela ajoelhe na beira com o corpo completamente apoiado, de modo a diminuir a lordose e alongar uma coluna encurvada ou uma curvatura vertebral lateral (Fig. 9.29). Colocar a criança deitada atravessada no seu colo com as pernas para fora e os pés planos no solo também corrige as posturas da coluna enquanto ela pratica o controle de cabeça ao brincar sobre uma mesa baixa.

Peso igual sobre os antebraços. O apoio de peso em geral é melhor de um dos lados.

1. Quando a criança estiver em decúbito ventral sobre um rolo, travesseiros ou uma cunha de posicionamento, pressionar suavemente para baixo o topo de sua cabeça, alinhando-a cuidadosamente com a coluna. Treinar um *pescoço comprido com o queixo para dentro.* Usar compressão articular através dos braços ou fazer pressão no topo dos ombros para obter mais ação muscular (como mostrado na posição sentada na Fig. 9.99).

2. Encorajar o apoio de peso sobre o lado mais instável colocando um brinquedo perto do outro braço para direcionar visualmente o alcance. Empurrar suavemente e manter a criança apoiando o peso sobre o antebraço mais fraco enquanto ela estiver ocupada brincando. Pressionar para baixo o ombro com o cotovelo diretamente embaixo dele. Usar esse padrão motor na hora da alimentação, em outras atividades lúdicas e funções na sedestação e na bipedestação.

3. Segurar o bebê com todo o seu peso passando pelos antebraços e delicadamente transferir seu peso de um lado para o outro ou brincar de erguer uma criança do decúbito lateral para o apoio sobre um antebraço, repetindo depois sobre o outro lado. Enfatizar o apoio de peso mais sobre o lado hemiplégico. Uma criança mais velha pode fazer isso se você mantiver suas pernas para cima no ar enquanto ela apoia o peso nos antebraços. Transfira seu peso de um lado para o outro,

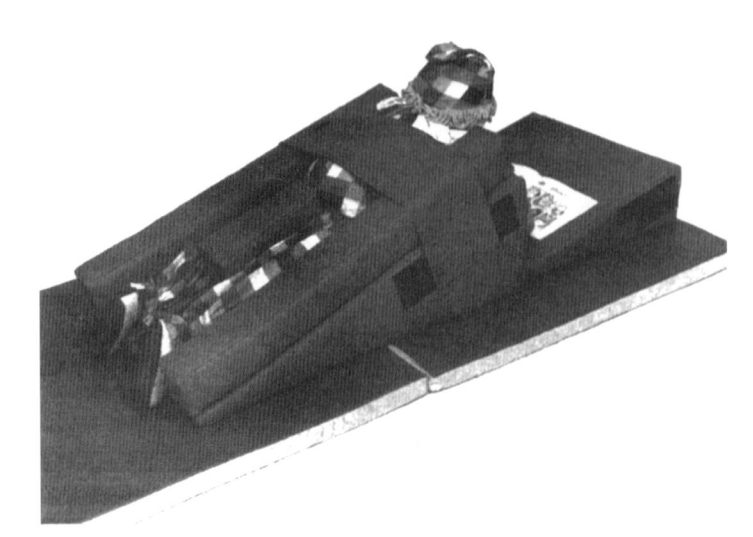

Figura 9.28 Cunha de posicionamento com suportes laterais, cinta ajustável para impedir que o tronco fique torcido, escorregue ou role para fora. Um bloco de abdução para separar pernas aduzidas. (Com permissão de Jenx, Sheffield, UK.)

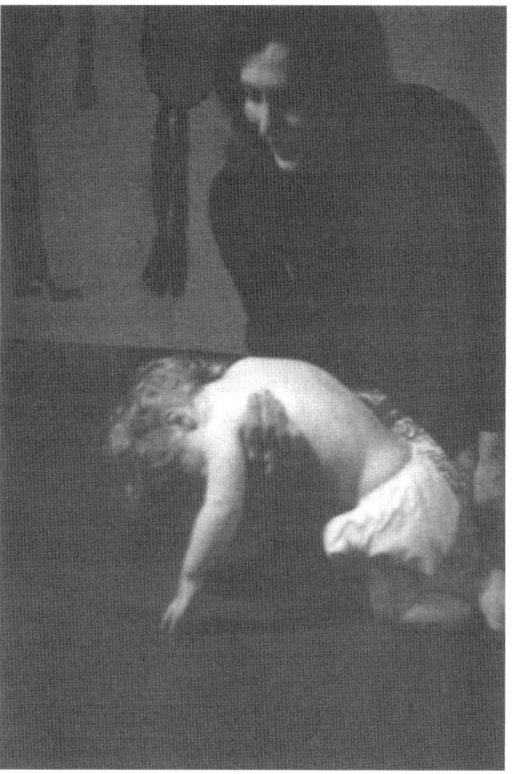

Figura 9.29   (a) Criança necessitando de controle de cabeça, ombro e tronco.

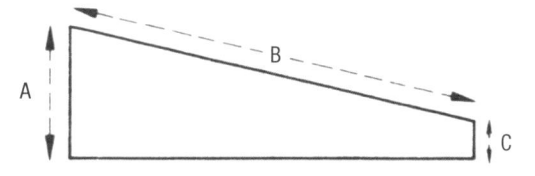

Figura 9.29   (c) Medidas da cunha de posicionamento para decúbito ventral, braços na beira "A". "A" representa a medida da axila até o punho, "B" representa a medida da axila até 50 mm acima do tornozelo e "C" representa o comprimento até o dorso do pé.

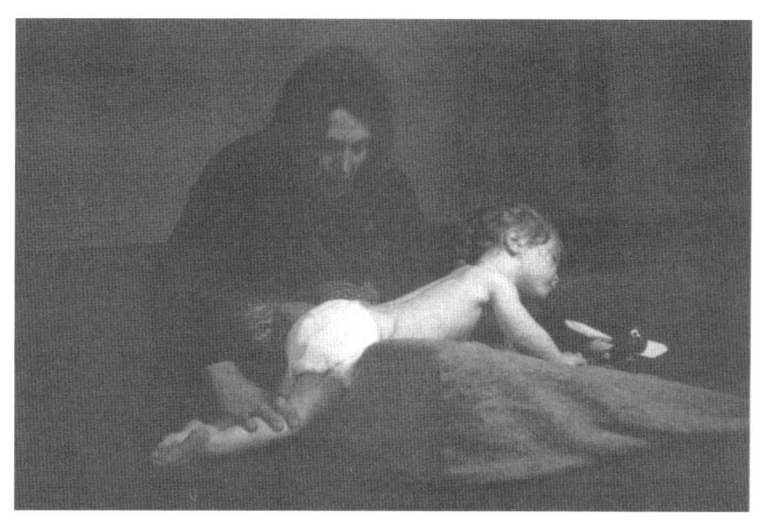

Figura 9.29   (b) Uso de uma cunha de posicionamento para apoiar o peso sobre os joelhos. Podem ser necessárias cintas para segurar a criança sobre a cunha. Observar também a criança que tenta levantar a cabeça e o suporte do antebraço com o suporte da pelve.

o que poderá desencadear a troca de passos sobre os antebraços. Se as pernas forem rígidas, segure as coxas para manter as pernas separadas, em rotação lateral de quadril e extensão de quadris e joelhos.

Importante: sempre tente remover qualquer apoio dado por suas mãos ou equipamentos para verificar se a criança consegue erguer a cabeça ou assumir o peso sobre os antebraços por conta própria momentaneamente ou de modo confiável.

Sugestões de fisioterapia

Posturas anormais. Essas são corrigidas dentro das sugestões de tratamento citadas anteriormente. Os fisioterapeutas selecionam métodos que os pais ou cuidadores podem administrar e acham relevantes para sua situação. Podem ser necessários métodos e equipamentos especiais para deformidades (ver Cap. 11).

1. *Ativar o levantamento simétrico da cabeça e sua manutenção ereta.* Ajude a criança a mover os dois braços em elevação, abdução e rotação lateral atrás do plano da sua cabeça. Para uma criança com boa compreensão, use resistência manual, pedindo que ela empurre seus braços elevados de volta para baixo contra suas mãos que estão pressionando seus braços. Mantenha os cotovelos da criança estendidos o máximo possível. Isso ativa o levantamento associado da cabeça. Ela então tenta manter os braços em elevação contra sua resistência manual ("fique assim", "não deixe que eu abaixe seus braços"). Ajude a criança a manter o queixo para dentro com uma postura de pescoço alongado. A manutenção da cabeça também é ativada por meio de resistência manual apropriada feita com cuidado entre as orelhas, na porção inferior do occipital ("fique assim").
2. *Facilitar o levantamento e rotação da cabeça* erguendo o braço elevado da criança sobre um lado da coluna e atrás da sua cabeça, como no padrão usado para arrastar-se (Fig.

9.30a). Em uma criança mais velha, pode-se colocar seu braço sobre uma almofada para que pratique de forma ativa a manutenção do braço elevado estável e depois pratique a rotação ativa da cabeça.

Padrões usados para arrastar-se. É difícil descrever esses padrões sem demonstrá-los. Alguns aspectos serão descritos, já que essas técnicas têm utilidade particular para diminuir a flexão em decúbito ventral, para o fortalecimento muscular, alongamento e ativação do arrastar-se inicial sobre o abdome. Os bebês ou crianças mais velhas com envolvimento grave são muito responsivos e podem usar as ações automáticas sob seu próprio controle mais tarde.

O *braço do lado da face* é elevado em abdução e rotação lateral de ombro (Fig. 9.30b). O *braço do lado da nuca* é trazido para baixo em adução e rotação medial de ombro (Fig. 9.30c). A criança pode ficar deitada na superfície ou na beira de um rolo, travesseiro pequeno ou cunha de posicionamento.

1. Mudança ativa assistida dos braços, de modo que o braço oposto seja elevado enquanto o braço da face se move para baixo. Essas ações do braço facilitam o levantamento e rotação da cabeça, a extensão da coluna e, quando em uma superfície, os movimentos de arrastar da perna.
2. O uso de alongamento com rotação e resistência manual apropriada ativará os movimentos de arrastar dos membros com rotações entre o corpo e a pelve.
3. A criança pode continuar se arrastando de forma ativa por conta própria e, assim, adquirir uma forma de locomoção começando nesse nível de desenvolvimento.
4. O levantamento sobre o antebraço pode ser estimulado fazendo o *braço da face* que está elevado ser mantido estacionário por sua mão. Você alonga o *braço do lado da nuca*, oferecendo resistência manual à resposta contrária provocada pela ação de arrastar-se. Se a criança tiver compreensão, peça-lhe para

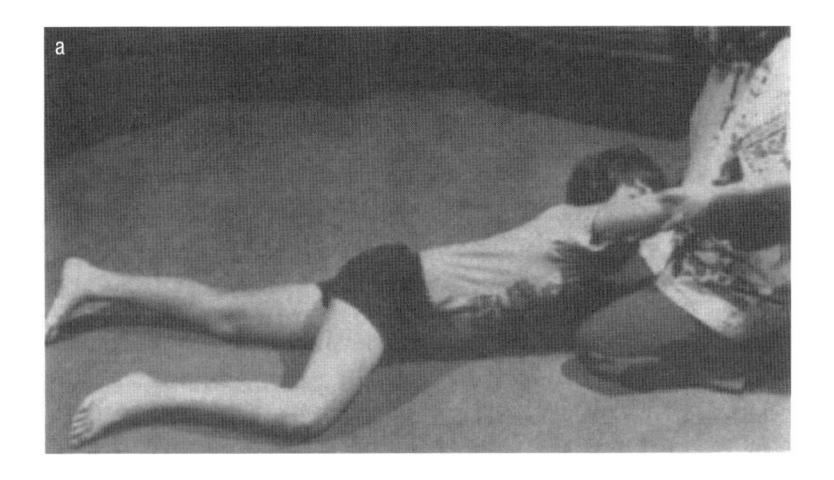

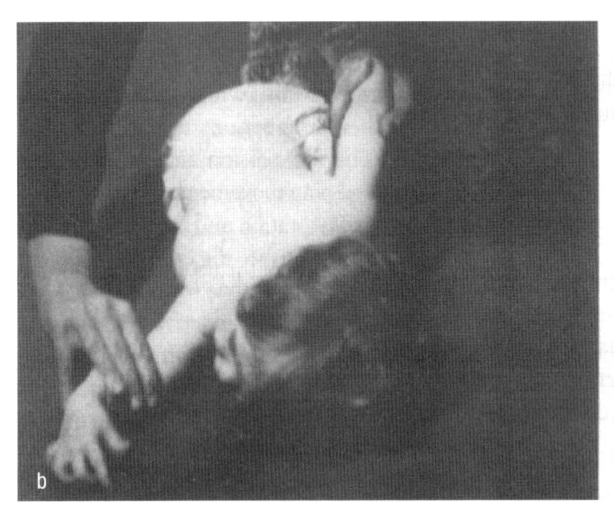

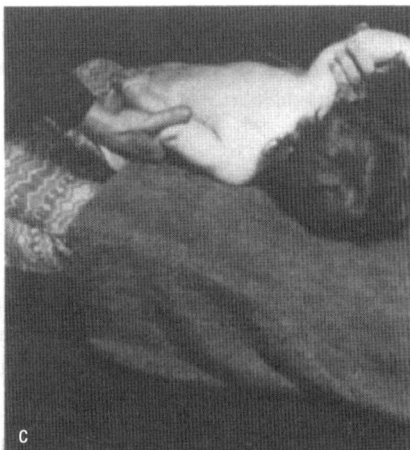

Figura 9.30 (a-c)

puxar seu braço para a frente e acima da cabeça. Ocorrerá uma reação automática de levantamento sobre o antebraço do braço da face. Enquanto a criança se levanta, ela também levanta e roda a cabeça. O senso de levantamento é uma experiência que ela poderá usar mais tarde.

5. Usar a ação da perna para arrastar-se envolve flexão-abdução-rotação lateral de uma perna, de preferência com a rotação da pelve para trás. A outra perna é mantida em extensão-adução-rotação *lateral*. As pernas devem ser seguradas na coxa e joelho usando alongamento com rotação e resistência de acordo com a reação da criança (ver também Fig. 9.30a).

6. Arrastar-se ativamente com as pernas pode estimular as ações de arrastar-se com os braços. Se a criança tiver compreensão, peça a ela para dobrar seu quadril e joelho para cima e para fora contra sua mão que está sobre a coxa da criança para obter rotação pélvica completa para trás. Ofereça a ela resistência suficiente para potencializar seu movimento, de modo a ganhar uma ação associada do braço para arrastar-se.

Essa técnica de arrastar-se é útil para ativar o braço mais afetado ou o braço hemiplégico de bebês ou crianças gravemente afetadas. O movimento e/ou levantamento são iniciados.

Há muitas possibilidades para as reações automáticas de levantamento e outras reações estabilizadoras e movimentos com as técnicas de arrastar-se de Vojta, além das minhas próprias modificações. Contudo, elas são mais bem demonstradas e supervisionadas por fisioterapeutas experientes nessa abordagem.

As crianças apreciam a forma modificada de arrastar-se no colo da mãe, sobre uma cunha de posicionamento ou rampa deslizante. Depois que o movimento automático de arrastar-se é experimentado por uma criança, ela precisa utilizá-lo de forma ativa para alcançar o objeto ou a pessoa que quiser tocar.

Treinar o levantamento ativo sobre os dois antebraços ou mais tarde sobre as mãos, ao mesmo tempo. Segurar a cabeça da criança com seus dedos separados na nuca, entre as orelhas. Pedir para a criança erguer a cabeça contra sua pressão manual. Essa pressão e às vezes a resistência manual facilitam o levantamento sobre os antebraços ou mãos e ensina a criança a iniciar o levantamento com a ação da cabeça.

Melhorar a manutenção da cabeça e apoio do antebraço pedindo à criança para manter a postura enquanto você empurra suavemente sua cabeça. Encorajar a criança a puxar o queixo para dentro, *alongando o pescoço.* Também cutucar de leve ou empurrar a criança suavemente para a frente, para os lados e para trás dos ombros, pedindo que "fique aí", "não deixe que eu empurre você para baixo" ou, simplesmente, "fique firme".

Nota: o uso de resistência é recomendado em particular para estabelecer e fortalecer a criança com discinesia, ataxia e hipotonia. Em todos os tipos de paralisias cerebrais, a resistência manual precisa ser dada de forma apropriada, de modo que não haja um extravasamento anormal a ponto de aumentar os movimentos involuntários, espasmos extensores ou flexores.

Nível de desenvolvimento normal (4-6 meses)

Problemas comuns

Atraso na aquisição do levantamento sobre os joelhos e do levantamento sobre as mãos com o tronco estendido e pelve retificada. Apoio de peso sobre os joelhos, joelhos e antebraços e sobre um antebraço; estende a mãos para alcançar objetos; inabilidade de ficar em decúbito ventral com ambos ou um braço estendido acima da cabeça; incapacidade de rolar para decúbito dorsal ou incapacidade de arrastar-se sobre o abdome, sobre os cotovelos ou usando uma variedade de movimentos de arrastar-se com os dois braços e pernas.

Desempenho anormal. Posições assimétricas anormais dos membros, fechamento das mãos durante as atividades, começa *o rastejar da sereia* (ver nível de 6-9 meses), apoio de peso assimétrico.

Padrões de levantamento anormais em decúbito ventral, tais como os padrões de rolamento anormais dentro do levantamento. Uma criança pode usar hiperextensão excessiva de cabeça e tronco ou flexionar os quadris e joelhos sob o abdome em cima do antebraço de apoio, então empurrar-se para cima sobre as mãos ou apenas levantar-se sobre os joelhos, deixando cabeça, braços, mãos e tronco fixos em flexão. Algumas crianças não podem usar os braços de forma alguma ou conseguem empurrar-se para cima sobre braços semiflexionados e ombros curvos, para então sentar-se para trás sobre os calcanhares com as pernas curvadas para dentro (*sentam-se em W*).

Embora útil para a criança que tenha se esforçado para atingir esses padrões de levantamento, o treino pode conter padrões mais desenvolvidos e que exijam menos esforço.

Sugestões e gestão do tratamento

Levantamento sobre joelhos, antebraços e joelhos. Encorajar a criança a levantar-se sobre os joelhos em vez de alguém sempre erguê-la. Colocar uma perna na posição de arrastar-se e segurar com firmeza ou fixar o pé contra uma caixa pesada, inclinar o quadril e perna *opostos* da

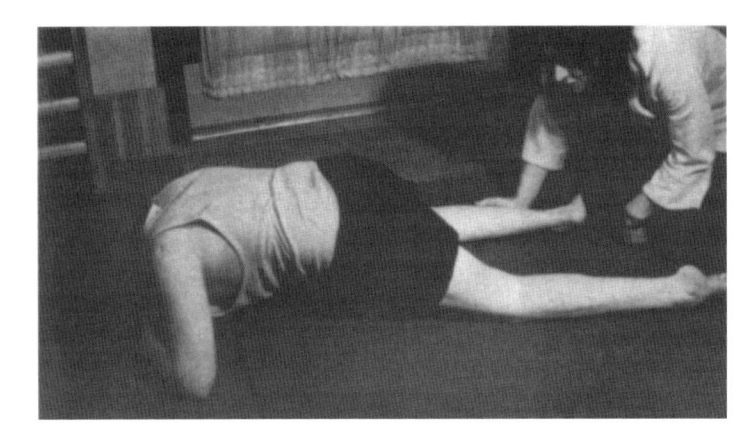

Figura 9.31   Levantamento sobre joelhos e braços.

criança para cima e para trás com um toque leve e esperar pelo levantamento ativo sobre os joelhos, primeiro sobre aquele que está fixado. A outra perna se arrasta para a frente sobre esse joelho. Fazer isso sem dar à criança um *toque para cima* no quadril, *caso ela possa levantá-lo sozinha,* como mostra a Figura 9.31. Usar a instrução "coloque o joelho para a frente e levante!". O levantamento sobre os antebraços e mais tarde sobre as mãos costuma também ser ativado.

Apoio de peso sobre os joelhos, sobre antebraços e joelhos (4-6 meses), sobre mãos e joelhos, sobre as mãos com abdome no solo ou sobre as mãos em cima de uma cunha de posicionamento (6-9 meses) (Fig. 9.32). Colocar a criança sobre os joelhos, joelhos e antebraços, mãos e joelhos ou sobre as mãos com cotovelos estendidos e abdome no solo, de acordo com o que a criança puder fazer no seu nível de desenvolvimento.

1. Se houver encurtamento dos flexores de quadris e joelhos, dar suporte *com as suas mãos* para manter a coluna, quadris (nádegas) e pernas estendidos. Pressionar os dois lados da pelve para baixo e convidar a criança a fazer isso sozinha quando puder.
2. Usar seu colo, cunhas de posicionamento, rolos, travesseiros, suspensão em um lençol, objetos de espuma ou brinquedos grandes macios para dar suporte até que a criança possa equilibrar-se sozinha.
3. Usar brinquedos interessantes, bolas, brincadeiras na areia e na água nessas posições.
4. Manter os quadris em ângulo reto quando a criança apoiar o peso nos joelhos. A ativação do uso das mãos também favorece um apoio de peso maior sobre os joelhos para estabilidade.
5. Pressionar a porção inferior da coluna da criança e as nádegas para aumentar o apoio de peso sobre os joelhos e impedir que os joelhos escorreguem quando a criança for brincar com as mãos, ou *sejam arremessados em extensão* ou para os lados na *posição de rã*.
6. Usar imobilizadores de cotovelo para melhorar o apoio de peso sobre as mãos com cotovelos retos, de modo que os ombros desenvolvam estabilidade durante essas atividades de apoio de peso.
7. Abrir as mãos da criança pressionando o peso através da base das mãos; afastar suavemente os polegares a partir das suas bases e não das

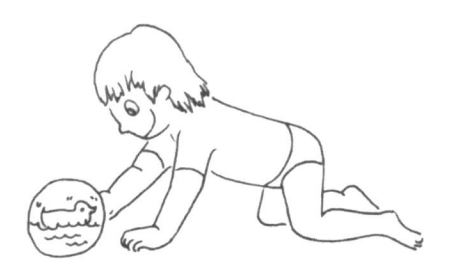

Figura 9.32   Sobre mãos e joelhos, sem suporte *(6-9 meses).*

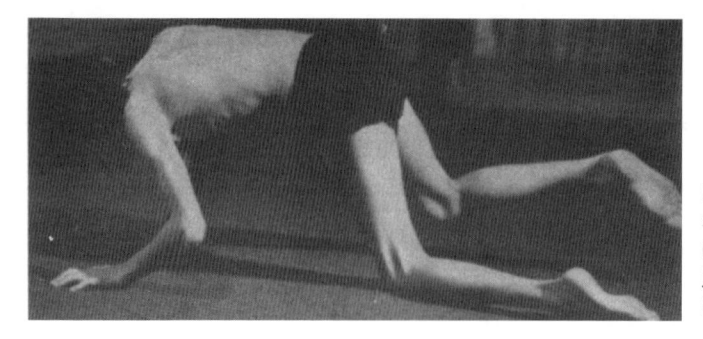

Figura 9.33 (a) Cíngulos do membro superior e inferior instáveis, com ação excessiva dos flexores de cotovelo e joelhos para manter o equilíbrio (controle postural).

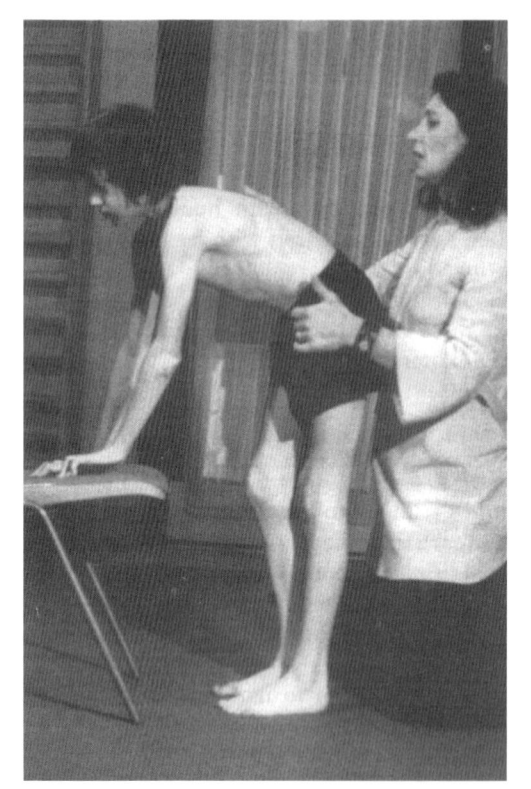

Figura 9.33 (b) Treinamento da estabilidade com transferência de peso dos cíngulos de membro superior e inferior na bipedestação sobre quatro pontos – uma modificação da sequência do desenvolvimento.

pontas. Pressionar as palmas retificadas produzindo compressão articular por toda a extensão do braço. Manter os cotovelos estendidos. Fazer isso enquanto a criança olha para uma televisão ou móbiles interessantes, de modo que mantenha a posição por certo período. Evitar distrair a criança do seu interesse.

Apoio de peso instável por meio dos braços. Usar compressão articular ao longo do topo do ombro ou braço, com cotovelo estendido, para desenvolver estabilidade sobre as mãos em decúbito ventral, na sedestação e na bipedestação (Fig. 9.33a,b). É usada uma mesa baixa para treinar o apoio sobre o braço. Manter os braços em alinhamento reto com a linha de pressão através do ombro ou cotovelo. Fazer o peso passar pelas bases posteriores das mãos para evitar flexão dos dedos. Os braços são colocados em uma superfície abaixo da criança, de modo a acrescentar o peso corporal à compressão articular; por exemplo, para obter efeito similar, a criança pode apreciar brincar de "carrinho de mão", levante suas pernas para que *"caminhe sobre as mãos"* enquanto usa imobilizadores de cotovelo. Usar uma variedade de texturas no solo para aumentar a experiência tátil.

Ações de controle motor para atividades do dia a dia. Essas também podem ser aprendidas na postura em pé sobre quatro pontos e em um equipamento para posicionamento em pé com mesa.

1. Apoiar o peso sobre um antebraço, alcançar com a outra mão. Apoiar o peso e fazer a transferência de um antebraço para o outro. Encorajar o alcance com um braço no solo, depois acima da cabeça e em diferentes posições para obter objetos.

2. Com a criança apoiando o peso nos dois antebraços, dar a ela brinquedos para serem pegos e utilizados com as duas mãos. Deixe-a segurar as duas pontas de uma bomba de bicicleta, sanfona de brinquedo, garrafa plástica, cilindro transparente cheio de água colorida ou bolinhas de gude, segure duas bolas ou blocos para bater um contra o outro ou empurre uma bola de uma mão para a outra. Os brinquedos devem se mover ou fazer algum ruído quando tocados, percutidos, pressionados ou agarrados. Remover a cunha de posicionamento e manter a criança sobre um dos seus antebraços enquanto ela usa ativamente a outra mão na brincadeira. Sempre que possível, remover totalmente o suporte dado pelo adulto (ver a seção "Desenvolvimento da função da mão" neste capítulo).

3. Posicionar a criança em decúbito ventral sobre os antebraços em cima de uma espuma espessa macia, colchão inflável, colchão de água ou minicama elástica e pressionar a superfície para baixo de cada lado, de modo que a criança se incline sobre o cotovelo. Também ajude a criança a transferir o peso para trás e para a frente. Usar uma canção ou ritmo para desenvolver o apoio de peso e a transferência de peso para os métodos do ponto (4).

4. Colocar a criança sobre uma plataforma baixa ou cunha de posicionamento baixa sobre rodas com as pernas mantidas em abdução por meio de uma tala de abdução ou cavalo abdutor. A criança se moverá para trás ou para a frente por meio de ações de empurrar ou puxar com o antebraço. Se ela estiver sobre uma cama e desejar sair, poderá mover-se para trás de modo que as pernas desçam para fora da cama, os pés assumam o peso e ela possa ficar em pé apoiada sobre o cotovelo e progredir se apoiando nas mãos com o corpo contra a cama (ver Cap. 10 para usos do apoio de antebraço).

Nota: evitar que a criança se arraste sobre os antebraços em cima de um carrinho de rolimã em decúbito ventral ou se "arraste apoiada nos antebraços" pelo solo nos casos em que haja uma tendência forte de encurtamento dos flexores do cotovelo e curvamento do ombro. Deve-se incentivar outras formas de locomoção. Também se deve praticar o apoio de peso sobre o antebraço da criança de um lado enquanto o outro braço se estende em busca de brinquedos. Tenta-se alongar os dois braços bem adiante em direção aos brinquedos ou ao empurrar para longe uma bola grande.

Braços estendidos acima da cabeça e para a frente: reações de proteção do braço: apoio sobre o braço.

1. Encorajar a criança a alcançar para a frente e acima da cabeça em busca de brinquedos e para empurrar uma bola, balão ou brinquedo com rodas. Crianças mais velhas podem caminhar com as mãos parede acima ou segurando em barras o mais longe possível (Fig. 10.1). Usar um rolo pequeno ou cunha para ajudar a criança a estender os braços para fora *e* para cima em direção a brinquedos que estejam sobre uma caixa ou suspensos acima dela. A elevação do braço ativa o levantamento e manutenção da cabeça.

2. Colocar a criança sobre uma bola de praia ou rolo largo com os braços por cima. Inclinar a bola para a frente e encorajar a criança a estender as mãos para o solo, preparando-se para se proteger de cair. Encorajar a criança a se apoiar sobre suas mãos, primeiro colocando-as no solo e então aumentando gradualmente o peso sobre elas, enquanto você mantém o corpo da criança com segurança sobre a bola. Você pode segurar o corpo de uma criança pequena e incliná-la de cabeça para baixo perto de uma superfície – por exemplo, uma mesa – e encorajar a criança a colocar os braços para a frente para se proteger e depois assumir o peso sobre eles (Fig. 9.24). Fornecer superfícies táteis diferentes para o apoio da mão.

3. Colocar a criança sobre o abdome em cima de uma almofada grande com os braços estendi-

dos para a frente e ajudá-la a escorregar com segurança para baixo no sentido da cabeça.

Nota: o terapeuta precisa verificar se as posições dos braços e pernas estão tão corretas quanto possível durante todas as atividades mencionadas anteriormente, de modo que a criança as aprenda na melhor postura viável. Por exemplo:

- ombros e quadris flexionados em ângulo reto nas posições de apoio de peso;
- joelhos apontando para fora sem a posição *de rã*;
- quadris estendidos e joelhos o mais retos que puderem, separados, e se possível rodados para fora;
- ombros e braços virados para fora, em vez de em rotação medial excessiva;
- mãos abertas e palmas para baixo se estiverem apoiando peso.

É importante perceber que *todo o treinamento* de apoio de peso sobre os dois cotovelos, sobre um cotovelo e sobre a mãos pode ser feito na posição *sentada* ou *em pé*, com a criança inclinada para a frente ou para baixo sobre uma mesa baixa ou caixa. Isso reforça o desenvolvimento em decúbito ventral *ou* se o decúbito ventral ocasionalmente não for indicado para uma criança em particular, essas atividades poderão e precisarão ser treinadas nessas outras posições (Fig. 9.33a,b).

Rolamento de decúbito ventral para dorsal. Ver a subseção "Sugestões de fisioterapia para rolar e para rolar e levantar". Fazer a transferência de peso de um lado para o outro com rotação de braço e ombro ou perna e pelve para possibilitar a aquisição do ato de rolar a partir do decúbito ventral.

Sugestões de fisioterapia

Facilitar o levantamento para assumir a posição de quatro pontos, que se torna mais independente no nível de desenvolvimento seguinte.

1. Fixar uma das pernas da criança manualmente na posição de arrastar-se (Fig. 9.34). Pres-

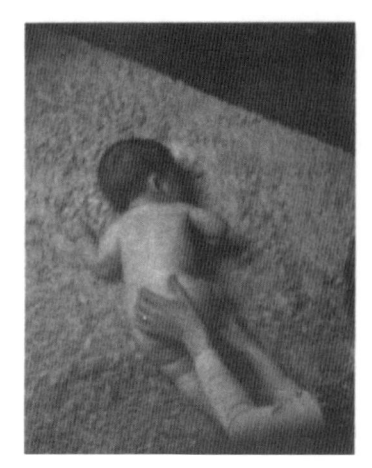

Figura 9.34

sionar para baixo por meio das nádegas. De modo alternativo, segurar sua outra perna acima ou abaixo do joelho e alongá-la em extensão-adução-rotação lateral, o que estimula o arrastar da perna para a frente e o levantamento sobre o outro joelho. Se a criança compreender, deverá ser instruída a *flexionar* um quadril e joelho. A criança poderá então levantar-se sobre as mãos, com ou sem apoio no tórax.

2. Quando uma criança é ativamente capaz de começar ou mesmo completar o levantamento para cima dos joelhos e antebraços, mas é fraca, a resistência manual é usada para reforçar suas tentativas. Aplicar resistência manual na pelve em direção diagonal (Fig. 9.35) para uma melhor ativação muscular e para evitar a estimulação da espasticidade.

Aumentar a manutenção da postura sobre mãos e joelhos

1. A criança tenta manter essa posição enquanto o terapeuta a empurra de forma lenta e rápida e depois usa resistência manual para empurrar a criança para fora da posição, avisando para que ela "fique firme". Empurrar a criança das seguintes maneiras:
   - lateralmente em cada quadril ou cada ombro;
   - para a frente e para trás no quadril ou ombros;
   - em ombro e quadril opostos;
   - em ombro e quadril do mesmo lado.

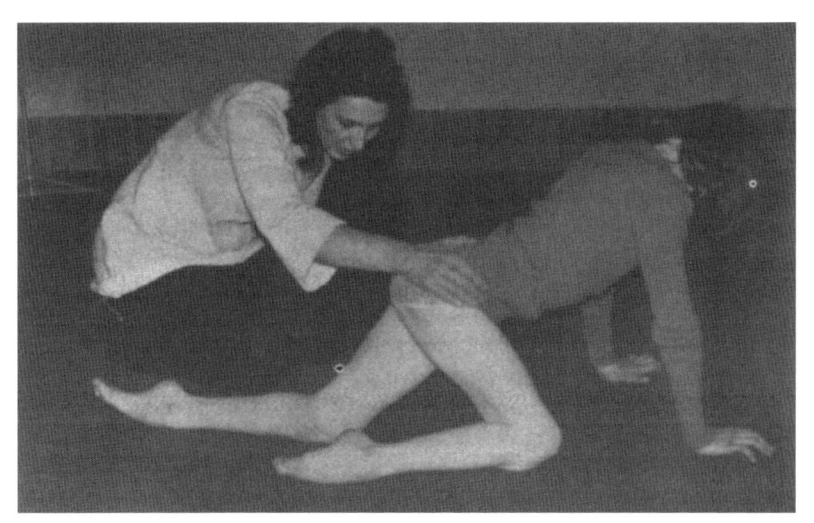

Figura 9.35

2. A estabilidade é melhorada aplicando-se com cuidado a resistência manual na nuca com o queixo para dentro e nos ombros, avisando a criança para "*ficar firme*". Usar do mesmo modo a resistência nos quadris quando a criança estiver apenas sobre os joelhos, com tórax e braços apoiados por um rolo ou cunha de posicionamento.

Nível de desenvolvimento normal (6-9 meses)

Problemas comuns

Atraso no apoio de peso sobre mãos e joelhos, no levantamento de um membro ou de membros alternados, no apoio de peso sobre uma mão e no alcance de objetos em todas as direções, engatinha com apenas as mãos ou apenas os joelhos, posição de avião e ausência do levantamento a partir do decúbito ventral para cima das mãos e joelhos.

Desempenho anormal de habilidade motoras, quadris, joelhos ou pés excessivamente flexionados, pernas ou braços em rotação medial, falta de reciprocidade no engatinhar e o *salto de coelho*, sentada sobre os calcanhares com os dois joelhos para a frente e com apoio de peso assimétrico. A persistência do engatinhar como *sereia* ou em *comando crawl,* que é o movimento

de tracionar-se para a frente sobre braços flexionados com as pernas rigidamente estendidas, aduzidas e rodadas internamente. As mãos podem se *fechar* com cada *tração* para a frente e com frequência as pernas fazem uma forte adução ao serem tracionadas.

A *falta de estabilidade postural da pelve e quadris* faz com que a criança se arraste sobre o abdome em vez de sobre os quatro membros e pode mascarar a habilidade da criança de assumir o peso sobre as mãos com uma pelve estabilizada plana.

A *ausência das reações* normalmente esperadas, que são agora as reações de proteção dos braços para a frente e para os lados e as reações de equilíbrio em decúbito ventral. Sobre a persistência de qualquer uma das reações iniciais, ver o nível de 0-3 meses.

Sugestões de gestão e tratamento

Ver as Figuras 9.32 e 9.33 e acrescentar o seguinte:

Com o peso apoiado sobre uma mão, estender a outra para alcançar um brinquedo e quando sobre mãos e joelhos, levantar um braço ou perna ou ambos.

Colocar a criança sobre as mãos ou sobre mãos e joelhos em cima de rolos ou do seu braço e, quando possível, esperar o equilíbrio independente para desenvolver estabilidade e contraposição. Outras ideias são, por exemplo:

1. Levantar membros isolados enquanto a criança mantém o equilíbrio no ritmo de uma canção ou contagem.
2. Enquanto assume o peso sobre as mãos ou sobre mãos e joelhos, encorajar a criança a afagar diferentes texturas no solo, como carpetes, azulejos, grama e areia. Deixar que a criança sinta superfícies frias, mornas, ásperas e lisas.
3. Enquanto se equilibra sobre mãos e joelhos, a criança pode esfregar o solo, estender a mãos para um brinquedo que esteja suspenso, empurrar uma bola, mover pequenos brinquedos com rodas, cavar na caixa de areia com uma mão ou pá; no jardim ela pode apanhar flores, punhados de grama, etc. Ela pode estender uma perna para chutar sinos que toquem ou brincar de tocar uma pessoa.

Essas habilidades são fomentadas com os exercícios de contraposição, com e sem resistência, dados abaixo.

Engatinhar. Isso pode ser treinado com a criança suspensa em um lençol. Segurar cada ponta do lençol e inclinar a criança para dentro de modo que seu peso fique mais sobre um lado, liberando o outro lado para dar um "passo" à frente. Guiar os joelhos ou braços em movimento apenas de acordo com a habilidade da criança.

Nota: é importante evitar o uso de equipamentos de auxílio para engatinhar e o treinamento do engatinhar em crianças que preferem outros meios de locomoção, em especial naquelas que têm flexores de quadril e joelho encurtados. Nesses casos, usar uma cunha de posicionamento sobre rodas ou carrinho de rolimã, colocando a criança em decúbito ventral com rolos de toalhas embaixo do tórax de modo que os ombros fiquem estabilizados sobre cotovelos estendidos e as mãos possam engatinhar no solo. As pernas ficam estendidas no carrinho de rolimã. Brincar de "andar com as mãos" ou "carrinho de mão" com o adulto suspendendo as per-

nas da criança em uma posição de quadris e joelhos estendidos. A transferência de peso de uma mão para a outra desenvolve a contraposição dos músculos do tronco. Nos casos em que há flexão grave de joelho e cotovelo, devem ser colocadas órteses nessas articulações enquanto a criança se locomove sobre sua plataforma sobre rodas.

Rolamento. Encorajar a criança a descer rolando sobre a grama em um local com inclinação leve, sobre um colchão de espuma ou um colchão inflável colocado sobre uma pequena elevação e em superfícies diferentes.

Sugestões de fisioterapia

A *flexão ou falta de estabilidade postural de cabeça, cíngulo do membro superior e inferior* nas posições de extensão pode ser tratada com técnicas de posicionamento sobre cunhas (pequenas e largas) já mencionadas, na posição de avião. A posição de avião ou Landau é ativada pelo levantamento da cabeça para estender o corpo e as pernas, com as pernas mantidas em abdução.

- Isso pode ser feito sobre uma bola ou rolo largo.
- Também com braços em elevação-abdução-rotação lateral atrás do plano da cabeça, para alongar a coluna e os braços.
- Crianças mais velhas usando a posição de avião e a ação dos braços podem fortalecer o cíngulo do membro superior estabilizando os músculos e o tronco ao tracionar pesos colocados em polias à sua frente.
- Ensina-se à criança o movimento pivotante para cada lado, para que tenha alguma mobilidade no solo. A transferência de peso sobre tronco e pelve também se desenvolve e supera o apoio de peso anormal sobre apenas um lado. É improvável que os movimentos pivotantes para cada lado se transfiram para a bipedestação, dadas as diferentes condições da gravidade.

Nota: a extensão na posição de avião não é suficiente para que a criança fique em pé. É na posi-

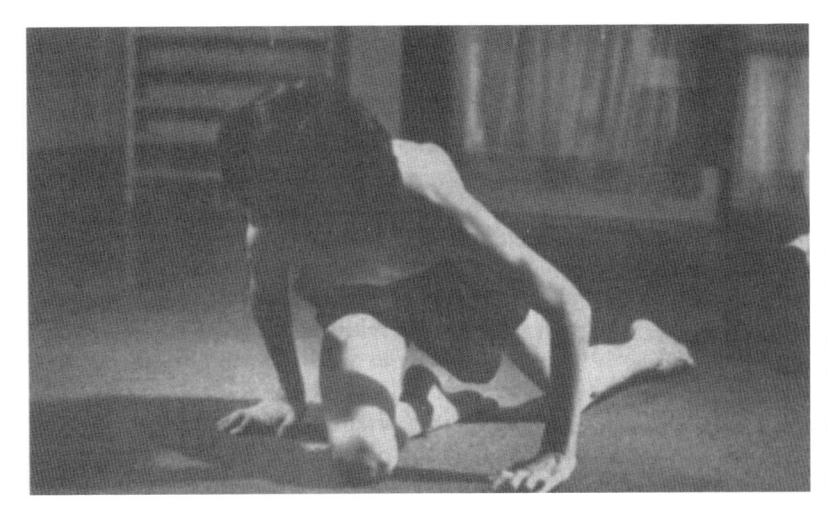

Figura 9.36
Instabilidade dos cíngulos de membro inferior e superior e uma contraposição ruim. Instabilidade para engatinhar e ficar na postura estacionária sobre quatro pontos.

ção vertical que a estabilização postural de cabeça, tronco e quadris precisa ser treinada (ver a seção "Desenvolvimento da bipedestação e da marcha").

Exercícios de contraposição. A criança mantém o equilíbrio sobre mãos e joelhos e executa padrões de braço ou perna para ativar a contraposição. Ver na Figura 9.36 a pessoa com instabilidade necessitando de exercícios de contraposição (ajuste postural).

Padrão da perna. Pedir à criança para flexionar um joelho, levantando-o em direção ao teto; aplicar resistência manual à flexão de joelho para a frente e lateralmente. Então reverter para extensão de quadril e joelho com adução e rotação lateral (Figs. 9.37 e 9.38). A resistência aplicada ao padrão da perna também aumentará a estabilização no cíngulo de membro superior e inferior oposto ao mesmo tempo.

Padrão do braço. Usar o padrão de arrastar-se do braço da criança de extensão-adução-rotação medial atrás das costas, facilitado para elevação-abdução-rotação lateral conforme descrito nos níveis anteriores (Fig. 9.30). Outros padrões de braço são flexão-adução do braço através do tórax, mudando para abdução-extensão-rotação lateral com rotação do tronco para trás. Conforme a criança move seu braço contra resistência, ela aumenta ao apoio de peso ou a estabilização sobre os outros três pontos. Se ela estiver apenas sobre as mãos e com abdome no solo, estabili-

zação do ombro e contraposição são estimuladas assim: ela se equilibra sobre uma mão enquanto o padrão de um único braço é executado de forma ativa ou contra uma resistência aplicada de maneira correta.

1. Continuar a ação pivotante em extensão ou outras atividades ativas de extensão de membro e tronco para contrapor a resistência de qualquer padrão flexor. Isso ajudará a evitar deformidades em flexão.

2. Continuar levantando sobre mãos *e* joelhos como descrito ou rolar e levantar (ver Fig. 9.65a,b no desenvolvimento em decúbito dorsal).

3. A criança engatinha contra a resistência aplicada contra seus joelhos. Segure os joelhos e conduza-os para fora conforme você aplica resistência contra cada passo dado para a frente (Fig. 9.39).

4. Aumentar a manutenção da postura sobre mãos e joelhos contra empurrões leves ou resistência manual. Concentrar-se na estabilidade do cíngulo do membro inferior para crianças que engatinham *"saltitando como coelhos"*, com os dois joelhos unidos. Sugestões para desencorajar essa forma de engatinhar são dadas adiante.

Os pontos (3) e (4) se sobrepõem no próximo estágio de desenvolvimento.

Nível de desenvolvimento normal (9-12 meses)

Problemas comuns

Atraso no engatinhar recíproco independente rítmico, manutenção da posição semiajoelhada com as mãos no solo, sobre mãos e pés e outras posturas mais avançadas. Ausência do levantamento a partir das mãos e joelhos, com frequência por meio do semiajoelhado para em pé enquanto segura em um suporte. Há um atraso na habilidade de mudar de decúbito ventral para sedestação, decúbito ventral para agachado, decúbito ventral para semiajoelhado com apoio enquanto segura em um suporte ou com as mãos no solo. As mudanças de postura são precárias.

Desempenho anormal. A criança pode engatinhar com joelhos rodados lateralmente de forma anormal. Ela pode usar adução-rotação medial excessiva dos quadris ao engatinhar e na posição semiajoelhada com apoio de peso sobre mãos e pés. Se a criança puder empregar a *"marcha de urso"* sobre mãos e pés, terá os calcanhares fora do solo e/ou flexão excessiva dos joelhos, com os quadris em rotação medial e adução. Quando se traciona para cima para ficar em pé usando braços e mãos, arrasta as pernas excessivamente estendidas e aduzidas, apoiando os pés sobre os dedos.

Quando a criança é inclinada para a frente, para os lados ou para trás, ela pode não se proteger em alguma dessas situações ou em nenhuma delas. Os exercícios de fortalecimento para extensão de cabeça e coluna em geral usam ação de extensão nesse nível, mas ela pode ser muito fraca.

Sugestões de gestão e tratamento

Semiajoelhada. Sentar a criança em um dos lados do seu colo, quando você estiver sentado no solo. Colocar o joelho lateral sobre o solo de modo que a criança fique ajoelhada sobre um joelho, segurar o outro joelho posicionado para a frente e para fora. Remover o seu colo e colocar as mãos da criança apoiadas no solo. Encorajar a criança a brincar nessa posição empurrando

um carrinho ou rolando uma bola embaixo da *ponte* formada pelo seu joelho, ao redor do seu pé ou gaste tempo amarrando seus cadarços, contando seus dedos do pé, pintando as unhas do pé, etc. Mais tarde, a criança deverá segurar em barras horizontais de níveis diferentes e colocar as mãos planas na parede, em cima de mesas baixas ou sobre as suas mãos retificadas. A posição semiajoelhada deve ser mantida com o joelho da frente apontando para fora. Segurar o joelho para fora com o pé apontando para fora e posicionado para o lado. Isso costuma ser difícil. Peça à criança para pressionar seu joelho da frente para fora contra sua mão e também manter o equilíbrio. Trabalhar o equilíbrio oferecendo resistência manual aos quadris da criança na lateral, ao cíngulo do membro superior na lateral e ao cíngulo do membro superior e inferior ao mesmo tempo.

Enquanto estiver sobre as mãos na posição semiajoelhada e também na posição semiajoelhada ereta, a criança deve segurar em um suporte. Pode também ser aplicada resistência manual. Além disso, o levantamento da cabeça contra a resistência aplicada entre as orelhas através da parte inferior da nuca ajuda a aumentar a estabilização.

Levantamento de decúbito ventral para bipedestação. No início, as crianças normalmente se puxam para cima apoiando-se nos braços quando ajoelhadas eretas e depois se levantam para ficar em pé estendendo as pernas e indo para cima dos dedos. Esse padrão persiste quando a criança usa a espasticidade para estender as pernas. Treine a posição semiajoelhada em uma posição de transição mais madura rumo à posição em pé. A posição semiajoelhada é assumida com as mãos da criança no solo (como um bebê normal) a partir da posição de mãos e joelhos ou então se agarrando em um suporte e se tracionando para cima até ficar em pé, passando pela posição semiajoelhada. Para assumir a posição semiajoelhada são usados os exercícios mostrados nas Figuras 9.37 e 9.40. O terapeuta está ajudando a criança a colocar seu pé plano no solo. A Figura 9.41 mostra como manter o joelho e o

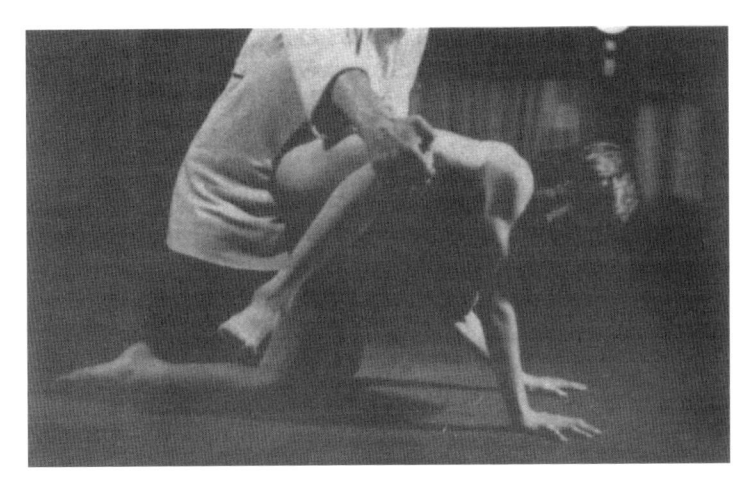

Figura 9.37   Exercícios de contraposição.

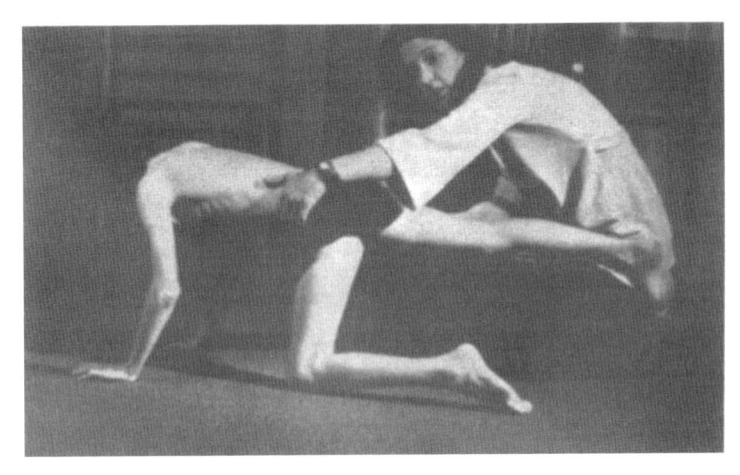

Figura 9.38   Exercícios de contraposição. Posição das mãos do terapeuta. Perna da criança em flexão contra a mão colocada sobre a coxa ou tração contra a mão sobre a tíbia. Extensão da perna contra a mão sobre a tíbia.

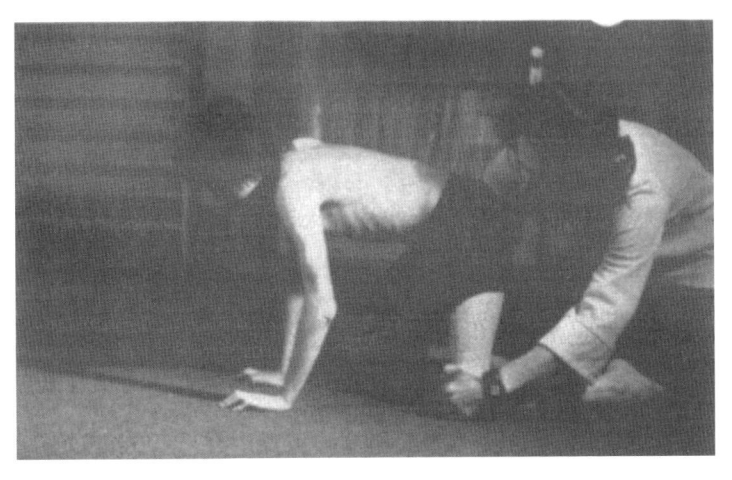

Figura 9.39   Engatinhando contra a resistência manual do terapeuta – a condução ou resistência ao joelho em rotação lateral evita a adução e oferece uma base de apoio mais larga para o equilíbrio.

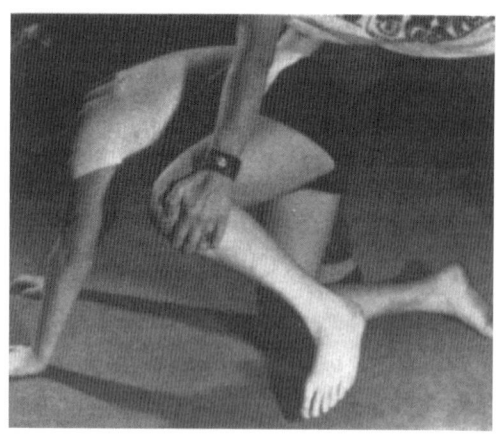

Figura 9.40 Assumindo a posição semiajoelhada contra a resistência manual ou condução do terapeuta.

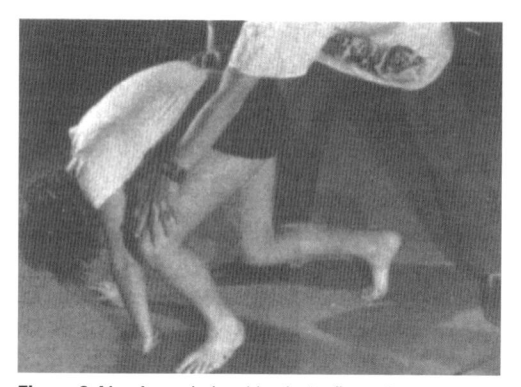

Figura 9.41 Assumindo a bipedestação contra resistência manual ou condução do terapeuta.

pé estáveis enquanto a criança se levanta. Outro método é segurar o corpo da criança embaixo do tórax enquanto ela controla seus membros para levantar. Você pode também pedir à criança para levantar contra a sua mão, pressionando a porção inferior da coluna e a pelve ou aplicando resistência contra a extensão do joelho, como mostra a Figura 9.41.

Nota: a aplicação de resistência manual precisa ser feita por fisioterapeutas, já que o controle cuidadoso de qualquer extravasamento de atividade indesejada depende do grau apropriado de resistência manual.

Ver também outros padrões de levantamento a partir do decúbito ventral na Figura 9.179. As crianças têm suas próprias estratégias, que são aceitáveis desde que sejam evitados os padrões motores recorrentes associados à deformidade.

Peso apoiado sobre mãos e pés e marcha de urso. A criança pode colocar suas mãos sobre um banco baixo se não conseguir alcançar o solo com facilidade. A estabilização junto ao alongamento passivo suave dos isquiotibiais encurtados é feita nessa posição. Além disso, os exercícios de contraposição e as atividades de brincar, vestir-se ou outras tarefas podem ser feitos nessa posição usando um banco baixo; isso está ilustrado no desenvolvimento da posição em pé no nível de desenvolvimento de 9-12 meses (Fig. 9.33b).

O deslocamento com apoio sobre as mãos e contraposição de pernas e pés plantígrados pode ser feito usando-se um banquinho com rodas, deslizando uma cadeira baixa, um trenó ou brinquedo com rodas estável. Segurar as coxas e joelhos da criança estendidos e virados para fora se houver algum excesso de flexão-adução-rotação medial durante o apoio de peso. Oferecer resistência manual para flexão-abdução na perna que dá o passo enquanto se mantém o joelho da outra perna estendido, para alongar os isquiotibiais encurtados ou aumentar a ação dos estabilizadores daquele quadril. O uso de uma tala de joelho durante a "marcha de urso" ou para dar passos lentos na posição ereta impede o uso excessivo de flexão de joelho, que compensa a instabilidade pélvica. Manter os joelhos estendidos, ou o mais estendidos possível, pode ativar os estabilizadores do cíngulo do membro inferior. A compressão articular por meio de quadris ou joelhos da perna que está ereta também ajuda na estabilização ativa, de modo que os flexores do joelho não precisam reagir demais para manter o equilíbrio.

Há crianças sem deficiências físicas que automaticamente usam a "marcha de urso" quando o solo é áspero ou frio, onde não é agradável engatinhar com joelhos desprotegidos. Há também crianças saudáveis que nunca empregam a "marcha de urso", mas essa é desejável na paralisia cerebral para a estabilização do cíngulo do membro superior e inferior, para o alongamento dos isquiotibiais encurtados e dos tendões do calcâneo encurtados (os calcanhares são mantidos planos no solo), assim como para a contraposição de cada membro enquanto o passo é dado.

Os joelhos hiperestendidos podem também ser tratados na "marcha de urso" (Ver Fig. 9.169). O aumento da estabilidade dos quadris pode estar associado a uma diminuição na hiperextensão dos joelhos, que é outra compensação para a falta de estabilidade postural de quadris e pelve.

O equilíbrio sobre mãos e pés com um pé levantando sobre uma caixa larga e baixa prepara a criança para subir escadas sobre suas mãos e pés.

As *reações de inclinação e as reações de proteção,* nos membros quando sobre mãos e joelhos, podem ser estimuladas em cima de uma prancha de equilíbrio, colchão inflável, minicama elástica ou espuma espessa macia (Fig. 9.42). Contudo, elas não são tão importantes na posição de quatro apoios como nas posturas eretas, ainda que ativem os músculos no caso de fraqueza.

As *mudanças de postura* da posição de quatro apoios (sobre mãos e joelhos) para sedestação e o retorno, para decúbito ventral e o retorno, para semiajoelhado e o retorno e muitas outras mudanças, como as reações de endireitamento, devem ser treinadas nesse nível de desenvolvimento. Ver o desenvolvimento da posição sentada nesse nível. Essas atividades se sobrepõem em todos os outros canais. Elas são iniciadas nos níveis anteriores em decúbito ventral (ver explicação anterior).

Uso do salto de coelho. Espera-se o engatinhar recíproco, em vez do salto contínuo dos dois joelhos para a frente nesse nível de desenvolvimento. Uma pelve instável, encurtamento excessivo dos flexores de quadril e joelho e também o hábito prolongam o "salto de coelho" e agravam esses problemas, além de acrescentarem deformidades aos pés. Uma criança que engatinha dessa maneira atípica talvez não tenha outros meios de se deslocar. Portanto, ofereça, se necessário, outros meios de locomoção como uma prancha de decúbito ventral com rodízios para que fique deitada com quadris e joelhos estendidos, um triciclo, um carrinho de pedal e preferivelmente andadores apropriados, usando talas extensoras nos joelhos, caso necessário. O treinamento de crianças para se *arrastarem sentadas* também é uma boa alternativa, fácil de ser treinada e aprendida por muitas delas. A criança senta com os pés para a frente apoiados no solo. Ele se apoia nas mãos posicionadas de cada lado do corpo, pressiona os pés planos no solo e estende os joelhos, movendo-se para trás ou para a frente no solo. Evitar arrastar-se de lado na posição sentada para prevenir subluxação de quadril ou uma assimetria persistente em uma criança com hemiplegia.

Encorajar o engatinhar sobre todas as superfícies, como areia, grama, carpetes e azulejos, assim como engatinhar para cima de degraus largos feitos de colchão, madeira ou espuma firme, e subir e descer de caixas, cubículos, atravessar

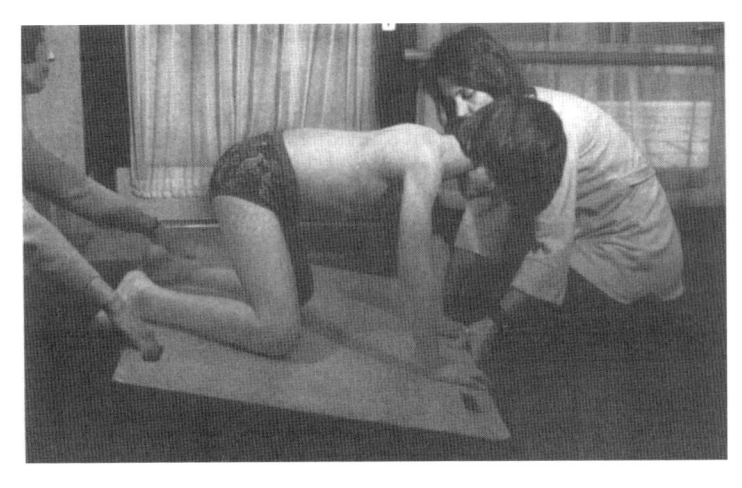

Figura 9.42 Reações de equilíbrio ativadas sobre uma prancha de equilíbrio.

túneis de brinquedo ou túneis formados por um cobertor colocado sobre os encostos de cadeiras firmes e embaixo de mesas. Ensinar a criança a evitar bater a cabeça para que tenha experiências espaciais e de imagem corporal.

Engatinhar para subir escadas. Isso pode ser iniciado sobre mãos e joelhos ou sobre mãos e pés para cima de um banco largo e baixo e depois nas escadas. No geral, essas habilidades de engatinhar são estabelecidas nos níveis de desenvolvimento por volta dos 20 meses.

Desencorajar o engatinhar para crianças com flexores de quadril e joelho encurtados ou retraídos e pés em flexão plantar. Praticar outras formas de locomoção que envolvam extensão das pernas. Pessoas mais velhas com paralisia cerebral em geral preferem não aprender atividades de engatinhar. Há crianças que preferem não engatinhar de modo algum.

Treinando a posição ajoelhada ereta. Isso é discutido aqui já que a criança levanta do decúbito ventral para essa posição. Espera-se que a criança fique ajoelhada ereta, segurando em um suporte, na idade de 9-12 meses e que a criança com desenvolvimento normal fique ajoelhada sozinha com cerca de 15 meses (Gesell, 1971). Atividades na posição ajoelhada ereta com suporte ativam a estabilização do tronco sobre a pelve ou a estabilidade vertical, antes ou ao mesmo tempo em que as posições em pé com suporte e joelhos estendidos e pés plantígrados. Tratar o equino, os flexores de joelho e de quadris para uma posição em pé ereta desejável.

Evitar o uso excessivo da posição ajoelhada ereta em crianças que persistem com flexão de quadril, lordose ou flexão de quadril-joelho com dorsiflexão nessa posição. Contudo, essas posturas podem ser controladas pressionando-se as nádegas para que os quadris sejam estendidos enquanto se mantém os joelhos em ângulo reto. A coluna será mantida reta pela criança se ela encostar o corpo em uma poltrona com os braços colocados bem adiante na tentativa de alcançar e pegar brinquedos no fundo do assento da poltrona. Uma criança pode equilibrar-se perto de um banco baixo, apoiando-se sobre as mãos

no nível da cintura ou abaixo. Evitar o suporte do braço no nível do ombro ou acima, pois o peso da criança pode ser jogado para trás, fazendo com que ela sente sobre os seus calcanhares. Contudo, para controlar as deformidades da criança, pode-se usar uma variedade de posições, como a semiajoelhada no solo estando apoiada em um lado do seu colo com sua mão dando suporte ao tórax da criança para controlar a lordose. Balance a criança apoiada na frente de modo a alongar os flexores plantares do pé anterior na posição semiajoelhada.

Usar a posição ajoelhada ereta para tipos discinéticos (atetoides) e atáxicos de paralisia cerebral e se as anormalidades associadas à hipertonia puderem ser controladas. A transferência de peso nessa base mais baixa é mais fácil do que na bipedestação. Treinar mais tarde as transferências de peso enquanto estiver segurando com as mãos, seguidas pela marcha sobre os joelhos para os lados, para a frente e para trás. A manutenção independente da posição ajoelhada ereta se desenvolve depois da manutenção da posição em pé sozinha e a marcha sobre os joelhos, assim como manter-se ajoelhada sobre uma prancha de equilíbrio pode ser útil para algumas crianças.

A posição ajoelhada ereta com suporte conduz à posição semiajoelhada com suporte e depois à remoção dos suportes de mão para que a criança se equilibre sozinha nessas posturas. A posição ajoelhada é usada como postura de transição para o ato de levantar para ficar em pé.

Desenvolvimento em decúbito dorsal

Os aspectos principais adiante devem progredir de acordo com o estágio de desenvolvimento individual:

Estabilização postural da cabeça (Fig. 9.45). A cabeça do neonato normal se posiciona na linha mediana com flexão fisiológica exceto lateral com cerca de 1 mês. O corpo se inclina para o mesmo lado que a face, já que não há ainda controle postural e a reação de endireitamento cervical fica ativa. A estabilização da cabeça na linha mediana é com a cabeça sobre uma superfície (em geral com 4-5 meses) e com a cabeça mantida fora da superfície (5-6 meses). Isso se desenvolve a partir da posição do queixo para a frente, depois com o queixo na linha mediana e finalmente posicionado para dentro para olhar para baixo. Se um bebê for segurado suspenso na horizontal em decúbito dorsal, ele manterá sozinho a cabeça na linha mediana. O controle completo da cabeça consiste em levantar e manter a cabeça, assim como rodá-la. A cabeça roda para posicionar o olhar, mantendo o corpo na linha mediana ou a pelve no lado oposto (4-6 meses). O levantamento da cabeça (4-6 meses) é parte das reações de levantamento discutidas adiante.

Estabilidade postural do cíngulo do membro superior enquanto a criança mantém o braço levantado na frente da face na linha mediana ou quando as mãos são mantidas na linha mediana (4 meses) para levar a mão à boca e para *observar as mãos,* o que vence a retração do ombro com 3 meses. O braço é então mantido no ar para alcançar objetos, alcançar e segurar e para coordenação mão-olho (4-6 meses), com a inclusão do alcance dirigido pela visão para o pé que está levantado para tocá-lo e "experimentá--lo" com a boca. A abertura antecipatória da boca para "experimentar" os objetos ocorre com 5 meses. Uma mão alcança o pé no mesmo lado e depois no lado oposto enquanto o outro braço e ombro em geral fazem a estabilização para manter levantada a perna que será alcançada e segurada (ver a subseção "Padrões básicos de braço e mão para todos os níveis de desenvolvimento" e também a Tab. 9.4).

Estabilidade postural da pelve com inclinação posterior quando a criança é puxada para sentar (4-6 meses, Fig. 9.50) e quando a criança mantém as pernas no ar com os pés se tocando em dorsiflexão-supinação (5 meses), mantendo também uma perna no ar (4-6 meses) de modo a segurar um joelho e depois um pé e colocá-lo na boca. Ocorre então inclinação pélvica anterior e estabilidade (5-7 meses) quando uma criança faz a *ponte* com os quadris em extensão e os pés na superfície. A mudança repetitiva da in-

clinação pélvica posterior para anterior desenvolve a mobilidade pélvica (Fig. 9.52). Isso favorece a habilidade de transferir o peso da cabeça para os dedos do pé, que é usada em alguns deslocamentos de costas pelo solo.

A estabilidade postural da cabeça, tronco e pelve está intimamente relacionada à contraposição dos movimentos dos membros. Ver a discussão sobre simetria de cabeça e tronco na Nota adiante.

Contraposição dos membros no ar (Fig. 9.43). As crianças não podem se dobrar dessa maneira quando estão de costas na água. Assim, manter um membro levantado no ar na ausência de uma superfície dura aumenta a demanda sobre a musculatura para contraposição e expõe a inadequação no desenvolvimento. A contraposição envolve a transferência de peso sobre tronco e pelve, principalmente no sentido lateral. Ocorre ativação dos músculos dos membros e dos flexores do pescoço, peitorais, serrátil anterior e abdominais (5-7 meses). Ocorre o alongamento associado dos extensores curtos do pescoço e tronco com o queixo para a frente e arqueamento da cabeça no início. Tudo isso acontece quando os bebês saudáveis flexionam e mantêm seus membros estáveis no ar. O movimento pivotante sobre as costas usando a transferência de peso para cada lado contrapõe os movimentos laterais de braço e perna de modo que a criança possa mover-se em círculos (9-10 meses).

Reações e ações de levantamento (Fig. 9.44). Essas são provavelmente as reações ou ações mais importantes a serem treinadas no desenvolvimento em decúbito dorsal. Muitas posturas normais e reações anormais são particularmente óbvias em decúbito dorsal e a criança fica bastante vulnerável nessa situação. O treinamento da criança para sair do decúbito dorsal envolve contrapor a maioria desses problemas. Esse treinamento parece ser tão ou mais importante do que gastar tempo treinando a posição correta da criança em decúbito dorsal, posição em que o *levantamento da cabeça* (endireitamento) e a *superação do atraso da cabeça* (4-6 meses) preparam o levantamento. Várias sequências de movimento

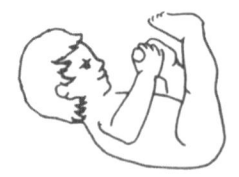

Figura 9.43 Estabilidade postural e contraposição dos membros.

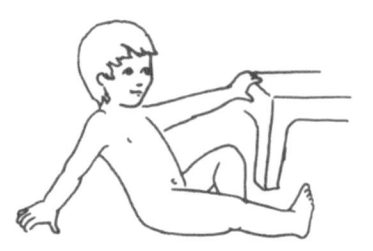

Figura 9.44 Levantamento a partir do decúbito dorsal.

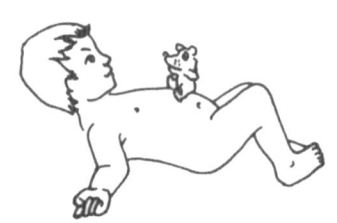

Figura 9.45 Estabilidade postural da cabeça e levantamento da cabeça.

de rolamento e *rolamento-e-levantamento* possibilitam que a criança se levante do decúbito dorsal. Se isso não for conseguido, outras estratégias precisarão ser encontradas, por exemplo, aquelas usadas pela criança atetoide (Fig. 9.70) ou se tracionando para a sedestação ou bipedestação usando a preensão das mãos. Os padrões de levantamento também contribuem para o aprendizado da criança para levantar da cama e virar-se à noite.

Nota: as assimetrias normais em decúbito dorsal são aos 0-4 meses, tornando-se simétricas aos 4-5 meses. A assimetria persistente pode levar a deformidades. As assimetrias anormais nos mecanismos posturais contra a gravidade dos 4 meses para a frente precisam de terapia, já que estão associadas a uma função assimétrica

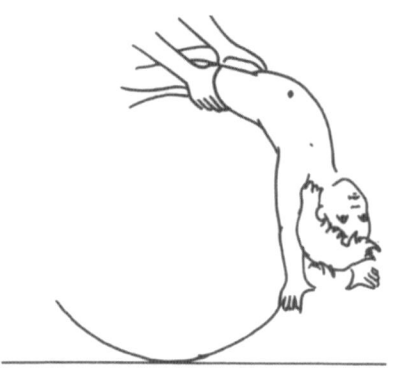

Figura 9.46 Reação de proteção dos braços (paraquedas) em decúbito dorsal.

de braço e perna. Portanto, quando um controle postural é simétrico, há mais oportunidade para uma variedade de padrões normais simétricos e normais assimétricos na função de mão, braço e perna para o desenvolvimento perceptivo, cognitivo e da comunicação.

As *reações de equilíbrio e reações de proteção* (Fig. 9.46) são menos importantes no decúbito dorsal do que na sedestação e na bipedestação. Essas podem ser usadas apenas no sentido lateral para os exercícios de fortalecimento do tronco e para correção de uma escoliose postural. As reações de proteção e equilíbrio posteriores corrigem colunas encurvadas e fortalecem os extensores da coluna.

Ver os *Estágios do desenvolvimento em decúbito dorsal* nas Figuras 9.47-9.56.

Tratamento e gestão em todos os níveis do desenvolvimento

Levantamento de decúbito dorsal para sedestação e desenvolvimento do endireitamento (retificação) da cabeça

Nível de desenvolvimento normal 0-6 meses. Ajudar a criança a aprender a *superar a falta de controle da cabeça* usando todas ou algumas das sugestões adiante:

1. Primeiro, colocar a criança semideitada com as costas apoiadas em um suporte ou cunha de posicionamento e encorajá-la a erguer-se

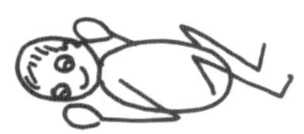

Figura 9.47 Flexão: assimetria da cabeça *(0-3 meses)*.

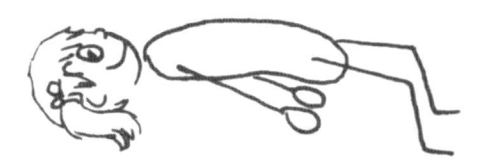

Figura 9.52 Ponte com os quadris *(3-6 meses)*.

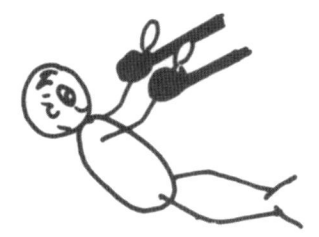

Figura 9.48 Falta de controle da cabeça para acompanhar o corpo *(0-3 meses)*.

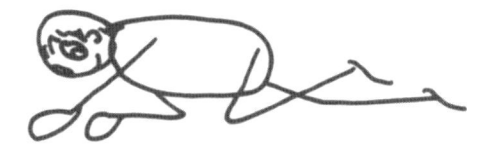

Figura 9.53 Rolamento *(6 meses)*.

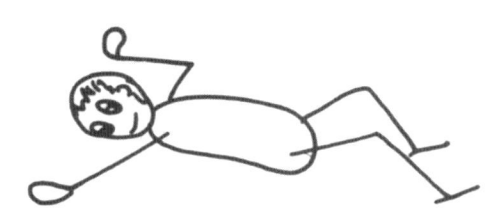

Figura 9.49 Posturas assimétricas *(0-3 meses)*.

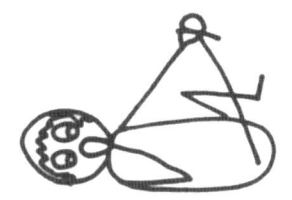

Figura 9.54 Agarra os pés *(7 meses)*.

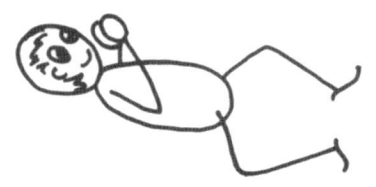

Figura 9.50 Cabeça e mãos na linha mediana *(4 meses)*. Apoio de peso simétrico sobre a cabeça e o corpo.

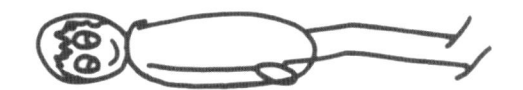

Figura 9.55 Deitada estendida, de forma simétrica *(8 meses)*. A cabeça roda isolada do tronco.

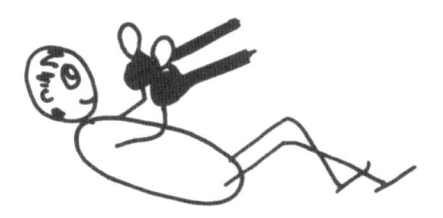

Figura 9.51 Diminuição da falta de controle da cabeça. A criança levanta a cabeça quando está prestes a ser puxada para cima *(3-6 meses)*. Estabiliza a pelve.

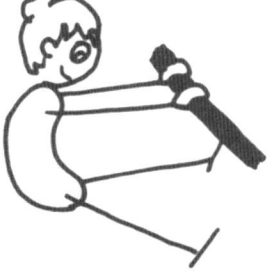

Figura 9.56 Traciona-se para a sedestação. Não gosta de ficar em decúbito dorsal *(9-12 meses)*.

até a sedestação. Abaixar gradualmente o suporte das costas de modo que no final a criança levante a cabeça e o tronco desde o decúbito dorsal até a posição sentada.

2. No início você também precisará segurar os ombros da criança bem para a frente, mais tarde poderá segurar nos braços e, logo que for possível, fará com que a criança agarre suas mãos mantendo os cotovelos estendidos. Dessa maneira, tracione a criança até a sedestação, *esperando* que ela levante ativamente a cabeça e depois e a cabeça e o tronco (endireitamento). Algumas crianças levam a cabeça para a frente primeiro, e o tronco acompanha. Em outras, o tronco poderá levantar primeiro e estimular a cabeça em seguida (endireitamento da cabeça sobre o corpo; endireitamento do corpo sobre a cabeça). Segurar a pelve para mantê-la estável de modo que a "alavanca" da cabeça e corpo possa ser erguida de modo mais efetivo. Esse controle pélvico se desenvolverá mais tarde.

Nota: executar os métodos (1) e (2) de forma lenta do decúbito dorsal ou semideitado para a sedestação e abaixar a criança de volta da posição sentada para o decúbito dorsal sem que ela caia. Os músculos são então bastante ativados. Nos métodos (1) e (2) observar as pernas da criança. Se as pernas se estendem, pressionam uma contra a outra ou se entrelaçam, mantenha-as separadas, gire-as para fora de cada lado de uma pequena cunha ou no seu colo (Fig. 9.58).

Segure os braços da criança com os cotovelos estendidos e os braços rodados para fora se houver uma tendência forte de rodarem para dentro a partir dos ombros ou se curvarem firmemente perto do corpo.

Para as crianças que continuam flexionando os joelhos em excesso quando a flexão de quadril é necessária ou que têm isquiotibiais encurtados, manter os joelhos estendidos ou usar joelheiras durante os métodos (1) e (2) para as ações de levantar.

3. Muitas crianças só conseguem levantar a cabeça quando são tracionadas para sentar no sentido diagonal e não diretamente contra a gravidade. Essa direção diagonal costuma ser preferível, já que é assim que a criança consegue se levantar primeiramente sozinha para a sedestação. Isso é observado normalmente com cerca de 9 meses. Traga o ombro ou braço da criança na diagonal através do corpo para o lado oposto (Fig. 9.57). Ajude ou espere que ela faça uma semirrotação do corpo e levante a cabeça enquanto é trazida para a posição sentada. Conforme a criança atinge a sedestação, ela pode inclinar-se automaticamente sobre um antebraço ou pode requerer que você pressione seu ombro para ajudá-la a assumir mais peso sobre o antebraço. Se ela não puder usar o antebraço para suporte, você poderá segurar suas duas mãos, braços ou ombros e tracioná-los através e sobre um lado do seu corpo, conforme ela vai para a posição sentada nessa direção diagonal. O controle da cabeça está associado com o apoio do peso sobre o antebraço e também sobre a perna.

4. O levantamento para a sedestação pode ainda ser treinado a partir do decúbito lateral, em particular naquelas crianças que ficam excessivamente estendidas no decúbito dorsal, têm um levantamento de cabeça muito precário a partir do decúbito dorsal e requerem uma ação adicional dos músculos do complexo do ombro, extensores da coluna ou padrões de elevação dos braços (Fig. 9.59). A criança se posiciona em decúbito lateral, quadris e joelhos semiflexionados, cabeça para a frente, queixo para dentro e braço embaixo da cabeça com o cotovelo flexionado. Levantar suavemente o braço da criança atrás da sua nuca, rodar o antebraço para fora a partir do ombro, o máximo que for confortável para ela, depois esperar sua própria participação ativa conforme ela estiver sendo assistida em direção à posição sentada com o suporte de seu braço. No início a criança se inclinará sobre o antebraço, depois deixe-a levantar para a sedestação lateral, apoiando-

-se em suas mãos em vez de apoiar-se sobre o cotovelo. Verificar que sua palma esteja para baixo sobre o solo, a cabeça levantada e de lado e o cíngulo do membro superior, braço e coluna sejam rodados de maneira ativa para trás com extensão. Evitar o decúbito lateral em qualquer caso de subluxação de quadril ou quando estiver presente flexão-adução excessiva do quadril na perna de cima. Evitar tracionar o braço para trás para proteger a articulação do ombro.

Nível de desenvolvimento normal dos 6-10 meses. Ajudar a criança a *levantar* para a sedestação por conta própria com o uso dos seguintes métodos:

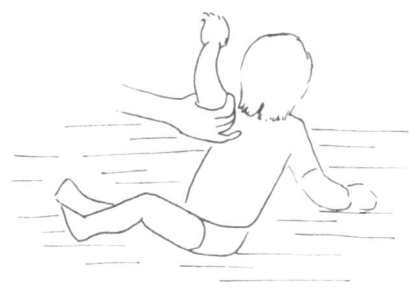

Figura 9.57   Levantando do decúbito dorsal para a sedestação.

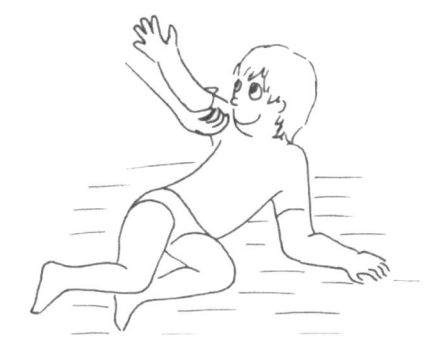

Figura 9.59   Levantando para a sedestação a partir do decúbito lateral.

1. Encorajar o levantamento ativo da cabeça em decúbito dorsal segurando a criança com firmeza na beira de um rolo, no seu colo, na cama ou deitada para baixo na rampa de uma cunha de posicionamento. No início, segure a criança atrás dos ombros e mais tarde segure nos braços. Coloque sinos ou brinquedos sobre sua barriga (Fig. 9.45) ou pés de modo que a criança seja motivada a olhar para cima para esses objetos ou nos dedos dos pés (pintados de vermelho se necessário). Chame a criança para levantar a cabeça e olhar para você.

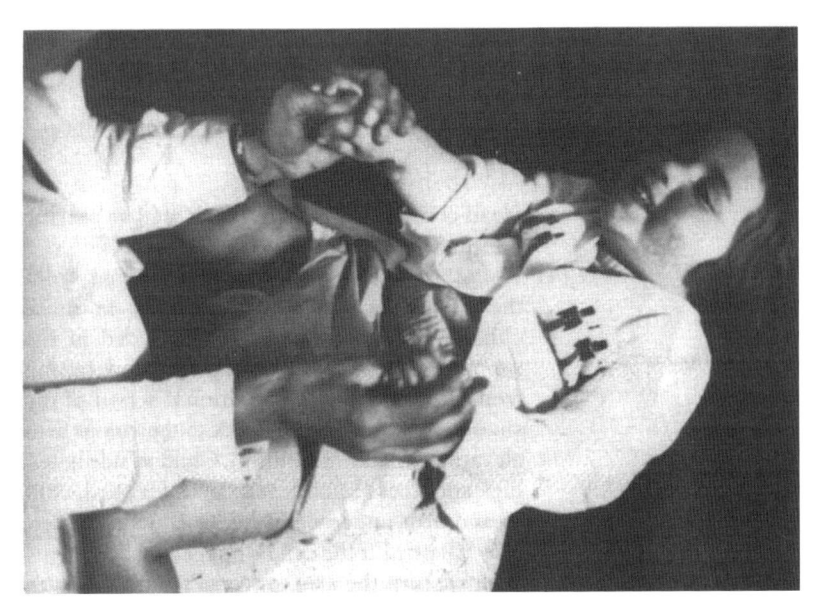

Figura 9.58   Criança levantando para a sedestação com as pernas posicionadas de cada lado do terapeuta.

2. A passagem de decúbito dorsal para sedestação pode ser feita ajudando a criança a segurar uma corda, uma barra horizontal ou estender a mão através do corpo para segurar com uma mão uma barra vertical fixa. A criança então se traciona para a posição sentada no sentido diagonal com meia rotação do tronco. Ela faz sua propulsão para cima do outro antebraço ou mão.

3. A passagem do decúbito dorsal para a sedestação pode ser feita pela criança se ela segurar um cabo de vassoura ou bastão curto, também segurado por você, de modo que você a ajuda a sentar-se. Treine a criança para evitar curvar os ombros e flexionar demais os cotovelos e punhos ao fazer isso. Você poderá pressionar os punhos da criança para baixo durante essa preensão, desse modo contrapondo sua flexão palmar.

Importante: a criança normal com cerca de 9 meses senta-se sozinha no início, a partir do decúbito dorsal, levantando-se no sentido diagonal com um semirrolamento para um lado, apoiando-se sobre o braço. Ela só vai se levantar direto para a sedestação, de forma independente e sem se apoiar, muito mais tarde, em um padrão avançado por volta dos 4 anos de idade.

Motive a passagem da posição deitada para sentada usando suas próprias ideias ou use uma canção ou a cadência verbal de "subir pra sentar", depois "descer pra deitar." Essa percepção e linguagem somente serão compreendidas mais tarde.

Sugestões de fisioterapia para rolar e para rolar e levantar

As técnicas de rolamento ajudarão a criança a rolar para o decúbito lateral onde suas mãos podem se encontrar e ela poderá vê-las. Métodos de rolamento bem escolhidos corrigem as posições anormais das pernas e braços e podem também estimular o endireitamento da cabeça, ao mesmo tempo que diminuem o endireitamento do pescoço do bebê e ativam vários padrões de desrotação e rotação do corpo. As crianças estarão então usando seu corpo para rolar de modo

a levantar-se a partir do decúbito dorsal. Algumas crianças precisam do rolamento para locomoção e exploração do espaço. Alguns dos muitos métodos disponíveis são os seguintes:

Reflexo de rolamento ou reações primitivas. Girar a cabeça do bebê ou criança para um lado e segurar sua mandíbula com firmeza. Pressionar para baixo e através do quinto espaço intercostal em direção ao lado *oposto.* Uma rotação reflexa começará na pelve fazendo com que os dois joelhos e depois um joelho flexione para cima e por cima, para o lado da nuca da criança. Essa técnica inicia o rolamento em crianças bem novas e na presença de deficiências graves e corrige também, de forma ativa, a adução-extensão da perna, flexão do braço, flexão da mão e *rolamento em massa* anormal (Fig. 9.60) e a *posição de rã.*

Decúbito lateral. Girar o cíngulo do membro superior da criança para a frente enquanto roda sua pelve para trás. Mudar a rotação do ombro para trás e da pelve para a frente e vice-versa (Fig. 9.61). Se a velocidade for correta e o alongamento rotatório sobre o tronco for adequado, essas *contrarrotações* estimularão uma resposta ativa no

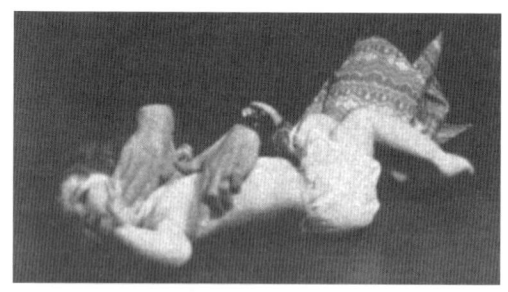

Figura 9.60   Rolamento reflexo.

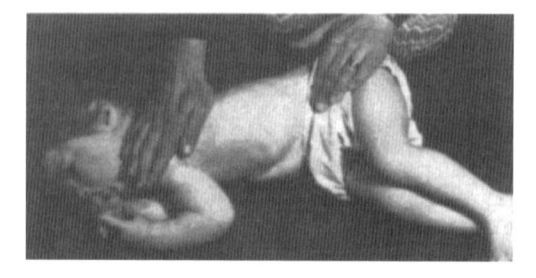

Figura 9.61   Rotação dos cíngulos do membro superior e inferior. Os joelhos podem ser flexionados e rodados para o lado oposto.

ombro ou pelve da criança ou nas duas áreas. Isso também trata o rolamento *em bloco* como se vê, por exemplo, na reação de endireitamento cervical. Se a rotação do cíngulo do membro superior for possível contra alguma resistência manual, haverá com frequência um levantamento associado da cabeça com a rotação. A rotação dos cíngulos de membro superior e inferior não apenas facilita o rolamento, mas também o início dos movimentos de braço e de perna. Treinar a rotação do ombro para trás como uma ação preliminar de retirar o braço debaixo do corpo nas crianças que ficam com o braço preso ao rolar.

Decúbito dorsal. Padrões de perna.

1. Flexionar os dois joelhos da criança cruzando para o lado oposto ao mesmo tempo em que a porção superior do ombro é rodada e mantida para trás. Libere seus ombros e ocorrerá um rolamento ativo da porção superior do tronco. Esse rolamento poderá ser resistido de forma manual no ombro também, mas certifique-se que a quantidade correta de resistência seja dada de modo que *não ocorra* um espasmo em flexão completa (Fig. 9.61).

2. Alongar uma das pernas da criança em extensão-abdução, já que o alongamento estimula a perna para que se mova fazendo flexão-adução no lado oposto. Esperar a porção superior do tronco rolar e trazer os braços cruzados (Fig. 9.62). Uma retração do ombro muitas vezes atrasa ou mesmo impede o braço de acompanhar o rolamento da criança de decúbito dorsal para ventral. Se possível, aumente a flexão-adução da perna contra uma resistência manual aplicada no joelho e coxa. Isso mostrará à criança um padrão de perna ativo, que ela poderá aprender a usar mais tarde.

Padrões de braço

1. Trazer o braço da criança a partir da lateral em extensão-abdução-rotação medial de ombro e através do corpo até a flexão-adução-rotação lateral (a palma da mão da criança precisa estar voltada para sua face) (Fig. 9.63). Esperar que a criança gire a cabeça, tronco e

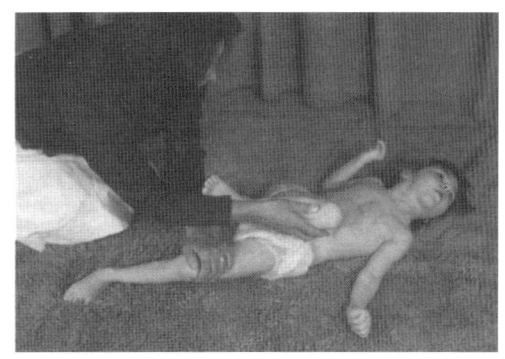

Figura 9.62   Padrões de perna em decúbito dorsal.

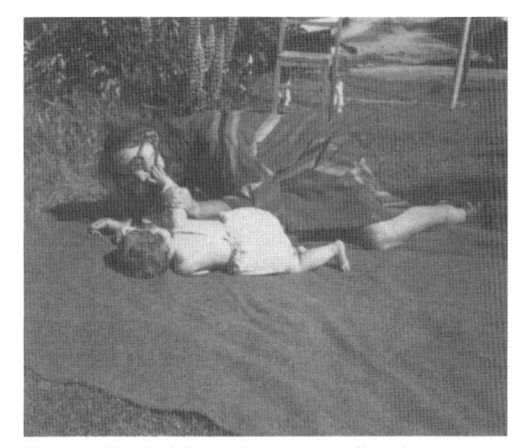

Figura 9.63   Padrões de braço em decúbito dorsal.

pernas. O terapeuta pode guiar o movimento ou ativá-lo usando alongamento e resistência. A criança estende a mão ativamente para um brinquedo no lado oposto do braço em movimento durante essa atividade ou como resultado desse procedimento de treinamento caso não tenha alcance ativo.

2. Trazer um braço cruzando para o outro lado na tentativa de tocar a face da mãe enquanto você aplica resistência manual à rotação pélvica para a frente que acompanha essa ação.

3. Se o braço que está por baixo ficar preso, mantenha-o no início estendido acima da cabeça.

Nota:

1. Rolamento de decúbito ventral para dorsal: usar uma rotação pélvica para trás para rodar.

2. Durante o rolamento para cima, vários padrões de perna são por si mesmo estimulados, ou seja, a perna flexiona para cima com o rolamento de decúbito dorsal para ventral em algumas crianças. Em outros casos, a criança pode usar a perna para *impulsionar-se* em um padrão de extensão-abdução (Fig. 9.64). Durante o rolamento de decúbito ventral para dorsal, algumas crianças estendem e abduzem a perna de cima, outras flexionam a perna de cima enquanto rolam. Do mesmo modo, os padrões de braço variam. O terapeuta precisa selecionar a técnica de acordo com a ação que deseja obter e aquela com a qual a criança tem mais capacidade de começar a fazer por si própria.

3. As combinações de padrões de cabeça, braço e perna também variam.

4. Todos os padrões de rolamento produzem relaxamento em uma criança rígida e são apreciados quando feitos com repetições rítmicas de decúbito dorsal para ventral e revertidos.

Padrões de cabeça. Levantar suavemente a cabeça da criança em flexão e rotação e esperar que ela acompanhe com um rolamento em direção ao lado para onde sua face está rodada. Segurar sua cabeça levemente enquanto ela rola. Talvez seja necessário segurar seu queixo para cima enquanto ela alcança o decúbito ventral. Pode também ser usada uma rotação com flexão de cabeça resistida nas crianças que têm bom controle de cabeça e respondem com o rolamento na cintura e não em uma ação corporal total. O rolamento de decúbito ventral para dorsal se dá com o levantamento da cabeça por meio de extensão e rotação. Os padrões de braço já mencionados podem também ativar padrões de cabeça associados. Algumas crianças usam um braço para se impulsionarem junto aos padrões de cabeça (Fig. 9.64).

Rolando com instruções. Os padrões de facilitação de cabeça ou membros precisam ser imitados assim como experimentados para o aprendizado ativo da criança. As instruções usadas podem ser:

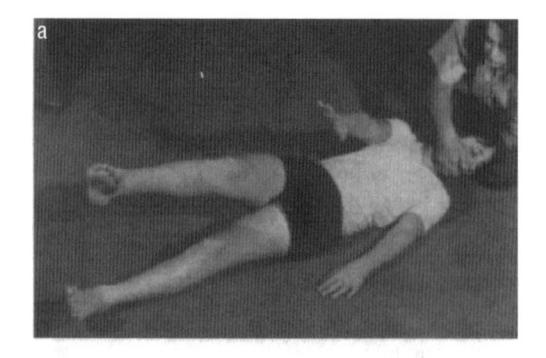
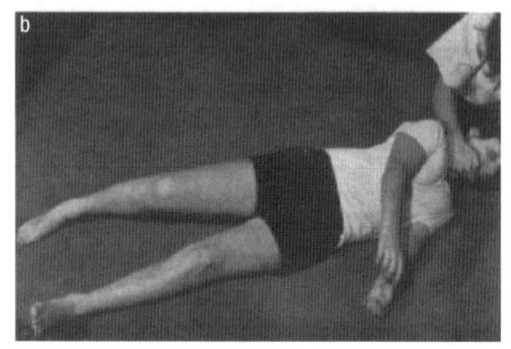

Figura 9.64 Padrão de cabeça para estimular o rolamento. *Notar* a ação dos membros em (a) e (b).

Decúbito ventral: "levante a cabeça e um braço (direito) para o alto e o máximo para trás possível," "role"; "levante sua perna para cima e para trás, por cima até o outro lado", "role".

Decúbito dorsal. "Dobre um joelho cruzando-o para o outro lado o máximo que puder", "role"; "agarre suas mãos e estique seus cotovelos – traga os dois braços para cima de um lado o máximo possível", "role"; "levante a cabeça e olhe para um lado o máximo possível", "role".

A criança escolhe o padrão de rolamento que consegue manejar de forma ativa. Um cuidador trabalha junto da criança e do terapeuta na prática dos padrões selecionados que podem ser administrados (ver a seguir).

Sugestões de gestão e tratamento para rolar e levantar-se

Rolar

1. Colocar a criança em decúbito dorsal, lateral ou ventral (mantendo sua face e nariz libera-

dos se estiver em decúbito ventral) sobre um lençol. Segurar cada extremidade do lençol – podem ser necessários dois adultos – e suspender a criança no lençol apenas o suficiente para deixar o solo. Inclinar a criança suavemente de um lado para o outro, esperando que complete seu rolamento. Se ela não puder fazer isso sozinha, você pode rolar a criança no lençol até que ela "pegue o jeito" do movimento de rolar sozinha. *Não fazer isso* com uma criança que precise arquear a coluna ou se hiperestender para virar do decúbito ventral. Contudo, treinar o rolamento lateral com uma criança suspensa em uma rede ou lençol impede o arqueamento. Isso ocorre porque cabeça, ombros e quadris da criança ficam curvados na rede e isso contrapõe as reações de extensão ou arqueamento.

2. Com a criança em decúbito dorsal. Você flexiona totalmente um quadril e joelho para cima do lado oposto e espera que a criança complete o rolamento (Fig. 9.62). Usar isso para obter sua participação ao lavar-se e vestir-se.

3. Levar um dos braços da criança por cima até o lado oposto, com a palma da mão na sua direção e tentando alcançar sua face ou um brinquedo que ela goste colocado do outro lado (Fig. 9.63). Oferecer a ela um brinquedo para encorajar o rolamento independente a partir do decúbito lateral e depois do dorsal.

4. Com a criança em decúbito ventral. Usar o levantamento e a rotação ativa da cabeça para iniciar o rolamento. Você leva os quadris e a pelve ou os ombros da criança para trás e em direção ao lado oposto, com as pernas flexionadas; isso encoraja o rolamento. Quando houver extensão excessiva de quadril e pelve, aplicar uma flexão adicional durante a rotação. Algumas crianças podem se impulsionar sobre uma mão para ajudar a rolar de decúbito ventral para dorsal ou se levantam apoiadas nos antebraços que se encontram sob o corpo.

5. Com a criança em decúbito ventral ou dorsal sobre um colchão grosso de espuma ou cama inflável. Pressionar a superfície para baixo em um dos lados do corpo da criança de modo que ela se incline na sua direção e role. O rolamento nesse tipo de superfície costuma ser mais fácil e a criança não fica *bloqueada* com o braço preso embaixo do corpo. No início é necessário posicionar o braço, que fica preso por baixo, acima da cabeça da criança.

6. Encorajar o rolamento em todas as superfícies, pisos, carpetes, grama e areia. Fazer uma rampa com uma pilha de colchões ou espuma ou colocar a criança no alto de uma pequena elevação de grama ou areia e deixar a gravidade ajudá-la a rolar até embaixo por conta própria.

7. Se a criança puder rolar, *esperar* que ela faça isso. Além disso, treinar a criança para rolar do decúbito dorsal para ventral e então levantar, apoiando-se nas mãos e joelhos (conforme descrito na seção "Desenvolvimento em decúbito ventral", nível de 3-6 meses ou Fig. 9.65a,b).

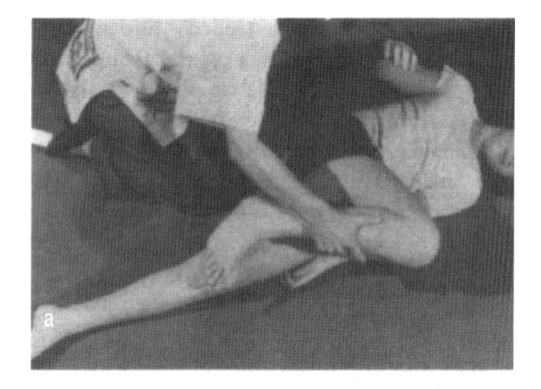

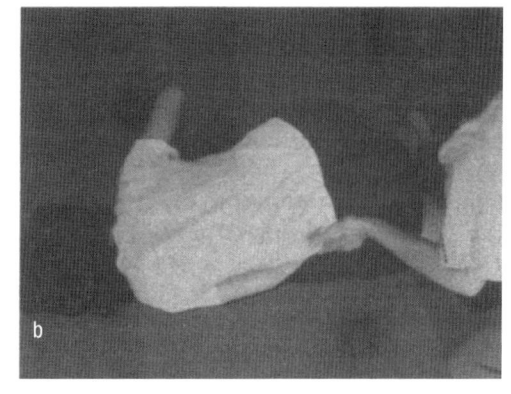

Figura 9.65   Rolar para levantar sobre mãos e joelhos. *Nota*: existem muitos métodos para isso, mas precisam ser demonstrados clinicamente.

Nível de desenvolvimento normal (0-3 meses)

Problemas comuns

Atraso para vencer gradualmente a falta de controle da cabeça ao ser tracionada para a se-destação. Inabilidade de levantar a mão até a boca em decúbito dorsal, porém é capaz de fazer isso quando no decúbito semilateral do bebê.

Desempenho anormal (Fig. 9.66). Extensão excessiva da cabeça, cíngulo do membro superior, coluna e pernas ou todos eles (opistótono). Algumas crianças fazem um arqueamento em opistótono quando bebês, mas se tornam flácidas mais tarde. Os bebês que são flácidos (hipo-tônicos) podem ter espasmos extensores inter-mitentes da cabeça, coluna e quadris. Eles podem também ficar deitados na posição de "rã" com as pernas em flexão-abdução-rotação lateral, bra-ços pendentes ao lado do corpo ou em abdução de ombro, flexão de cotovelo, mãos abertas ou fechadas. Podem também estar presentes posi-ções de flexão que aparentam ser normais e que mais tarde apresentarão espasticidade. Iniciam--se os movimentos de chutar com as pernas e têm padrões anormais. Pode haver assimetria anor-mal a ponto de uma perna ficar em flexão, abdu-ção e às vezes rotação lateral enquanto a outra faz flexão, adução e às vezes rotação medial ou uma perna pode chutar com mais vigor do que a outra. Essa assimetria pode se tornar tão forte que as pernas parecem varridas pelo vento para um lado (*quadris em ventania*), em especial quan-do a criança para de chutar. Mais tarde, existe a ameaça de uma luxação de quadril na perna que fica em adução-rotação medial. Pode ocorrer uma rotação persistente da cabeça para um lado. Obli-quidade pélvica e escoliose podem aparecer cedo ou nos estágios avançados (Fig. 9.68a).

As mãos têm reações de preensão com fecha-mento frequente de 0-3 meses em geral, porém é anormal se ainda estiverem presentes em uma criança mais velha. A criança pode assustar-se com as reações de Moro e permanecer em assimetria como se vê nas respostas tônicas cervicais assimé-tricas mais tarde do que o bebê normal. Esse atra-so pode levar ao uso de várias das reações primi-tivas para a função ou durante a função motora na criança mais velha com paralisia cerebral. Quan-do a criança é tracionada de maneira passiva para sentar, suas pernas fazem primeiramente flexão e adução e por volta do nível seguinte, de 3-6 me-ses, fazem flexão e abdução. Uma resposta de ex-tensão-adução das pernas é anormal. Algumas

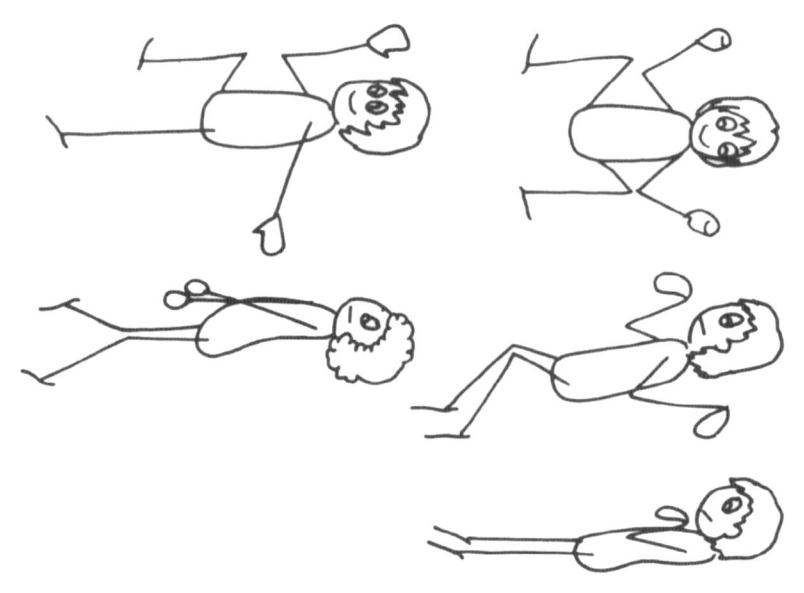

Figura 9.66 Algumas posturas anormais em decúbito dorsal.

crianças com paralisia cerebral chegam mesmo a estender tanto os quadris que eles ficam para fora da superfície de apoio. Algumas crianças não conseguem estabilizar a pelve contra a superfície e escorregam facilmente sobre ela.

Sugestões de fisioterapia

Ver a subseção "Sugestões de fisioterapia para rolar e para rolar e levantar", já que crianças muito novas ou com deficiência muito grave podem responder apenas no nível automático nesse estágio inicial. Continuar para dentro do estágio de desenvolvimento seguinte e então acrescentar métodos mais avançados, que precisam de aprendizado ativo pela pessoa.

Sugestões de gestão e tratamento

1. Ver a subseção "Levantamento de decúbito dorsal para sedestação e desenvolvimento do endireitamento da cabeça", a partir do nível de 0-6 meses.
2. Trazer os braços da criança bem para a frente e rodá-los a partir dos ombros de modo que as duas mãos toquem a sua face ou fazer com que toque suas próprias mãos, boca, tórax ou abdome, nomeando cada parte do corpo. Usar estímulos visuais e sons vindos do centro para encorajar a manutenção da cabeça no centro enquanto as mãos fazem contato com sininhos ou brinquedos musicais pendurados na linha mediana.
3. Fazer contato com os olhos da criança posicionando os seus olhos paralelos aos dela, primeiro no centro. Manter sua face perto da face da criança se ela tiver deficiência visual grave. Estimular a criança a seguir sons, luzes e móbiles de um lado para o outro (ver desenvolvimento da função da mão na Tab. 9.4).
4. Os *desempenhos anormais* são modificados do seguinte modo:
   - *desencorajando* o decúbito dorsal se a criança tiver um reflexo tônico cervical assimétrico (RTCA) acentuado após 4 meses, Moro excessivo após 6 meses ou tiver espasmos extensores ou reflexos flexores de retirada da perna. É melhor que a crian-

ça funcione primeiro em decúbito ventral ou em decúbito lateral com a cabeça apoiada e queixo posicionado para dentro ou em posições sentadas selecionadas, com e sem suporte, de acordo com o nível de desenvolvimento da criança. O posicionamento sentado será discutido adiante na seção sobre a sedestação. É necessário treinar a cabeça na linha mediana e isso pode ser muito difícil em decúbito dorsal. Se o decúbito dorsal for inevitável durante certos períodos do dia, manter a cabeça da criança erguida com o queixo para dentro e com alguma flexão na cavidade de uma almofada cervical especial: usar uma rede (Fig. 9.67a) ou estruturas/equipamentos especiais para o decúbito dorsal (Figs. 9.67b e 9.68b) (ver Apêndice 2). Isso contrapõe a queda da cabeça ou a pressão da coluna contra a superfície em extensão. A flexão da cabeça em geral diminui o RTCA, o Moro e as reações extensoras. Nessa posição, deve-se manter os ombros bem para a frente, de modo a contrapor a retração. Motivar movimentos simétricos do braço em direção à face dos pais, com brinquedos, móbiles e o uso de suas próprias ideias. Para a *postura de quadris em ventania* (Fig. 9.68a) usar estruturas especiais para posicionamento deitado (Fig. 9.68b-d);

   - crianças com extensão excessiva devem ser flexionadas na cabeça, ombros e quadris em decúbito lateral ou dorsal. A criança gravemente estendida, com braços em abdução, ombros retraídos e cotovelos flexionados ou rigidamente estendidos, precisa ser posicionada em decúbito lateral com o suporte firme de travesseiros em um equipamento para *decúbito lateral* (Fig. 9.68c,d), de modo que suas mãos consigam se encontrar, ela possa vê-las e tocar com elas a sua boca e mais tarde alcançar brinquedos colocados na frente (nível de 5 meses). Colocar entre suas mãos um brinquedo que possa ser agarrado com

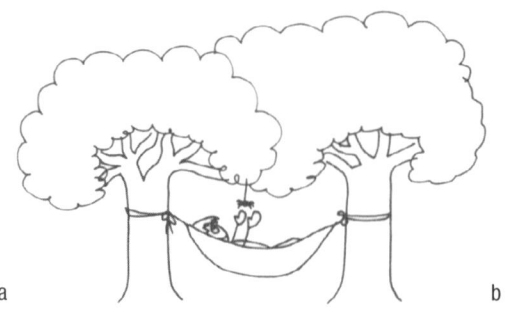
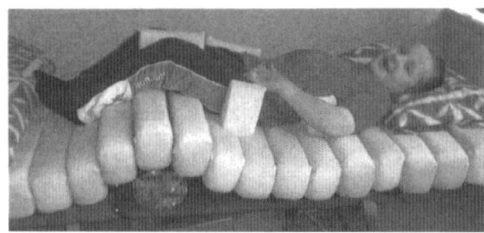

a   b

Figura 9.67 (a) Uma rede contrapõe o excesso de extensão, de modo que a cabeça e os braços podem ser usados de forma funcional. A supervisão é essencial. Um cobertor com as pontas bem amarradas nas quatro colunas de um berço fica mais espaçoso e seguro para algumas crianças pequenas. (b) Exemplo de uma cama ajustável para dormir ou descansar que corrige a extensão persistente. Podem ser usadas diferentes posições deitadas para outras posturas anormais. ("Dreama", reproduzido com autorização de Jenx, Sheffield.)

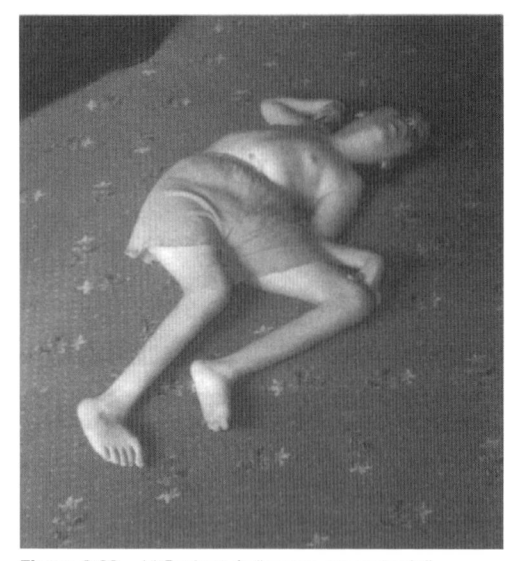
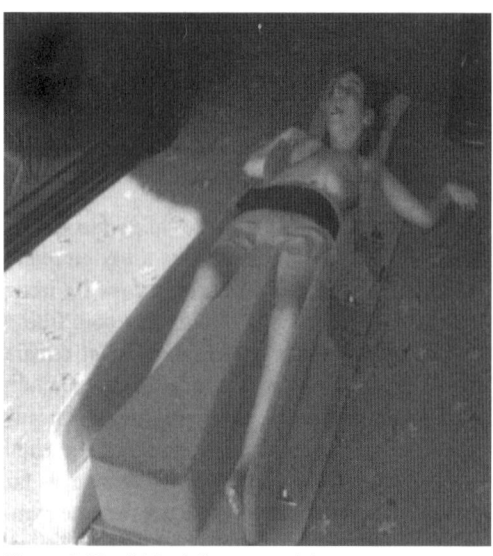

Figura 9.68 (a) Postura de "pernas em ventania", escoliose e braços flexionados.

Figura 9.68 (b) Posição para corrigir posturas em decúbito dorsal.

facilidade. Nos estágios avançados, treinar a criança para deitar em decúbito lateral, mostrando a ela como se equilibrar nessa posição com uma perna por cima da outra e com uma na frente da outra;

- para uma criança com pernas estendidas de forma anormal, pressionadas uma contra a outra e rodadas para dentro, usar talas de abdução ou equipamento para posicionamento deitado (Fig. 9.67b e 9.68b-d). Manter as pernas da criança separadas e estabilizar os quadris enquanto

você ajuda a criança a levantar para a sedestação de modo a ativar o controle da cabeça e mais tarde do tronco (Fig. 9.58). Para a posição de "rã", usar bolsas de areia para manter as pernas juntas ou equipamento de posicionamento deitado. Pode-se também estabilizar manualmente a pelve com as pernas juntas enquanto você treina o levantamento para a posição sentada ou brinca com a criança em decúbito dorsal. Calças compridas ou de pijama que tenham uma costura firme no centro

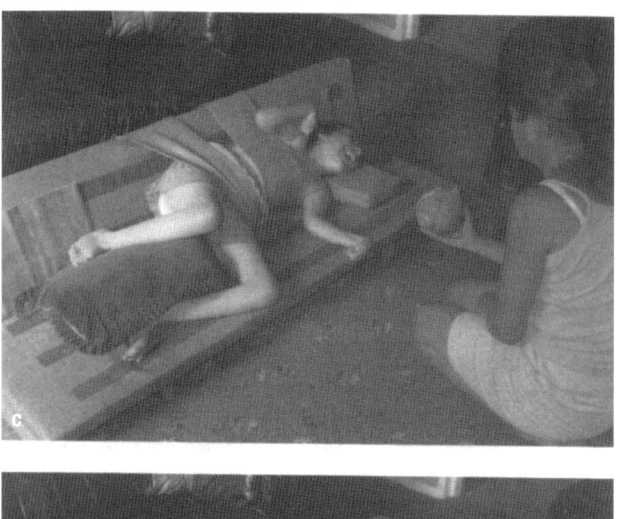

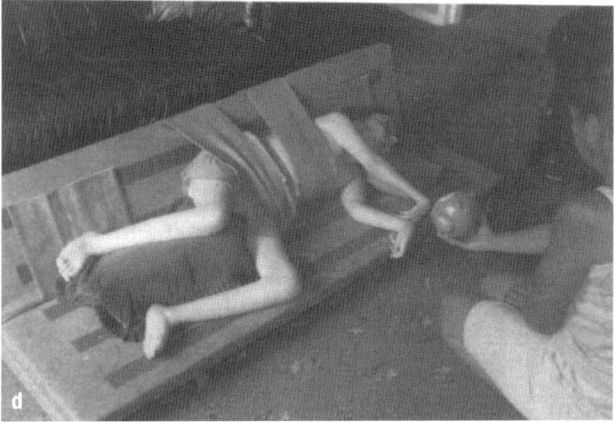

Figura 9.68 (c) e (d). Correção da postura em uma prancha de posicionamento para decúbito lateral. O alcance ativo do braço para a bola acrescenta correção e comunicação.

podem ser usadas para aproximar as pernas nos casos em que membros hipotônicos possam ser facilmente posicionados;

- a rotação persistente da cabeça para um lado requer que a criança seja motivada a olhar para o outro lado. A cama da criança deve ficar no lado oposto do quarto. Você oferece brinquedos, comunica atividades e, quando sentada, oferece o alimento a partir do lado para onde a criança raramente vira. Carregue a criança de modo que ela possa também olhar para o lado que normalmente não é o preferido. O fisioterapeuta precisa certificar-se de que a criança não tem torcicolo congênito, o que requer alongamento ou a opinião de um ortopedista quando à cirurgia. A plagiocefalia pode acompanhar a rotação da cabeça. Essa rotação forte da cabeça ou preferência tem sido observada em alguns bebês que mais tarde se desenvolvem normalmente sem terapia (Robson, 1970);

- ver a terapia para o desenvolvimento da preensão em decúbito dorsal seguindo os estágios do desenvolvimento da função da mão na seção "Desenvolvimento da função da mão", adiante. Os níveis da função da mão de uma criança podem diferir dos níveis em decúbito dorsal se os braços forem menos afetados do que as pernas. O desenvolvimento do alcance com as mãos contra o uso da gravidade pode ser difícil e atrasar em decúbito dorsal. Reflexo de Moro, reflexo de alarme, reflexo flexor de retirada da perna ou padrões extensores são modificados de forma simultânea no posicionamento sentado ou em estruturas para posicionamento em pé com apoio completo na porção anterior do corpo nas crianças que as toleram bem. As técnicas de rolamento (padrões de perna, padrões de braço e decúbito lateral) modificam de modo simultâneo qualquer reação de endireitamento cervical residual ou reações de extensão vistas em decúbito dorsal;

- as sinergias anormais, como persistência na extensão-adução-rotação medial da perna, são mais bem corrigidas nos padrões de arrastar-se no desenvolvimento do decúbito ventral. Se o desenvolvimento do decúbito ventral não for indicado em uma criança em particular, treinar o movimento recíproco das pernas em decúbito dorsal com a cabeça elevada sobre um travesseiro, se necessário. Executar amplitude ativo-assistida completa do movimento recíproco junto a uma canção lenta. Segurar os joelhos da criança e flexionar um quadril e joelho para o alto e para fora, mantendo a outra perna reta e virada para fora. Mudar o movimento trazendo a perna que está flexionada para baixo enquanto você move a perna reta para cima em flexão. Isso também mantém as amplitudes articulares e os comprimentos musculares existentes. Não foi demonstrado que o movimento recíproco das pernas seja diretamente relevante para os passos na posição ereta. Os chutes recíprocos continuam, embora os passos recíprocos com suporte tenham cessado (Thelen et al., 1987).

Nível de desenvolvimento normal (4-6 meses)

Problemas comuns

Atraso para adquirir simetria, manter a cabeça no centro, aproximar os braços e considerar as mãos. Atraso no desaparecimento da falta de controle da cabeça e na aquisição da habilidade de erguer a cabeça para fora da cama. A criança é incapaz de fazer a *ponte* com os quadris fora do solo, incapaz de estender a mãos para alcançar um brinquedo (ver função da mão na Tab. 9.4).

Desempenho anormal. As pernas flexionadas agora se acham estendidas de forma anormal, aduzidas e rodadas medialmente em muitas crianças quando em decúbito dorsal e quando trazidas do decúbito dorsal para a sedestação. No geral as pernas flexionam, abduzem e rodam lateralmente nesse nível. Presença de mãos fechadas (ver discussão sobre função do braço). Ausência anormal de movimentos isolados do pé ou movimentos do joelho, já que esses ocorrem somente como parte dos "padrões em massa". Inclinação pélvica anterior anormal (ver Fig. 9.68a).

Reações reflexas. Pode não estar se desenvolvendo a desrotação do corpo. Os reflexos do nível de 0-6 meses podem não estar desaparecendo.

Sugestões de gestão e tratamento

1. Ver função da mão (Tab. 9.4) e seção sobre métodos.
2. Ver levantamento para a sedestação e técnicas de rolamento.

Sugestões de fisioterapia

Alcance dos braços. A criança inicia em decúbito lateral e progride para o decúbito dorsal. Treinar os padrões de braço com assistência ou contra resistência manual oferecida por você de acordo com a habilidade da criança. Por exemplo, usar a flexão-adução-rotação lateral com cotovelo estendido e também com cotovelo flexionado de modo que as mãos se estendam através do corpo da criança ou toquem a própria boca ou face. Fazer isso em decúbito lateral e com os dois membros em decúbito dorsal (ver Fig. 9.68c,d). Colocar objetos atraentes em posições próximas da criança para encorajar sua própria ativação desses e de outros padrões de braço. Uma falta de estabilidade no cíngulo do membro superior pode causar um curvamento compensatório do ombro, mas você oferece condução manual para ajudar a controlar esse problema.

Ponte (Fig. 9.69). Manter os pés da criança planos no solo. Ela levanta os quadris para permitir que um brinquedo passe *embaixo da ponte*. Cuidar para que isso *não seja feito* usando uma lordose lombar em vez de extensão do quadril. Cuidar para que os braços não flexionem demais para o alto, mas permaneçam retos. A criança pode agarrar os lados do banco/plinto para manter os braços estendidos. Manter a "ponte" estável enquanto "o vento tenta derrubá-la". A criança tenta manter a estabilidade da "ponte" o máximo possível enquanto o terapeuta aplica resistência manual apropriada na lateral da pelve da criança, nas espinhas ilíacas anterossuperiores ou coloca uma mão na frente e outra atrás para rodar a pelve. Um travesseiro colocado embaixo dos quadris pode ajudar no início, enquanto a criança aprende a manter o controle contra a pressão manual e a resistência do terapeuta.

Nota: a semiponte movendo-se para trás é uma forma de locomoção usada por algumas crianças com discinesia (atetose) e mais raramente por outras crianças com paralisia cerebral. Contudo, isso em geral é algo anormal, já que inclui um arqueamento da cabeça e coluna excessivamente tenso ou hipertônico e a retração dos ombros. Quando for excessivo, deve ser desencorajado com o treinamento de outras formas de locomoção que sejam satisfatórias. Equipamentos sobre rodízios tais como cunhas de posicionamento ou assentos de canto e triciclos especiais com bom suporte podem ser úteis.

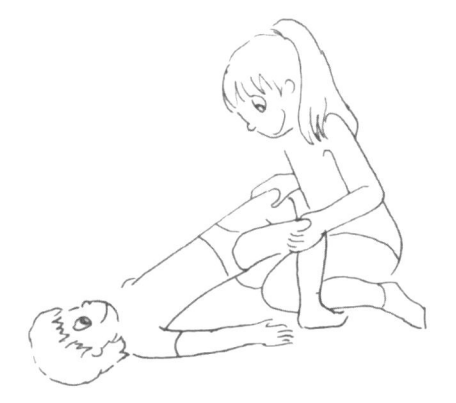

Figura 9.69   Ponte.

Nível de desenvolvimento motor normal (6-9 meses)

Problemas comuns

Atraso na preensão dos pés com as pernas no ar. A criança é incapaz de rolar ou se puxar para a sedestação.

Desempenho anormal. Ela não pode se deitar reta com braços e pernas estendidos, com as pernas estendidas ou com as pernas em abdução-extensão-rotação lateral. Pode ser vista uma variedade de posturas anormais, inclusive assimetria de cabeça, tronco, membros ou de tudo. Em geral, tracionar a criança para sentar-se provoca extensão-abdução das pernas. A inclinação pélvica anterior pode persistir de modo anormal.

Padrões de rolamento anormais podem representar a persistência da extensão precoce normal da cabeça quando se olha por cima do ombro, com o tronco fazendo um arqueamento para obter o rolamento. A criança pode conduzir o movimento usando cabeça e braços, porém as pernas permanecem rígidas e estendidas ou relaxadas e passivas; ou pode rolar usando as pernas, porém deixando o braço curvado e retraído no ombro. Algumas rolam usando uma ação de *flexionar o corpo formando uma bola*. Na maioria dos padrões anormais não ocorre rotação na cintura da criança, apenas uma ação de rolamento em bloco usando flexão ou extensão total. Pode haver rolamento para um lado apenas, em especial na hemiplegia. O rolamento é na direção do lado afetado usando apenas o lado não afetado para executar o rolamento, ou na tetraplegia, ou diplegia usando o lado menos afetado para executar o rolamento. Uma inabilidade para rolar pode ser também decorrente de fraqueza dos membros, do levantamento da cabeça e dos músculos do tronco.

Sugestões de gestão e tratamento

1. Ver "levantar-se para a sedestação, nível de 6-10 meses, técnicas de rolamento" (ver em particular as seções sobre rolamento com instruções e sugestões de gestão e tratamen-

to). Usar padrões de braço e perna contra resistência manual para aumentar o rolamento, quando isso for possível nesse estágio. Ver também na Tabela 9.4 o desenvolvimento da função da mão da criança. Nesse estágio, uma criança pode apresentar suas próprias estratégias de levantamento (ver Figs. 9.70 e 9.71). Ver também a seção no Capítulo 6 sobre "Objetivos e estratégias próprias da criança".

2. Colocar a criança em decúbito dorsal e ajudá-la a segurar um ou ambos os pés. Rodar sua pelve com quadris e joelhos para fora, dobrando uma perna de modo que o pé toque uma ou ambas as mãos. A criança pode então olhar para o pé ou alcançar o pé e se-

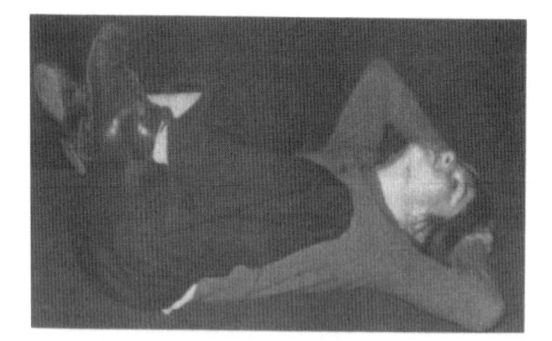

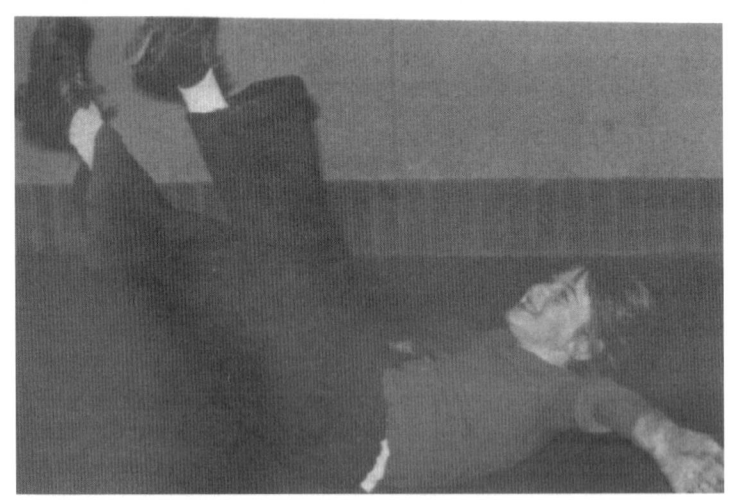

Figura 9.70 Menina usando o próprio método de levantamento (flexiona os joelhos até o tórax e balança para sentar-se ou agarra na própria roupa e se traciona para a sedestação).

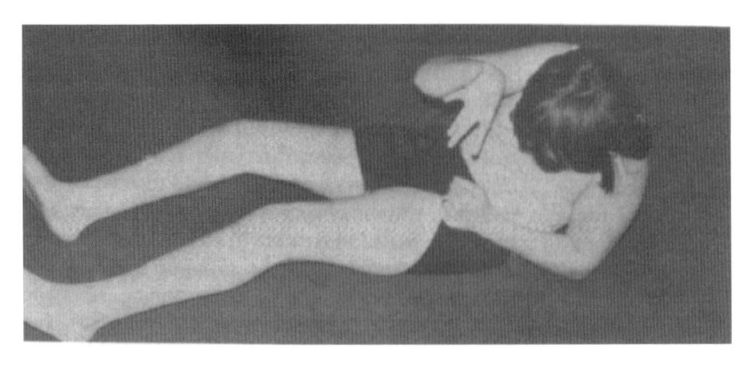

Figura 9.71 Menino usando o próprio método de levantar-se para a sedestação. Ele segura suas roupas e se traciona para cima sozinho.

gurar. Talvez seja necessário flexionar seus quadris e levantar suas nádegas da cama caso ela seja incapaz de alcançar os pés. A criança precisa flexionar de forma ativa o quadril e joelho até o tórax de modo que obtenha flexão completa do quadril. Pedir a ela para "beijar o joelho", "arrancar a meia ou o calçado do pé" ou "abraçar os joelhos perto do peito". Quando você segurar as pernas da criança no alto, acima da sua face, ela poderá gostar de brincar de "esconde-esconde" enquanto aproxima e separa os tornozelos e pés. Todas essas ações ajudam a vencer inclinações pélvicas normais e ativar os abdominais. Quando você alonga suavemente os joelhos da criança para que ela alcance mais perto dos pés, ocorre também um alongamento dos isquiotibiais.

Nota: não é preciso treinamento adicional algum em decúbito dorsal, já que dos estágios de desenvolvimento de 10 meses em diante, a criança em geral *não gosta* do decúbito dorsal e persiste em rolar para fora da posição ou se traciona para a posição sentada.

3. Praticar o levantamento para a sedestação com um semirrolamento e também usar o rolamento para sair da cama. Treinar ainda o rolamento para o decúbito ventral, depois o levantamento para a posição de quatro apoios e mais tarde ficar em pé usando os braços para se impulsionar e apoio.

4. O fato de a criança ter sido treinada para levantar do decúbito dorsal para a sedestação *não significa que ela pode sentar*. Ver o desenvolvimento da sedestação (Figs. 9.77-9.90), que deve ser treinado ao mesmo tempo que o desenvolvimento em decúbito dorsal. Os níveis de desenvolvimento dos estágios na sedestação podem diferir dos estágios de levantar-se para a posição sentada. Os mecanismos posturais diferem.

Desenvolvimento da posição sentada

Os aspectos principais adiante precisam ser desenvolvidos da melhor forma possível:

Estabilidade postural da cabeça ou controle vertical da cabeça com o tronco recebendo um suporte externo. A cabeça balança e se estabiliza, se firma anteriorizada e então fica ereta (0-3 meses). O queixo pode às vezes primeiro se projetar para a frente, depois é mantido encaixado e tracionado para dentro (retraído) quando a criança olha para baixo.

A *estabilidade postural do cíngulo do membro superior* é ativada com braço e mão apoiados ou as mãos se agarram em alguma coisa para sentar-se, recebendo cada vez menos suporte de um adulto (4-6 meses). O apoio do braço provê uma base mais larga, causa a protração dos ombros e faz parte da inclinação para a frente com as pernas afastadas que constitui a biomecânica natural de sentar-se por conta própria. Mais tarde, o uso das mãos também ativa a estabilização do complexo do ombro e vice-versa.

Estabilidade postural da cabeça e do tronco (Fig. 9.72). A estabilidade da cabeça e porção superior do tronco com a extensão da porção superior do tronco (3-5 meses) desenvolve-se até a extensão completa do tronco e o ato de sentar-se sozinho (6-9 meses). A extensão do tronco que ocorre na estabilização contrapõe a curva normal da coluna (curva em C). No início, os braços ficam levantados em "guarda alta", retraindo as escápulas com os romboides para aumentar a estabilidade (5-7 meses) e o alargamento da base produzido pela abdução e rotação lateral das pernas continua, com o apoio de

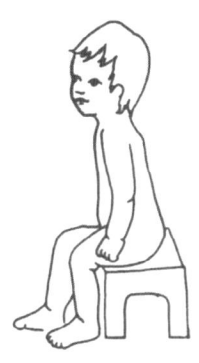

Figura 9.72   Estabilidade postural.

peso nas porções laterais (3-6 meses). Contudo, a criança não pode se arriscar no uso dos braços e mãos, o que perturba o equilíbrio sentado. Uma cadeira para bebê é necessária para suporte (4-6 meses). O uso da contraposição das mãos começa mais tarde, assim como o uso de uma base menor para transferências de peso quando os braços alcançam para cima até o nível do ombro (7-9 meses, ver adiante). Desenvolve-se a lordose cervical e lombar (7-9 meses). A variedade de posturas na posição sentada no solo evolui das pernas em anel para pernas em semianel para a sedestação longa (com joelhos estendidos). Há uma base menor, com menos abdução e rotação lateral da perna e flexão do joelho, reflexo de um aumento na estabilidade. Ocorre a assimetria controlada nas pernas em semianel (6-9 meses), mais tarde nas posturas sentadas de lado com o crescimento da independência e estabilização confiável do tronco sobre a pelve ao sentar-se e virar-se (9-12 meses).

Estabilidade postural da pelve. A posição da pelve depende da estabilidade da cabeça e do tronco. O neonato normal tem a pelve perpendicular à coluna, que é curva, e não uma inclinação posterior, e permanece assim até ficar sentado sozinho com inclinação anterior (Aubert, 2008). A pelve se inclina anteriormente com a extensão do tronco e então posteriormente durante o levantamento da perna para a frente com apoio do braço (6-9 meses) e sem apoio (9-12 meses). A pelve torna-se mais móvel para promover o equilíbrio com o peso corporal atrás, lateralmente ou na frente da base (9-12 meses).

A estabilidade postural está intimamente relacionada à contraposição para os movimentos de cabeça e membros.

Contraposição para os movimentos da cabeça, para levantar-se para a vertical (3 meses) e para olhar ao redor; está envolvida no ato de "considerar as mãos" (4-6 meses) e quando consegue alcançar visualmente (6-7 meses). Os braços e mãos no início são usados juntos, em oposição ao abdome da criança (7-8 meses), depois no ní-

vel do ombro e mais tarde elevados acima do nível do ombro (7-12 meses). Há pequenas transferências de peso do tronco dentro da base de apoio da criança (7-8 meses), depois transferências de peso mais amplas para a frente, para trás e para os lados, enquanto o controle postural é mantido. A habilidade de sentar e virar o corpo aumenta dos 7 até os 12 meses. Isso permite a ação dos braços e pernas e também a recuperação do equilíbrio quando o corpo da criança se inclina bem para fora das nádegas ao agarrar um brinquedo que está fora do alcance (Fig. 9.74). A transferência de peso alonga o lado do apoio de peso com os músculos do tronco se contraindo no lado mais curto para evitar instabilidade (em geral de 7-12 meses). A estabilidade postural com contraposição é integrada ao uso das mãos e durante a locomoção denominada de "arrastar-se na posição sentada".

Reações e ações de endireitamento (levantamento). Endireitamento da cabeça ou levantamento da cabeça para a posição vertical com o tronco apoiado (3-4 meses). *Endireitamento ou levantamento de cabeça e tronco* para a posição ereta a partir da sedestação com a coluna curvada ou de uma postura inclinada. Essa pode ser para a frente, para trás ou para os lados (Fig. 9.73). São desenvolvidas normalmente (4-12 meses), conforme as posições e o apoio dado à criança para se endireitar.

Nota: ver nas seções de "Desenvolvimento em decúbito dorsal" e "Desenvolvimento em decúbito ventral" o levantamento para a sedestação a partir do decúbito dorsal. Ver a discussão sobre levantamento da sedestação para bipedestação na seção "Desenvolvimento da bipedestação e da marcha".

Reações de equilíbrio (Fig. 9.75). Essas respostas são ativadas enquanto uma criança é inclinada para os lados, para a frente ou para trás, com as nádegas inclinadas para fora da posição horizontal. Essa inclinação é muito além da que ocorre nas transferências de peso sobre uma superfície firme (9-12 meses). As reações de equilíbrio ocorrem de início com a cabeça, seguidas pelos ajustes de cabeça e tronco.

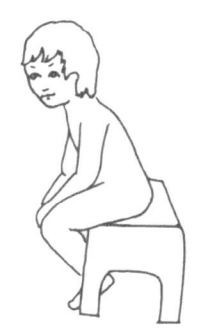

Figura 9.73 Levantamento para sedestação ereta e o reverso.

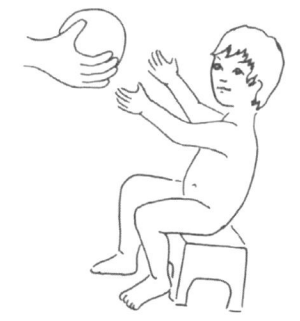

Figura 9.74 Contraposição.

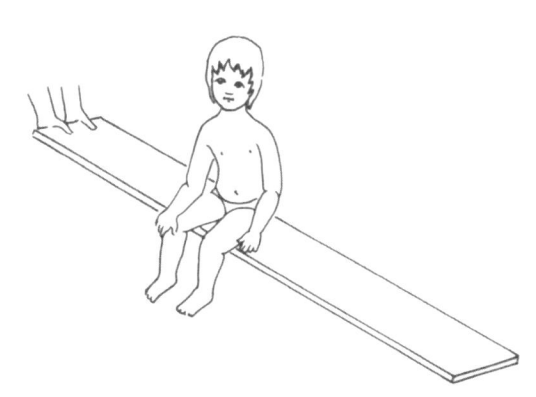

Figura 9.75 Reação de equilíbrio.

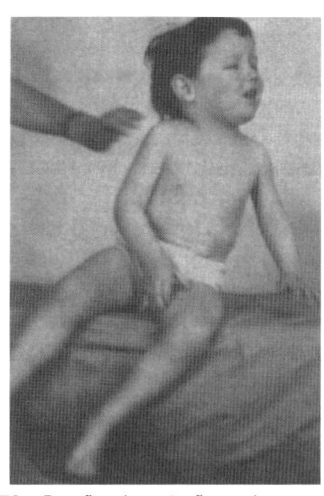

Figura 9.76 Reações de proteção nos braços e pernas.

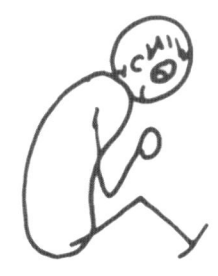

Figura 9.77 Sentada sem controle de cabeça, criança em flexão total *(0-3 meses)*.

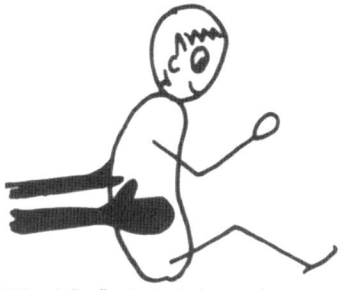

Figura 9.78 A flexão diminui, desenvolve-se o controle vertical da cabeça *(0-3 meses)*.

As *reações de proteção* (Fig. 9.76) e as reações de apoio sobre os braços são respostas de defesa quando uma criança se inclina ou cai. São desenvolvidas normalmente para a frente e para baixo (4-7 meses), para os lados (7-9 meses) e para trás (11-12 meses). Elas são importantes para a segurança quando a criança se acha sentada ereta sozinha.

Ver *Estágios do desenvolvimento sentado* nas Figuras 9.77-9.90.

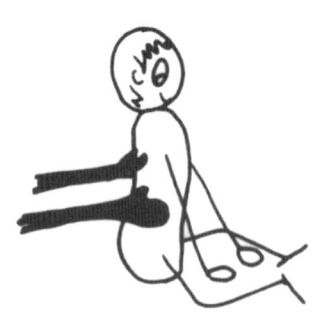

Figura 9.79 Sentada apoiada sobre as mãos; desenvolve-se a retificação da porção superior da coluna; a cifose lombar ainda está presente *(4-6 meses)*.

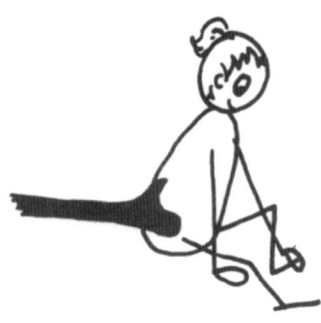

Figura 9.83 Sedestação com apoio nas mãos e erguendo uma mão para brincar com os pés ou com um brinquedo *(6-9 meses)*.

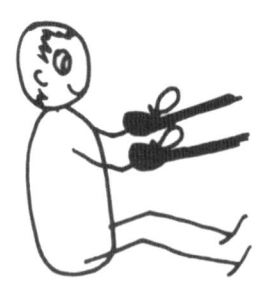

Figura 9.80 Sentada com menos suporte, coluna mais reta, pernas mais retas, viradas para fora e separadas *(4-6 meses)*.

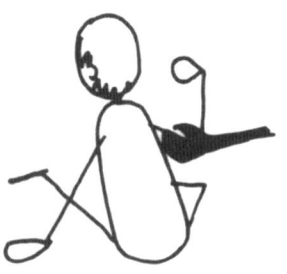

Figura 9.84 Reações de proteção e apoio nos braços *(6-9 meses)*. Início das reações de equilíbrio.

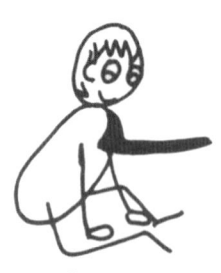

Figura 9.81 Sedestação com apoio nas mãos, quadris em flexão-abdução-rotação lateral. Com menos suporte e sem suporte *(4-6 meses)*.

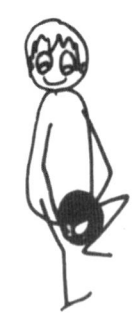

Figura 9.85 Sentada sozinha no solo *(6-9 meses)*.

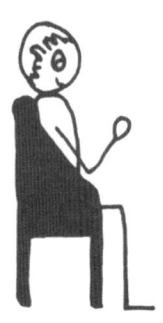

Figura 9.82 Sedestação em uma cadeira para bebê com suporte posterior e lateral ou apoiada em um travesseiro *(4-6 meses)*.

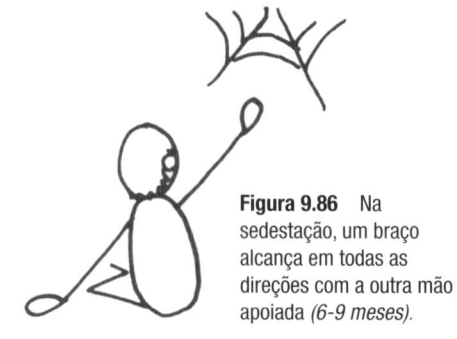

Figura 9.86 Na sedestação, um braço alcança em todas as direções com a outra mão apoiada *(6-9 meses)*.

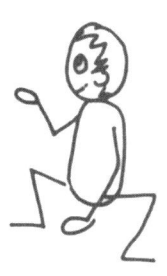

Figura 9.87   Sentada, alcance com rotação de um dos braços, sem suporte da outra mão *(9-12 meses)*.

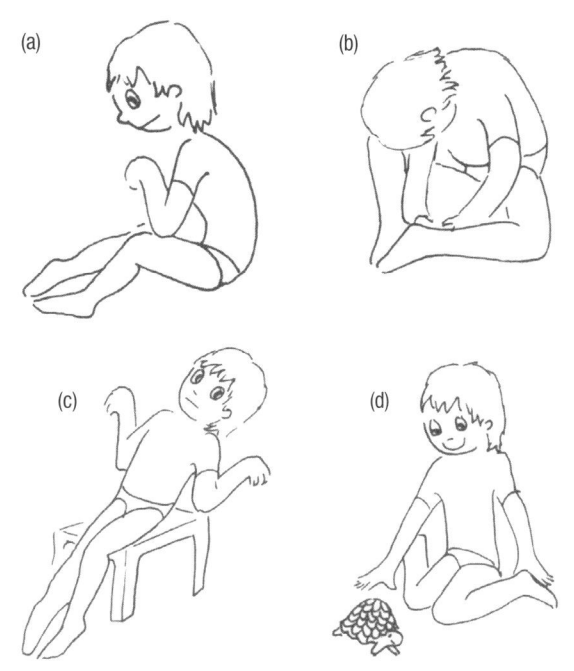

Figura 9.91   (a-d) Algumas posturas anormais na sedestação.

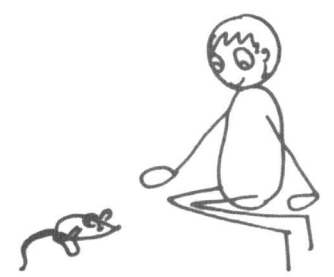

Figura 9.88   Sentada em várias posições *(9-12 meses)*. Faz movimento pivotante na sedestação.

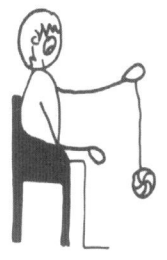

Figura 9.89   Sentada em uma cadeira para as tarefas do dia a dia, sem suporte da mão. Senta-se sozinha sobre um banco *(9-12 meses)*.

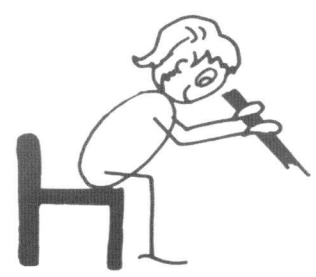

Figura 9.90   Levanta da sedestação e assume todas as posições sentadas. Reações de equilíbrio completas *(9-12 meses)*.

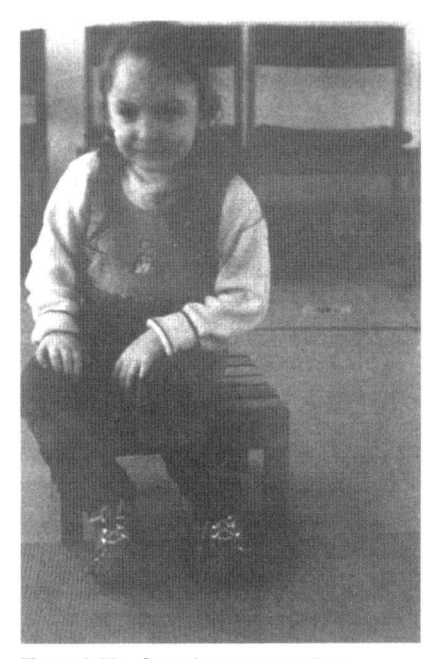

Figura 9.92   Sentada com pernas "em ventania" para um lado. Um exemplo leve do que pode ser muito mais grave em outras crianças.

Tratamento e gestão em todos os níveis de desenvolvimento (Figs. 9.94 a 9.107).

Metas

1. *Ausência de mecanismos posturais.* Antes que os mecanismos posturais se desenvolvam no início do desenvolvimento normal, crianças pequenas saudáveis têm posturas sentadas que são vistas também em crianças mais velhas com paralisia cerebral. A *meta* é treinar a estabilidade postural. A Figura 9.93 é uma cadeira para assistir uma criança pequena que possui algum equilíbrio.

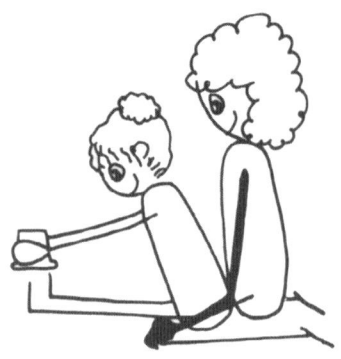

Figura 9.94 Suportar uma criança com seu corpo enquanto ela é mantida no colo ou com você perto, atrás dela, sobre um rolo de terapia; depois afastar-se gradualmente das costas da criança. Dar suporte no nível da cintura ou nos quadris e coxas. Transferir o peso da criança para os lados e depois no sentido anteroposterior, em preparo para os movimentos.

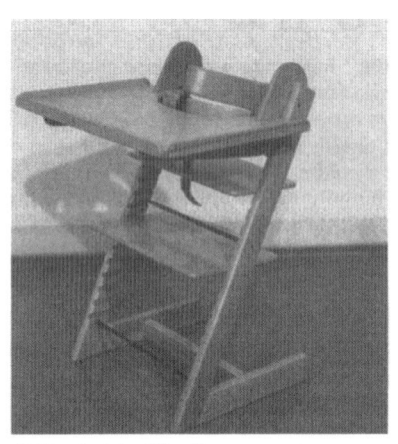

Figura 9.93 Cadeira *Tripp-Trapp* para crianças com algum equilíbrio.

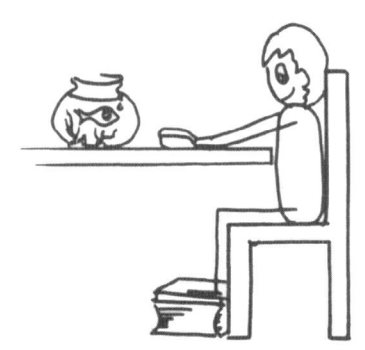

Figura 9.95 Sentada com menos inclinação contra a mesa, pés apoiados e mãos segurando uma barra horizontal. Usa os olhos para acompanhar itens interessantes. Mais tarde, a criança segura na barra com apenas uma das mãos, usando a outra mão para brincar. Senta-se mais ereta apoiada sobre as mãos que estão sobre a mesa. Variar a altura da mesa.

2. *Músculos encurtados espásticos e músculos excessivamente alongados* são vistos em posturas sentadas anormais, tais como naquela em que há pernas estendidas e aduzidas com os braços flexionados, que têm músculos encurtados enquanto os antagonistas desses músculos se acham alongados ou excessivamente alongados. As sinergias espásticas são também usadas para prevenir a queda. Por exemplo, a criança se segura para manter o equilíbrio, com os ombros curvos e os flexores de ombros e cotovelos encurtados, com punhos e mãos muito flexionados. Uma criança se fixa na sedestação em uma cadeira por meio de flexão excessiva do joelho na beira do assen-

to e pressiona os pés em equino contra as pernas da cadeira. A *meta* é manter comprimentos musculares apropriados e corrigir posições anormais dos membros, ao mesmo tempo em que treina o controle postural.

3. *Crianças com discinesia e distonia* também precisam se estabilizar com posturas anormais e controlar seus movimentos involuntários por meio de tensão muscular ou distonia. Há uma variedade de posturas atípicas, que inclui flexionar as pernas em torno das

pernas da cadeira. Isso ajuda a manter o equilíbrio e a controlar os movimentos involuntários. Sentar-se sobre os calcanhares no solo e outras posições podem ser úteis, já que essas permitem a função da mão, que pode ser especialmente difícil para essas crianças. A *meta* é treinar o controle postural em diferentes posturas que possam ser alcançadas pelos pacientes e que possam também ser úteis para a criança. Figuras 9.95-9.107.

4. A *meta* é avaliar e selecionar cadeiras e mesas corretas, com adaptações especiais para cada criança (equipamento adaptativo), independente do tipo diagnóstico, que visam ao conforto, comunicação, o ato de alimentar-se, beber e a função da mão. Cadeiras, mesas, carrinhos de bebê e cadeiras de rodas que sejam pequenas demais ou incorretas causarão deformidades e prejudicarão a função.

5. A *meta* é evitar muito tempo a sedestação, em especial em uma cadeira, por mais de 2 horas. Incluir levantar-se para a bipedestação *com assistência* ou *sem assistência*, ficar em pé com suporte usando equipamento para posicionamento (*estruturas de ortostatismo*) e fazer o fortalecimento dos músculos dos quadris, joelhos e braços, mantendo os pés plantígrados no solo.

6. As *metas de todos os métodos* dependem da idade e tamanho da criança. Os métodos podem ser usados para posicionamento sentado no solo e sobre a cadeira da criança. Enfatiza-se o

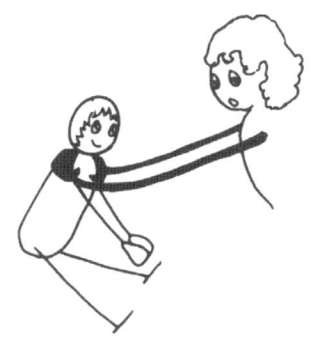

Figura 9.97   Nas posições sentadas no solo ou na cadeira, o suporte é dado primeiro nos ombros da criança, depois desce para os quadris e coxas (nível de 6–9 meses), sendo dado às vezes apenas nos pés até ser finalmente removido para que a criança fique sentada sozinha. Treinar também a criança para sentar-se com os joelhos estendidos (posição sentada longa) na superfície inclinada de uma cunha de posicionamento colocada no solo para promover a retificação da coluna e das pernas. Joelheiras podem ser usadas para ajudar na extensão do joelho. A correção de uma coluna encurvada é similar à obtida ao inclinar o assento para a frente em uma cadeira especial (Figs. 9.109c e 9.110). Pode também ser necessário usar uma mesa para posicionamento no solo para a criança brincar e usar a função da mão.

sentar no solo para bebês e crianças pequenas, ao passo que para as crianças mais velhas no mesmo nível inicial de desenvolvimento o sentar-se na cadeira costuma ser mais apropriado.

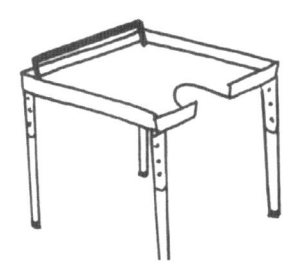

Figura 9.96   Mesa recortada, com altura ajustável, com barras de suporte fixas nas quais a criança pode segurar. O recorte oferece suporte conforme a criança aprende a soltar a mão das barras. Uma das mãos pode segurar a barra durante o movimento com o outro braço. Sugere-se também o uso de uma barra vertical para cada mão de modo a variar as formas de preensão.

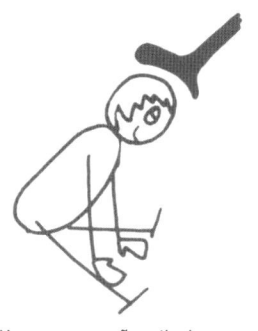

Figura 9.98   Uma compressão articular suave pode ser aplicada através da cabeça, mantida cuidadosamente alinhada com o tronco. A compressão articular também pode ser "de baixo para cima" para uma experiência lúdica. Segurar o bebê/criança em alinhamento vertical cuidadoso e balançar a criança sobre as nádegas em cima de uma espuma, cama elástica, brinquedo inflável, bola de praia ou no seu colo. Verificar o alinhamento da cabeça com o tronco e as nádegas, mantendo o queixo para dentro.

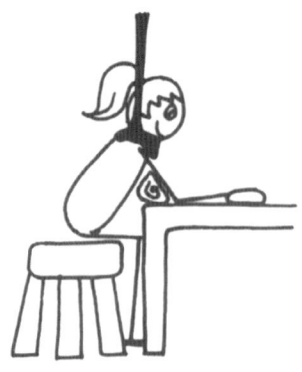

Figura 9.99 Uso da compressão articular através dos ombros com a criança apoiada nos antebraços sobre a mesa. Encorajar o apoio sobre um braço e o uso do outro para comer, brincar, fazer gestos ou apontar para comunicar-se. Colocar um rolo de toalha ou pequena cunha de espuma para manter os antebraços afastados do tórax.

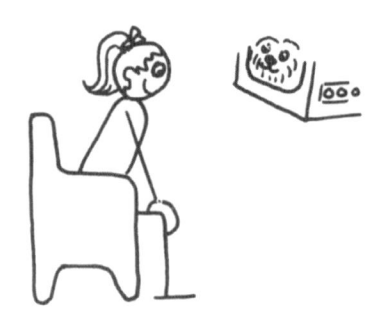

Figura 9.101 Estímulos visuais e auditivos no nível dos olhos da criança para controle vertical da cabeça e do tronco na sedestação. A postura ereta é encorajada se o estímulo for dado no nível dos olhos da criança. Pode ser necessário apoiar os braços se a estabilidade for ruim.

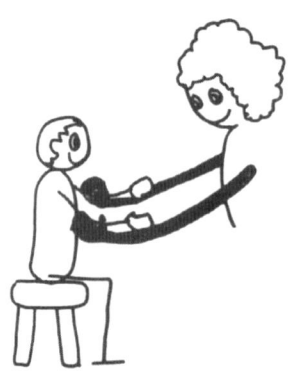

Figura 9.100 Treinar a sedestação com o suporte de um adulto em vez da mesa. A criança apoia nos antebraços sobre os antebraços do adulto. A compressão articular pode ser dada através dos braços da criança, que são mantidos diretamente abaixo dos ombros. A criança pode segurar os ombros do adulto enquanto esse suporta seu tórax, depois sua cintura e finalmente suas coxas, joelhos ou apenas os pés sobre o solo. A criança pode gradualmente não precisar ser segurada.

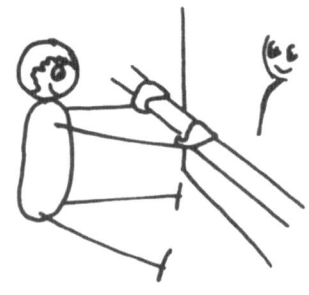

Figura 9.102 A criança aprende a sentar-se com as duas mãos segurando um bastão, o encosto de uma cadeira, a beira de uma mesa ou as mãos de um adulto. Os cotovelos ficam o mais estendidos e simétricos possível. O suporte pode ser segurado abaixo do nível do ombro, no nível do ombro ou acima dele. Encorajar a criança a usar o movimento de um braço para alcançar um brinquedo enquanto o outro braço fica segurando no suporte. Um braço é usado para alimentar-se, vestir-se e brincar. Desenvolve-se a habilidade de segurar com uma das mãos e usar a outra para pegar objetos embaixo, na frente, no nível do ombro e acima dele, com a manutenção da sedestação.

Cadeiras e mesas

Cadeiras especiais (assentos adaptados) são selecionadas de acordo com o nível de desenvolvimento da criança para:

1. Treinar a posição sentada.
2. Corrigir posturas anormais.
3. Prover estimulação na posição ereta para desenvolver as habilidades sociais, visuais e auditivas da criança.
4. Desenvolver a função da mão na posição *ereta* ou sentada *com suporte* (ver a subseção "Padrões básicos de braço e mão" adiante.)
5. Possibilitar uma melhor comunicação e fala e favorecer a função oromotora para comer e beber, em especial para a deglutição.
6. Enquanto isso, o treinamento do equilíbrio sentado e da postura correta sem cadeiras especiais precisa continuar e ser associado à função da mão e às atividades da vida diária o mais cedo possível.

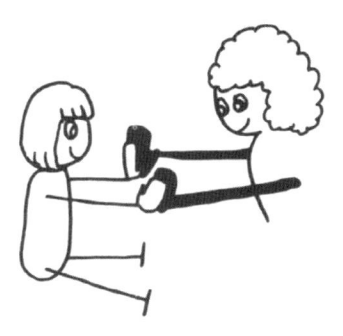

Figura 9.103 A criança empurra as mãos de um adulto com as mãos abertas e os punhos em dorsiflexão. Isso coloca a criança em uma posição sentada para a frente. Treinar o reendireitamento ativo para a posição ereta e o retorno para a posição inclinada para a frente. A criança pode precisar de assistência para sustentar o corpo ou segurar com suas mãos. A criança pode colocar os braços nas costas de uma criança mais hábil e elas podem balançar juntas para a frente e para trás.

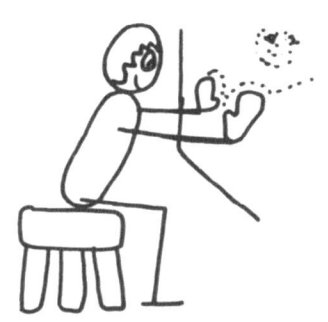

Figura 9.104 A criança pode também empurrar com as mãos contra uma parede para fazer marcas sobre um espelho com talco ou sabão, empurrar uma bola de terapia grande ou empurrar um brinquedo pesado com rodas para outra criança. A partir da sedestação, a criança alonga-se bem à frente para alcançar a parede ou um brinquedo enquanto o outro braço fica apoiado no assento ou braço da cadeira e mais tarde sem qualquer suporte de braço.

São usados cadeiras e bancos comuns com tamanhos diferentes para:

1. Aumentar o desenvolvimento do equilíbrio sentado e da boa postura independente.
2. Desenvolver a função da mão junto ao equilíbrio sentado.
3. Tornar possível levantar-se da sedestação.
4. Tornar possíveis os movimentos pivotantes e as transferências na sedestação.

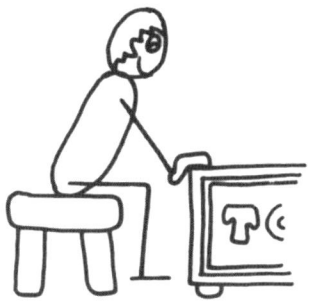

Figura 9.105 A criança se inclina sobre as mãos colocadas sobre um assento ou caixa baixa. Se possível, suas mãos ficam espalmadas e os punhos em dorsiflexão. Encorajar a criança a alongar-se para a frente para pegar um brinquedo desejado e então reerguer-se para a posição ereta. Segurar a pele da criança e fazer sua inclinação para a frente, para os lados, no sentido oblíquo e em rotação parcial para que a criança alcance em diferentes direções. Estimular o cruzamento da linha mediana para acrescentar controle postural. Inclinar a pelve para trás para fazer o levantamento da perna.

Medidas. Se as cadeiras não tiverem as medidas corretas para a criança, poderão obstruir o desenvolvimento na sedestação, causar ou aumentar posturas anormais e impedir a função da mão (Fig. 9.108). Usar apoio de braços somente se o suporte for necessário. O encosto fica em 100° com o assento. Uma leve inclinação para a frente em direção à mesa fica ativa para as atividades do dia a dia executadas pela criança. A mesa deve chegar até a altura da cintura da criança ou ser mais alta caso ela não tenha controle de tronco. Deverá haver uma área *ampla* de espaço de trabalho.

Se a cadeira for *muito alta,* a criança não terá suporte para os pés e os pés pendentes perturbarão o equilíbrio sentado, que já é precário. Pés posicionados em flexão plantar podem se transformar em uma deformidade em flexão plantar. Se a cadeira for *larga demais,* a criança poderá se curvar para um lado, colocando mais peso sobre ele. A inclinação ou curvamento lateral diminui o equilíbrio e pode levar à escoliose. Pode-se colocar rolos de toalha, blocos cobertos por espuma, bolsas de areia ou revistas para diminuir uma cadeira que seja larga demais. O assento deverá ser feito de modo a ajustar-se às nádegas. Se o assento da cadeira for *muito curto,* talvez a criança não consiga se equilibrar se não tiver as coxas apoiadas. Seus

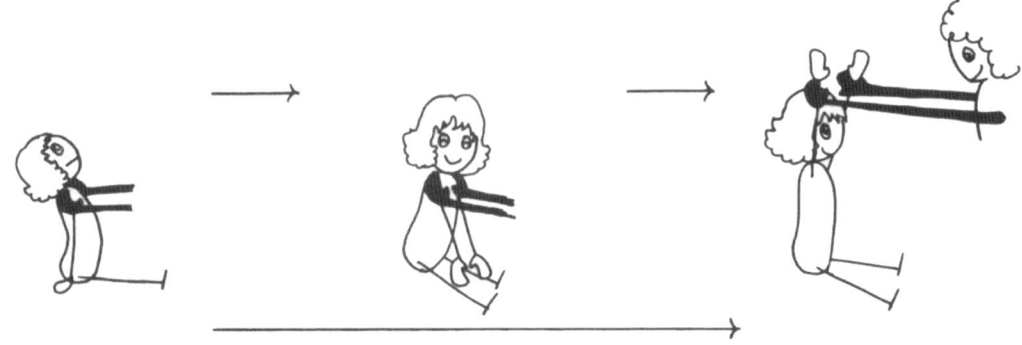

Figura 9.106 Estimulação do controle de cabeça, endireitamento da coluna e elevação dos braços levando os ombros para a frente e depois segurando os braços da criança, fazendo rotação lateral e elevação para que segure uma bola ou toque a face de um adulto. Mais tarde, se possível, a criança levanta os braços para tirar a roupa. Certificar-se de que a cabeça da criança esteja levemente para a frente de modo a favorecer o equilíbrio e inclinar sua cabeça um pouco mais para baixo quando a roupa estiver sendo colocada ou tirada por cima da cabeça.

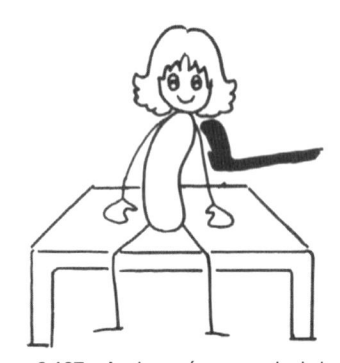

Figura 9.107 A criança é empurrada de leve com movimentos rápidos e lentos, esperando que ela mantenha o equilíbrio. Empurrar em todas as direções para treinar transferências de peso dentro da base de apoio sentada, mais tarde fora da base de apoio, sem que ela caia. No início com apoio das mãos e mais tarde sem apoio. Pode ser aplicada resistência manual ao ombro da criança na porção lateral, anterior ou posterior. Isso fortalece os músculos estabilizadores do cíngulo do membro superior, pescoço e tronco. Empurrar ou aplicar resistência manual também com a criança apoiada nos antebraços (Fig. 9.99), nas mãos (Fig. 9.98) ou segurando em um suporte. Para essas ações, sugerir que a criança "fique firme" ou "continue sentada" de acordo com sua habilidade.
Nota: Dar a quantidade correta de resistência de modo a provocar o mínimo de reações anormais nos membros.

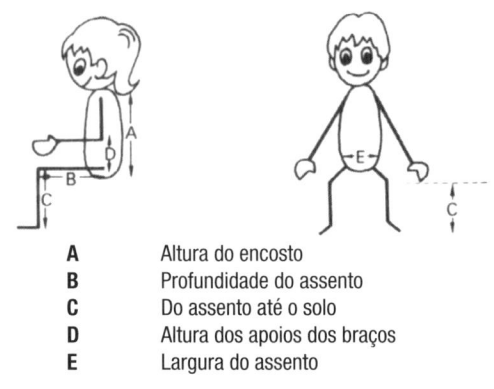

A	Altura do encosto
B	Profundidade do assento
C	Do assento até o solo
D	Altura dos apoios dos braços
E	Largura do assento

Figura 9.108 As medidas para prescrever uma cadeira. Ver as modificações no texto sobre avaliação de cadeiras especiais.

costo e aumentar a extensão-adução-rotação medial do quadril, extensão do joelho e flexão plantar ou produzir uma extensão-adução do quadril, semiflexão dos joelhos e flexão plantar dos pés. O curvamento da coluna é inevitável. Em todas as situações acima a função da mão da criança torna-se impossível ou difícil. Ocorrerá uma perturbação da concentração nas situações escolares, sociais e durante a comunicação.

Avaliação da cadeira para uma criança

A maioria dos terapeutas usa tentativa e erro para avaliar qual cadeira e mesa são mais adequadas para uma determinada criança. Continuam sendo feitas pesquisas entre terapeutas e bioenge-

pés podem torcer ou enrolar em torno dos pés da cadeira em seus esforços de equilibrar-se. Isso pode encorajar a deformidade de pés e joelhos flexionados, aduzidos e rodados medialmente. Se o assento da cadeira for *longo demais,* a criança poderá cair para trás ao buscar o suporte do en-

nheiros para esclarecer quando projetos particulares são indicados para problemas específicos. Stavness (2006) revisou as pesquisas sobre cadeiras. Entre as diferentes visões sobre inclinação do assento, a inclinação para a frente ou neutra era a preferida, em vez da inclinação para trás. Carlberg e Hadders-Algra (2008), em seu estudo de controle postural e alcance dos braços, encontraram que a inclinação do assento para a frente era melhor para hemiplegia e a posição neutra melhor para crianças com paralisia cerebral bilateral. Ainda há controvérsia entre os diferentes trabalhos. Os estudos citados adiante estão entre muitos outros que podem guiar os terapeutas clínicos: Trefler et al. (1978); Nwaobi et al. (1983); Nwaobi (1987); Mulcahy et al. (1988); Myhr e von Wendt (1990); Myhr et al. (1995). Podem surgir controvérsias sobre a posição sentada quando os médicos estão na realidade comparando crianças em estágios de desenvolvimento diferentes na posição sentada tranquila *versus* a posição sentada para função da mão, visão e comunicação ou para treino de equilíbrio. Uma *cadeira de avaliação* com elementos diferentes que podem ser removidos de acordo com cada criança ajuda na tomada de decisão sobre a cadeira adequada. Tentar isso com a criança sentada tranquilamente, durante as funções e durante o transporte, caso seja relevante.

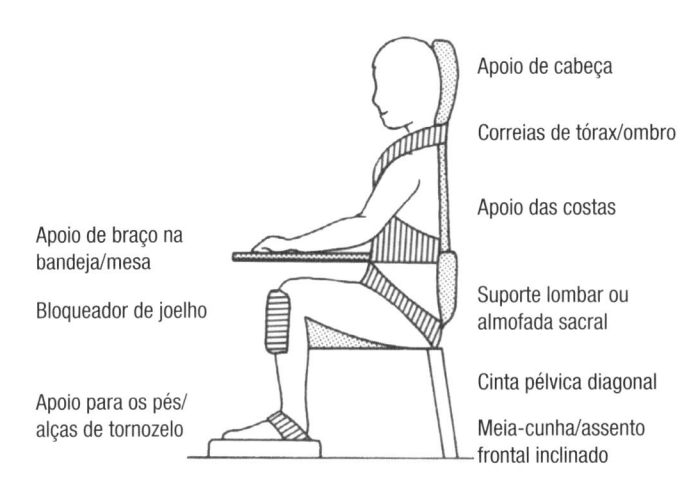

Figura 9.109   (a) Estágios iniciais.

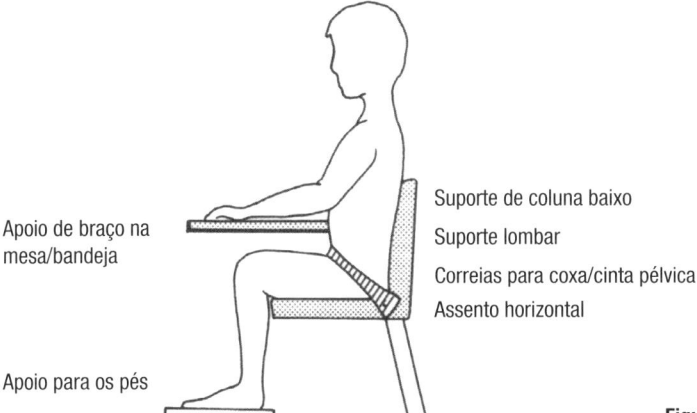

Figura 9.109   (b) Estágios secundários.

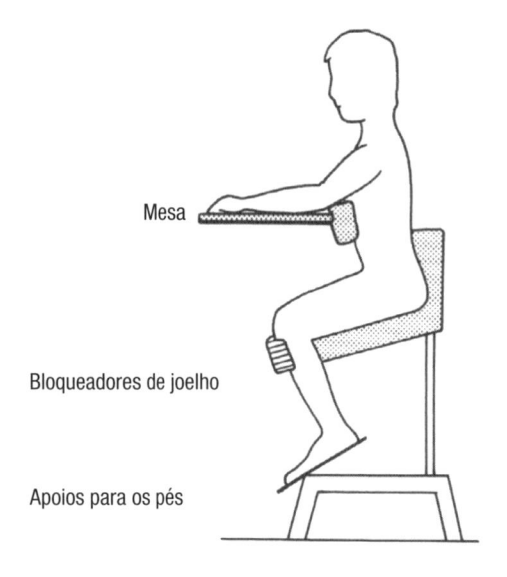

Mesa

Bloqueadores de joelho

Apoios para os pés

Suporte de coluna
baixo ou sem suporte

Sem correias, com suporte estofado
para o tórax/suporte de abdome

Assento inclinado para
a frente

Figura 9.109   (c) Estágios terciários.

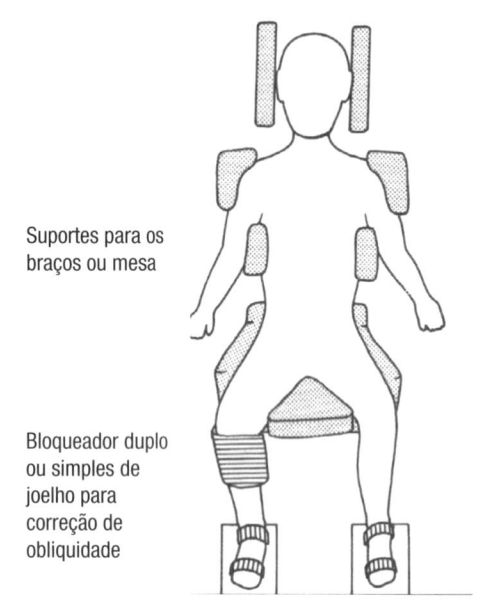

Suportes para os
braços ou mesa

Bloqueador duplo
ou simples de
joelho para
correção de
obliquidade

Apoio de cabeça
Suportes laterais

Suportes para o ombro

Suportes escolióticos estofados
ajustáveis para o tronco

Suportes pélvicos

Cunha/cavalo abdutor
entre as coxas

Apoios para os pés

Figura 9.109   (d) Estágios iniciais.

Bardsley (1993) descreve uma cadeira de avaliação que afeta os detalhes do projeto, que podem ser feitos sob medida se isso for viável em termos financeiros. O livro de Zacharkov (1988) é sobre a sedestação. Os níveis GMFCS (sigla em inglês para Sistema de Classificação da Função Motora Grossa) para cadeiras especiais são de III-V.

Elementos potenciais do assento (Fig. 9.109a-d)

Há uma variedade cada vez maior de sistemas de assento para crianças, produzidos por diferentes fabricantes assim como assentos individuais feitos sob medida, além do uso de órteses para obter as posições sentadas desejadas. Para a maioria das crianças com incapacidades físicas com envolvimento leve e moderado e para bebês e crianças com atraso no desenvolvimento motor, cadeiras e mesas regulares produzidas em massa são adequadas. Podem ser usadas umas poucas modificações como apoios para os pés e pedaços de espuma ou almofadas firmes para obter a postura desejável em cada criança (ver Fig. 9.93).

Considerações gerais na escolha de uma cadeira ou cadeira de rodas

Em um estudo de McDonald et al. (2003) há sugestões sobre como resolver os desentendimentos entre terapeutas e pais em relação ao assento para crianças com deficiência grave.

1. Os pais e a criança acham a cadeira aceitável em termos estéticos. Considerar se as cadeiras são aceitáveis em termos culturais.
2. A cadeira deve ser confortável não apenas durante o tempo sentado tranquilo, porém também quando a criança move sua cabeça, corpo e braços. Deve ser confortável e segura quando for movida de um lugar para outro.
3. A cadeira precisa ser portátil para ser levada de uma sala para outra e poder ser transportada para fora. Não deve ser um estorvo para as casas, salas de aula ou batentes das portas. É preciso também considerar onde ela será guardada.
4. A cadeira deve possibilitar à criança unir-se à sua família, amigos ou companheiros de classe em torno de uma mesa, no solo, em uma caixa de areia ou em piqueniques e acampamentos.
5. A cadeira não substitui as sessões de terapia e a prática do desenvolvimento de controle postural da própria criança, suas mudanças de posição ou sua locomoção sem a cadeira de rodas.
6. Uma criança pode precisar ter mais de uma cadeira: uma para praticar seus ajustes posturais emergentes ao olhar, ouvir, alcançar e usar as mãos em todas as direções, e outra para ter um suporte seguro durante o transporte ou quando estiver sem supervisão e existir a possibilidade de cair. O suporte adicional por uma cadeira especial mantém o alinhamento postural e a estabilidade nos momentos em que a criança está concentrada em atividades difíceis envolvendo comunicação, visão, audição e cuidados pessoais. A criança pode ter um assento para o solo e um para a mesa regular, ou o assento para o solo pode ser preso a uma estrutura no nível da mesa, perto das outras pessoas em casa ou na escola. Um apoio de braço para relaxamento também é apreciado por muitas pessoas. Há suportes e cunhas de abdução incluídas nas cadeiras disponíveis no mercado. Várias cadeiras ajustáveis podem servir a mais de um propósito.

Considerações específicas. Ver Figuras 9.95, 9.109 e 9.110.

Pelve, quadris e coxas. A posição da pelve da criança é o fundamento para um melhor alinhamento de sua cabeça e tronco. Essa é posicionada em associação com os quadris, joelhos e apoios para os pés. Como no treinamento do controle postural, ensina-se à criança a sentar bem atrás na cadeira e distribuir o peso igualmente sobre os quadris, coxas e pés. Quando a pelve é menor

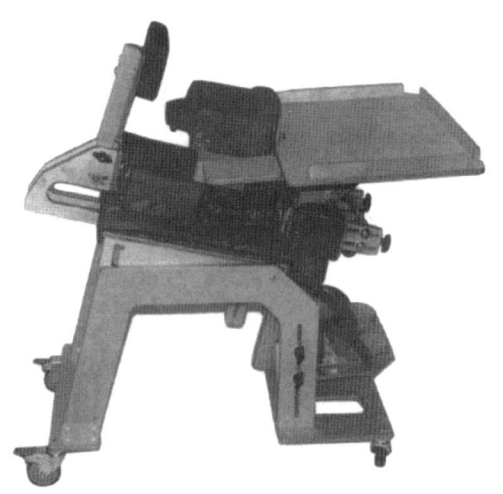

Figura 9.110 Assento inclinado com suporte para o tórax. A inclinação é ajustável; pode-se observar a coluna da criança quanto à simetria e ao apoio de peso sobre as nádegas. Pode ser fixada uma mesa. (Imagem cortesia de Jenx, Sheffield.)

na circunferência do que seu tronco, uma almo-fada sacral apoia sua pelve enquanto o tronco é apoiado pelo encosto da cadeira. Quando o corpo e as nádegas mudarem de tamanho, a almofada sacral será removida de modo que as nádegas que estão fazendo protrusão possam ser acomodadas e usa-se então um suporte lombar. Ao mesmo tempo, é feita uma avaliação do estágio de desenvolvimento da inclinação pélvica anterior da criança e sua mobilidade lombar. Um suporte lombar promove a lordose mínima normal com o alinhamento pélvico vertical, quando uma criança se encontra nesse estágio. Caso contrário, causará desconforto e marcas de pressão.

Para manter o alinhamento pélvico da criança quando ela não puder fazer isso sozinha, usar as sugestões adiante, de acordo com cada criança:

- uma cinta diagonal passando na frente dos quadris, que é presa abaixo do nível do assento para manter os quadris para trás contra a almofada sacral ou encosto da cadeira;
- uma cinta na coxa para cada perna, presas bem atrás entre as coxas da criança e amarradas atrás e abaixo do nível do assento. Estofar ou cobrir as cintas com tubos de borracha para impedir irritação da pele;
- inclinar a frente do assento da criança (meia--cunha) de modo que os quadris flexionem e as coxas recebam suporte, enquanto as nádegas ficam apoiadas sobre um assento modelado plano. Isso impede que a criança escorregue para a frente, que fique sentada apoiada no sacro ou rigidez dos extensores do quadril. Se as reações de extensão ou a tensão forem graves, um rolo de toalha colocado embaixo dos joelhos poderá ajudar a vencer o problema ao aumentar a flexão do quadril. Como resultado, a cabeça e a coluna podem também flexionar, o que pode ser corrigido com um suporte firme para as costas com apoio lombar. Se isso não funcionar, tentar flexionar os quadris da criança apoiando o tórax em uma cadeira para inclinação anterior com mesa (Figs. 9.109c e 9.110) ou contra a beira de uma mesa estofada ao mesmo tempo em que a criança estende os braços para a frente para segurar em uma barra ou apoiar nos antebraços. McClenaghan et al. (1992) estudaram a inclinação para trás do assento sobre a estabilidade postural e função do braço e da mão. Ver também Stavness (2006);

- alguns terapeutas previnem as posições extensoras dos quadris e o escorregamento para fora do assento inclinando a cadeira inteira para trás com os quadris flexionados entre 95 e 110°, já que a posição de 90° cria o deslizamento para a frente. Essa inclinação para trás tem algumas vantagens no fato de ser uma posição de relaxamento para aquelas crianças que não têm reflexo de Moro, reações de extensão de cabeça e tronco quando semideitadas ou aumento da atetose. Os pais apreciam isso para o repouso na cadeira de rodas. A inclinação para trás também corrige as vértebras no alinhamento em alguns casos de escoliose e nas crianças gravemente envolvidas com flexão excessiva que não seria retificada de outra maneira. A maioria dos terapeutas prefere evitar as cadeiras com inclinação para trás, já que a criança consegue apenas ver o teto de uma sala, não consegue fazer exploração visual ou localizar os sons que estão abaixo dela nem fazer contato facial com outras crianças que estão no solo ou no nível dos olhos. A função de alcançar e a de uso das mãos tornam-se mais difíceis e o desenvolvimento do alimentar--se requer ou uma leve inclinação para a frente (de 20-25°) ou uma postura ereta levemente flexionada da cabeça. Essa postura da cabeça impede problemas de deglutição e engasgos. A inclinação para trás com frequência dá à criança uma sensação de que está caindo sem a propriocepção da postura vertical, que é essencial para o desenvolvimento da estabilização postural (Fig. 9.111a,b);

- bloqueadores de joelho estofados mantêm a pelve da criança na posição contra uma almofada sacral ou suporte de coluna. Eles também são usados na cadeira com inclinação para a frente ou assento inclinado para a frente para extensão da coluna;

- suportes para as coxas com apoios para os pés podem precisar ser ajustados em relação à flexão de quadril usada. Tomar o cuidado de evitar pressão atrás dos joelhos. Discrepâncias no comprimento das pernas podem requerer o encurtamento de um lado do assento. Observar a posição dos joelhos e verificar se a obliquidade pélvica é a causa do encurtamento aparente quando os joelhos não estão nivelados entre si. As coxas podem tam-

bém ser posicionadas de cada lado de um rolo pequeno em um assento com encosto (Stewart & McQuilton, 1987) nessa configuração especial que provê uma base mais larga para controle da cabeça e do tronco (Fig. 9.112). Reid (1996) tem usado um assento tipo sela para melhorar o controle postural e a função do braço;

- são necessários bloqueadores de joelho para corrigir a obliquidade pélvica na presença de *quadris em ventania*. O tronco pode também estar flexionado lateralmente em uma esco-

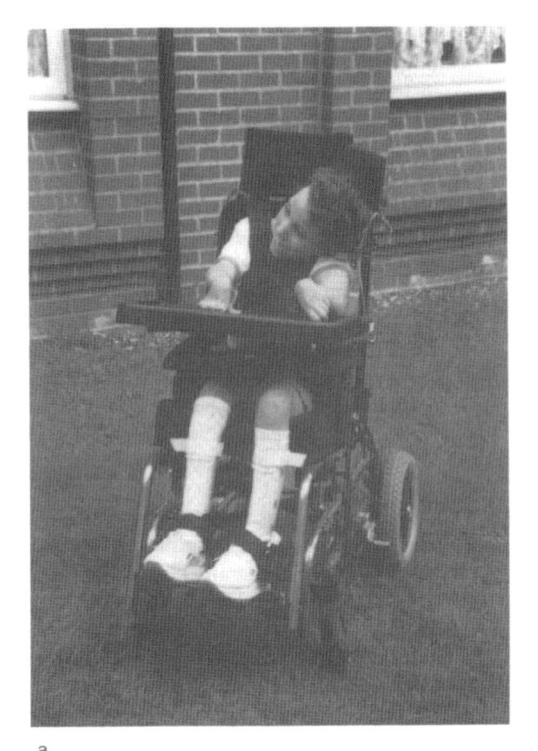
a

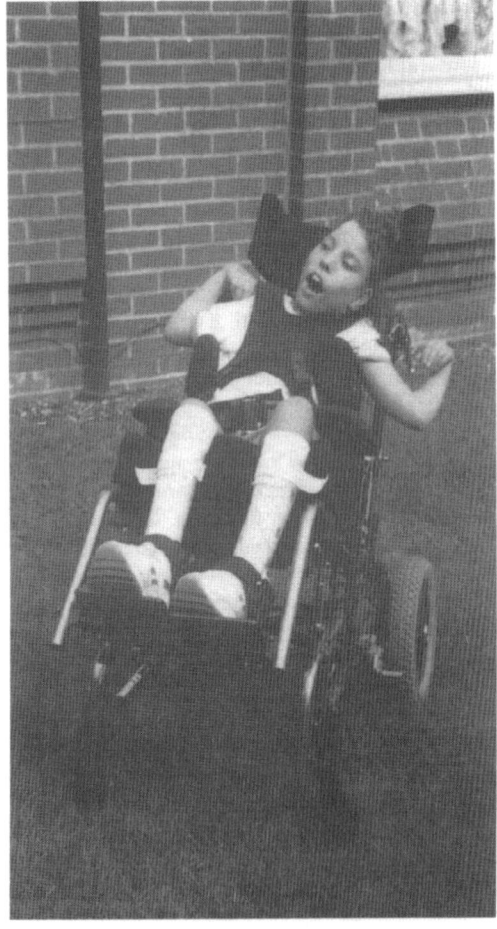
b

Figura 9.111   (a, b) Efeito da inclinação para trás e a posição ereta de uma cadeira. A posição ereta com a bandeja assiste no controle da cabeça e na função do braço para as atividades do dia a dia, para o uso da visão e a comunicação.

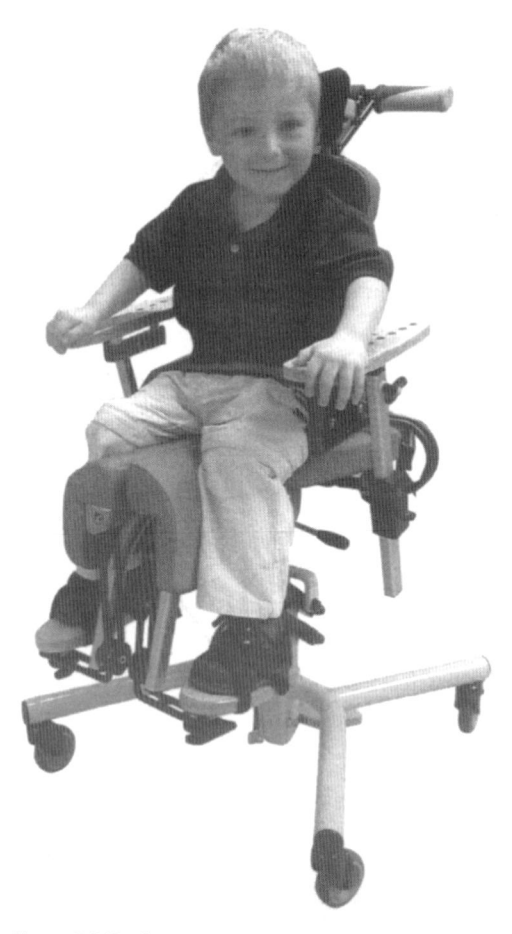

Figura 9.112 Imagem cortesia de Jenx, Sheffield.

tada simétrica (Scrutton, 1978). Algumas crianças com deficiência grave se beneficiam do órteses bilaterais para abdução da coxa apenas ou quando presas a um colete de tronco (suporte) (Fig. 9.113a,b). A postura do tronco fica então sustentada e pode-se corrigir uma escoliose;

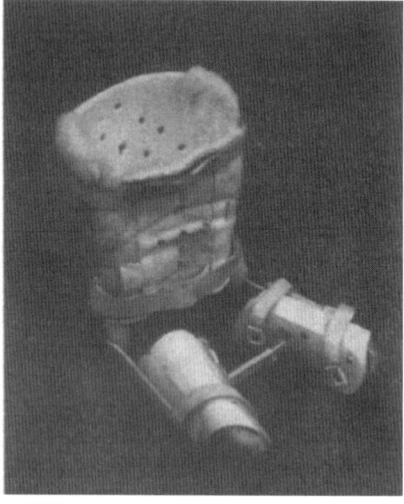

Figura 9.113 a

liose. Nem sempre fica claro se a postura do tronco é secundária à posição das pernas e pelve ou vice-versa. Fazer toda a correção necessária na sedestação (na bipedestação e deitado) e assim evitar uma luxação de quadril secundária no quadril aduzido. Um cavalo abdutor em forma de cunha, cintas para a coxa ou cintas diagonais são suficientes nos casos leves de pernas em ventania. Para pernas com deformidade em ventania mais acentuada no lado que está à frente, a coxa com menor abdução é empurrada para trás de modo a posicionar a pelve posteriormente naquele lado, em uma posição sentada simétrica. Isso não é possível quando o quadril já está luxado. A outra coxa é abduzida o máximo possível para obter uma posição sen-

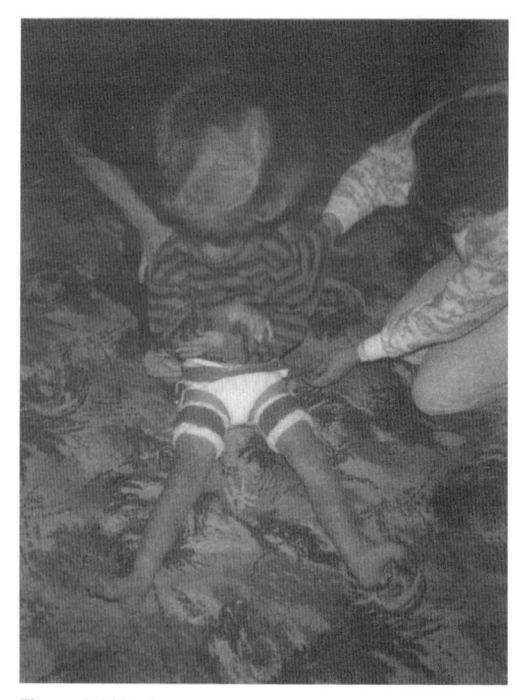

Figura 9.113 b

- se ambos os quadris estiverem luxados, o tronco e a pelve parecerão simétricos mas não haverá flexão de quadril suficiente para a criança manter-se na sedestação. A prevenção é essencial e será discutida de forma mais completa na seção "Luxação de quadril" no Capítulo 11;
- se a pelve estiver inclinada para baixo de um lado, então a coxa desse lado será flexionada sobre uma pequena cunha para posicionar a pelve para cima e nivelá-la com o outro lado, mantendo a coluna reta;
- suportes laterais para a pelve com um cavalo abdutor, que alarguem a base de apoio, também estabilizam a pelve em uma postura simétrica (Fig. 9.109d).
- *cabeça e tronco*. Depois que pelve e quadris estiverem alinhados, a cabeça e tronco serão examinados novamente. Acrescentar o seguinte se necessário:
- uma correia em H ou cinta de ombro para manter a posição ereta. Uma correia em V ou cruzada poderá ser perigosa se a criança deixar a cabeça cair com frequência e enroscar o pescoço na correia. A correia poderá ser presa atrás da criança se ela gostar de brincar e abrir as fivelas;
- suportes laterais de tórax com suportes laterais de pelve manterão algumas crianças na linha mediana caso elas com frequência se inclinem para o lado;
- suportes de ombro junto aos suportes pélvicos ou de tronco ou mesmo os três suportes em conjunto podem manter uma criança mais ereta;
- os suportes de ombro podem ser usados para posicionar para a frente ombros retraídos, de modo que uma criança com envolvimento grave consiga alcançar a mesa ou tocar as mãos e o corpo;
- a mesa precisará ser ajustada de modo que a cifose seja corrigida e os dois braços da criança possam ser erguidos para corrigir alguma inclinação lateral ou outra assimetria;
- barras de mão colocadas na altura correta de bandejas/mesas também assistem o alinhamento da cabeça e do tronco;

- coxins para corrigir escoliose são fixados em algumas cadeiras. Os coxins precisam ser moldados às costelas da criança, primeiro na convexidade e também no lado da concavidade, na axila e nos dois lados da pelve;
- talvez a escoliose não seja corrigida quando a criança sentar por conta própria, sendo necessárias órteses para o tronco. Quando estiver usando um colete ou outra órtese, a criança poderá ficar ereta e a inclinação da cadeira para trás será então evitada. Almofadas sacrais ou outros estofamentos laterais precisam ser removidos para dar espaço para uma órtese espinal. Verificar que a órtese não entre em atrito contra a pele da criança, o que irá requerer ajustes na cadeira;
- o controle da cabeça costuma ser ativado com um suporte adequado de tronco e pelve, com ou sem a órtese de tronco (ver órteses de tronco e coxa na Fig. 9.113a,b). Em geral, é necessária uma estimulação para manter a cabeça da criança levantada quando está sentada em uma cadeira. Contudo, crianças com envolvimento grave podem ainda se beneficiar de um colar cervical ou suporte de tórax e cabeça;
- às vezes crianças com envolvimento grave são colocadas em assentos moldados, feitos sob medida para o formato de sua própria cabeça e corpo ou apenas do corpo (Bardsley, 1993) (Fig. 9.114);
- suportes laterais para a cabeça lembram a criança de manter a cabeça centrada, mas infelizmente nem sempre são efetivos. A criança em geral deixa a cabeça cair para fora desses bloqueadores de cabeça. Os fabricantes estão desenvolvendo projetos melhorados.

Assentos para o solo. Selecionar o assento correto para o solo de modo que a criança pequena possa brincar com objetos no solo ou se juntar a outras crianças brincando no solo em salas de recreação, locais de recreação ou caixas de areia (Figs. 9.115–9.117). Sentar-se no solo é mais aceitável em algumas culturas.

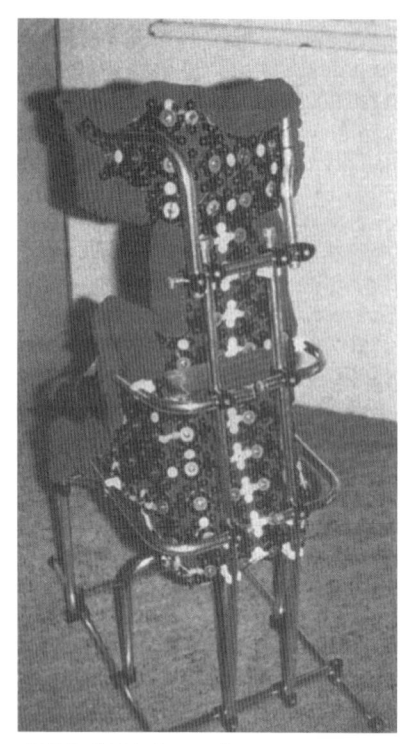

Figura 9.114 Matriz do assento.

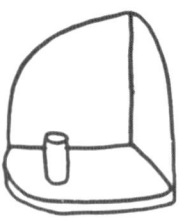

Figura 9.115

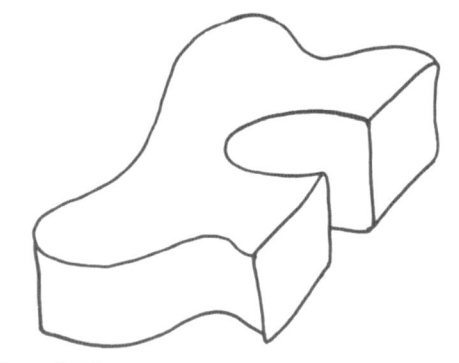

Figura 9.116

1. Um cavalo abdutor bem estofado para pernas aduzidas. Podem ser usados dois cavalos abdutores pequenos juntos, que são afastados gradualmente conforme a criança desenvolve mais abdução de pernas para alargar a base de apoio.

2. A altura do encosto deve ser no nível do ombro se a criança tende a cair para trás ou arquear a coluna quando sentada. De vez em quando a cabeça pode requerer um suporte estofado atrás. Curvar a cadeira para impedir que os ombros e as costas da criança arqueiem em extensão. Ver a cadeira cilíndrica (Fig. 9.116), que auxilia o uso da mão na linha mediana.

3. A altura do encosto e dos lados do assento para o solo deve ser diminuída até o nível da cintura da criança, conforme ela adquire mais controle de cabeça e tronco. Pode ser usado um encosto quadrado, triangular ou cilíndrico.

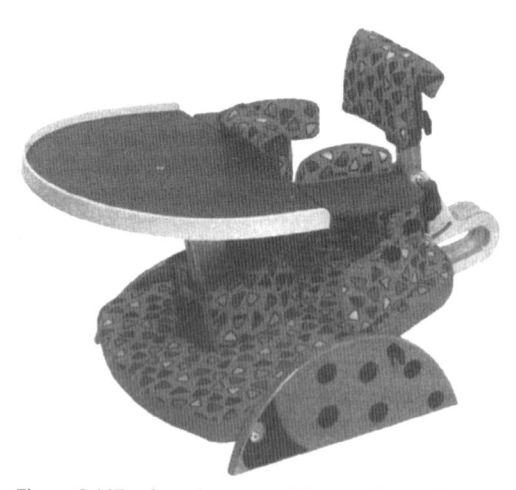

Figura 9.117 Assento para posicionamento no solo com inclinação para baixo e para a frente. (Imagem cortesia de Jenx, Sheffield.)

4. A largura da cadeira deve ser tal que a criança não escorregue de um lado para o outro. Os lados podem ser estofados com espuma ou jornais de modo que isso não ocorra. Um assento de lona ou inflável permite que a criança afunde na sua própria área de suporte. Esses assentos precisam ser estabilizados e a criança supervisionada.

5. O assento da cadeira é a medida dos quadris até os joelhos da criança.

6. O assento de solo poderá ser colocado sobre rodas para locomoção se a criança precisar disso; poderá ser usado como um assento de toalete; poderá ser preso a uma cadeira de adulto robusta perto da mesa da família. Pode-se ajustar uma mesa a ele.

7. Talvez seja necessário elevar o assento de solo para aquelas crianças que têm uma coluna muito curva. A altura do assento com suporte para os pés fora do solo deverá ser testado para verificar se a coluna da criança é retificada. Se isso não ocorrer, será importante dar a ela uma mesa alta o suficiente para que os braços fiquem elevados até um ponto onde a coluna se retifique. Um travesseiro pequeno firme ou um suporte para as costas poderão ajudar a manter a coluna reta. O ajuste da posição do cavalo abdutor ou da cunha de abdução poderão ajudar. Se nenhum desses métodos corrigir uma coluna gravemente curva, *deverá ser usado um assento de solo* com assento inclinado (Fig. 9.117).

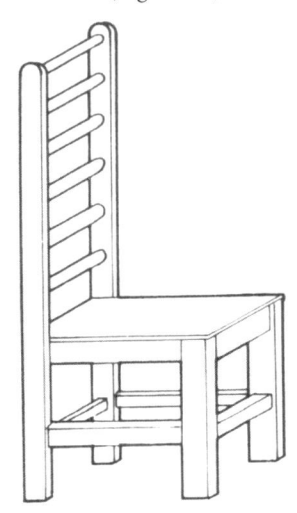

Figura 9.118   Encosto com barras horizontais baseado em um modelo do Petö Institute. A criança pode sentar-se de lado e enganchar os braços nas barras para equilíbrio; usar as barras para empurrar a cadeira como um auxílio de deambulação. Estabilizar a cadeira usando uma caixa como base ou esquis fixados. Uma caixa como base também impede que as pernas fiquem torcidas embaixo do assento.

8. O assento é inclinado para baixo e para a frente de modo a aumentar a retificação da coluna (Fig. 9.117).

Outros equipamentos para posição sentada

1. Cadeiras de balanço, encosto e suporte lateral para caminhões de brinquedo, cavalinhos de balanço ou carrinhos com pedal. Cadeiras infláveis, assentos de carro, vários assentos especiais para banho e também assentos de toalete para prática da posição sentada com suporte. Há mais independência quando a criança pode segurar em uma barra horizontal para sentar-se.

2. Assentos de toalete (Figs. 9.120-9.124). Ver também Figuras 10.1 e 10.2 no Capítulo 10.

3. Carrinhos de bebê e cadeiras de rodas (Figs. 9.109a-d, 9.111a).

4. Sugestões adicionais para treino da posição sentada (Figs. 9.118 e 9.119).

Nível de desenvolvimento normal (0-3 meses)

Problemas comuns

Atraso para levantar a cabeça a partir da postura flexionada ou estendida quando o corpo está completamente apoiado na sedestação. Cabeça instável mantida na posição sentada com suporte. (A cabeça demora para acompanhar o corpo quando a criança é tracionada para sentar, ver seção "Desenvolvimento em decúbito dorsal".) Pode haver uma total *ausência de estabilização postural,* o que faz com que a criança caia para trás ou se incline para trás conforme escorrega para fora do assento. Ao ser estabilizada pela pelve na posição sentada no solo ou em uma cadeira, a criança pode deixar a cabeça e o tronco caírem para a frente. Como um bebê, tais crianças podem sentar-se em uma cadeira reclinada com cintas de suporte nesse nível de desenvolvimento (Fig. 9.91b).

Desempenho anormal. Uma criança mais velha com envolvimento grave e estabilização postural completamente ausente continua com a in-

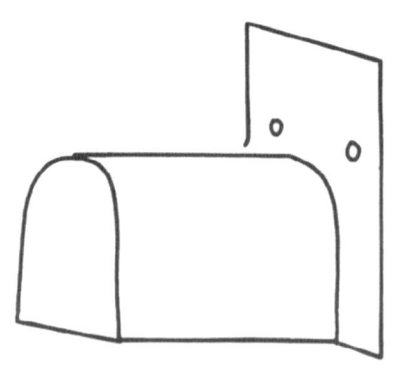
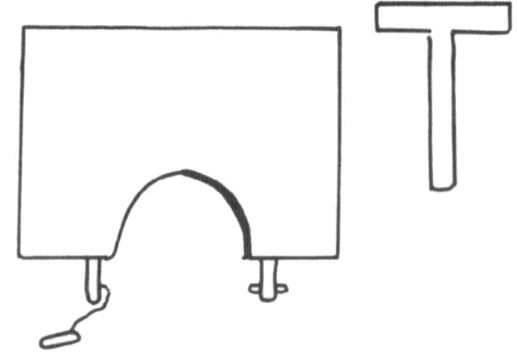

Figura 9.119 As pernas ficam abduzidas em cima dessa cadeira tipo rolo (baseada em um modelo de Finnie). Os joelhos precisam ficar exatamente embaixo do topo do rolo, e o rolo não pode ser largo demais para a criança. Cuidar para que a criança não escorregue de um lado do rolo. É usada uma mesa baixa comum ou uma mesa de encaixe recortada. Deixar 50 mm entre o corpo da criança e a margem recortada para os ajustes posturais.

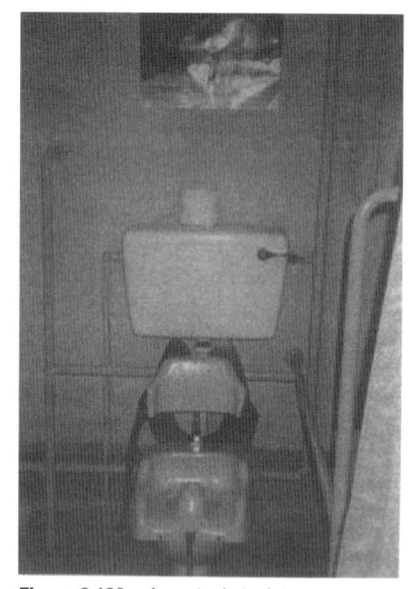

Figura 9.120 Assento de toalete.

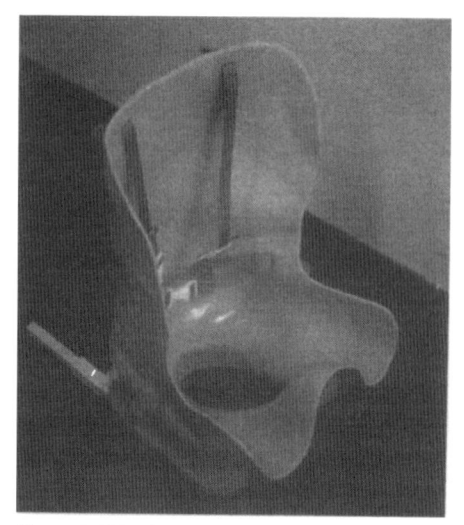

Figura 9.121 Assento de toalete.

clinação persistente para trás contra um encosto inclinado, desenvolvendo encurtamento dos flexores de quadril ou deformidade fixa do quadril semiflexionado, além de permanecer incapaz de ativar um tronco fraco e flácido. Ela pode também usar o encurtamento na musculatura do quadril para impedir a queda para trás ou decorrente da sedestação prolongada. Algumas crianças apresentam as reações extensoras excessivas vistas no bebê. Nenhuma dessas crianças pode ser flexionada na posição sentada ereta.

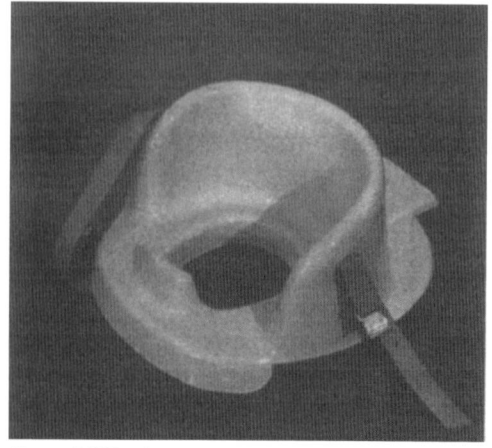

Figura 9.122 Assento de toalete.

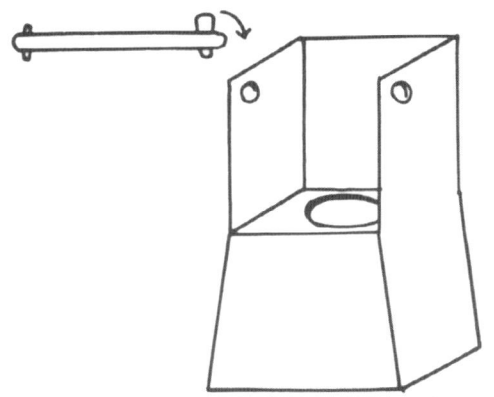

Figura 9.123   Cadeira-penico de Watford. A barra é feita de cavilha de 25 mm. Para uma criança alta, a altura de trás precisa de aumento e o assento de 250 x 250 mm precisa ser alargado. Os pés precisam ficar planos no solo. Usar um banquinho ou caixa para os pés para aumentar a flexão dos quadris e joelhos se a criança for muito grande.

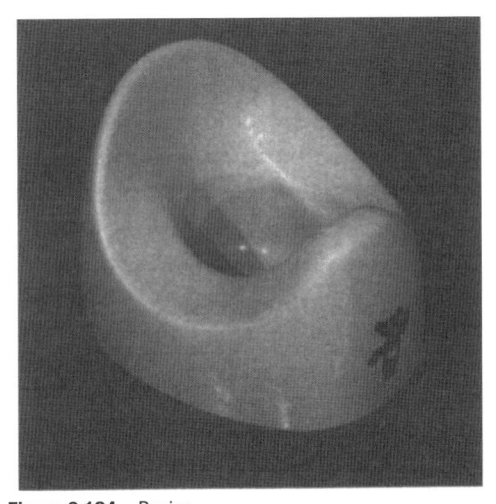

Figura 9.124   Penico.

A cabeça é mantida em uma postura assimétrica, seja flexionada lateralmente, rodada ou ambas. Os braços, tronco e pernas podem ficar em posturas de bebê. A coluna se encontra curvada no início, porém diferente de um neonato normal a pelve se inclina para trás. O curvamento da coluna pode se transformar em cifose. A inclinação pélvica para trás pode levar ao encurtamento dos isquiotibiais nos quadris semiestendidos e joelhos semiflexionados nessa posição *sentada sobre o sacro* (Fig. 9.91a,b). Os braços podem flexionar e os ombros podem se curvar com tensão conforme a criança evita a queda. Uma criança mais velha pode usar qualquer tipo de preensão; ela precisa segurar em um suporte próximo de seus braços flexionados. Se a postura sentada sobre o sacro com a coluna curva for excessiva, a criança tentará hiperestender o pescoço para evitar cair para a frente e conseguir para olhar para cima. As posturas são anormais no solo e sobre um banquinho.

Sugestões de gestão e tratamento

Crianças com envolvimento grave precisam de cadeiras especiais que ofereçam suporte completo, inclusive para cabeça. É necessária consulta ortopédica para prescrição de órteses de tronco, para deformidades fixas e fisioterapia para mobilizar quadris e fortalecer os músculos do tronco na posição deitada.

Para crianças com envolvimento de menor gravidade, dar suporte aos ombros da criança ou embaixo das axilas, mantendo-a de modo que todo o corpo fique apoiado para que ela possa obter controle vertical da cabeça. O controle vertical da cabeça pode também ser ativado com os antebraços sobre uma mesa enquanto você segura os braços da criança para dar suporte. Isso desenvolve alguma estabilização do complexo do ombro, o que ativa o controle da cabeça. Talvez a criança precise inclinar-se para a frente contra a margem arredondada de uma mesa para obter suporte adicional.

Executar qualquer um dos métodos relevantes sugeridos nas Figuras 9.94 a 9.105, mas *dando suporte* aos ombros e tronco da criança e enfatizando o controle vertical da cabeça. Corrigir as assimetrias segurando os dois ombros e colocando-se de frente para a criança de modo a facilitar a comunicação. Treinar o levantamento ativo da cabeça a partir de uma queda para trás, trazendo os ombros ou braços para a frente. Corrigir uma queda para a frente estimulando o levantamento da cabeça a partir do tórax enquanto você traciona o complexo do ombro para trás ou levanta os braços da criança. O levantamento dos braços também produz extensão na postura de coluna encurvada e pelve caída. Contudo, é preciso evitar que a criança caia ou se incline para trás dando suporte ao seu corpo durante a elevação do braço.

O levantamento da cabeça para a vertical prepara a criança para comer e beber e para evitar problemas respiratórios decorrentes do curvamento para a frente.

Nível de desenvolvimento normal (3-6 meses)

Problemas comuns

Um *atraso no desenvolvimento* na sedestação com suporte de modo que são necessárias cadeiras especialmente adaptadas a partir dos 6 meses. Atraso para conseguir olhar para cima, para baixo ou ao redor sem perturbar o equilíbrio. Atraso no endireitamento da coluna a partir da área dorsal para a coluna como um todo; atraso para sentar-se com as mãos apoiadas no solo ou sobre os antebraços na mesa sem algum suporte externo. Atraso para se reendireitar a partir da posição inclinada para a posição ereta (nível de 5-6 meses). (Sobre o atraso para vencer a demora da cabeça ao ser tracionada para sentar-se, ver seção "Desenvolvimento em decúbito dorsal".) Uma criança mais velha sentada no solo pode ainda apoiar o peso sobre as nádegas, coxas e também porção lateral das pernas e pés como uma criança pequena nesses níveis iniciais. A posição de pernas em anel ou posição de alfaiate com apoio sobre os braços é usada por uma criança mais velha com mínimo suporte manual.

Desempenho anormal. O terapeuta pode observar ou prever outras posturas individuais anormais, inclusive a persistência de posturas anormais de 0-3 meses. Qualquer postura anormal pode requerer suporte manual nesse nível. As posturas são individualmente dependentes da gravidade:

1. Uma criança pode inclinar-se para a frente e apoiar-se sobre as mãos fechadas, em vez de usar a palma da mão para suporte. Pode ser tomado mais peso sobre o braço ou quadril menos afetado, em especial nos casos de hemiplegia. Os braços são às vezes estendidos e rodados medialmente de forma tensa, com pouca estabilidade de ombro. A cabeça pode ficar hiperestendida com o queixo projetado para a frente.

2. Quando uma criança se inclina para trás contra uma cadeira, a cabeça se estende e os braços podem ser mantidos para cima em abdução ao lado do corpo com os ombros encurvados, neutros ou retraídos (Fig. 9.91c). Com a cabeça estendida uma criança pode persistir nas posturas iniciais de cabeça e membros assimétricos, tais como um padrão cervical tônico assimétrico nos braços. Ela pode ser capaz de centralizar a cabeça e levantar os braços para a frente em 45-90° no ar com os cotovelos estendidos, ombros curvados em um esforço de contrapor sua queda para trás ou extensão excessiva. Seus pés podem ficar em flexão plantar para alcançar o solo para suporte ou se o solo estiver perto o suficiente, os dedos se flexionarão para ela "ficar firme" e os pés poderão pressionar em valgo para suporte (Fig. 9.91c). A criança ficará instável.

3. Algumas crianças superam as *reações de extensão* ou posições extensoras sentando-se com flexão excessiva. Elas podem mesmo colapsar para a frente com o tronco hipotônico depois que conseguem vencer a rigidez extensora, seja por meio de terapia ou medicamentos. Sem estabilização postural, a criança não consegue se sentar. Muitas crianças alcançam uma posição em um ponto entre a flexão e a extensão completa. A queda para trás ou reação de extensão pode permanecer *nos quadris,* porém o tronco e os braços flexionam e a cabeça se estende. A pelve se inclina para trás e os joelhos ficam flexionados quando os isquiotibiais se encontram em uma posição encurtada. Se os joelhos são estendidos quando ela senta no solo com as pernas retas, a criança pode cair para trás, já que os isquiotibiais não permitem essa extensão completa. Crianças com envolvimen-

to menos grave podem manter a posição sentada no solo com pernas estendidas e a pelve inclinada para trás, joelhos semiflexionados e o peso sobre os quadris e os calcanhares (Fig. 9.91a). Nesse estágio, em geral é necessário o suporte de uma parede ou o apoio sobre um ou ambos os braços. No estágio seguinte, essa postura é mantida sem suporte.

4. Uma criança sentada no canto da poltrona, no solo ou sobre uma cadeira que seja alta demais, poderá estender as pernas com rigidez, fazer adução e rotação medial, ficando sentada sobre o sacro com a coluna curvada. Sobre uma cadeira infantil ela poderá achar mais fácil sentar se os joelhos forem flexionados e os pés colocados na posição plantígrada. Os joelhos completamente flexionados diminuem a tração dos isquiotibiais e desse modo a pelve se inclina para a frente, possibilitando sentar-se sobre as nádegas. A posição sentada ereta começa a desenvolver-se com o suporte do tronco. Contudo, deformidades em flexão de joelho são particularmente ameaçadoras; portanto, deve-se evitar a posição sentada sobre cadeiras por tempo prolongado. Algumas crianças têm rigidez no tronco, com frequência apenas um lado. Pode então haver escoliose juntamente com torcicolo. Uma coluna curva ou cifose também estará presente.

5. Se houver muita instabilidade, como em uma criança com discinesia ou quadriplegia, ela pode flexionar com força os joelhos na beira da cadeira, torcer as pernas em torno das pernas da frente da cadeira ou fixá-las contra as pernas da cadeira para evitar cair. A cabeça e o tronco podem inclinar-se para a frente para evitar que ela caia para trás.

6. A sedestação no solo com as nádegas entre os pés e as pernas em rotação medial e flexão é vista com frequência nas crianças com paralisia cerebral – posição *sentada em W* (Fig. 9.91d). Nesse nível ela se apoia sobre os braços. Esse é um modo com o qual uma criança instável consegue fixar a pelve e desenvolver controle de cabeça e tronco em preparo

para a função das mãos. Embora tal postura seja vista em crianças normais, não é mantida por períodos tão longos quanto nas crianças com paralisia cerebral. Pode então desenvolver-se encurtamento dos músculos do quadril, joelho e pés caso não seja usada uma maior variedade de posições sentadas e nos equipamentos para posicionamento em pé.

7. Se uma criança nesse nível de desenvolvimento se inclina para a frente a partir da posição sentada e não consegue se apoiar sobre os braços, isso aumenta o medo de cair. A reação de proteção dos braços para a frente se desenvolve entre 4 e 7 meses nos níveis de desenvolvimento normal.

8. Uma criança pode sentar-se mais sobre o lado melhor ou ter rigidez no tronco. A escoliose com ou sem torcicolo estará presente. A coluna encurvada pode se transformar em uma cifose postural ou fixa. Pode haver cifoescoliose.

As posturas anormais mencionadas são compensações pela falta de controle postural e estão associadas com músculos espásticos curtos, quando presentes. A posição sentada prolongada em qualquer postura causa deformidade e posturas incapacitantes de pelve e de membros flexionados que interferem com o posicionamento em pé e a marcha. A necessidade de um apoio adequado do braço e a presença de posturas anormais no tronco interferem com o uso das mãos.

É provável a ocorrência de pontos de pressão na pele e trauma tecidual quando uma criança não é capaz de pedir para mudar sua postura anormal ou é incapaz de alterar sua postura sentada prolongada anormal.

Sugestões de gestão e tratamento

Cadeiras especialmente adaptadas. Crianças com idade de 7-10 meses nos níveis GMFCS III-V precisam dessas cadeiras para o atraso em assumir a posição sentada e para corrigir posturas anormais. A função da mão e a comunicação podem se desenvolver, porém o desenvolvimento do sentar-se propriamente dito envolve o treinamento sem a cadeira especial.

As *posturas anormais da cabeça, tronco, braços, pernas e pés* costumam ser corrigidas ao mesmo tempo se a criança sentar sobre *ambas* as nádegas (túberes isquiáticos), inclinar-se para a frente a partir os quadris contra o suporte da beira arredondada de uma mesa, apoiando-se nos antebraços ou braços estendidos e segurando em uma barra horizontal fixada na mesa. A mesa pode precisar estar no nível do ombro e esse suporte estar abaixado até o nível da cintura até finalmente ser removido perto do final dos níveis seguintes (6-9 meses). Certificar-se de que a criança se inclina para a frente a partir dos quadris com a coluna mantida reta, queixo para dentro. Ajudar a criança pressionando a mão na base das suas costas caso ela não consiga se alinhar sozinha. Os pés devem estar apoiados sobre uma superfície firme. As pernas precisam ser mantidas separadas para alargar a base de apoio e rodadas lateralmente, caso façam adução e rotação medial. Quando uma criança sentar sobre uma cadeira com os pés retos no solo, melhore sua estabilidade treinando-a para que empurre os pés para baixo contra o chão. Dê suporte nos quadris, se necessário. Depois que essa postura for alcançada, será uma posição funcional para alimentação, comunicação e várias funções da mão.

Deformidades em equino e valgo dos pés. Minimizar ou corrigir essas deformidades para obter pés plantígrados, que são um suporte adicional para o equilíbrio sentado. Usar órteses ou suportes especiais para os pés em uma cadeira.

Deformidade em flexão de quadril e joelho. Variar as posições sentadas. Ver a seguir. Usar equipamento para posicionamento em pé e decúbito ventral sobre cunhas de posicionamento, assim como posturas sentadas.

Escoliose. Certificar-se de que a criança esteja sentada de maneira igual sobre as duas nádegas. Assistir a extensão das mãos acima da cabeça no lado da concavidade enquanto você dá suporte na sedestação e mais tarde oferecendo menos suporte. Bolsas de areia ou um rolo de toalhas sobre a mesa colocados embaixo do antebraço no lado da concavidade ou embaixo da nádega no lado da concavidade ou convexidade devem ser utilizados para descobrir o que impulsiona a criança para o alinhamento.

A *cifose* é melhorada pela altura da mesa e treino de estabilização postural em alinhamento, com suporte e mais tarde sem ele. Encorajar ou assistir os dois braços na extensão acima da cabeça na posição sentada com suporte e mais tarde sem suporte. Garantir que seja corrigida qualquer hiperextensão habitual da cabeça, secundária à cifose. Tanto a cifose como a posição da cabeça podem ser corrigidas motivando a criança a estender as mãos para a frente, logo acima da horizontal, enquanto mantém ao mesmo tempo o queixo para dentro. Para muitas crianças com envolvimento grave e escoliose ou cifose, são necessárias órteses de tronco ou suportes especiais nas cadeiras.

A *extensão excessiva de quadril, tronco e cabeça* é corrigida dentro da postura sentada na cadeira acima, assim como fazendo com que a criança aprenda a sentar-se sobre cadeiras baixas, sentar-se no canto do sofá ou canto da sala. Manter quadris e joelhos flexionados e os pés planos para estabilizar uma criança com discinesia ou ataxia. Carregar a criança para um assento com flexão completa para contrapor a extensão grave, logo antes dela ser colocada nas cadeiras especiais (ver Figs. 9.8-9.11).

Joelhos flexionados. Quando os joelhos estão habitualmente em flexão, retificar os joelhos sobre um suporte de pernas inclinado que pode ser incorporado a uma cadeira com suporte especial, em particular um assento para o solo, com bandejas para várias atividades das mãos (Fig. 9.117). Variar o ângulo da inclinação de acordo com a habilidade da criança de manter a pelve nivelada, sem curvar o tronco. Também certificar-se de que a tração de isquiotibiais encurtados não esteja causando o curvamento do tronco. Nos casos de menor gravidade é necessária uma pequena elevação na plataforma para seu assento de solo. Usar tutores de joelho para casos de joelhos flexionados. Desenvolver controle postural com a perna reta sobre a inclinação de uma cunha de posicionamento larga.

Nesse nível a criança precisa de algum suporte nessas posturas, porém o controle melhorará nos níveis seguintes.

Nota: deve-se evitar a sedestação de lado se houver uma ameaça de luxação de quadril de um lado ou houver flexão demais nos quadris e joelhos da criança assim como adução e rotação medial anormal. Os pés precisam ser verificados caso fiquem em posturas anormais nessas posições sentadas.

Adução e rotação medial da perna. Corrigir essa postura usando a posição sentada com um suporte que mantenha pernas separadas e viradas para fora dos dois lados de um brinquedo largo, uma caixa de brinquedos, pote de areia ou água, um pequeno tambor, rolo de montar, brinquedos macios, o canto da cama ou da cadeira e através do seu quadril ou coxa. Evitar que a criança monte em objetos com diâmetro muito grande já que isso aumenta a rotação medial com uma abdução excessiva dos quadris. Pode ser necessário o uso de órteses de abdução durante o tempo sentado com suporte na cadeira para uma melhor postura de quadril. Sente-se atrás da criança que está sentada sobre um rolo, dando suporte a ela com seu corpo, removendo gradualmente seu apoio e segurando-a na cintura ou nos quadris. Uma criança mais velha pode praticar empurrar os joelhos para fora com as próprias mãos ou apoiando as mãos no solo ou banquinho, empurrando as pernas para fora com os antebraços.

Sequência de treinamento. A postura sentada em uma cadeira de bebê pode ser obtida antes da posição sentada no solo em crianças com o tipo discinético (atetoide) ou espástico de paralisia cerebral. Os *movimentos involuntários* são reduzidos quando a criança empurra seu próprio peso bem para cima dos calcanhares. Tente prender os tornozelos nos lados de uma cadeira comum ou nos apoios para os pés usando fitas adesivas, se isso não estimular movimentos involuntários no resto da criança. Agarrar-se e apoiar bem sobre os antebraços costuma ajudar. Treinar o controle da cabeça e porção superior do tronco com suporte na parte inferior do tronco e a pelve.

Em todas as posturas sentadas a criança desenvolve controle postural inclinando-se para a frente primeiro e depois se reergue até a postura ereta onde é necessário mais controle. Uma criança pequena que se inclina para a frente quando está sentada no solo com as pernas em flexão-abdução-rotação lateral usa a gravidade para brincar com objetos, com os pés ou para tirar as meias. O alcance para baixo é mais fácil no início do que o alcance para cima em decúbito dorsal contra a gravidade.

Usar em uma situação individual um bastão horizontal que a criança segura com as duas mãos, mantendo os cotovelos estendidos para corrigir qualquer flexão de braços, assimetria, retração de ombro ou como modo de controlar os movimentos involuntários do braço (Cotton, 1980; Tatlow, 2005).

Adiante, mais algumas sugestões:

- sentar-se na posição de alfaiate ou com as pernas em anel, com suporte na região inferior do tronco, produz correção das pernas com rotação medial, adução e extensão. Isso pode ser usado para brincar com uma bola desde que a criança não tenha encurtamento excessivo em flexão de joelho e quadril e a coluna encurvada. Dar apoio à cabeça e ao tronco em um assento para o solo com bandeja de modo a corrigir o curvamento da coluna e a dificuldade para estender o braço para fora em virtude do atraso no desenvolvimento do controle postural. Sentar-se com as pernas em anel para simetria;
- aplicar os métodos relevantes das Figuras 9.94-9.107, mas dar suporte adequado nesse estágio de modo que a criança possa desenvolver estabilização da cabeça sobre a porção superior do tronco. Com treinamento adicional da sedestação, o suporte poderá ser abaixado até a cintura da criança. Segurar os ombros ou corpo da criança com ela levemente para a frente para um controle vertical da cabeça. A posição sentada com uma inclinação de 20° para a frente é uma postura funcional para atividades do dia a

dia, tais como alimentar-se, e para a função da mão sobre uma mesa. Para comunicação, encorajar a manutenção da cabeça na linha mediana fazendo contato com os olhos (Fig. 9.97);

- inclinar uma criança pequena enquanto é carregada sobre seu quadril. Encorajar a criança a mover-se ativamente para vertical. Ao segurar uma criança pequena em suspensão ereta contra seu tórax, incliná-la de um lado para o outro enquanto canta e brinca com ela. Dar à criança tempo para reajustar a cabeça ou ajustar a cabeça com a porção superior do tronco até a posição vertical, afastando-a gradualmente do suporte do seu tórax durante a canção para ver se ela ainda consegue se ajustar. Talvez ela não esteja pronta para ser inclinada sobre um rolo terapêutico, mas pode apreciar ficar em uma cadeira com assento especial para balançar. O movimento através do espaço fornece experiência visual e proprioceptiva.

Nível de desenvolvimento normal (6-9 meses)

Problemas comuns

Atraso na aquisição da posição sentada independente ou mesmo momentânea sozinha, enquanto a criança ainda precisa usar uma ou as duas mãos para suporte. Ela não pode então usar as mãos para outras funções. Algumas crianças nesses níveis podem conseguir sentar-se sozinhas e, contudo não conseguem usar os braços e as mãos sem cair. Isso é decorrência de um atraso no ajustamento postural ou da contraposição do corpo para o uso dos membros. Uma criança pode ter um atraso para sentar-se inclinada sobre uma mão enquanto usa a outra. Ela pode conseguir segurar uma barra presa a uma mesa e começar a usar primeiramente a outra mão na superfície da mesa e depois acima dela, até o nível da cintura. As aquisições nesses níveis variam de criança para criança.

Cadeiras especiais com mesas são ainda necessárias para amparar o corpo da criança por causa de um atraso na aquisição da postura sentada sozinha e/ou no uso das mãos.

Há também um atraso para reerguer-se até a postura ereta a partir das posições inclinadas para trás, para a frente ou para os lados.

Desempenho anormal

1. Ver posturas anormais na posição sentada acima, que são agora realizadas *sem* dar suporte para a criança.
2. Anormalidades do alcance dos braços estão associadas a posturas anormais (Fig. 9.91a-c).
3. Uma criança pode não ter as reações de proteção se for inclinada para os lados ou para a frente.

Sugestões de gestão e tratamento

Sentada sobre uma almofada espessa ou assento inflável no solo, a criança poderá ter mais estabilidade na sedestação ao ser sustentada de início na porção inferior do tronco, depois na pelve e finalmente sem suporte. Isso é útil para brincar ou quando ela já conseguir sentar-se sozinha.

Vários métodos de oferecer e reduzir o suporte. Nesse nível, executar as posturas sentadas de (1) a (5) dadas acima nos níveis de 3-6 meses porém com remoção gradual do suporte, transferindo-o da cintura para a pelve e para a sedestação independente. Os métodos para remover o suporte são dados nas Figuras 9.94-9.107.

Seguem sugestões adicionais para o desenvolvimento da sedestação:

- ver no desenvolvimento em decúbito dorsal os métodos para desenvolver o levantamento para a sedestação;
- sentar-se de forma ereta, com as mãos apoiadas lateralmente e o tronco rodado para olhar para trás. Contudo, isso não poderá ainda ser combinado com o alcance para o lado e para trás ou a criança cairá;
- usar métodos de sentar com a criança usando *movimento de uma perna ou braço*, como estender um membro para o alto no ar para receber uma roupa, calçado ou meia, chutar uma bola ou colocar o pé sobre um banqui-

nho ou mesmo no assento da própria cadei-ra. A criança agora tem controle adequado da pelve e do tronco para essas atividades. O equilíbrio sentado é mais bem mantido sem qualquer suporte na coluna, mas *com* o su-porte da mão da própria criança (Figs. 9.125-9.128). Essas posições podem ser usadas em atividades do dia a dia como vestir-se, pen-tear o cabelo e lavar-se, segurando-se com a outra mão, apoiando-se sobre ela ou se in-clinando sobre uma mesa. Mais tarde fazer isso sem suporte.

Nível de desenvolvimento normal (9-12 meses)

Problemas comuns

Atraso na aquisição da postura sentada está-vel (por cerca de 10 minutos) sem suporte no solo e em uma cadeira normal; sentar e brincar sem perder o equilíbrio; sentar, virar para os la-dos e estender as mãos para fora ou para cima

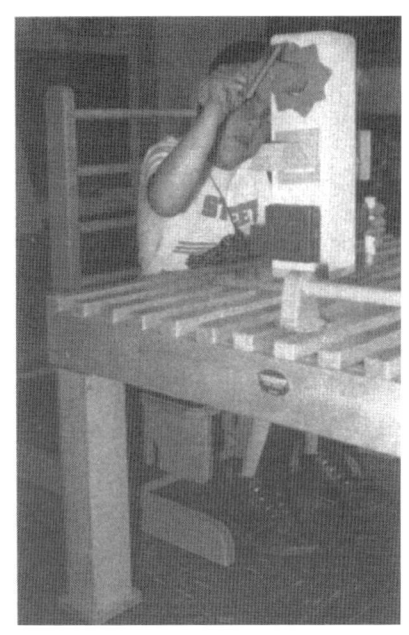

Figura 9.126   Uso de uma garra para suporte e uma mesa mais baixa como auxílio até que a contraposição se desenvolva para a elevação do braço.

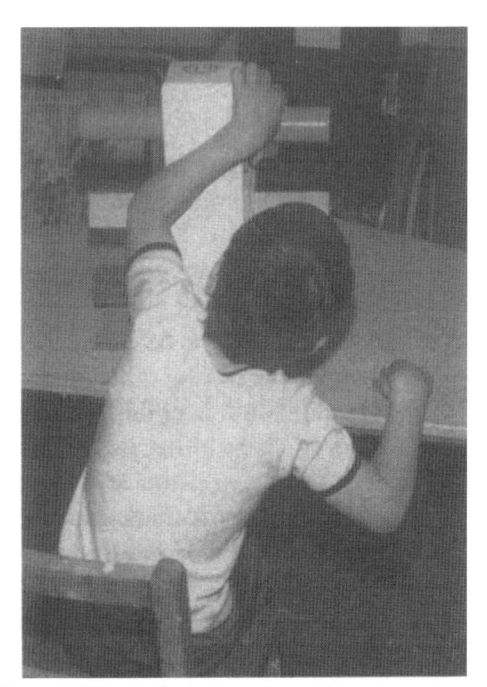

Figura 9.125   Ausência de contraposição do braço. Isso pode levar a uma escoliose. A mesa é alta demais. O objeto está muito alto para a criança.

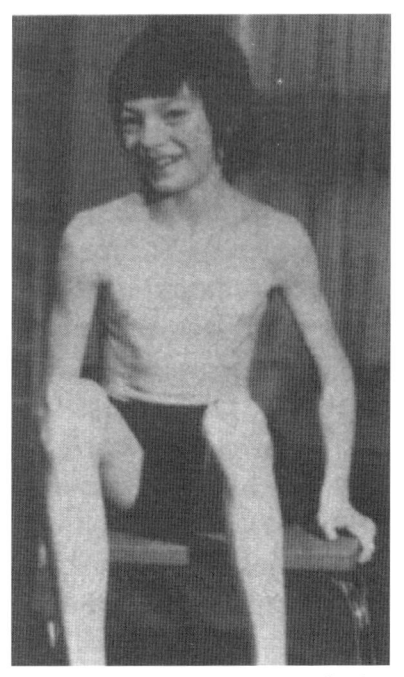

Figura 9.127   O apoio sobre o braço mais afetado durante a contraposição melhora a estabilidade daquele braço enquanto o braço mais habilidoso é usado. Contudo, deve-se desenvolver os movimentos do braço mais afetado de modo que a contraposição seja ativada dos dois lados.

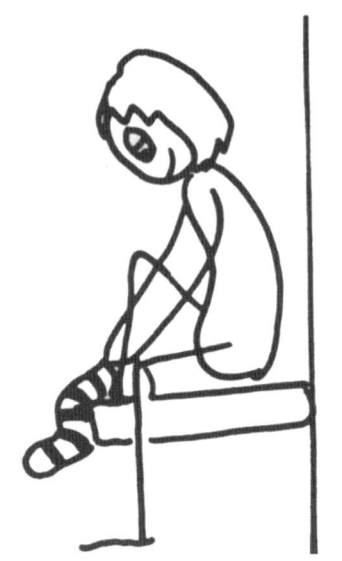

Figura 9.128 Contraposição durante atividades da vida diária.

sem cair; mudar de uma posição sentada para outra ou para a posição deitada; mover-se da posição de quatro apoios ou sentada para em pé. Atraso nas transferências da cadeira de rodas para a cama ou de uma cadeira para outra cadeira. Atraso nas sequências de qualquer mudança de posição, a partir da sedestação e voltando para ela. Atraso nas reações de equilíbrio positivas laterais, para a frente e para trás e nas reações de proteção dos braços em todas as direções inclusive para trás. Quando essas reações estão ausentes, a criança fica insegura ao sentar-se em qualquer superfície móvel. Ocorre a reação de Moro ou de alarme em vez das reações de equilíbrio para trás. Atraso para sentar-se e girar, para sentar-se e alcançar através do tronco, para os lados e acima da cabeça. Ocorre um atraso para arrastar-se sentada nas crianças que usarão essa locomoção.

Desempenho anormal, conforme descrito nas posturas anormais sentadas, porém feito *sem* suporte. Podem existir padrões rígidos, desajeitados, instáveis ou lentos ao se levantar para sentar-se e ao mudar de posição. Os padrões atípicos de levantar desenvolvidos por uma criança são

aceitáveis se outros padrões não forem possíveis (Figs. 9.70 e 9.71).

Sugestões de gestão e tratamento

Usar os métodos das Figuras 9.94-9.107, porém encorajar uma variedade maior de padrões dos braços para brincar e nas tarefas diárias, e sem fornecer suporte à criança. Encorajá-la a alcançar acima da cabeça, por todo o corpo e atrás dele. Usar os dois braços de forma simultânea. Padrões específicos dos braços corrigem posturas anormais do tronco; por exemplo, a elevação do braço da criança corrige sua cifoescoliose; a abdução e rotação lateral do braço e a rotação do tronco enquanto estende as mãos para trás do corpo corrige uma coluna encurvada. Talvez você precise segurar as coxas da criança para dar um suporte inicial e a criança poderá usar o apoio de um braço ou se segurar enquanto usa o outro braço em atividades particulares (ver seção "Desenvolvimento da função da mão", Figs. 9.190-9.199).

Mudanças posturais para a posição sentada e saindo dela ou reações de levantamento.

1. Levantar para sentar-se a partir do decúbito dorsal ou ventral (ver seções "Desenvolvimento em decúbito ventral" e "Desenvolvimento em decúbito dorsal").
2. Levantar da sedestação para a bipedestação a partir de uma cadeira ou do solo (ver seção "Desenvolvimento da sedestação e da marcha").
3. Sentada no solo com as pernas para a frente, mudar para o decúbito ventral. A criança coloca as mãos na sua frente, entre as pernas ou de um lado e desce para deitar, ou coloca uma ou ambas as mãos de um lado e se move para o decúbito lateral (Fig. 9.129). Ajudar a criança a aprender a mudar da posição sentada no solo para mãos e joelhos (posição de quatro apoios) e de volta para a sedestação.
4. Treinar a criança para sentar e sair de plataformas largas e baixas com diferentes alturas (Fig. 9.130) e depois de cadeiras (Fig. 9.131). Ela com frequência precisa estender

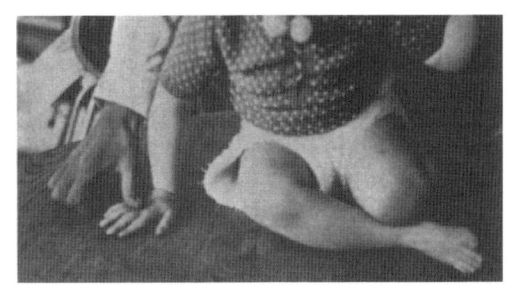

Figura 9.129   Mudar da sedestação para a sedestação lateral e retornar. Mudar da sedestação lateral para posturas de quatro apoios ou deitar.

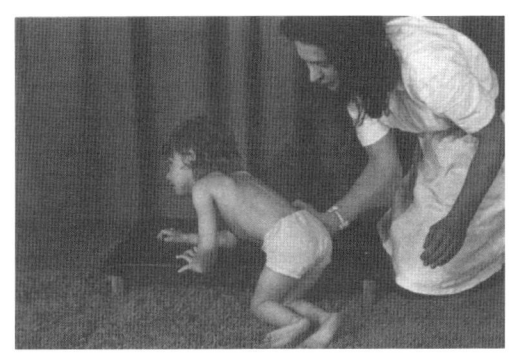

Figura 9.130

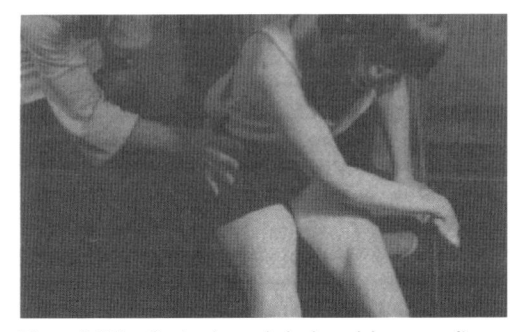

Figura 9.131   Sentando e saindo de cadeiras com alturas e larguras diferentes.

as mãos para fora e segurar nos braços ou encostos de cadeiras, apoiar-se no assento da cadeira, no encosto ou mesa próxima.

5. Treinar a criança para sentar e sair da cadeira de rodas, entrar e sair de um carrinho motorizado, carrinho de brinquedo com pedal, triciclo e de outros aparatos. Ensinar as transferências da cama para a cadeira com o uso do suporte do braço da própria criança e da cadeira para ficar em pé segurando e mais

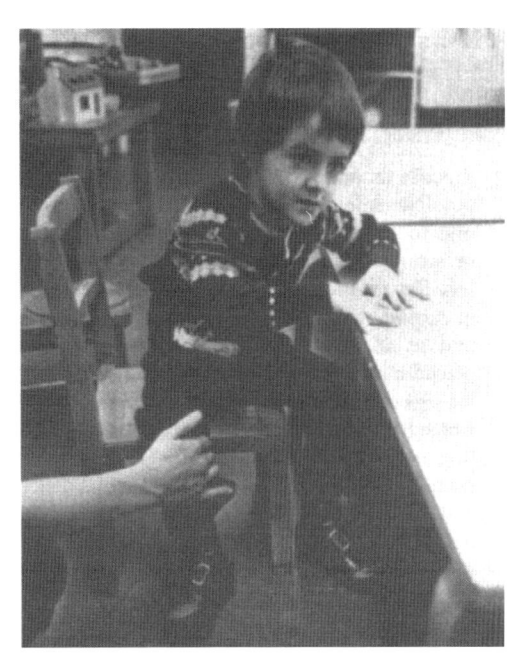

Figura 9.132   Girando em uma cadeira.

tarde sem segurar-se. Fortalecer o apoio de peso sobre os braços para as transferências.

6. O terapeuta move a perna (ou pernas) da criança e ela gira seu corpo ou move os braços da criança, permitindo que ela gire seu corpo. Mover uma das mãos da criança sobre uma mesa para permitir que ela mova o outro braço ao girar. Treinar o giro para os dois lados, de modo que a criança possa entrar e sair dos assentos. Sentar-se sobre um banco/caixa e virar-se completamente ao redor sobre o banco/caixa é uma habilidade motora útil para independência e para transferências (Fig. 9.132). O giro precisa incorporar a abdução ativa da perna, a ação dos braços e o controle postural enquanto a criança move uma perna ou braço para o fazer o giro.

Possibilitar que uma criança alcance uma variedade de mudanças posturais pode ao mesmo tempo envolver a correção de deformidades não fixas, tais como a separação de pernas aduzidas, o uso de fortalecimento do tronco, melhora do suporte do braço e a extensão de cotovelos flexionados. A abertura das mãos e os cotovelos flexionados são corrigidos ao estender os braços ativamente e agarrar nos suportes ou se apoiar sobre mesas mais baixas. Os padrões de rotação do corpo são usados e esses, junto a outros aspectos, parecem reduzir a hipertonia, alongar e fortalecer os grupos musculares.

De início, é mais fácil para uma criança descer para deitar-se a partir da posição sentada, antes de precisar aprender a erguer-se contra a gravidade para sentar a partir da posição deitada *se* a rotação for usada. Isso não ocorre quando são usados padrões retos para deitar, já que a criança pode colapsar para a posição deitada. O controle lento do deitar-se demanda mais controle muscular.

- Praticar o máximo possível de posições sentadas diferentes: sedestação de lado (Fig. 9.129); sedestação com um pé plano no solo, o outro flexionado ou reto; sedestação com os dois joelhos flexionados e os pés planos no solo (pernas encolhidas). Sedestação em vários tipos de cadeiras com o tamanho correto e em cadeiras de adulto se a criança for corretamente colocada e tiver equilíbrio adequado. A sedestação com as pernas pendentes e sem suporte do pé é uma postura avançada. Portanto, evitar o treinamento sentado sobre um plinto com os pés pendentes nos estágios iniciais.

Importante: algumas crianças se estabilizam melhor sobre um lado dos seus quadris ou tronco e preferem sentar-se de lado sobre uma nádega. Isso é evidente em crianças com hemiplegia, mas também na assimetria que ocorre em outros tipos de paralisia cerebral. Há também pernas *em ventania* para um lado (Fig. 9.92). Escolioses e obliquidade pélvica podem resultar do apoio de peso assimétrico persistente na sedestação. Se uma criança puder usar apenas uma mão ou um campo visual, isso também aumentará a assimetria na estabilização postural e na contraposição. Evitar a sedestação sobre apenas um lado nessas crianças, já que pernas em ventania tornam-se associadas à luxação do quadril em rotação medial. Ver cadeiras espe-

ciais para correção de pelve, tronco e quadris em ventania.

- Melhorar o posicionamento sentado ao aplicar resistência manual lateralmente, com uma mão na frente e a outra atrás de modo a resistir à rotação e suas mãos nas faces anterior e posterior do corpo da criança (Fig. 9.107). ("Fique aí" ou "Não deixe que eu derrube você".)
- O ajuste postural durante as transferências de peso, assim como as reações de equilíbrio e proteção nos membros, são todos estimulados por empurrões lentos e por empurrões rápidos (Fig. 9.133). Desenvolver as reações de equilíbrio e um senso de segurança sentado com o uso de cadeiras de balanço, cavalinhos de balanço, balanços suspensos, gan-

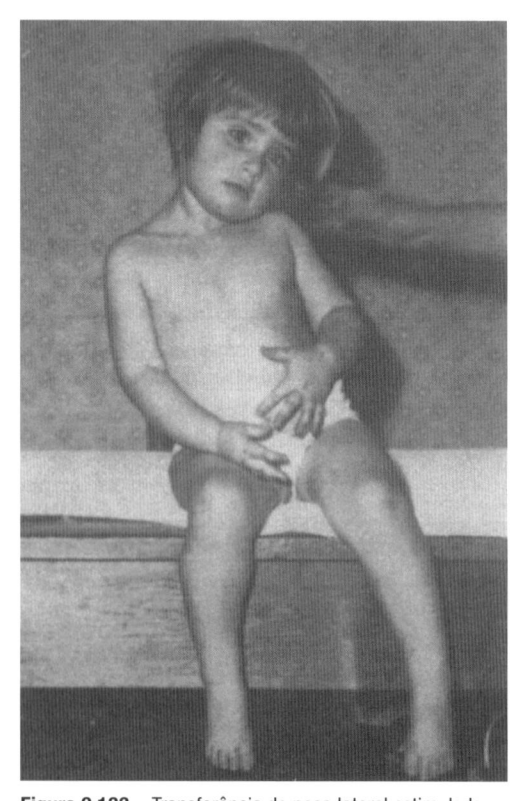

Figura 9.133 Transferência de peso lateral estimulada por empurrão para fora da vertical. Um empurrão mais vigoroso da pelve/quadris da criança bem fora do plano horizontal estimula a reação de equilíbrio. Se a criança estiver caindo, as respostas de proteção nos membros serão ativadas.

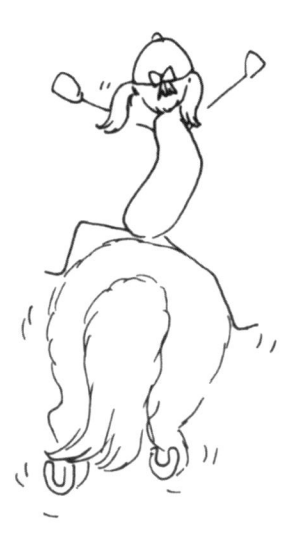

Figura 9.134

gorras, prancha de equilíbrio vestibular, barquinho de balanço ou brinquedos infláveis. Balançar no colo ou no corpo dos pais. Cavalgar em pônei ou em cavalo também estimula as reações de equilíbrio (Fig. 9.134) e uma variedade de ajustes posturais dentro da base de apoio da criança.

- Evitar o uso de cadeiras, mesas, carrinhos de bebê ou cadeiras de rodas com tamanhos e tipos incorretos e a colocação repetida de uma criança em uma ou mais posições sentadas que sejam prejudiciais.

Desenvolvimento da bipedestação e da marcha

Os aspectos principais adiante devem ser desenvolvidos de acordo com os estágios de desenvolvimento de uma pessoa:

O *suporte antigravitacional* ou apoio de peso em um bebê é sobre os pés em semissupinação ou sobre os antepés, quando mantido apoiado sob os ombros. As pernas podem se enrijecer com cocontração. Não há controle de cabeça e essa fica anteriorizada. Inclinação da pelve para trás com quadris flexionados, joelhos levemente flexionados e as pernas sobre uma base de apoio pequena. Está normalmente presente no nascimento e fica temporariamente ausente (3-4

meses) em alguns bebês. Ao inclinar a criança para a frente, são produzidos passos automáticos, que param por volta dos 2-3 meses.

Estabilidade postural de cabeça e tronco (Fig. 9.135). O apoio de peso com suporte sob as axilas é modificado quando se desenvolve o controle de endireitamento da cabeça e tronco. No início, a cabeça se estabiliza sobre o tronco e depois o tronco se estabiliza sobre a pelve quando sustentado em pé (4-6 meses). Ocorre um alargamento da base em pé, com aumento do apoio de peso, flexão de quadril e joelho, inclinação posterior da pelve e pernas aumentando a abdução e rotação lateral, com pés em pronação (5-7 meses). O suporte é ainda dado pelo adulto enquanto a criança começa a buscar o suporte de uma mesa, primeiro sobre os antebraços, depois sobre as mãos (7-8 meses). A criança no início se inclina contra uma mesa/poltrona para levantar sem a ajuda de um adulto, segurando ou apoiando nesses objetos com mãos (7-9 meses) e depois se afastando do suporte do tronco (8-10 meses). Ela solta de forma gradual o suporte de uma mão, depois solta as duas mãos para se levantar sozinha (10-12 meses e com mais firmeza com 15-18 meses). Os braços são mantidos para cima em abdução-extensão tipo "guarda alta" para estabilizar as escápulas de modo a manter a estabilidade da cabeça e tronco para ficar em pé e caminhar sozinha. A guarda alta diminui e a base de apoio se torna mais estreita, com os pés separados na largura dos ombros e pelve ou um pouco mais separados para aumentar o controle postural. As pernas ficam mais retas, os pés plantígrados, com a pelve na posição neutra e a cabeça e tronco retos. O alinhamento postural mudou, com a cabeça passando da posição anterior aos quadris para uma posição alinhada com os quadris.

A *estabilidade postural* do cíngulo do membro inferior na vertical se dá primeiro na inclinação posterior (0-6 meses), depois neutra (7-10 meses) e depois na inclinação anterior entre os 9 e 12 meses, quando fica em pé com mãos apoiadas e depois sem apoio. Nessa fase também há estabilidade pélvica na posição ajoelhada ereta com suporte, porém na posição ajoelhada sem suporte somente aos 15 meses.

A estabilidade postural está intimamente relacionada à contraposição de cabeça e membros.

Contraposição na posição em pé segurando e removendo uma mão (Fig. 9.136), ao segurar e levantar um braço acima da cabeça, segurar e virar tronco e ainda se inclinar para a frente para pegar um objeto com uma mão. A criança também se segura para levantar um pé (10-12 meses). Mais tarde a criança toca levemente uma barra sem segurar ou consegue executar sozinha

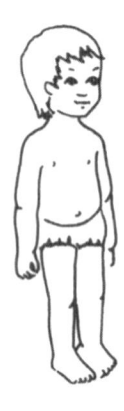

Figura 9.135 Estabilidade postural em pé da cabeça sobre o tronco, tronco sobre a pelve e da criança como um todo.

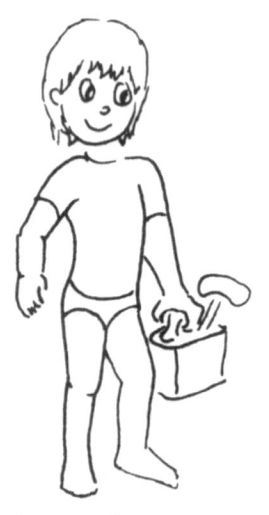

Figura 9.136 Contraposição a um peso ou movimento do braço.

essas ações de contraposição (12-18 meses). O controle postural e contraposição tornam-se mais variados no segundo e terceiro ano de vida, até a criança ficar em bipedestação sobre um pé, sem segurar (2,5 a 3 anos). A posição unipodal é uma ação de contraposição muito importante. A criança pode então assumir o peso sobre uma perna por tempo suficiente para permitir que a outra dê um passo lateral para explorar o ambiente ou mais tarde faça o balanço e dê um passo para a frente ou para trás, com e sem suporte das mãos. A criança se prepara para o equilíbrio sobre um pé transferindo o peso dentro da base, primeiro segurando com as mãos (7-9 meses), depois com menos suporte das mãos, aumentando a quantidade de peso transferido para fora da base de apoio (9-12 meses) para explorar o ambiente segurando na mobília.

Controle da transferência de peso *anteroposterior* do centro de gravidade da criança para iniciar a marcha (propulsão) e para parar (retropulsão), primeiro segurando com as duas mãos, depois com apenas uma mão e por fim sozinha, usando vários dos controles posturais descritos. Mais tarde, a criança dá passos na direção diagonal e para virar (12-24 meses).

Controle do balanço lateral de um pé para o outro. Isso é desenvolvido adiante quando explora o ambiente com passos laterais e quando a criança caminha com as duas mãos seguradas lateralmente por adultos. No início a criança dá passos para a frente e para os lados quando é segurada por adultos ou segura nos lados de alguns andadores (12 meses). O balanço lateral é muito obvio em bebês que engatinham e se modifica com o desenvolvimento.

Reações e ações de levantamento (Fig. 9.138) da posição deitada (decúbito ventral e dorsal) para bipedestação, da posição agachada ou sedestação para bipedestação e de ajoelhada para bipedestação (7-10 meses). O suporte com o uso das mãos precede o levantamento sem suporte. Por volta dos 7-8 meses uma criança pode se tracionar para ficar em pé mas ser incapaz de voltar para o solo, pedindo ajuda para isso. Ela finalmente aprende a deixar-se descer para a sedestação sobre as nádegas sem muita preocupação. Outras habilidades de levantamento já foram discutidas nas seções anteriores sobre desenvolvimento em decúbito ventral, dorsal e sentado (ver também Fig. 9.179).

As *reações de equilíbrio* em pé são anteroposteriores e laterais e mais tarde diagonais. Elas são adquiridas depois que a criança fica em pé e caminha sozinha. As reações de equilíbrio não são essenciais para andar. Contudo, as crianças sem elas serão inseguras, em especial no escuro e em terrenos irregulares.

Perturbações de uma criança na bipedestação. Nashner et al. (1983) mostraram em seus estudos que a sequência de ativação muscular em uma criança com paralisia cerebral difere daquela em uma criança sem essa deficiência. Contudo, tal criança com paralisia cerebral não cai. Nashner et al. (1983) também demonstraram uma cadência mais lenta no lado espástico comparado com o lado normal na hemiplegia da infância.

Protegendo-se da queda (Fig. 9.137). Se for empurrada por trás, a criança primeiramente se inclinará para a frente, ajustando a pelve para trás em resposta a um empurrão leve, porém se o empurrão for mais vigoroso a criança dará um passo protetor para a frente para se proteger da queda (como se estivesse cambaleando). As respostas estão presentes em todas as direções. Mais tarde pode ser usado um pequeno pulo lateral.

Uma criança também joga seus braços para fora nas reações de proteção (defesa). No geral, essas se desenvolvem com 12-24 meses de idade. Elas são importantes, já que a criança terá menos medo de cair se puder se proteger, terá então mais disposição para andar.

As marchas típicas do bebê que começa a andar, descritas na seção "Marchas anormais" adiante, têm componentes normais decorrentes da falta de desenvolvimento dos mecanismos posturais nos níveis iniciais de desenvolvimento das crianças sem paralisia cerebral. Como crianças mais velhas com paralisia cerebral ainda não desenvolveram mecanismos posturais específicos, elas também mostram várias dessas características da marcha.

Ver os *estágios no desenvolvimento da postura em pé e da marcha* nas Figuras 9.139-9.150.

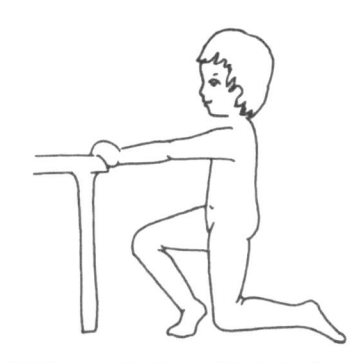

Figura 9.138   Levantando para bipedestação.

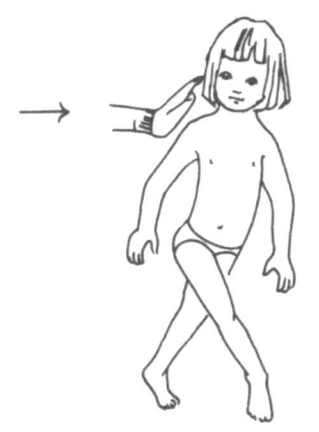

Figura 9.137   Evitando a queda por meio de um passo de proteção.

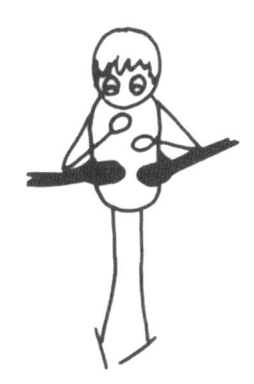

Figura 9.139   Apoio de peso sobre as pernas (reação de apoio) *(0-3 meses).* Criança suspensa.

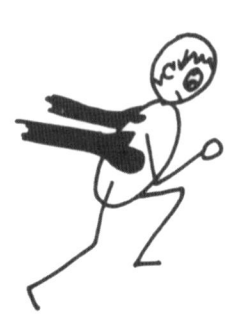

Figura 9.140 Passos automáticos quando o bebê é inclinado para a frente, corpo suspenso. (*0-3 meses*).

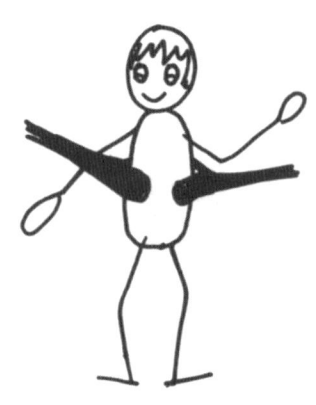

Figura 9.143 Suportado na bipedestação (*5-7 meses*). Apoio de peso sobre as pernas.

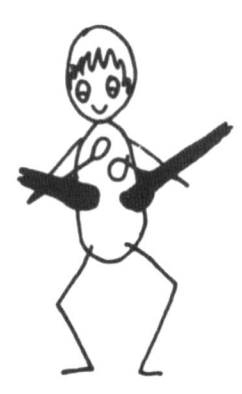

Figura 9.141 A criança afunda ou apresenta astasia (*3-6 meses*). Controle de cabeça.

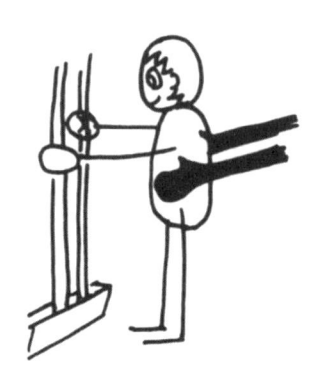

Figura 9.144 Em pé, segurando em um suporte e suportado pela pelve (*7-9 meses*).

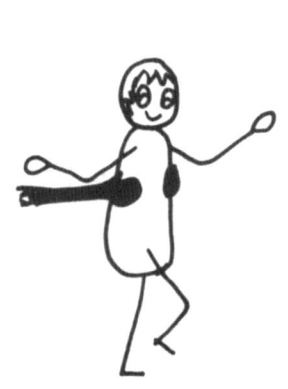

Figura 9.142 Tronco suportado na bipedestação e balançando para cima e para baixo (*5-7 meses*).

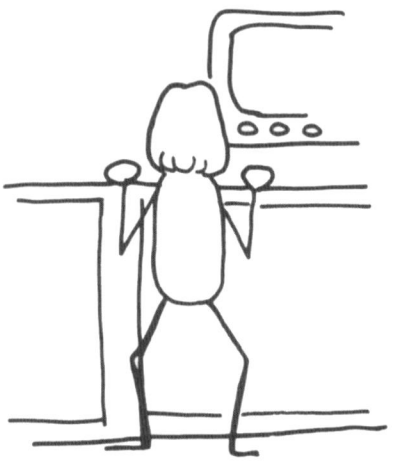

Figura 9.145 Em pé segurando na mobília (*7-9 meses*). Início da transferência de peso.

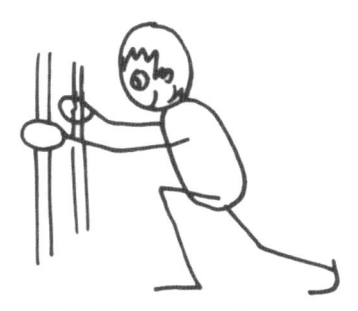

Figura 9.146 Tracionando-se para levantar a partir de várias posições (*9-12 meses*).

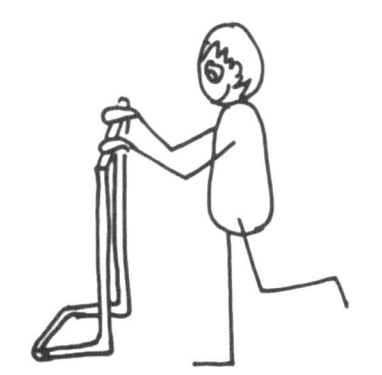

Figura 9.147 Em pé, segurando e levantando uma perna ou soltando um braço (*11 meses*).

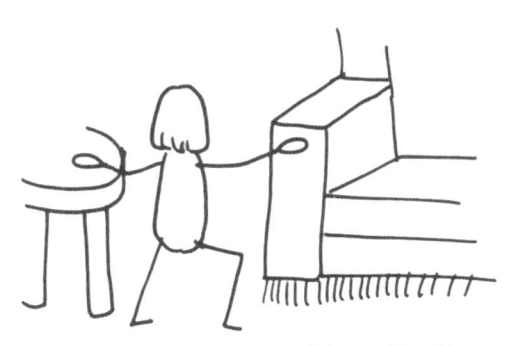

Figura 9.148 Deslocamento lateral (passos laterais) (*9-12 meses*).

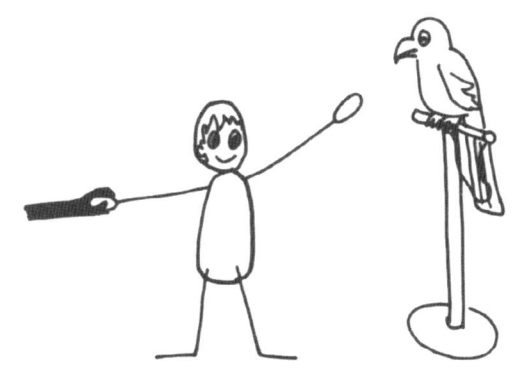

Figura 9.149 Apoiado na bipedestação, alcance em todas as direções (*9-12 meses*). Transferência de peso.

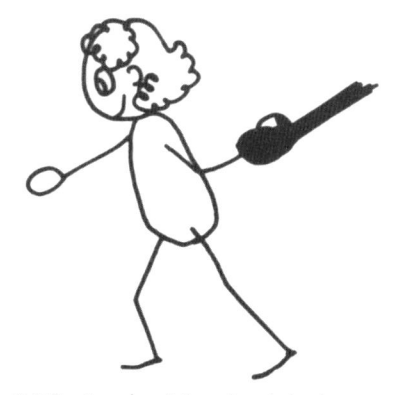

Figura 9.150 Em pé sozinho e deambulando com apoio de duas mãos, uma e sem as mãos (*12-18 meses*).

Prognóstico da marcha

Montgomery (1998) revisou sete estudos identificando os previsores da marcha (deambulação). A aquisição da marcha se dava entre 3 e 9 anos de idade e era improvável depois disso. Sentar-se por volta dos 2 anos e engatinhar com 2,5 anos eram previsores fortes, porém algumas crianças que sentavam só por volta dos 4 anos acabavam, por fim, conseguindo andar. As crianças com reflexos primitivos *persistentes* com 2 anos tinham menor probabilidade de andar. Scrutton e Baird (1997) concluíram que crianças que não levantavam para sentar nem se sentavam sozinhas com cerca de 2 anos tinham menor probabilidade de deambular com cerca de 5 anos. Molnar e Gordon (1976) enfatizaram que a falha para conseguir sentar com cerca de 2 anos não excluía o potencial para deambular, embora tenham concluído que sentar-se até os 2 anos era importante. A maioria das crianças que por fim deambularam, sentaram-se até os 4 anos. Bottos e Gericke (2003), na sua revisão, documentaram que crianças que não conseguiam sentar-se de forma independente aos 3 anos tinham pouca probabilidade de deambular de forma independente.

Os clínicos precisam evitar serem dogmáticos de que se uma criança não senta com 2-3 anos, essa criança não irá andar. Outros estudos têm diferentes visões:

Wood e Rosenbaum (2000) realizaram um estudo histórico de crianças usando o GMFCS (sistema de classificação da função motora grossa) (Palisano et al., 1997). Eles acompanharam as mudanças nos níveis de GMFCS da idade de 1-2 anos até a idade de 6-12 anos. Os dados (Tab. IV) mostraram que apenas cerca de 40% das 78 crianças permaneceram no mesmo nível, cerca de 20% melhoraram e cerca de 40% pioraram. Duas crianças subiram três níveis e uma criança desceu três níveis. De modo que os números mostram que, embora os níveis GMFCS de um *grupo* de crianças não mude tanto conforme elas ficam mais velhas, o nível de uma criança *individual* pode mudar de maneira dramática. Esse estudo é usado como prognóstico para a marcha. As curvas de crescimento motor de Ontário (Rosenbaum et al., 2002) foram discutidas na seção "Medidas funcionais" do Capítulo 8 e são usadas por alguns terapeutas no prognóstico para marcha.

Wu et al. (2004) determinaram as probabilidades de andar em idades acima de 14 anos usando registros de um total de 5.366 crianças que não conseguiam andar (com ou sem ajuda) na idade de 2-3,5 anos. Eles encontraram que crianças que não rolam aos 2-3,5 anos (nível V do GMFCS) têm cerca de 10% de probabilidade de andar (com ou sem ajuda) por volta dos 14 anos de idade. Aquelas que podem rolar, porém não conseguem sentar com 2-3,5 anos de idade (nível IV), têm cerca de 40% de probabilidade de andar (com ou sem ajuda) por volta dos 14 anos de idade e tais crianças incluem cerca de 10% das que andam bem sozinhas. Aquelas que podem sentar, mas não andar, com a idade de 2-3,5 anos (níveis II e III) têm cerca de 80% de probabilidade de andar (com ou sem ajuda) com a idade de 14 anos.

Prognósticos de marcha para adolescência e idade adulta

Beckung et al. (2007) comentaram que a maior aquisição da marcha se dava aos 9-10 anos, com base nas medidas da função motora grossa, porém após essa idade havia grande variabilidade na manutenção da marcha.

Detalhes dos estudos após a infância serão apresentados na seção "Estudos de função" no Capítulo 7 sobre pessoas mais velhas.

Tratamento e gestão em todos os níveis do desenvolvimento

Metas

1. *Desenvolver mecanismos posturais.* Enfatizar estabilidade e contraposição com transferência de peso e alinhamento postural na posição em pé funcional *primeiro, e também* nas fases da marcha para uma criança que está aprendendo a andar ou que já deambula sozinha com uma marcha anormal. Várias marchas anormais envolvem compensações de um controle postural ruim na bipedestação.

2. *Corrigir o máximo possível as posturas e movimentos anormais no contexto da bipedestação e da marcha.* Ver no Capítulo 11 detalhes adicionais sobre deformidades e a marcha.

3. *Avaliar e selecionar* modelos e tamanhos *apropriados* de equipamentos para posicionamento em pé, órteses e auxílios para marcha, de acordo com cada criança.

4. *Problemas de densidade óssea requerem o uso precoce de estruturas apropriadas para posicionamento em pé e marcha.* A densidade óssea é afetada pelo atraso no apoio de peso ou por menor apoio de peso, nutrição e alguns medicamentos para epilepsia.

O fisioterapeuta precisa ter um cuidado particular com a escolha das técnicas de acordo com as habilidades dos outros envolvidos no tratamento da criança. Alguns pais ou cuidadores estão altamente motivados para ensinar a criança a ficar em pé e andar e precisam aprender a treinar a criança de acordo com seu ritmo individual.

Nota: apoiar o peso e dar passos não é andar. Crianças que são capazes de apoiar o peso e dar passos precisando de suporte de tronco para equilíbrio estão na verdade no nível de desenvolvimento normal de 6 meses. Essas crianças com frequência são aquelas que precisam de suporte no tórax e porção inferior do tronco nos andadores especiais. Algumas crianças, em especial com discinesia, usam um andador com rodas para correr desenfreadamente, porém são incapazes de ficar em pé sozinhas, sem ter ainda desenvolvido a estabilidade postural de cabeça, tronco e pelve dos níveis de desenvolvimento mais avançados. Se crianças com ataxia usarem andadores com rodas, elas cambalearão em todas as direções. O treinamento de bipedestação e marcha nessas crianças deverá concentrar-se nos seus níveis seguintes de desenvolvimento, porém trabalhando o controle de tronco e pelve.

Nível de desenvolvimento normal (0-3 meses)

Problemas comuns

Atraso em assumir o peso sobre os pés quando completamente apoiado embaixo dos ombros. Controle ruim da cabeça, coluna encurvada com inclinação posterior da pelve e quadris e joelhos semiflexionados. Troca de passos reflexa (marcha primária) quando inclinado para a frente até os 2 ou 3 meses. Em alguns bebês saudáveis, há uma perda temporária do apoio de peso (3-4 meses) que pode talvez ser decorrente do aumento no peso do bebê sobre as pernas, que são fracas demais para suportá-lo (Thelen et al., 1989). O contato da sola pode também incluir o reflexo de preensão do pé no solo, que é normal até os 9 meses.

Desempenho anormal.

1. Há uma postura antigravitacional excessiva nos dedos dos pés, com os joelhos estendidos rígidos que formam um "pilar de suporte" com as pernas aduzidas ou cruzadas (em tesoura).

2. Quando completamente sustentado, podem haver várias reações anormais na troca de passos conforme cada planta do pé faz contato com o solo. Há uma *dança atetoide* quando cada perna se retira desajeitadamente para fora durante cada eversão de pé. Algumas crianças atetoides, durante o contato da sola, "têm um conflito entre os reflexos de preensão e retirada" (Twitchell, 1961). Uma perna pode exibir o movimento involuntário repetitivo de *escavar o solo*.

3. Uma *resposta de extensão cruzada* infantil excessiva, aparentemente como o padrão desajeitado de levantamento excessivo de um joelho visto nas crianças mais velhas enquanto a outra perna se estende com rigidez no contato da planta do pé com o solo. É uma resposta similar aos passos automáticos citados, porém mais compulsória.

4. Reflexo de retirada nos dois pés ao fazer contato com o solo, em oposição às retiradas alternadas das pernas.

Sugestões de gestão e tratamento

Níveis de desenvolvimento de 0-6 meses. Ver adiante.

Nível de desenvolvimento normal (3-5 meses)

Esse é o nível no qual alguns bebês saudáveis podem não assumir o peso quando em pé, porém afundam (abasia) e a troca de passos primária do bebê não está mais presente (astasia). Crianças com paralisia cerebral também afundam sem apoiar o peso por um período. As crianças podem estar nesse nível de desenvolvimento, o que se dá por causa da fraqueza e da ausência de estabilização postural. Mais tarde, isso piora por causa do encurtamento dos músculos flexores hipertônicos.

Sugestões de gestão e tratamento nos níveis de desenvolvimento de 0-6 meses

Aumentar o apoio de peso sobre os dois pés. Desenvolver o apoio de peso sobre pés plantígrados oferecendo suporte completo à criança, o que contrapõe o atraso, assim como as várias reações anormais ao contato dos pés com o solo. A extensão manual das pernas da criança auxilia o apoio de peso. Nesse estágio, é necessário dar suporte ao tronco ou ao tronco e à pelve. Deve-se encorajar o controle da cabeça e da porção superior do tronco, que pode ter sido adquirido no desenvolvimento sentado entre os níveis de 3-5 meses.

Usar os métodos adiante com suporte *completo* nesse nível em crianças com 12 meses e acima:

1. Usar órteses de joelho com suporte pélvico, talas de joelho ou órteses longas para a perna.
2. Proporcionar períodos de apoio de peso usando estruturas para posicionamento em pé com apoio anterior e mesa no nível do tórax superior (Fig. 9.155d-e).
3. Compressão articular através dos quadris e pelve ou através dos joelhos, dando suporte de tronco completo.
4. Dessensibilizar as plantas dos pés por meio do apoio de peso sobre pés e calcanhares pressionados para baixo na posição sentada, agachada e depois em pé. Usar calçados e diferentes superfícies de solo, espuma ou uma cama elástica, etc., para encontrar o que a criança pode tolerar. O *posicionador com apoio anterior (prone stander)* inclinado permite uma pressão parcial do peso da criança sobre os pés (Fig. 9.155d). Isso desenvolve a tolerância de uma superfície firme nas solas.
5. Os posicionadores com apoio anterior são usados para corrigir posturas de tronco, pelve e pernas. Selecionar os elementos de suporte e posicionamento correto para cada criança. Miedaner (1990) sugere uma inclinação de 20-30° para uma postura apropriada. Ver a discussão sobre posicionadores adiante.

Posicionadores com apoio anterior ou equipamentos de posicionamento inclinados não treinam sozinhos a bipedestação, mas corrigem posturas e dessensibilizam as plantas dos pés.

As posições eretas são necessárias para treinar o posicionamento em pé (estágios avançados).

Nível de desenvolvimento normal (6-9 meses)

Problemas comuns

Atraso para apoiar o peso mantendo os joelhos flexíveis, para *flexionar e estender* ativamente os joelhos ("pular" sem sair do chão) quando mantido em pé, e para dar passos alternados (não os passos altos automáticos) quando segurado. Atraso na aquisição de uma pelve ereta e tronco mais retificado. (Figs. 9.142-145). As *posturas anormais* têm probabilidade de serem vistas desse nível para a frente, ou seja, a partir do nível de desenvolvimento normal de 6-12 meses.

Posturas anormais na bipedestação (ver Figs. 9.151 a 9.154)

Essas podem ser decorrentes de:

Ausência de estabilidade postural. Talvez a criança seja capaz de manter o equilíbrio, mesmo que de forma inadequada, porém pode tentar usar uma postura anormal para compensar essa ausência (Figs. 9.151-154). Ela pode apresentar os seguintes sintomas:

1. *Afundar* fazendo flexão de quadril, flexão de joelho e dorsiflexão.
2. Adução-rotação medial das pernas.
3. Uma lordose pode compensar a flexão de quadril.
4. Pode estar presente uma coluna encurvada e flexão de cabeça ou a cabeça jogada para trás com o queixo projetado para a frente.
5. Pés em valgo ou em dorsiflexão excessiva. Se o excesso de dorsiflexão for limitado pelo encurtamento dos músculos do tornozelo ou dos flexores plantares, a criança poderá ficar em pé sobre os dedos.
6. *Crianças com discinesia* compensam a tendência de queda ou sua inclinação para trás precária com flexão de cabeça, projeção do queixo para a frente ou rodando a cabeça de

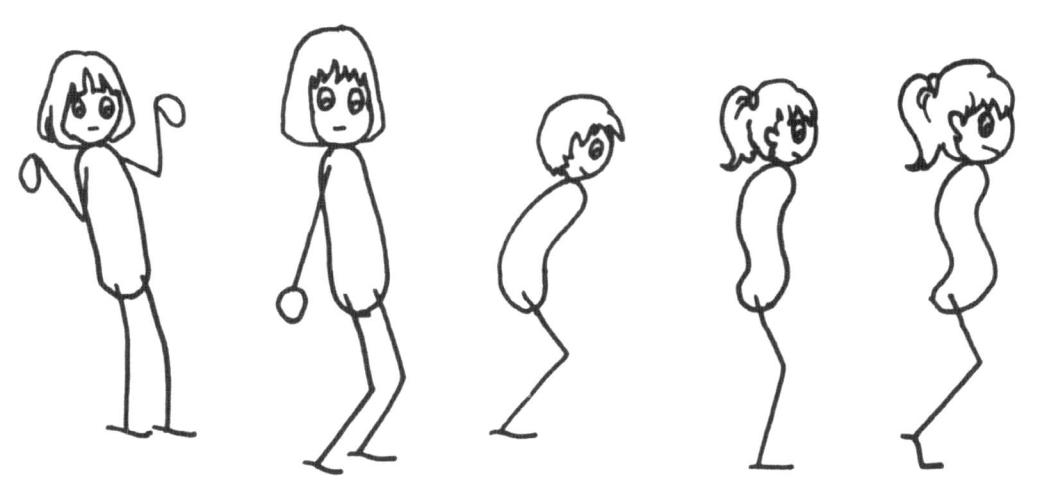

Figura 9.151   A queda ou extensão para trás é compensada por flexão e adução de quadris e joelhos, lordose, valgo, pés com dorsiflexão excessiva ou flexão plantar.

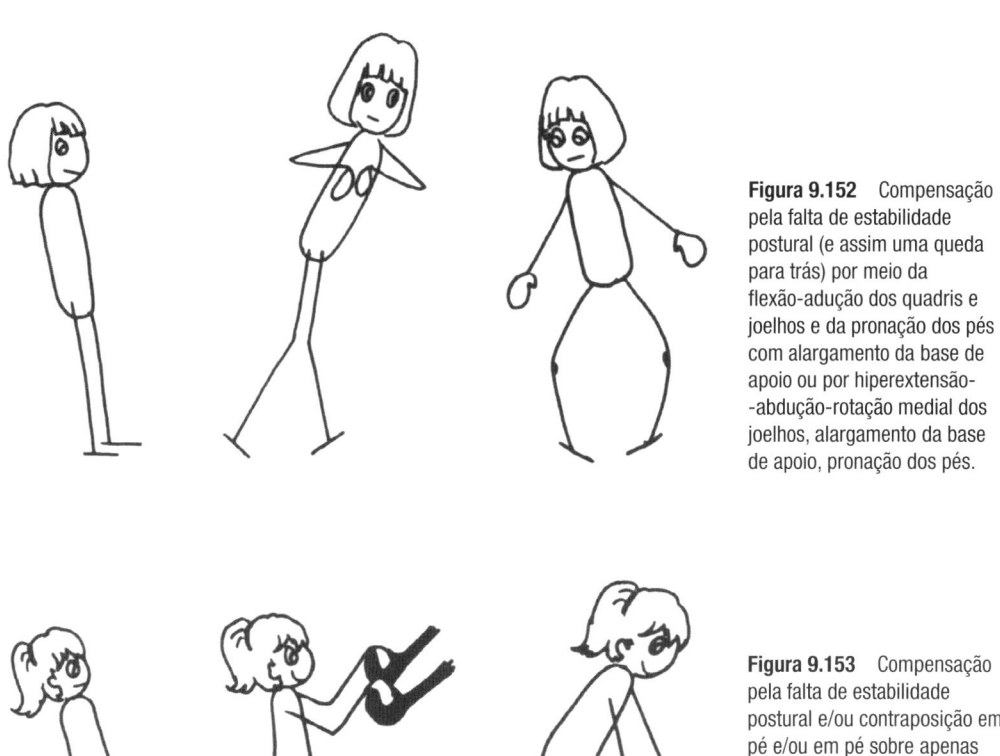

Figura 9.152   Compensação pela falta de estabilidade postural (e assim uma queda para trás) por meio da flexão-adução dos quadris e joelhos e da pronação dos pés com alargamento da base de apoio ou por hiperextensão- -abdução-rotação medial dos joelhos, alargamento da base de apoio, pronação dos pés.

Figura 9.153   Compensação pela falta de estabilidade postural e/ou contraposição em pé e/ou em pé sobre apenas um membro pelo uso da preensão da mão ou *andando sobre as mãos* para suporte. As crianças aumentam a espasticidade nos braços quando fazem flexão e preensão.

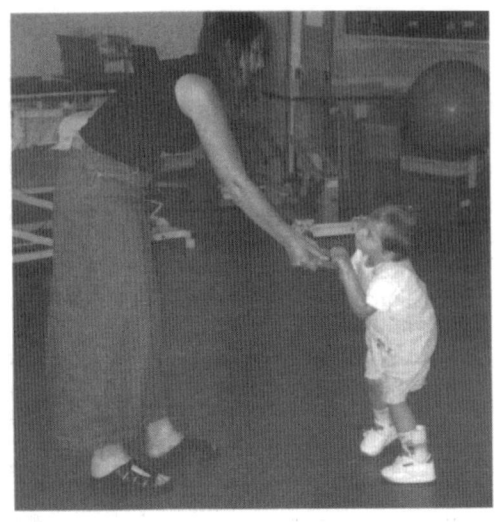

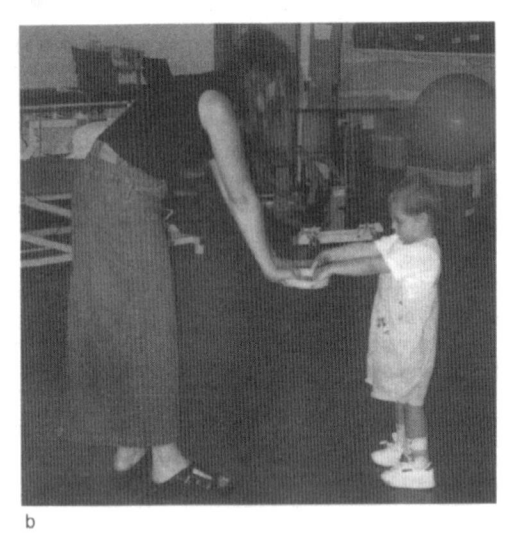

Figura 9.154 (a) Em pé com flexão, assimetria e mau controle postural. (b) Correção com braços simétricos, cotovelos estendidos e as duas mãos segurando juntas na frente, abaixo e na frente ou de cada lado. Peso igual sobre cada perna, cabeça e tronco na linha mediana, de frente para a mão para proporcionar motivação.

forma rígida para um lado, com extensão de quadril, joelhos semiflexionados ou hiperestendidos, pés em valgo. Os braços são mantidos no início rigidamente estendidos para trás ou em um padrão assimétrico, como o RTCA, quando a criança é sustentada pelas costas. Quando em pé sozinha, os braços são trazidos para a frente e para cima no ar ou

as mãos são apertadas uma contra a outra para contrabalançar a extensão do corpo para trás dos pés.

Essas posturas para manter o equilíbrio sob circunstâncias biomecânicas difíceis são vistas também em pessoas normais quando sobre superfícies escorregadias ou quando tentam pela primeira vez patinar no gelo ou esquiar. Algumas dessas compensações biomecânicas são vistas também em crianças pequenas normais antes de desenvolverem uma estabilidade postural adequada e os ajustes posturais para as primeiras transferências de peso.

Se uma criança também tiver espasticidade ou rigidez com músculos encurtados, ela poderá usar isso para se impulsionar nas posturas anormais mencionadas.

Se a criança tiver *bons* membros superiores ou pelo menos preensão nos membros superiores ruins, ela os usará para suporte. Tais crianças *ficam em pé e caminham usando as mãos* com auxílios para deambulação (Fig. 9.153). Elas apoiam tanto peso sobre as mãos que é comum ocorrer fadiga nos braços bons.

O medo de cair é sem dúvida apropriado quando o controle postural é muito inadequado. Os medos exacerbam todas essas posturas anormais.

Fixação postural assimétrica (estabilização) e contraposição. A criança apoiará o peso sobre o lado melhor e a perna com estabilidade postural ruim fará flexão, adução e rotação medial no quadril, flexão no joelho e permanecerá apoiada sobre o antepé ou não haverá apoio de peso (Fig. 9.154). Uma criança atetoide poderá ter uma perna *escavando* no solo com um movimento involuntário.

A distribuição do peso corporal sobre um lado só poderá ser compensada com uma escoliose. Essa assimetria poderá ou não ser vista também em outras posições de apoio de peso, como sentada, ajoelhada ou de quatro apoios. Às vezes, a falha é apenas no mecanismo de estabilização postural da pelve em pé, mas que pode ser capaz de funcionar bem nos níveis mais baixos de desenvolvimento, como sentado e ajoelhado ereto com suporte, posições que provêm bases de apoio mais largas e mais baixas do que bipedestação sobre apenas dois pés.

É óbvio que o lado não afetado na hemiplegia assume todo ou a maior parte do peso da criança. A perna hemiplégica em geral é rodada para trás a partir da pelve. Essa pode ficar abduzida ou aduzida, com rotação medial, joelho flexionado, estendido ou hiperestendido e pé plano ou equino; os dedos podem agarrar o solo. Se o peso da criança pequena for apoiado sobre a perna hemiplégica e a perna boa for erguida, a criança poderá colapsar ou afundar em flexão. A falta de contraposição de um braço poderá levar a criança a inclinar-se de forma anormal para um lado ou a se apoiar na outra mão. Isso criará posturas assimétricas. A presença de reações de equilíbrio para *um* lado apenas pode estar associada à escoliose (Levitt, 1984, p.115).

A *ausência de reações de proteção* dos braços ou pernas pode atrasar a bipedestação e a marcha em algumas crianças por causa do medo justificado de cair. Essa ausência de proteção criará posturas de semiagachamento, como se vê em pessoas normais com medo de cair. Além disso, a ausência de reações de equilíbrio também tornará a criança ainda mais insegura e ela acentuará essas posturas anormais que compensam a falta de estabilidade postural e contraposição. Os mecanismos posturais normais vistos nesse nível são:

1. Reação de paraquedas ou de proteção nos braços ao cair para a frente ou para os lados (ver seção "Desenvolvimento da posição sentada", Figs. 9.76 e 9.133).
2. Reações de apoio sobre os braços para *interromper* a queda (ver a sedestação na Fig. 9.84).
3. Reações de equilíbrio na sedestação que podem tornar a bipedestação mais segura, se não diretamente relacionados à sua aquisição.
4. Presença de flexão dos dedos do pé quando em pé com suporte até o nível de cerca de 9 meses.

Persistência e uso de reflexos primitivos. A estimulação constante involuntária dos passos reflexos, uma reação de suporte positiva excessiva (Bobath & Bobath, 1984) e reflexos de retirada repetidos podem, *em alguns* casos, acentuar as posturas anormais da perna. A estimulação repetida de um padrão de movimento, em particular de um lado apenas, pode aumentar a tensão na postura anormal. Contudo, uma criança ocasionalmente usa o RTCA para andar sozinha. O aumento da cocontração ao ficar em pé sobre a perna do lado para onde a face está virada é usado para ter estabilidade enquanto a outra perna flexiona para dar o passo. Isso é observado nas crianças com discinesia, o que também serve para controlar o movimento involuntário da "dança atetoide".

Crescimento das pernas. O crescimento aumenta as deformidades existentes, já que os músculos não crescem tão rápido quanto os ossos. O crescimento desigual das pernas pode ser a causa das posturas anormais na posição em pé; por exemplo, o apoio de peso sobre o lado mais longo leva a um equino da perna mais curta para conseguir alcançar o solo. O apoio de peso sobre o lado mais curto leva à flexão de quadril ou à flexão de quadril e joelho no lado mais longo para tentar equalizar o equilíbrio. Pode ocorrer escoliose para um lado para compensar o comprimento da perna. Isso é mais observado nos casos de hemiplegia.

Pode estar presente uma *distribuição assimétrica da espasticidade* e essa somar-se à assimetria anormal no controle postural do apoio de peso na bipedestação (ver adiante).

Uso da espasticidade para compensação. Se não houver estabilidade postural e mecanismos de contraposição e a criança tiver um tipo espástico de paralisia cerebral, ela *usará sua espasticidade* para fixar-se contra a gravidade na posição ereta. Desse modo, se uma criança estiver *em pé sobre o espasmo,* ela colapsará no solo caso a espasticidade seja removida por fisioterapia, medicamentos ou cirurgia de grupos musculares espásticos. Ela poderá ficar com as pernas retificadas, porém perder completamente sua capacidade de ficar em pé de forma independente ou mesmo sua habilidade prévia de locomover-se, ainda que de forma cambaleante. As pernas espásticas também ficam fracas.

Biomecânica da espasticidade.

1. Os grupos musculares espásticos, em particular aqueles que flexionam uma articulação e estendem a outra, como os isquiotibiais, reto femoral e gastrocnêmio, agem sobre alavancas ósseas e articulares. Isso resulta em um alinhamento anormal do membro que pode não ser corrigido, em especial com o apoio de peso. Com o tempo, isso se estabelece, produzindo torção óssea e subluxação articular. As ações musculares são ainda mais ineficazes. A torção óssea ou subluxação articular reduz a habilidade dos músculos de gerar um momento efetivo (Graham, 2004). Tecidos moles enrijecidos como os músculos e as anormalidades ósseas e articulares comprometem a biomecânica da marcha (Gage, 1991).

2. Uma única deformidade articular com músculos espásticos encurtados e fraqueza afeta o membro inteiro. Pode também afetar a biomecânica de todo o corpo e, assim, a criança ser capaz de manter uma postura razoavelmente ereta. Desse modo, um grupo muscular espástico com sua fraqueza ou com seus antagonistas fracos nunca deverá ser considerado de forma isolada no tratamento, com ou sem cirurgia ortopédica.

   A seguir, alguns exemplos de posturas anormais da perna ou corpo como um todo para manter uma postura razoavelmente ereta:
   - a flexão do quadril pode ser ditada pelo equino do pé para não se estender para trás e cair;
   - a flexão do quadril pode ser ditada por uma flexão maior do joelho;
   - a flexão do joelho pode ser ditada por excesso de flexão de quadril para evitar cair para a frente;
   - joelhos em valgo e flexão podem ser ditados pela flexão-adução-rotação medial do quadril;

- pode ocorrer extensão do quadril pelos isquiotibiais encurtados com a flexão dos joelhos e a inclinação da pelve para trás. Pode ocorrer então a associação de uma cifose longa ou de uma coluna achatada;
- a flexão de joelho ou hiperextensão do joelho podem ser uma compensação para flexores plantares curtos, retraídos ou equino;
- a dorsiflexão excessiva pode ser secundária à flexão excessiva de quadril e joelho. Por outro lado, o equino pode ocorrer se flexores plantares espásticos não puderem permanecer alongados pela dorsiflexão mecânica excessiva;
- a lordose e a cifolordose são uma compensação para a flexão de quadril.

É evidente que as posturas anormais não são apenas decorrentes da biomecânica da espasticidade, mas também de mecanismos posturais inadequados que controlam o equilíbrio (Figs. 9.151-9.153).

3. Uma evidência importante é a presença ou ausência de mecanismos posturais de estabilização postural e contraposição (ajustes posturais). Em algumas crianças, a postura pode ter alinhamento normal em posturas tranquilas eretas contra a gravidade, sem movimento. Quando o movimento voluntário é usado, essas crianças não conseguem se equilibrar por causa da falta de contraposição e compensam com posturas anormais. Nas condições mais graves, essas compensações biomecânicas para o controle postural precário (equilíbrio) ocorrem tanto durante posturas tranquilas quanto durante os ajustes posturais. Portanto, os alinhamentos corporais anormais são vistos durante posturas tranquilas contra a gravidade, assim como durante movimentos de mão, braço ou perna. O alinhamento do corpo na locomoção também é anormal quando um controle postural ruim afeta o engatinhar, a troca de passos na posição ajoelhada e a marcha.

4. As posturas anormais em pé e andando podem por si só perturbar ainda mais o equi-

líbrio, já que continuam a ser usadas em pé durante o crescimento.

A postura anormal da criança pode ser diferente quando ela tem que manter o equilíbrio por conta própria. Portanto, as posturas anormais são:

Em pé com um bom suporte.

Esses componentes são similares àqueles de um bebê normal com suporte mantido embaixo das axilas (0-2 meses).

- Extensão ou semiflexão do quadril, adução com as pernas unidas ou cruzadas (em tesoura), rotação medial.
- Extensão do joelho.
- Pés plantígrados ou sobre os dedos.

Mais tarde, na criança em pé sem suporte ou quando a criança segura com as mãos para se equilibrar sozinha.

- Flexão, adução-rotação medial do quadril com os pés mais separados que a largura da pelve ou embaixo dos quadris.
- Flexão ou hiperextensão do joelho, fortemente aduzido (valgo) ou na linha mediana.
- Pés em equinovaro, varo (supinação), valgo (pronação) ou às vezes os calcanhares podem ficar embaixo e o antepé em eversão.
- Os dedos podem flexionar ou revirar.
- Lordose, cifose, achatamento da área lombar ou cifolordose podem estar presentes.
- A inclinação excessiva da pelve para trás está associada à retificação da coluna e a inclinação da pelve para a frente, com a lordose. Os componentes são similares aos de uma criança normal com 7-12 meses. Tipicamente, a pelve se desenvolve de maneira normal da inclinação posterior para neutra e depois para inclinação anterior, de flexão para extensão de quadril-joelho, do apoio sobre os dedos do pé ou pés pronados para pés plantígrados, e os dedos que se mantinham flexionados relaxam. A base alargada muda para bases mais estreitas e a área lombar reta se transforma em lordose.

Posturas de braço e cabeça

Essas são similares às posturas anormais vistas no desenvolvimento sentado. Contudo, se as mãos estão sendo seguradas por um adulto ou se a criança segura em algo para suporte, ela pode usar um padrão anormal nos braços e mãos. A criança com tipo espástico de paralisia cerebral em geral aumenta a flexão-adução no ombro, curva os ombros, faz flexão-pronação no cotovelo, flexão palmar com ou sem desvio ulnar nas mãos e adução dos polegares. O aumento na flexão dos braços visto na quadriplegia com frequência parece estar associado a flexão das pernas e posturas anormais da criança como um todo (postura semiagachada).

Sugestões de gestão e tratamento nos níveis de desenvolvimento de 6-12 meses com suporte (ver Fig. 9.155a-g)

Equipamento para bipedestação (estruturas de ortostatismo)

Certas crianças podem usar os equipamentos para posicionamento vertical entre os níveis de desenvolvimento de 6 e 12 meses. Contudo, crianças com deficiência grave (níveis GMFCS III a V) que não estão nos níveis de desenvolvimento de 6-12 meses precisam de posicionadores com suporte completo por volta dos 12 meses de idade em decorrência do risco de deformidades, em especial no quadril. A luxação de quadril será discutida no Capítulo 11.

As ***metas*** do uso de equipamento para posicionamento em pé são:

1. Oportunidade de experimentar a bipedestação e desenvolver apoio de peso e controle da cabeça.
2. Reduzir deformidade do tronco, pelve e membros com o uso de alongamento mantido e um melhor alinhamento.
3. Melhorar as amplitudes articulares.
4. Promover a integridade do quadril e minimizar a ameaça de subluxação do quadril.
5. Encorajar experiências visuais, proprioceptivas e perceptivas em uma posição diferente.

6. Possibilitar a comunicação com outros da mesma idade e com a família em atividades lúdicas e sociais nas mesas da escola ou em casa.

7. Desenvolver a função da mão em uma postura ereta com bom suporte. Os braços que servem de apoio ficam parcial ou completamente liberados para ações, gestos e para comer e beber na posição em pé. Contudo, há crianças com compreensão limitada de como usar seu braço de apoio ou como se segurar para ficar em pé, mas que precisam experimentar a posição ortostática, não apenas pelas razões dadas nesta lista, mas também para o despertar de sua atenção limitada.

8. Contribuir para a prevenção de problemas de densidade óssea.

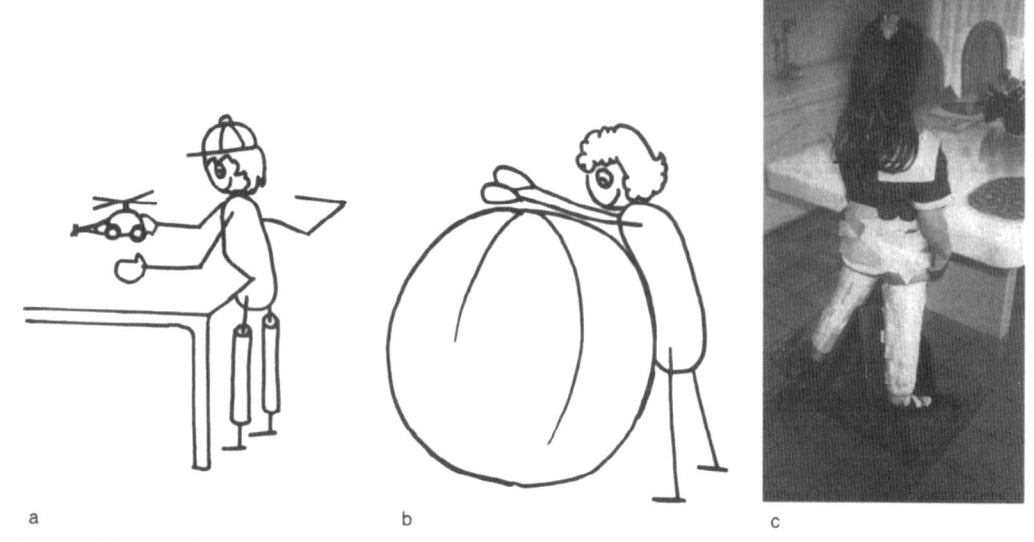

a b c

Figura 9.155 (a-c) Braços da criança simétricos, cabeça e tronco centralizados, apoio de peso igual sobre cada pé. O peso da criança é mantido para a frente, em cima dos pés. O tronco é suportado por um rolo, bola grande, mesa, poltrona alta ou o corpo do terapeuta atrás da criança. Usar também uma poltrona alta, mesa comum com a margem estofada, arredondada ou uma mesa recortada. Mais tarde, remover o suporte de tronco e usar a preensão da mão da criança no suporte ou apenas o apoio sobre os antebraços e apoio sobre as mãos em cima de uma mesa baixa (nível de 9-12 meses). As pernas ficam separadas e em rotação lateral; os quadris, flexionados ou estendidos; joelhos, estendidos; pés, planos no solo. Usar uma órtese ou tala de abdução, tala de joelho ou suportes para os pés de acordo com as dificuldades da criança. Mais tarde, remover as talas do joelho. Fazer a semiflexão dos joelhos, de modo rítmico, para evitar o apoio infantil rígido ou caso os joelhos estejam em hiperextensão. Mais tarde, transferir o peso de um pé para o outro. (d) Equipamento para posicionamento em pé com apoio anterior. A altura e o ângulo são ajustados de modo que a pelve fica alinhada *sem* hiperextensão da coluna ou cabeça. O ajuste lateral da banda pélvica com desrotação e o ajuste dos bloqueadores de joelho obtêm apoio de peso simétrico. Incorporar um bloqueador para os pés se as pernas tiverem tamanhos diferentes. A mesa é ajustada para a função da mão e para controle da cabeça, com o queixo para dentro. A mesa pode ficar angulada ou na horizontal. O tempo passado em qualquer posicionador requer supervisão, de modo que o uso excessivo não aumente a hipertonia ou a fadiga (30-60 minutos). (Agradecimentos a James Leckey Design, Dunmurry, Northern Ireland.) (e) Equipamento para posicionamento em pé com suporte para tórax, quadris, joelhos e pés. (f) Compressão articular através dos quadris, mais tarde através dos joelhos. A criança pode ficar em pé no solo, mas é possível usar uma cama elástica, espuma ou colchão inflável se a postura for mantida com correção e o *balanço for restringido*. O tronco pode ser suportado pela própria preensão da criança ou alguém pode segurá-la pelos ombros (nível de 9-12 meses); quando o tronco precisar de mais suporte (nível de 6-9 meses), apoiar a criança contra uma mesa, rolo, poltrona, brinquedo grande macio e estável ou uma bola larga. O alinhamento da cabeça e do corpo precisa estar bem em cima das pernas retificadas e dos pés no solo. Evitar a hiperextensão dos joelhos e possíveis posturas anormais. (g) Posicionador usado para mobilidade antes que a marcha com auxílios seja estabelecida. A posição ereta favorece a socialização. (Agradecimentos para a foto, Dynamic Stander de Rifton Equipment). (*continua*)

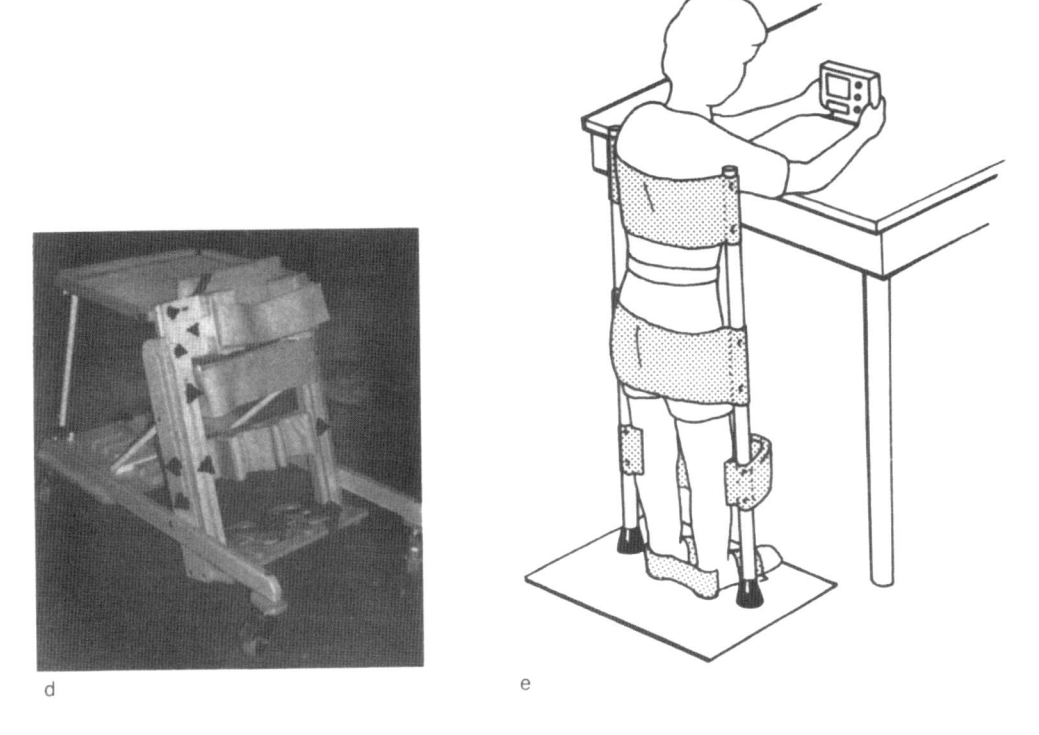

d

e

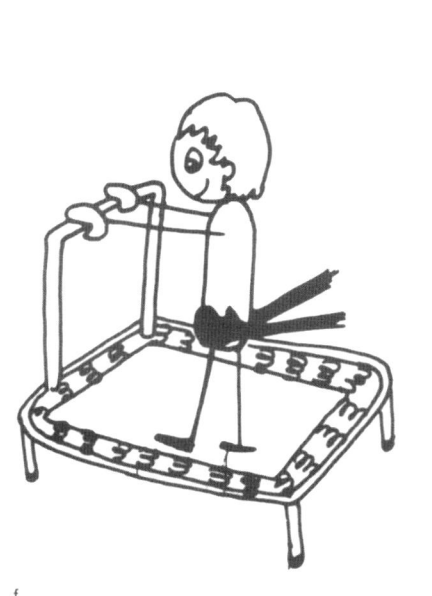

f

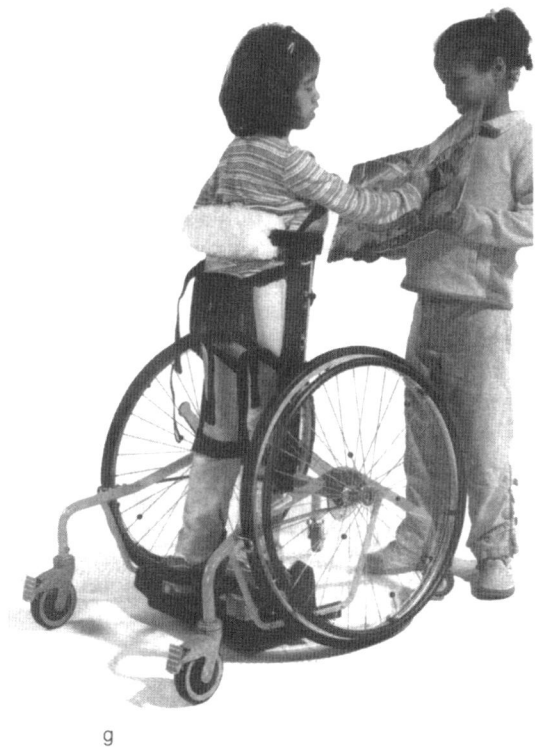

g

Figura 9.155   (*continuação*)

9. Oferecer benefícios fisiológicos para bexiga, intestino, circulação e respiração pela mudança de posição.

São necessárias pesquisas baseadas em visões clínicas para cada uma das metas. Há estudos de metas específicas que envolvem os quadris (Phelps, 1959), a força muscular (Tremblay et al., 1990) e a densidade óssea (Stuberg, 1992; Wilmshurst et al., 1996; Caulton et al., 2004). Contudo, há estudos que usaram poucos sujeitos, assessores não cegos e outras dificuldades para fornecer mais evidências sobre o uso dos equipamentos para bipedestação.

Escolha do equipamento para bipedestação

Os aspectos adiante precisam ser considerados:

- Postura típica alcançada.
- Conforto.
- Visão da criança/adolescente e dos pais da estética ou aceitabilidade.
- Espaço em casa, escola ou no local de brincar.
- Manobrabilidade e manuseio.
- Ajustabilidade do tronco, inclinações da pelve, coxins e correias assimétricas. Podem ser necessários ajustes adicionais para quadris, joelhos e pés, assim como para a presença de discrepância no comprimento das pernas.
- A ajustabilidade precisa ser fácil para os cuidadores, assistentes escolares e familiares.

Daniels et al. (2004) relatam os detalhes de diferentes tipos de estruturas para bipedestação disponíveis no Reino Unido.

Os métodos de treinamento para desenvolver o controle independente da posição em pé incluem:

1. Distribuir igualmente o peso sobre cada pé e começar a transferência de peso de forma igual sobre cada lado.
2. Corrigir posturas anormais.
3. Aumentar a estabilidade da criança por meio da diminuição no suporte.

4. Considerar a gravidade do atraso da criança para ficar em pé e caminhar sozinha.
5. Dar continuidade ao desenvolvimento da estabilidade postural ativa de cabeça, tronco e pelve e das transferências de peso essenciais necessárias para contraposição de cada membro em pé.
6. Dar continuidade à prática das posturas eretas na posição sentada e ajoelhada com suporte do tórax.

Tornar o treinamento da bipedestação interessante por meio de canções, posicionamento na frente de mesas de brinquedos, areia e mesas para brincar com água, assim como para assistir televisão. Lembrar-se de sorrir com comentários positivos de aprovação sobre os esforços da criança de controlar aspectos na sua bipedestação. Afinal, ficar em pé sobre os dois pés é mais desafiador para as crianças do que as posturas anteriores, porém as recompensas logo se tornam óbvias para elas nos benefícios psicológicos e sociais.

1. *Distribuição igual do peso apoiado sobre cada pé. Bipedestação com suporte e mais tarde sem suporte, de acordo com o nível de desenvolvimento.*
   a. Verificar isso fazendo a criança ficar em pé sobre duas balanças de pesar e ajudá-la na correção enquanto você lê o peso igual apoiado sobre cada balança. Usar também *biofeedback* (Winstein et al., 1989), por exemplo, *biofeedback* com duas placas de força e mostrador visual para o treinamento de uma pessoa mais velha (Hartveld & Hegarty, 1996).
   b. Cabeça e tronco na linha mediana, primeiro com suporte e depois se possível sem suporte.
   c. Ensinar a criança a transferir o peso para uma perna de modo a liberar a outra para dar o passo. Primeiro, mostrar essa transferência de peso sobre a perna menos envolvida. Depois, ensinar a transferência de peso sobre o lado que apoia menos peso, com suporte e mais tarde sem. Auxiliar a

criança com suporte manual na cintura e na pelve. Ela poderá mover sozinha uma perna enquanto coloca a outra sobre uma pegada ou desenho feito no solo. Se possível, pedir à criança para transferir o peso contra sua mão colocada com firmeza contra a porção lateral do seu quadril, aumentando a resistência manual de acordo com a força da criança. No início, fazer isso com suporte ao tórax da criança ou fazer com que ela se apoie nos antebraços, mãos ou segure em um suporte para manter os cotovelos estendidos. Praticar a transferência de peso de um lado para o outro para dar os passos, com a marcação de um ritmo. Uma criança com mais habilidade pode segurar nas mãos de uma criança com menos habilidade e as duas se moverem juntas enquanto você dá suporte à criança que possui menos habilidade.

d. Usar um espelho para você e a criança verem que ela está no alinhamento correto com o peso sobre ambos os pés. Uma faixa branca colocada sobre o espelho acrescenta informação visual sobre o alinhamento vertical na linha mediana.

e. Usar primeiro uma base de apoio larga, depois ficar em pé com os dois pés mais próximos e finalmente ficar em pé com um pé na frente do outro para manter o controle postural. Fazer isso com e sem suporte.

f. Corrigir qualquer deformidade que houver, em especial nos pés, como equino, de modo que os dois pés fiquem plantígrados para igual distribuição do peso apoiado. O equino pode ser por atraso no desenvolvimento ou secundário a outras deformidades (ver adiante).

g. Verificar o comprimento das pernas no caso de assimetrias no crescimento e aumentar a altura de um dos calçados se houver uma diferença acima de 12,5 mm. Isso evitará que a criança assuma mais peso sobre a perna mais curta ou mais longa.

h. Lembrar-se de manter o peso da criança para a frente, em cima dos dois pés, e aju-

dá-la a evitar qualquer torção ou inclinação para trás. Tentar *não deixar a criança inclinar-se para trás* contra a parede ou contra um adulto. Evitar que ela arqueie a coluna em decúbito ventral e quando estiver ereta no equipamento para posicionamento em pé. Esse arqueamento agrava a tendência de cair ou se estender para trás durante o desenvolvimento da habilidade de ficar em pé.

i. Praticar colocar a criança em pé em um canto com uma cadeira estável na frente para ajudá-la a vencer o medo de cair. Ela então balança o corpo, também de forma ativa e simétrica, lateralmente de parede para parede, no sentido anteroposterior em direção à cadeira e à linha mediana, posteriormente para a parede e de volta para a linha mediana.

j. Sempre que possível, ficar de frente para a criança. Ela usa sua presença como motivação para ficar em pé no alinhamento postural correto com a gravidade e para iniciar as transferências de peso para a frente (para cumprimentar ou tocar você em uma brincadeira).

k. Ficar em pé com suporte (e mais tarde sem) sobre superfícies diferentes – por exemplo, carpete, espuma, solo irregular.

2. *Corrigir posturas anormais ou deformidades.* Ver a correção de posturas anormais em pé e usar métodos similares para cifose, escoliose, adução e rotação medial de quadril, deformidades dos pés. Ver a subseção "Equipamento para a bipedestação (*estruturas de ortostatismo*)" (Fig. 9.155c-e,g).

a. Colocar a criança em pé com as pernas separadas, alinhadas com a pelve, quadris e joelhos estendidos, cabeça, tronco e pelve eretos. Os quadris flexionam quando a criança brinca com objetos em uma mesa e quando começa a ficar em pé sozinha mantendo ao mesmo tempo o equilíbrio sobre os pés. Os joelhos estendidos flexionarão levemente e se alternarão com extensão para controle da postura. Manter os pés planos no solo. Se as pernas estiverem em rotação medial, virar as coxas e pés da criança para fora. Colocar a criança em pé dessa maneira, montada em abdução sobre um rolo, brinquedo inflável, espuma ou brinquedo estofado largo. Você pode segurar a criança dessa maneira se estiver sentado no solo e as pernas da criança estiverem abduzidas sobre sua coxa ou pernas. Se necessário, segure os joelhos e coxas da criança viradas para fora e separadas (em rotação lateral), para vencer a adução-rotação medial excessiva. O brinquedo no qual a criança está montada precisa evitar o valgo dos joelhos, ao manter tanto *joelhos quanto pés* separados. Pressionar os calcanhares da criança no solo, empurrando para baixo sobre os joelhos em direção aos calcanhares (compressão/aproximação articular). Balançar a criança para os lados e também para a frente e para trás em sincronia com um ritmo lento.

b. A distribuição igual e a colocação do peso para a frente sobre os pés irão corrigir muitas posturas anormais. As posturas simétricas e a cabeça na linha mediana serão treinadas e será feito um progresso para o controle assimétrico durante as ações dos membros. Motivar e facilitar o alcance dos braços da criança para trás no nível do ombro ou acima da cabeça para tocar algo que a interesse. Isso ativará os músculos para reduzir um curvamento da coluna ou quadris e joelhos flexionados (Figs. 9.164 e 9.165).

c. Talas e órteses reforçam o treinamento da correção ativa. Se as posições anormais não puderem ser corrigidas de forma ativa pela criança *em cada articulação* ao mesmo tempo, usar talas ou órteses para uma articulação enquanto as outras são corrigidas ativamente pela criança. Por exemplo, corrigir uma adução anormal com uma órtese de abdução enquanto a criança ativamente alonga os joelhos e mantém os calcanhares para baixo com o peso apoiado na superfície externa dos pés. Outra possibilidade é corrigir os joelhos flexionados com órteses/talas enquanto a criança corrige ativamente a posição dos quadris e pés. Ainda outra possibilidade é corrigir os pés com uma órtese abaixo do joelho ou aparelho gessado enquanto a criança corrige ativamente os quadris e joelhos, cabeça e tronco.

3. *Elaborar a estabilidade da própria criança por meio de uma diminuição no suporte dado a ela.*

Executar métodos com tronco ou ombros sustentados pelas suas mãos e selecionar equipamento para posicionamento em pé de modo que os suportes possam ser gradualmente diminuídos. Conforme a criança progride, diminuir o suporte para cintura e pelve e mesmo para os joelhos e pés. Calçados ou órteses bem ajustados provêm estabilidade enquanto a criança controla de forma ativa a postura em pé.

4. *Considerações sobre o atraso grave no posicionamento em pé e na marcha.*

Um apoio de peso anormal, sem o controle de tronco e pelve dos níveis de desenvolvimento de 6-12 meses, é percebido nos casos graves em pessoas muito mais velhas, assim como em crianças pequenas (níveis GMFCS IV e V). A reação antigravitacional excessiva de adução do quadril e rotação medial (tesoura), extensão de quadril e de joelho, dedos do pé levantados, ocorre quando a criança é mantida em bipedestação. Isso não pode ser corrigido manualmente. Uma criança pode tentar controlar essa reação impondo demandas excessivas às mãos para suporte e não ser capaz de usá-las para outras habilidades manuais quando em pé. Pode também haver um aumento na deformidade por causa do uso excessivo de músculos específicos dos membros superiores e tronco.

Essas pessoas são treinadas com os métodos dos níveis abaixo dos 6 meses citados anteriormente e o tratamento concentra-se em alongar os músculos curtos, praticar o levantamento e apoio dos braços em decúbito ventral, dorsal e sedestação. Praticar o controle do tronco ereto com atividades na sedestação. Melhorar as posturas dos membros e do tronco e o apoio de peso parcial em um equipamento de posicionamento com *apoio anterior* inclinado, com controle dos pés, joelhos, quadris e pelve com uma cunha de abdução. Uma criança pode então ser colocada no nível dos olhos dos seus colegas e familiares que estão em pé. Essa inclinação é ajustada em 20-30° para corrigir o apoio de peso (Miedaner, 1990). O equipamento de posicionamento com *apoio posterior*, em vez do apoio anterior, é mais útil para crianças e pessoas mais velhas com controle de cabeça muito ruim e deformidades, em particular na coluna. Os posicionadores precisam ser fáceis de serem levantados de forma mecânica ou eletrônica para serem manuseados pelos cuidadores.

Usar um equipamento para bipedestação na vertical com bom suporte assim que a criança puder tolerar a posição sem aumento excessivo da tensão, dos movimentos involuntários ou da espasticidade. Isso poderá ser visto na cabeça, braço, mãos ou tronco, assim como na reação de retirada das pernas por causa de solas com sensibilidade exacerbada. Verificar se esse *extravasamento* pode ser corrigido lentamente com assistência durante as brincadeiras e outras atividades que a criança gostar de praticar. As sugestões de tratamento para a bipedestação são seguidas se e quando a criança se tornar mais capaz e pronta para responder a elas (ver subseção "Prognóstico da marcha").

Enquanto isso, é muito importante planejar outras formas de mobilidade, por exemplo, posicionadores montados sobre rodas largas (Fig. 9.155g) se os membros superiores forem capazes de manejá-los, cadeiras de rodas motorizadas ou carrinhos de brinquedo com interruptores especiais. Os interruptores especiais estão disponíveis no mercado e é necessário consultar especialistas para idades de 2-4 anos e acima.

5. *Continuidade do treinamento da estabilidade da cabeça, tronco e pelve e da contraposição em todas as posturas verticais, assim como na bipedestação.*

Crianças com paralisia cerebral em todos os níveis de gravidade precisam treinar os mecanismos posturais. O desenvolvimento desses mecanismos posturais parece diminuir a hipertonia excessiva; quando houver discinesias, minimizar os movimentos involuntários, e, nos casos de hipotonia, ativar os músculos posturais fracos durante o apoio de peso na bipedestação. Treinar esse controle principalmente nas posturas eretas sentadas, andando de joelhos (lateralmente, para a frente, para trás), semiajoelhado e ajoelhado ereto. *Não usar a posição ajoelhada ereta* se a criança tiver encurtamento dos flexores de quadril ou joelho ou tiver lordose.

Nível de desenvolvimento normal (9-12 meses)

Problemas comuns

Atraso para assumir a bipedestação segurando-se e ser capaz de transferir o peso para a frente, para trás e lateralmente em preparo para o movimento do membro. A bipedestação pode ser estável, porém torna-se instável se a criança soltar uma mão do suporte, estender uma das mãos e virar para olhar para trás sem o alcance da mão. Atraso para segurar-se e ficar em pé sobre uma perna, dar passos laterais ou explorar o ambiente segurando na mobília. Inabilidade para ficar em pé sozinha momentaneamente, dar o passo com suporte das duas mãos e com o suporte de uma mão. Atraso para levantar do decúbito ventral ou dorsal para bipedestação ao receber ajuda nas posições de transição de sentada, agachada, de quatro apoios, ajoelhada ereta ou semiajoelhada. Mais tarde, não consegue se segurar e tracionar para ficar em pé a partir dessas posturas. Atraso para ficar em pé primeiro com uma base mais larga do que a pelve e depois com uma base mais estreita, alinhada com os quadris. Atraso na inclinação pélvica para a frente com lordose normal. A transferência de peso para a frente/para trás e lateralmente sofre um atraso quando está em pé sozinha usando as mãos para segurar em algo para equilíbrio e mais tarde sem segurar.

Desempenho anormal. Ver seção anterior "Posturas anormais na bipedestação" e as sugestões de tratamento que se seguem.

Uma medida das habilidades na bipedestação, da mudança da posição sentada para em pé e do alcance das mãos é dada na escala de equilíbrio de Berg (Kembhavi et al., 2002). Por exemplo:

Ficar em pé sozinha tem uma progressão que começa com 30 segundos após muitas tentativas, aumenta para sozinha por 30 segundos, depois 2 minutos com supervisão e finalmente 2 minutos sozinha e com segurança. Há também o progresso da habilidade de bipedestação com olhos fechados e o progresso de bipedestação com pés unidos e bipedestação sobre uma perna. Essas habilidades não são dadas nos níveis de desenvolvimento, mas há habilidades na bipedestação e nas transferências de sentado para em pé que são recomendadas nesta seção sobre bipedestação.

Liao et al. (1997) mostram na sua pesquisa que o equilíbrio em pé não leva automaticamente à marcha, embora o equilíbrio dinâmico tenha uma correlação significativa com o desempenho da marcha. Portanto, eles recomendam que o treinamento da transferência de peso rítmica é muito necessário para melhorar o desempenho da marcha. O próprio ato de andar precisa ser bastante treinado em atividades de marcha. A função do equilíbrio e a marcha têm vários parâmetros e eles sugerem que não está claro quais aspectos do equilíbrio na bipedestação se correlacionam com quais aspectos da marcha, o que os levou à sua pesquisa. Este livro reconhece que o controle postural em pé é um pré-requisito importante para a marcha, mas outros aspectos também são necessários, como força de perna e tronco, organização muscular, poucas deformidades, percepção de espaço, visão adequada (fluxo visual) e energia para resistência física, assim como confiança e motivação. O encorajamento da família e do terapeuta fornecerá suporte à motivação da criança. A marcha na esteira ergométrica não provê fluxo visual ou percepção de espaço,

embora promova o preparo físico. Essa marcha será discutida na seção "Adjuvantes no tratamento" no Capítulo 3.

Shumway-Cook et al. (2003), em um estudo do equilíbrio em pé de seis crianças (quatro com diplegia espástica e duas com hemiplegia) demonstraram uma melhora significativa na sua habilidade de recuperar a estabilidade após o treinamento. Woollacott et al. (2005) exploraram os possíveis mecanismos neurais que contribuem para melhoras no controle do equilíbrio sobre uma plataforma móvel. Esses dois estudos eram sobre o controle reativo do equilíbrio. Mais evidências são dadas em Shumway-Cook e Woollacott (2001).

Marchas anormais

Marcha típica do bebê que está começando a andar

Aubert (2008) descreve bem a marcha por volta dos 12 meses, antes que se modifique rapidamente para os elementos maduros até os 3 anos e as mudanças menos acentuadas até os 7-10 anos. As características das marchas iniciais são normais quando os mecanismos posturais não estão ainda completamente desenvolvidos. Padrões de marcha e biomecânicas similares estão presentes em crianças mais velhas com paralisia cerebral, já que seus mecanismos posturais sofrem um atraso.

Os padrões de marcha incluem:

- base alargada ou uso de auxílios para deambulação para alargar a base. Pés em pronação com as pernas em uma base muito larga;
- transferência de peso excessiva para cada lado ("andar bamboleando"), tempo de apoio sobre uma perna limitado;
- mobilidade pélvica ausente;
- mais passos dados por minuto (cadência), baixa velocidade, passos e passadas curtos e desiguais;
- pés em pronação, às vezes com dedos flexionados e mais tempo no apoio duplo usado para estabilidade;

- depende de suportes de cada lado do corpo ou na frente antes que a marcha do bebê fique completamente independente;
- parece "correr", já que mais controle postural é necessário para uma marcha lenta. Incapaz de parar com facilidade;
- incapaz de andar para trás ou virar em um canto;
- flexão de quadril e joelho com abdução-rotação lateral em base alargada no apoio de peso;
- flexão excessiva de quadril e joelho com abdução-rotação lateral durante o balanço;
- hiperextensão do joelho quando promove passos lentos. Contato do pé plano com o solo durante o apoio;
- equilíbrio inadequado e braços mantidos persistentemente para cima no ar (guarda alta), mesmo depois que alcançou a bipedestação (Fig. 9.168). Os braços se tornam gradualmente "guarda baixa" e o balanço é uma aquisição avançada.

Os problemas para ficar em pé afetarão a marcha, portanto não se deve "forçar" para que a criança ande sozinha se a capacidade de posicionar-se em pé estiver ausente ou for muito anormal. O medo de cair pode aumentar os padrões de marcha anormais nesses casos. Andadores apropriados com bom suporte são usados até que o controle postural em pé e o alinhamento postural se tornem mais confiáveis para a marcha independente. Há crianças que usam a velocidade como um propulsor ao "andar desenfreadamente" ou durante a "marcha apressada", embora não consigam ficar em pé sozinhas.

Características anormais adicionais para as características da marcha do bebê para terapia:

1. Balanço excessivo de quadril e tronco, mais para um lado, no bambolear pélvico.
2. Balanço excessivo de quadril e tronco no sentido anteroposterior com uma marcha descoordenada.
3. Assimetria do apoio de peso e passos desiguais.

4. Posturas anormais de cabeça, tronco, pelve, joelhos e pés (Figs. 9.164-9.169).
5. Padrões de passos anormais na diplegia e quadriplegia espástica, por exemplo, *andar sobre os dedos; marcha agachada (*quadris e joelhos com flexão excessiva e pés em dorsiflexão) e *marcha em salto* com equino no contato dos pés e extensão de quadril-joelho durante a fase de apoio, entre outras variações.
6. Uma *marcha apressada* discinética; *marcha ébria* na ataxia ou discinesia (atetose); *marcha de passos altos* e *marcha em tesoura* no tipo espástico ou discinético de paralisia cerebral.
7. Braços excessivamente ativos para manter o equilíbrio, padrões de *marcha na corda bamba*, posturas de braço anormais persistentes com falta de balanço recíproco dos braços. Pode haver o movimento involuntário excessivo dos braços visto na discinesia.

Atraso ou padrões de marcha anormais podem ser decorrentes de:

Estabilidade e contraposição ruins ou ausentes ou habilidades assimétricas de contraposição.

1. A criança pode *cambalear* de um lado para o outro sem fazer a contraposição de cada perna; ou seja, ela "cai" de um pé para o outro, já que não pode manter a postura de um lado por nenhuma extensão de tempo. Pode haver balanço excessivo do tronco de um lado para o outro. A pelve e o tronco podem rodar para a frente sobre o lado da perna que faz o balanço (troca de passo), em vez de haver a contraposição para a perna que apoia o peso em uma posição ereta. A criança pode ter um mecanismo postural melhor de um lado, mais evidente nos casos de hemiplegia ou na tetraplegia assimétrica, diplegia ou triplegia ("habilidade assimétrica"). A ocorrência de claudicação e mais apoio de peso sobre o lado menos afetado são a característica da marcha.
2. Principalmente crianças com discinesia podem *andar desenfreadamente,* já que não con-

seguem apoiar o peso por tempo suficiente sobre cada lado para dar o passo. Crianças com discinesia ou ataxia andam cambaleantes; eram tidas por alcoolizadas por algumas pessoas leigas. Há também crianças e em especial adolescentes e adultos com discinesia que se estabilizam na passada, para evitar que a extensão prevaleça ou se inclinam para trás, atrás dos pés. A compensação usada é a seguinte:

- cabeça inclinada para baixo ou queixo projetado para a frente, braços mantidos para baixo e para a frente, as mãos podem se apertar uma contra a outra ou se prender pelos polegares. Para controlar os movimentos involuntários do braço que perturbam o equilíbrio, essas posturas de braço também são usadas;
- os quadris permanecem estendidos com joelhos flexionados, pés plantígrados e dedos flexionam contra o solo;
- os passos podem ser com flexão (passos altos), com extensão rígida ou com hiperextensão do joelho durante o apoio, como compensação para o equilíbrio.

3. Crianças com comprometimento cognitivo ou perceptivo, assim como outras pessoas com paralisia cerebral, às vezes não querem andar, demonstram medo de fazê-lo e se penduram excessivamente nos adultos e nos seus auxílios de deambulação. A cognição e a percepção são relevantes para andar em outras situações, como quando as instruções precisam ser compreendidas ou a marcha precisa ser acurada para passar pelas portas.

4. Em qualquer um dos tipos de paralisia cerebral, pode haver movimentos excessivos de arremesso dos braços, uma ênfase nas reações de proteção dos braços ou braços reminiscentes de uma "marcha na corda bamba", posta em ação para ajudar o equilíbrio da criança sobre cada perna instável. Os padrões "de afundamento" quando ficam em pé e compensam a queda para trás são vistos na bipedestação (Figs. 9.151-153) e na marcha (Figs. 9.164, 9.166-9.168).

Ausência de transferência anteroposterior. Isso torna impossível para a criança *começar* a andar. Um auxílio para deambulação com rodas pode ajudá-la a começar. Parar também é difícil quando esse mecanismo não está operando. A criança pode ainda *marcar o tempo* e então parar, já que é incapaz de parar ou reverter a transferência anteroposterior. Algumas crianças novas somente param deixando-se cair sobre as nádegas, como se vê nos bebês saudáveis. Isso não é útil do ponto de vista social e é mais doloroso para adolescentes altos.

Ausência de balanço lateral. Isso é óbvio nas crianças com discinesia (atetose) que andam desenfreadamente e em outras crianças que empurram andadores com rodas. Isso compensa a estabilização postural inadequada. Deve-se desenvolver o balanço e as transferências de peso laterais com o treinamento de bipedestação sobre um pé (contraposição) e enfatizar os cruzamentos laterais, assim como todas as atividades que promovam a transferência de peso lateral de uma perna para outra.

A *falta de reações de equilíbrio* em decúbito ventral, dorsal, sedestação, ajoelhado ereto e na bipedestação raramente provoca um atraso na marcha. Esse treinamento para andar não deve ser protelado se essas reações não estiverem ainda presentes. Martin (1967) notou que adultos submetidos a labirintectomia podiam andar, embora as reações de equilíbrio não fossem possíveis sem o labirinto. Observações similares têm sido notadas em crianças que andam, mas têm reações de equilíbrio ausentes ou ruins. Contudo, as reações equilíbrio devem ser incluídas no programa, já que tornam a criança mais estável nas mudanças de terreno e no escuro. Como Dr. J. Foley afirma, "você não pode andar por um campo arado à noite se não tiver reações de equilíbrio" (comunicação pessoal).

Reações de proteção ou defesa (braços e pernas). Essas precisam ser treinadas para evitar o risco de a criança cair sobre o rosto e para dar a ela confiança para andar. *Lembrar-se de* que o passo protetor da queda não é o mesmo que um passo voluntário que a criança dá quando está sendo treinada para andar. Foley observou a presença de passos voluntários sem a presença de passos de proteção e vice-versa (comunicação pessoal). A terapia precisa, portanto, treinar esses dois movimentos de dar passos. Reações de proteção excessivas nos braços ou pernas podem ocorrer para compensar a ausência de outros mecanismos. Isso é mais observável nas crianças atáxicas e atetoides. A *marcha ébria* pode consistir em reações cambaleantes excessivas nas pernas. Crianças com discinesia não conseguem *ficar em pé paradas,* mas dão pequenos passos de proteção. Uma base alargada é usada para melhorar equilíbrio por crianças com ataxia e por aquelas que têm atraso no desenvolvimento motor sem paralisia cerebral.

Forssberg (1985) e Leonard et al. (1988, 1991), entre outros, têm contribuído com estudos sobre padrões de marcha anormais e comparado esses com as marchas de crianças normais. Gage (2009) e Miller (2007) forneceram uma análise detalhada da marcha normal e anormal e dos procedimentos ortopédicos na paralisia cerebral.

Marchas anormais no tipo espástico

Todos os problemas já mencionados são incluídos e somados à tração produzida pelos músculos encurtados ou espásticos rígidos e a fraqueza associada. Pode haver várias posturas anormais associadas entre si, como descrito na discussão de posturas anormais na seção sobre a bipedestação. O controle do motor seletivo fica ausente, o que pode também contribuir para aspectos da marcha. Por exemplo, a dorsiflexão não pode ser isolada da flexão do joelho para obter o contato inicial do calcanhar com o joelho estendido, o posicionamento na metade da fase de apoio com a extensão do joelho e durante as fases do balanço do passo da perna (ver a análise da marcha da perna direita na Fig. 8.3; ver também a seção sobre "Deformidades e marcha" no Cap. 11).

No Capítulo 11, a seção "Deformidades e marcha" descreve marchas anormais em hemiplegia espástica, diplegia e tetraplegia (quadriplegia) em relação aos procedimentos ortopédicos e à fisioterapia.

As *reações automáticas* esperadas no nível de desenvolvimento de 9-12 meses são os ajustes posturais de dorsiflexão, flexão de quadril e início do passo adiante de proteção (Fig. 9.137). As reações de proteção também ocorrem e se desenvolvem nos braços ao cair para trás, assim como o apoio sobre as mãos para interromper a queda (ver início do "Desenvolvimento da bipedestação e da marcha").

Sugestões de gestão e tratamento nos níveis de desenvolvimento de 9-12 meses

Continuar os métodos dos níveis de desenvolvimento de 6-12 meses, mas com menos ou nenhum suporte.

As metas e métodos nos níveis de desenvolvimento de 9-12 meses para todas as condições incluem:

1. Melhora adicional da estabilidade.
2. Treinar um balanço lateral *apropriado* (transferências de peso) e o balanço anteroposterior, o que conduz a troca de passos e deslocamento lateral segurando na mobília ou em barras paralelas.
3. Bipedestação e contraposição de uma perna e movimentos de maior variedade.
4. O máximo possível de correção das posturas anormais.
5. Crianças mais velhas e adolescentes precisam ser mantidos com bom preparo físico durante a marcha, já que há uma *demanda de energia* sobre a pessoa que está tentando andar com dificuldades de equilíbrio, fraqueza e/ou deformidades.

Deformidades. Todos os que têm habilidade potencial para andar podem precisar de órteses estáveis nos pés e terapia para pés plantígrados para estabilidade na bipedestação e na marcha e para melhorar marchas anormais. Deformidades leves em flexão de quadril e joelho permitem que a criança fique em pé e faça transferências, mas pés muito deformados e dolorosos em crianças mais velhas são um grande empecilho (Graham, 2004).

Muitas pessoas com habilidades diferentes usam equipamento para posicionamento em pé (*estruturas de ortostatismo*) ou órteses de joelho para assistir o controle passivo e ativo dos quadris, pelve e tronco. O uso de toxina botulínica A (BTX-A) e fisioterapia para espasticidade será discutido no Capítulo 11.

Selecionar as atividades adiante de acordo com cada criança.

1. *Melhorar a estabilidade* com as seguintes técnicas: a criança fica em pé, apoiada ou sozinha. Nesse nível, dar suporte à pelve, coxas ou joelhos de acordo com a habilidade individual. Para vencer o medo, deixar a criança dizer ao terapeuta quando ele pode "soltar" de modo que a criança possa equilibrar-se com menos ou nenhum suporte.

   Aos 9-11 meses, a preensão da própria mão é usada espontaneamente para suporte, mas se estiver ausente, colocar as mãos da criança sobre barras horizontais ou mais tarde verticais para manutenção da preensão. Aumentar a preensão pressionando suavemente para baixo sobre os punhos.

   No nível de desenvolvimento de 9-12 meses, a criança consegue estabilizar-se melhor contra a resistência manual. Começar com as mãos da criança apoiadas no seu ombro ou colocar a criança no canto da sala sobre um piso não derrapante. Aplicar pressão manual nos quadris ou ombros da criança, empurrando-a para fora do equilíbrio; ela precisará manter de forma ativa sua postura ereta em bipedestação – "Não deixe que eu derrube você", "Fique firme". Fazer isso no sentido lateral e também anteroposterior (Fig. 9.156). Fazer isso com rotação – "Não deixe que eu gire você". Outro modo de usar a resistência manual é pedir à criança que empurre suas mãos colocadas posicionadas sobre os quadris ou ombros da criança ou sobre um quadril e um ombro – "Empurre contra minhas mãos". A resistência não deve ser *grande demais* a ponto de a criança torcer seus membros em posições anormais, au-

mentar os movimentos involuntários ou mesmo cair.

Depois que a bipedestação estiver presente, praticá-la com olhos vendados ou fechados e com um véu ou luz reduzida por meio de óculos de sol usados pela criança. Também fazer com que a criança em pé se equilibre sobre superfícies diferentes, como espuma, um colchão inflável ou terreno irregular. Fazer isso com e sem o uso da visão.

2. *Ficar em pé e balançar-se* ou transferir o peso (Fig. 9.156-9.158). Continuar os métodos de transferir o peso usados para 6-9 meses e estabelecer a bipedestação contra resistência manual – "Não deixe que eu empurre você", "Fique firme" (Fig. 9.182). Fazer o corpo da criança inclinar-se lateralmente contra seu corpo que está ao lado ou mover a criança no sentido lateral segurando sua pelve, de modo a liberar a outra perna para dar um passo. Mover a criança para a frente para dar um passo da marcha ou para o lado, para o deslocamento lateral. Diminuir sua condução à medida que a criança ganhar controle. De-

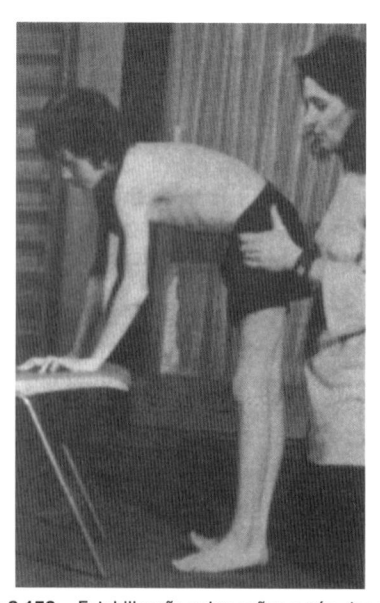

Figura 9.156 Estabilização sobre mãos e pés, depois mais ereto. Balanço lateral, transferência de peso anteroposterior.

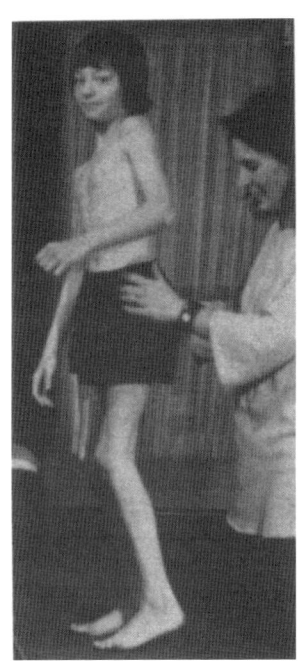

Figura 9.157   Ativação do balanço lateral da pessoa contra a resistência manual e "empurrões" para o ajuste postural. O balanço ativo pela pessoa/criança é o estágio seguinte.

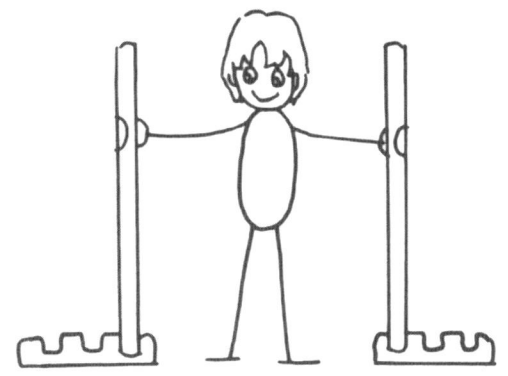

Figura 9.158   Balanço lateral praticado com a preensão lateral para extensão de tronco e quadris. Braços em rotação lateral.

pois que ela conseguir balançar o corpo para os lados e para a frente, ela transferirá o peso contra sua mão colocada nos seus quadris, ombros ou quadris e ombros, enquanto você oferece a resistência manual descrita. Fazer resistência manual ao balanço para a frente e para trás que é usado para dar o passo e parar. Ajudar a manter o alinhamento postural da cabeça e o tronco ereto, com leve curvamento do tronco em direção à perna que tem menos peso apoiado durante o balanço.

Treinar o balanço lateral com as pernas separadas, depois mais próximas, para uma base de apoio mais desafiadora para o equilíbrio.

Verificar que os pés estejam plantígrados com o uso de órteses articuladas que permitam o balanço anteroposterior.

Encorajar o balanço ativo da criança em um canto da sala para dissipar o medo de cair. Uma criança pode praticar o balanço entre duas cadeiras estáveis, nas barras paralelas ou em um andador estático. A preensão da crian-ça deve ser na frente ou ao lado do corpo e no nível da cintura ou do ombro. A preensão lateral sobre bastões é preferível às barras paralelas, já que melhora o apoio de peso ereto, simétrico, e treina a preensão em supinação (Figs. 9.159 e 9.160). *Todas essas ações podem ser feitas de forma rítmica e junto a canções.* Os balanços laterais podem tornar-se passos incluídos em uma rotina de dança simples, com outra criança como parceira.

3. *Bipedestação e movimentos de contraposição de membros ou tronco* (Fig. 9.161). A crian-ça fica em pé segurando com as duas mãos e depois com uma mão enquanto levanta uma perna em alturas diferentes sobre a bar-ra ou no ar. Ela pode levantar uma das per-nas para a frente, para o lado e para trás, por cima das barras, de uma caixa, um degrau, uma pequena bola de praia, para cima da sua mão ou enquanto você coloca e tira a meia ou o calçado da criança.

Os padrões dos braços para função são mostrados à criança no contexto de alcançar um objeto ou em atividades dos cuidados diá-rios enquanto se mantém segurando com uma mão e, mais tarde, quando é capaz de ficar em pé sozinha. Usar objetos que interessam à criança para encorajar o alcance em todas as direções. Os padrões dos braços também devem ser usados como exemplificado a se-guir. Com a criança em pé segurando com

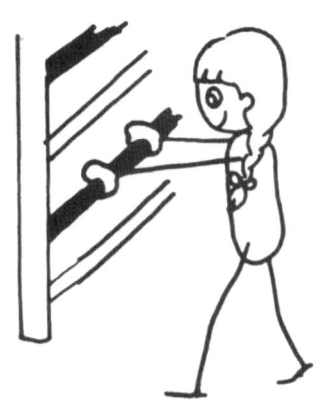

Figura 9.159 Balanço anteroposterior em preparo para o passo.

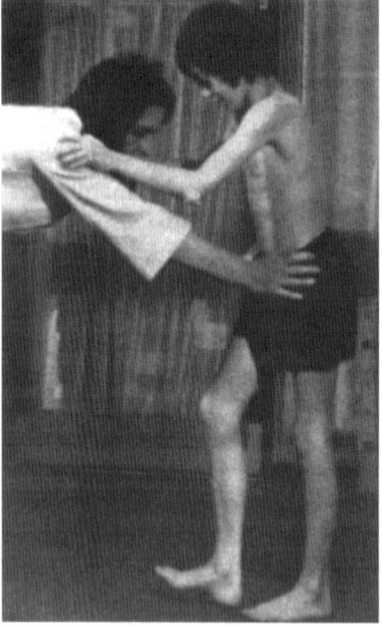

Figura 9.160 Transferência de peso anterior com o passo dado contra a resistência manual do terapeuta. Notar a ativação da dorsiflexão.

uma mão em um suporte ou apoiada sobre uma mão, facilitar de maneira correta o outro braço em elevação-abdução-rotação lateral, sem e contra resistência. Deve-se encorajar a criança a alcançar um objeto acima da cabeça, com assistência ou de maneira ativa. Uma criança poderá também ficar em pé e balançar o corpo enquanto "caminha" suas mãos pela parede, deslizando-as para cima,

sobre um espelho ensaboado ou em outras atividades lúdicas que você pode elaborar. O modo como a elevação de braço será desenvolvida dependerá da tarefa, do controle postural e da força da criança.

Uma criança progride ao ficar em pé e estender os braços para trás para alcançar brinquedos oferecidos, tocar uma parede ou ficar em pé e inclinar-se para apanhar um objeto no solo ou sobre uma caixa baixa. Ela pode também mover as mãos para baixo ou para cima em um espaldar para apanhar um brinquedo pendurado em uma barra de baixo ou em uma barra alta. Primeiro, dar suporte à criança no tórax ou pelve. Essa atividade também ajuda a alongar os isquiotibiais e alongar os cotovelos para alcançar brinquedos. Ajudar a criança a se reerguer para a bipedestação, se isso for necessário. Mais tarde, aumentar as demandas com tarefas como ficar em pé e pegar um copo de água ou um objeto pesado e colocá-lo atrás da criança sobre uma mesa ou sobre banquinhos de alturas diferentes. Dar assistência à preensão, como já foi mencionado.

Quando uma criança fica em pé segurando com uma mão enquanto a outra se move, pode ser necessário manter o alinhamento das suas pernas durante a ocorrência da assimetria normal do tronco no ajuste postural. Portanto, segure as pernas que estão apoiando o peso em uma posição reta ou em rotação lateral. Mantenha uma perna e os dois braços retos enquanto a criança move a outra perna fazendo o ajuste postural assimétrico (contraposição) normal do tronco. A perna que apoia o peso está reta nas Figuras 9.161-9.163. Facilitar os movimentos contra a resistência manual mostrada nas Figuras 9.162 e 9.163, aplicada de maneira correta, o que preferivelmente precisa ser *demonstrado clinicamente*. Objetos pesados podem ser empurrados, tracionados ou erguidos por uma criança que conseguir fazer isso. É possível usar padrões desejáveis de braço ou perna em vez dos padrões habituais que se relacionam com as deformidades.

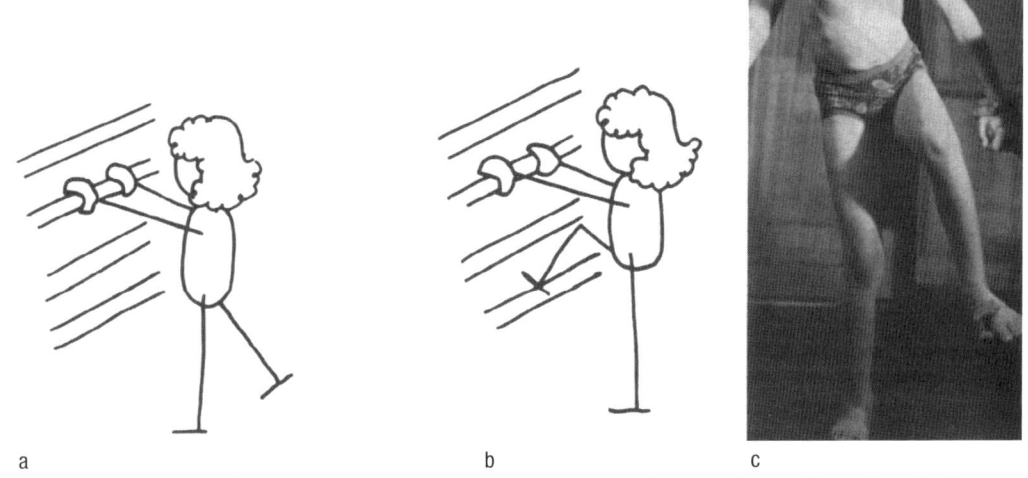

a   b   c

Figura 9.161   (a-c) Exercícios de contraposição para caminhar e subir escadas, para colocar e tirar meias, calçados e roupas e para atividades de higiene e brincadeiras.

São mostrados para a criança os padrões de perna e o apoio de peso nas suas fases da marcha nas barras paralelas ou em um andador estacionário. Os padrões de perna que podem ser usados são flexão-adução-rotação lateral (padrão do passo) a partir da extensão-abdução-rotação medial (padrão de impulsão) e o retorno, com o joelho estendido e o pé em dorsiflexão *durante o passo.* Manter os dedos dos pés e o antepé em dorsiflexão na *impulsão* e para prevenir a ocorrência de reações de extensão.

Nota: usar os padrões de perna e braço *sem* aplicar resistência se o extravasamento excessivo da espasticidade não puder ser controlado e se os métodos não forem executados com facilidade e habilidade.

4. *Correção de posturas anormais.* Os padrões de braço e perna (sinergias) não são os únicos meios pelos quais as tarefas são manejadas, porém são selecionados para ativar a contraposição e corrigir posições anormais dos braços e pernas. Além disso, a rotação de pelve e tronco com os movimentos de braço ou perna parece diminuir a hipertonia e melhorar as posturas (ver a subseção "Padrões básicos de braço e mão para todos os níveis de desenvolvimento").

5. Pode ser feita uma *avaliação funcional da força,* tanto nas amplitudes ativas quanto passivas, no contexto da bipedestação e do preparo para dar os passos. Uma criança ou pessoa mais velha que pode cooperar é colocada em pé com suporte, apoiada sobre uma perna em cima de um bloco ou no solo. A outra perna, que será testada, não fica sustentando peso. As amplitudes de movimento de extensão e flexão de quadril, extensão e flexão de joelho e dorsiflexão do pé, necessárias para o padrão da marcha, serão testadas. Não será necessária a amplitude completa, já que uma amplitude de 0-25° ou 35° é a usual. As ações musculares de flexão plantar e extensão do quadril para a impulsão (pré-balanço), extensão de quadril e joelho para o apoio e flexão de quadril, extensão de joelho e dorsiflexão para o contato inicial (contato do calcanhar) são também testadas nessa posição funcional. O treinamento desses elementos ou componentes da bipedestação e do passo podem seguir e, desse modo, as deficiências de força e as amplitudes serão tratadas dentro de uma função.

6. *Correção de algumas posturas anormais comuns em pé e na marcha.* Essas começam a partir do nível de desenvolvimento de cerca

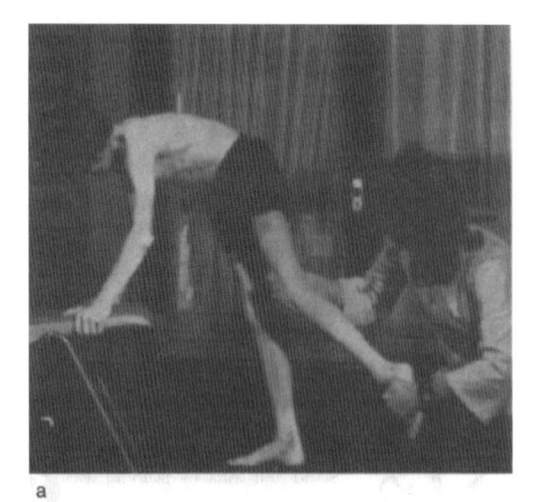

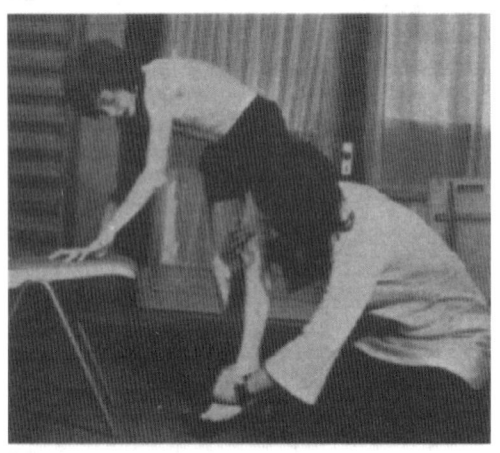

Figura 9.162 Correção do padrão dos passos, que consiste na facilitação da flexão-rotação lateral da perna e extensão do joelho, com dorsiflexão. Padrão da *impulsão* (a). Padrão do *contato do calcanhar* (b). Progredir mantendo a correção dentro dos passos enquanto empurra uma cadeira/escada ou anda nas barras paralelas.

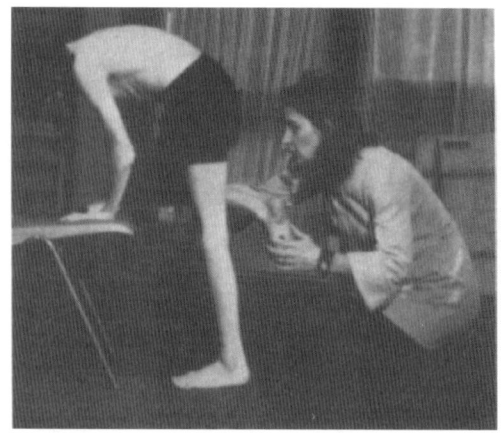

Figura 9.163 A partir desse padrão de flexão-abdução--rotação medial de quadril e flexão de joelho, facilitar o *apoio* com extensão-adução-rotação lateral na perna direita.

de 9 meses (com suporte), vão além do nível de desenvolvimento de 12 meses (sem suporte), até a adolescência e idade adulta (ver Figs. 9.164-9.170).

- Flexão e postura *afundada* (Figs. 9.164 e 9.167).
- Postura assimétrica (Fig. 9.165).
- Rotação medial das pernas (Fig. 9.166).
- Extensão do quadril, flexão do joelho, flexão plantar, flexão do braço e pode também haver abdução-extensão do braço no ar, flexão do cotovelo, flexão palmar do punho (braços em *guarda alta*) (Figs. 9.167 e 9.168) ou mantidos para baixo.
- Joelhos em hiperextensão e lordose (Figs. 9.169 e 9.170).
- Ver postura e marcha na discinesia adiante. A correção pode não ser indicada nesses adolescentes e adultos se a compensação biomecânica for efetiva para essas pessoas.

Sugestões adicionais para o treinamento da marcha e outras marchas, além das ideias mostradas nas figuras:

A *correção da marcha cambaleante ou desenfreada* precisa incluir o treinamento do balanço lateral e isso também se desenvolve no deslocamento lateral em torno da mobília. O nível de desenvolvimento de 9-12 meses inclui o importante desenvolvimento do deslocamento lateral. Atividades de contraposição que envolvem ficar em pé sobre uma perna com frequência melhoram a marcha cambaleante, assim como outras marchas anormais. *Marchas assimétricas precisam de ênfase nas transferências de peso* para o lado mais afetado, transferência de peso rítmica de um lado para outro e deslocamento lateral para cada direção. Colocar um brinquedo muito desejável do lado que apoia menos peso para que a criança faça o deslocamento lateral

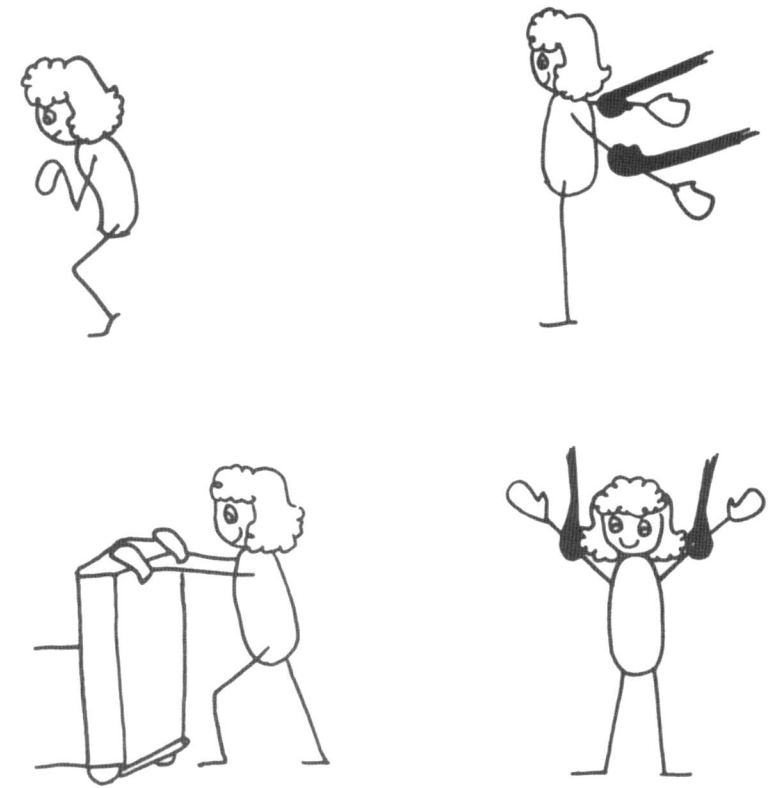

Figura 9.164   Correção de uma criança com postura flexionada cujos membros podem também estar em adução e rotação medial, em pé ou andando. *Manter o peso da criança para a frente, já que nesses exercícios há uma tendência de inclinar-se demais para trás.* Os braços são estendidos e colocados em rotação lateral. Isso corrige cabeça, tronco e pernas. Segurar a criança pelos ombros, cotovelos ou punhos. Encorajar a transferência de peso de um lado para o outro, inclinando a criança com as suas mãos que estão segurando seus braços. Ficar em pé e andar empurrando um andador no nível do ombro. A abertura das mãos vence o excesso de flexão. Manter os cotovelos estendidos; para isso podem ser necessárias talas para o cotovelo (tutores). Talas de joelho para manter a extensão dos joelhos e/ou para manter os calcanhares no chão, se necessário. Podem ser necessárias órteses ou goteiras para os joelhos em crianças mais velhas. Diminuir a velocidade da marcha e fazer um avanço longo para a frente em cada passo ou ao empurrar um carrinho ajuda a alongar os músculos encurtados do tendão do calcâneo e os flexores do joelho.

em direção a ele ou quando estiver estendendo a mão para brincar em pé na mesa.

Marcha agachada. A estabilidade postural e as atividades de contraposição melhoram essa marcha quando é decorrente de atraso no desenvolvimento do equilíbrio. Damiano et al. (1995a), em seus estudos de pesquisa, mostraram que o fortalecimento do quadríceps em crianças com paralisia cerebral leve a moderada melhorava a bipedestação e a deambulação da marcha agachada. Tanto o treinamento postural quanto o fortalecimento são recomendados.

A *marcha sobre os dedos* pode estar presente em bebês saudáveis. Os quadris e joelhos ficam retos e flexíveis. Tenho também observado isso em bebês com comprometimento visual grave, sem qualquer paralisia cerebral. Levantar-se sobre os dedos do pé pode ser uma resposta para evitar a queda, como no ajuste postural que ocorre no levantamento inicial sobre os dedos antes das reações de proteção da perna. Na paralisia cerebral, uma marcha sobre os dedos persistente precisa de modificação dos flexores plantares com alongamento por meio de fortalecimento

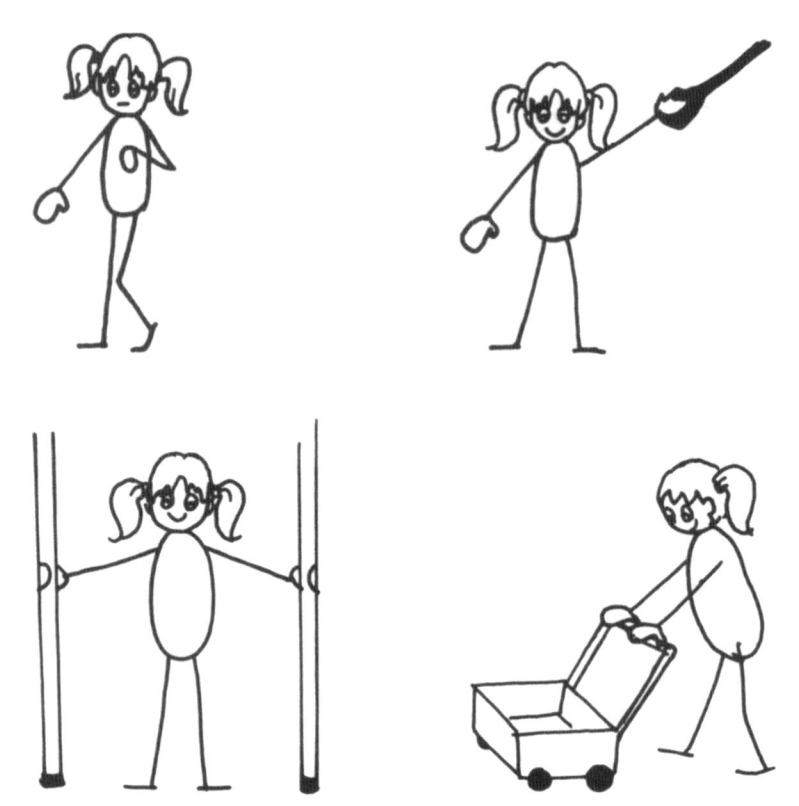

Figura 9.165 Atividades para aumentar o apoio de peso no lado mais afetado ou no lado hemiplégico. Segurar o braço em uma posição que contraponha sua flexão-adução-rotação medial. Colocar o braço para a frente se o ombro estiver em retração. Usar uma preensão simétrica ou *ambas* as mãos abertas e empurrando o carrinho. Usar talas de cotovelo para manter a extensão do cotovelo. Peso distribuído igualmente nos dois pés. Transferência de peso para o lado mais afetado. A criança tenta segurar com os braços separados e virados para fora ou com os braços em abdução na posição média, porém não com os ombros em rotação medial.

dos dorsiflexores, alongamento de qualquer encurtamento de flexores plantares e treinamento para o controle postural ruim.

Deslocamento lateral ou passos laterais. A criança segura em barras horizontais e dá passos laterais. No início, há flexão de quadril para controle postural. O mais cedo possível, enfatizar a extensão de quadril com abdução durante o passo lateral, tanto na perna de apoio quanto na perna que se move. No início, dar suporte e então esperar que a criança mantenha sua pelve e/ou tronco eretos de modo que assuma o peso através da perna de apoio com o pé plantígrado. Melhorar essa atividade por meio da compressão articular através do quadril ou joelho da perna de apoio enquanto é aplicada resistência manual à abdução da perna que se move. Algumas

crianças respondem à resistência da perna que faz abdução, o que aumenta automaticamente a estabilização do próprio peso através da perna de apoio. Outras podem precisar de correção para posições anormais do quadril, joelho e pé, mantendo sua coxa e joelho estendidos e em rotação medial, transferindo o peso da criança para cima da porção lateral do pé. Observar que a pelve da criança fique simétrica e em alinhamento vertical (neutra). Corrigir manualmente qualquer retração de um lado e inclinar a pelve para a frente, na posição neutra.

Andar segurando com as duas mãos ou com uma mão. Para preparar para a *marcha segurando com duas mãos* adiante, usar a técnica de transferência de peso lateral explicada para o deslocamento lateral. Esse nível de desenvolvimento da marcha (em geral, de 12-13 meses) é o nível no qual as crianças estão funcionando quando andam com auxílios de deambulação de muitos tipos diferentes. Os andadores estimulam as ações locomotoras de iniciar o passo e fazer o balanço lateral, usadas nas idades de 2-6 anos e acima.

Alguns exemplos:

a. Andar segurando em barras paralelas ou cordas paralelas. Se a criança ainda não adquiriu as habilidades de preensão e liberação com as mãos, poderá ser usado um punho de feltro ou uma manopla móvel que desliza ao longo da barra.

b. Andar com um equipamento para posicionamento em pé segurado na frente ou ao lado do corpo. Progredir do uso de andadores (Figs. 9.171a,b-9.173a-c) para o uso de um bastão horizontal com uma ponta nas mãos da criança e a outra ponta nas mãos do terapeuta. A criança poderá segurar um bastão pequeno em cada mão com você também segurando de cada lado deles. Diminuir esses suportes de mão ainda mais, fazendo com que a criança segure anéis de borracha mantidos de leve em cada uma das suas mãos.

c. Você e a criança seguram ao mesmo tempo uma bola larga (tamanho de uma bola de vôlei) enquanto você anda para trás. Certificar-se sempre de que o peso da criança fique bem para a frente, em cima da sua base.

d. Andar segurando as mãos de alguém de cada lado da criança ou na sua frente.

e. Andar empurrando um carrinho de boneca pesado, outra criança em sua cadeira de rodas, uma cadeira de cozinha que deslize sem virar, uma cadeira montada sobre esquis de madeira ou rodízios ou um andador de metal com quatro pontas que deslize.

f. Andar com o auxílio de muletas, muletas canadenses e bengalas com quatro, três ou uma ponta.

g. Andar com o auxílio de bastões verticais de cada lado do corpo, com pontas de borracha espessa (Fig. 9.165).

h. Andar segurando com as duas mãos nos casos de hemiplegia. Andar com o auxílio de cadeiras de espaldar reto (do Instituto Peto de Budapeste), o que melhora a extensão enquanto a criança empurra o equipamento fazendo a preensão das mãos com extensão de punho (Fig. 9.173c) (Cotton, 1980).

i. Para crianças com discinesia, usar muletas pesadas, bengalas de quatro pontas ou colocar pesos nos seus tornozelos.

j. As órteses proporcionam estabilidade, além de corrigir os pés.

Ao selecionar e usar auxílios para deambulação, considerar o seguinte:

Um suporte para a criança segurar que é colocado lateralmente tende a treinar o balanço lateral para a marcha. Contudo, se o suporte envolver flexão de cotovelo, poderá ser contraindicado, já que a preensão com flexão de cotovelo e o curvamento dos ombros aumentam a rigidez espástica nas pessoas e essa pode extravasar para as pernas. O local onde ocorrerá a preensão precisará ser rebaixado e posicionado levemente à frente, com os cotovelos estendidos (Figs. 9.171-9.173). Usar órteses de cotovelo para assistir a extensão, ou, em vez disso, você pode dar suporte à criança ao segurar nos dois cotovelos ou mãos e manter seus braços estendidos (Figs. 9.167 e 9.168), ao mesmo tempo em que conduz o peso da criança dentro e levemente para a frente da sua base de apoio.

Colocar o suporte para as mãos segurarem na frente ajuda a treinar a transferência de peso anterior necessária para iniciar a marcha. Novamente, deve-se evitar o curvamento dos ombros e a flexão excessiva do braço, portanto é aconselhável o uso de órteses de cotovelo para ajudar a criança a se lembrar de manter os cotovelos o mais estendidos possível. Um andador posterior poderá ser mais eficaz se a criança já tiver um desvio de peso anterior e estiver pronta para dar o passo com extensão de quadril-tronco (Fig. 9.173a,b). Embora Logan et al. (1990) prefiram os andadores posteriores, essa é uma avaliação individual que não se aplica a

(O texto continua na p. 266.)

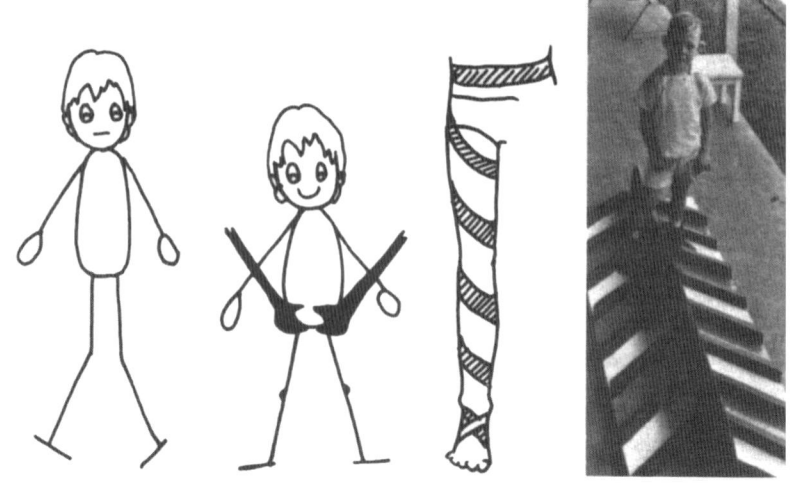

Figura 9.166 Correção da rotação medial das pernas. Segurar a pelve da criança e rodar a perna para fora enquanto ela dá um passo. O tronco primeiro é alinhado e sustentado pelo seu corpo e mais tarde ela faz isso sem suporte. Depois do passo, pressionar aquele quadril para baixo para aumentar o apoio de peso em rotação lateral. Nos casos mais leves, tentar o uso de *cabos de torção* para tracionar a perna em rotação lateral. A criança tenta repetir a correção sozinha. *Apontar os pés para fora.* Ver também os métodos na Fig. 9.164.

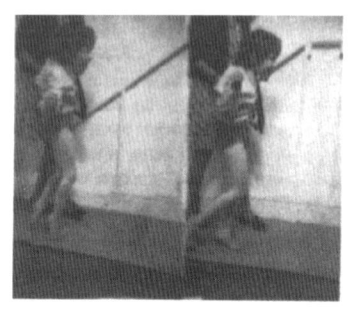

a

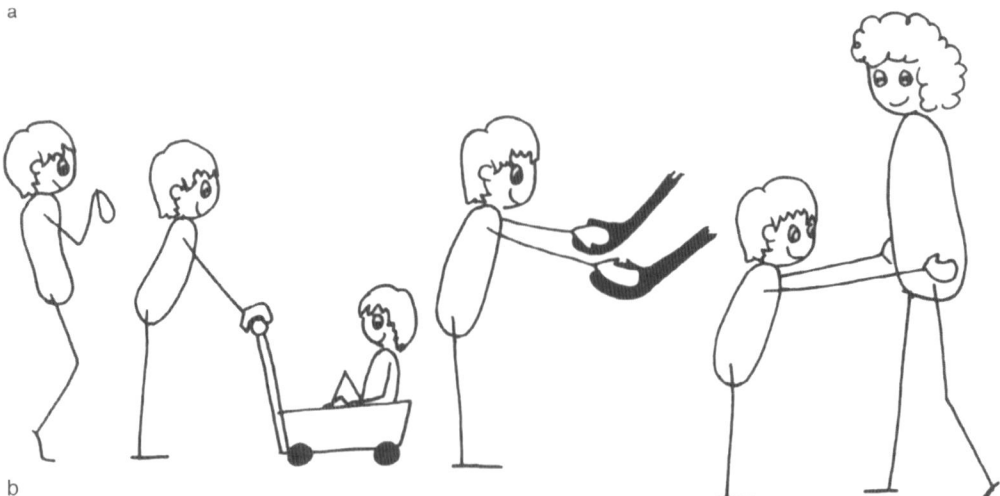

b

Figura 9.167 (a) Extensão de quadril, flexão de joelho, flexão plantar. (b) Correção da extensão de quadril, flexão de joelho, flexão do braço, flexão plantar (marcha sobre os dedos). Para abdução-extensão do braço no ar, flexão de cotovelo e flexão palmar do punho.

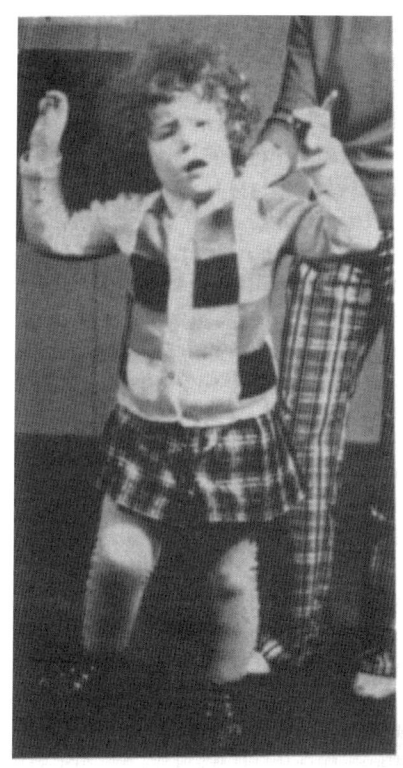
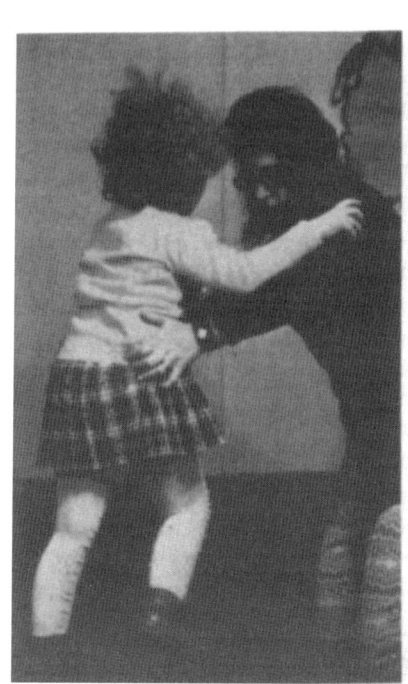
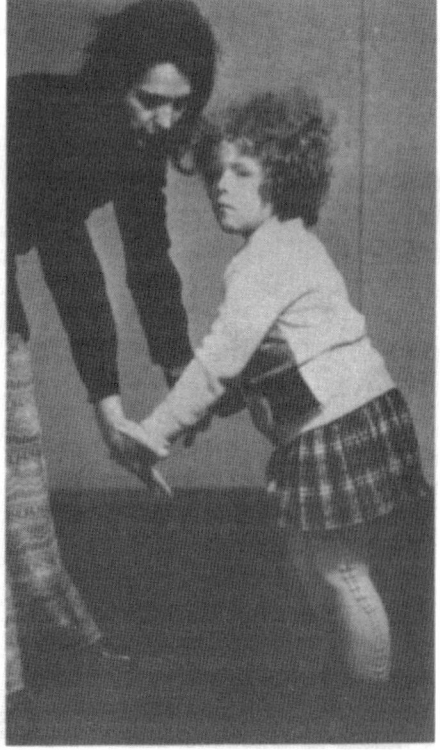

Figura 9.168   Métodos para ganhar confiança e corrigir a extensão de quadril, flexão de joelho, flexão de braço e flexão plantar (marcha sobre os dedos). Para abdução-extensão dos braços no ar, flexão de cotovelo, flexão palmar do punho ou postura do braço em "guarda alta".

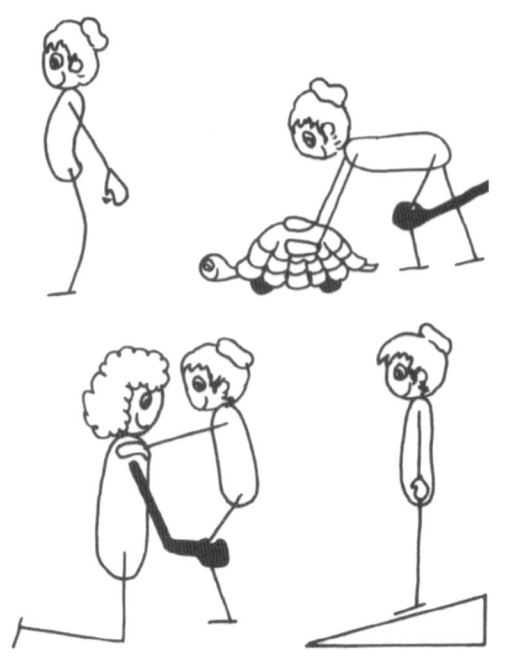

Figura 9.169 Correção de joelhos hiperestendidos e lordose. Observar se há encurtamento dos flexores plantares e verificar a estabilidade do cíngulo do membro inferior.

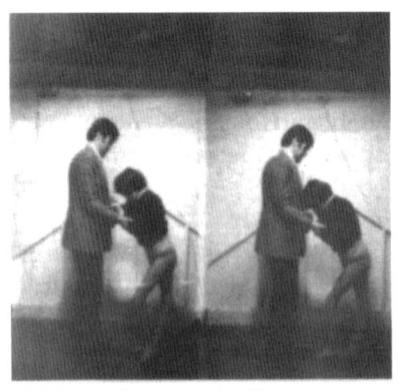

Figura 9.170 Joelhos hiperestendidos.

todas as crianças. A marcha inicial normal usa flexão de quadril-joelho (similar a uma marcha agachada leve na paralisia cerebral) para manter o equilíbrio. Pode também ser útil pressionar os punhos da criança para baixo de modo a melhorar sua preensão. Tentar fazer com que a criança se incline para a frente e para baixo em cima das mãos abertas ou para a frente sobre a mão que faz a preensão. Isso é mais eficaz ao trei-

nar o início ativo do passo e a continuação dos passos. Na Figura 9.168, notar as mãos abertas do terapeuta que permitem à criança pressioná-las para baixo e para a frente ao iniciar o passo de forma ativa.

Uso inadequado da mão com os auxílios de deambulação. Alguns movimentos involuntários, tremores ou pouca habilidade de preensão com fraqueza interferem com a manutenção da preensão da criança. Crianças com deficiências intelectuais ou problemas perceptivos graves talvez não consigam usar os auxílios para deambulação e concentrar-se no equilíbrio e nos passos. Deve-se manter as mãos dessas crianças diretamente sobre as barras ou pressionar seus punhos enquanto seguram. Usar andadores particularmente estáveis e com estruturas de posicionamento, carrinhos de rolimã ou carrinhos de boneca com pesos. Empurrar uma cadeira de espaldar reto ou uma cadeira sobre esquis recobertos de lã costuma ser útil. Evitar andadores com rodízios ou rodas, que correm muito rápido. Mais tarde, andadores ou muletas/bengalas com bases alargadas podem ser usados por algumas dessas crianças.

Não usar andadores de bebê, andadores com estrutura em forma de anel e assento suspenso de lona ou assentos com rodízios. Esses andadores produzidos comercialmente não são seguros para nenhum bebê, já que podem virar com facilidade e levar a outros acidentes. As rodas nos quatro cantos criam posturas indesejáveis e impedem que a criança assuma o peso dentro da própria base de apoio ao manter os pés plantígrados. O desenvolvimento de padrões independentes e melhores de marcha é impedido, já que a bipedestação e as transferências de peso pela própria criança são perturbados pelas rodas. A criança irá, portanto, sentar-se na lona ou se pendurar na beira do andador, agarrando-o com braços flexionados tensos, e poderá se enrijecer e andar sobre a ponta dos dedos. Contudo, crianças mais velhas podem usar auxílios de deambulação que as colocam suspensas a partir de uma barra posicionada acima da cabeça, em um modelo semelhante a um paraquedas entre as pernas. O apoio de peso é colocado sobre pés

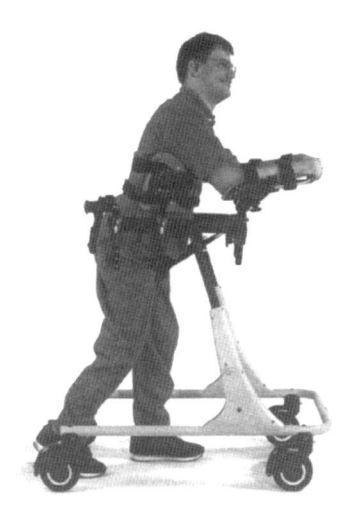
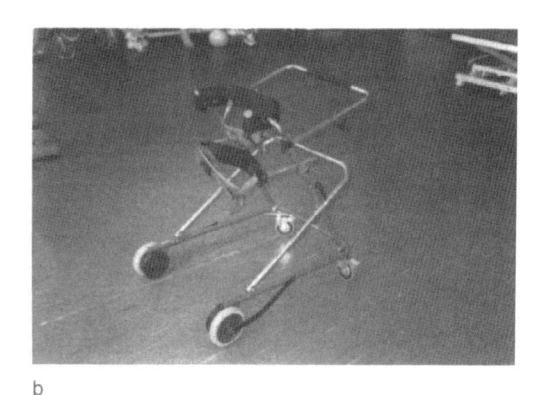

a   b

Figura 9.171   (a) Andador para uma pessoa que necessita de suporte torácico. Pode ser ajustado para a frente ou na posição ereta. Suportes de antebraço auxiliam a estabilidade simétrica do ombro e a preensão. (Agradecimentos a Rifton pelo Rifton Pacer Gait Trainer.) (b) O andador Orlau para uma pessoa que necessita de suporte torácico e extensão simétrica do cotovelo com preensão. Um andador similar é o andador Arrow (Pony).

plantígrados e, como parte da suspensão levanta o peso da criança para fora dos seus pés, há menos hipertonia e melhor transferência de peso. Esse apoio de peso parcial é usado também para marcha em esteira ergométrica.

Crianças que andam desenfreadamente têm maior probabilidade de pendurar-se na beira de qualquer andador com rodas e correr arrastando os pés. Os andadores dessas crianças devem ter um peso ou freio aplicado nas rodas de trás ou, talvez, todas as rodas devam ser removidas. Lembrar essas crianças de andarem mais lentamente e praticarem a bipedestação em um andador estacionário, com os pés unidos ou com o mínimo de separação que conseguirem.

A criança *segurar a mão de alguém ou segurar com uma mão um auxílio tipo bengala de quatro ou três pontas* é geralmente uma progressão da marcha segurando com as duas mãos. Contudo, se a criança assumir o peso de forma anormal de um lado do corpo mais do que do outro ou se houver posturas assimétricas, serão necessários *dois* auxílios de deambulação até que ela caminhe sozinha. Algumas crianças progridem para segurar uma bengala de quatro apoios no centro e à frente, em vez de usar dois auxílios.

Algumas crianças conseguem usar os auxílios para deambulação se for acrescentado um peso com pequenas bolsas de areia.

Uma criança que *"anda sobre as mãos" e "fica pendurada nas axilas"* sobre os auxílios para deambulação, de modo que quase não coloca o peso sobre os pés, precisa ser desencorajada a andar dessa maneira. Caso contrário, ela se deslocará dessa maneira por anos e sua marcha independente não terá qualquer oportunidade de se desenvolver. Dar a essas crianças um treinamento adicional em todos os aspectos da estabilidade de cabeça, tronco e pelve, tanto no desenvolvimento em pé quanto sentado. Tentar fazer o treino de marcha restringindo a preensão sobre os auxílios, porém com o uso de suportes mais instáveis, como uma bola, anéis ou bastões que você também esteja segurando. Usar cordas, em vez de barras, paralelas.

As *posturas anormais de cabeça, tronco e pernas* precisam ser corrigidas o máximo possível (Figs. 9.154, 9.164-9.173, 9.174e). Com regularidade, são lançados novos modelos de andadores no mercado. Se a correção não for possível com um determinado auxílio de deambulação, explorar outro melhor e, se possível, treinar a marcha

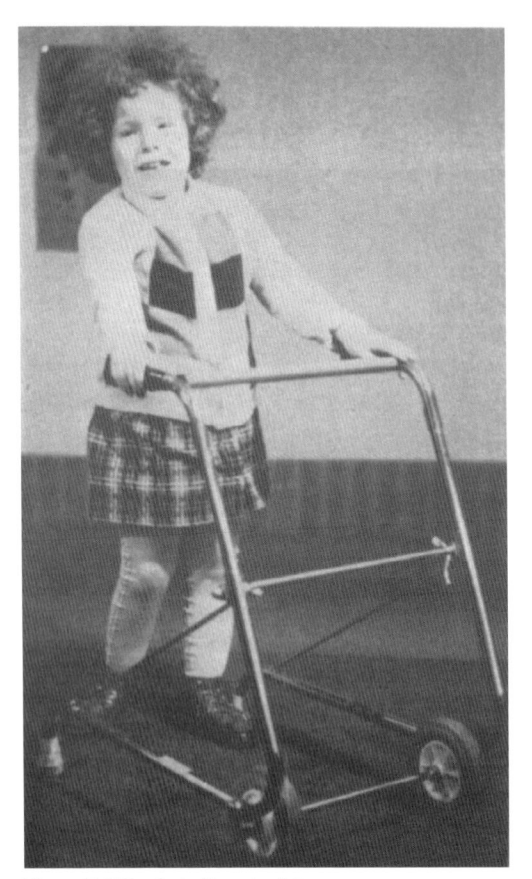

Figura 9.172 Andarilho ortopédico.

sem andadores. Na maioria dos casos, pode-se treinar de modo mais minucioso os níveis iniciais do desenvolvimento da bipedestação ou da marcha. É importante encontrar triciclos ou cadeiras de rodas apropriados para a mobilidade até que o controle anormal da postura melhore. A cirurgia ortopédica ou os procedimentos e fármacos para relaxamento muscular são indicados para certas pessoas. Algumas pessoas podem não ser capazes de andar por causa de deformidades graves e múltiplas deficiências. Elas precisarão de auxílios de deambulação adequados caso a marcha seja considerada improvável.

Nota: empurrar um carrinho de rolimã com as manoplas colocadas muito baixas ou usar bengalas e outros auxílios de deambulação muito baixos pode aumentar o curvamento da cabeça e da coluna.

Auxílio de deambulação que oferece ajuda em excesso. Reavaliar os auxílios de deambulação com regularidade para monitorar a habilidade da criança de apoiar peso, dar os passos, controlar a cabeça, tronco e pelve e a sua preensão. Selecionar ou excluir os andadores de acordo com cada pessoa e, assim, evitar dar auxílio demais. Contudo, para distâncias mais longas, condições climáticas ruins ou ambientes não familiares, poderá ser indicada uma ajuda maior.

Outras formas de mobilidade devem sempre estar disponíveis para pessoas que precisarem delas por razões sociais e exploratórias, para contrapor a fadiga, experimentar a sensação de espaço e velocidade e em especial para adquirir um senso de controle próprio para ir de um lugar para o outro. Por essas razões, os auxílios para mobilidade, como cadeiras de rodas, brinquedos, equipamentos para a bipedestação sobre rodas largas e triciclos especiais com bom suporte, são também necessários para crianças que ainda não aprenderam a andar, com ou sem os auxílios de deambulação.

Órteses de membro inferior para a bipedestação e a marcha

As órteses de membro inferior são usadas para a bipedestação e a marcha conforme a avaliação das amplitudes articulares, ação muscular e biomecânica. Elas são usadas para suporte, alinhamento, alongamento prolongado de músculos hipertônicos e como parte do programa funcional como um todo. O fisioterapeuta trabalha próximo do ortesista e/ou cirurgião ortopédico. As análises da marcha são usadas na pesquisa e no trabalho clínico para desenhar projetos mais eficazes para cada indivíduo (Morris & Dias, 2007). Contudo, as órteses adiante costumam ser usadas junto à avaliação clínica quando as análises de marcha não podem ser feitas:

1. Abdução de quadril com órtese de tronco para correção de deformidades de quadril e deformidades de pelve e tronco nas posições deitada, sentada e com equipamento para posicionamento em pé e/ou órtese de qua-

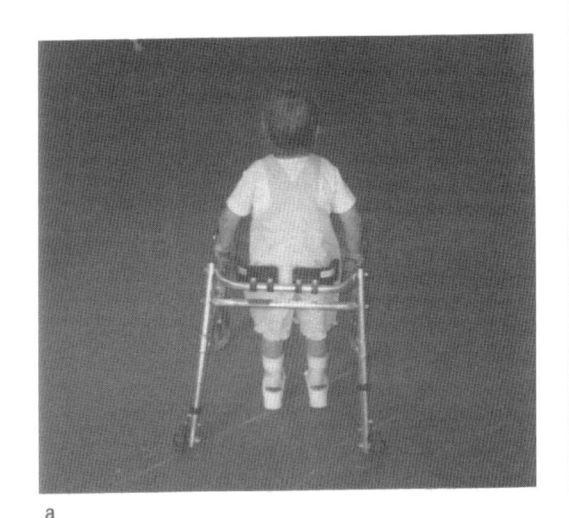

a

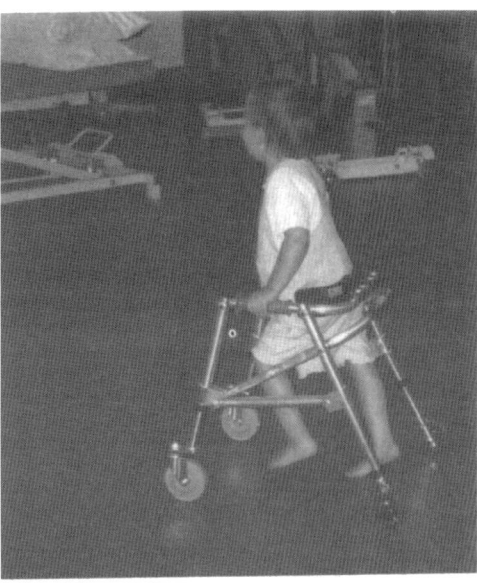

b

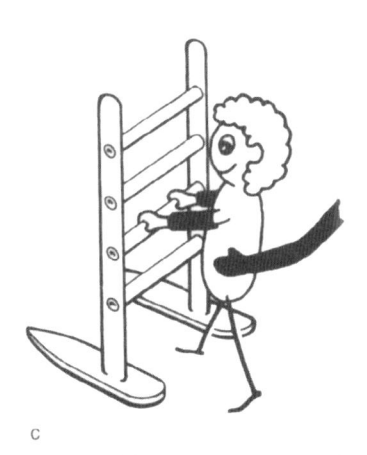

c

Figura 9.173 Andadores para promover a extensão.

dril *SWASH* (sigla em inglês de quadril para ficar em pé, andar e sentar) (Fig. 9.174e).

2. Órteses ou talas de joelho corrigem e dão suporte em pé e durante as transferências de peso, de modo que o controle de tronco e quadril e alguns ajustes do pé podem ser praticados. Isso pode também ser feito com andadores estacionários ou em um equipamento para a bipedestação quando os suportes/cintas são removidos para treinamento e du-

rante alguns períodos do dia (Fig. 9.155c) (ver Apêndice 2).

3. Existem órteses curtas para membro inferior de diversos modelos que também podem corrigir o quadril e o joelho. Essas consistem nos seguintes modelos usados dentro de sapatos, tênis ou botas:
   - Órtese tornozelo-pé (AFO) rígida (Fig. 9.174a) de material termoplástico moldado. Costuma ser regulada com 2-3° de dorsiflexão para contrapor a deformidade em flexão plantar. A amplitude de movimento do tornozelo, com o joelho estendido, deve ser neutra. Se não estiver neutra, outras partes do pé, em especial a articulação subtalar, compensarão e se tornarão hipermóveis. Além disso, a flexão plantar poderá persistir e tornar-se uma contratura. Pode haver atrito com a órtese, o que alertará o terapeuta de que o ajuste está incorreto. Precisarão ser usados aparelhos de gesso inibitórios para tal limitação do tornozelo ou cirurgia antes que a AFO seja recomendada. A estabilidade em pé é melhorada, mas os padrões de marcha continuam rígidos. As AFO podem impedir o engatinhar, o le-

vantamento para a bipedestação a partir do semiajoelhado, de sentado para em pé e o uso de degraus largos.

- Órteses tornozelo-pé articuladas (HAFO) (Fig. 9.174b). A dobradiça no tornozelo permite alguma dorsiflexão, de modo que a pessoa pode usar a biomecânica correta para levantar-se da sedestação, do agachamento ou da posição semiajoelhada para ficar em pé. A transferência de peso para a frente é mais adequada e melhora a marcha. Uma HAFO em uma condição hemiplégica pode permitir mais simetria. Os ortesistas podem ajustar a dobradiça para permitir mínima dorsiflexão plantar e dorsiflexão. A AFO sólida às vezes leva ao enfraquecimento da impulsão pelos flexores plantares na marcha.

- Órtese dinâmica para o pé (DAFO). Essa é uma órtese moldada para o calcâneo, articulação mediotarsal e flexores dos dedos que inibe a hipertonia. Os arcos longitudinais e metatarsofalângicos transversos são corrigidos. Pode ser curta, acima dos maléolos, quando o controle de tornozelo é necessário com mínimo deslocamento da tíbia para a frente. Pode ser incorporada a um componente tibial. Em geral, é incluída uma trava plantar (Hylton, 1989).

- Reação ao solo. A dorsiflexão excessiva do tornozelo pode aumentar uma postura agachada de flexão de quadril-joelho ou não superar os joelhos hiperestendidos. O teste de amplitude de movimento do tornozelo e joelho precisa de uma posição plantígrada no tornozelo com o joelho estendido, de preferência avaliado em pé. A órtese é moldada até a frente ou os lados da perna para limitar a dorsiflexão do tornozelo. Um elemento de joelho ou peça de joelho é necessário para aumentar a extensão do joelho. Quando o calcanhar toca o solo, há uma reação associada de extensão do joelho, o que também melhora a extensão do quadril. Um andador posterior é

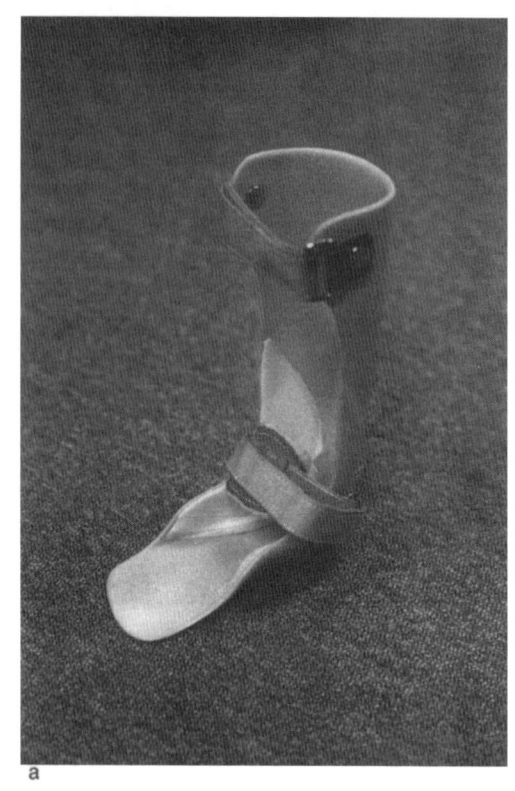

a

Figura 9.174 (a) Órtese tornozelo-pé rígida para dorsiflexão e pé moldado. (b) Órtese tornozelo-pé articulada que permite a dorsiflexão para marcha, escadas, postura semiajoelhada e transferência de sedestação para bipedestação. Mínima flexão plantar para impulsão na marcha. (c) A órtese tornozelo-pé com reação ao solo limita o excesso de dorsiflexão. O elemento de joelho mantém a extensão do joelho. (d) Órtese tornozelo-pé com reação ao solo e enrijecimento do tornozelo, com sola estendida para corrigir a flexão dos dedos. A frente pode ser moldada até a perna nos casos de "marcha agachada" grave. (e) A órtese SWASH, com abdução de quadril variável, corrige de modo dinâmico adução e/ou displasia de quadril. Pode requerer suporte de tronco. A imagem é da Camp Scandinavia. (*continua*)

mais bem utilizado para extensão (Fig. 9.174c).

A hiperextensão dos joelhos diminui quando é uma compensação para o encurtamento dos flexores plantares. Contudo, com o aumento da regulagem de uma AFO para 5-7° em dorsiflexão, aumenta-se a flexão de joelho e desse modo se promove o posicionamento do joelho na linha mediana. Um joelho hiperesten-

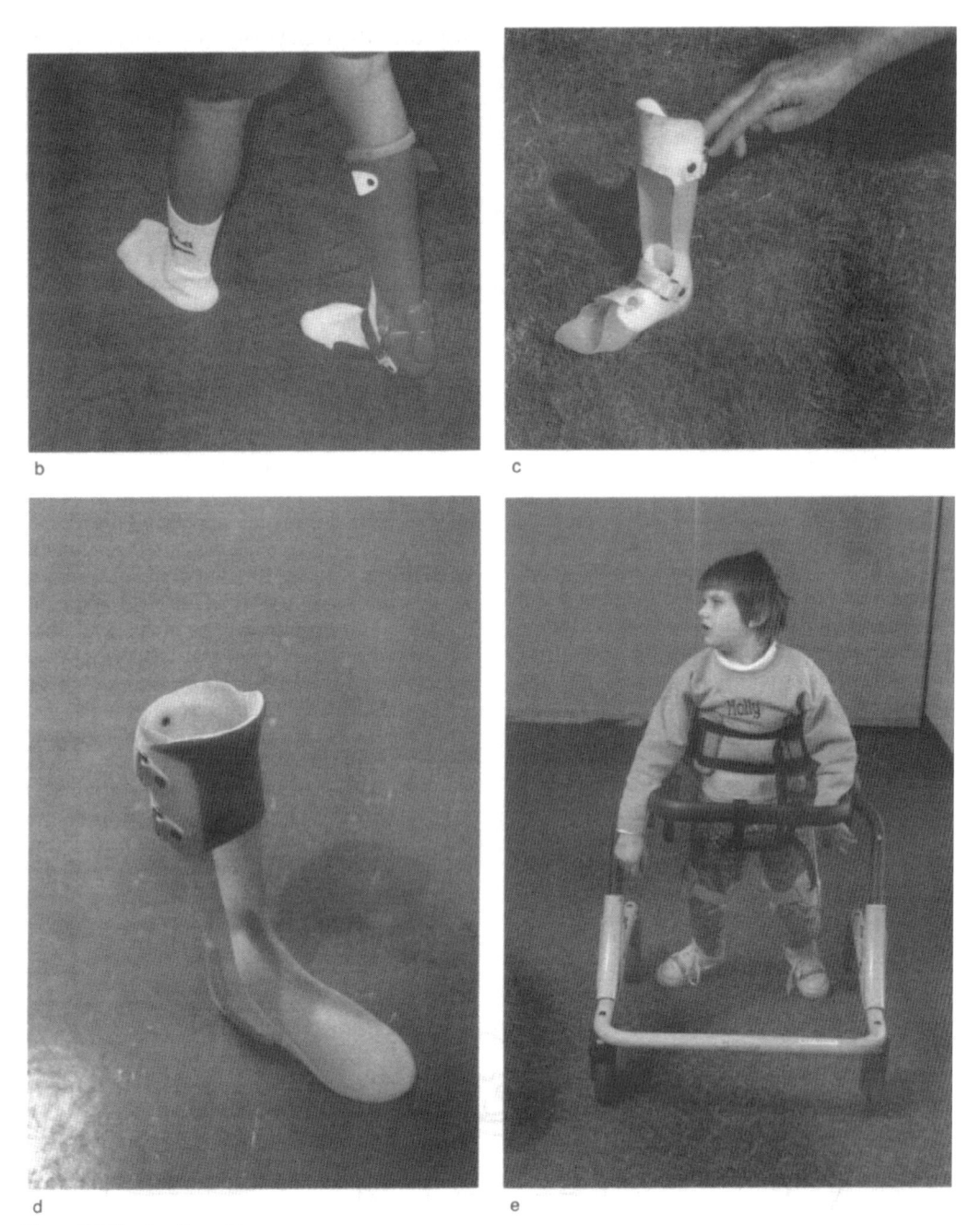

b

c

d

e

Figura 9.174   (*continuação*)

dido precisa ser avaliado para confirmar se o problema não é causado por fraqueza do quadríceps ou dos isquiotibiais, um quadríceps espástico encurtado ou inclinação pélvica anterior com extensão fraca de quadril forçando os joelhos em hiperextensão. Uma estabilidade pélvica ruim pode aumentar a hiperextensão para melhorar o equilíbrio.

Em crianças mais velhas, as órteses joelho-tornozelo-pé (KAFO) podem ser úteis em outros casos que não o de flexores plantares rígidos e encurtados. O alongamento excessivo dos joelhos pode tracionar as articulações posteriores, produzindo dor alguns anos depois.

- A AFO para uso noturno pode ser uma AFO rígida, um gesso bipartido ou uma AFO articulada com correias ajustáveis para graduar a quantidade de dorsiflexão com o passar do tempo. Esse alongamento prolongado é usado para flexores plantares espásticos durante o sono. Contudo, o equipamento para posicionamento deitado no manejo postural inclui tal correção durante o repouso ou sono (ver Polak et al., 2008).
- Palmilhas ou órteses para o pé. Essas corrigem a posição do calcanhar dentro do calçado. Contudo, o antepé com frequência precisa também de correção, de modo que o molde do calcanhar é estendido para incluir a correção dos arcos longitudinal e transverso. Os lados da palmilha podem ser levantados para dar suporte adicional, o antepé pode ser moldado ou incluídas palmilhas de espuma ou couro. O pé plano do início da marcha é observado nas crianças normais com menos de 3-4 anos de idade e pode estar presente naquelas com paralisia cerebral que demoram para andar. É aconselhável discutir a questão com o ortopedista, já que as órteses podem impedir a ativação dos músculos pequenos durante as transferências de peso, e são esses músculos que corrigem o pé plano durante a bipedestação e a marcha.

Os sapatos ou tênis especiais devem ser verificados quanto ao ajuste correto e suporte para todas as crianças, usados com ou sem órteses. Exercícios de amplitude de movimento e alongamento lentos são úteis antes que as órteses ou calçados sejam colocados.

Estudos de pesquisas que mostram o valor da AFO continuam sendo feitos (Butler et al., 1992; Radtka et al., 1997; White et al., 2002). Ver as revisões críticas de Morris (2002) e Figueiredo et al. (2008). Materiais diferentes estão sendo desenvolvidos, assim como modificações dos modelos com base nos estudos, na experiência e nos relatos importantes de pais, crianças e pessoas mais velhas. Verificar o conforto, pontos de pressão e facilidade de aplicação. Uma consideração importante para a cooperação é que os pais e "pacientes" compreendam o propósito das órteses. Estudos têm mostrado prevenção e correção de deformidades, redução da hipertonia dos flexores plantares, maior estabilidade, melhora da marcha e menor gasto de energia durante a marcha.

Toxina botulínica, baclofeno e outros fármacos, assim como procedimentos cirúrgicos ortopédicos, visam a corrigir posturas hipertônicas anormais. A fisioterapia é feita antes e depois desses procedimentos com os métodos descritos (ver Cap. 11).

Sugestões de tratamento para levantamento até a bipedestação (0-12 meses)

Mobilidade no leito e transferências

Todas as habilidades de levantamento treinadas têm valor para que a criança seja independente para rolar na cama e sair da cama. O treinamento inclui o uso de preensão com extensão de cotovelo para empurrar os lençóis para baixo e segurar nos suportes assim como o apoio sobre a mão usado no desenvolvimento dessa independência (ver a seção "Função da mão" adiante).

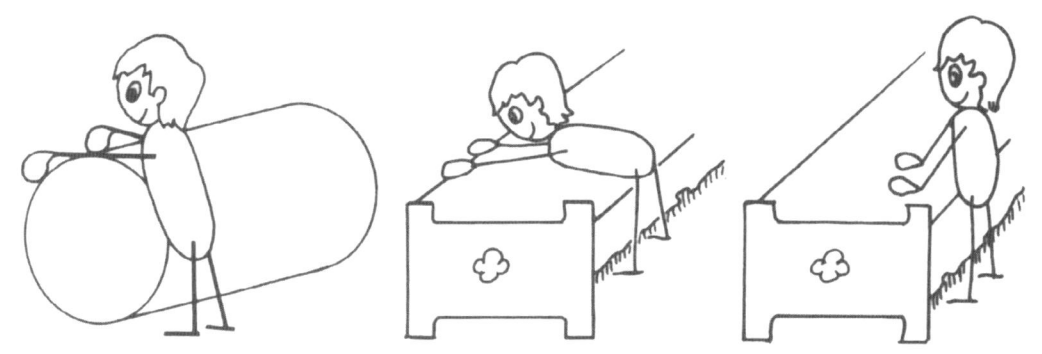

Figura 9.175 Assumir a bipedestação a partir do decúbito ventral através de um rolo, bola grande ou cama. Verificar que os calcanhares estejam no solo, joelhos e quadris estendidos e, se necessário, em rotação lateral.

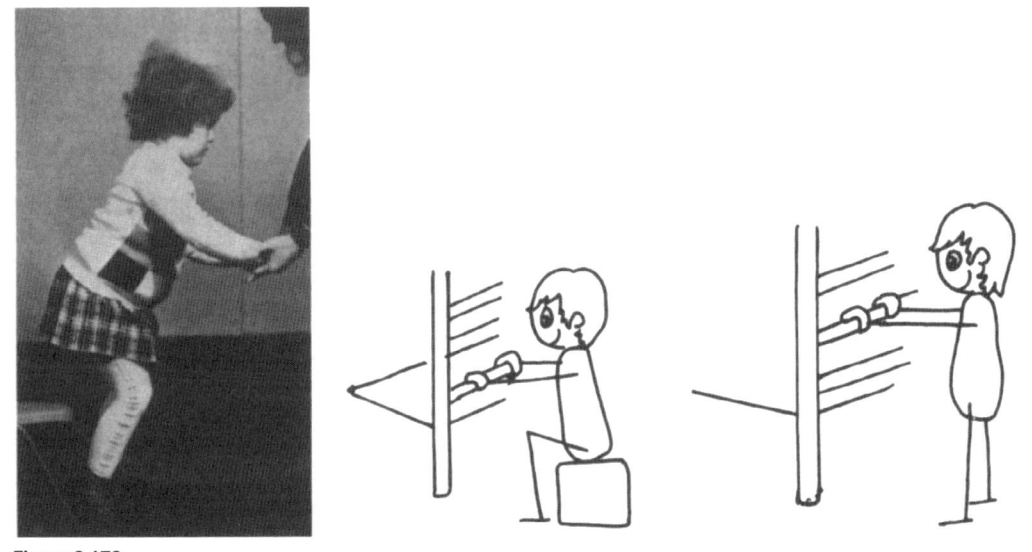

Figura 9.176

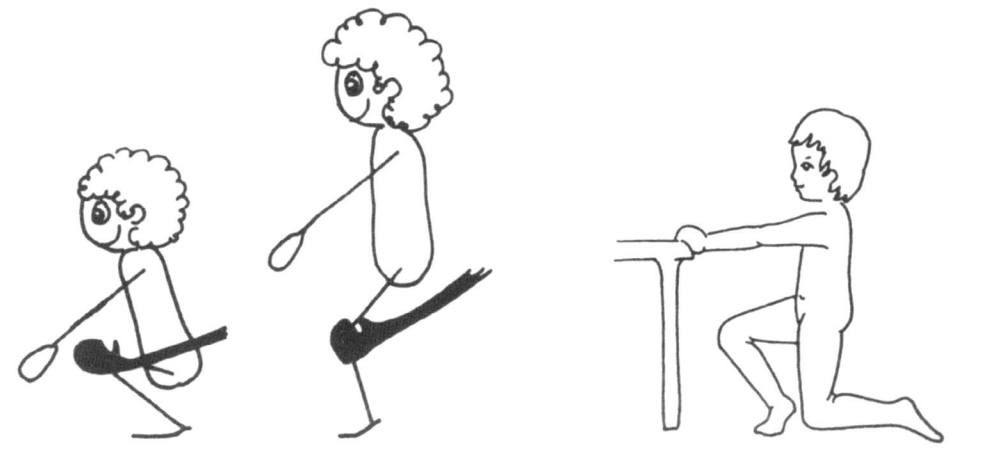

Figura 9.177   **Figura 9.178**

De decúbito ventral para bipedestação. Nos níveis de desenvolvimento iniciais, a criança aprende a rolar e ficar sobre mãos e joelhos ou se levantar do decúbito ventral para a posição de quatro apoios (0-6 meses). Treinar agora a criança para levantar até a posição semiajoelhada e depois para a bipedestação (6-12 meses) (ver a seção "Desenvolvimento em decúbito ventral" [Fig. 9.179]). Algumas pessoas podem se levantar sobre mãos e pés para a bipedestação. Evitar o padrão de puxar-se para cima para ficar em pé arrastando as pernas em extensão e sobre os dedos do pé. Contudo, esse é um padrão visto em bebês saudáveis e que persiste na paralisia cerebral. Pode ser corrigido com o uso de um rolo ou durante os exercícios de mobilidade no leito. Estando em decúbito ventral, deixar as pernas caírem na beira da cama e então levantar-se para ficar em pé (Fig. 9.175). O apoio sobre os braços estendidos tende a pressionar os calcanhares para baixo com as pernas estendidas.

De decúbito dorsal para bipedestação. Levantar de decúbito dorsal para sedestação em agachamento sobre um ou dois pés e tracionar-se para cima para ficar em pé pode ser o modo preferido por uma criança, em vez de usar o padrão de semirrolamento. Ajudar a criança a desenvolver essa habilidade pegando suas mãos quando estiver sentada no solo. Estabilizar os pés da criança com os seus pés e esperar que ela se tracione para a frente, para cima dos pés, e depois estenda suas pernas. A partir da sedestação com joelhos unidos e quadris flexionados ou da posição agachada, ajudar no levantamento se a criança puder estender ativamente suas pernas. Usar um guincho sobre o tronco se ela for alta ou pesada. O levantamento completo pode ser executado do decúbito dorsal para o agachamen-

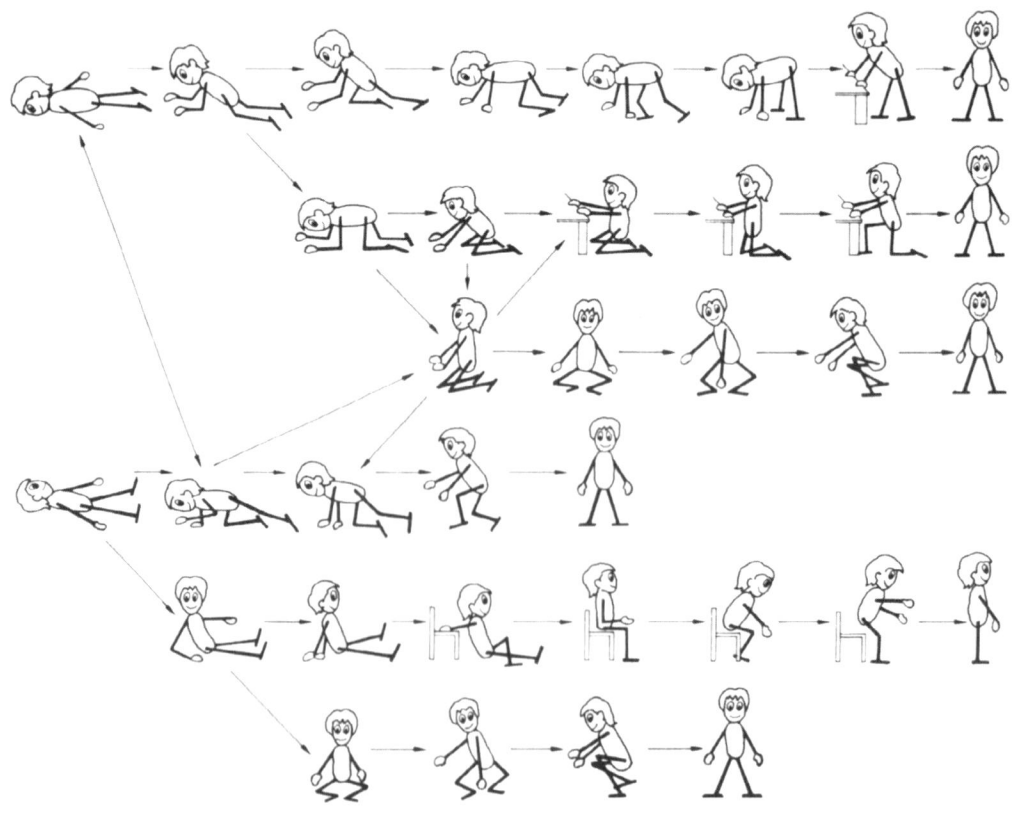

Figura 9.179 Alguns padrões de levantamento para a bipedestação (ver Apêndice 1 – transferências com cadeira de rodas).

to e daí para a bipedestação segurando as mãos da criança e mantendo seus pés planos sobre a mesa. Crianças hemiplégicas ou assimétricas podem ser encorajadas a assumir o peso sobre o lado mais afetado quando agacham e levantam (ver a seção "Desenvolvimento em decúbito dorsal"; ver também Fig. 9.177). Levantar do solo por agachamento é uma habilidade necessária nas culturas em que as pessoas usam o solo para atividades da vida diária.

De sedestação para bipedestação. O levantamento da sedestação sobre uma cadeira (Fig. 9.176) ou da posição agachada para bipedestação (Fig. 9.177) pode ser feito de várias maneiras.

Ficar de frente para a criança sobre sua cadeira com você e ela segurando o mesmo bastão. Ajudar a criança a empurrar o bastão na sua direção para colocar seu peso para a frente enquanto levanta. Aplicar resistência manual em cima das coxas da criança. As coxas da criança são cuidadosamente mantidas separadas e em rotação lateral pelo terapeuta, que se posiciona atrás ou na frente da criança. Se o terapeuta sentar no chão na frente da criança, terá a vantagem de garantir que o peso ficará para a frente sobre seus pés. A criança aprenderá a colocar o próprio peso para a frente sobre os pés se também for dito a ela para estender as mãos para a frente e para baixo no solo e *levantar o traseiro* da cadeira. Em algumas crianças, a resistência pode ser aplicada na área lombar para aumentar esse movimento. O levantamento do solo e da cadeira para a bipedestação pode ser ensinado com instruções verbais cuidadosas. Por exemplo, para levantar de uma cadeira é dado o comando "coloque os pés retos no solo, posicione seu nariz em cima dos dedos do pé, levante-se e agora fique em pé".

Ensinar a criança a levar o peso para a frente ou a *posicionar o nariz em cima dos dedos do pé* é importante ou ela não se tornará independente para levantar. Ela tenderá a usar uma reação de extensão ou levantará de modo anormal, empurrando o chão com os pés, inclinando-se para trás e segurando suas mãos, assim fica totalmente dependente de você para levantar sobre seus pés. Desenvolver o agachamento sobre um penico es-

tável ou a partir da posição sentada em uma cadeira de banho para praticar o uso correto dessa ação de levantamento no dia a dia. As pernas são exercitadas, a preensão pode ser praticada sobre uma barra e a independência é promovida. A transferência da sedestação para bipedestação é uma função motora importante para muitas atividades do dia a dia na escola ou na comunidade.

Ensinar a levantar para a bipedestação a partir da posição ajoelhada (Fig. 9.178), segurando em muletas ou outros auxílios de deambulação. Outros problemas de levantamento precisam ser solucionados. O levantamento da cama para sentar/levantar precisa ser incluído. A Figura 9.179 dá várias sequências para as reações de levantamento. Criança, pais e terapeuta trabalham juntos para escolher quais sequências são adequadas para o seu cotidiano.

A transferência de decúbito dorsal para agachado e depois para bipedestação é aprendida apenas por pessoas que atuam nos níveis de desenvolvimento de 3-5 anos, o que envolve um padrão de levantamento direto de deitado para em pé, com mínima ou nenhuma rotação, com a criança em geral usando o suporte da mão sobre o solo. *Levantar lentamente e parar* prepara a criança para a aquisição do agachamento mantido, talvez para brincar, no estágio seguinte. As pessoas usam um impulso para levantar de posturas diferentes, já que a estabilidade postural em cada posição transitória não é necessária para independência. É o treinamento das sequências de levantamento lentas, controladas, que aumenta a estabilidade nas posturas transitórias e estabelece segurança.

Transferências. As experiências de levantar abordadas são usadas nas transferências, porém é necessário um treinamento específico. As transferências usam braços e mãos como suportes quando a criança se move da cadeira para a cama e vice-versa ou outra pessoa precisará dar suporte. Pode-se fazer a transferência de uma cadeira sem braços para uma cadeira com braços e progredir para assentos sem braços usando cada vez menos o apoio do braço da própria criança para suporte. Na Figura 9.132, a criança está aprendendo a girar o corpo na cadeira para fazer uma transferência; o giro em pé é também usado para a pessoa se transferir da cama para a posição em pé e para a cadeira, por exemplo.

As transferências são obtidas ou estabelecidas nos estágios seguintes de desenvolvimento. Elas são importantes para os cuidadores, assim como para permitir que a criança sinta que está participando nas suas mudanças de posição. Guinchos ou plataformas giratórias podem ainda ser necessários para alguns casos mais graves.

Ficar em pé e inclinar-se para a frente até o solo, agora sem dar suporte à criança. Usar barras presas na parede para mover as mãos para baixo de barra em barra e para mover-se para as barras de cima. A criança levanta ou se reergue para a bipedestação a partir da posição inclinada para a frente até o solo. Tornar essa atividade mais significativa ao convidar a criança para apanhar roupas, meias ou brinquedos macios, duros, grandes e pequenos. Segurar a criança em pé com as pernas separadas enquanto ela se inclina para a frente para empurrar uma bola entre suas pernas para outra criança. A criança levanta para a bipedestação e brinca de arremessar uma bola acima da cabeça para outra criança. No início, a criança poderá ter a tendência de cair para a frente ao tentar pegar o objeto e ser incapaz de alcançar o solo. Começar com os objetos colocados sobre uma caixa baixa e progredir para o solo. Dar assistência, removendo-a de modo gradual de acordo com as aquisições da criança. É motivador quando uma criança vê claramente suas próprias conquistas com o tempo e as aprecia como uma "meta".

Tais atividades provêm tanto contraposição quanto elementos para o levantamento, assim como experiências perceptivas com a função da mão.

Nível de desenvolvimento normal de 12-24 meses

Problemas comuns

Atraso para caminhar sozinha, melhora no padrão da marcha, por exemplo, com uma base

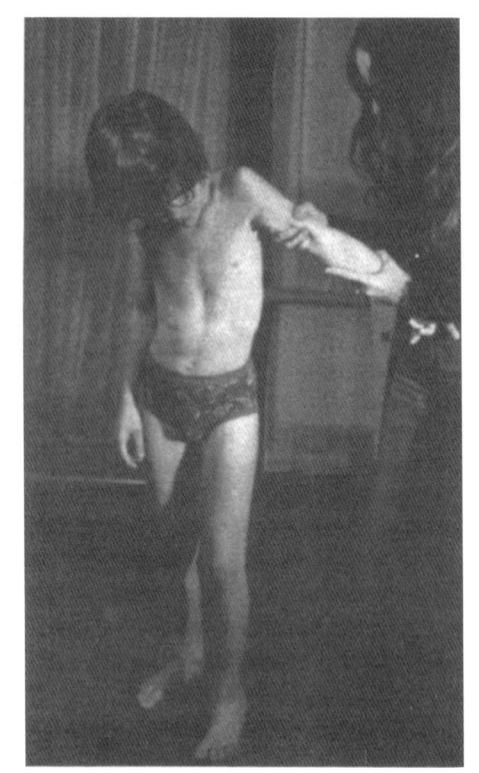

Figura 9.180

mais estreita, os braços são posicionados mais embaixo, em vez de serem mantidos em guarda alta com abdução, vindo para guarda média e mais tarde para o balanceio de braços. Os passos precisam ser mais rítmicos, iguais e mais suaves. Atraso para posicionar-se sozinha em pé de maneira estável e durante brincadeiras em pé. Atraso para levantar-se para a bipedestação de forma completamente independente, iniciar e interromper a marcha com e sem bengalas, subir e descer escadas, usar rampas e caminhar sobre terrenos irregulares, funções que não são conseguidas ou não melhoram até o segundo ano (e além no terceiro ano). Atraso para andar carregando um objeto com as duas mãos, assim como uma xícara ou objeto pesado. Atraso para ficar em pé e apanhar um objeto do solo.

Desempenho anormal. Ver na seção "Marchas anormais", já apresentada, a variedade de padrões motores.

Reações reflexas. Adiante é o que se espera nesse nível:

1. Reações de proteção da queda por meio de passos (proteção) nos membros inferiores, para a frente, para os lados, para trás, cruzando pela frente e pulando.

2. Em pé, a inclinação da criança para trás resulta em dorsiflexão dos pés (Fig. 9.182), depois flexão do tronco para a frente e, quando a criança é empurrada com mais vigor, ocorre um passo protetor. Quando a criança é empurrada para a frente, isso resulta em extensão da coluna, com ou sem o levantamento sobre os dedos do pé. Um empurrão lateral resulta em curvamento do tronco em direção à vertical, inversão do pé oposto ao empurrão e pronação do outro pé (Fig. 9.181). Se o empurrão (toque) for leve, apenas os pés responderão de modo simétrico. Uma prancha de equilíbrio também pode ser usada para ativar essas reações.

3. Rodar a criança que está em pé, com pés separados, resulta na inversão de um pé no lado rodado para trás e pronação do outro pé.

4. As reações de proteção dos braços tornam-se mais estabelecidas em todas as direções.

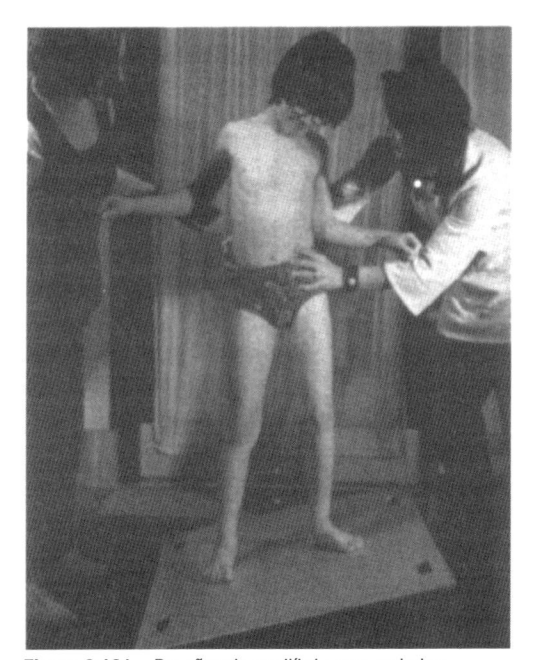

Figura 9.181 Reações de equilíbrio para os lados.

Sugestões de gestão e tratamento

Bipedestação. Praticar o levantamento de objetos ou brinquedos pesados, mantendo o equilíbrio em pé. Ficar em pé e inclinar-se para a frente para apanhar brinquedos colocados sobre mesas de alturas diferentes e no chão. Ficar em pé, curvar-se para a frente e reerguer-se; ficar em pé, chutar e arremessar bolas.

Marcha. Ver as Figuras 9.164-9.168. Continuar a melhorar a marcha. A criança torna-se capaz de autocorrigir a marcha e controlar o equilíbrio.

Outras técnicas. Ver o nível de desenvolvimento de 9–12 meses sem auxílios de deambulação. A *subida de escadas* também depende de ficar em pé sobre uma perna por tempo suficiente para a outra transpor o degrau. Isso deve ser treinado para cima e para baixo de uma caixa baixa, progredindo para caixas mais altas, assim como escadarias, pavimentos e barras de parede ou escadas dobráveis firmes. Essas atividades também treinam a percepção de altura ou espaço.

A subida de escadas usando corrimãos, com duas mãos, uma mão e de forma independente, se consegue nos níveis de desenvolvimento de 3-4 anos (ver Tabs. 9.1 e 9.2).

No início, a criança levanta o pé de maneira exagerada, mas por volta dos 3 anos há um levantamento de pé econômico nos degraus.

Treinar andar e parar, andar e virar, andar entre objetos e ao redor deles, andar sobre terrenos diferentes. *Desenvolver a marcha para cima e para baixo de rampas.* Andar para trás. Correr segurando a mão da criança. Ensinar a criança a empurrar e puxar brinquedos grandes.

Treinar a pessoa para girar (mudar de direção) em pé pela rotação assistida do tronco enquanto ela move suas pernas em passos para fazer o giro. Depois de conseguir fazer isso, o giro costuma ser de valor para as transferências e para virar em espaços pequenos.

Treinar reações de proteção e os passos de proteção. Primeiro, empurrar a face anterior da pelve da criança levemente para trás para produzir dorsiflexão, com ou sem flexão do quadril (Fig. 9.182). Um empurrão mais forte resultará em um passo protetor para trás. Também segurar

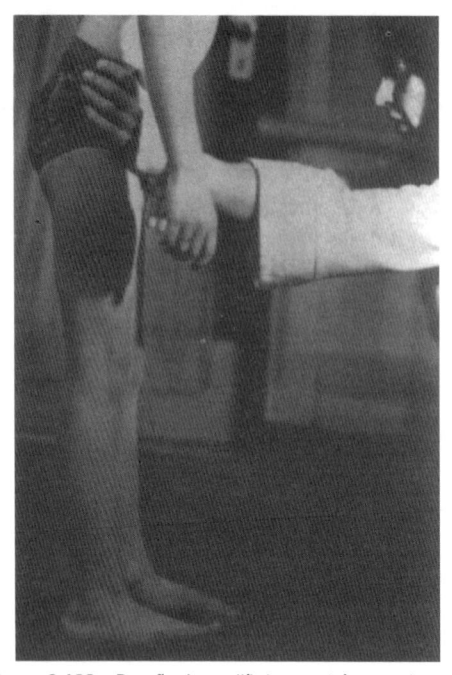

Figura 9.182 Reação de equilíbrio para trás usando flexão de quadril com dorsiflexão. Um empurrão leve ativa apenas a dorsiflexão.

os quadris e rodar bruscamente a criança para provocar um passo protetor. Segurar o braço da criança e empurrar e puxar a criança em todas as direções para estimular reações de passos ou pulos de proteção (Fig. 9.180). Em vez disso, um pé pode ser segurado e a criança, empurrada para a frente, provocando um passo protetor.

Reações de equilíbrio (Fig. 9.181). Inclinar a criança para trás, para os lados ou dar suporte nos quadris. Inclinar (empurrar) levemente o ombro/tronco. Usar uma prancha de equilíbrio.

- Para estimular a reação de equilíbrio, inclinar a prancha bem para fora da horizontal de modo a desenvolver um controle postural seguro. A criança também tentará se balançar para a frente e para trás usando um ajuste postural ativo para manter o equilíbrio. Mais tarde, tentar fazer isso lateralmente, com supervisão.

As *perturbações sobre uma superfície móvel* podem ser desenvolvidas em um trem, bonde ou em esteiras rolantes no aeroporto.

- Provocar a reação nos pés da criança sobre uma prancha de equilíbrio. Ver também discussão sobre o tratamento de pés em valgo no Capítulo 11.

Uma *contraposição mais avançada sobre um pé* é mostrada usando um patinete (Fig. 9.183a) e quando se caminha por cima de bancos ou brinquedos de alturas diferentes (Fig. 9.183b), assim como em atividades como escalar e chutar bolas (ver Tabs. 9.1-9.3). Fazer a criança ficar em pé e arremessar bolas, bolsas de areia e outras atividades elaboradas por você. Todas essas ações melhoram o controle postural e o equilíbrio, mantêm a criança com bom preparo físico e aumentam a força.

Níveis de 2-7 anos (ver Tabs. 9.1-9.3)

Treinar o uso de triciclo (Fig. 9.184), pular, andar sobre um pé só e saltar além de uma variedade de atividades nos níveis de desenvolvimento diferentes descritos nas Tabelas 9.1 e 9.2. O treinamento funcional da força pode ser motivador em grupos, por exemplo, em turmas que usam um circuito de treinamento (Blundell et al., 2003).

Desenvolvimento da função da mão

O desenvolvimento da função da mão não depende apenas do controle motor do complexo do ombro, braços e mãos, mas também do desenvolvimento visual, perceptivo, perceptivo-motor e cognitivo.

Os *principais aspectos motores* da função da mão envolvem o tipo de preensão, o padrão de alcançar, o padrão de alcançar e segurar e o padrão de soltar. Esses aspectos podem se desenvolver de forma independente das atividades motoras grossas. Tal desenvolvimento da função dos membros superiores depende de posturas deitadas, sentadas e em pé com bom suporte, de modo que a criança possa concentrar-se no desenvolvimento motor fino.

Embora a função da mão possa se desenvolver se uma criança estiver bem posicionada e com o suporte apropriado de equipamentos, essa é limitada pelo seu desenvolvimento como

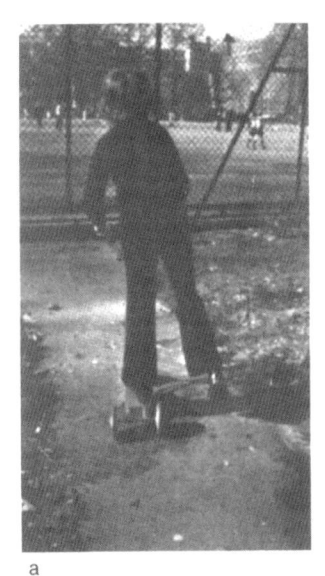

a

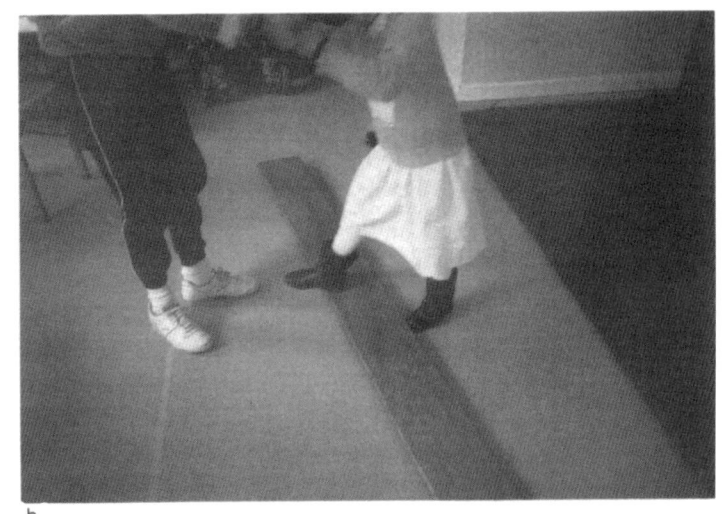

b

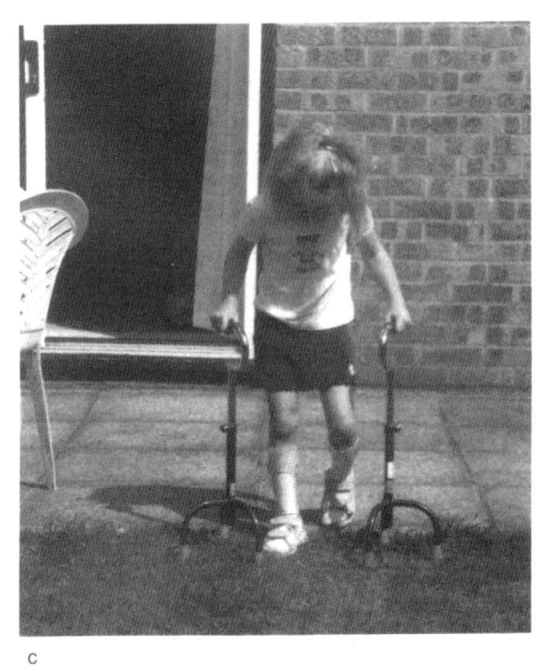

c

Figura 9.183   (a) Contraposição sobre um pé.
(b) Variedade de bancadas para atividades de transpor,
caminhar ao lado e sentar. (c) Lidando com superfícies
diferentes ao andar com bengalas de 3 pontas e órteses
tornozelo-pé com reação ao solo.

um todo. Todas as ações de braço e mão ativam os ajustes posturais antecipatórios, de modo que não é aconselhável omitir os estágios de tronco sem suporte em um programa de função da mão. Deve-se avaliar o nível de controle postural da criança no desenvolvimento em decúbito ventral, dorsal, sedestação e bipedestação para planejar as atividades que visam à interação do controle postural com a função do membro superior.

Já que o controle postural pode se dar em níveis motores diferentes para a função da mão, a terapia e a gestão são planejadas para acomodar essa discrepância usando o suporte apropriado. É essencial desenvolver a habilidade motora fina nos níveis de desenvolvimento específicos como:

(*O texto continua na p. 282.*)

Tabela 9.1 Estágios do desenvolvimento motor, 2-7 anos

2 anos
Sobe na mobília
Puxa brinquedos com rodas pelo cordão
Sobe e desce escadas segurando, dois pés por degrau
O padrão de marcha muda de base alargada, passos curtos com pés planos para uma base mais estreita; mais ação calcanhar-dedos estabelecida por volta dos 3 anos
Os braços mantidos em abdução durante a marcha descem para uma flexão relaxada ao lado do corpo
As pernas mudam de rotação lateral para posição neutra (pés apontando para a frente)
Anda, corre e para sozinho
Evita obstáculos enquanto corre ou anda, maneja a direção de brinquedos com rodas
Arremessa bola com pouca direção e esforço excessivo
Os braços são mantidos abertos quando solicitada para apanhar uma bola
Caminha para trás, para os lados, entre obstáculos
Caminha para cima de uma bola para tentar chutar

2,5 anos
Salta com os dois pés juntos
Sobe escadas segurando, pés alternados
Desce segurando, dois pés por escada, sobe com dois pés sem segurar
Dirige um triciclo enquanto "anda" com os pés no solo
Fica em pé e chuta a bola com um pé
Fica em pé na ponta dos pés por imitação

3 anos
Sobe escadas sem segurar, com pés alternados
Desce escadas, em geral com dois pés por degrau, sem segurar
Salta do último degrau ou da guia na calçada
Sobe bem na mobília e em aparelhos
Corre e vira, corre e empurra brinquedos grandes
Anda nas pontas dos dedos, nos calcanhares, ação de calcanhar-dedos ao subir rampas e em terrenos irregulares
Equilibra-se momentaneamente sobre um pé apenas, tempo suficiente para andar sobre uma linha com pouco equilíbrio
Pedala triciclos e carrinhos
Imita movimentos, p. ex., abana o polegar e faz posições assimétricas dos braços a menos que sejam muito complicadas

4 anos
Arremessa e apanha a bola com mais controle, menos esforço, mais direção e não precisa abrir os braços para apanhar a bola
Bate a bola contra o chão, apanha a bola ou objeto curvando-se na altura da cintura
Caminha sobre uma trave de equilíbrio larga perto do solo, anda fazendo contato do calcanhar para os dedos sobre uma linha, com estabilidade
Caminha sobre um pé durante 3-5 segundos sozinho
Pula sobre o pé direito ou esquerdo, aumentando a distância
Imita brincadeiras com os dedos que incluem ações finas em pinça
Padrão da marcha agora com balanço dos braços; para bruscamente; vira imediatamente

5 anos
Sobe em árvores, escadas de mão, aparelhos
Especialista em escorregar, balançar, fazer "acrobacias"
Dança, pula em um pé só e salta de acordo com o ritmo
Arremessa e apanha a bola em várias direções, bolas menores
Chuta a bola enquanto corre
Conta os dedos apontando

6 anos
Luta, dá cambalhotas
Anda de patins
Pula corda, começa a saltar com a corda
Fica em pé sobre um pé com olhos fechados
Bate a bola no solo e a apanha

7 anos
Anda sobre traves de equilíbrio estreitas e altas
Arremessa bola cerca de 9 m
Começa a praticar esportes de equipe

Fonte: Baseado em Cratty (1970), Gesell (1971), Sheridan (1975).
Nota: O desenvolvimento do movimento apresenta melhora na velocidade, precisão e diminuição do esforço ou dos movimentos atípicos e o aumento da resistência física. As percepções de espaço, cadência e ritmo tornam-se integradas a muitas das habilidades motoras; consulte na literatura da educação física detalhes adicionais e padrões de desempenho.

Tabela 9.2 Esboço das características dos estágios de desenvolvimento, 1-7 anos

Item	Estágio por idade (anos)	Estágio 1	Estágio por idade (anos)	Estágio 2	Estágio por idade (anos)	Estágio 3	Estágio por idade (anos)	Estágio 4	Estágio por idade (anos)	Estágio 5
Marcha durante a caminhada	1,6	Bebê logo que começa a andar	1,9	Bebê que já está andando	2,3	Criança pequena faz contato do calcanhar	6,0	Adulto. Impulsão do calcanhar para os dedos		
Subida de escadas	1	Engatinha sobre mãos e pé	1,9	Anda dois pés/degrau + mão. Levantamento exagerado do pé	2,3	Anda dois pés/degrau + mão. Levantamento econômico do pé	3,0	Anda com um pé/degrau e a mão	4	Anda com um pé/degrau. Sem as mãos
Descida de escadas	1,3	Sentada ou engatinhando para trás	2,0	Anda dois pés/degrau + mãos (dando muito suporte)	3,0	Anda dois pés/degrau + mão	4,0	Anda um pé/degrau e a mão	4,6	Anda com um pé/degrau. Sem as mãos
Ponta dos pés	2,0	Equilibra-se momentaneamente, porém desce os calcanhares para o solo antes de andar	2,6	Anda sobre a ponta dos pés, porém com muito ↑↓ movimento dos calcanhares e toca o solo com frequência	3,6	Anda bem sobe a ponta dos pés sem ↑↓ movimento dos calcanhares	4,6	Corre bem sobre a ponta dos pés		
Sobre os calcanhares	2,0	Dedos levantados quando em pé, porém descem para o solo antes de andar	2,6	Anda com os dedos levantados e o antepé inteiro fora do solo apenas por alguns passos	3,0	Capaz de andar sobre os calcanhares com o antepé apenas ocasionalmente afundando	3,6	Caminha bem sobre os calcanhares		
Equilíbrio sobre um pé	2,0	Tenta, mas não consegue (pode enganar segurando em algo)	3,0	Consegue momentaneamente 0-2 segundos	4,0	3-9 segundos	5,0	10-12 segundos	6,0	12-16 segundos
Pular sobre uma perna	2,0	Incapaz, pode saltar no lugar com os dois pés juntos	3,6	1-4 pulos	4,0	5-8 pulos	5,0	9-12 pulos	6,0	Acima de 12 pulos

Nota: As idades são dadas em anos e meses. Agradecimentos à Dra P.M. Sonksen por sua tese (1978) intitulada: *The neurodevelopmental and paediatric findings associated with significant disabilities of language development,* Universidade de Londres.

Tabela 9.3 Estágios de desenvolvimento do chute, 1-8 anos

Estágio I: meninos < 1-2,6 anos / meninas < 1-3 anos
A criança anda, corre ou *anda com as pernas separadas* em direção à bola e então anda para cima dela, deslocando a bola em vez de realmente chutá-la. Algumas crianças que estão em pé perto da bola ou por acaso têm a bola parada por perto levantam um pé e então dão um passo para cima da bola. As crianças nesse estágio às vezes se desequilibram e caem.
Estágio II: meninos 1,6 -> 7 anos / meninas 2,6 -> 7 anos
A partir da bipedestação, a criança empurra a bola para a frente por meio da flexão da perna no quadril e mantém o equilíbrio sobre a outra perna. Se a criança tenta correr para a bola, ela para bem na frente dela, ajusta sua posição e/ou a da bola, e então chuta.
Estágio III: meninos 1,6 -> 7 anos / meninas 2,6 -> 7 anos
A criança pode agora correr em direção à bola e chutá-la enquanto está correndo, empurrando-a para a frente com alguma força e boa direção. Ela prevê a posição para chutar e coloca a perna de apoio ao lado da bola antes de balançar para a frente a perna que vai chutar. A perna que chuta não é mantida completamente estendida ao longo do chute e sim em leve flexão durante o balanço, fazendo extensão completa durante o chute propriamente dito.
Estágio IV: meninos 4 -> 7 anos / meninas 5,6 -> 7 anos
A criança e a bola se movem um em direção ao outro e a criança que está correndo pode agora chutar a bola que vem com boa direção e força. Ela pode prever modificações leves na posição da bola que se move em sua direção enquanto se coloca no apoio para chutar e atinge a bola direto, revertendo subitamente sua trajetória em direção ao examinador.

Fonte: citada por P.M. Sonksen.

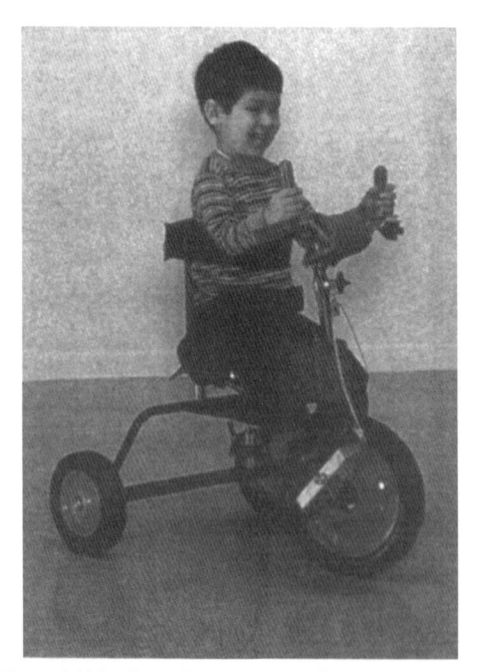

Figura 9.184 Um triciclo com adaptação nas manoplas, suporte de tronco, extensão e flexão de joelho e dorsiflexão. (Agradecimentos a Rifton pelo triciclo.)

1. O uso das mãos é útil para desenvolvimento perceptivo, desenvolvimento cognitivo, comunicação com e sem os auxílios que potencializam a comunicação e aqueles alternativos, inclusive computadores. São essenciais o uso de gestos e o desenvolvimento máximo possível dos cuidados pessoais. Todas essas atividades proporcionam satisfação e socialização à criança (ver Cap. 10).

2. O uso das mãos tem importância particular para a criança com deficiências motoras de modo a poder usá-las para apoio sobre as mãos abertas ou preensão, para poder se segurar para sentar, ficar em pé, andar ou se tracionar para alguma posição.

3. As mãos podem ser usadas para ajudar a estabelecer estabilidade no cíngulo do membro superior, que é fundamental para muitas das habilidades motoras finas e grossas. Isso significa um controle de distal para proximal, diferente da sequência tradicional de proximal para distal usada no passado. A observação de bebês saudáveis revela o uso da mão quando está sendo amamentado, sugando o polegar e colocando a mão na superfície quando o dorso da sua mão é tocado contra uma mesa/brinquedo. As crianças com discinesia se beneficiam primeiro com o uso mantido da preensão da mão para estabilizarem o ombro e o tronco. Em razão da tarefa, é usada na terapia tanto a função de proximal para distal quanto vice-versa para a função de membro superior. O princípio do desenvolvimento que segue de proximal para distal não se aplica à função de membro superior na paralisia cerebral.

4. Os padrões anormais podem não ser apenas decorrentes de espasticidade, atetose ou ataxia, mas incluem padrões de braço e mão vistos em crianças saudáveis em um estágio primitivo de desenvolvimento, não na idade cronológica da pessoa com paralisia cerebral. Isso será resumido adiante e pode haver muita variação entre as pessoas.

5. O desenvolvimento da função da mão pode não ser de acordo com os níveis de desenvolvimento da função motora grossa (ver Cap. 1) (Eliasson et al., 2006).

Metas

Os membros superiores e os mecanismos posturais.

1. Estabelecer controle da cabeça (estabilidade e movimento) para a coordenação mão/olho.

2. Estabelecer estabilidade postural e transferência de peso da cabeça, cíngulo do membro superior, tronco e pelve em muitas atividades motoras grossas em decúbito ventral, dorsal, sedestação, bipedestação e andando, que são também necessárias para a função da mão. Isso permite a função de braço e mão em outras posturas, além da posição deitada.

3. Desenvolver a estabilização particular do corpo como um todo, estabilização do cíngulo do membro superior sobre um suporte de braço/antebraço e estabilização do punho com a atividade motora fina. Superfícies não derrapantes, mobília estável e estabilização de objetos pela criança ou terapeuta precisam acompanhar o treinamento. Por exemplo, é necessária estabilização do corpo, ombro e punho para despejar líquidos dentro de um recipiente estável.

4. Diminuir o suporte manual ou outros nos estágios de desenvolvimento, em especial na sedestação, bipedestação e ajoelhada ereta, de modo que o controle postural antecipatório (contraposição) esteja associado com a função de braço e mão. Caso contrário, o ajuste postural antecipatório essencial para a função diária permanecerá dormente

(Fig. 9.185). Há mais suporte quando uma criança se concentra em tarefas novas ou difíceis. Aumentam-se os suportes ou cintas em cadeiras e equipamentos de posicionamento em pé nesses momentos. Alguns terapeutas usam duas cadeiras, uma para aprendizado do controle postural (equilíbrio) com a função da mão e outra com mais suporte para a função da mão ao alimentar-se, realizar tarefas mais finas, operar auxílios de comunicação e interruptores usados na fonoaudiologia.

5. Desenvolver reações de levantamento. As mãos e braços são usados para ajudar na mudança de várias posturas ou para assumir uma postura no desenvolvimento motor grosso. A criança também precisa assumir as posições na qual desempenhará a tarefa que deseja em vários ambientes.

6. Desenvolver reações de proteção nos braços. Os membros superiores são colocados em vários padrões que envolvem contrações ativas dos músculos em sinergias (padrões) para proteger e apoiar a criança quando ela perde o equilíbrio. Embora as mãos e braços participem das reações *automáticas* de proteção e apoio, assim como de várias reações de levantamento, raramente essas serão suficientes para contribuir para os movimentos *voluntários*. Os movimentos voluntários de alcançar, pegar e soltar um objeto precisam ser treinados de modo específico nas atividades motoras finas e podem encontrar uma variedade de sinergias necessárias.

7. Algumas das sinergias do braço treinadas para a função motora grossa são também usadas na ação voluntária de alcançar um objeto (Fig. 9.186). Contudo, esses padrões precisam ser praticados no contexto no qual serão usados nas tarefas do dia a dia. Há, então, uma integração com a sensação, percepção e compreensão. Se a tarefa for escolhida pela criança ou ela demonstrar um interesse especial pela tarefa, então satisfação emocional, motivação e as necessidades sociais serão satisfeitas.

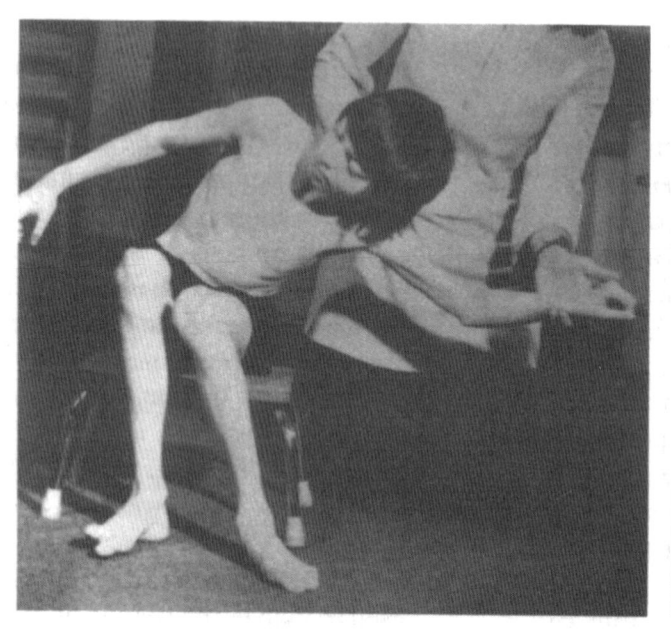
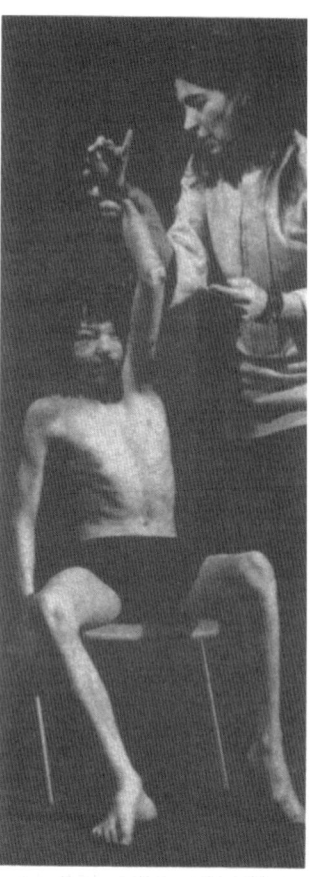

a

b

Figura 9.185 Treinamento do alcance das mãos (força, sinergia e controle postural). (a) A ausência de contraposição no tronco leva a criança a cair sobre o braço durante seu movimento. *Nota*: as tentativas de contraposição com o melhor braço ou por meio da preensão ou suporte do braço pela criança são usadas no início e progredidas para o ajuste do tronco sem suporte do braço ou preensão. (b) O tronco está contrapondo o movimento do braço. Os padrões de movimento do braço devem ser treinados juntos à contraposição, em todas as posições. *Nota*: a altura da cadeira controla a posição das pernas. Uma cadeira mais baixa deve ser usada para prevenir atividades extensoras nas pernas, para estabilizar a criança ou para diminuir a atetose.

Membros superiores e comportamento motor anormal.

1. Tratar as posturas anormais da criança como um todo, inclusive as posturas anormais dos braços e mãos (Figs. 9.187-9.189). A melhora da postura da criança como um todo, em geral, produz melhora nos braços. Por outro lado, a correção de posturas e padrões dos braços melhora o resto da criança (Fig. 9.190). As deformidades são minimizadas por ações específicas dos braços, que evitam deformidade secundária. A meta é minimizar as de-formidades e prevenir comprometimentos secundários nas mãos que possam bloquear mais a função. Contudo, em crianças ou ado-lescentes com deficiências graves, algumas posturas anormais das mãos têm sido usadas de modo efetivo para função. Por exemplo, a flexão palmar para abrir uma mão fortemen-te flexionada e a preensão com dorsiflexão acentuada de punho.

2. Considerar modos de diminuir os movimen-tos involuntários na mão ou em todo o bra-ço que perturbem a função manual. Esses

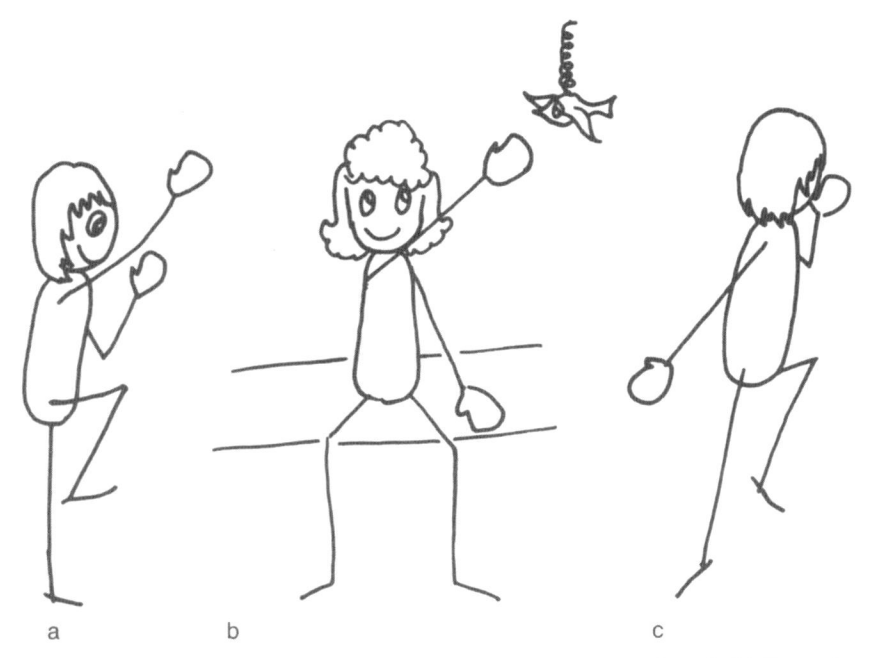

a   b   c

Figura 9.186   (a) Padrão do braço de flexão-adução-rotação lateral treinado junto ao rolamento. (b) Alcance de um brinquedo na posição deitada ou sentada. (c) O padrão do braço de extensão-adução-rotação medial do ombro dentro do rolamento de decúbito ventral para dorsal ou dentro do padrão de arrastar em decúbito ventral pode ser usado para alcançar para trás da criança, como ocorre ao vestir um casaco.

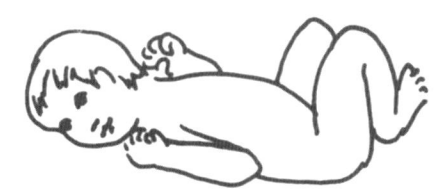

Figura 9.187   Ombros em retração ou retração com braços em flexão-adução e mãos fechadas em uma criança com postura predominante de flexão, similar ao recém-nascido. Inabilidade de alcançar objetos ou consegue apenas alcançar o que está perto do corpo. Ocorrem problemas para soltar o objeto se as mãos flexionam ou se fecham em excesso. Pode existir assimetria com os impulsos visuais disponíveis apenas a partir da mão de um dos lados.

movimentos involuntários podem originar--se no corpo inteiro. Pode haver movimento involuntário em outra parte, por exemplo, pernas "chutando" ou a súbita extensão das pernas atingindo mesas, o que atrapalha o uso das mãos.

3. Contrapor assimetrias anormais. Por exemplo, apenas um lado é usado; uma mão fica mais fechada que a outra. Vários problemas

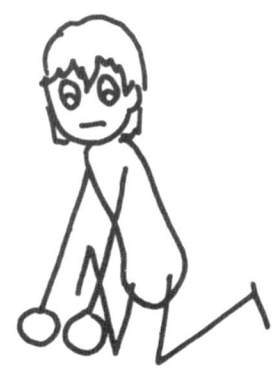

Figura 9.188   Braços em flexão-adução e rotação medial com cotovelos em flexão e pronação, punhos em flexão ou na posição média e mãos fechadas ou abertas. O ombro em flexão-adução-rotação medial podem também ocorrer com a extensão-pronação de cotovelo. A flexão-adução de ombro pode ainda ocorrer com supinação e flexão de cotovelo em crianças com discinesia que dobram seus braços para dentro em direção ao corpo.

visuais afetam um lado e a ação de alcançar objetos cruzando para o lado oposto. Há assimetrias desejáveis, quando a criança se estabiliza sobre um braço enquanto usa o outro braço mais hábil ou dominante.

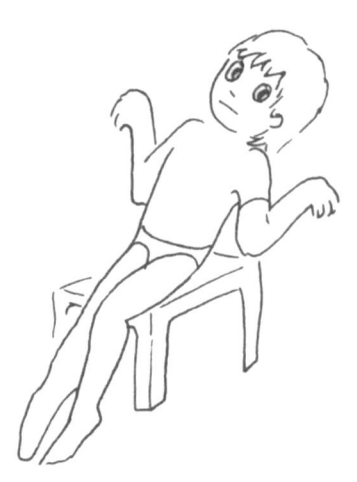

Figura 9.189 Braços para cima no ar em abdução-rotação lateral, flexão do cotovelo e supinação com as palmas voltadas para a criança. Os cotovelos podem também estar flexionados e em pronação com as palmas voltadas para fora. A mão pode estar pendente ou fechada; isso é também denominado de posição de asa de passarinho e é visto em decúbito dorsal, sedestação e bipedestação. Pode alternar-se com uma reação tônica cervical assimétrica ou outra assimetria. Ocorre inabilidade de alcançar para a frente, aproximar uma mão da outra, desenvolver interesse pela mão e trazer as mãos para baixo para serem apoiadas.

4. Desenvolver a habilidade de rodar o tronco e o cíngulo do membro superior para alcançar cruzando a linha mediana. Isso se desenvolve primeiro em decúbito dorsal e muito mais tarde, entre os 2 e 3 anos, na sedestação e na bipedestação.

Padrões básicos de braço e mão para todos os níveis de desenvolvimento

Embora não se deva ser dogmático sobre o padrão com que a criança usa seus braços e mãos para alcançar sua meta, é importante selecionar os padrões corretivos adiante porque:

a. Os padrões anormais podem ser ineficientes. Contudo, alguns são eficientes por serem mais fáceis para as crianças com paralisia cerebral, ainda que ofereçam um repertório limitado. Essas preensões não são adequadas para tarefas mais avançadas em termos de desenvolvimento e para situações diferentes. A repetição de preensões típicas da paralisia cerebral

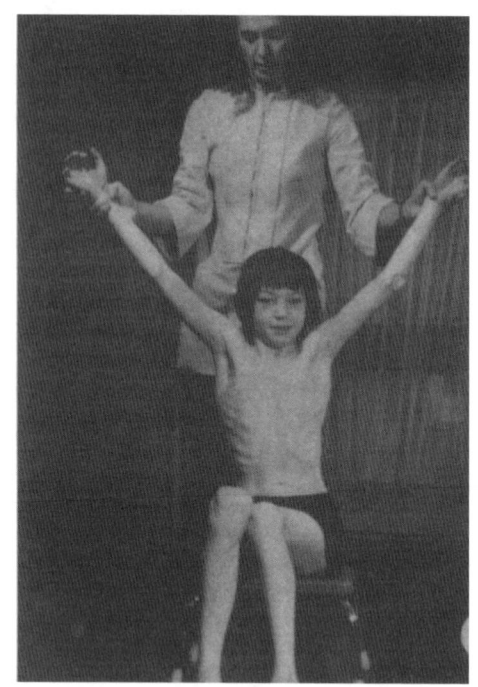

Figura 9.190 A correção da assimetria dos braços, da flexão-adução-rotação medial e de outras posturas anormais dos braços também corrige as posturas anormais de cabeça e tronco (cifose, cifoescoliose) e vice-versa. *Nota*: a criança tenta manter a fixação postural no alinhamento vertical e não cair para trás contra o terapeuta. Usar a elevação do braço para vestir-se, jogar bola e outras atividades.

tende a criar deformidades que com frequência tornam o controle mais difícil.

b. A criança com uso ruim da mão tem muito menos experiências sensoriais ou talvez uma perda de sensação. Ela pode não ter ideia de como se mover e precisa de treinamento nos padrões neuromusculares básicos. Ela pode mais tarde modificar esses padrões dentro do seu próprio desenvolvimento e descobrir qual ela acha que é o uso mais eficaz da mão por meio de experiência e aprendizado. Os comprometimentos visuais ou outras dificuldades perceptivas resultam na escolha de uma função de mão atípica ou muito desajeitada.

Há preensões atípicas que tenho observado em várias recepcionistas saudáveis e funcionários de banco que são eficientes para escrever. Há uma preensão em tripé adaptada, uma preensão entre dedo e polegar, preensão de 4 pontos na porção inferior dos dedos, e a caneta presa entre o indicador e os dedos, longos com o polegar pressionando embaixo deles.

Terapia de movimento induzido pela restrição

Esse é um tratamento para hemiplegia baseado na visão de que braço e mão afetados ficam limitados pela falta de experiência e prática (Taub et al., 2004; Gordon et al., 2005; Charles et al., 2006). A terapia envolve a restrição do membro não comprometido de modo que a criança precise usar o braço afetado para executar as tarefas e, assim, melhorar a função perceptivo-motora e o aprendizado motor com aquele braço e mão. Os terapeutas após DeLuca et al. (2003) têm modificado a restrição do membro superior não envolvido que era feita com gesso de Paris. Uma tala termoplástica estofada restringe a mão e o punho dentro de um fantoche, de modo que o apoio bilateral e o suporte assistivo pelo lado não envolvido ainda pode ocorrer. A tala é contida dentro de um fantoche. Isso se dá por 2 horas todos os dias, durante 4 semanas, enquanto a criança é engajada em tarefas interessantes com uma ou as duas mãos. Outros têm usado uma tipoia de braço, luva de esqui ou luva sem a separação dos dedos na mão não envolvida. No passado, os terapeutas ofereciam regularmente brinquedos e outros itens no lado da hemiplegia enquanto seguravam de modo discreto o braço não envolvido. Embora a pesquisa inicial tenha sido com gesso no membro não envolvido para ganhar uma função motora intensiva no braço envolvido, essa abordagem é agora mais amigável para a criança. Contudo, a terapia precisa ser intensiva e ter um compromisso significativo da família e dos cuidadores. Toma-se o cuidado de não frustrar a criança com tarefas difíceis e espera-se que a família sugira quando será o melhor momento de tentar essa técnica. A teoria que tem sido provada é claramente que função e prática ativa melhoram o controle motor.

Charles e Gordon (2005) realizaram uma revisão crítica da terapia de movimento induzido por restrição e Steenbergen e Gordon (2006) revisaram as evidências de que a falta de função no braço pode ser decorrente de deficiências no planejamento do movimento, que melhoram com a função bilateral da mão. A mão menos envolvida ativa o planejamento motor no lado hemiplégico.

Nível de desenvolvimento normal (0-3 meses)

Problemas comuns

Atraso na focalização de imagens, fixação visual, acompanhamento visual de um objeto. Mãos fechadas; polegar imóvel mantido na palma da mão. A abertura começa e continua no estágio seguinte.

Desempenho anormal. Ver padrões anormais de braços e mãos em decúbito dorsal, ventral, sedestação e em bipedestação apresentados previamente. Se uma criança tiver as palmas da mão hipersensíveis, isso poderá estar associado a uma falta de experiência no uso das mãos.

Reações reflexas. Reflexo de preensão, reação de Moro, reação tônica cervical, espasmos flexores ou extensores.

Sugestões de gestão e tratamento

Focalização de imagens e acompanhamento (audição e visão)

1. Primeiro oferecer um interesse visual na linha mediana e ajudar a criança a manter a cabeça na linha mediana. Talvez seja necessário segurar os dois ombros da criança para a frente, ocasionalmente para trás, para permitir que ela mantenha a cabeça reta (ver desenvolvimento sentado, controle vertical da cabeça; desenvolvimento em decúbito ventral, controle da cabeça).

2. No início, colocar sua face ou brinquedos perto dos olhos da criança a uma distância de cerca de 20 cm dela. Então, afastar-se gradualmente, encorajando-a a acompanhar você.

3. O contato olho a olho é de importância vital antes do interesse pelos objetos. Isso é feito melhor no nível dos olhos da criança se ela

estiver em decúbito lateral, dorsal, ventral, sedestação com suporte ou bipedestação com suporte.

4. Associar visão, audição e controle da cabeça com canções e conversas face a face. Variar os tons da voz. Encorajar um sorriso e a comunicação geral conforme a criança atender, seguir e olhar na direção da sua *voz*.

5. Ajudar a criança a olhar para cima e acompanhar sua face e depois acompanhar móbiles brilhantes, em movimento, coloridos e que emitem sons, assim como brinquedos, peixes em um tanque, bolinhas de gude descendo uma canaleta, uma lanterna. Usar laços coloridos, enfeites de Natal, tampas de garrafa brilhantes e também objetos que não emitem sons. Acompanhar um estímulo apenas visual é mais difícil para algumas crianças.

6. Usar vermelho, amarelo ou cores primárias e fotografias em preto e branco.

7. Usar ruídos de sininhos e não ruídos muito agudos ou fortes e inesperados, já que a criança pode ainda ter um reflexo de Moro.

8. Pendurar sininhos, chocalhos ou móbiles na janela ou batente da porta, de modo que produzam sons com o sopro do vento. Guiar qualquer tentativa de alcance da mão dirigida visualmente, com suporte ao corpo inteiro da criança (von Hofsten, 1992).

9. Colocar a criança em posições diferentes, mas começar com uma posição sentada ereta com suporte adequado ou decúbito dorsal, lateral ou ventral para realizar atividades ativas de olhar e escutar.

O uso da visão é fundamental para a função da mão. Há, portanto, um atraso no desenvolvimento em crianças com deficiência visual.

Nível de desenvolvimento normal (3-5 meses)

Problemas comuns

Atraso para interessar-se pela própria mão e fazer explorações visuais; aproximar uma mão da outra, levá-la à boca e se tocar. Atraso na preensão ativa de um objeto colocado na mão e atraso para segurar e chacoalhar um brinquedo. Há um atraso na tentativa precoce desajeitada, aleatória, de alcançar objetos. A preensão costuma ser no lado ulnar da mão e essa preensão palmar usa os dedos, mas não o polegar nesse nível. Pode haver um atraso no movimento de agarrar as próprias roupas ou as da mãe. As mãos ficam completamente abertas nesse nível de desenvolvimento.

Desempenho anormal. As mãos são trazidas de modo assimétrico para a linha mediana; no início o alcance ou a preensão são principalmente, ou somente, de um lado. A criança toca os objetos com a mão semiflexionada ou fechada. Desse modo, a experiência sensorial fica limitada.

Os padrões anormais de alcançar tornam-se mais óbvios no nível seguinte. O alcance impreciso e desajeitado é normal nesse nível. As preensões anormais também se tornam mais óbvias no nível seguinte. A preensão ulnar ou lateral primitiva não é anormal nesse nível.

Sugestões de gestão e tratamento

Interessar-se pelas mãos e trazê-las para a linha mediana e alcance inicial na direção dos estímulos visuais:

1. Colocar a criança em decúbito lateral, em um equipamento para posicionamento deitado ou sentado com bom suporte, com os ombros para a frente e as duas mãos posicionadas na frente dos olhos. Colocar a criança sentada e inclinada com o corpo contra a mesa, com os braços ao longo da superfície para facilitar o movimento com esse suporte. Conduzir o alcance inicial dirigido visualmente ao longo de uma superfície. Em decúbito dorsal, alcançar lateralmente ao longo do solo a partir do corpo da criança. Uma prancha para decúbito lateral é útil para posicionar as mãos à vista naquelas crianças que persistem em manter os braços em abdução, estendidos bilateralmente ou em padrões assimétricos e bem atrás de sua visão

Tabela 9.4   Estágios de desenvolvimento do chute, 1-8 anos

0-3 meses

Contato olho a olho (olhos paralelos)

Fixa os olhos na luz; os olhos seguem o objeto até a linha mediana (1 mês), além da linha mediana (2 meses), acima de 180° (3 meses), olhos para baixo, depois para cima, mãos abrindo da postura fechada

Reações reflexas: Preensão tátil, preensão de alongamento; piscar; reflexo do olhos de boneca. Moro, RTCA, abertura reflexa da mão

3-5 meses

Prende-se com os olhos quando interessada no objeto

Interesse pelas mãos ou estuda suas mãos, aproxima as mãos da linha mediana, aperta e abre as mãos

Inicia a exploração visual do ambiente, perseguição visual do alvo e alcance das mãos dirigido pela visão, golpeia um objeto quando deitada

Alcance desajeitado, bilateral; cerca um objeto; a mão começa a moldar-se ao objeto

Aperta as roupas; toca o corpo, boca, face

Segura o objeto colocado na mão; polegar em abdução

Reações reflexas: Moro, RTCA desaparecendo, ausência do reflexo de preensão

5-7 meses

Alcance com sucesso em todas as direções, o que depende do equilíbrio do tronco, em geral tronco estável

Alcance bilateral, alcance unilateral; extensão MF/dedos antecipatória excessiva

Segura os pés quando em decúbito dorsal e sedestação – bilateral depois unilateral; polegar pressionado em oposição

Mantém a preensão (garra) no objeto estacionário

Preensão ulnar mudando para preensão palmar; o punho flexionado torna-se reto

Movimentos espelhados de preensão na outra mão

Move a cabeça para ver as coisas, os olhos convergem e focam sobre uma bolinha a 3 m; bolinhas menores vistas com cerca de 9 meses (Sheridan, 1977); arrasta bolinhas com o polegar fazendo flexão-adução, ações de arrastar usando todos os dedos. Polegar fora da palma

Continua colocando tudo na boca, movimento da mão para a boca com o objeto

Reações reflexas: Proteção e apoio para baixo, para a frente e começando lateralmente; para trás mais tarde (12 meses)

7-9 meses

Transfere objetos de uma mão para a outra

Alcance e preensão unilateral; o punho estende, o tronco transfere o peso quando sentada sozinha

Preensão radial, começando o uso das pontas dos dedos com oposição do polegar

Segura um bloco enquanto recebe outro

Oferece o cubo, mas não consegue soltá-lo; derruba os objetos

Solta o cubo pressionando-o contra uma superfície dura

Bate um objeto contra o outro; compara dois objetos. Usa bastões para bater em tudo sobre uma superfície larga

Afaga, bate com força, esfrega, aperta, arrasta, arranha – afaga a face da mãe, afaga sua imagem no espelho; polegar abduzido ou em oposição

9-12 meses

Faz protrusão do dedo indicador, enfia o dedo nos objetos, outros dedos em flexão

Preensão entre os dedos e o polegar, depois entre um dedo e o polegar (preensão em pinça rudimentar e fina)

Apanha e coloca objetos dentro de recipientes grandes, depois menores; coloca tampas

O alcance e a preensão são possíveis em todas as direções, com supinação e melhor controle do ombro e braço; preensão antecipatória apropriada

Solta os objetos com uma abertura grosseira da mão, depois mais precisa, até que consegue colocar objetos pequenos dentro de um pote ou um pino em um buraco com liberação antecipatória apropriada

Procura um brinquedo que caiu (permanência de objetos); arremessa os brinquedos

Reações reflexas: Proteção e apoio para trás atrás da criança; no sentido lateral e oblíquo

12-18 meses

Para de arremessar os brinquedos; para de colocar objetos na boca

Observa um brinquedo pequeno movido através da sala por até 3,5 m

Constrói uma torre com dois cubos; coloca bolinhas dentro de uma garrafa

Empurra e puxa brinquedos grandes

Bebe sozinha de um copo, com frequência derrama

(continua)

Tabela 9.4 *(continuação)*

18 meses-2 anos
Preensão em pinça e liberação delicadas
Tira os sapatos, meias, coletes, chapéu
Vira as páginas de um livro
Passa o cordão por contas grandes, mais tarde contas menores (29-36 meses)
Rabisca com lápis; preensão da mão inteira, em supinação
Alimenta-se de forma desajeitada
Preferência manual mais óbvia

2 anos
Segura o lápis, dedos em pronação, desvio do punho
Arremessa bola sem precisão
Desembrulha uma bala
Parafusa e desparafusa tampas, brinquedos
Imita uma linha vertical; rabiscos e pontos

3 anos
Tira todas as roupas, veste a maioria das roupas
Alimenta-se completamente sozinho, usando garfo
Copia linha, círculo; preensão do lápis estática, em tripé
Desenha um homem de maneira simples
Corta com tesouras
Lava-se sozinho

4 anos
Desenha uma casa simples, homem mais detalhado
Escova os dentes, veste-se sozinho exceto pelos botões e laços
Construção com blocos que incluem três degraus com cubos
Identifica e nomeia quatro cores
Copia cruz; preensão em tripé estática modificada

5 anos
Copia quadrado, triângulo, letras; preensão do lápis dinâmica, em tripé
Identifica 12 cores
Desenho e cópia melhorados
Usa faca e garfo
Veste-se e despe-se completamente sozinho

Nota: Medidas detalhadas da avaliação da função da mão, intermeadas com o desenvolvimento conceitual, perceptivo e das AVD, são executadas por terapeutas ocupacionais e psicólogos. (Ver também a seção "Guia de avaliação da habilidade física" no Apêndice 1 e as seções sobre os estágios de desenvolvimento do alimentar-se, da fala e linguagem, do vestir-se, brincar e da percepção no Cap. 10.)

(ver desenvolvimento em decúbito dorsal na Fig. 9.68a-d e nos equipamentos para sedestação e bipedestação).

2. Depois que as mãos estiverem na frente da criança, ela poderá tomar consciência delas pelo seu toque e canções, ao acender uma lanterna sobre elas, colocar adesivos de estrelas ou figuras, brincar com seus dedos, colocar dedais, anéis, laços coloridos, pulseiras ou sininhos no punho e nos dedos. Continuar o alcance guiado ao longo de uma superfície na mesa ou, quando em decúbito dorsal, ao longo do solo para crianças com deficiência visual grave.

Abertura das mãos

A abertura de mãos flexionadas se consegue completamente nesse nível, que é um aspecto necessário para o desenvolvimento da liberação dos objetos. Mais tarde, será necessária a abertura ativa da mão para estimar o tamanho e a forma de um objeto. Poderá haver uma *inabilidade total de soltar* um objeto colocado na mão ou que está sendo segurado com flexão excessiva pela criança após o nível de desenvolvimento de 5 meses. Ver a correção das posturas da criança como um todo em todos os níveis de desenvolvimento, já que essas também corrigem os braços e as mãos.

Adiante, são apresentadas as sugestões:

1. Dessensibilizar de forma gradual toda a palma da mão da criança esfregando nela texturas ásperas, em especial areia, durante atividades lúdicas. Ajudar a criança a abrir as mãos e esfregar uma palma contra a outra, mover suas mãos para alisar e tocar sua face e corpo, conduzir suas mãos para bater palmas, percutir a mesa, fazer pegadas das mãos na areia, em uma superfície ensaboada e com tinta sobre um papel. O apoio de peso sobre as mãos em superfícies diferentes, com ou sem deslizar a mão na superfície, integra as experiências sensoriais e perceptivas. Mais tarde, é possível melhorar a manutenção ativa das mãos abertas ajudando a criança a entrelaçar os dedos e pressionar a base de uma mão contra a outra. As crianças aprendem a fazer isso sozinhas, se praticarem com elas no início.

2. Agitar de forma rítmica o braço da criança para relaxá-lo, porém sem chacoalhar a criança toda.

3. Massagear a face ulnar e dorsal da mão, o que ativa a abertura em leque do dedo mínimo e das mãos.

4. Você ou a criança podem pressionar a base da mão sobre uma superfície firme, combinando isso com seu apoio de peso sobre aquele braço. Usar um banquinho baixo para colocar sobre ele as mãos abertas, com você exercendo pressão (compressão articular) através do ombro reto e cotovelo estendido da criança (Fig. 9.205). Usar o apoio de peso da criança sobre os cotovelos e/ou mãos para diminuir o fechamento da mão, fazendo isso dentro do desenvolvimento em decúbito ventral, sentado e em pé.

5. Segurar os braços da criança, posicionando os membros em rotação lateral. Crianças que não tenham comprometimento tão grave po-

dem apenas precisar ter o antebraço colocado em supinação, de modo que as palmas se voltem para cima. A criança roda ativamente o cotovelo em supinação o máximo que puder para segurar um brinquedo, bola ou ver um desenho que está na sua mão.

6. Manter os braços da criança bem afastados do corpo. Isso evita o fechamento das mãos em algumas crianças. Abrir a mão da criança em cima de diferentes texturas como veludo, borracha, madeira ou plástico. *Evitar texturas* ou brinquedos que estimulem o fechamento das mãos, como os brinquedos de "apertar".

7. Abrir as mãos quando a criança estiver em decúbito ventral apoiada sobre cotovelos ou mãos, na posição de quatro apoios, sentada apoiada sobre as mãos e em pé, apoiada sobre as mãos. Abrir suas mãos com o uso de algum dos métodos citados, pressionando a base da mão para baixo. Tracionar o polegar ou os outros dedos para fora a partir da base, e não da ponta dos dedos.

8. As mãos podem se abrir com o padrão de braço de elevação-abdução-rotação lateral ou de extensão-adução-rotação medial, nas técnicas de arrastar, rolar e estender as mãos na posição deitada e na posição sentada com suporte completo durante o alcance descrito no nível seguinte.

Preensões da mão

Começar o desenvolvimento das preensões da mão nesse nível e continuar até os níveis de 5-7 meses, de acordo com a capacidade.

Usar os métodos mencionados para abrir as mãos logo antes do desenvolvimento da preensão da mão. Também começar o treinamento da preensão ativa antes que o reflexo de preensão tenha desaparecido completamente.

1. Colocar objetos diferentes na frente da criança de modo que ela escolha o que preferir. Deixar a criança pegar materiais e brinquedos que sejam macios e fáceis de segurar. Começar com objetos que ofereçam sensações

diferentes – por exemplo, saquinhos de feijão, objetos de pele, veludo e camurça, lixa, papel celofane, escovas macias, madeira, metal e objetos naturais. Usar areia e água, massinha, argila e materiais de modelar. Nomear essas sensações à medida que forem sendo percebidas pela criança. Convidar a criança para colocar suas mãos dentro de um pote com feijões secos ou folhas, pinhas ou outros objetos naturais. Supervisionar a criança no caso de objetos pequenos serem levados até a boca. Colocar os objetos na boca é útil quando esses não puderem ser engolidos.

2. Conforme a idade da criança, oferecer brinquedos para morder, pulseiras, argolas (anéis de borracha), chocalhos, sinos de brinquedo, pequenas bolas, tubos grossos cheios de líquido colorido, carretéis de linha, brinquedos de espuma. Evitar brinquedos de apertar ou muito pequenos.

3. Ter uma variedade de objetos que caibam na palma inteira da mão, de modo que não sejam grandes demais para as mãos pequenas. Segurar um cone com a ponta mais larga no lado do dedo mínimo em geral ajuda a vencer o fechamento da mão (Fig. 9.203). Algumas crianças aprendem primeiramente a segurar objetos macios com mais facilidade do que objetos duros e vice-versa. Nesse nível, a criança não consegue segurar objetos muito menores ou muito maiores do que sua palma.

4. Objetos leves em geral são mais fáceis do que os pesados. Mais tarde, a força aumenta com objetos cada vez mais pesados.

5. Colocar suas mãos em torno de empunhaduras, cabos e barras largas de modo que assim a criança consiga sentar-se, ajoelhar, ficar em pé ou desfrutar um passeio de triciclo, balançar, brincar em um cavalinho de balanço ou uma gangorra.

6. Aumentar a espessura do cabo de colheres, lápis e brinquedos de borracha, argila endurecida, madeira, uma bola de borracha ou substituindo pelo cabo de uma chave de fenda, por exemplo. Usar um cone para colocar os dedos sobre o lado mais largo de modo que fiquem abertos enquanto o polegar e o indicador se encontram. Inverter, colocando os dedos no lado menor do cone de modo que os dedos e o polegar sejam abertos.

7. Continuar mantendo o olhar da criança naquilo que está segurando, já que algumas crianças com paralisia cerebral têm uma rotação persistente da cabeça para o lado oposto ao que estão fazendo.

8. Encorajar a criança a segurar biscoitos ou colheres quando estiver se alimentando. Segurar sua mão sobre o cabo da colher. Encorajar a criança a segurar uma parte da própria roupa enquanto você a ajuda a tirá-la, segurar sua esponja no banho ou uma toalhinha úmida. Se a criança tiver os dedos flexionados, alongue-os sobre um tecido colocado entre as pontas dos dedos e polegar e progrida puxando a própria roupa para tirá-la, puxando a calça até a cintura para colocá-la.

9. Além de colocar objetos de formas diferentes na mão da criança, certificar-se de que ela tenha a experiência adequada de levá-los à boca para compreendê-los. Ajudar a criança a segurar e levar os objetos à boca para sugá-los, lambê-los, mordê-los ou mastigá-los ou a levá-los ao nariz para cheirá-los.

10. Desenvolver o ato de *pegar e pressionar*, por exemplo, uma esponja de banho ou um pompom de lã largo; *segurar e chacoalhar* um brinquedo, chocalho ou maracas; *segurar e agitar* uma bandeira de brinquedo, fitas, sinos. O ato de *segurar e deixar cair* está presente, porém não é ainda uma preensão e liberação. *Segurar e puxar ou arrastar* a ponta de um pano macio com um pequeno brinquedo na outra ponta, o que encoraja a criança a puxar o brinquedo na sua direção.

Nível de desenvolvimento normal (5-7 meses)

Problemas comuns

Atraso para alcançar com sucesso em todas ou em uma direção, preensão voluntária, preensão palmar e o uso das duas mãos, um alcance e preensão mais acurados, assumindo o peso sobre uma ou ambas as mãos. Deixar o objeto cair é normal, porém por volta dos 7 meses a criança geralmente segura um segundo bloco na mesma mão e não derruba o primeiro. Atraso no ato de levar objetos da mão para a boca para *experimentar* tudo; na preensão bilateral depois unilateral dos pés para brincar com os dedos.

Desempenho anormal. Pode haver persistência de padrões anormais a partir do nível de 3-5 meses. Anormalidades na preensão da mão, nas ações de alcançar e soltar os objetos serão discutidos adiante.

Reações reflexas. É esperada a reação de proteção dos braços para baixo e para a frente.

Sugestões de gestão e tratamento

Ações de alcançar

Alcançar com precisão depende da visão, propriocepção, estabilidade postural de tronco e cíngulo do membro superior, contraposição do braço assim como habilidades perceptivas de direção e tamanho do objeto.

A amplitude de movimento e a força adequada do braço são relevantes para uma tarefa.

Embora isso seja discutido neste nível de desenvolvimento, os métodos precisam continuar nos níveis futuros de acordo com as tarefas e dificuldades individuais.

Há vários padrões de braços, ou movimentos de articulações individuais, que podem ser encontrados para corrigir sinergias anormais. Selecionar aqueles que estejam diretamente relacionados ao uso dos braços *na função*. Padrões básicos dos braços (extraídos principalmente da FNP – Adler et al., 2008) que proporcionam isso são:

1. Flexão de ombro, extensão de cotovelo, pronação, mãos abertas ou preensão (Fig. 9.191).
2. Padrão diagonal de elevação-abdução-rotação lateral de ombro, extensão ou flexão de cotovelo, supinação, mãos e polegares abertos (Fig. 9.192) para levantar os braços, por

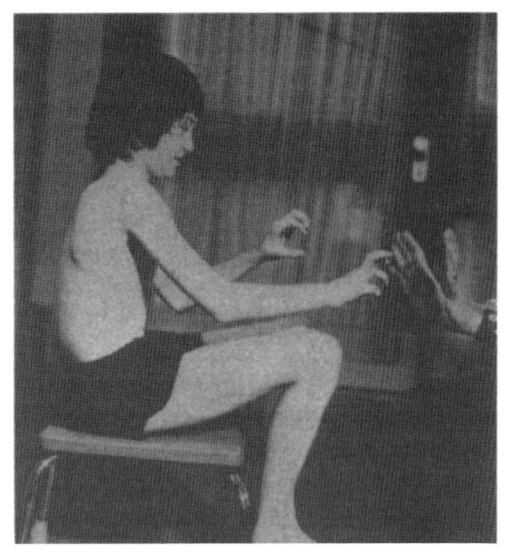

Figura 9.191   Um menino tentando um padrão básico de flexão bilateral do ombro com extensão do cotovelo e dorsiflexão das mãos. Esse padrão não apenas corrige muitos padrões anormais, como nas Figuras 9.187-9.189, como também é útil do ponto de vista funcional; por exemplo, flexão de ombro, extensão do cotovelo e mãos abertas ou segurando para a criança sentar-se e ficar em pé bem posicionada; nos movimentos de alcançar os calçados ou meias nos pés, de tirar um moletom por cima da cabeça, alcançar regiões inferiores para levantar as calças ou para descê-las até os tornozelos. *Nota*: Mãos em ação antecipatória precária.

exemplo, para vestir-se e pentear o cabelo com flexão de cotovelo.

3. A diagonal oposta à (2) é para baixo em adução-rotação medial de ombro, pronação de cotovelo, mão fechada (Fig. 9.193) ou aberta para alcançar um objeto baixo ou durante os cuidados pessoais.
4. Padrão diagonal de flexão-adução-rotação lateral de ombro, supinação de cotovelo em flexão ou extensão (Figs. 9.194 e 9.195), por exemplo, para tocar a face, boca ou cabelo nos cuidados pessoais, inclusive lavar ou limpar a boca, a face e o nariz.
5. A diagonal oposta à (4) é de extensão-abdução-rotação medial de ombro (Fig. 9.196), pronação de cotovelo, mão fechada ou aberta (Figs. 9.196 e 9.197), por exemplo, para passar o braço pela manga de um casaco ou apanhar um objeto.

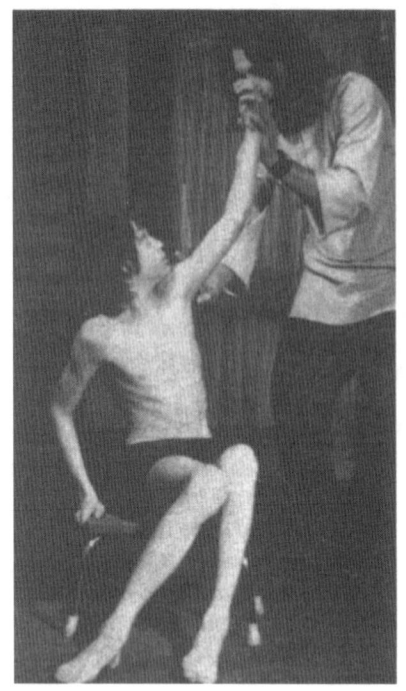

Figura 9.192 A elevação-abdução-rotação lateral do braço corrige padrões anormais nas Figuras 9.187-9.189 e é usada para alcançar um objeto, para vestir-se ou pentear os cabelos (flexão/extensão do cotovelo).

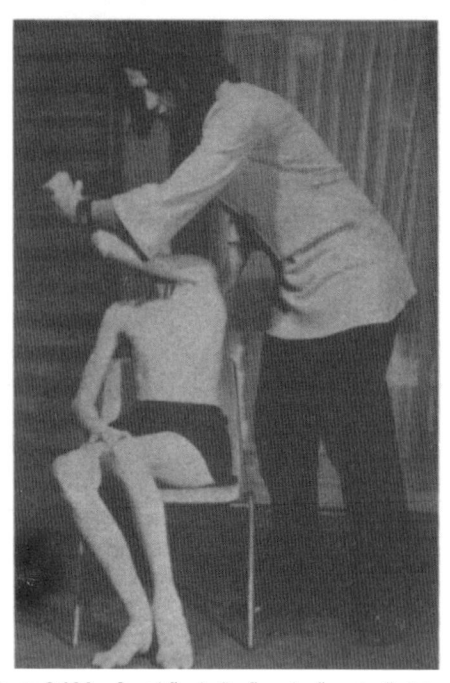

Figura 9.194 O padrão de flexão-adução-rotação lateral do braço corrige os padrões do braço das Figs. 9.187-9.189 e é usado para alcançar um objeto, tocar a própria face, assoar o nariz, vestir-se ou se alimentar.

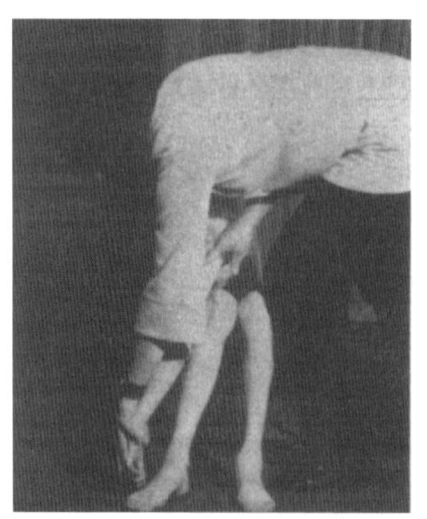

Figura 9.193 O padrão de adução-rotação medial do braço corrige o padrão anormal do braço da Figura 9.189 e é usado para alcançar um objeto embaixo ao vestir-se, lavar-se e outras funções.

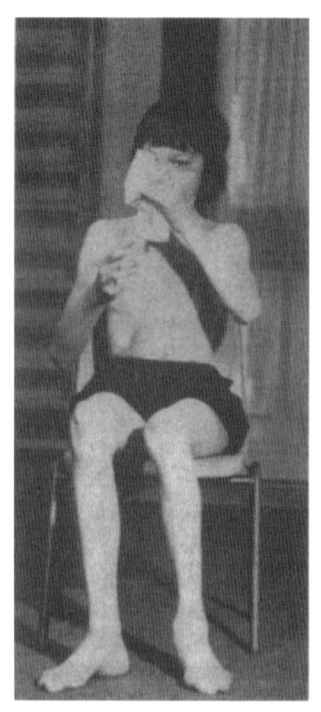

Figura 9.195 Padrão do braço em uso para limpar o nariz ou a face (da Fig. 9.194).

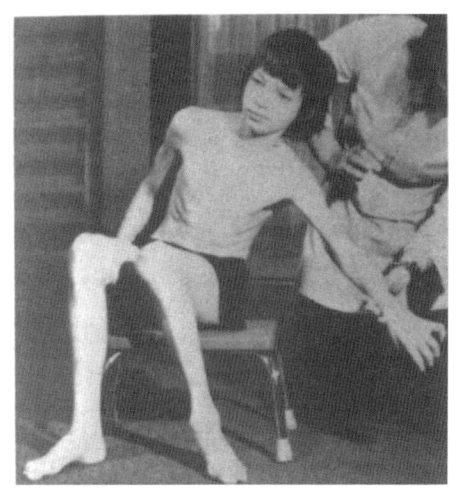

Figura 9.196   A extensão-abdução-rotação medial corrige os padrões do braço nas Figuras 9.187-9.189 e pode ser usada para vestir-se, alcançar objetos e puxar carrinhos de brinquedo.

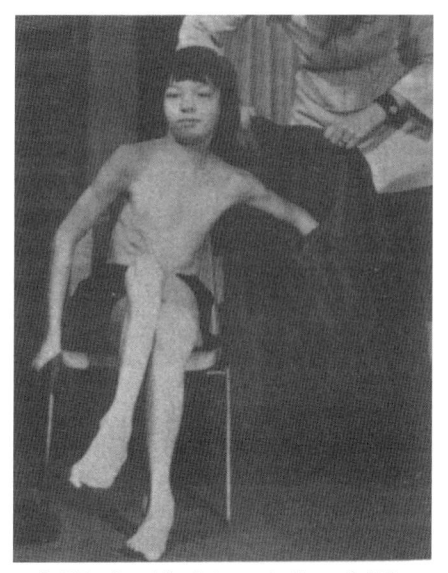

Figura 9.197   O padrão do braço da Figura 9.196 em uso para colocar uma jaqueta.

6. Além dos padrões diagonais alternados, as ações dos braços que também se tornam úteis são alternar flexão de braços com extensão, como ao limpar um espelho/janela ou passar um pano no chão ou na mesa.

Há *muitas variações* nos padrões básicos descritos anteriormente. Contudo, eles não reforçam os padrões que uma criança com paralisia cerebral pode já estar usando. Eles oferecem variedade e corrigem a deformidade dinâmica.

Pontos práticos

Posições. Executar os padrões de alcançar em todas as posições dadas nos níveis motores grossos:

0-5 meses. Alcance do braço em decúbito lateral, dorsal, ventral sobre os cotovelos.

5-7 meses. Alcance do braço em decúbito ventral, dorsal, rolando e depois estendendo, ou o braço estendendo para rolar, deitado estendendo para cima contra a gravidade. Alcance com uma mão na posição sentada enquanto se apoia na outra mão.

7-9 meses. Alcance do braço na posição de quatro apoios, "sobre as mãos" ou na posição ajoelhada ereta, com a criança apoiada com o outro braço.

9-12 meses. Alcance do braço enquanto senta de forma independente, na posição ajoelhada ereta ou em pé *segurando* com uma mão.

Acima dos 12 meses. Alcance do braço quando em pé sozinha.

O alcançar, pegar e, mais tarde, alcançar, pegar e soltar os objetos que interessam à criança, são praticados nessas posições. É preciso incluir a rotação de tronco com o alcance, em especial se for aplicada resistência contra o movimento do braço da criança ou se objetos pesados forem levantados. Começar usando posições com bom suporte para que a criança tenha sucesso e progredir com menos suporte para desafiá-la.

A *direção* do alcance se dá primeiro na linha mediana, embaixo, depois na horizontal e para a frente no nível do ombro, ao lado do corpo, acima e depois atrás da criança. Essa progressão é mais fácil para a maioria, porque usa a gravidade para ajudar ou desafiar a criança. Contudo, é necessário o controle postural ativo ou com suporte.

Facilitação. Os padrões do braço podem ser facilitados com uma variedade de métodos. Por exemplo:

1. Usar toque, alongamento com pressão, resistência e uma boa rotação do cíngulo do membro superior e/ou tronco da criança.

2. O terapeuta pode rodar manualmente o cíngulo do membro superior e levar os ombros para a frente (protração) ou para trás (retração) para iniciar os padrões automáticos dos braços nas técnicas de arrastar e rolar (ver discussão sobre padrões de arrastar no desenvolvimento em decúbito ventral, 0-3 meses e rolamento reflexo no desenvolvimento em decúbito dorsal). Isso ativa as sinergias do braço e amplitudes de movimento que podem ser úteis para alcançar brinquedos nas crianças com envolvimento grave.

3. É preferível desenvolver o alcance para pegar/tocar alimentos, brinquedos ou tomar parte em atividades lúdicas selecionadas para ativar padrões de braço específicos (Figs. 9.191, 9.195-9.199).

4. Pode-se pedir à criança para concentrar-se no fortalecimento do braço para o alcance, por exemplo, "estenda seu braço para cima e para trás", "estenda seu cotovelo". Contudo, deve-se chamar atenção apenas para o padrão, já que a criança estará claramente trabalhando no sentido do seu interesse (meta) de alcançar ou dentro da tarefa escolhida.

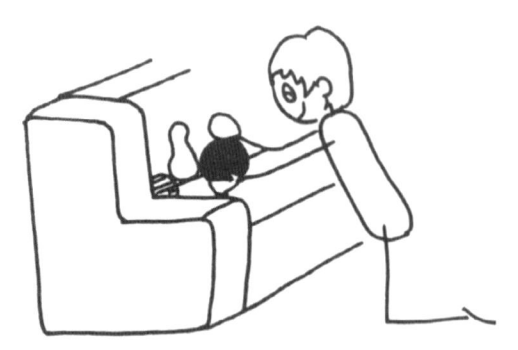

Figura. 9.198 Os dois braços estendidos em direção aos brinquedos e as palmas viradas para dentro para segurá-los. Desse modo, a extensão e supinação do cotovelo é encorajada e ao mesmo tempo corrige padrões motores anormais. *Nota*: o resto do corpo também está com um alinhamento melhor associado a um melhor padrão do braço (sinergia). O uso de ambos os braços corrige a assimetria, em particular na hemiplegia.

5. As atividades do dia a dia de alimentar-se, vestir-se, lavar-se, banhar-se podem usar muitos padrões de braço desejáveis, inclusive os que foram descritos. As atividades são designadas com cuidado para serem interessantes para a criança ou pessoa mais velha.

Visão e alcance do braço. É importante continuar a desenvolver as habilidades visuais da criança e a associá-las ao desenvolvimento das funções da mão. Os olhos da criança precisam focar, seguir e manter a atenção no objeto enquanto olha da mão para o objeto. Encorajar a criança a olhar para as mãos e para o objeto e mais tarde ela olhará para o objeto usando a propriocepção para guiar o alcance (Case-Smith, 1993). Certificar-se de que a criança tenha controle postural e dar suporte quando necessário.

Padrões de braço unilaterais e bilaterais precisam ser incluídos no programa. Por exemplo:

1. Padrões unilaterais tais como mover apenas um lado; apoiar-se sobre uma mão e mover a outra; segurar um suporte com uma mão e mover a outra (trabalho assimétrico normal) (Figs. 9.192-9.197) e segurar ou fixar e estabilizar um objeto com uma mão para permitir que a outra mão o manipule. Aplicar isso nas tarefas do dia a dia de todas as crianças, em particular daquelas com hemiplegia e discinesia.

2. Padrões bilaterais com os dois braços da criança na mesma direção (bilateral e simétrico) para suporte e para movimento. Isso ocorre para contrapor a assimetria anormal durante a função, envolvendo o corpo como um todo (Figs. 9.198-9.200). Usar o braço menos afetado da criança junto ao braço mais afetado para empurrar de forma simétrica andadores, bolas ou segurar um bastão. Nessas atividades ocorre a ativação do braço hemiplégico.

3. Padrões bilaterais com cada braço em uma direção oposta (bilateral e recíproco). Isso ocorre no arrastar, no balanço recíproco dos braços ou nos movimentos usando equipamentos de brincar, polias ou pedais de mão.

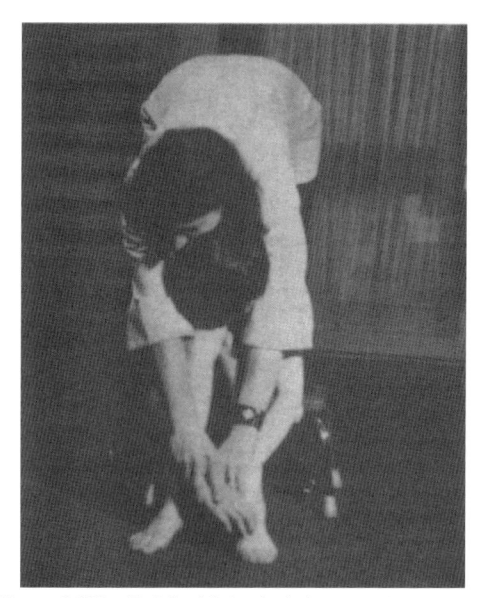

Figura 9.199   Padrões bilaterais do braço contra resistência manual apropriada em padrões diagonais. Usados para alcançar os pés ou o solo nas atividades do dia a dia. Auxilia também o mecanismo postural.

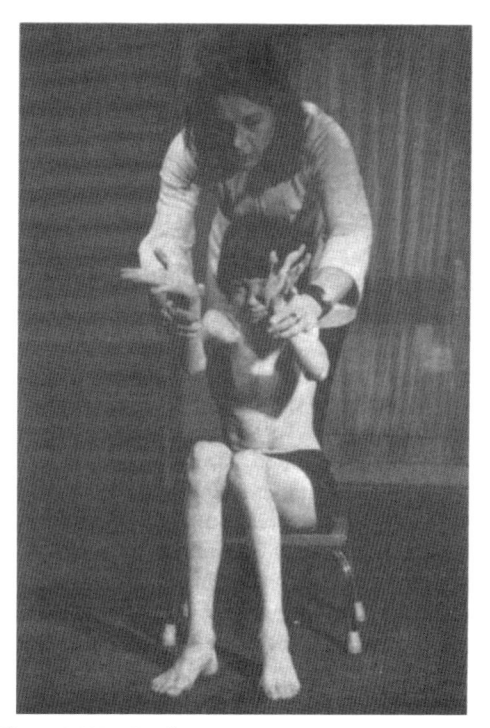

Figura 9.200   Padrões de braço bilaterais contra resistência manual apropriada em padrões diagonais. Notar a facilitação da extensão do punho.

4. Padrões bilaterais com cada braço em uma direção diferente, por exemplo, um ao lado do corpo, o outro para a frente (bilateral e assimétrico), que são usados no treinamento motor perceptivo avançado, para atividades de contraposição altamente complicadas e habilidades manuais.

Preensões anormais da mão

1. A preensão anormal pode estar presente em associação com a postura anormal total ou somente com a postura do braço quando o resto do corpo funciona bem.
2. Movimento limitado das articulações, fraqueza e problemas com dedos isolados e nos movimentos do polegar são todos problemas encontrados nas preensões anormais.
3. A preensão pode parecer anormal por pertencer a um nível de desenvolvimento normal inferior.
4. A preensão antecipatória é distorcida pela inabilidade de abrir mãos em flexão e pelo atraso intelectual. A falta de experiência no uso da mão também causa esse atraso. A proprio-

cepção, discriminação perceptiva e habilidades cognitivas são essenciais para que a criança molde antecipadamente a forma da mão de acordo com as características do objeto que vai pegar e para que a força dos dedos seja regulada de acordo com diferentes objetos.

Sugestões de tratamento para algumas preensões anormais

A preensão é possível somente com o braço da criança em uma posição. Treinar a preensão dentro de todos os padrões de braço corretivos (no alto, em direções e posições corporais diferentes). Os movimentos para aumentar a amplitude, melhorar a fraqueza e exercícios para dedos isolados e o polegar podem contribuir para a preensão e liberação dos objetos da mão. Contudo, atividades diretamente relacionadas às tarefas são mais importantes e podem muito bem tratar esses problemas ao mesmo tempo.

Flexão de punho com preensão palmar ou em pinça ou inabilidade de fazer a preensão nessa posição (Fig. 9.201). Pressionar o punho da criança para baixo enquanto ela tenta segurar; colocar o objeto acima do nível do seu punho; pedir a ela para levantar as mãos até o objeto (ver Figs. 9.200 e 9.203) Algumas crianças podem precisar de uma tala de punho para treinar a preensão com o punho na linha mediana ou em extensão (flexão dorsal). Em algumas crianças com hipertonia, a extensão do punho precisa ser apenas na posição média, já que ocorre uma flexão dos dedos com tensão excessiva quando o punho está em extensão completa. Isso também impede a criança de abrir as mãos para soltar o objeto que está segurando.

Uma órtese de lycra para mão e punho ou órtese de braço flexível encorajando a linha mediana e extensão de punho, são usadas para diminuir a flexão palmar excessiva. Há várias órteses de mão e braço no mercado que requerem uma consulta com terapeutas ocupacionais. As órteses podem ser feitas sob medida com materiais termoplásticos e outros. Elas são prescritas e feitas por terapeutas ocupacionais pediátricos. Mãos e punhos em flexão podem persistir e tornar difícil a limpeza das mãos. O uso de BTX A, gesso ou órtese é mencionado no Capítulo 11.

Usar uma luva de fantoche, martelar, tirar pinos de buracos, tirar anéis de um bastão e atividades similares podem ajudar a ganhar extensão ativa de punho para preensão e liberação. Em alguns casos, segurar o objeto com o punho em extensão pode ser conseguido ao custo de abrir a mão nessa posição particular.

Flexão excessiva do dedo na preensão. Com ou sem hiperextensão das articulações metacarpofalângicas (MCF) (Figs. 9.202 e 9.203). Colocar a mão da criança sobre objetos grossos, largos, tais como barras e cabos. Evitar que a mão se feche em brinquedos de apertar. Segurar o dorso da mão da criança, levantar suas articulações MCF e ela ou você poderão então pressionar os dedos estendidos sobre uma bola larga, caixa ou barra quadrada. Isso poderá ser feito com as articulações MCF da criança ao pressionar a beira da mesa

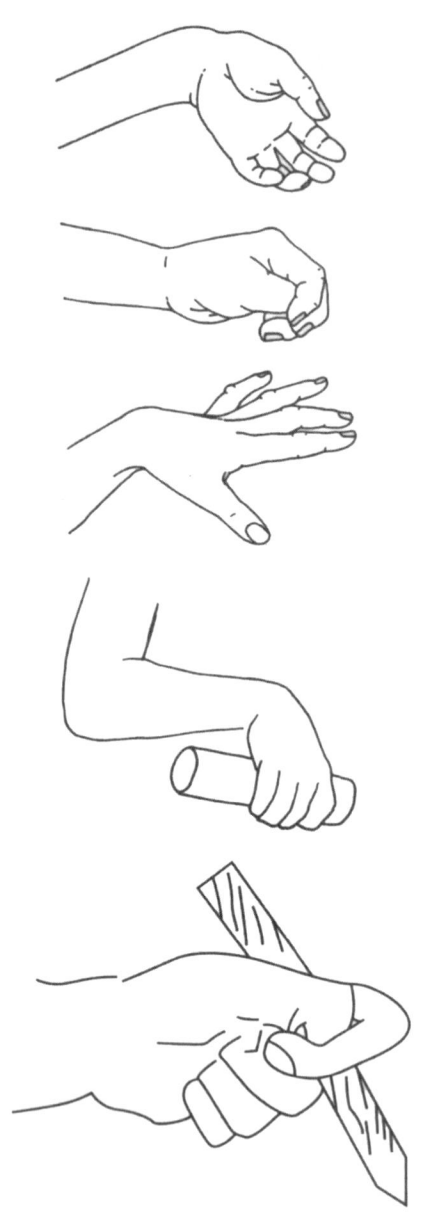

Figura 9.201 Padrões anormais comuns de braço, punho e mão.

enquanto tenta segurá-la ou na margem sólida de uma estante ou caixa. A contraposição a essa preensão anormal preparará a criança para a preensão com os dedos estendidos, usando mais tarde as pontas dos dedos. Segurar as margens de cartões ou tampas é um modo de treinar essa preensão com dedos estendidos.

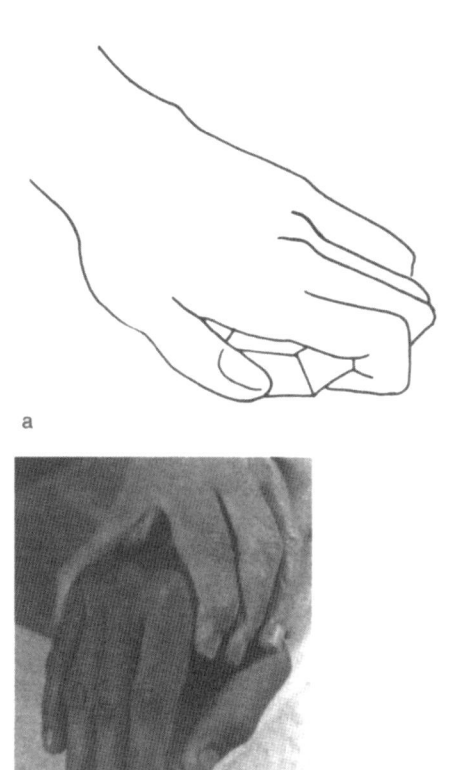

a

b

Figura 9.202   A preensão anormal com flexão excessiva dos dedos, sem flexão ou mesmo com hiperextensão da articulação metacarpofalângica, está sendo corrigida pelo terapeuta (b) durante a preensão lumbrical e a liberação.

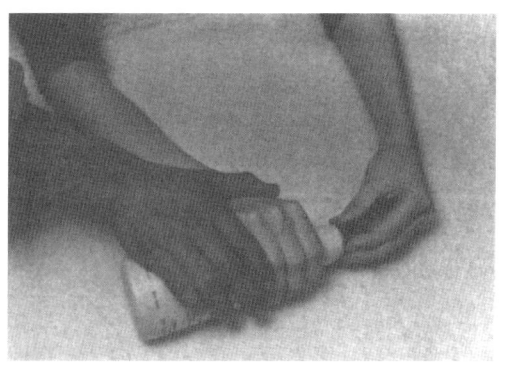

Figura 9.203   Vencendo a flexão excessiva do punho e a flexão excessiva dos dedos pela tarefa selecionada e a pressão que o terapeuta exerce no punho, para baixo. Pressionar o punho da criança enquanto ela segura nas barras de andadores, colheres, copos e outros objetos.

Polegares aduzidos e preensão ulnar. O polegar aduzido pode exercer preensão ou ser inútil. Ele pode ser visto com a preensão ulnar (Fig. 9.201). Em algumas crianças, a preensão ulnar pode ocorrer quando a criança tenta compensar ou evitar o polegar aduzido. Quando o polegar está abduzido, pode ocorrer uma preensão radial. Em outros casos, a criança fecha os dedos na posição média com o polegar aduzido. Polegares flexionados e aduzidos (polegares dobrados) podem também acompanhar a flexão palmar ou a flexão excessiva dos dedos (preensão com indicador flexionado). A criança deve ser encorajada a mover a mão em direção ao lado do polegar, por exemplo, empurrar brinquedos com rodas para longe na direção do lado radial, trazer uma colher cheia de comida em direção à boca e outras atividades que a encorajam a mover a mão em direção ao lado do polegar. Talvez ela não consiga fazer isso a menos que você segure sua mão na linha mediana durante a preensão. Segurar a mão da criança entre seu polegar e indicador de um lado e segurar para baixo o lado ulnar enquanto ela faz a preensão (Fig. 9.204).

Pode-se colocar uma bandagem no dedo mínimo e dedo anelar se a criança não se ressentir de tal procedimento. Desse modo é então encorajado o treino de preensão de objetos no lado radial.

Cuidar para as manoplas nos andadores, cabos e outros suportes que a criança utiliza não encorajem uma preensão ulnar anormal. Os cabos nas laterais dos andadores com rodas ou nas muletas podem fazer isso. Evitar colheres angu-

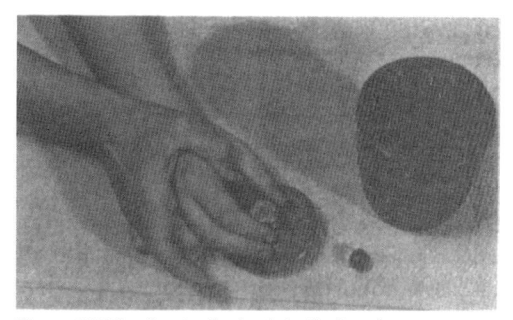

Figura 9.204   Condução da abdução do polegar e preensão em pinça.

ladas para essas crianças quando esses utensílios criarem uma preensão ulnar.

Há órteses para corrigir a posição do polegar que são projetadas e confeccionadas por terapeutas ocupacionais. Por exemplo, polegares em adução podem ser mantidos para fora com órteses em oito ou confeccionadas junto às órteses de mão e punho, em uma variedade de materiais.

Importante: ao afastar o polegar da palma ou fazer sua abdução, nunca tracionar pela ponta do dedo ou você poderá luxar ou subluxar a articulação MCF. Às vezes os outros dedos flexionam mais conforme você traciona o polegar. Em vez de tracioná-lo, gire o braço inteiro ou o antebraço de modo que a palma se vire para o teto e então faça a abdução do polegar a partir da sua base. É importante que esse procedimento seja acompanhado da colocação da mão da criança em cima de um brinquedo, desse modo ensinando a ela a preensão palmar ou radial. Algumas crianças podem fazer a abdução do polegar na beira de uma mesa com as mãos pressionadas abertas no tampo. Ver técnicas sobre abertura da mão e órteses para mão adiante.

Preensão antecipatória. Os métodos para reduzir a tensão dos dedos e polegares contribuem para a abertura da mão para antecipar o tamanho do objeto que será pego. Em geral é necessário um aprendizado mais experimental para a prática com diferentes tamanhos e pesos de objetos do dia a dia (ver níveis de desenvolvimento de 7-9 meses). Verificar os resultados dos testes de avaliação de percepção e cognição.

Inabilidade de usar as duas mãos ao mesmo tempo. Embora isso seja normal em muitas crianças abaixo do nível de desenvolvimento de 6 meses, pode também ser decorrente de:

1. Falta de controle da cabeça na linha mediana, de modo que a criança usa a mão que ela consegue enxergar; falta de controle da cabeça na linha mediana na presença de rotação persistente da cabeça para um lado. A rotação da cabeça é às vezes vencida com facilidade e pode ser espontânea em bebês.

2. Reação tônica cervical assimétrica para um lado que é "usada" para alcançar daquele lado e quando a cabeça vira para o outro lado, para pegar o objeto no lado occipital.
3. Hemiplegia ou envolvimento maior de um braço em qualquer tipo de diagnóstico.
4. Espasmos excessivos ou movimento involuntário de um lado, nos tipos raros hemi--atetoides/discinéticos.
5. Perda sensorial de um lado, em especial da estereognosia ou da discriminação entre dois pontos na mão e defeito no campo visual, encontrados em geral em algumas crianças com hemiplegia e tetraplegia.

Durante o treinamento do desenvolvimento em decúbito ventral, dorsal, sedestação e bipedestação certificar-se de que as duas mãos recebam objetos para segurar ou se agarrem para suporte ao mesmo tempo. Usar atividades lúdicas que requeiram duas mãos, por exemplo, brincar de lavar dentro da água, brincar com areia, argila, massinha, brinquedos largos, pegadores em travessas, rolos de macarrão, peneiras, varetas com sininhos pendurados, vassoura, bomba de bicicleta, sanfona de brinquedo, pequenos pratos de percussão, maracas ou brinquedos que fazem barulho quando empurrados nos dois lados. A inabilidade de segurar de um lado com frequência resultará na inabilidade de segurar com uma mão e executar a atividade com a outra. Deve-se praticar atividades que incluam cada mão em ações diferentes, por exemplo, segurar o brinquedo com uma mão e executar a ação com a outra, desenrolar uma bandagem ou estabilizar um objeto com uma mão enquanto a outra está fazendo diferentes ações com aquele objeto. Por exemplo, estabilizar uma lata enquanto a outra mão abre a tampa ou se inclinar sobre uma mão para fixar o objeto durante a ação com a outra (Fig. 9.205). Ver o nível de desenvolvimento para escolher as brincadeiras e o uso das mãos nos cuidados pessoais.

Preensão associada ou fechamento da mão no lado afetado da criança quando está segurando algo com o lado não afetado ou menos afe-

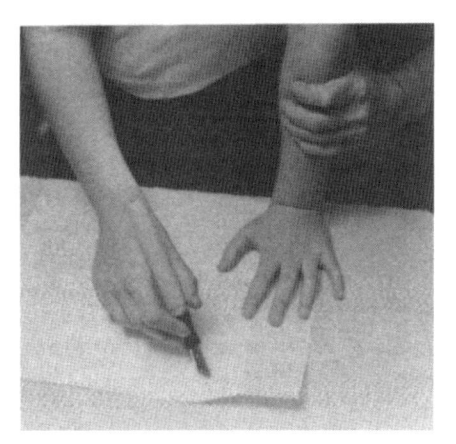

Figura 9.205 Apoio sobre a mão mais afetada pressionada aberta, enquanto a criança usa a mão mais habilidosa. A mão afetada estabiliza o papel ou brinquedo durante o uso da outra mão.

tado. Isso costuma ser visto no tipo espástico; movimentos associados *espelhados* da mão que não está sendo usada costumam ser vistos em crianças muito novas, mas desaparecem com o desenvolvimento normal. Se esses mecanismos persistirem, poderão impedir a criança de transferir objetos de uma mão para a outra e segurar com uma mão enquanto usam a outra. Segurar o lado mais afetado estendido, com a mão retificada sobre a mesa, enquanto a outra mão segura o objeto. Tentar fazer a criança apoiar-se sobre o braço mais afetado com a mão aberta. Fazer compressão articular para facilitar o apoio sobre a mão mais afetada enquanto a outra mão é usada pela criança (Fig. 9.205).

Outras partes do corpo podem também ficar tensas ou assumir posturas anormais durante a preensão. Certificar-se de que essas atividades motoras excessivas sejam controladas o máximo possível pela criança com a assistência do terapeuta. Verificar se é necessário um melhor posicionamento ou suporte com equipamento para o resto do corpo durante a função da mão. Tarefas motoras que sejam avançadas demais para uma pessoa podem aumentar o excesso de tensão, caretas faciais, sialorreia ou os movimentos involuntários. A escolha dos níveis de desenvolvimento é muito importante. Ver a Figura 9.206.

Movimentos involuntários que perturbam o uso da mão. Treinar o controle consciente da ma-

nipulação. Com a prática, o movimento involuntário é dominado pela criança em maior ou menor grau. A criança, um dos pais ou o terapeuta descobrem modos atípicos com os quais o controle é conseguido. Ajudar a criança fazendo com que use suas mãos apoiadas nos antebraços ou estenda a mão para os objetos passando através de um aro estofado fino que limite a excursão do movimento involuntário. Colunas largas verticais também limitam esse movimento involuntário enquanto a criança estende a mão entre elas para pegar brinquedos ou objetos. Usar uma baqueta, vara ou anel de borracha para a criança segurar e praticar a importante habilidade de manter a preensão. A preensão mantida com uma ou duas mãos também ajuda a estabilizar a criança como um todo. Selecionar as preensões que usem a mão inteira da Figura 9.206.

Nota: todos os padrões de preensão e liberação são também afetados por perda visual, qualquer perda sensorial nas mãos, atraso cognitivo e falta de desenvolvimento visual, perceptivo ou perceptivo-motor, como se vê na criança inteligente "desajeitada" (desordem de descoordenação comportamental ou dispraxia).

A perda sensorial da discriminação entre dois pontos nas crianças prevê a inabilidade de adaptar a força das pontas dos dedos à textura durante a manipulação (Lesny et al., 1993; Yekutiel et al., 1994). Gordon e Duff (1999) encontraram que várias deficiências da preensão em crianças com hemiplegia se relacionavam mais com déficits sensoriais do que com deficiências motoras.

Nível de desenvolvimento normal (7-9 meses)

Problemas comuns

Atraso na transferência dos objetos de uma mão para a outra, no alcance unilateral e preensão, na preensão de mais de um bloco por vez, preensão radial, na habilidade de bater de leve com as mãos, bater com força, segurar com força, esfregar, arrastar, arranhar, bater um bloco contra o outro, soltar o objeto contra uma superfície dura

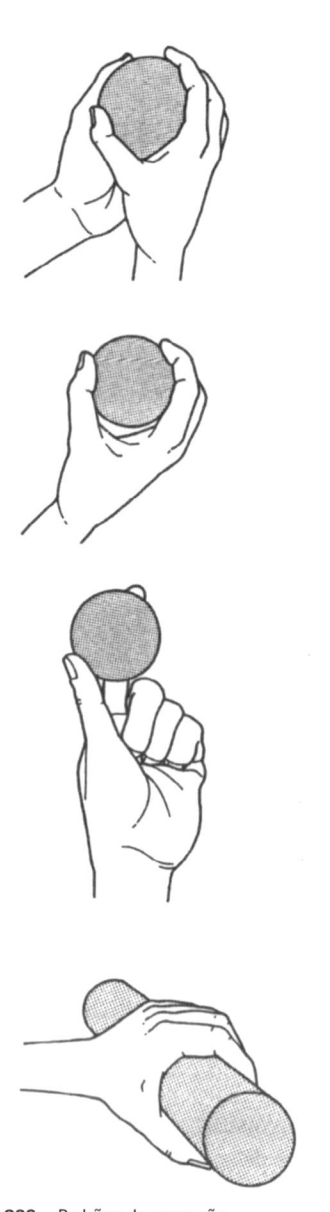

Figura 9.206 Padrões de preensão.

e usar as mãos para alimentar-se e segurar-se quando na sedestação e na bipedestação. A preensão em *tesoura* (preensão em pinça inferior) e o uso das pontas dos dedos podem sofrer um atraso. Atraso na preensão antecipatória em relação ao tamanho, forma e peso do objeto (9 meses. Ver estudos de von Hofsten & Ronnqvist, 1988).

Reações reflexas. As reações de proteção e apoio são esperadas nesses níveis.

Sugestões de gestão e tratamento

1. Ver os métodos mencionados para alcance, preensão e abertura das mãos.
2. Treinar a preensão ativa da criança ao comer, vestir-se, lavar-se, no toalete (ver Cap. 10). Começar a treinar a liberação ao fazer com que a criança solte um bloco contra uma superfície dura com a base da mão mantida para baixo contra a superfície, sobre a outra mão ou sobre o seu corpo. A liberação pode ser impossível se a abertura da mão ainda não tiver sido desenvolvida. Ver os métodos no nível de 3-5 meses para o treinamento da abertura da mão.
3. A preensão ulnar agora se desenvolve em preensão radial.
4. Transferência de mão para mão, usando um anel de borracha firme para preensão e liberação. Usar então uma variedade de objetos. Praticar bater um bloco contra o outro ou se apoiar sobre uma mão enquanto faz movimentos unilaterais de percutir, esfregar e arrastar é algo de importância particular para hemiplegia e para qualquer criança com função assimétrica. Inicia-se a preensão em pinça rudimentar (Fig. 9.207).
5. Brincar com objetos apropriados, massinha, areia e água pode envolver transferir de uma mão para outra, segurar mais de um objeto por vez assim como bater objetos de leve, bater com força, segurar com força, esfregar, arrastar, arranhar e liberar objetos contra uma superfície dura.
6. Ficar batendo de leve com as mãos abertas e outras ações repetitivas podem tornar-se um padrão persistente em algumas crianças com problemas graves de aprendizado ou deficiência visual. Atividades que envolvem preensão e manipulação no nível de desenvolvimento da criança contrapõem esses e outros *maneirismos*.

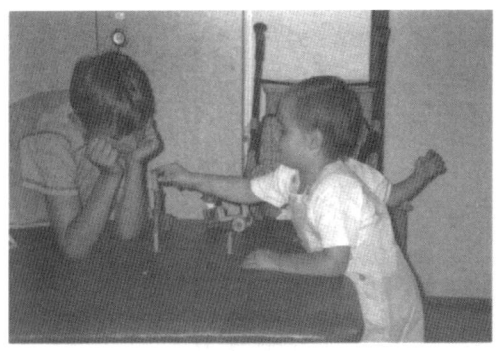

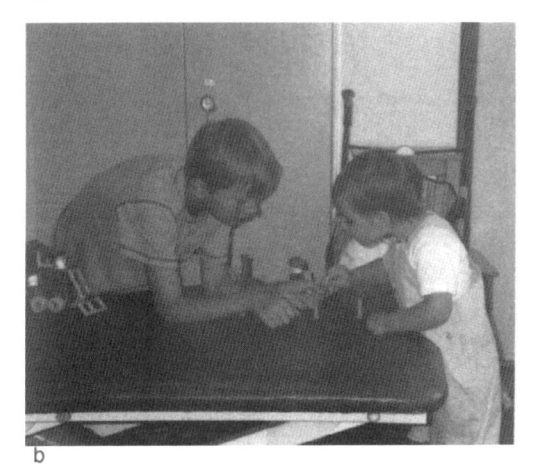

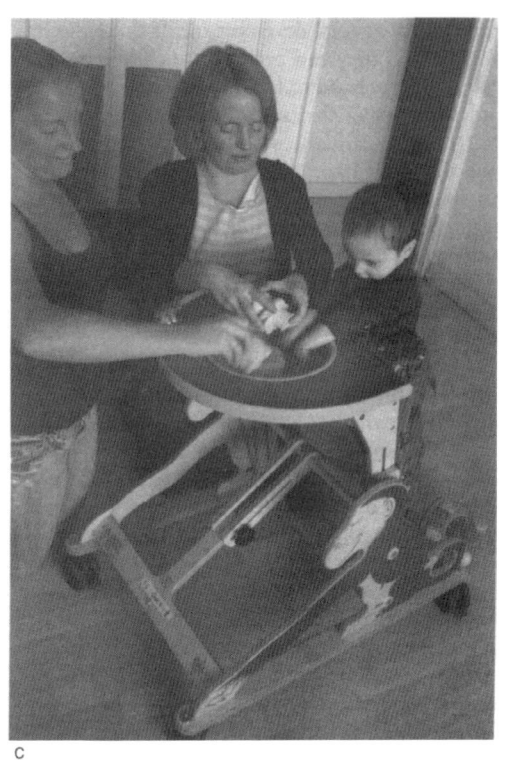

Figura 9.207 (a,b) Irmão brincando com a irmã (com paralisia cerebral) ativando a preensão em pinça e a liberação fina. (c) Função da mão enquanto brinca em pé. Promoção da simetria, abertura da mão, preensão de brinquedos com tamanhos diferentes e socialização. (Reproduzido com permissão de Jenx, Sheffield.)

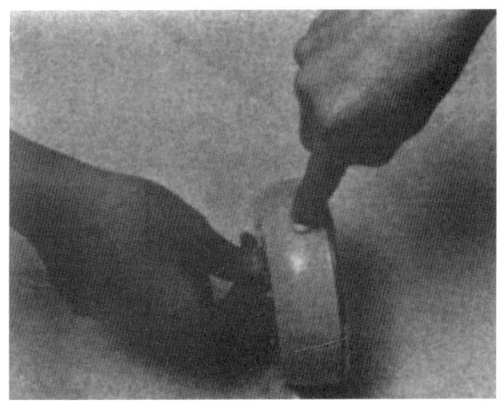

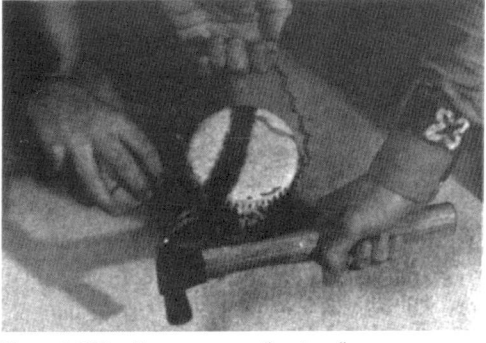

Figura 9.209 Algumas preensões da mão para pegar e segurar. Esférica, apenas com a palma ou pontas dos dedos, preensão em gancho, preensão cilíndrica. Outras são a lumbrical (Fig. 9.202), em pinça (Figs. 9.208 e 9.207) com os lados e com as pontas dos dedos. Lembrar-se de treinar as preensões na vertical, em pronação, supinação e nas outras posições da mão.

Figura 9.208 Desenvolvimento das ações de apontar e pressionar com o dedo indicador e uma preensão em pinça fina durante a ação de puxar, empurrar e mais tarde girar um objeto, como no movimento de parafusar.

Nível de desenvolvimento normal (9-12 meses)

Problemas comuns

Atraso na oposição de dedo/polegar e no desenvolvimento da preensão em pinça rudimentar e fina, ausência de protrusão do dedo indicador. Atraso em lançar um objeto de modo desajeitado e em começar a desenvolver mais controle a partir dos 12 meses. Atraso no aumento do controle da liberação acurada dentro de recipientes de tamanhos diferentes e na colocação de pinos em buracos geralmente largos. Atraso para procurar um objeto que caiu, foi lançado ou escondido e era percebido imediatamente antes de desaparecer (permanência de objetos). A supinação pode não ter se desenvolvido. Atraso no desenvolvimento da preensão antecipatória. Atraso na melhora do controle do ombro, cotovelo e mão. Pode haver atraso para segurar e puxar, segurar e empurrar e segurar e colocar usando uma variedade de preensões, direções e recipientes.

Esperam-se as reações de proteção e apoio para trás com braço e mão nesse nível.

Desempenho anormal. Pode haver persistência de preensões anormais da mão, liberação anormal e padrões de braço anormais.

A reação excessiva de evitar o contato com a palma da mão pode impedir uma liberação controlada assim como impedir uma preensão mantida controlada (arremessar os brinquedos é normal nesse nível do desenvolvimento, mas a abertura excessiva da mão em extensão é anormal).

Sugestões de gestão e tratamento

Controle da liberação

A liberação é possível somente se o punho estiver em flexão palmar. A criança pode usar sua outra mão, seu queixo ou mesmo sua testa, ou uma superfície dura, para pressionar o dorso da mão e obter flexão plantar. Ensinar a liberação com o punho na linha mediana usando uma tala, suporte **manual** e o controle ativo da criança.

Soltar objetos contra uma superfície dura após os 11 meses de idade. Esses problemas de liberação serão discutidos nos níveis de desenvolvimento apropriados adiante.

Liberação com polegar aduzido e flexionado na palma. Treinar a liberação ativa da criança abrindo a mão junto à abdução do polegar depois que o terapeuta faz a supinação do antebraço. Às vezes é indicada a rotação lateral a partir do ombro. Órteses de polegar podem ser úteis. A abdução e extensão isolada do polegar é muito difícil e mais bem adquirida com o uso de objetos mais largos colocados na mão.

A *liberação com desvio ulnar* pode ser melhorada se os objetos forem soltos dentro de recipientes ou pinos colocados em buracos usando o lado radial da mão.

Liberação com abertura excessiva dos dedos, ou seja, hiperabdução com articulações MCF hiperestendidas. Um padrão similar, porém menos acentuado, é percebido também em bebês saudáveis ao arremessarem objetos com 11-15 meses de idade. Além disso, esse padrão é constatado em reações excessivas de evitar o contato nas mãos de crianças com discinesia. Pode ainda haver uma reação plantar e/ou visual com a reação de evitar nas mãos, causada por estímulos táteis e visuais, respectivamente. Treinar segurar objetos menores e soltá-los em uma área definida ou dentro de um recipiente. Segurar o lado ulnar da mão da criança e treinar liberar no lado radial e mais tarde com polegar e dedos. O treinamento de uma liberação mais precisa está intimamente ligado ao treinamento da preensão em pinça (Fig. 9.207a,b).

As *reações de evitar visualmente e com a mão* podem ser melhoradas quando alguém introduz o objeto lentamente no campo visual da criança e em suas mãos. Encorajar a criança a manter a preensão no objeto desejado para ajudá-la a tornar-se gradualmente menos sensível aos estímulos. Evitar o método mão-sobre-mão para manter sua preensão se ela for sensível. Isso é particularmente desaconselhável se a criança tiver uma deficiência visual grave e pode causar uma repulsa acentuada do toque em suas mãos.

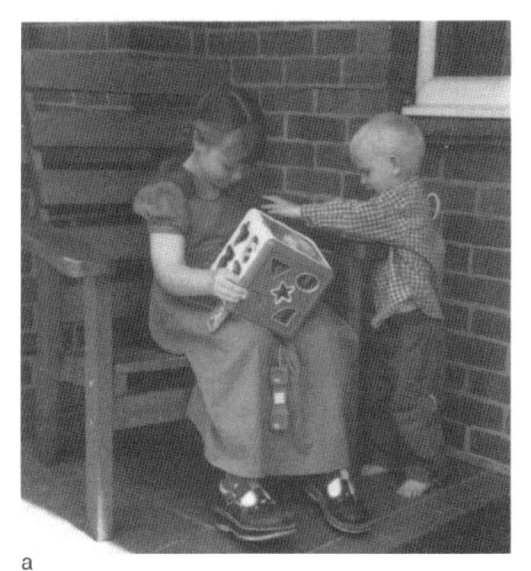 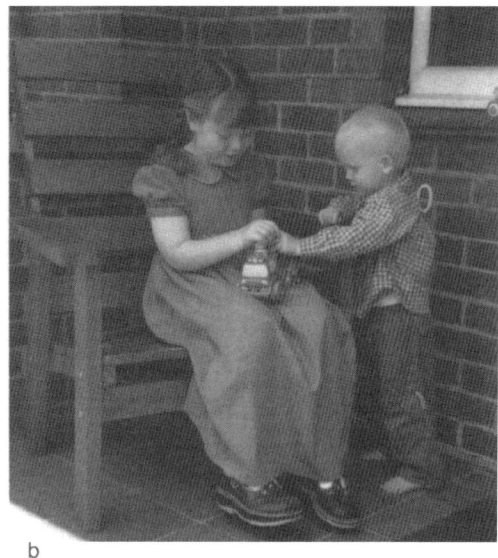

a   b

Figura 9.210   (a,b) Menina com hemiplegia direita usando as duas mãos enquanto assiste seu irmão saudável.

Permita que ela solte o objeto no seu próprio tempo com a recompensa de ouvir o objeto cair. Uma pressão leve no dorso da mão da criança ajuda a liberação.

Conflito entre preensão e liberação. Esse problema é observado na discinesia, quando a pessoa tenta segurar um objeto porém imediatamente retira sua mão e a deixa aberta. Isso se apresenta como um movimento involuntário repetido nas mãos. Esse conflito entre o reflexo de preensão e as reações de evitar no tipo atetoide foi descrito por Twitchell (1961). Para interromper esse conflito incapacitante, é aconselhável reforçar a preensão ativa da criança, segurar usando sua mão colocada sobre a mão da criança ou pressionar um objeto suavemente contra a palma da criança com o punho fixado na mesa. Encorajar a manutenção da preensão pelo máximo tempo possível no dia, segurando em barras e cabos posicionados na frente, ao lado, acima e abaixo da criança, em diferentes situações durante o dia (Cotton, 1980). Quando estiver sentada na sala de aula, toalete, durante as refeições, no carrinho de bebê, posicionar as mãos da criança para segurar nas barras. O posicionamento em pé em equipamentos ou com o suporte das

mãos e os andadores precisam ter barras para preensão.

Treinamento do alcance e da preensão, em especial preensão em supinação e a melhora das formas de preensão mais precisas.

As técnicas nos níveis de desenvolvimento para alcance e para preensão são agora usadas para melhorar o alcance e a preensão.

Problemas na formação antecipatória do alcance e da preensão e da regulação da força podem ser decorrentes de uma compreensão ruim das propriedades do objeto. Os problemas perceptivos e cognitivos precisam de avaliação e intervenção por psicólogos e terapeutas ocupacionais.

Para desenvolver a preensão fina, melhorar o isolamento dos dedos e promover o desenvolvimento da ação do dedo indicador (ver Figs. 9.203-9.207a,b e 9.208).

Usar brincadeiras com os dedos e canções de ação para isolar os movimentos dos dedos como, por exemplo, "caminhar" os dedos sobre a mesa, empurrar um objeto para longe usando abdução do polegar, indicador ou quinto dedo estão entre as muitas ideias que podem ser elaboradas por você. Usar *brincadeiras para os dedos,* em

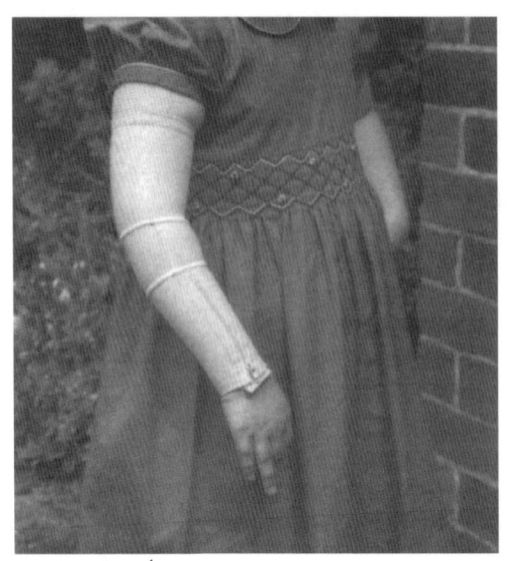

Figura 9.211 Órtese de lycra para o braço.

particular para o dedo indicador ou dedo médio, além dos outros.

Aproximar o dedo indicador de um objeto, apontar e pressionar um dedo de forma isolada. Se a criança não conseguir isolar o dedo indicador, segurar os dedos mínimo, anular e médio flexionados para ela até que consiga fazer isso sozinha (Fig. 9.204).

1. Ajudar a criança a usar telefones de brinquedo ou telefones comuns, com o dedo indicador para discar.

2. Usar o dedo indicador para pressionar na massinha, argila ou areia. Mais tarde fazer linhas e rabiscos na areia.
3. Colocar tinta na ponta do dedo e fazer pontos e rabiscos. As crianças gostam de furar bolhas de sabão com o dedo.
4. Devem ser tentados botões de pressão nas roupas. Pressionar pequenos botões ou interruptores que produzam sons ou uma aparência visual interessante, por exemplo, um objeto que salta de dentro ou outros brinquedos que pulam. Ajudar a criança a sintonizar botões em rádios, TVs e interruptores elétricos. Pressionar tiras de velcro nas roupas ou na sua própria órtese.
5. Usar bonequinhos de dedos.
6. Praticar nas teclas de um piano, teclado de computador, caixa registradora ou de um ábaco.

Apontar os dedos para comunicação e concentração em tarefas específicas de aprendizagem na escola é algo desenvolvido por fonoaudiólogos, terapeutas ocupacionais e professores.

Preensão em pinça. Começar com objetos mais largos e progredir para objetos menores. Os polegares e todos os dedos (Fig. 9.208) são usados primeiro, antes que o polegar com um dedo, em geral o indicador, seja usado. (Preensão em pinça rudimentar e fina). No início, es-

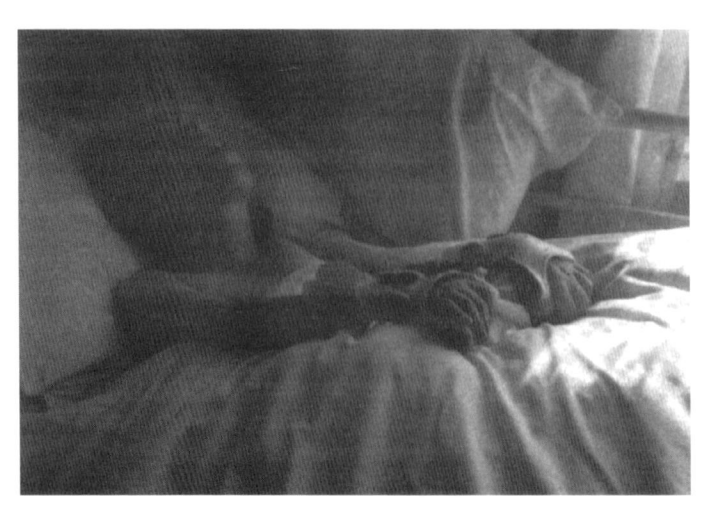

Figura 9.212 Órteses de mão.

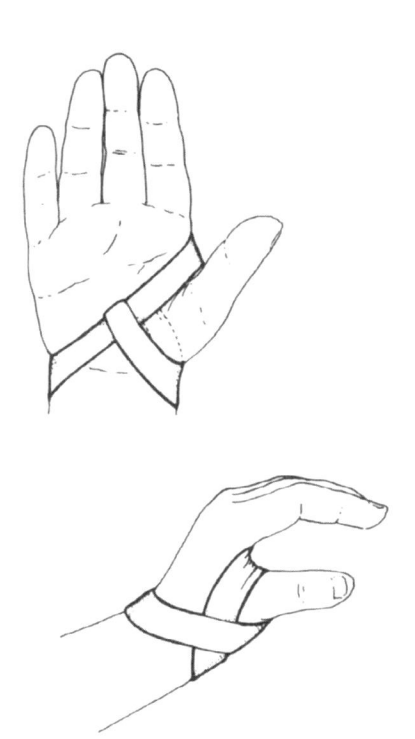

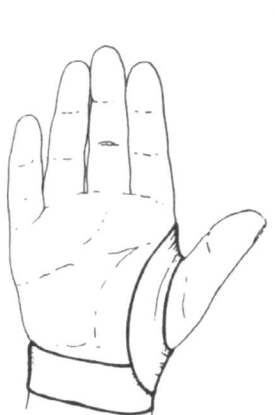

Figura 9.213 Órtese de polegar para corrigir um polegar em adução-flexão. Uma órtese de punho tipo *cockup* para posicionar na linha mediana pode ser incorporada se a flexão palmar for excessiva. Uma órtese de polegar "em oito" na base do polegar e sobre o punho, feita de couro macio, ou simplesmente um lenço, poderá ser adequada para bebês e crianças pequenas.

tabilizar o polegar contra a mesa e a criança leva o dedo indicador para baixo até tocar o polegar, imitando uma pinça. Depois tentar com a mão levantada do suporte. No início a preensão é com dedos e polegar e mais tarde indicador e polegar. Encorajar a criança a arrastar pequenos itens na sua direção e para dentro de um recipiente.

1. Pegar cereais para crianças pequenas ou pequenos pedaços de comida ou macarrão e colocar na boca. A criança pode gostar de apanhar botões, contas de madeira, bolinhas de gude *com supervisão*, já que ela pode querer colocar esses objetos na boca e engoli-los.
2. Segurar lápis pastéis grossos e, se possível, lápis e giz grosso para fazer marcas no papel ou mais tarde escrever usando uma preensão em tripé.
3. Usar brinquedos com pequenas projeções e de tamanho pequeno para encaixar formas diferentes.
4. Segurar na asa de xícaras pequenas para beber.
5. Dar corda em um relógio e girar maçanetas, pressionar um alarme para que pare de tocar, pressionar campainhas de porta. Vários brinquedos têm maçanetas e botões para pressionar e girar. Usar massinha, argila macia e tinta no dedo da criança para fazer pontos em um papel.
6. Começar a ação de parafusar com chaves de fenda de brinquedo grandes, tampas largas, etc. E progredir para parafusar objetos médios e pequenos mais tarde (em geral por volta do nível de desenvolvimento de 15 meses).
7. A preensão em pinça inclui polegar ponta a ponta com os dedos, polegar com dedo indicador e médio juntos e uma pinça lateral do polegar com o indicador ("chave"). Tirar uma carta do leque de baralho. Puxar etiquetas adesivas da superfície e abrir pequenos blocos e carteiras. Puxar cordas grossas e limpadores de tubos flexíveis através de buracos largos. Por exemplo, juntar o dedo com o polegar para criar "óculos".

8. Desenvolver uma variedade maior de tipos de preensão (Fig. 9.209 e suas próprias ideias).

Continuar a treinar a liberação. Isso envolve deixar cair objetos (bolsas de feijão) dentro de recipientes no solo abaixo da cadeira, na frente da cadeira, ao lado e atrás da cadeira. Ajudar a criança a olhar e ver "onde o objeto caiu". Mais tarde encorajar a criança a colocar pequenos objetos em recipientes menores até que ela aprenda a encaixar um pino em um tabuleiro com furos e construir colocando um bloco sobre o outro. É preciso ter uma liberação precisa para construir uma torre de blocos, assim como para adquirir adequação perceptiva e conceitual. A construção com blocos pode ser feita com o uso de formas de espuma, madeira, plástico ou objetos de casa como caixas, latas ou potes, para desenvolver a função da mão nesse período do desenvolvimento.

Boyd et al. (2001b) fizeram uma revisão sistemática de muitos estudos de pesquisa sobre função da mão, relação do posicionamento sentado com a função da mão, terapia comportamental, uso de órteses e de fármacos.

Manipulação e percepção/concepção

A manipulação é agora integrada com o desenvolvimento perceptivo de:

1. Espaço e profundidade, por exemplo, nas atividades bem coordenadas de alcance e preensão.
2. Forma na colocação de um pino redondo dentro de um buraco redondo e combinações similares.
3. Tamanho ao colocar objetos em recipientes, de acordo com o tamanho. Classificação de objetos em diferentes tamanhos, formas e texturas.
4. Cor e forma no uso de brinquedos que combinem (porém sem nomeá-los), tais como várias caixas de encaixar formas geométricas, mosaicos e outras atividades de classificação, quebra-cabeças simples.
5. Discriminação de sensações macias, duras, ásperas, lisas.

6. Outras atividades cognitivas e sociais tais como acenar, apontar para estímulos visuais, tocar a própria face no espelho e sorrir para si mesmo, brincadeiras de mão com versos e jogos similares.

A manipulação torna-se bimanual e mais tarde "manipulação dentro da mão" no terceiro ano da vida, com o planejamento motor para tarefas novas a partir dos 2,5 a 3 anos em crianças saudáveis (Case-Smith, 1993).

A percepção, concepção, integração perceptivo-motora e manipulação motora fina continuam a desenvolver-se em tais atividades como enfiar contas largas, contas menores, outros brinquedos de enfiar, rabiscar, desenhar, pintar, copiar, usar tábuas com furos para encaixe de pinos, tábuas com recortes para encaixe de formas geométricas, tabuleiros, quebra-cabeças com botões, cartões perfurados para costurar e uma grande variedade de brinquedos construtivos, brinquedos de parafusar, caixas com orifícios geométricos para encaixar e muitos outros sugeridos em catálogos de brinquedos, brinquedotecas e por terapeutas ocupacionais. A coordenação olho-mão e o ritmo, velocidade e precisão dos movimentos precisarão ser desenvolvidos ainda mais depois que as funções das ações básicas de braço e mão forem treinadas.

Os terapeutas ocupacionais e professores precisam ser consultados quanto a atividades apropriadas para cada criança, adolescente e adulto com paralisia cerebral.

Eliasson e Burtner (2008) editaram um livro sobre função da mão em crianças com paralisia cerebral.

Órteses e gesso

Consulte os terapeutas ocupacionais pediátricos sobre órteses de mão, goteira gessada de cotovelo e órteses de lycra. Vários materiais e modelos continuam sendo desenvolvidos por eles. O engessamento semanal associado com BTX A é mencionado no Capítulo 11. O uso de órteses estéticas é considerado em relação à perda associada de movimento e a redução da área da pele para recepção de informações sensoriais (ver Figs. 9.211-9.213).

10

Função motora e a vida diária da criança

O Capítulo 9 apresentou as maneiras com as quais uma criança pode desenvolver diferentes posturas, manter essas posturas ou o equilíbrio durante o movimento, fazer suas transferências posturais, alcançar diferentes formas de locomoção e adquirir o uso das mãos. Além das sessões especiais nas quais todas essas funções motoras podem ser desenvolvidas, são dadas sugestões que incluem o aprendizado no contexto da vida diária da pessoa (Levitt, 1975; Tieman et al., 2004). Este capítulo apresenta uma revisão e acrescenta detalhes sobre a função motora dentro dos cuidados pessoais, na percepção, comunicação, fala, linguagem e nas brincadeiras, e as relações emocionais e sociais envolvidas.

É ainda importante considerar muitas atividades recreativas que também conduzem à melhora da função motora e sensorial, por exemplo, nadar, cavalgar, esquiar e assim por diante (ver Leach, 1993; ver a seção "Atividades motoras terapêuticas" no Cap. 7). Há cada vez mais estudos de pesquisas sobre equitação e natação, que mostram seu valor terapêutico na paralisia cerebral. Esses serão mencionados adiante. Ver as referências no Apêndice 2.

Função motora durante atividades de alimentar-se, vestir-se, ir ao banheiro, lavar-se, banhar-se, brincar e comunicar-se

As funções mencionadas adiante são de importância particular, embora todas as funções motoras sejam necessárias (ver Levitt, 1994). As habilidades motoras devem ser ativadas dentro do estágio de desenvolvimento da criança, com e sem equipamento (ver Cap. 9). Ver a seção "Interação entre pais e filhos" no Capítulo 2 e a seção "Emoções e aprendizagem" no Capítulo 6.

Controle vertical da cabeça, sedestação no solo e/ou em uma cadeira com tamanho e modelo correto

Como obter: segurar os ombros da criança à frente com seu braço, colocando o bebê ou a criança com envolvimento grave no seu colo ou perto de você em uma cadeira. Se for uma pessoa mais velha, segurar seus ombros à frente com seu braço para obter controle vertical da cabeça em uma posição anteriorizada. Talvez você precise suportar o queixo da criança. Em seguida, de frente para ela, segurar seus braços estendidos para a frente por meio de uma mesa colocada entre vocês ou segurar a criança com o peso apoiado nos antebraços. Será melhor se a criança puder usar seu próprio suporte, seja segurando em barras ou na beira da mesa com as duas mãos e os braços estendidos. Ela pode ser capaz de inclinar-se contra a margem arredondada de uma mesa ou sobre os antebraços que estão na superfície. As barras ou corrimãos podem ser verticais ou horizontais, de acordo com a habilidade da criança. Eles são fixados na mesa, parede, banheira, perto do vaso sanitário/penico e em prateleiras estáveis de brinquedos para as atividades diárias (Figs. 10.1 a 10.3). Essas posições são adaptadas para quando a criança for comer, beber, lavar o rosto, pentear o cabelo e tirar a roupa. O posicionamento facilita o uso da visão, da audição e a comunicação. As crianças são bem posicionadas para se socializarem, o que inclui a participação em grupos musicais e outros. Quando uma criança tem habilidade, ela solta uma mão enquanto a outra segura em um suporte ou permanece apoiada na superfície para equilibrar-se. Ela consegue brincar melhor com brinquedos quando se estabiliza sobre uma mão ou braço ou simplesmente se inclina contra uma mesa estável. Com a melhora do equilíbrio, a criança pode sentar-se na própria cadeira ao contrário, com uma perna de cada lado e segurar no encosto enquanto se comunica, brinca, veste-se e alimenta-se. Algumas crianças podem precisar

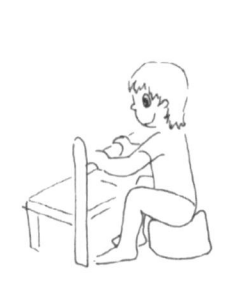 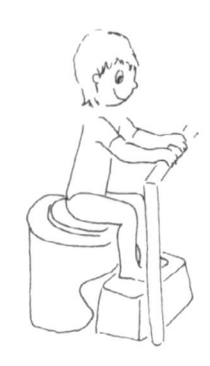

Figura 10.2

de suporte nas costas, com você sentado ali e segurando-a para a frente. Ela pode alcançar um estágio em que você precisará apenas colocar a mão para estabilizar sua pelve. Você pode estabilizá-la com seus joelhos ou seus pés e joelhos, se estiver sentado em um nível mais alto, com a criança sobre uma caixa ou no solo. Nessas posições, ela desenvolverá controle de cabeça e tronco, com ou sem o uso do suporte dado por você ou pelo braço-mão da própria criança.

A sedestação com suporte na pelve da criança pode ser viabilizada com cintas na virilha, cintas diagonais através dos quadris ou a pressão firme da mão de um adulto na área inferior da coluna da criança no início, mais tarde apenas segurando seus quadris. A criança pode então executar uma atividade enquanto ativa o controle de cabeça, tronco e mãos. Sentar-se sobre uma almofada contra a parede, em um canto da sala ou no canto de um sofá e em diferentes cadeiras e caixas, proporciona uma variedade de experiências e é realizado por aquelas crianças que podem funcionar em todas ou em algumas dessas posições.

Lembrar-se de evitar que a criança fique encurvada ou escorregue no assento durante as atividades. Deve-se reajustar os quadris da criança para bem atrás do assento. As posturas anormais interferem com a função da mão e o controle de tronco e cabeça, necessário para atividades diárias (Fig. 10.3).

A postura *em pé* ou ajoelhada ereta é usada para pintar, desenhar, lavar-se, urinar (no caso dos meninos, vestir-se e muitas atividades lúdi-

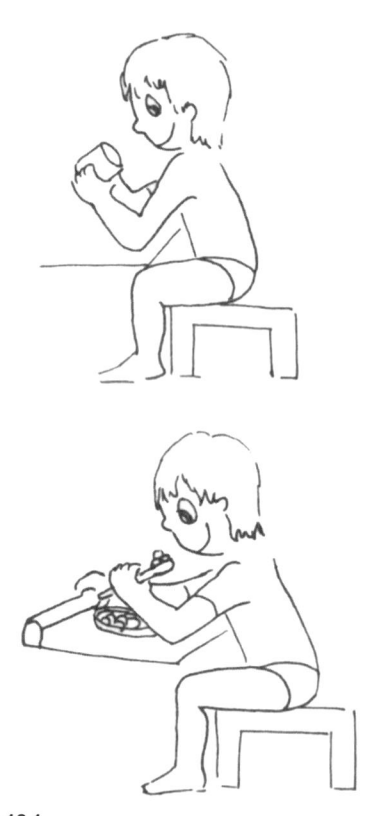

Figura 10.1

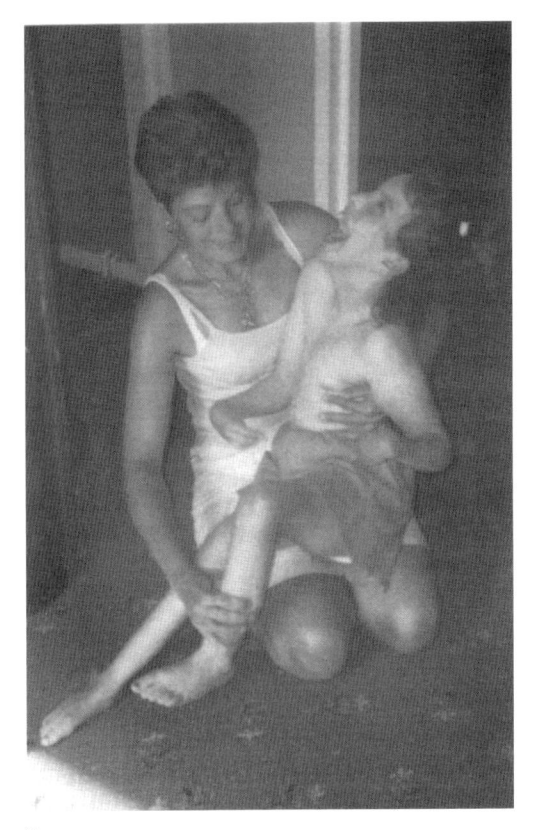
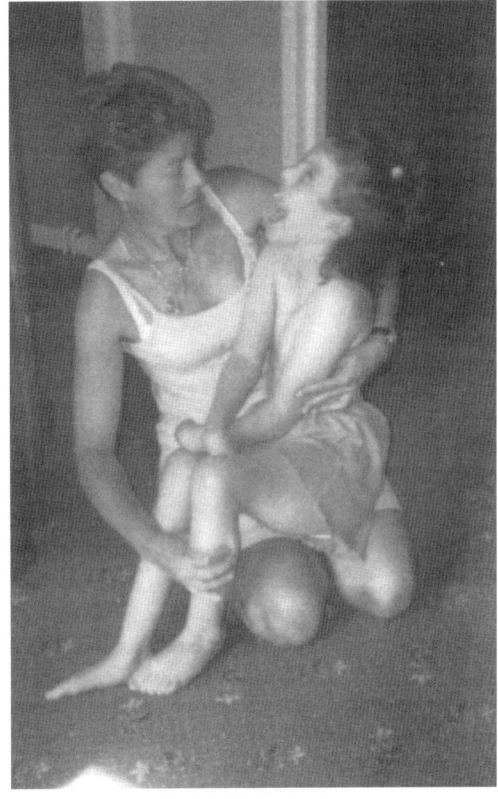

a   b

Figura 10.3   (a, b) Posicionamento para comunicação com alinhamento postural (ver a mesma criança na Fig. 9.68).

cas). Às vezes, comer e beber é mais fácil na bipedestação com suporte. Ficar em pé na mesma altura dos colegas aumenta a comunicação e a socialização da criança e aumenta suas experiências visuais e espaciais.

Como obter: usar corrimãos horizontais, às vezes verticais, fixados em mesas, paredes, quadros-negros e cavaletes, inclinar-se contra uma mobília estável e segurar no encosto de uma cadeira. As mesas ortostáticas são usadas no início, embora crianças com envolvimento mais grave talvez precisem delas por muitos anos.

O decúbito dorsal ou a posição de quatro apoios são outras posições nas quais a criança consegue brincar e comunicar-se com outros no solo, assim como participar da atividade de vestir-se e secar-se após o banho. O controle de cabeça e braço e o rolamento parcial são ativados para as atividades. A posição de quatro apoios

pode ser necessária para brincar com carrinhos e trenzinhos, fazer jardinagem, atividades de arrumação da casa, brincar em caixas de areia e para desenhar ou pintar no solo.

Como obter: usar almofadas, cunhas de posicionamento de vários tamanhos, rolos fixados, colocação da criança no colo ou nos braços de um adulto. O adulto fica no solo ou coloca a criança sobre uma cama/trocador para lavá-la, secá-la e vesti-la. O uso persistente de posições ajoelhadas *não é* aconselhável para as crianças que sentam para trás sobre os calcanhares durante a atividade ou que têm quadris e joelhos flexionados com tensão.

O uso das mãos é obviamente necessário para todas as atividades e não pode ser tratado de forma resumida, a menos que uma atividade particular seja discutida com detalhes. A função da mão está associada ao controle postural (ver Cap. 9).

Função motora e percepção

Todo o treinamento de função motora é também um treinamento de percepção. Desse modo, durante as técnicas de desenvolvimento motor o terapeuta precisa identificar e envolver os seguintes aspectos principais:

Experiências *táteis e proprioceptivas* com diferentes texturas, temperaturas e percepção de diferentes formatos, tamanhos e pesos para desenvolver a estereognosia. O significado das palavras torna-se associado a essas experiências, diga-se, de liso, duro, áspero, cheio de saliências, rugoso, quente e frio. Essas experiências sensório-motoras básicas fundamentam atividades de aprendizado específicas, como separar objetos em pares, combinar, classificar, construir com blocos e outros métodos para trabalhar a compreensão perceptiva e conceitual nas situações de atraso no desenvolvimento (Stroh et al., 2008).

Identificação do próprio corpo pelo reconhecimento tátil durante o treinamento motor e quando toca a própria boca, face, segura o pé ou entrelaça os dedos das mãos, assim como ao tocar outras pessoas e sentar-se em contato próximo com os pais e membros da família.

Durante o treinamento motor e outras atividades, a criança pode aprender sobre as partes do seu corpo ao pintar suas unhas, colocar anéis, sinos, braceletes, bigodes de maquiagem, brincos, laços, bandagens, dedais ou brincar de iluminar partes do corpo com uma lanterna. Quando estiver manuseando a criança no treino de movimento, fazer movimentos de afagar, esfregar, usar brinquedos que vibrem, terapia com gelo e palavras para chamar a atenção às partes do corpo da criança.

A atenção às partes do corpo leva a uma percepção das próprias relações espaciais ou esquema corporal. Por exemplo, onde estão seus dedos? "Na frente", "Embaixo" e assim por diante. Usa-se isso também para os planos corporais (Cratty, 1970), para a parte do corpo que está se movendo e em qual direção. A experiência se dá por meio de sensação e propriocepção, porém a criança precisa conscientizar-se do que ela está movendo e do espaço no qual está se movendo

dentro do aprendizado perceptivo motor que se dá na terapia ocupacional e na fisioterapia. A vinculação de muitas sensações às experiências motoras, em especial nas brincadeiras prazerosas, é considerada importante por terapeutas ocupacionais, psicólogos e professores. Alguns profissionais chamam isso de "desenvolvimento intersensorial".

O *desenvolvimento intersensorial* é encorajado pela associação das ações sensório-motoras treinadas com a audição e a visão. Isso é importante no desenvolvimento da função da mão. Durante brincadeiras exploratórias com brinquedos e objetos, ocorre uma vinculação entre o que a criança toca e sente, segura, vê, escuta, cheira e, quando ainda põe objetos na boca, experimenta. A manipulação de objetos, ao bater com força, arremessar, apertar, rolar, pressionar e quebrar, produz a vinculação entre muitas sensações. Essas ações desenvolvem formas de compreensão perceptiva e conceitual, assim como:

Compreensão das qualidades dos objetos e as relações entre eles. Com o uso de atividade motora grossa e fina, a criança está ganhando experiências de aprendizado para entender formas redondas, quadradas, longas, cilíndricas e descobrir o que se encaixa em determinado local, o que pode ser colocado em cima de qual objeto e também qual objeto está mais próximo, mais distante, atrás, na frente ou ao lado de outro. Essas percepções e conceitos são refinados em várias atividades selecionadas na educação e terapia ocupacional, que interagem com a fisioterapia. Os diferentes terapeutas e professores trabalham juntos para oferecer as atividades às crianças.

Compreensão da relação da criança com os objetos e o espaço. Essas experiências perceptivas também se tornam envolvidas com a função motora. Enquanto a criança aprende a mover-se pelo espaço, ela também está aprendendo a apreciar sua distância dos objetos, como entrar e sair das coisas, como ficar em cima, embaixo, ao redor e atrás das coisas e aprende muitas outras relações com os objetos e o espaço.

Desse modo, a criança vai descobrindo as partes do seu corpo, as relações entre elas e também as relações do seu corpo com os objetos e o espaço durante o desenvolvimento motor grosso e fino.

Desenvolvimento de praxia, planejamento motor ou uso de movimentos apropriados para uma tarefa motora, como se vestir, escrever, usar tesouras ou outros implementos. Embora isso dependa de experiências perceptivas e do treinamento do sistema neuromuscular durante o desenvolvimento motor, uma dispraxia pode estar presente de forma isolada ou junto a problemas perceptivos (agnosias) em crianças com lesão cerebral. O treinamento específico – ou, se a dispraxia for grave, dicas para função sem confrontar a dispraxia específica – é oferecido pelos especialistas, terapeutas ocupacionais e professores especialistas.

Treinamento perceptivo e práxico especializado (inclusive treinamento visuomotor). Isso pode ser necessário para muitos problemas específicos encontrados entre crianças com paralisia cerebral que têm deficiência motora primária. Novamente, esses problemas são às vezes ainda mais incapacitantes do que a deficiência motora. O encaminhamento para uma avaliação especial é essencial para se compreender por que uma criança não está progredindo com os métodos de fisioterapia. As experiências perceptivas gerais já fazem parte do treinamento do desenvolvimento motor. Isso não é suficiente. É também importante reconhecer que muitas crianças não têm esses problemas específicos, já que a percepção e a praxia *estão sendo treinadas também dentro das atividades de alimentar-se, vestir-se, lavar-se, banhar-se, ir ao banheiro e, em especial, brincar.* A terapia e a educação especializada serão discutidas em outras publicações e é necessário buscar a opinião de psicólogos, professores de educação especial, terapeutas ocupacionais e fisioterapeutas que trabalhem com distúrbios de coordenação ligados ao desenvolvimento (Ayres, 1979; Fisher et al., 1991; Steel, 1993; Lee, 2004, entre outros).

Função motora e comunicação, fala e linguagem

A primeira comunicação entre os pais e a criança se dá dentro do comportamento de alimentar-se. Portanto, as seções sobre comunicação e alimentação precisam ser compreendidas juntas, já que estão intimamente relacionadas. Como este livro tem como foco a função motora na paralisia cerebral, as seções estão separadas apenas por clareza e não para negligenciar a integração desses dois aspectos funcionais.

1. É bem conhecido que os terapeutas pediátricos precisam desenvolver meios apropriados de comunicar-se com as crianças. No início, uma criança com paralisia cerebral precisará prestar atenção para adquirir controle motor sem distrair-se com a instrução verbal. Isso tem relevância particular quando a criança ainda não é capaz de compreender a linguagem usada. A linguagem utilizada pode contribuir para o desenvolvimento da função motora se for apropriada para o nível de desenvolvimento daquela criança. Como já foi descrito, o treinamento motor torna-se associado às partes do corpo, aos movimentos e propósitos das funções motoras, bem como a outros aspectos de percepção e concepção. O desenvolvimento da comunicação, fala e linguagem também está envolvido em todos esses aspectos.

2. Desde a infância, a comunicação está associada aos movimentos corporais dentro do contato próximo com os pais, como ao se aconchegar, se afastar, afagar a face dos pais e segurar um nariz. A função motora enquanto a criança é alimentada, come e bebe será descrita adiante. Sons rítmicos no compasso do movimento da criança com os pais promovem comunicação. Na seção "Desenvolvimento da comunicação – breve resumo", são dados vários movimentos de corpo, mãos, boca, lábios e língua. Os movimentos e posturas desenvolvidos na fisioterapia precisam incluir aqueles que auxiliam a comunicação.

3. As funções motoras e posições para promover a comunicação, fala e linguagem, função de comer e beber, brincar e outras atividades diárias serão todas revistas adiante. Embora a habilidade específica de mastigar não seja um pré-requisito para aquisição da fala, comer e beber desenvolvem a musculatura oral. Além disso, exercícios respiratórios feitos por um fisioterapeuta junto a um fonoaudiólogo podem ser úteis para a articulação. São usados exercícios de respiração relaxada para aumentar o tempo de expiração. Alguns fisioterapeutas treinados em técnicas de facilitação neuromuscular proprioceptiva têm feito estimulação dos músculos da face com técnicas de toque, pressão, alongamento e resistência para crianças mais velhas e adultos dispostos a aceitá-las (Voss et al., 1985). Períodos curtos de terapia com gelo que usam a diversão proporcionada por picolés reduz a espasticidade da língua e da boca, ao passo que a estimulação rápida dos músculos da boca com gelo pode melhorar "bocas flácidas" e tornar a criança ciente de seus músculos (Stockmeyer, 1972). Isso às vezes desencoraja a perda involuntária de saliva e auxilia o fechamento da boca.

4. O controle da saliva em geral pode ser aprendido de forma automática e a sialorreia é vista no desenvolvimento normal até os 15 meses. Contudo, é importante lembrar que o controle da saliva em qualquer criança é mais desafiador quando a criança está cansada, mal disposta, seus dentes estão nascendo ou está engajada em uma atividade física, em especial quando está concentrada no aprendizado de andar. Deve-se evitar falar para a criança engolir. As crianças podem ser lembradas de engolir ou limpar a boca se estiverem usando uma munhequeira nos punhos para absorver o suor. Essas faixas podem facilmente ser trocadas durante o dia.

O desenvolvimento da fala e da linguagem requer avaliação especial, sugestões e o tratamento de fonoaudiólogos (Levitt & Miller, 1973; Latham, 1984; Winstock, 2005; Stroh et al., 2008). Ver a seção "Interação entre pais e filhos" no Capítulo 2.

Desenvolvimento da comunicação – breve resumo

O desenvolvimento da fala e da linguagem é muito individual. Adiante apenas uma sequência que serve para a maioria das crianças:

0-3 meses. Diferencia gritos, faz contato olho-a-olho e se expressa com expressões faciais e movimentos corporais. Produz sons enquanto aplica pontapés e se alimenta. Para quando escuta um ruído. Sorri para os pais.

3-6 meses. Os sons variam, as vogais predominam. A criança dá sinais claros do que gosta/não gosta. Antecipa o alimento, ao abrir a boca. Começa a balbuciar, aumenta as entonações. Observa os lábios do adulto. Vira-se na direção dos sons e da voz dos pais. Ri, dá gritinhos ou grita forte quando aborrecida. Movimentos empolgados dos membros como resposta social.

6-9 meses. Faz sons com lábios e língua. Sílabas (ba-ba, da-da) com autoimitação. Ações antecipadas ao ser levantada. Usa vozes para atrair a atenção. Pula no colo das pessoas mostrando prazer e pode indicar "quero mais".

9-12 meses. Dobra as sílabas, primeira palavra. Usa gestos, em especial para apontar. Acena tchau. Vira-se para sons que lhe interessam de forma instantânea. Continua vocalizando para fazer contato pessoal. Imita sons rítmicos com movimento. Brinca de trocar de colo com adultos familiares.

12-18 meses. Compreende mais do que expressa. Segue comandos simples do adulto se dados com gestos ("Me dá", "Não", "Levante os braços"). Responde ao próprio nome, uma palavra e talvez palavras mais significativas. Identifica objetos reais. Indica sons e entonações, desenvolve linguagem de bebê.

18-24 meses. Imita a fala dos adultos (ecolalia). Começa a imitar outras crianças. Responde e discrimina sons, responde a comandos simples. Desenvolve palavras significativas e frases com duas ou três palavras. Tem um vocabulário cada vez maior. Continua gostando de escutar estórias, aprecia rimas e os movimentos das canções de ninar.

2-3 anos. Sentenças simples e curtas para se expressar, em especial o que gosta/não gosta, muitas perguntas e explosão verbal. Diz qual é o seu nome, recita versinhos infantis, fala sozinha enquanto brinca e usa brincadeiras de faz de conta que aumentarão em complexidade depois dos 3 anos. O gaguejar é normal, por exemplo, "mã--mã-mamãe". Repete sons e palavras. Monólogos.

Sugestões práticas

1. Seguir o guia geral dos níveis de desenvolvimento e a avaliação individual feita por um fonoaudiólogo e psicólogo. Isso orientará a comunicação durante o treinamento motor.
2. Fornecer oportunidades frequentes para a criança iniciar a comunicação e de um modo que seja possível para ela. Evitar prever as necessidades da criança. Criar situações que tentem a criança a solicitar algo, por exemplo, pedir para ser balançada novamente por você, ouvir outra vez uma canção ou dar corda em um brinquedo musical. A criança pode pedir mais de uma canção favorita, mais de algumas ações de pular ou balançar, após apenas algumas poucas teclas que são acionadas de forma deliberada.
3. Responder de forma positiva a todas as tentativas de comunicação da criança, mesmo que não pareçam ser deliberadas. Dar àquela criança o benefício da dúvida. Por exemplo, se um som puder ser interpretado como uma palavra, dizer aquela palavra novamente para estabelecer um significado provável. Evitar fazer alarde quando as tentativas da criança derem certo.
4. Evitar fazer perguntas que requeiram uma resposta tipo sim/não. Quando perguntar "Você quer leite ou suco?", esperar que a criança faça sua escolha da maneira que puder. Ajudar a criança a fazer a escolha ao dizer, por exemplo, "Você está olhando para o suco – você quer suco?". Aceitar a fixação

dos olhos, gestos, o alcance de uma mão, o apontar com toda a mão ou com um dedo. A criança pode também vocalizar. Dar tempo e mais oportunidades para as tentativas da criança de expressar seu nível de comunicação.

5. Tentar comunicar-se com a criança por meio de ruídos (no início, não muito altos nem súbitos), canções, sorrisos, gestos. Falar perto da criança e fazer contato face a face.
6. Falar de forma lenta e distinta, porém sem articulação exagerada, como na "fala de bebê". Esperar qualquer resposta de uma criança e mostrar reconhecimento.
7. Dizer nomes de objetos familiares usados para alimentar-se, lavar-se, vestir-se e brincar, dizer para que são usados, demonstrar e nomear as partes do corpo e falar sobre as experiências da própria criança. Espera-se dos pais que informem os terapeutas sobre os interesses e as experiências da criança. Usar a linguagem que a criança é capaz de compreender e parar quando ela perder interesse.
8. As crianças precisam ser capazes de ver a sua face com boa luminosidade durante a fala. Tentar ficar no nível dos olhos da criança sempre que possível e ajudar com o controle de cabeça e corpo. Verificar onde você precisa se posicionar para que as crianças com deficiências visuais ouçam ou vejam-no.
9. Apreciar e responder à participação da criança. Contudo, não pressioná-la para falar e sim criar situações informais para conversação, inclusive brincadeiras, em especial brincadeiras em grupo.
10. É melhor não fazer alarde sobre as tentativas da criança de falar. Não terminar as sentenças pela criança se ela puder fazer isso no seu próprio tempo. Evitar dar a resposta pela criança se ela puder dizer algo.
11. Explorar com os especialistas *formas alternativas e potencializadoras de comunicação*. Essas podem ser fotografias, símbolos ou sinais. Responder aos métodos de comunicação "com pouca tecnologia" da criança, como

um livro ou prancheta de comunicação, assim como aos sistemas eletrônicos de comunicação que ela possa usar. Aprender sobre eles com fonoaudiólogos ou terapeutas ocupacionais.

Desenvolvimento do alimentar-se – breve resumo

0-3 meses. Reflexo de busca, sucção e deglutição. A boca e região ao redor são sensíveis, com os reflexos normais nos pontos cardinais. A língua se move para fora, com frequência a boca fica aberta e ocorre perda de saliva. Ao sugar, a língua se move para fora e para trás junto ao movimento para cima e para baixo da mandíbula. O bebê descansa a mão sobre o seio ou mamadeira e suga as mãos.

3-6 meses. A sucção se desassocia da deglutição à medida que a criança transfere líquidos para engolir. Todos os reflexos desapareceram. A resposta de morder é seguida pela liberação. Suga líquidos ou mais tarde a comida líquida da colher. Reconhece a mamadeira. Pode aceitar o copo para beber. Experimenta muitos sabores de acordo com as texturas. Coloca na boca as mãos, objetos, roupas e mais tarde os pés. Começa a segurar e sugar temporariamente um biscoito.

6-9 meses. Aceita alimentos esmagados e semissólidos. Morde a comida colocada nos lados da boca e suga se for colocada no centro. Apanha e segura um biscoito, para derrubá-lo ou esmagá-lo com a mão. Por volta dos 8-9 meses alguns guiam a mão da mãe/cuidador sobre a colher ou copo até sua boca e pode segurar a mamadeira. Gosta de sentir a comida. Movimento da mandíbula para cima e para baixo ao mastigar, movimentos da língua modificados e menos associados à ação da mandíbula. Deglute com a boca fechada. Ameaça vomitar quando experimenta novas texturas, mas essa resposta é muito menos sensível. Emite sons com a boca cheia de comida. Ao beber, derrama líquidos pela boca e a protrusão da língua é leve. Continua colocando brinquedos e objetos na boca para explorá-los.

9-12 meses. Quer controlar o ato de comer e beber. Gosta de cutucar, espremer e esmagar a comida. Come com os dedos e segura mais variedades na mão. Comidas mais firmes são picadas, as texturas são aceitas e mastiga com movimento lateral da língua. Consegue segurar a mamadeira e beber e, com ajuda, segura, ergue e bebe de um copo. Ajuda os pais a levar a colher cheia de comida até a boca, porém não consegue fazer tudo sozinha. Mergulha a colher na boca e bate a colher na mesa. Os lábios são usados para remover a comida da colher que está sendo segurada por um adulto.

12-18 meses. Alimenta-se sozinha de forma desajeitada com uma colher e a variedade de alimentos aumenta. Usa a colher, porém a vira para baixo antes de alcançar a boca ou estar dentro da boca. A criança não consegue cercar a comida, portanto usa a outra mão para empurrar a comida na colher, derrubando bastante. Segura e bebe de um copo, pode morder a beira do copo, em geral derrama líquido. Controla a mordida em um biscoito. A mastigação se estabelece. Movimento lateral e rotatório da mandíbula. Finge que está alimentando outra pessoa e bonecas.

18 meses-2 anos. Coloca o alimento na colher e usa a colher de maneira correta, derrama ocasionalmente. Segura copos de vidro e de plástico para beber sem morder a borda, mas pode sugar a borda ou virar o copo e derramar. Deixa cair saliva ou comida enquanto está mastigando. Compreende o que é comestível e não comestível. Começa a beber com canudinho, mas morde a borda. Imita outras crianças.

2-3 anos. Com quantidades pequenas, se alimenta completamente com o uso de uma colher, mais tarde um garfo. Despeja líquidos, obtém sua própria água para consumo. Prefere uma quantidade pequena para beber, usando uma mão. Pode ser exigente quanto à comida, ter apetite variável, imita outras crianças quanto ao que gosta/não gosta e o nível de independência.

3-4 anos. Serve-se sozinha na mesa, espalha manteiga no pão, corta a comida. Despeja líquido de jarras diferentes. Dos 4 anos em diante a criança aprende a usar garfo e faca. A criança aprende a segurar um garfo com a pressão do dedo indicador isolada dos outros que seguram o cabo. Há um aumento da experiência de novos horários de refeição em situações novas. Aprecia ajudar a cozinhar e cria brincadeiras de faz de conta mais complexas, por exemplo, com conjuntos de chá, bonecas, mercados de brinquedo, cozinha de brinquedo.

Sugestões práticas (Fig. 10.4)

Embora o fonoaudiólogo e o terapeuta ocupacional sejam os especialistas no treinamento do comer e beber, os fisioterapeutas também se envolvem bastante com essas funções. Os métodos de comer e beber são parte do treinamento de controle da cabeça, sedestação, preensão e liberação das mãos e da ação da mão à boca sem perda de equilíbrio. Consiste na função sensório-motora integrada à compreensão, comunicação, imagem corporal e função perceptiva.

Tal integração depende fundamentalmente do desenvolvimento do alimentar-se, beber e comer como uma experiência prazerosa para a criança e os pais/cuidadores. Essa nem sempre é prazerosa desde o nascimento, já que em geral ocorrem problemas na alimentação, em particular nos bebês prematuros e nas crianças com deficiências múltiplas. Na abordagem de aprendizado colaborativo (ver Cap. 2), as mães costumam apontar a alimentação como sendo a atividade que desejam melhorar e fazer de modo menos estressante.

A maioria das crianças com quadriplegia espástica ou discinesia grave tem problemas na alimentação. Por diferentes razões, suas mãos não conseguem tocar sua boca, segurar um objeto para colocar na boca e não podem controlar a cabeça para usar a visão. Elas podem ter múltiplas deficiências. As crianças com diplegia espástica ou hemiplegia conseguem lidar fisicamente com os níveis iniciais de alimentação, mas em geral suas ações são assimétricas. O equilíbrio sentado, que é ruim em todas as crianças com paralisia cerebral, interfere com o comer e o beber.

Um *período de alimentação tranquilo* oferece tempo para se desenvolver um relacionamento, para a criança responder ao ato de ser alimentada e mais tarde desenvolver a função de comer e beber. Deve-se dar tempo para a criança aceitar novos sabores e texturas e participar ao abrir a boca, pegar e engolir a comida. A velocidade com que a criança é alimentada deve ser mais lenta e similar à velocidade com que serão suas próprias tentativas quando começar. O ato de ser alimentada e comer e beber deve ocorrer na atmosfera social e agradável de uma refeição feita sem pressa. A comunicação, inclusive o balbuciar ou as palavras, costuma ocorrer durante esses momentos de refeição. Sentar-se nas refeições com a família e com outras crianças na escola também motiva o comer e beber, e quando a imitação se desenvolve, favorece a independência da criança.

Lembrar que exigir que uma criança se alimente sozinha pode comprometer suas habilidades oromotoras e não deve ocorrer à custa da ingestão ou da segurança. Reconhecer que na paralisia cerebral a criança precisa lidar com mais dificuldades oromotoras, emocionais e do desenvolvimento.

Quando uma criança não consegue imitar em decorrência de deficiências de intelecto ou visão, ou porque os outros estão comendo rápido demais para ela se alimentar sozinha no mesmo tempo de refeição, é essencial fazer sessões de terapia individualizadas. Quando uma criança e seus pais têm muita dificuldade com a alimentação ou participam de sessões de comer com uma ansiedade compreensível, em geral sessões individualizadas são conduzidas por terapeutas com experiência especial. Em uma sessão individualizada para a criança e pais/cuidador, o terapeuta os coloca em uma situação tranquila, sem perturbações, de modo que não haja resposta a distrações de telefones, TV, etc. Isso permite concentração nas aquisições ativas. Os momentos de lanche são também de valor particular para o desenvolvimento da autoalimentação. A criança naturalmente deveria juntar-se à família ou a outras pessoas na hora das refeições, mas pode ser dada a ela algo fácil de fazer para autoalimentar-se ou beber sozinha.

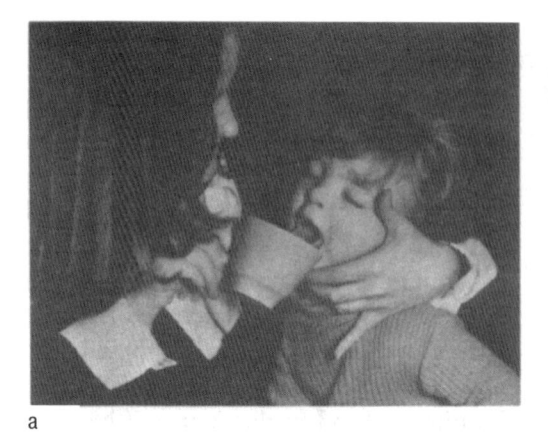
a

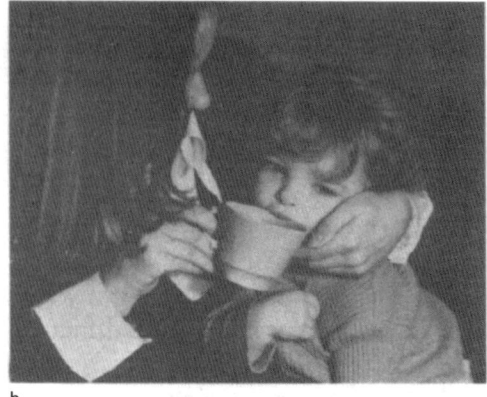
b

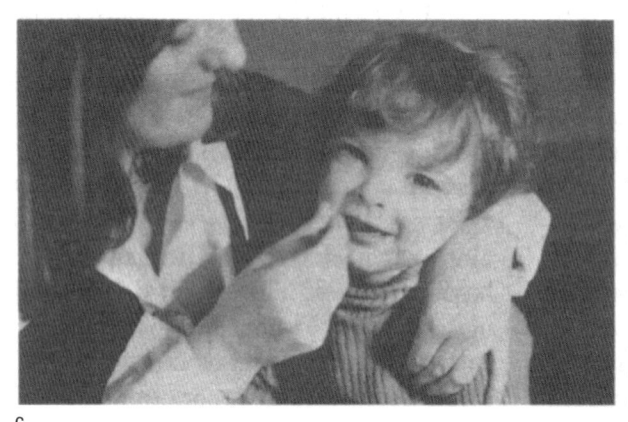
c

Figura 10.4 (a) Extensão da cabeça e reação de extensão da língua interferindo com a função de beber e comer. (b) A função de beber é treinada segurando-se a cabeça da criança ereta e para a frente, com o apoio de seu queixo e ação de movimentos suaves embaixo da sua mandíbula. (c) Esperar que a criança remova o alimento da colher, que é mantida abaixo da boca. Manter a cabeça e os ombros da criança bem à frente enquanto ela pega a comida.

O *posicionamento* para alimentação precisa envolver a posição ereta com suporte ou, se possível, sem o suporte de cadeiras especiais ou dos pais. O suporte é indicado quando a criança precisa concentrar-se no controle e coordenação precisa da boca durante o aprendizado de comer e beber. Esse suporte pode não ser necessário em outras ocasiões. Algumas crianças lidam com a autoalimentação com mais facilidade em uma estrutura de ortostatismo. As posições para alimentação estão na primeira seção deste capítulo sobre a função motora para todas as atividades da vida diária. A cabeça da criança deve ser segurada por você ou, quando possível, mantida pela própria criança à frente, com o queixo para dentro e ereta, enquanto toma a comida, come e bebe, e em especial ao engolir. A deglutição com a cabeça para trás é mais difícil e aumenta o risco de aspiração (entrada de comida/líquido nas vias aéreas). Com a cabeça ereta, a criança não apenas protege as vias aéreas como também permite o aprendizado ativo de como comer e beber. Pode-se pressionar suavemente o tórax da criança à ajudar a cabeça a ir para a frente e para cima e, se a cabeça cair novamente, oferecer mínimo suporte embaixo do queixo. Recomenda-se que os cotovelos fiquem sobre a mesa. O apoio sobre uma mesa estável ativa a estabilização do cíngulo do membro superior, o que ajuda na estabilidade da cabeça. Há controle da ação da mão para a boca enquanto o cotovelo estabiliza o braço sobre a mesa. Bebês e crianças pequenas com incapacidade visual também se tornam cientes de onde encontrar a comida e do seu cheiro e terão a oportunidade de procurar pela comida ao longo da superfície da mesa quando estiverem prontos para isso. Uma criança com deficiência visual ou intelectual pode então compreender que a comida "não vem do ar", mas de um prato sobre a mesa. Bater o copo suavemente sobre a mesa alertará a criança, indicando onde alcançar para apanhar o copo de beber quando ela puder lidar com isso.

Se um membro superior estiver mais incapacitado, então usar aquela mão para segurar uma tigela, segurar em um corrimão ou colocar sobre a mesa. A mão e o braço melhores são usados para comer e beber. Isso é muito menos frustrante do que insistir em usar o membro mais incapacitado. Quando os dois braços são usados, a criança é ajudada a sentar-se de modo simétrico, olhando para a comida no centro, se puder usar os olhos naquele campo visual. Isso evitará que o pescoço e o corpo fiquem torcidos.

As *ações da boca* ao tomar a comida, mantendo-a fechada enquanto come, as ações de mastigar e de engolir podem ser facilitadas pelas suas mãos, com suporte embaixo do queixo da criança. Um fonoaudiólogo pode ensinar como deslizar os dedos sob o queixo e ao longo do pescoço para estimular a deglutição. Os dedos talvez precisem ser mantidos acima e abaixo dos lábios da criança para estimular o fechamento da boca. O simples fato de obter o fechamento da boca pode levar à deglutição espontânea. Essa técnica precisa de supervisão cuidadosa se a criança tiver congestão nasal e uma deglutição precária, já que pode ocorrer aspiração de comida ou líquido. Esperar que a criança mova a cabeça para a frente e tome a comida da colher, que é oferecida abaixo e na frente da boca, e não raspe a comida e a colher em cima dos seus dentes.

É importante *desmamar* dos líquidos para que a criança tolere diferentes texturas, experimente alimentos, passando de semissólidos para sólidos, e isso pode levar mais tempo em algumas crianças com incapacidades. As crianças que têm deficiência visual ou uma deficiência intelectual grave podem ser conservadoras com respeito a qualquer mudança. Os líquidos suaves e espessos são em geral mais fáceis de manejar, já que se movem mais lentamente e proporcionam mais experiência sensorial dentro da boca da criança. Deve-se fazer a mudança dos líquidos para os semissólidos de forma gradual, acrescentando-os ao copo de bebida favorita, iogurte, manjar, creme de maçã ou banana esmagada. Mais tarde oferecer frutas cozidas no vapor ou esmagadas, diluídas *sem* pele, sementes ou caroço e pudins. No processo de desmame dos líquidos, o adulto pode tirar uma colherada de líquido espesso de um copo junto à colherada de comida esmagada de uma tigela. Semissólidos esmagados que as crianças apreciem podem ser misturados com texturas de semissólidos e sólidos. A criança que cria problemas com as texturas, algo que normalmente ocorre, pode aceitar a comida preferida com uma nova textura. Pode haver hipersensibilidade e serem necessários métodos adicionais novos para normalizar a sensação de maneira gradual. Ver a discussão sobre hipersensibilidade adiante. Uma refeição que consiste em sorvete, ervilhas com carne moída e manjar é considerada capaz de desmamar uma criança para os sólidos. O desmame para os sólidos é feito para socializar e melhorar a nutrição. Introduzir um sólido que a criança seja capaz de segurar e goste de comer na hora do lanche ou durante parte de cada refeição principal, logo que ela esteja pronta em termos de desenvolvimento. Oferecer para ela segurar um biscoito de bebê que dissolva com facilidade na boca. Mais tarde, as crianças podem ser capazes de lidar com uma fatia de pera macia, uma salsicha pequena ou biscoito. Isso precisa de supervisão, já que algumas crianças são propensas a aspirar quando estão mastigando e a deglutição é ruim. Nos estágios iniciais, sempre introduzir os pedaços na comida de tal modo que a consistência fique regular, em vez de pedaços muito diferentes em um molho homogêneo.

Engasgos ou falta de ar. Isso pode ser decorrente do reflexo gastroesofágico. Costuma-se dizer que muitas crianças com paralisia cerebral têm refluxo gastroesofágico, o que está associado à aspiração nos pulmões. Em bebês, o problema é tratado com medicamentos e posicionamento e muitos superam isso por volta dos 18 meses. A opinião médica é essencial, em especial para crianças mais velhas. Quando ocorrerem engasgos e falta de ar em crianças que não têm refluxo, com calma, porém rapidamente deve-se inclinar a criança para a frente e para baixo. Evitar bater nas suas costas. Como o engasgo pode ser comportamental, dar quantidades pequenas de comida e prosseguir lentamente para que a criança tenha tempo de decidir pegar a comida e engolir. A criança pode às vezes engasgar com os alimentos que ela não gosta, aqueles aos quais é alérgica ou quando tem um problema de comportamento. Ela pode estar reagindo contra uma pessoa nova que a está alimentando, um local não familiar, em especial se estiver no hospital, ou pode estar buscando a comoção e atenção que obtém da mãe e dos outros quando engasga e vomita. Se as pessoas reagirem de forma casual e ignorarem o seu "show", é provável que esse comportamento desapareça (ver adiante). Isso também ocorre em crianças com hipersensibilidade na face e boca, o que pode ser neurológico ou decorrente da incapacidade visual por causa de medo, perda da imagem corporal e situações não familiares.

A *hipersensibilidade* da face e boca pode ser tratada por meio da normalização gradual da sensação com os métodos usados e sugeridos pelos fonoaudiólogos. Deve-se conduzir as mãos da criança para tocar as partes do seu corpo em uma brincadeira e gradualmente tocar sua face e depois a boca. Fazer movimentos suaves sobre a face da criança com suas próprias mãos ou com uma escova de dentes macia e brincar com batons, maquiagem para o rosto, colar bigodes ou máscaras. A sensibilidade também é normalizada durante o desenvolvimento do ato de comer. É útil limpar e lavar suavemente a área da boca, assim como guiar a criança para limpar a comida que está em volta da boca. Lembrar que a dessensibilização da face da criança é feita melhor com as próprias mãos da criança e não as do terapeuta.

Gastrostomia e sonda nasogástrica. É necessário um equipamento especial para alimentar crianças incapazes de ingerir pela boca a quantidade adequada de comida e líquido. Uma sonda nasogástrica fornece comida para o estômago por um curto período. É também usada para administrar medicamentos. Contudo, não deve ser usada por tempo indeterminado. Em geral, os consultores médicos preferem uma gastrostomia quando for necessária a ingestão por via não oral em longo prazo. Ela diminui as associações negativas da criança com sua boca e permite o desenvolvimento de habilidades oromotoras. O tubo de gastrostomia é inserido através da parede abdominal, diretamente no estômago. O cateter é fixado. Quando não está em uso, um botão para o tubo de alimentação é menos obstrusivo e costuma ser preferido. Os pais e enfermeiros são responsáveis por alimentar a criança via gastrostomia e orientarão os terapeutas sobre seu manuseio e sobre quais são os momentos apropriados para a criança. A nutrição apresenta uma melhora acentuada, de modo que a criança tem mais energia para a terapia. Contudo, toma-se o cuidado de evitar ganho excessivo no peso da criança.

O treinamento da autoalimentação começa com a criança usando os dedos para comer, de modo que ela sente os próprios dedos na boca, pega uma quantidade pequena de comida, aprende como manejar as habilidades iniciais de levar a mão à boca e experimenta a textura, temperatura e cheiro da comida. A criança também aprende a pegar a comida e a colocá-la na boca e a fazer isso de diferentes partes da sua mesa. A comida que vem até a criança proveniente de lugares que ela não pode ver não serve de estímulo para uma criança que tenha deficiência visual grave se alimentar sozinha. Usar biscoitos para bebê que se dissolvem com facilidade e outras comidas que ela possa mastigar com prazer e deglutir sozinha com segurança. No início, ela empurrará tudo para dentro da boca e no devido tempo aprenderá a soltar o alimento com um controle fino de mão. Treinar comer com os dedos um item por vez e terminar cada item antes de colocar o próximo pedaço de comida na boca.

Em seguida vem a alimentação com colher, com o terapeuta conduzindo a mão à boca enquanto suporta a criança para a frente para controlar qualquer extensão para trás ou queda para trás. Podem ser necessárias cadeiras especiais para aquelas crianças que precisem se concentrar mais no difícil controle da boca e deglutição. O terapeuta conduz a ação da mão para a boca ao posicionar-se um pouco atrás e lateralmente à criança. Senta-se perto da criança para dar suporte emocional e para posicioná-la em uma boa postura sentada, com controle apropriado de cabeça, conforme mencionado anteriormente. Guiar a mão da criança em todo o caminho, desde o prato até a boca no início. Perceber em que ponto a criança parece estar movendo ativamente a mão em direção à boca e soltar daquela parte em diante. Por exemplo, pode ser que o controle ativo seja tomado pela criança quando ela sentir o cheiro da comida perto da boca. Mais tarde isso ocorrerá alguns centímetros mais longe da boca, depois um pouco mais até ela executar a ação completa. Talvez a função de segurar a colher precise ser treinada de forma separada ou poderá ser a única coisa que a criança consegue fazer no início. Uma preensão ruim pode ser facilitada com um cabo especial ou mais grosso, talvez coberto com um tubo de borracha ou engrossado com fita adesiva enrolada ao redor, mas que possa ser removida conforme a preensão melhorar. Os terapeutas ocupacionais fornecem muitas colheres diferentes para ajudar crianças e pessoas mais velhas de forma individualizada. Ver a discussão sobre os auxílios adiante.

Segurar, levar a mão até a boca, tomar a comida e comer, em geral, são as primeiras coisas que a criança consegue fazer. Mais tarde, consegue levar a comida para cima da colher. Usar uma tigela com laterais altas para tornar isso possível. Novamente, conduzir a criança para cercar a comida e selecionar colheres largas, fundas ou pequenas, de acordo com sua habilidade. Usar tigelas que não escorreguem ou colocar uma toalha antiderrapante sobre a mesa. A habilidade de cercar a comida ou virar a colher leva

tempo para ser dominada, portanto o uso de um garfo pode ser mais fácil.

A condução é feita *mão sobre mão,* ou seja, sua mão é colocada em cima da mão da criança que está sobre a colher ou garfo, ou sua mão é colocada ao longo da mão da criança sobre a mesa ou é feita dirigindo o cotovelo da criança ou seu braço inteiro. Braços rígidos, em flexão e adução, talvez precisem ser mantidos com a porção superior bem afastada do corpo para liberar a tensão. Ao pegar a comida para levar à boca, a criança precisa aprender a manter a cabeça ereta, o queixo para dentro e o tronco para a frente para deglutir e prevenir uma queda ou extensão para trás. Estender-se ou se jogar para trás em extensão faz com que a boca se abra de maneira desajeitada, causa engasgos ou falta de ar e pode causar perda da preensão da mão. Se os problemas causados pelas reações de extensão e falta de controle de cabeça e braço forem excessivos, primeiro será necessário ensinar o controle desses padrões básicos de movimento e postura sem comida e sem bebida para facilitar o aprendizado.

Colocar um pouco de alimento por vez na colher ou garfo e aprovar calmamente qualquer ação ativa que a criança fizer. Dar alguma informação verbal sobre quão bem a ação foi feita, mas não distrair a atenção da criança quando ela estiver concentrada. Seu elogio não é essencial, já que ela terá a recompensa de obter sozinha sua comida.

Comportamento. O comportamento varia de acordo com o estágio de desenvolvimento da criança, seu diagnóstico, cultura e temperamento. Por exemplo, ensinar a comer precisa levar em conta o nível de compreensão da criança, as relações entre ela e os objetos e entre dois objetos, tais como a colher e a comida, a colher e o prato, assim como sua habilidade física (Kitzinger, 1980). O esboço dos níveis de desenvolvimento dado anteriormente apresenta alguns dos comportamentos que costumam ser observados em crianças com diferentes idades e podem aparecer mais tarde na criança com paralisia cerebral e atraso no desenvolvimento. O comportamento de alimentar-se é modificado por problemas neurológicos especiais e condições médicas, como o refluxo gastroesofágico. As sugestões já mencionadas para os terapeutas e pais podem ajudar uma criança a lidar com os aspectos ligados ao desenvolvimento e os aspectos médicos do ato de comer e beber, minimizando o estresse, tanto da criança quanto dos pais/cuidadores.

Lembrar-se dos pontos principais que influenciam o comportamento de uma criança:

1. Dar oportunidades para a criança escolher daquilo que é oferecido.
2. Dar tempo para a decisão da criança de tomar a comida ou bebida oferecida.
3. Dar porções pequenas.
4. É necessário que a criança tenha concentração para aprender a comer e beber. Para ajudá-la, verificar o posicionamento e dar mais suporte físico do que em outras situações. Certificar-se de que a pressão das mesas ou cintas de posicionamento contra o abdome da criança não está causando desconforto ou mesmo vômito. Diminuir as distrações provocadas por outras pessoas, ruídos altos e falar menos enquanto a criança estiver prestando atenção no ato de comer e beber. Fazer uma menção de forma ocasional sobre a comida quando a criança não estiver se concentrando em comer. Considerar o tempo que dura a concentração de cada criança. Em geral, dura cerca de 20 minutos quando você aceita o que a criança come, sem fazer objeções. O terapeuta deve sair da sessão de alimentação junto à criança para evitar uma sensação de falha na mãe ou na criança. As mães em particular precisam ser reasseguradas de que o desenvolvimento é positivo, não importa quão lento seja.
5. Sem dúvida, nunca se força uma criança a comer quando há recusa. Não há necessidade de persuadir nem de convencer ou usar truques para colocar a comida dentro da boca da criança quando ela estiver distraída. Uma criança ansiosa e preocupada pode recusar-se a comer, apesar dos seus bons métodos. Ela pode empurrar a comida, virar o rosto ou chorar, mesmo arremessar a comida para longe. Se isso ocorrer, deve-se permanecer o mais relaxado possível e calmamente colocar a colher o copo na mesa. Esperar e tentar novamente de forma lenta e calma. Caso a recusa continue, remover com calma a comida completamente, não como se a criança estivesse sendo punida e por isso vai ficar sem comer. Crianças famintas podem ter mais disposição para aprender a comer. Durante o treino de comer e beber, o terapeuta deve *esperar* a cooperação de uma maneira firme e decidida.
6. Encontrar meios com os quais a criança possa ajudar no preparo da comida, ajudar a escolher o tamanho da comida e, quando for mais capaz, ajudar a colocar a mesa.

Os fonoaudiólogos e terapeutas ocupacionais, assim como os pais, cuidadores e professores, têm ideias práticas e sugestões apropriadas para evitar os problemas de comportamento. Quando ocorrem comportamentos inapropriados, é preciso consultar os psicólogos e fonoaudiólogos (Winstock, 2005; Stroh et al., 2008).

Problemas especiais. Os fonoaudiólogos precisam ser consultados quando a boca se mantiver aberta com hipotonia, a língua ficar para fora, ocorrerem engasgos e houver hipersensibilidade na boca. Durante a alimentação, usar uma colher de politeno (inquebrável) ou osso e colocá-la de modo suave, porém firme, no meio da língua. Se isso for feito da maneira correta, a criança recolherá a língua para dentro da boca e não empurrará a comida para fora com o movimento de protrusão da língua. Também é essencial que a cabeça fique na linha média e seja mantida com firmeza na posição ereta e para a frente. As respostas de morder são mais bem tratadas com o uso de colheres não metálicas. O desenvolvimento da mastigação tende a diminuir nas primeiras respostas de morder. Pode-se encorajar uma mordida ativa com movimento lateral da língua escorregando a colher no lado da boca da criança, entre os dentes. Alguns terapeutas ocasionalmente usam picolés de sabor agradável para reduzir a espasticidade dos músculos da língua e boca.

Uma boca hipotônica associada à perda de saliva pode ser ajudada pelo treinamento da alimentação, mastigação e estimulação geral dos músculos da boca por meio do toque ou pressão. É preciso obter a opinião do fonoaudiólogo para todos esses problemas.

Auxílios. Os terapeutas ocupacionais devem ser consultados sobre a seleção dos utensílios. É feita uma avaliação quanto à necessidade de utensílios especiais e, se utilizados, quanto ao momento em que a criança não precisa mais deles. Os objetos adiante podem ser usados:

Tigelas antiderrapantes, tampos de mesa antiderrapantes, tigelas com laterais altas ou bases de sucção para tigelas ou copos. Copos especiais para alimentação com bases pesadas e com uma parte recortada na margem para que o líquido possa ser observado. Copos fechados com abertura na tampa podem ser usados antes que a criança consiga lidar com a margem de um copo aberto. O uso de canudos é desencorajado se seu uso perpetuar os padrões imaturos e puder levar à aspiração. Muito mais tarde os canudos serão úteis no caso de mãos gravemente incapacitadas, que não possam usar utensílios, porém conseguem treinar ações de beber. São sugeridas xícaras com duas asas para que a criança use as duas mãos, para aquelas com incapacidade visual que precisam aprender sobre os dois lados da xícara e também para ajudar a evitar que o líquido derrame. A mão mais habilidosa é usada para comer, ao passo que o braço e a mão mais afetados são usados para segurar o prato ou uma barra. Uma margem inclinada no copo pode ajudar a reduzir o fluxo de líquido e deixar a criança ver o que está chegando aos seus lábios. Líquidos espessos em copos são mais fáceis de manejar.

Colheres de osso, plástico inquebrável com cabos especiais, cabos grossos e cabos inclinados precisam ser selecionados de modo individual para cada criança. Colheres com cabos longos, mais fundas ou mais rasas, devem estar disponíveis para a adequação de uma criança em particular. Auxílios com aparência não usual para alimentação devem ser evitados por um longo período, após terem ocorrido muitas tentativas de treinamento com outros utensílios. As habilidades da própria criança levam tempo para se desenvolver. Uma colher com ângulo ou curva será usada por crianças mais velhas caso isso se torne necessário. Algumas crianças conseguirão pegar a comida com mais facilidade ao espetar do que com o uso de uma colher. Outras usarão a beira do garfo contra um utensílio combinado tipo colher e faca, garfo e faca ou garfo e empurrador. Mais tarde, o uso de garfo e faca se desenvolve (ver o "Desenvolvimento do alimentar-se – breve resumo").

Um babador plástico com uma aba para recolher o que derrama é útil. Pode-se também cobrir o chão com jornais ou um tapete plástico. A quantidade de comida derramada diminuirá quando a criança estiver no nível de desenvolvimento de 18-24 meses.

O desenvolvimento do comer e beber envolve paciência, tempo e determinação, mas vale a pena, já que independência nesta área é algo que os adultos com paralisia cerebral mais apreciam terem conquistado. A sujeira e os alimentos derramados são inevitáveis e os cuidadores ou terapeutas que não puderem suportar o prolongamento dessa fase *normal* do aprendizado da criança para comer sozinha não devem ser solicitados para participarem do seu treinamento. Se a limpeza for importante, deve-se treinar em todos os eventos a criança para que limpe sua boca, a mesa e ajude a limpar as coisas.

As relações pais-criança serão fomentadas pelos bons métodos usados durante a alimentação, já que as dificuldades da criança às vezes criam preocupações. Uma mãe poderá sentir mais ansiedade enquanto lida com seu próprio enfrentamento. É essencial dar suporte e explanações sobre os problemas neuromotores, ao reassegurar e aprovar as habilidades de enfrentamento de cada um dos pais. As dificuldades emocionais dos pais sobre a alimentação precisam ser tratadas com sensibilidade. Em alguns estágios, a mãe pode não se sentir capaz de assumir sozinha o treinamento da alimentação. O pai pode ajudar e dar suporte à sua esposa assim que ela estiver pronta para aprender a alimentar sua criança. Todas essas sugestões são relevantes para as relações entre a criança e seus cuidadores durante a alimentação.

Desenvolvimento do vestir-se – breve resumo

6-12 meses. A criança, que era vestida na posição deitada, é agora suportada na sedestação e mais tarde se apoia sozinha sobre as mãos. A criança pode posicionar um braço ou perna para vestir-se e cooperar de outras maneiras entre 10-12 meses.

13-18 meses. Melhora do controle postural, com uma ou as duas mãos livres para tirar as meias ou um chapéu. Tira as luvas, calçados, abre um zíper por volta dos 18 meses.

18 meses-2 anos. Coopera mais para tirar a roupa. Tira as calças. Tira uma camiseta se colocada sobre sua cabeça. Coloca os calçados, chapéu. *Incapaz* de trocar as roupas. Pode às vezes ajudar mais na hora de vestir-se.

2-3 anos. Gradualmente capaz de tirar todas as roupas. Confunde a parte de trás com a parte da frente, direita e esquerda, parte de cima e parte de baixo, coloca as duas pernas em um lado da calça e assim por diante.

3-5 anos. Gradualmente capaz de vestir-se sozinha, torna-se descuidada com os detalhes, como colocar a camiseta dentro da calça, qual pé colocar em cada sapato. Fechar todos os botões, laços e cadarços não é possível até os 6 anos.

Sugestões práticas (Fig. 10.5)

1. O desenvolvimento varia muito e não se deve esperar demais da criança. Vestir-se não é uma tarefa fácil, pois envolve o treinamento de percepção, planejamento motor, equilíbrio, coordenação olho-mão, alcance, preensão e liberação, estabilização com uma mão enquanto faz os outros movimentos, além de ser uma fonte de desenvolvimento da fala e da linguagem.

2. Iniciar para a criança cada atividade de vestir-se, mas deixar que termine sozinha. Se puder fazer tudo sozinha, dê tempo para ela e não faça você de forma apressada se a criança estiver lutando para solucionar os problemas por conta própria.

3. Variar as posições estáveis na hora de vestir-se para descobrir qual a mais fácil para a criança. Ela será posicionada e receberá apenas o suporte suficiente, que minimiza a discinesia e a espasticidade. Tentar manter a simetria da cabeça e do corpo, deixar que ela veja sua face e o que está acontecendo. Por exemplo, o decúbito lateral pode possibilitar à criança vestir-se, tirar meias e sapatos. A ponte em decúbito dorsal permite a ela estabilizar os pés enquanto remove as roupas de baixo. Ver a discussão sobre função motora e vestir-se incluídas em todas as atividades diárias mencionadas.

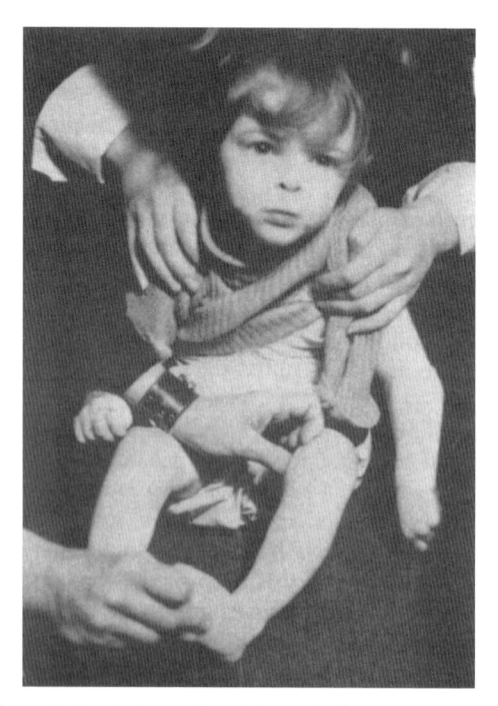

Figura 10.5 A criança é mantida em flexão para vestir-se e para brincar. Ela está sendo colocada sentada na posição de alfaiate. Pressionar embaixo do hálux e flexionar quadril e joelho para fora, de modo a vencer a extensão-adução excessiva da perna para, por exemplo, trocar fraldas, remover as meias e colocá-la na posição de alfaiate.

4. Treinar o vestir-se e despir-se para o banho, natação e outros propósitos, porém não como um exercício isolado.

5. Tipo de roupa: são necessárias roupas folgadas, mangas e aberturas largas para os braços (tipo *manga raglã*), golas e punhos elásticos, botões largos, zíperes com puxadores salientes, fechos de velcro. Materiais que não escorregam são preferíveis. Podem ser feitas marcas na frente ou na parte de cima das camisetas e vestidos e na parte de trás das botas para orientar a criança. Evitar laços e fechos pequenos.

6. Colocar o braço mais afetado primeiro. Usar as duas mãos, uma para se estabilizar sentada ou ambas para tirar as roupas por cima da cabeça e as calças por baixo. A criança pode erguer um braço para receber as roupas e então tirar ativamente as roupas com o outro braço. Os braços alcançam em direção aos quadris ou joelhos, seguram as calças com o polegar no lado de dentro, puxam as calças para baixo ou para cima.

Há muitas sugestões que podem ser dadas por terapeutas ocupacionais, portanto é aconselhável que esses sejam consultados sobre as técnicas de vestir-se e ideias de vestuário.

Desenvolvimento do brincar – breve resumo

Consiste no desenvolvimento do aprendizado por meio de brincadeiras. Está intimamente relacionado ao desenvolvimento da comunicação, função da mão, controle postural, locomoção e o desenvolvimento das relações intersensoriais e do controle perceptivo motor. Ver o Capítulo 9 e os procedimentos de terapia que descrevem os níveis de desenvolvimento com mais detalhes, em geral dentro das brincadeiras. A seção sobre função da mão em particular tem muitas sugestões de brincadeiras. O modo de brincar difere conforme a idade, mas é impossível fazer uma classificação estrita, já que esse modo é afetado pela personalidade da criança, suas oportunidades e inteligência. O contexto social e cultural também afeta o modo de brin-

car e os terapeutas aprendem muito sobre isso com os familiares da criança.

Brincar é, em geral, sinônimo de exploração e experimentação e é um assunto sério para a criança. A brincadeira pode ser relaxante, ajuda a extravasar emoções, imita a realidade ajudando a compreendê-la por meio do faz de conta, além de produzir satisfação e desenvolver a personalidade da criança. Muitas vezes produz também bagunça, sujeira, desarrumação e destruição, do mesmo modo como é criativa e construtiva.

0-6 meses. Fixação e perseguição visual, coordenação olho-mão com colocação das mãos na linha média, ações de segurar, derrubar, alcançar e segurar, tocar e colocar na boca. A criança brinca com partes do corpo da mãe, face da mãe, materiais próximos. Encontra prazer em usar todos os sentidos e movimentos para concentrar-se na brincadeira de explorar por conta própria. Um adulto atento fica por perto para proporcionar segurança, mas não condução, a menos que o bebê mostre necessidade. Isso permite que o bebê faça suas próprias descobertas.

6-12 meses. A criança rola, se arrasta, anda de lado com suporte e faz outras atividades motoras grossas para explorar e fortalecer o corpo de forma geral, apreciando o movimento. O desenvolvimento da função da mão continua com o uso de brinquedos ou objetos. Investiga e experimenta com cada vez mais energia.

12 meses-2 anos. Brinca sozinha, mas imita outra criança ou adulto. Usa equipamentos grandes, balanços, bolas, brinquedos sobre rodas para empurrar e puxar. Brinca na areia e na água. Gosta de objetos pequenos como conchas, pedrinhas e botões, mas precisa de supervisão, já que com frequência os conduz à boca até os 15 meses de idade.

2-3 anos. Brinca de lutar, cair e outras brincadeiras agitadas e barulhentas. Como anteriormente, apenas com mais ideias perceptivas e conceituais. Começam as brincadeiras imaginativas ("faz de conta"). Brincadeira solitária e paralela.

3-4 anos. Brinca com outras crianças. Brincadeiras imaginativas, de vestir e alimentar bonecas. Atividades mais tranquilas, como olhar para livros e brincar com objetos de construção mais complexos.

5-6 anos. Jogos com regras, artes e habilidades manuais. "Truques" com o corpo e as mãos.

Sugestões práticas

1. Há menos brincadeiras espontâneas em decorrência das dificuldades existentes na paralisia cerebral. Deve-se oferecer um posicionamento útil, orientação e suporte para o uso das habilidades que a criança possui para que se divirta aprendendo por meio das brincadeiras.
2. Selecionar objetos e brinquedos de um tamanho que a criança possa manusear e aqueles que ela possa compreender, em especial os que interessem a ela. Usar sua comunicação para que escolha entre dois brinquedos para brincar.
3. Mostrar à criança como usar um brinquedo, mas, sempre que possível, ver se ela pode descobrir sozinha como funciona.
4. Não interferir com a criança que está se concentrando em uma atividade de brincar, a menos que seja absolutamente essencial. Antes de ajudar, deve-se perceber que a criança precisa do seu próprio tempo e velocidade para revelar suas atividades e iniciativas na presença de dificuldades de compreensão, memória, visão e outras deficiências.

Técnicas para carregar a criança de modo correto (Figs. 10.6 a 10.11)

1. Estimular o controle da cabeça.
2. Corrigir quaisquer posturas anormais.
3. Sugerir modos mais fáceis para os pais/cuidadores carregarem uma criança com paralisia cerebral.

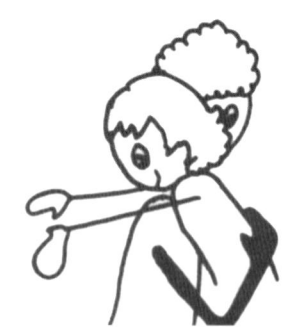

Figura 10.6. Os dois braços ficam em cima dos ombros do adulto de modo a obter simetria, retificar a coluna e levantar a cabeça da criança. Se necessário nos casos de espasticidade, manter as pernas separadas e quadris retos. Colocar os braços tensionados afastados das suas posições habituais perto do corpo.

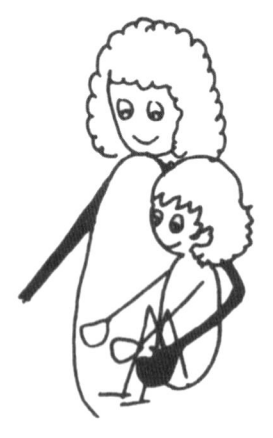

Figura 10.7 Para ajudar o controle da cabeça e correção de uma criança com postura excessivamente estendida, suas mãos são colocadas para baixo. E para ajudar a controlar uma criança atetoide ou hipotônica, uma mão é colocada unida à outra.

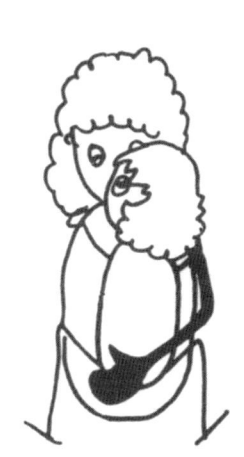 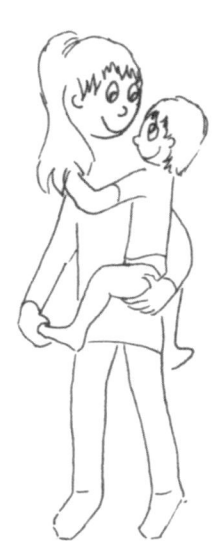

Figura 10.8 e 10.9   Uso dos dois braços, contato olho a olho, separação de pernas aduzidas com tensão ou muito estendidas. Mover a criança em diferentes pontos em torno dos quadris do adulto para encontrar a postura que corrige melhor suas pernas.

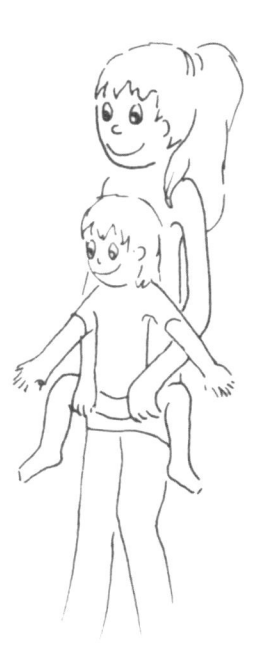 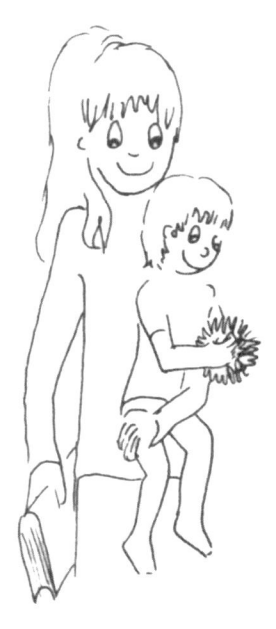

Figura 10.10   Controle de cabeça e tronco quando a criança se encontra um pouco afastada do tórax do adulto. Correção de pernas com extensão-adução-rotação medial.

Figura 10.11   Estimulação de maior controle de cabeça e tronco de crianças hipotônicas e outras. Segurar a criança pelo tórax e também embaixo das suas axilas e/ou nádegas.

11

Gestão das deformidades

Deformidade é a posição anormal de uma parte do corpo. Na paralisia cerebral e em outras crianças com atraso no desenvolvimento, as posições anormais raramente aparecem em apenas uma parte do corpo como resultado da biomecânica. Na paralisia cerebral, as posições e movimentos são limitados no início pela ação e comprimento dos músculos e tecidos moles, embora as articulações possam ter amplitudes completas.

A maioria dos bebês com paralisia cerebral não tem deformidades, embora elas possam ser previstas por suas preferências de posturas e padrões de movimento. As deformidades tornam-se evidentes com o crescimento e desenvolvimento, em especial quando a criança começa a apoiar seu peso. É necessário explicar o que está acontecendo aos pais dessas crianças, já que eles haviam sido corretamente informados que a lesão cerebral não aumentaria. As deformidades podem ser previstas e tratadas, já que são progressivas.

Uma deformidade pode ser móvel ou dinâmica, ou seja, *ser redutível*, o que significa que pode ser feita uma correção passiva ou ativa. As deformidades podem ser leves e não restringir algumas crianças ou ser um problema sério para outras. As deformidades dinâmicas são menos evidentes durante o sono e ausentes sob anestesia. Algumas ou todas as deformidades podem tornar-se *fixas,* ou seja, transformar-se em contraturas, onde há um encurtamento adaptativo

dos músculos, tendões e outros tecidos moles (Lin, 2004). Isso leva a alterações articulares e ósseas. A amplitude de movimento se encontra limitada em uma contratura, visto que não é possível a correção passiva ou ativa completa. Deformidades fixas permanecem durante o sono e sob anestesia (Graham, 2004).

As deformidades dinâmicas podem coexistir com as contraturas, em particular nas crianças mais velhas. Essas alterações podem contribuir para uma mesma posição articular ou serem deformidades dinâmicas em algumas articulações e contraturas em outras articulações dos membros. Uma deformidade primária em uma articulação pode causar deformidades em outras articulações por causa da biomecânica do movimento e da postura. Por exemplo, o equino do tornozelo pode causar flexão compensatória no quadril e joelho, embora o quadril e o joelho não estejam necessariamente deformados em suas amplitudes de movimento. As deformidades e contraturas variam no grau de gravidade da rigidez, fraqueza e imobilidade de uma criança.

É necessário salientar que na literatura as palavras "deformidade" e "contratura" podem ser usadas como sinônimos, sem especificar se tratam de uma alteração fixa ou dinâmica. As definições apresentadas anteriormente serão usadas ao longo do livro para evitar confusão.

Prevenção, minimização e, se possível, correção das deformidades por meio de terapia conservadora e atendimento diário são de particular importância. Desse modo, são evitadas as alterações secundárias nos tecidos moles e nas estruturas dos músculos e articulações. A terapia precoce e a gestão diária contínua impedem ou minimizam deficiências secundárias, incapacidade, desconforto e dor. Há muitos tratamentos médicos e cirúrgicos disponíveis para atuar junto à fisioterapia.

Embora este capítulo enfoque os aspectos musculoesqueléticos, eles não podem ser separados dos aspectos do desenvolvimento e dos aspectos neurológicos. Lembrar-se de que os "mecanismos neuronais fazem parte das estratégias biomecânicas, mas eles mesmos são limitados pela biomecânica", como afirma Dietz. O terapeuta precisa considerar os mecanismos posturais, *posturas e movimentos anormais* nas funções motoras ligadas ao desenvolvimento, já que esses estão vinculados às causas das deformidades. O Capítulo 9 oferece sugestões práticas, tratamentos, atividades, órteses e equipamentos dentro das funções motoras ligadas ao desenvolvimento nas posturas deitadas, sentadas, em pé e andando.

Causas das deformidades, metas e gestão da terapia

1. Imobilidade.
2. Hipotonicidade.
3. Hipertonicidade.
4. Fraqueza – geral ou específica.
5. Cocontração e sinergias (padrões de movimento).
6. Atividade reflexa anormal.
7. Assimetria.
8. Movimentos involuntários em um padrão repetitivo.
9. Fatores ligados ao crescimento.
10. Biomecânica.

Algumas dessas causas estão entrelaçadas e suas relações serão discutidas.

Imobilidade

A imobilidade geral está associada a uma postura persistente e pouco movimento, ou nenhum, em uma criança. As causas podem ser:

- *deficiência física* decorrente de hipotonicidade, hipertonicidade, fraqueza com amplitudes de movimento limitadas, uns poucos padrões de movimento ineficientes anormais, controle postural deficiente com posturas anormais prolongadas. A combinação de distonia e hipertonia espástica causa uma imobilidade mais grave;
- *outras causas,* como uma perda sensorial (sobretudo a cegueira), defeitos perceptivo--motores graves, em especial aqueles relacionados ao espaço e à imagem corporal, problemas emocionais, em especial se a criança for medrosa ou tímida, deficiência intelectual grave, privação social e desnutrição. A maioria dessas razões tende a criar crianças letárgicas, desmotivadas, que preferem ficar imóveis.

Quando muitas das causas de imobilidade mencionadas se combinam na mesma criança, há maior probabilidade de que ocorram deformidades. Portanto, crianças imóveis que têm incapacidades múltiplas graves são particularmente propensas a terem suas deformidades transformadas em contraturas.

A imobilidade parcial ou mesmo mínima das crianças, quando comparadas aos seus pares saudáveis, acontece em uma incapacidade leve a moderada. Algumas das crianças com envolvimento mais grave podem adquirir algumas poucas posturas anormais e movimentos estereotipados para mobilidade parcial.

Metas. Terapia, equipamento especial que inclui órteses e ambientes adaptados para possibilitar às crianças se tornarem mais móveis. O grau de mobilidade depende da gravidade da condição. A meta é usar atividades lúdicas interessantes para motivar ações e o máximo de mobilidade apropriada ao longo do dia.

Hipotonicidade

O bebê "flácido", ou criança bem nova com hipotonia, pode ser decorrente de muitas outras causas neurológicas que não a paralisia cerebral. Bebês hipotônicos ou crianças muito novas com paralisia cerebral podem se tornar hipertônicas, discinéticas ou atáxicas ao se desenvolverem. Elas são no início imóveis, no entanto, às vezes são deixadas deitadas por longos períodos em uma ou duas posições, o que pode criar deformidades. Por exemplo, a *posição de rã* das pernas em decúbito ventral, dorsal ou a criança apoiada em travesseiros em uma posição sentada semiencurvada podem levar a deformidades, em especial na coluna e quadris. Nesses casos, pode ser encontrada subluxação ou luxação anterior dos quadris.

Uma característica comum da maioria dos bebês hipotônicos é a ausência de todos ou alguns dos mecanismos posturais normais. Os músculos do pescoço, tronco e cíngulos do membro superior e inferior não são ativados por esses mecanismos e ficam fracos e hipotônicos. A hipotonia nem sempre está associada a uma fraqueza total. Um movimento voluntário razoável, ainda que fraco, pode estar presente, mas não é suficiente para tornar a criança móvel. Sem a presença de mecanismos posturais, a criança não consegue sair de suas poucas posições durante o dia e a noite. O controle postural está, portanto, ausente ou é precário, o que impede uma função confiável.

O bebê com paralisia cerebral atáxica tem articulações hipermóveis e pode, posteriormente, desenvolver alguns mecanismos posturais, sendo capaz de sentar-se, ficar em pé e andar com instabilidade e um desenvolvimento atrasado. Há deformidades anormais comuns, como sentar com as pernas na *posição de rã* e a coluna encurvada; ficar em pé com a coluna encurvada, lordose, joelhos em hiperextensão (*joelho projetado para trás, recurvatum*), joelho valgo (*joelhos que se tocam*), joelho varo (*joelho arqueado*) e pés em pronação (*pé plano*). As crianças que desenvolvem espasticidade retêm a hipotonia do tronco com membros rígidos. As crianças que se tornam discinéticas retêm troncos hipotônicos com tono flutuante no tronco e/ou membros. Elas têm deformidades similares, como na ataxia, por causa de motivos variados (ver seções "Paralisia cerebral espástica", "Paralisia cerebral discinética/distônica" e "Paralisia cerebral atáxica" no Cap. 1).

Metas. Treinar o controle postural, fortalecer e corrigir posturas anormais com equipamentos, quando necessário.

Hipertonicidade

Historicamente, a espasticidade era considerada a causa mais importante das deformidades. Na atualidade, ainda há um foco na "espasticidade" entre alguns fisioterapeutas e também em muitos estudos sobre o uso da toxina botulínica A (BTX A), em geral com fisioterapia. Há diferentes tipos de hipertonicidade e a espasticidade precisa ser esclarecida, já que ela pode requerer terapia para rigidez, fraqueza ou descoordenação das ativações musculares (ver adiante). O foco na espasticidade inclui o uso de baclofeno (Albright & Neville, 2000; Lin, 2004) e rizotomia dorsal seletiva neurocirúrgica (Peacock & Staudt, 1991; McLaughlin et al., 1998).

Tipos de hipertonicidade. O tipo de paralisia cerebral distônico-discinético tem menor propensão a produzir deformidades em virtude do seu tono flutuante. Há um tipo persistente de distonia junto à espasticidade, assim como um tipo específico de rigidez na paralisia cerebral pós-traumática, que causa deformidades. Nessas crianças é sentida uma rigidez tipo *cano de chumbo* durante o alongamento nas amplitudes de movimento articulares. Muitos profissionais enfocam as deformidades que ocorrem no tipo espástico, já que esse é o tipo mais comum de paralisia cerebral e o mais propenso a deformidades progressivas. No tipo espástico, há uma reação anormal ao alongamento rápido (um reflexo de estiramento hiperativo, dependente da velocidade), descrita pelos neurofisiologistas e também denominada de reação espástica do *tipo canivete*. Esse teste fisiológico de espasticidade não está associado à postura anormal que causa as deformidades (Lin, 2004).

A criação das deformidades é, contudo, dependente das visões neurológicas e ortopédicas (musculoesqueléticas). As deformidades estão associadas à imobilidade em posições anormais habituais, à rigidez (Brown, 1985), ao encurtamento de alguns músculos e ao alongamento excessivo de outros. Há outros fatores importantes que precisam ser considerados, como a identificação de aspectos dos movimentos coordenados de forma anormal (sinergias anormais), fraqueza e trabalho muscular ineficiente, em especial nas compensações pelos mecanismos posturais ausentes ou atípicos. Essas causas, junto ao crescimento e à biomecânica, são discutidas adiante.

Há uma tendência para que os músculos espásticos se encurtem, o que causará *um aspecto* da deformidade (Tardieu et al., 1982; Dietz & Berger, 1983; Hufschmidt & Mauritz, 1985; Cosgrove, 2000). Músculos encurtados hipertônicos (hipoextensíveis) tracionam as articulações em padrões motores anormais, que envolvem a criança inteira ou pelo menos o membro inteiro. Shortland et al. (2002) e Fry et al. (2004) usaram ultrassom para estudar os músculos na paralisia cerebral espástica e um dos achados foi que a fraqueza dos músculos pode contribuir para o encurtamento e atrofia muscular. Eles incluíram uma pesquisa sobre o comprimento muscular nessas crianças. Akeson et al. (1987) consideram que a contratura muscular está relacionada às alterações no comprimento do músculo ao passo que o enrijecimento das articulações está mais relacionado à privação de movimento. Músculos que são hipoextensíveis no início, com ou sem rigidez hipertônica, podem ser alongados em uma criança pequena, porém mais tarde podem se tornar irredutíveis. Embora uma articulação com seus músculos possa estar mais deformada do que as outras dentro de um padrão motor, é importante *verificar cada articulação*, bem como observar os *padrões de postura e movimento anormais.*

Desequilíbrio muscular. Há uma pressuposição comum de que o músculo espástico é forte e tem um antagonista fraco (Bobath & Bobath, 1984; Reimers, 1990). Isso é denominado desequilíbrio muscular e, segundo se supõe, leva à deformidade. Embora alguns terapeutas da área ortopédica ainda falem em desequilíbrio muscular, eles infelizmente dizem que os músculos espásticos são *fortes* e os antagonistas são *fracos*. Isso raramente é o que ocorre. É a *tração* intensa do músculo espástico encurtado que é forte e não o trabalho do músculo espástico propriamente dito. Depois que a espasticidade é diminuída, os músculos espásticos com frequência revelam fraqueza. Os antagonistas dos grupos musculares espásticos estão trabalhando em desvantagem contra a tração intensa dos grupos musculares espásticos encurtados e rígidos. Portanto, os antagonistas não podem se encurtar para alongar os agonistas espásticos. Como os antagonistas não podem contrapor a tração dos músculos espásticos, eles parecem ser muito fracos. Com o tempo eles realmente se tornam fracos por causa do desuso e da inabilidade de serem ativos ao longo de suas amplitudes de movimento completas. É necessário prevenir a deformidade por meio da mobilização e alongamento dos músculos espásticos e de seu fortalecimento junto ao de seus antagonistas. É necessária uma amplitude de movimento o mais completa possível para todos os músculos.

Ross e Engsberg (2002; 2007) investigaram a relação entre espasticidade e força e também verificaram que não há um "desequilíbrio muscular" na articulação. Eles perceberam, ainda, que o grau de espasticidade (resistência ao alongamento passivo dependente da velocidade) não tinha relação com a quantidade de força naquele músculo. Eles consideram que a "fraqueza muscular, e não a espasticidade, pode ser a deficiência predominante" na paralisia cerebral e que sua pesquisa em pessoas com diplegia espástica mostrou mais envolvimento distal do que proximal nas pernas. Houve pouca ou nenhuma significância na correlação de espasticidade e função, porém a força estava correlacionada com muitas variáveis específicas nas medidas funcionais.

A fraqueza será discutida um pouco mais adiante nesta seção.

Metas. O terapeuta e em especial aquelas pessoas envolvidas no atendimento diário visam a desempenhar a gestão correta das posturas anormais e movimentos anormais que surgem durante a *função como uma prioridade*, assim como manter o alongamento dos músculos encurtados e tecidos moles com o uso de órteses e equipamentos selecionados. Deve-se encorajar uma variedade de posturas e movimentos ativos nas funções motoras diárias. Ver as metas para o fortalecimento adiante.

Fraqueza – geral e específica

1. A fraqueza geral está presente na hipotonicidade e onde há ausência de mecanismos posturais. O mau controle postural causa fraqueza em todos os tipos de paralisias cerebrais, já que os controles posturais não estão disponíveis para ativar os músculos.
2. A fraqueza específica é aquela dos músculos espásticos e seus antagonistas. Os músculos espásticos podem, em geral, agir somente dentro da sua amplitude interna e os antagonistas na sua amplitude externa, porém não no resto da amplitude. Isso varia com a gravidade de cada condição.
3. A fraqueza assimétrica ocorre em um lado do corpo na hemiplegia e na diplegia ou tetraplegia assimétrica. Nos casos bilaterais, a maior fraqueza pode ser de um braço ou perna em lados diferentes ou no mesmo lado do corpo. Um lado do tronco pode ser fraco.
4. Os músculos espásticos encurtados fracos são inelásticos (hipoextensíveis) no início. Em experimentos animais, um músculo imobilizado na posição encurtada está associado a uma perda de 35% dos sarcômeros; por outro lado, se um músculo se encontra em uma posição alongada, o número de sarcômeros pode aumentar em até 25% (Tabary et al., 1981). Tabary et al. (1972) e Tardieu et al. (1982) mostraram que a atividade fica reduzida nos músculos espásticos inelásticos encurtados, mais fracos.
5. Gough et al. (2005), ao fazerem uma discussão crítica das teorias que fundamentam a BTX A, chamam atenção em sua pesquisa para a importância da fraqueza, em vez do comprimento da fibra muscular. Em crianças, Lieber e Friden (2002) também não encontraram diminuição no comprimento da fibra muscular na deformidade fixa em flexão no punho. Shortland et al. (2002), ao estudarem a deformidade fixa do gastrocnêmio medial em crianças com diplegia espástica, encontraram diminuição no diâmetro das fibras e encurtamento da aponeurose secundária à atrofia muscular, em vez de fascículos musculares curtos. Os estudos de Fry et al. (2004) indicam que a deformidade fixa poderia relacionar-se à atrofia muscular e não a alterações no comprimento da fibra muscular. A diminuição no comprimento do ventre muscular leva a um aumento relativo no comprimento do tendão. Esses estudos defendem a importância da fraqueza em crianças com diplegia espástica. Em estudos anteriores, a ação muscular ineficiente foi associada à eletromiografia mostrando contração anormal nos músculos espásticos (Tardieu et al., 1982; Young & Wiegner, 1987).
6. A avaliação da força de um grupo muscular com a criança deitada em um leito pode não se relacionar à sua ação durante a função. Por exemplo, os músculos do cíngulo do membro superior podem funcionar bem na posição de arrastar, mas não em um teste muscular feito no leito. Os músculos extensores da coluna podem ser bem ativados em decúbito ventral, mas não em sedestação ou bipedestação. A extensão do cotovelo é maior quando a criança estende o braço para um objeto desejado do que nos testes musculares. Isso também pode ser observado quando um músculo estiver ativo na posição deitada, mas não durante uma análise da marcha, que é algo mais complexo (McMulkin et al., 2000). Os procedimentos de fortalecimento são usados dentro das funções, assim como nos exercícios ativos e em movimentos ativos contra resistência para grupos musculares específicos. Em crianças mais velhas que

não têm um envolvimento tão grave e que deambulam, têm sido encontradas evidências de que os exercícios de fortalecimento melhoram a função (Damiano et al., 1995a,b; Andersson et al., 2003; Dodd et al., 2003).

7. Engsberg et al. (2006), em um estudo piloto com 12 crianças em um programa de fortalecimento de 12 semanas com três sessões por semana, encontraram o seguinte: a maioria dos sujeitos aumentou a dorsiflexão e a flexão plantar do tornozelo junto e separadamente, comparados com os controles. A pontuação da medida de função motora grossa (GMFM) para a dimensão da marcha, corrida e salto aumentou. Eles também mediram a qualidade de vida, que melhorou de modo significativo nos relatos das crianças e nos relatos dos pais sobre a criança.

Metas. Ao se considerar os pontos de discussão anteriores, as metas do terapeuta são fortalecer os músculos espásticos e seus antagonistas na amplitude de movimento mais completa possível e melhorar a força bilateral na distribuição assimétrica da fraqueza. Os mecanismos posturais precisam ser desenvolvidos em atividades motoras ativas para a criança como um todo para evitar fraqueza, tanto geral quando específica. O desenvolvimento do preparo físico em atividades de lazer inclui o fortalecimento.

Cocontração anormal e sinergias anormais

Os mecanismos posturais anormais ou sua ausência levam a posturas antigravitacionais anormais. Os mecanismos posturais normais estão discutidos no Capítulo 5. No Capítulo 9, há sugestões terapêuticas práticas para avaliação e ativação dos mecanismos posturais dentro de todas as funções ligadas ao desenvolvimento. As compensações ocorrem como resultado de mecanismos posturais ausentes ou precários e podem ativar uma cocontração excessiva para manutenção do equilíbrio. As pernas parecem estar rígidas e retas, similares à ação positiva de suporte vista em bebês normais. Pode haver com-

pensações que empregam uma variedade de posturas anormais para equilíbrio, como aquelas mencionadas anteriormente na ataxia hipotônica e nos exemplos do Capítulo 9 em todas as posturas antigravitacionais.

As posturas anormais são também combinadas com sinergias de movimento anormais, o que inclui a coativação (cocontração) e padrões de recrutamento anormais (Tedroff et al., 2006). Essas anormalidades não são decorrentes da hipertonicidade, mas de problemas de controle motor (Shumway-Cook & Woollacott, 2001). As cocontrações posturais e a coativação nos movimentos também são vistas no início do desenvolvimento normal ou nos estágios iniciais de aprendizado de uma nova habilidade motora. Elas não criam necessariamente as deformidades, mas a persistência de cocontração na paralisia cerebral pode causar limitação na amplitude dos músculos.

Há ainda sinergias anormais com dificuldades na ação de músculos isolados vistas na falta de controle motor seletivo. Por exemplo, uma criança com espasticidade não consegue realizar com facilidade a dorsiflexão de tornozelo sem também flexionar quadril e joelho. Os músculos para preensão podem não ser ativados sem a flexão de punho e cotovelo. Se um padrão de movimento particular for usado repetidamente para as funções diárias, ele poderá causar deformidades. Em algumas pessoas, a persistência de tais padrões de movimento também está relacionada aos padrões reflexos anormais discutidos na seção adiante.

Metas. Prover uma variedade de padrões motores dentro das funções ativas ligadas ao desenvolvimento e com exercícios ativos, assim como a melhoria dos tratamentos específicos. Desenvolver mecanismos posturais dentro das funções ligadas ao desenvolvimento.

Atividade reflexa anormal (ver Tab. 8.3)

Essas atividades podem ser usadas por pessoas com discinesia ou espasticidade. Podem haver padrões reflexos primitivos persistentes ou reações reflexas patológicas. Não é o reflexo *como tal* que leva à deformidade, mas a estimulação recorrente indesejada desses padrões por aqueles que lidam com uma pessoa com paralisia cerebral. Crianças ou pessoas mais velhas podem apenas ser capazes de se mover por meio do uso repetido de padrões reflexos, sendo esse o único recurso disponível para eles. Eles aprendem a ativar padrões reflexos anormais específicos em seus esforços para alcançar uma função. Isso perpetua os padrões reflexos, levando a deformidades. Contudo, nem todas as crianças dependem de uma estratégia de movimento pela ativação de reflexos, assim como nem todas são dominadas por algum reflexo. Exemplos de padrões reflexos são:

Reflexo tônico cervical assimétrico (RTCA) pode ser usado virando-se a cabeça para o lado do braço mais útil, para que esse alcance um brinquedo por meio da extensão reflexa do braço. Uma rotação subsequente da cabeça para o lado oposto ao braço que está estendido obtém a flexão reflexa no lado occipital da cabeça. Essa flexão do braço leva o brinquedo para a linha média. Outro exemplo é de uma criança com assimetria que para caminhar roda a cabeça para um lado de modo a enrijecer a extensão reflexa da perna de apoio e depois roda a cabeça para o lado oposto à perna que está estendida para permitir que essa flexione para dar o passo. O RTCA persistente de um lado cria posturas assimétricas no membro pela rotação da cabeça, o que pode causar deformidades nos membros, uma escoliose e/ou torcicolo. As posturas extensoras estão associadas aos RTCA, de modo que a flexão da cabeça na linha média possibilita uma limitação do RTCA. Em alguns casos, as pernas "em ventania", que estão associadas ao RTCA persistente de um lado, podem mais tarde levar à subluxação de quadril por causa da flexão-adução no lado occipital. Esse posicionamento anormal se combina com o efeito da gravidade.

Os *reflexos tônicos cervicais simétricos* são raros, mas podem ocorrer em alguns casos muito graves. Imobilidade e falta de tratamento podem levar a deformidades dentro desses padrões ou em resquícios deles.

O *reflexo primitivo de marcha* pode agravar os flexores plantares, adutores e extensores hipertônicos se tal reflexo for usado com frequência para fazer a criança "andar". Contudo, a fase de flexão do passo pode modificar o padrão, embora o equino dos tornozelos, reforçado pelo reflexo de marcha, possa persistir.

A *reação de suporte exacerbada* ou o reflexo antigravitacional podem ser estimulados em excesso por, diga-se, *balanços de bebê* ou *andadores inapropriados* e aumentar as deformidades das pernas, em especial o equino e as posturas extensoras-adutoras.

Uso ativo da reação de flexão total e reflexos de retirada para chutar, rolar, engatinhar, ajoelhar-se. Reação de retirada com combinação repetida de flexão de quadril-joelho e tornozelo, em vez de uma variedade de sinergias como a flexão de quadril, *extensão* de joelho e flexão de tornozelo, necessárias para a futura marcha. O uso repetido de flexão em todos esses movimentos ou posturas tende causar deformidade em flexão.

O *uso de reações de extensão total,* como ao utilizar as reações de extensão para o chute ativo, ao balançar sobre os pés na bipedestação ou para conseguir rolar e arrastar-se com o abdome no solo, pode levar a deformidades nesses padrões de extensão.

Metas. Quando as reações reflexas persistirem em algumas crianças, usar métodos para modificá-las. Como foi sugerido nos capítulos prévios, os métodos específicos para o desenvolvimento de funções motoras diminuirá espontaneamente ou vencerá os reflexos primitivos. Treinar uma variedade de padrões motores funcionais de modo que os padrões ou reflexos primitivos não precisem ser usados.

Assimetria

Ver assimetria postural anormal no desenvolvimento em decúbito ventral, dorsal, sedestação, bipedestação e caminhada (Cap. 9). A deformidade pode ser decorrente de:

1. Distribuição assimétrica de hipertonia com transformação do músculo e fraqueza assimétrica.

2. Apoio de peso excessivo sobre um lado do corpo, braço ou perna associado à assimetria de estabilização postural. O uso de apenas uma mão ou membro quando a outra está mais deficiente desenvolve mais o ajustamento postural (contraposição) de um lado.

3. Desenvolvimento assimétrico dos mecanismos posturais de equilíbrio, proteção e levantamento.

4. Uso assimétrico ou persistência de um reflexo anormal, em particular do reflexo tônico assimétrico.

5. Crescimento assimétrico das pernas, em especial na hemiplegia, e assimetria acentuada na diplegia.

6. Hemianopia (do campo visual), acuidade visual ausente em um olho ou surdez em uma orelha, o que pode aumentar as assimetrias mencionadas.

Meta. Corrigir uma assimetria excessiva. Desenvolver funções motoras simétricas e assimétricas normais. Usar aumentos nos calçados para ajustar crescimento desigual dos membros inferiores. Verificar o levantamento colocando embaixo do pé mais curto pequenos livros com espessuras diferentes para estabelecer quando o ajustamento pélvico ocorrerá com o apoio de peso bilateral.

Movimentos involuntários em um padrão repetitivo

Qualquer espasmo flexor repetido, chutes discinéticos involuntários com flexão de quadril e/ou joelho ou o movimento flexor repetido involuntário de um pé arranhando o solo podem dar origem a um encurtamento na região do joelho ou quadril. Miller (2007) relata a perda da postura em pé para as transferências, decorrente de deformidade em flexão do joelho em adultos jovens ou adolescentes com atetose (discinesia) combinada com espasticidade. De modo similar e com menor frequência, há crianças que têm espasmos extensores repetitivos ou movimentos rotatórios involuntários, o que pode criar encurtamento. Pessoas mais velhas com discinesia podem usar a tensão muscular para con-

trolar os movimentos involuntários, o que resulta em posturas tensas anormais e dor muscular.

Metas. Reduzir o encurtamento. Tratar a dor.

Fatores ligados ao crescimento

Há quatro fatores principais que causam ou agravam o desenvolvimento de deformidades:

1. Os mecanismos de crescimento e deformidade têm sido de interesse para vários pesquisadores (Graham, 2004; Cosgrove, 2000; entre outros). A atividade reduzida é principalmente decorrente de fraqueza, equilíbrio precário e controle motor seletivo anormal, em vez de espasticidade (Graham, 2004). A atividade é necessária para prover o alongamento frequente que contribui para o crescimento muscular. Nas deformidades leves, os músculos e tecidos moles crescem, porém não tão rapidamente quanto os ossos. Portanto, os músculos crescem de um modo anormal, mais lento em relação ao osso, em razão da quantidade e variedade das experiências de movimento. As injeções de toxina botulínica são usadas para manter o comprimento do músculo durante o crescimento e protelar a cirurgia (Cosgrove et al., 1994).

2. A estrutura óssea específica do quadril não muda como normalmente ocorreria durante o crescimento, por causa do tono anormal, da postura anormal e ausência de apoio de peso. O colo do fêmur permanece em anteversão e o ângulo valgo entre o corpo e o colo do osso não diminui. Essa é parte da razão para as deformidades e luxações de quadril (ver discussão adicional sobre luxação de quadril).

3. Os estirões de crescimento em crianças e adolescentes estão ligados ao aumento das deformidades. Parece que o crescimento desigual de ossos e músculos na hipertonia, assim como o aumento da altura e em especial o aumento do peso, fazem aparecer as deformidades. Em geral, nessa fase da vida há também menos mobilidade, já que as crianças mais velhas precisam gastar longas horas em seus estudos.

4. A diferença no comprimento das pernas decorrente do crescimento resulta em assimetria e deformidades compensatórias. A diferença no comprimento das pernas na hemiplegia cria várias marchas anormais, discutidas adiante.

Metas. Monitorar a postura e o movimento ao longo da vida de uma pessoa com paralisia cerebral. Oferecer terapia quando indicado, em particular durante os estirões de crescimento. A terapia precisa aumentar a atividade e ter o cuidado de incluir o alongamento dos membros e do tronco.

Biomecânica (ver seções "Posturas anormais na bipedestação" e "Marchas anormais" no Cap. 9)

Os aspectos biomecânicos relacionados às deformidades são:

1. Os grupos musculares espásticos, em particular aqueles que flexionam uma articulação e estendem outra, como os isquiotibiais, reto femoral e gastrocnêmio, agem sobre as alavancas ósseas e articulares. Com o apoio de peso, em especial, ocorrem alinhamentos anormais nos membros que podem não estar correlacionados. Em algum momento, os alinhamentos anormais se estabelecem produzindo torção óssea e subluxação articular. As ações musculares se tornam então ainda mais ineficazes. A torção óssea ou subluxação articular reduz a habilidade dos músculos de gerar um momento eficaz (Graham, 2004). Tecidos moles rígidos, inclusive músculos, e anormalidades ósseas e articulares prejudicam a biomecânica da marcha (Gage, 1991).

2. Há o efeito de uma deformidade articular sobre o membro inteiro e do corpo inteiro sobre a biomecânica dos músculos espásticos encurtados e da fraqueza. Por exemplo, o equino pode aumentar a flexão de quadril e joelho na postura em pé. O equino de um pé pode produzir um comprimento de perna aparen-

te com assimetria associada da pelve e escoliose postural secundária. Mais exemplos são dados no Capítulo 9 na subseção "Posturas anormais na bipedestação".

3. A seção "Desenvolvimento da bipedestação e da marcha", no Capítulo 9, discute a visão da autora de que no início são os mecanismos posturais precários e não necessariamente as deformidades dos membros a causa primária de instabilidade com compensação biomecânica. Alguns profissionais que trabalham na ortopedia e avaliam crianças que já têm deformidades acham que a biomecânica causa os problemas de equilíbrio decorrentes das deformidades nos membros. Contudo, a pista importante é a presença ou ausência de mecanismos posturais de estabilização postural e contraposição (ajustes posturais). Em algumas crianças, a postura pode ter alinhamento normal quando em posturas tranquilas eretas contra a gravidade, sem movimento. Quando o movimento voluntário é usado, essas crianças não conseguem se equilibrar por causa da falta de contraposição e compensam com posturas anormais. Essas compensações biomecânicas para um equilíbrio pior também podem ocorrer durante as posturas tranquilas e os ajustes posturais. Portanto, os alinhamentos corporais anormais são observados durante as posturas tranquilas contra a gravidade, assim como durante a função da mão e uso da perna para engatinhar e andar.

Essas posturas anormais, quando não são corrigidas, podem prejudicar ainda mais o equilíbrio por causa do aumento no alinhamento anormal com o crescimento. Green et al. (1995) observaram a biomecânica anormal na posição deitada, sentada e em pé. Butler e Major (1992) e Farmer et al. (1999) observaram a biomecânica nas posturas eretas. Gage (1991; 2009) discute os problemas biomecânicos nas análises da marcha.

A biomecânica dos movimentos dos membros é afetada pela ação de mover-se em relação à gravidade.

Metas. Melhorar os mecanismos posturais, em particular a estabilidade e os movimentos de contraposição dos membros. Melhorar de forma ativa os alinhamentos posturais e o apoio de peso com órteses e equipamentos. Aplicar a biomecânica nos movimentos e exercícios de fortalecimento com o emprego da gravidade para obter assistência, eliminando a gravidade nas ações neutras e aumentando as ações musculares contra a gravidade para melhorar a força (ver Cap. 9).

Deformidades e marcha

Para uma revisão das deformidades em diferentes tipos de topografia e procedimentos cirúrgicos ortopédicos, ver Samilson (1975), Sussman (1992), Cosgrove (2000), Graham (2004), Horstmann e Bleck (2007), Miller (2007) e Gage (2009), entre outros. Os cirurgiões têm visões diferentes da cirurgia e da reabilitação subsequente, de modo que o fisioterapeuta cooperará com cada cirurgião ortopédico de maneira individualizada.

A avaliação da marcha para cirurgia baseia-se em análises instrumentadas em 3D ou, se não estiverem disponíveis, análises da marcha por observação. Essas análises são feitas junto a outros exames.

As análises da marcha para terapia conservadora sem cirurgia foram discutidas no Capítulo 8. Ver nas Figuras 9.164 a 9.170 as marchas e sugestões de terapia.

Membros superiores. As metas das injeções de BTX A ou da cirurgia ortopédica são a função das mãos, estética e higiene (Cosgrove, 2000; Graham, 2004; Horstmann & Bleck, 2007).

Cirurgia ortopédica. Os procedimentos são para os flexores do punho, ou estabilização da articulação do punho, alongamento do pronador redondo ou de outros músculos. A terapia ocupacional é usada tanto após a cirurgia quanto na prevenção de deformidades e desenvolvimento da função. Há uma sobreposição da terapia ocupacional com a fisioterapia. As deformidades do braço e sua função são discutidas neste capítulo assim como nos Capítulos 9 e 10.

Hemiplegia espástica

As deformidades de *membro superior* são a protração do cíngulo do membro superior e a flexão, adução e rotação medial do ombro. Alguns podem desenvolver subluxação ou luxação da articulação glenoumeral. Há retração do peitoral maior e subescapular. Há flexão de cotovelo com pronação. Os flexores e pronadores tensionados junto aos supinadores muito fracos estão presentes e podem ocasionalmente levar à subluxação da cabeça do rádio. O punho e os dedos ficam flexionados, o polegar fica flexionado e aduzido na palma. A articulação metacarpofalângica pode apresentar uma deformidade secundária no polegar. O desvio ulnar do punho é mais comum do que o desvio radial. Em certos tipos de marcha, o braço hemiplégico pode também ficar retraído e pender estendido com o cotovelo em pronação, sem balançar ou ser mantido na posição descrita sem balançar. Uma criança muito pequena ou com envolvimento leve a moderado apresentará o padrão de braço em flexão apenas ao correr ou saltar. A terapia precoce em geral impedirá que o problema do braço se torne mais grave.

O *membro inferior* em geral começa com uma deformidade dinâmica em flexão plantar, que se torna uma contratura em equino junto a um membro menor, mais curto, conforme a criança cresce. A marcha em equino ou o "andar na ponta dos dedos" pode no início ocorrer com quadril e joelho retos e mínima claudicação. Mais tarde, se a gravidade aumentar ou nos casos mais graves, o equino será acompanhado de uma flexão de quadril-joelho com adução-rotação medial da perna afetada. O equino pode ser compensado com uma ação ceifante do membro para ajudar a liberar o pé do solo. A compensação para um equino no lado afetado pode também ser a hiperextensão do joelho ou o valgo do pé para obter um pé plantígrado. Miller (2007) relata que algumas crianças com hemiplegia andam "na ponta dos dedos" tanto no lado hemiplégico quanto no lado não afetado para evitar a claudicação.

A marcha na hemiplegia pode apresentar uma retração do lado afetado, com o peso na frente sobre a outra perna. O apoio momentâneo sobre o lado hemiplégico permite apenas um passo curto com a outra perna.

A marcha é afetada não apenas pela fraqueza, mas também pelo comprimento inadequado dos flexores plantares nas fases de balanço e de apoio. Um imobilizador (gesso) ou órtese abaixo do joelho tem sido usado no estágio inicial. Uma órtese tornozelo-pé (AFO) articulada, com ou sem injeção de BTX A, é usada para as fases dinâmicas iniciais. O gesso com BTX A pode ser outra opção. Esses procedimentos protelam a cirurgia até que a criança passe os 6 anos de idade. Conforme a gravidade da deficiência, a cirurgia pode ser um alongamento do tendão do calcâneo (zetaplastia) ou uma mudança da posição do gastrocnêmio. Em casos mais graves, há cocontração dos isquiotibiais curtos e do quadríceps e equino, valgo, varo e problemas no pé. Para deformidades de quadril, joelho e pé, há vários procedimentos cirúrgicos de acordo com a gravidade da hemiplegia (Graham, 2004), que são seguidos por AFO sólida ou AFO de reação ao solo. Contudo, muitas crianças com hemiplegia conseguem andar sem auxílios para deambulação e após a fisioterapia conservadora. Elas podem ou não desenvolver deformidades fixas mais tarde.

Diplegia espástica

Em geral, a marcha de crianças com diplegia é muito mais lenta do que das crianças que não possuem deficiências e a sua escolha de velocidade é a mais eficiente, porém, com o passar dos anos, sua marcha ineficiente leva à fadiga (ver subseção "Prognósticos da marcha" no Cap. 9). As deformidades podem ser leves, não interferindo com a marcha, mas se forem mais graves levarão à deterioração da marcha.

Membros superiores. Os braços podem persistir ao se manterem para cima, no ar, como na "guarda alta ou média" do bebê ou em uma posição de "equilibrista na corda bamba" e apresentando reações de proteção dos braços excessivas. No início da marcha independente, o ba-

lanço recíproco dos braços estará ausente. As posturas anormais de ambos os braços no padrão hemiplégico-flexionado foram mencionadas anteriormente.

Membros inferiores. Na *marcha sobre os dedos* das crianças pequenas ou com diplegia leve, há no início uma marcha na ponta do pé em equino, com extensão de joelho normal ou rígida e leve rotação medial dos quadris. É comum que o contato inicial na marcha se dê com os *dedos primeiro* e não ocorra a batida de calcanhar normal após o balanço da perna. Com os braços em guarda alta, a criança pode andar rápido sobre os dedos e cair, em vez de parar. Isso é tratado com órteses tornozelo-pé e fisioterapia para obter equilíbrio e controle. Nesse caso, a marcha com o pé plantígrado se tornará possível.

Os joelhos podem flexionar demais no balanço e durante o apoio de peso. A flexão de quadril e joelho pode ocorrer para permitir que um pé em flexão plantar (ou equino) balance e não se encoste no solo e, uma vez no solo, a flexão de quadril e joelho ocorre para empurrar o calcanhar para o chão. Contudo, conforme já foi mencionado, em outros casos pode haver equino no contato inicial do pé, com quadril e joelho estendidos. A falta da batida do calcanhar após o balanço é compensada com a flexão dos quadris e hiperextensão dos joelhos para pressionar os calcanhares até o solo em pronação. Isso é usual nos padrões extensores ou no apoio antigravitacional excessivo conforme o antepé toca o solo. A hiperextensão dos joelhos, caso não seja tratada no meio da infância, poderá causar muita dor no joelho na adolescência e poderá ser necessária, posteriormente, uma cadeira de rodas (Miller, 2007). Miller sugere uma AFO articulada no comprimento da panturrilha, que limite a flexão plantar para auxiliar o fortalecimento dos isquiotibiais com o tempo, de modo a contrapor a hiperextensão do joelho. A hiperextensão pode ser tratada com cirurgias para equino, se essa for a causa.

Uma criança pode tornar-se mais rígida com a espasticidade e ocorrer aumento do equino e varo. Nesses casos, é usada uma injeção de BTX A para auxiliar na tolerância à órtese tornozelo-pé e continua sendo feita fisioterapia, com exercícios de alongamento passivo e fortalecimento para os pés e pernas, assim como o treinamento de equilíbrio.

A *marcha diplégica,* que é a mais comum, é apresentada no seguinte padrão. Há flexão-adução-rotação medial do quadril com flexão do joelho e equinovaro ou pés planos com valgo. Na diplegia os quadris podem aduzir e as pernas se cruzam quando a criança está sendo sustentada; e quando a criança está andando de modo independente, as pernas fazem adução, rotação medial e flexionam. Uma base mais larga dos pés é obtida com joelhos flexionados e bastante aduzidos (valgo), já que a criança não pode se equilibrar sobre a base estreita criada pela adução das pernas. Os pés podem também ficar em valgo para vencer o equino.

Pode haver uma *marcha em salto* com flexão de quadril e joelho e equino no contato inicial do pé, seguida pela extensão de quadril e joelho durante o apoio. Isso tem a aparência de alguém se preparando para saltar. Graham (2004) tratava essa marcha com órteses articuladas. O equino pode ser aparente e secundário à flexão de quadril e joelho, de modo que a BTX A *não é* usada para os flexores plantares.

Na *marcha agachada,* o tornozelo fica com excesso de dorsiflexão e ocorre aumento da flexão do quadril e do joelho. Essas crianças podem ter andado sobre os dedos, com quadris e joelhos estendidos ou levemente flexionados, antes de se tornarem adolescentes com "marcha agachada". Usa-se BTX A e vários procedimentos cirúrgicos executados por diferentes médicos. As AFO de reação ao solo podem ser usadas nas marchas agachadas mais leves, antes ou depois da cirurgia. Com o aumento da gravidade, as contraturas em flexão são vistas junto às deformidades de torção óssea e a problemas articulares nos quadris, joelhos e pés por causa da biomecânica da marcha (Graham, 2004). Damiano et al. (1995a) melhoraram de forma acentuada a marcha agachada com exercícios de fortalecimento contra resistência para quadríceps e extensores do qua-

dril. Presume-se que as deformidades eram então basicamente dinâmicas.

Várias cirurgias são recomendadas para vencer a flexão de quadril-joelho na marcha agachada, como alongamento dos isquiotibiais e psoas e correção de deformidades ósseas, quando presentes. As órteses tornozelo-pé de reação ao solo podem ser usadas após algumas cirurgias de músculos e tecidos moles em casos de menor gravidade.

A cirurgia é sugerida quando há aumento da flexão do joelho nas fases da marcha de contato do pé e apoio médio, junto a um aumento acentuado do ângulo poplíteo ao exame físico. A cirurgia costuma ser usada para deformidades fixas em flexão do joelho. Exemplos: tenotomia parcial dos isquiotibiais; mudança de posição dos isquiotibiais; transplantes de isquiotibiais, com vários procedimentos de alongamento; e transferências de outros músculos. A cirurgia para alongar isquiotibiais encurtados tem sido usada quando esses criam a bipedestação cifótica em pessoas mais velhas. A fisioterapia pós-operatória pode incluir talas de joelho, exercícios de amplitude de movimento, alongamento de extensores e flexores de quadris e joelhos. Tratar os isquiotibiais como um músculo biarticular. A reabilitação ensina a criança a mover-se com suas "novas pernas" e trabalhar na extensão. O apoio de peso depende da orientação do cirurgião.

Muitas crianças com diplegia têm assimetria nas pernas decorrente de grupos musculares fracos individuais, porém a assimetria pélvica e a escoliose não estão necessariamente presentes. Contudo, quando a escoliose está presente, ela é decorrente da distribuição de peso desigual e/ou diferença no comprimento das pernas. Há mobilidade limitada nos quadris, pelve e parte lombar da coluna vertebral. A inclinação da pelve para trás com a parte lombar da coluna vertebral retificada pode ser vista em algumas crianças, ou uma inclinação pélvica excessiva para a frente, com lordose lombar. Há ainda casos de coluna encurvada (cifose) com lordose e flexão de quadril. Espasticidade e deformidade ocorrem mais nos músculos psoas, isquiotibiais, reto femoral e gastrocnêmio. Os maus alinhamentos posturais podem ser secundários aos problemas dos membros ou persistir por causa de posturas sentadas anormais e mecanismos posturais antigravitacionais precários.

A pelve costuma rodar de maneira anormal em todas as *marchas espásticas*. A rotação pode ser para trás, de modo que a perna parece estar *retraída* e atrás da outra. Em geral a perna da frente, mais capaz, assume mais peso. Contudo, pode haver a situação na qual a perna de trás assume mais peso e permite que a perna da frente dê o passo, assuma o peso momentaneamente e então faça a transferência para a perna de trás, que tem apenas tempo de dar um pequeno passo e *não consegue* passar na frente da perna que está adiante.

Se a criança dá um passo, sua rigidez pode ser tão grande que ela precisa se inclinar para trás para empurrar a perna para a frente. Ela tem uma marcha anteroposterior desajeitada. A marcha com inclinação lateral do corpo está associada a adutores espásticos e abdutores fracos. Está também envolvida com a inabilidade de estabilizar a pelve ou ajustar o tronco ao fazer a contraposição na bipedestação sobre uma perna. Tronco e cabeça podem inclinar-se para a frente para ajudar a vencer a extensão espástica rígida ou usar muita mobilidade de cabeça e tronco para contrapor a rigidez da parte inferior do corpo, visando a manter o equilíbrio (controle postural). São indicados procedimentos cirúrgicos ortopédicos para extensão excessiva de quadril com inclinações pélvicas anormais (Sussman, 1992; Horstmann & Bleck, 2007).

Se uma criança tem inicialmente uma marcha que é eficiente, essa costuma ser mantida até a idade adulta. Se a criança se esforça muito para caminhar e só o consegue ao fazer muita flexão, a retenção da marcha é menos provável. O ganho de peso e o tempo prolongado na sedestação também diminuirão a probabilidade futura de marcha, com ou sem muletas, bengalas e outros auxílios.

Tetraplegia espástica (quadriplegia)

Esse tipo costuma ser mais grave com fraqueza, perda de controle motor seletivo, retenção dos reflexos primitivos, desequilíbrio muscular, postura anormal e espasticidade geral. O corpo inteiro é muito mais envolvido do que nos outros tipos de paralisia cerebral. As deformidades dos membros, a posição da pelve e do tronco e a transferência de peso anormal são similares ao que se vê na hemiplegia e na diplegia espásticas, em geral com maior assimetria e gravidade. As deformidades da perna podem ser acompanhadas de luxação unilateral ou bilateral do quadril, obliquidade pélvica e escoliose. Como os problemas de quadril são encontrados com frequência, há adiante uma discussão adicional na subseção "Flexão-adução-rotação medial do quadril".

Problemas de densidade óssea. Na diplegia grave e na tetraplegia, há mais problemas de densidade óssea por causa da má nutrição e de alguns medicamentos para epilepsia, e há menos probabilidade da criança conseguir o apoio de peso, o posicionamento em pé e a marcha independente. Contudo, há algumas crianças que continuarão usando um andador até os 12-13 anos (Miller, 2007). Crianças mais velhas são encorajadas a usar estruturas de ortostatismo e andadores com bom suporte para manter o apoio de peso para as transferências, preparo físico geral e possivelmente evitar problemas de densidade óssea. No início da infância, o equipamento para posicionamento em pé é necessário, seguido por andadores com bom suporte. Se houver flexão leve a moderada nos quadris e joelhos e correção das deformidades dos pés, o equipamento permitirá a bipedestação, as transferências e, em casos individuais, passos dados em andadores com suporte completo ou em andadores com menos suporte e apoio nos antebraços. Às vezes, as pernas têm envolvimento mais grave do que os braços, de modo que as mãos podem ser usadas com controles especiais para equipamentos de comunicação eletrônicos e cadeiras de rodas elétricas. Crianças com tetraplegia podem ter uma boa cognição, de modo que o foco na educação e função da mão merece mais tempo que o treinamento da marcha. Contudo, há adolescentes que continuam caminhando dentro de casa com um andador apropriado para aquele ambiente. A cirurgia para contraturas em flexão de joelho é sugerida por alguns cirurgiões para aqueles que andam na comunidade e não para aqueles que são predominantemente usuários de cadeiras de rodas. A cirurgia para flexão de joelho foi discutida anteriormente.

A *cirurgia para os pés* em todos os tipos de paralisia cerebral depende das outras deformidades articulares. A injeção de BTX A para os flexores plantares, com e sem engessamento, foi mencionada neste capítulo, o que protela a cirurgia até que as crianças tenham 6 anos de idade ou mais. Os cirurgiões podem fazer um alongamento do tendão do calcâneo (zetaplastia) para encurtamento de gastrocnêmio e sóleo ou uma mudança de posição do gastrocnêmio. A cirurgia para varo ou valgo pode também envolver transferências de tendão. A cirurgia para equino pode ser associada à cirurgia para outras deformidades articulares. A fisioterapia pós-operatória é feita após a retirada do gesso e o fortalecimento é a meta principal. O uso de órteses varia assim como o período em que são usadas no dia, já que podem haver músculos muito fracos no pós-operatório, necessitando de fortalecimento ativo. Crianças mais velhas com mais maturidade esquelética podem ter vários tipos de artrodeses triplas e algumas fizeram alongamento do fibular curto para o valgo e transplantes para equinovaro ou varo. Vários problemas dos pés, como deformidades do antepé, são também tratados por cirurgiões (Miller, 2007). A fisioterapia pós-operatória para os pés enfatiza o fortalecimento e o treinamento da bipedestação e da marcha, com correção da postura dos pés.

Terapia e cuidados diários

Muitas das metas baseadas nas causas das deformidades mencionadas anteriormente nos pontos 1-10 sugerem métodos que se sobrepõem e interagem entre si. Os métodos consideram as metas de imobilidade, tono anormal, cocontrações, sinergias de movimento, fraqueza, reflexos anormais, assimetria, movimento repetitivo involuntário, crescimento e biomecânica.

Os métodos de tratamento conservadores são em geral preferidos para as crianças pequenas, já que seu crescimento pode diminuir a necessidade ou protelar as necessidades de cirurgia. Além disso, a fisioterapia conservadora evita o risco potencial do alongamento cirúrgico excessivo, infecção, cicatrizes e mesmo problemas na anestesia (Jefferson, 2004).

Os métodos sugeridos são:

1. Posicionamento para alongar os músculos em equipamentos e órteses (imobilizadores) eram usados por Phelps (1952) e se tornaram tradicionais com modelos de muitos pesquisadores. Contudo, o equipamento para posicionamento e as órteses têm melhorado com os anos. Hoje, é planejado um programa de gestão postural de 24 horas que inclui:

   a. Mudanças frequentes da postura da pessoa. Uso de diferentes posturas ao longo de 24 horas com equipamento e, quando possível, sem equipamento para o posicionamento em decúbitos ventral, dorsal e lateral, sedestação e bipedestação. Isso evita que apenas um grupo de músculos espásticos ou distônicos seja alongado.

   b. Posicionamento correto de cada parte dos membros e corpo de uma pessoa considerando o alinhamento e a simetria, bem como a verificação regular desses alinhamentos. Educar outros para participarem dessas verificações regulares.

   c. Seleção do equipamento para manter a correção postural durante o uso das mãos dentro das atividades diárias e para a fala e linguagem da criança, sua experiência visual e interações sociais.

   d. A densidade óssea é favorecida (Stuberg, 1992). Recomenda-se pelo menos 30-60 minutos diários ou 3-4 vezes por semana em um equipamento para posicionamento em pé para benefício dos músculos, articulações e da densidade óssea (Stuberg, 1992). Selecionar as órteses, talas e equipamentos de acordo com a idade e gravidade. Ver detalhes na seção sobre metas do uso de equipamento para posicionamento em pé no Capítulo 9.

e. Seleção do equipamento para posicionamento durante o sono, desde que não haja contraindicações como convulsões, vômito decorrente de refluxo gastroesofágico, ameaça de aspiração e problemas respiratórios, opistótono excessivo e hipoxemia noturna (Martin et al., 1995). A cama precisa ser inclinada de maneira correta na presença desses problemas, sem que faça a criança escorregar para o pé da cama. Tardieu et al. (1988) constataram que o alongamento precisa ser mantido por 6 horas diárias para ter um aumento efetivo no comprimento muscular. Eles usaram o sóleo como exemplo. Isso pode ser observado quando a criança está relaxada à noite no equipamento para posicionamento ou usando talas, conforme a condição da criança e a visão da família. As 6 horas não precisam ser contínuas em todos os casos.

Os equipamentos para posicionamento à noite ou "sistemas para dormir" podem ser encontrados no mercado. Eles incluem o Symmetrisleep (Goldsdmith, 2000), pranchas de descanso de Chailey (Pountney et al., 2004), Dreama de Jenx (Hankinson & Morton, 2002) e modelos de Moonlite (Collins, 2007). Em um levantamento sobre o valor e modelo do equipamento *Night Time Postural Management* (Polak et al., 2008) *Snoooooooze* (Peacocks Medical Group) e *Sleepform* (Leckey) foram também acrescentados.

As metas do posicionamento noturno são: melhor sono; redução de deformidades, em especial dos quadris; evitar a cirurgia; prover alívio da pressão; conforto; menor necessidade de reposicionamento da criança à noite; e redução da dor. Como o posicionamento noturno é parte do tratamento postural de 24 horas, tem as mesmas consequências para a função da criança em todas as áreas da vida diária.

f. A fisioterapia conservadora com tratamento 24 horas por dia é difícil para algumas famílias, visto que são importantes a educação e o suporte cuidadoso dos familiares e cuidadores. Explicar a importância do programa de tratamento postural aos pais e cuidadores, fornecer orientação e suporte a eles.

2. Treinar uma variedade de padrões motores funcionais dentro das funções diárias. As técnicas para todas as metas mencionadas anteriormente estão apresentadas dentro das funções diárias no Capítulo 9 na seção "Tratamento e gestão em todos os níveis do desenvolvimento". O Capítulo 10 apresenta uma revisão da função motora nas atividades da vida diária, o que inclui posicionamento para evitar deformidades e possibilitar a função da criança.

Por exemplo, nas atividades funcionais de interesse selecionadas para uma criança, como alcançar para fora e para cima em direção a um brinquedo ou alcançar e virar para tocar uma pessoa amigável, há uma correção simultânea da flexão. Jogos, ações, canções e brincadeiras são mais motivadores para ativar e fortalecer os músculos. Durante as atividades, colocar objetos desejados ou brinquedos que usem ações de alongar, curvar e virar dos membros e corpo.

3. Tratar a biomecânica da deformidade com procedimentos de tratamento, órteses e equipamentos. Usar atividades funcionais para ativar os mecanismos posturais visando à melhora biomecânica.

O tratamento postural é individual e pode ser guiado pelo GMFCS (sistema de classificação da função motora grossa), que oferece critérios para o nível de função (Palisano et al., 1997). Os níveis IV e V iniciam o tratamento postural mais cedo do que o nível III, enfatizando as atividades precoces com mais facilidade a partir dos níveis I-III. Embora haja a recomendação de que crianças nos níveis IV e V do GMFCS devam começar o tratamento postural logo após o nascimento e na posição sentada aos 6 meses (Gericke, 2006), há controvérsias sobre isso. O diagnóstico de paralisia cerebral está "longe de ser esclarecido" nos primeiros meses (Neville, 2000), pois pode não ser confirmado antes dos 12 meses (Nelson & Ellenberg, 1982; Touwen, 1987) e mesmo mais tarde. A criança pode ter uma variância da normalidade, e a identificação pode levar tempo (Bax & Brown, 2004). Além disso, o GMFCS só é estável a partir dos 2 anos de idade (Gorter et al., 2009).

Metas específicas para o tratamento postural e controle postural são dadas em cada nível do desenvolvimento no Capítulo 9. Contudo, pessoas nos níveis IV e V do GMFCS podem precisar usar equipamento para deformidades que estão além dos seus níveis de desenvolvimento em sedestação e bipedestação.

Métodos e comentários adicionais que complementam aqueles do Capítulo 9 são:

1. *Aplicações de gelo* (crioterapia) para o membro inteiro ou sobre os grupos musculares espásticos para diminuir a espasticidade ou estimular uma ação muscular, em virtude da aplicação (De Souza, 1997; Shumway-Cook & Woollacott, 2001).

2. *Alongamento prolongado dos músculos espásticos* nas posições corretas com o uso de gessos moldados ou órteses e equipamento postural. Há aparelhos gessados bivalves que são usados como talas noturnas, que podem ser removidos para as atividades durante o dia. O posicionamento para o alongamento em geral é rotina na escola e em casa nos casos médios a graves (níveis III-IV do GMFCS).

3. *Alongamento manual suave* feito junto a 3-4 minutos de aplicação de gelo mantida. O efeito é maior quando os alongamentos são feitos na forma de movimentos ativo-assistidos ou ativos. Crianças muito pequenas ou mesmo pessoas mais velhas são mais fáceis de alongar dentro da água morna na hora do banho ou na hidroterapia. Um regime de alongamento manual com manutenção do alongamento por 40-60 segundos e 3-5 repetições de cada movimento é feito 1-2 vezes por semana (Fragala et al., 2003) ou diariamente por outros fisioterapeutas. Isso é somado ao po-

sicionamento de rotina em diferentes tipos de equipamento. Como o dano tissular decorrente da imobilidade precisa ser considerado, a amplitude de movimento (ADM) diária e a mudança de posição são importantes, em especial nas crianças com envolvimento grave (níveis IV e V do GMFCS).

Tais crianças também apreciam os alongamentos e ADM, pois eles previnem as caibras musculares e é feita uma mudança na posição dos seus membros e de seu corpo (Pin et al., 2006). Depois dos alongamentos manuais diários, as pessoas com paralisia cerebral relatam que se sentem mais soltas e são mais capazes de desempenhar uma atividade (Soames, 2003). O alongamento também é útil antes de posicionar uma pessoa no equipamento e antes da colocação das órteses. Fazer sempre um *alongamento lento e suave,* já que alongamentos forçados podem romper os músculos e tecidos moles e o alongamento rápido estimula a espasticidade fisiológica.

O alongamento manual ou as amplitudes passivas rítmicas lentas não duram tempo suficiente para modificar o comprimento do músculo, mas mantêm o comprimento obtido após um alongamento de 6 horas à noite ou distribuído entre noite e dia, de acordo com as necessidades da família.

4. *Amplitude de movimento passiva* na amplitude mais completa possível e com o conhecimento das amplitudes normais de bebês e crianças pequenas. Os bebês são normalmente mais flexionados do que as crianças mais velhas. A amplitude de movimento passiva é principalmente para melhorar a flexibilidade das articulações, porém os tecidos moles e músculos também são alongados. Os procedimentos para aumentar o comprimento de músculos espásticos não são possíveis se as articulações estiverem rígidas por causa da imobilidade ou se moverem apenas em uma amplitude limitada. A ADM passiva precisa ser feita de maneira lenta para favorecer os tecidos moles e a flexibilidade articular. Conforme já foi mencionado, a ADM passiva tem menor probabilidade de vencer problemas de

comprimento muscular do que um alongamento prolongado.

Nota: os alongamentos e ADM precisam ser planejados com os pais e outros envolvidos diretamente com a criança ou pessoa mais velha. Os pais, cuidadores e uma criança pequena apreciam o ritmo lento e uma canção com o toque associado à comunicação interativa durante os alongamentos passivos. Isso é feito com facilidade nos momentos de vestir-se, trocar fraldas, na hora do banho e durante a natação. Os pais e cuidadores precisam relatar ao terapeuta qualquer dor, desconforto e mudança nas amplitudes.

Há algumas evidências, ainda que limitada pelo rigor nos estudos, de ocorrerem mudanças na espasticidade ou mudanças nas amplitudes de movimento após um alongamento e ADM de curta duração (Pin et al., 2006). Pin et al. (2006) preferem o alongamento mantido, assim como Tremblay et al. (1990), em particular no equipamento para posicionamento em pé. Pin et al (2006) recomendam mais rigor nas pesquisas sobre alongamento. Pountney e Green (2006) afirmam que "estudos de coorte proporcionam evidência limitada para suportar as abordagens posturais de 24 horas" e como os programas de gestão postural têm evidências limitadas, eles recomendam mais pesquisas.

5. A *ativação de antagonistas e agonistas* auxilia na correção de deformidades. Isso ocorre nos exercícios de fortalecimento para músculos encurtados ou excessivamente alongados.

São mostrados adiante neste capítulo exercícios para:
- amplitude de movimento ativa e completa dos antagonistas para músculos hipertônicos, em especial nas amplitudes média a interna;
- amplitude de movimento ativa e completa de músculos hipertônicos, em especial nas amplitudes média e alongada.

6. *Manutenção da posição correta.* Isso se dá de modo passivo com o uso de órteses, assentos especiais, estruturas para posicionamento em pé e equipamento para posicionamento dei-

tado. As posições passivas oferecem um quadro sensorial de imagem corporal, porém não uma experiência de aprendizado ativo da imagem corporal. O aprendizado motor precisa ser mais ativo para conseguir um efeito maior (Cap. 5). A criança e a pessoa mais velha são treinadas para manter a correção de forma ativa. A assistência manual pode ser dada no início e retirada conforme a criança mostrar habilidade para executar o movimento sozinha. Deve-se prosseguir com resistência manual para tronco e pelve com o uso do método de "manter e relaxar" (Knott & Voss, 1968; Levitt, 1970b). Além disso, esse controle ativo precisa ser traduzido em uma atividade diária. A criança em geral gosta mais de praticar a manutenção de uma posição durante o tempo em que o terapeuta recita um verso ou canção. Os movimentos ativos dos membros precisam ser estimulados por meio de brincadeiras para corrigir os ajustes posturais da cabeça e do corpo, assim como as posições dos membros em atividades intencionais.

7. Tem sido observado que os *movimentos de rotação e diagonais* diminuem a espasticidade e o encurtamento dinâmico observados nas amplitudes diretas de flexão e extensão (Knott & Voss, 1968; Adler et al., 2008).

8. Tratar as assimetrias na hemiplegia, diplegia ou quadriplegia, que podem levar a várias deformidades e, se a pessoa estiver andando com ou sem equipamento/auxílios, as assimetrias podem criar as marchas anormais discutidas adiante.

O apoio de peso simétrico e alternado sobre as pernas é enfatizado na terapia junto ao alcance dos dois membros superiores para a frente e a preensão das mãos. É importante o fortalecimento da perna hemiplégica ou, em condições bilaterais, de ambas as pernas, em especial do gastrocnêmio para a fase de impulsão e dos dorsiflexores para a batida do calcanhar durante contato inicial da marcha. Em uma marcha particular, fortalecer os músculos fracos de quadril, joelho e braço em um ou ambos os lados, conforme a avaliação feita dos problemas da marcha.

9. Os *métodos adicionais são* técnicas de vibração usadas para ativar os músculos ou reduzir a espasticidade (Rood, 1962; Hagbarth & Eklund, 1969; Eckersley, 1993). Alega-se que a estimulação elétrica de antagonistas diminui a tração dos músculos agonistas espásticos. As contrações repetidas dos músculos espásticos, seguidas pela contração ativa dos antagonistas, era usada para aumentar as amplitudes (Rood, 1962; Stockmeyer, 1972). Esse método às vezes é de valor nos casos leves a moderados.

Uso de gesso (gessos inibitórios ou redutores de tono)

As indicações para aplicação de um gesso abaixo do joelho (gesso para inibição de tono) nas deformidades dinâmicas (redutíveis) são:

1. Quando a criança se traciona para ficar em pé, apoiando-se sobre os dedos do pé apenas, ou continua em pé sobre os dedos.
2. Quando a criança fica em pé com os calcanhares no solo, porém caminha sobre os dedos.
3. Quando a criança está pronta para ficar em pé e andar, mas não consegue se equilibrar sobre pés deformados que estão em equino, varo ou em equinovaro. Quando sentada, o equilíbrio é ruim e os pés ficam habitualmente em flexão plantar ou com os pés torcidos para dentro, de modo que não podem ser usados para estabilidade.
4. Para prevenir qualquer uma das deformidades mencionadas, que estejam se tornando fixas.
5. Protelar uma cirurgia ortopédica em crianças pequenas, já que os resultados da cirurgia podem ser imprevisíveis em um sistema nervoso com atraso no desenvolvimento.
6. Treinar um padrão de marcha melhor, com o uso das respostas proprioceptivas e imagem corporal de apoio de peso com o calcanhar para baixo e a possibilidade da batida do calcanhar durante o passo à frente, que se torna possível com a aplicação do gesso corretivo. O gesso também molda de maneira correta os pés, com uma flexão reduzida dos dedos.
7. Alongar músculos encurtados retraídos e tecidos conjuntivos. Há então também a correção

dos antagonistas, que estão excessivamente alongados, para que a criança possa tolerar a órtese. O alongamento dos músculos curtos visa a melhorar os movimentos, posturas e a marcha.

Ver engessamento combinado à BTX A, discutido adiante.

A *colaboração com os pais* é essencial para obter bons resultados, portanto deve-se explicar o propósito do gesso ou tala termoplástica para os pais e para a criança, se ela puder compreender. A importância de sua ajuda e encorajamento para a criança é essencial no sentido de certificar-se de que ela irá utilizá-los. Deve-se discutir com os pais e professores quais são os momentos convenientes para a aplicação das talas. Mostrar aos pais e cuidadores exercícios domiciliares e o treinamento da bipedestação e da marcha.

Materiais para engessamento. Existem vários materiais, como gesso de Paris (POP), gesso de fibra de vidro, bandagens com resina de poliuretano e outros materiais sintéticos. O gesso de Paris é mais fácil para modelar o pé, enquanto outros materiais secam mais rápido, o que permite o apoio do peso. É necessário usar luvas com todos os materiais. Há vários métodos para aplicar os gessos usados por ortesistas que trabalham com fisioterapeutas; alguns fisioterapeutas aplicam o gesso de forma independente (Levitt, 1977, e Jones, 1993, nas primeiras edições descrevem técnicas de aplicação de gesso). É necessário ter experiência para aplicar a tensão adequada, porém não excessiva, em uma posição corrigida e evitar pressões sobre a pele.

São usados gessos em série para as crianças que não mantêm a correção. É feito um período curto de exercícios e apoio de peso antes de aplicar o gesso seguinte. O período entre os gessos tem sido de 1-2 semanas e chega a até 2 anos em certos casos. Cottalorda et al. (2000) aplicaram gessos por 3 semanas, obtendo resultados para equino. Os terapeutas preferem períodos curtos, já que com imobilizações longas pode ocorrer enfraquecimento dos músculos. No início, um gesso usado por alguns poucos dias pode ser aplicado antes da série de gessos, para continuar melhorando a posição.

A paralisia cerebral do tipo atetoide (discinética) tem movimentos involuntários que impedem o uso de um gesso ou, quando esse pode ser usado, é por não mais de uma semana cada vez. É preferível usar BTX A para distonia a aparelhos gessados. Contudo, o peso do gesso parece ajudar a desenvolver estabilidade. Os gessos costumam ser seguidos por uma órtese. Phillips e Audet (1990) têm usado gesso no joelho durante a adolescência. As injeções de BTX A são usadas junto aos gessos. Há vários estudos mencionados na seção sobre injeções de toxina botulínica.

Miller (2007) salienta que materiais novos, como os termoplásticos, podem ser moldados de maneira correta aos membros e a sola e têm o mesmo efeito que os gessos para alongamento e correção prolongada. Miller (2007) tem ouvido dos pais que é inconveniente para eles e para sua criança a necessidade de aplicar gessos em série, gastar tantas semanas da infância usando gesso, as dificuldades para vestir-se, lavar-se e como afetam o estilo de vida em geral. Para eles, as órteses feitas de materiais termoplásticos são preferíveis.

As *metas das órtese abaixo do joelho* são as mesmas do gesso, além das outras metas para deformidades mencionadas anteriormente.

Exercícios com gesso ou órtese. Enfatizar os movimentos de extensão de joelho e quadril e de coluna (ver Figs. 11.1 a 11.10), por exemplo, levantamento da perna estendida para trás, alongamento do joelho na sedestação e extensão em decúbito lateral. Exercícios de apoio de peso após 3 dias. Transferência de peso em pé, de uma perna para a outra lateralmente, para a frente e para trás. Transferir a pelve para a frente, em cima do pé que está apoiando peso, retrair o quadril para contraposição. Na sedestação, estender os braços para cima, ficar em pé e estender o corpo ("ficar alto"). Marcha em pé o máximo possível, com peso distribuído igualmente sobre os dois lados. Reações de equilíbrio em pé sobre uma espuma para aumentar o apoio de peso através da perna que está usando gesso ou órtese.

Usa-se uma goteira gessada longa que vai do quadril até o tornozelo e pode ser removida para lavar e fazer exercícios, com movimentos dentro da água.

Membros superiores. Yasukawa (1990) observou o efeito do engessamento nas deformidades em flexão de cotovelo e punho em pronação na hemiplegia. Boyd et al. (2001b) mencionam o engessamento na sua revisão sobre disfunção de membro superior. Lannin et al. (2007) fizeram uma revisão crítica do engessamento em crianças e adultos, porém encontraram evidências de alta qualidade insuficientes para suportar ou

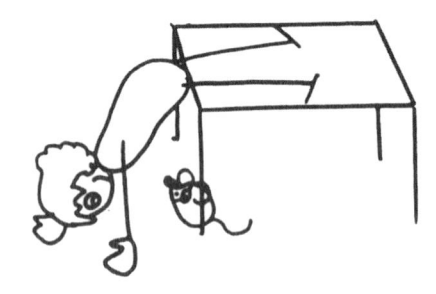

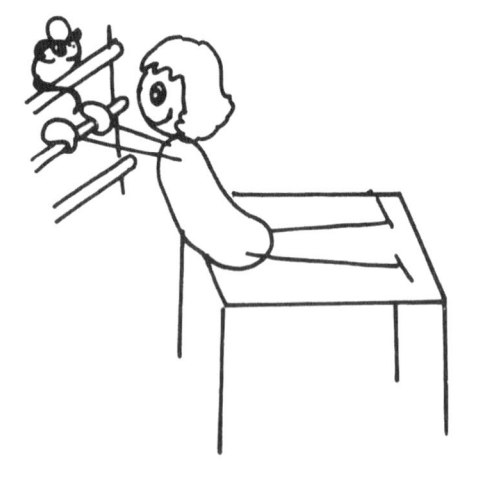

Figura 11.1 A criança curva-se para a frente na beira do colo da mãe, em cima de uma bola larga ou poltrona, levanta-se e curva-se novamente. Segura nas barras de parede e "sobe" para o nível de extensão de quadril. As pernas são mantidas separadas e rodadas para fora se necessário. A criança levanta a cabeça e o tronco em associação com a extensão do quadril. Pode ser dado um suporte inicial pela mão da mãe, que é colocada no tórax da criança. Evitar reações extensoras anormais, lordose excessiva.

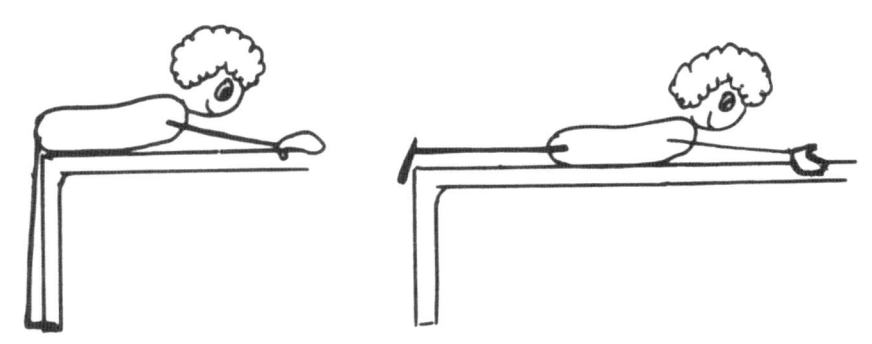

Figura 11.2   Pernas da criança no colo da mãe, na beira da cama, sobre uma bola grande ou rolo. Levar as pernas até o solo (flexão de quadril) e para a superfície de apoio (extensão de quadril). Manter os joelhos e coxas separados em rotação lateral para encorajar a extensão-abdução-rotação lateral do quadril, se necessário. Levantar uma perna por vez para controlar a lordose (Fig. 11.6). A criança pode segurar na lateral da superfície de apoio ou ter os dois braços mantidos em elevação-abdução e rotação lateral pelo adulto caso haja uma flexão anormal no braço e tronco. Usar esses movimentos para levantar da cama/maca ou sair da cama.

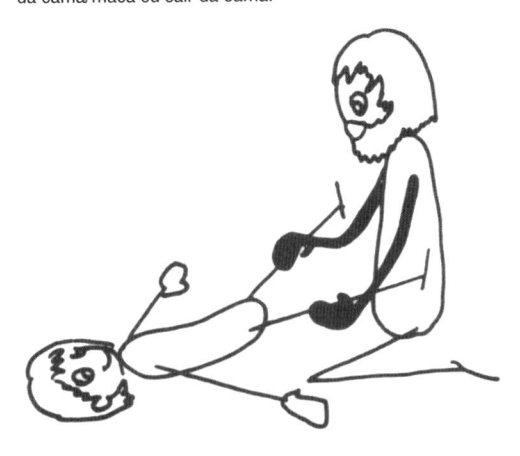

Figura 11.3   As pernas da criança são mantidas em abdução-rotação lateral. Levantamento ativo dos quadris da criança em extensão. *Evitar* o uso de lordose para fazer isso. As pernas podem ficar no colo do terapeuta, sobre um banco baixo ou com os pés planos no solo para fazer uma "ponte" com a pelve em extensão. Pode ser aplicada resistência manual nas espinhas ilíacas anterossuperiores para aumentar a extensão. Obter flexão ao solicitar à criança para flexionar os joelhos até o tórax, e então repetir a atividade de extensão do quadril. Usar essa ação ao brincar, vestir-se e lavar-se.

abandonar essa prática nos casos mais graves. Há os gessos em série e o gesso com recortes que permitem parte do movimento para adultos com 5 ou 10° a menos do que a amplitude de extensão de cotovelo completa com o antebraço na posição neutra. Contudo, a aderência de crianças e adolescentes é ruim e aconselha-se cuida-

do nos casos de espasticidade grave pela possibilidade de ocorrência de miosite ossificante, colapso da pele e privação sensorial nas mãos.

Estudos de pesquisas

Há muitas pesquisas recentes sobre engessamento, que em geral são feitas com os estudos sobre BTX A (ver adiante). Bertoti (1986) pesquisou o engessamento sem BTX A comparando o engessamento e o não engessamento em um ensaio controlado randomizado. De acordo com a revisão de muitos estudos de pesquisas feita por Blackmore et al. (2007), esse estudo teve uma estimativa elevada de II e verificou que o engessamento melhorava o comprimento da passada, ao passo que as diferenças em outros componentes da marcha não eram significativas. McNee et al. (2007) estudaram o uso de curto prazo de gessos em série em crianças com paralisia cerebral espástica. Seus resultados mostraram aumento da dorsiflexão passiva e dinâmica e mudanças em alguns elementos da marcha. Eles afirmam que a dorsiflexão com o joelho estendido e as mudanças funcionais eram pequenas e duravam pouco. Contudo, Cottalorda et al. (2000) constataram que os gessos em série eram mais positivos para crianças que andavam na ponta dos dedos. Era obtido um posicionamento plantígrado nos pés dessas crianças.

Há também a visão de que a meta do engessamento para reduzir o encurtamento nem sempre tem o suporte de evidências (Pin et al., 2006).

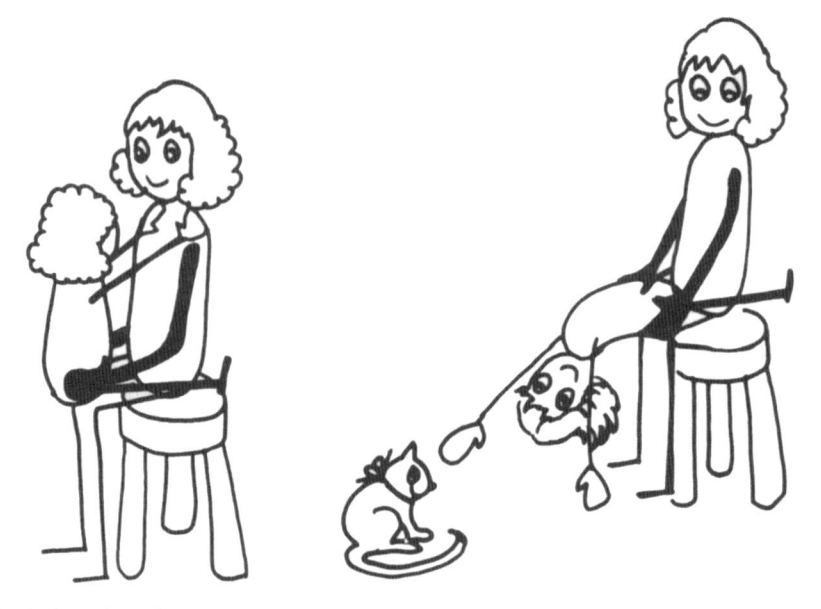

Figura 11.4 A criança faz o alongamento ativo para baixo e vai para cima até a posição sentada, com ou sem segurar sua mão. Para os bebês, pode-se utilizar uma bola grande ou rolo. A criança pode também curvar-se lateralmente até o solo para correção da escoliose.

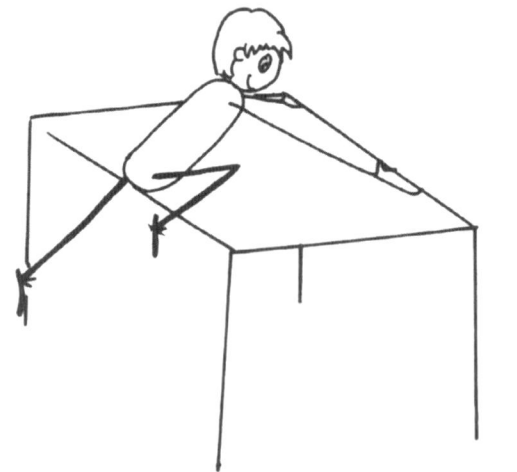

Figura 11.5 Um joelho mantido flexionado no tórax durante a extensão de quadril da outra perna para contrapor a lordose. Fazer isso em decúbito lateral ou ventral. Também fazer a flexão-abdução-rotação lateral da perna estendida para a ação desses agonistas.

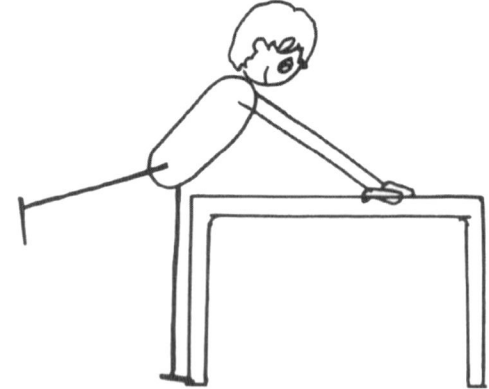

Figura 11.6 A criança se inclina para a frente sobre a bola, mesa ou rolo, durante a extensão ativa do quadril de cada perna. É mais fácil controlar a lordose dessa maneira. Em seguida, flexiona a perna de modo que o pé alcance a barra alta ou mesmo a mesa.

Shortland et al. (2002) verificaram em sua pesquisa que a fraqueza do músculo espástico era o problema principal. O encurtamento é decorrente da aponeurose secundária à atrofia muscular.

Se o engessamento precisa ser aplicado de modo a auxiliar a tolerância às órteses, recomenda-se então o período curto de uma semana de gesso. Para evitar fraqueza, os exercícios ativos são importantes nos períodos após o engessamento e quando as órteses são removidas por certo tempo após a escola ou nos finais de semana.

Toxina botulínica A

As injeções de BTX A costumam ser usadas como tratamento para espasticidade e distonia. São usadas injeções em múltiplos níveis (Scholtes et al., 2006), embora as injeções focais sejam mais comuns. São tratados membros inferiores e superiores. Mais recentemente, tem sido feita às vezes a injeção em músculo do tronco.

A BTX bloqueia a liberação de acetilcolina nas terminações nervosas da junção neuromuscular. Há uma redução da espasticidade do músculo individual que foi injetado, que começa entre 24 e 72 horas. O relaxamento muscular é mais evidente após 2 semanas da injeção e desaparece entre 3 e 6 meses depois, mas às vezes pode durar mais. São indicadas injeções repetidas, mas elas podem ser limitadas, já que não se conhece ainda se há dano em longo prazo (Gough et al., 2005).

Recomendações clínicas gerais para BTX A:

1. Costuma ser preferida para hemiplegia e diplegia espástica, mas também é selecionada para os membros na tetraplegia.
2. O candidato responde melhor quando estão presentes amplitudes articulares completas no exame estático, embora o encurtamento dinâmico do músculo espástico ocorra durante a atividade (Eames et al., 1999). As contraturas fixas necessitam de BTX A junto a outros tratamentos, porém as deformidades ósseas de torção não podem ser alteradas.
3. A frequência da injeção se dá em intervalos de 6-12 meses, com intervalo mínimo de 3 meses.
4. Os pais e a criança precisam saber que sua participação pós-operatória é muito importante. É preciso dizer a eles quais as metas da injeção e que ela será aplicada com anestésico local e sedativo leve ou, talvez, sob anestesia geral. As injeções de BTX A em múltiplos níveis em geral precisam de anestesia. Quan-

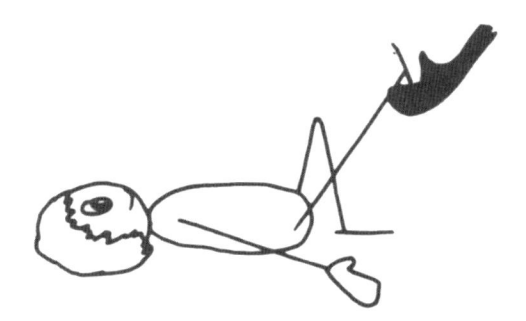

Figura 11.7 Um joelho flexionado até o tórax ou flexionado com o pé apoiado plano. Pressionar a outra perna em extensão na mão do adulto, superfície de espuma ou poltrona macia. Os quadris da criança levantam em extensão com seu peso sobre um pé. Deve ser feita a flexão completa de cada quadril de maneira ativa, se necessário. Braços estendidos e mãos pressionadas retas ou segurando a beira da cama.

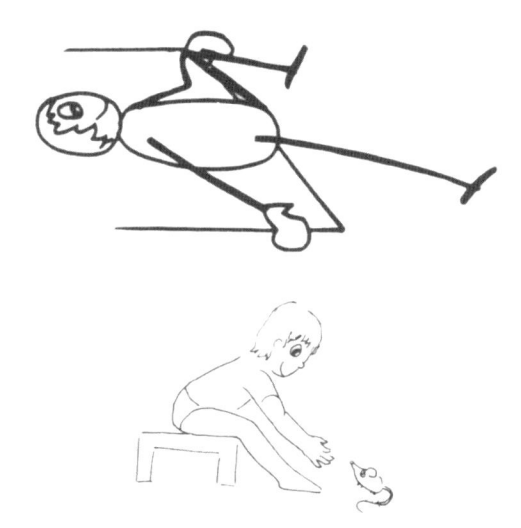

Figura 11.8 *Ativação de agonistas e antagonistas* e amplitude completa de movimento de quadril e joelho. O uso do braço em extensão é incorporado a esses exercícios.

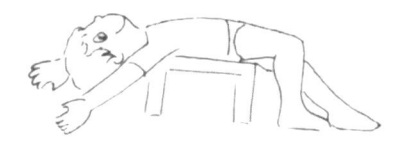

Figura 11.9 *Ativação de agonistas e antagonistas* e amplitude de movimento completa ativa de quadril e joelho. O uso do braço em extensão é incorporado a esses exercícios. Usar a flexão de quadril para lidar com meias e calçados.

do for usada anestesia local, são dadas 2 horas de repouso após a injeção para a criança vencer sua sonolência antes de voltar para casa.

5. Explicar que a criança terá uma sensação inicial de fraqueza no membro que foi injetado. No membro inferior, a criança pode cair no início por causa da fraqueza e das mudanças na sua imagem corporal ao usar uma base diferente, por exemplo, pés plantígrados ou coxas mais abduzidas. O programa de fisioterapia no qual todos participam melhora tudo isso e mantém a correção da deformidade pelo tempo máximo possível.

As metas da BTX A

A *seleção dos casos* continua a ser estudada e a equipe espera a visão do fisioterapeuta. O relato sobre BTX A feito em 2008 pela Association of Paediatric Chartered Physiotherapists (APCP) foi preparado no Reino Unido para a prática baseada em evidências.

A seleção baseia-se na identificação dos músculos específicos que causam a dificuldade funcional principal da criança.

Exemplos de metas incluem o uso de injeções na panturrilha para um equino dinâmico e injeção nos isquiotibiais para uma flexão de joelho dinâmica maior que 20° durante a marcha. Há metas para melhorar a marcha agachada, em tesoura e com equinovaro e valgo. A meta das injeções nos adutores é evitar problemas de quadril e nos adutores com isquiotibiais é melhorar a postura sentada e facilitar os cuidados em condições graves.

Nos membros superiores, as injeções são usadas para adução de polegar tensionada, posição anormal do punho ou flexão de cotovelo. As metas incluem melhora da função e aparência estética e para contrapor a assimetria acentuada dos membros.

Os momentos específicos para BTX A são:

- quando uma criança se traciona para ficar em pé e andar de lado apoiada na mobília, em particular no padrão "sobre os dedos";
- quando uma criança que anda (deambulação) atingiu uma estagnação nas suas habilidades de caminhar, está perdendo o equilíbrio, continua sofrendo quedas e o padrão da marcha não está melhorando;
- quando uma criança deseja progredir para pedalar uma bicicleta (ou triciclo), subir escadas com menos suporte, chutar uma bola e tentar outas habilidades motoras que envolvem uma base melhor para estabilidade postural e contraposição;

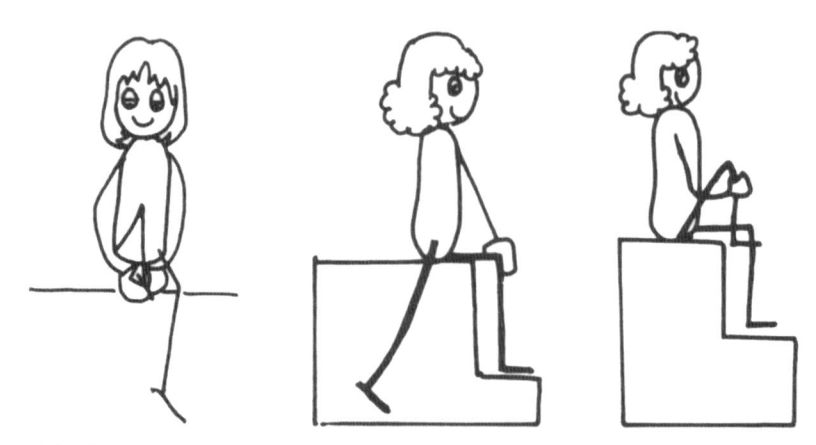

Figura 11.10 *Ativação de agonistas e antagonistas* e amplitude de movimento ativo completa de quadril e joelho. O uso do braço em extensão é incorporado a esses exercícios. Esses movimentos são usados ao vestir-se e lavar-se.

- quando um músculo ou músculos curtos precisam de alongamento para permitir melhor postura e movimento;
- quando adutores e flexores plantares espásticos limitam as transferências e a base para sentar ou andar;
- quando a espasticidade bloqueia as trocas de fralda, higiene do períneo ou há dificuldade para lavar mãos muito fechadas;
- quando há dor ou espasmos dolorosos;
- quando um alto gasto de energia está causando uma resistência física ruim ou diminuindo a distância caminhada em um tempo específico ou uma diminuição nas repetições motoras;
- quando há ansiedade da criança, adolescente e familiares com respeito à marcha;
- quando há dificuldade para aplicar órteses e intolerância da pele a elas. A aplicação de gessos em série pode preceder ou ser feito após a injeção com BTX A;
- quando a intervenção cirúrgica precisa ser protelada em crianças pequenas, já que o crescimento modifica os resultados da cirurgia. A BTX A pode manter o comprimento do músculo durante o crescimento.

As injeções são usadas no diagnóstico antes da cirurgia e como analgésico para dor e espasmo logo após a cirurgia. A redução do encurtamento espástico de um grupo muscular mostra a biomecânica pós-cirúrgica provável na pessoa. O grau da cirurgia também se torna melhor após injeções com fisioterapia contínua.

Estudos de pesquisa e revisão de BTX A

Foram feitos mais de 100 estudos para estabelecer sua efetividade desde 1993 (Cosgrove et al., 1994). Há um estudo amplo feito em múltiplos centros por Bake et al. (2002) e Koman et al. (2001).

Bjornson et al. (2007) realizaram um ensaio controlado randomizado, que incluiu medidas da satisfação dos pais e medidas eletromecânicas da amplitude articular entre as 14 medidas separadas dos resultados. A fisioterapia continuou ao longo do estudo de 33 crianças com diplegia espástica com níveis GMFCS de I a III.

Os achados foram que, apesar das melhoras mecânicas e fisiológicas, as famílias não percebiam mudanças significativas nas suas metas e na participação social da criança. Portanto, metas claras para os tratamentos com BTX A precisam ser confirmadas com os familiares e a criança.

Jefferson (2004) tem uma revisão detalhada muito útil de 24 estudos.

Lannin et al. (2006) fizeram uma revisão sistemática de pesquisas sobre terapia após BTX A e encontraram apenas três estudos com uma metodologia boa o suficiente (níveis de evidência II e III). Contudo, esses estudos não produziram achados significativos e são necessárias mais pesquisas.

Simpson et al. (2008), em uma avaliação de 80 estudos, encontraram apenas 4 estudos de pesquisa na Classe I (critérios da American Academy of Neurology), mais um sobre espasticidade adutora e um sobre o efeito analgésico de BTX A na Classe I. A lista de estudos na sua revisão é de interesse para o terapeuta clínico para uma terapia baseada em evidências.

Estudos de BTX A no membro superior

Esses incluem a pesquisa de Wallen et al. (2007), que investigaram o resultado de BTX A e terapia ocupacional (TO) nos membros superiores. Eles constataram que BTX A com TO aceleraram o alcance das metas conforme mostrado pela escala de alcance de metas e a medida canadense de desempenho ocupacional. Contudo, outros instrumentos como a avaliação de melbourne da função do membro superior unilateral, QUEST, PEDI, Questionário da Saúde da Criança e as amplitudes de movimento não mostraram qualquer efeito significativo proveniente da BTX A ou da TO, sozinhas ou juntas.

Há estudos de Fehlings et al. (2001) sobre hemiplegia que demonstram melhora funcional no uso QUEST e no relato dos pais. Friedman et al. (2000) mostraram ganhos funcionais com TO e eles também avaliaram a aparência e a facilidade de manejo dos membros superiores pelos cuidadores. O estudo foi estimado em IV (Lannin et al., 2006). Speth et al. (2005) verificaram que os ganhos na extensão do punho após BTX A eram úteis em termos clínicos, porém não foram obtidos resultados significativos em termos estatísticos para supinação e função. Eles relatam que as medidas de Melbourne e PEDI não eram sensíveis para os efeitos da BTX A. Tanto o grupo tratado quanto o que não foi tratado faziam TO intensiva, e como as diferenças funcionais entre os dois grupos não eram grandes, parece que a TO obtém mais resultados do que a BTX A.

Corry et al. (1997) constataram que a injeção de BTX A no membro superior de crianças com hemiplegia aumentava de maneira significativa a extensão ativa de cotovelo e polegar, reduzindo o tono no punho e no cotovelo. Houve uma mudança funcional modesta e em alguns casos uma deterioração temporária.

BTX A e gesso

Blackmore et al. (2007) fizeram uma revisão sistemática do engessamento para equino na paralisia cerebral. Eles revisaram 22 estudos de pesquisa que examinaram os efeitos do gesso, sozinho ou em combinação com BTX A e concluíram que "não há evidência forte e consistente de que a combinação de engessamento e BTX A seja superior ao uso de qualquer intervenção sozinha". Eles também verificaram que não há evidência de que o engessamento antes da BTX A tenha qualquer efeito diferente do engessamento após BTX A.

Glanzman et al. (2004), em uma análise retrospectiva de gessos em série, BTX A e um tratamento combinado para equino espástico, não encontraram diferença significativa entre engessamento com ou sem BTX A. Ambos melhoraram a amplitude de movimento do tornozelo em um grau maior do que a BTX A sozinha. Corry e tal. (1998) compararam BTX A com gessos para alongamento e relataram que esses davam resultados iguais, porém a BTX A era mais rápida, mais conveniente e durava mais.

Marshall et al. (2007), em uma revisão sistemática das estratégias de tratamento para deficiência motora, encontraram evidências fortes para o engessamento em série. Eles também encontraram evidência moderada de o engessamento ser tão eficaz quanto o engessamento associado à BTX A. Todos os estudos revisados eram de pessoas com lesão cerebral adquirida.

Os estudos de Gough et al. (2005), Fry et al. (2004) e Shortland et al. (2002) sugerem que músculos espásticos curtos são fracos e precisam mais de fortalecimento do que da redução de espasticidade com BTX A.

Tratamento diário após as injeções

No manejo da BTX A, Graham et al. (2000), Ubhi et al. (2000) e Eames et al. (1999) recomendam o uso de BTX A junto à fisioterapia e órteses. Os fisioterapeutas sugerem os métodos adiante para as metas estabelecidas na terapia com BTX A. Isso está baseado no levantamento da APCP no Reino Unido (APCP, 2008). Dumas et al. (2001) relatam um consenso de 62 fisioterapeutas pediátricos especialistas nos Estados Unidos e Canadá, que incluiu a importância estimada de várias intervenções diretas após injeções de botulina para espasticidade de membro inferior na paralisia cerebral. Essas são similares a muitas daquelas usadas no Reino Unido. Parece que a BTX A não modifica as metas e métodos da fisioterapia pediátrica, mas oferece uma fase de transição de intensificação no treinamento do controle motor e função. Alguns terapeutas aumentam as sessões ao passo que outros continuam com sessões duas vezes por semana um pouco antes da injeção (O'Neil et al., 2003). O relato da APCP (2008) afirma que não é possível dar uma prescrição geral, devendo-se deixar as decisões para cada fisioterapeuta com base nas suas avaliações.

A fisioterapia consiste em:

1. ADM diária com alongamento e manutenção do alongamento com órteses para o dia e talas para a noite. Talas noturnas logo após a injeção, usadas por 6 horas ou mais (Tardieu et al., 1988). O uso das órteses pode ser

aumentado no início e diminuído, por exemplo, de uma AFO, para uma AFO articulada, para uma AFO dinâmica, para um calçado firme com palmilha. O aumento da atividade dos músculos da perna é favorecido com tal redução progressiva no suporte.

2. O sistema de correção postural para dormir depende de cada criança (ver discussão anterior sobre posicionamento noturno).

3. Fortalecimento dos músculos injetados que parecem fracos ou muito fracos após a injeção, seus antagonistas e os músculos de controle postural.

4. Entre muitos outros programas individuais de fisioterapia estão a ativação do controle motor com treinamento motor voltado a meta, terapia de restrição e indução do movimento, terapia neuroevolutiva, treino de caminhada e marcha, treinamento funcional de atividades da vida diária, uso de escadas, rampas, triciclos, escalada e equitação terapêutica. Há também as abordagens de aprendizado motor e reaprendizado e em especial os programas domiciliares. São comuns combinações de técnicas (Dumas et al., 2001; O'Neil et al., 2003; APCP, 2008). Há "evidências insuficientes, tanto para comprovar quanto para refutar" as intervenções terapêuticas ou intervenções específicas após BTX A em crianças (Lannin et al., 2006).

5. Reeducação do padrão de marcha e diminuição gradual do suporte que os auxílios para deambulação oferecem (ver Fig. 9.174e).

6. Verificar se os alinhamentos posturais na sedestação, bipedestação e na posição deitada estão corretos.

7. O treinamento de atividades da vida diária e locomoção funcional é altamente recomendado, assim como desejado pelos pais, por exemplo, sentar e levantar de cadeiras, do carro, colocar calçados e meias, caminhar na comunidade. A melhora dos comprometimentos pode não resultar em melhoras funcionais (O'Neil et al., 2003).

8. Programas domiciliares e monitoramento regular dos pais, cuidadores e equipe escolar para o alongamento diário, exercícios de fortalecimento e uso de equipamento de manejo postural. Seus comentários têm importância especial na escolha dos métodos e do progresso. A fraqueza geral ou outros sintomas inesperados devem ser levados imediatamente ao médico responsável.

9. Atividades como natação, equitação e academia de ginástica tornam-se benéficos depois que os regimes de tratamento específicos são estabelecidos. A equitação é recomendada com frequência após BTX A para os adutores.

A escolha de estratégias, frequência e momento da terapia dependem da resposta individual à BTX A. As decisões dos terapeutas dependem da sua avaliação da deficiência e da função após as injeções.

Medidas dos resultados

As medidas dos resultados dadas por alguns dos muitos estudos incluem medidas de deficiência, atividade e participação na vida diária. As medidas em geral são feitas antes da injeção e com 2 semanas, 6 semanas e 3-4 meses após a injeção. Isso varia em cada clínica. As medidas usadas com 3-6 semanas pós-injeção e 3-6 meses ou mais eram feitas buscando alterações funcionais em longo prazo (Slawek & Klimont, 2003). Parece que as medidas de longo prazo não são necessariamente usadas depois que as injeções expiram. Eles encontraram evidências para outros estudos que continuam a confirmar que as melhoras a longo prazo permanecem depois que as injeções não são mais usadas e a espasticidade retornou.

Revisão das medidas dos resultados (ver seção "Mensurações atuais utilizadas em paralisia cerebral" no Cap. 8).

As mensurações da deficiência incluem goniometria para amplitude articular, análises de marcha observacionais e por vídeo, testes de força, de controle motor seletivo, de músculos espásticos rígidos e tecidos moles. As escalas de dor e outras medidas de dor são usadas em crianças que não deambulam e têm envolvimento mais grave.

As medidas de atividade podem ser a medida de função motora grossa, a escala de alcance de metas, a análise de marcha por vídeo, o questionário de avaliação funcional de Gillette e PEDI, para crianças que deambulam ou não. As medidas de dor em geral são usadas para crianças que não deambulam, o que pode interferir bastante com a atividade. Há várias medidas funcionais de membro superior como QUEST e MACS.

As medidas de participação são qualidade de vida (QoL) e a medida canadense de desempenho ocupacional. As medidas de gasto de energia também têm sido usadas (índice de gasto fisiológico; Butler et al., 1984). Contudo, a precisão da frequência cardíaca em crianças costuma ser variável e não é útil para verificar a energia.

A APCP na Inglaterra tem uma resolução sobre mensurações de resultados (APCP, 2005) e uma resolução sobre mensurações de resultados na orientação baseada em evidências por fisioterapeutas (APCP, 2008).

Os relatos e o diário dos pais, cuidadores, assistentes escolares e da criança são importantes na avaliação do progresso.

Revisão das deformidades

Embora as deformidades na criança como um todo já tenham sido discutidas neste capítulo e no Capítulo 9, no contexto do treinamento baseado no desenvolvimento, esta revisão pode ser útil ao dar mais atenção a cada articulação. Contudo, como já foi enfatizado, nenhuma articulação é vista de modo isolado na avaliação, tratamento e gestão.

Flexão-adução-rotação medial do quadril

Um componente pode ser maior que os outros. O formato da articulação do quadril pode ser anormal; por exemplo, um acetábulo raso, colo do fêmur antevertido, com o tempo pode

ocorrer subluxação e luxação na paralisia cerebral bilateral (Hiroshima & Ono, 1979; Sussman, 1992; Cosgrove, 2000). A tração excessiva dos adutores, rotadores mediais e mesmo flexores minimamente encurtados faz com que o quadril migre lateralmente até luxar. Esse processo pode levar 3-4 anos ou até 6 anos em crianças que não deambulam. A migração acima de 15% em crianças que não andam 10 passos com 30 meses de idade deve ser encaminhada para um cirurgião ortopédico para observação (Scrutton & Baird, 1997). Os exames de radiografia são essenciais por volta dos 30 meses de idade para crianças com paralisia cerebral bilateral. Scrutton et al. (2001) em seus estudos encontraram que nenhuma das 69 crianças que caminharam sozinhas com cerca de 30 meses tinha um problema de quadril, 8 das 52 crianças que andaram entre os 30 meses e 5 anos tinham um problema de quadril e 109 dentre 202 crianças incapazes de andar aos 5 anos também tinham problemas de quadril.

É feito do diagnóstico de subluxação do quadril quando a migração estiver entre 33 e 80% e de luxação quando estiver acima de 80%. A luxação do quadril "pode ser silenciosa" (Graham, 2004), já que nem sempre há uma anormalidade óbvia na função e no quadro clínico.

A subluxação ou luxação do quadril é comum. Isso está associado à deformidade nos quadris, pelve e coluna, pode causar dor e interferir com o posicionamento em pé e os cuidados diários. O atraso no apoio de peso em pé é significativo na causa das luxações (Phelps, 1959). Scrutton e Baird (1997) e Scrutton et al. (2001) monitoraram a migração do quadril e verificaram que as crianças que não andam com 5 anos têm uma chance em duas de ter luxação de quadril. Sentar ou andar tarde junto à hipertonia, assimetria e ausência do apoio de peso em pé são riscos para luxação de quadril. Gudjonsdottir e Mercer (1997) oferecem uma descrição clara para o trabalho clínico do desenvolvimento das deformidades de quadril e coluna.

Terapia e cuidados diários

Prevenção de luxação do quadril

No nascimento, o quadril é normal nas crianças que serão diagnosticadas com paralisia cerebral. O posicionamento do neonato e bebê prematuro é necessário como parte dos cuidados gerais de desenvolvimento para neonatos e bebês prematuros (Grenier, 1988). A abdução excessiva do quadril, rotação lateral e flexão ou hiperextensão precisam de atenção especial nos bebês muito novos, com problemas de saúde. O posicionamento reduz o risco de subluxação/luxação e usa posições na amplitude média para ombros e quadris, com bom suporte, porém sem restringir os movimentos. O posicionamento é feito por enfermeiros e pais sob a supervisão dos fisioterapeutas no hospital e em casa.

O posicionamento em bipedestação com suporte é essencial a partir de 12 meses de idade (Gericke, 2006), quando a criança prefere uma postura anormal de quadril (com flexão-adução-rotação medial) durante noite e dia. Isso tem importância particular quando a postura preferida se combina com um atraso no desenvolvimento do apoio de peso em pé. A hipotonia ou hipertonia e condições de distonia/discinesia com assimetria acentuada e escoliose estão associadas à luxação unilateral do quadril. A hipotonia e a falta de apoio de peso podem produzir uma luxação anterior pela abdução--rotação lateral do quadril.

Todas as crianças com risco de subluxação ou luxação do quadril precisam ser posicionadas em uma variedade de posições bem alinhadas na bipedestação ereta com suporte para o apoio de peso através dos quadris, com fêmures retos e pés plantígrados. A abdução do quadril é importante nos anos de crescimento de modo a desenvolver a locação da cabeça femoral no acetábulo. Uma hora de apoio de peso 4-5 vezes por semana, em geral em um equipamento corretivo de posicionamento em pé, é aconselhado por Stuberg (1992) para melhorar o crescimento articular e ósseo, assim como a densidade óssea. Contudo, estudos de Caulton et al. (2004) sobre o aumento da densidade óssea por meio da bipedestação não foram conclusivos. O posicionamento em pé precisa ser acompanhado de nutrição e consideração aos fármacos usados para epilepsia.

O posicionamento no equipamento para uso deitado à noite ou durante o dia precisa levar em conta problemas de sono e problemas médicos de hipoxemia durante o sono, convulsões ou refluxo gastroesofágico, problemas como vômito, deglutição e respiração. O decúbito lateral com abdução e alinhamento corporal correto também é usado se o decúbito dorsal ou ventral não forem úteis para um bebê ou criança.

Se houver dor e diminuição nas amplitudes de movimento do quadril de uma criança, ela deverá ser encaminhada imediatamente a um ortopedista. É interessante que um estudo de dor em 29 adultos com quadriplegia espástica revelou que 71% de 38 quadris luxados não eram dolorosos, 11% tinham dor intermitente e 18% eram dolorosos (Knapp & Cortes, 2002).

O posicionamento conservador e a fisioterapia nos primeiros tratamentos para crianças em risco de luxação de quadril podem prevenir ou protelar a cirurgia. Isso pode ser combinado com injeções de BTX A, com e sem cirurgia, se a migração do quadril continuar, a dor aumentar e o exame clínico/funcional sugerir procedimentos adicionais. O posicionamento em todas as posições precisa de atenção especial quando um quadril estiver subluxando ou luxando. A prevenção do deslocamento do quadril e da postura "em ventania" prevenirá ou minimizará escolioses associadas.

Posicionamento. O decúbito ventral retifica os quadris com a gravidade, ajudando a tracionar a pelve para baixo, um cavalo abdutor em forma de cone mantém as pernas separadas, são usadas cunhas de posicionamento para decúbito ventral, equipamento para posicionamento em decúbito ventral ou dorsal, equipamento para posicionamento em pé, na posição sentada manter pernas separadas ou com rotação lateral, usar cadeiras com cavalo abdutor e adaptações corretivas simétricas para quadril-joelho; equipamento para "montar" em pé ou sentado sobre rolos e equitação para pessoas com incapacidades são úteis.

Quando carregar essas crianças, posicionar suas pernas separadas, levemente rodadas para fora e pressionando o quadril da criança para ficar retificado. Usar fraldas grossas ou uma almofadinha em casos leves. A extensão-abdução é uma posição mais terapêutica (Goldsmith et al., 1992; Goldsmith, 2000; Hankinson & Morton, 2002; Pountney et al., 2004). O posicionamento provê um alongamento mantido aos músculos, tendões e tecidos moles, de preferência quando a criança estiver relaxada e dormindo. Isso costuma ser acompanhado por alongamento passivo manual durante o dia, a manutenção ativa do posicionamento pelo indivíduo e os exercícios, mencionados neste capítulo.

A cunha/almofada de abdução é usada em todas as posições; a tala de abdução é usada em pé e andando; e as talas noturnas ou estruturas para posicionamento deitado em abdução à noite. Algumas pessoas com condições leves de paralisia cerebral aprendem a corrigir a rotação medial com o uso de *cabos de torção* (Fig. 9.166) e outros com BTX A e órteses SWASH (quadril para ficar em pé, andar e sentar) em pé e andando (Boyd et al., 2001a; Fig. 9.174e). Não há ainda evidência adequada para o uso de SWASH junto a injeções de BTX A, já que a experiência é limitada. São usados também posicionadores móveis como o *Rifton Dynamic Stander* (Fig. 9.155g) e o *Rifton Pacer Gait Trainer*, com ajustes para abdução (estímulos) nos quadris e parte inferior das pernas (Fig. 9.171a).

O posicionamento das pernas na posição deitada com extensão-abdução de 20-30º evita um risco de subluxação (Hankinson e Morton, 2002). Contudo, algumas estruturas para posicionamento em pé precisam de mais abdução. Recentemente, Gough (2009) e Pountney e Green (2006) afirmaram que são necessárias mais pesquisas sobre os benefícios do manejo postural de 24 horas. Gough salientou que, ao se considerar todas as deformidades, não há uma pesquisa rigorosa para suportar o manejo postural de 24 horas com equipamento. Ele cita estudos de dor, distúrbios no sono, demandas extras sobre os pais e cuidadores e uma má

qualidade de vida para as crianças quando usam o equipamento de posicionamento 24 horas. Ele pede que seja definido um subgrupo de crianças que poderiam se beneficiar desse manejo postural.

Tratamento com gelo (crioterapia) para reduzir a hipertonicidade com os movimentos ativo-assistidos. Isso costuma ser usado em crianças mais velhas, adolescentes e adultos (De Souza, 1997), já que as explanações sobre a terapia e a cooperação subsequente são mais possíveis nessas idades.

1. Aplicar toalhas torcidas que foram embebidas em gelo picado e água na superfície adutora da perna por 3-4 minutos. Além disso, colocar a criança sentada na posição de alfaiate ou sobre um rolo *enquanto* a compressa de gelo fica amarrada nas suas coxas. Repetir as aplicações de compressas de gelo. Fazer também movimentos ativos de abdução.

2. Usar toalhas grossas para torcer no gelo picado de modo que os flocos de gelo grudem na toalha. Enrolar a perna inteira, desde a virilha até os pés, com a toalha por 3 minutos. Fazer movimentos de perna com rotação corretiva no quadril durante e após a aplicação de gelo e manter o posicionamento. Repetir para ganhar resultados.

3. Bolsas cheias de um gel especial que podem ser congeladas e ervilhas congeladas dentro de uma toalha também são usadas.

Exercício ativo para os antagonistas

1. Ver o treinamento baseado no desenvolvimento para extensão ativa de quadril, abdução de quadril, rotação lateral de quadril em funções, como deslocamento lateral pela casa, rastejar, rolar de decúbito ventral para dorsal, extensão ativa ficando em pé ereto, ficando em pé e alcançando algo acima da cabeça. Técnicas de contraposição que usam extensão, abdução, rotação lateral da perna (Figs. 9.37 e 9.38) na posição ajoelhada em quatro pontos e em pé; agachado com rotação lateral ou sentado, levantar-se para a po-

sição em pé ereta; da posição semiajoelhada com a perna da frente mantida em rotação lateral para levantar-se para a posição em pé; e manter a abdução-rotação lateral-extensão nas transferências de peso laterais.

2. Outros exemplos são dados nas Figs. 11.1 a 1.10. Enfatizar o movimento dos antagonistas da deformidade, por exemplo, os extensores e abdutores nas deformidades em flexão ou adução de quadril ou ambos.

Lembrar-se de que a amplitude de movimento e o alongamento dos flexores do quadril de uma criança podem causar uma rotação da pelve, o que aumenta a lordose. Portanto, durante a avaliação, posicionamento e exercícios, estabilizar a pelve do modo mostrado nas Figs. 11.5 e 11.6. Observar a correção da flexão do quadril sem hiperextensão da coluna toracolombar. A hiperextensão é a compensação para a deformidade em flexão do quadril.

Exercícios ativos para agonistas e antagonistas. Ver o treinamento baseado no desenvolvimento do arrastar (flexão e extensão das pernas). As técnicas de contraposição nas posições de engatinhar e nas posições em pé incluem estabilidade com movimentos. Na posição em pé, a criança se inclina ativamente para baixo até o solo ou mesa baixa, fazendo em seguida o alongamento dos quadris para ficar em pé ereta. Evitar a hiperextensão da coluna durante os exercícios para os quadris.

Cirurgia ortopédica para deformidades e luxação de quadril. Essa é para desequilíbrio muscular e relocação da cabeça femoral no acetábulo. Há muitas visões diferentes e o cirurgião envolvido orientará o terapeuta. Todos os membros da equipe precisam conhecer quais são os objetivos da cirurgia, que pode ser de tecidos moles em crianças mais novas, cujos quadris não fizeram uma migração tão grave para fora da articulação como em outros casos (Cosgrove, 2000). A cirurgia de tecidos moles inclui alongamento de músculo, tendão e tecido conjuntivo, transferência ou liberação de adutores, flexores e isquiotibiais proximais (Turker & Lee, 2000). As tenotomias e miotomias são tratamentos escolhidos com frequência, já que as trans-

ferências musculares são controversas. A cirurgia óssea inclui a reconstrução do fêmur proximal e acetábulo, osteotomia femoral e/ou pélvica e artroplastia (Miller, 2007). Podem também ser usadas liberações de tecidos moles com cirurgia óssea (Cosgrove, 2000; Graham, 2004; Horstmann & Bleck, 2007). Há os riscos potenciais de uma cirurgia, e essa é mais bem realizada em um centro especializado no qual o cirurgião tem experiência com ortopedia pediátrica.

O cirurgião orientará sobre o apoio de peso e reabilitação pós-operatória. Há exercícios de fortalecimento para os antagonistas das deformidades e um bom manejo postural para prevenir a recorrência do mau alinhamento (Turker & Lee, 2000). No pós-operatório, a criança precisará aprender como usar o seu corpo nas funções, que está diferente, e como prevenir cirurgias subsequentes até onde for possível.

Os resultados da cirurgia variam, já que são difíceis de comparar por causa da heterogeneidade dos sujeitos e combinações diferentes de procedimentos e avaliações usados (Stott & Piedrahita, 2004 – um relato de evidências para a Academia Americana para Paralisia Cerebral e Medicina do Desenvolvimento). Young et al. (1998) encontraram, apesar da cirurgia para o quadril, deformidade em ventania em 54% dos adultos jovens que foram acompanhados. Contudo, Graham (2004) e Miller (2007) têm a experiência de terem realizado "cirurgias de salvamento" em pessoas com luxação de quadril que não tinham feito cirurgia anterior de tecidos moles e que usavam compensação excessiva para a função, o que se tornou uma desvantagem ao longo dos anos.

A cirurgia apresenta uma consideração difícil para a criança e familiares, já que causa uma perturbação na família. O estresse da família e da criança precisa de uma consideração cuidadosa como parte da avaliação da equipe profissional para a cirurgia.

Para mais leituras sobre prevenção e gestão de luxação de quadril, contatar a Association of Paediatric Chartered Physiotherapists (ver Apêndice 2).

Deformidade em extensão de quadril

Terapia e cuidados diários

A extensão do quadril é corrigida junto à extensão ou flexão associada de joelho e flexão plantar.

Posicionamento. Cadeiras para aumentar a flexão e simetria (ver seção "Avaliação da cadeira para uma criança" no Cap. 9). Carregar as crianças pequenas de maneira correta em posições de flexão. Usar alguma flexão de quadril com joelhos estendidos e pés plantígrados quando em pé, e manter os braços para a frente para contrapor a extensão do corpo. Usar a posição de alfaiate, agachamento e sedestação no solo com quadris e joelhos flexionados para corrigir quadris e pernas estendidos.

Movimentos ativos de flexão e de flexão e extensão, uso da posição média das articulações durante o treinamento baseado no desenvolvimento com os movimentos de arrastar, engatinhar e ficar em pé. Na Figura 9.167, há métodos para treinamento da marcha com correção simultânea da extensão excessiva do quadril com flexão do joelho na marcha (ver Figs. 11.1 a 11.10).

Nota: para vencer a extensão excessiva da cabeça, tronco, quadris e joelhos, é importante flexionar a criança na cabeça e ombros *e* na articulação do quadril. Segurar sua cabeça e ombros, segurar embaixo dos seus joelhos e flexionar a criança "como uma bola". Seus espasmos extensores, reações extensoras ou hipertonia extensora constante diminuem nessa posição. Isso pode ser mais fácil em decúbito lateral. Tentar diferentes posições para flexão. Há medicamentos para reduzir a espasticidade e a distonia. *É usada cirurgia ortopédica* (Sussman, 1992; Horstmann & Bleck, 2007). Fármacos reduzem a hipertonia.

Deformidade em flexão de joelho

Terapia e cuidados diários

A flexão do joelho costuma estar associada à flexão de quadril com rotação medial ou adução e com dorsiflexão ou flexão plantar, como descrito no item "Deformidades e marcha".

Posicionamento. Decúbito ventral com joelhos estendidos ou sentado com joelhos estendidos no solo ou em um assento para o solo. Se, com os joelhos estendidos, a coluna ficar encurvada e a pelve se inclinar para trás, usar um suporte inclinado para perna com um assento de solo elevado ou com uma cadeira especial. O equipamento postural nas posições deitadas, na bipedestação com apoio frontal ou em pé ereto proporcionam a postura correta.

Essas posições com o uso de tutores de joelho produzem um alongamento mantido, e os alongamentos manuais mantêm o comprimento alcançado. Amplitudes de flexão e extensão passivas completas de quadris e joelhos ajudam a manter a flexibilidade articular.

A BTX A tem sido usada para os músculos isquiotibiais rígidos.

Órteses. Tutores de joelho, talas de joelho, talas noturnas macias para os joelhos ou "imobilizadores".

Goteiras gessadas e talas posteriores termoplásticas que vão do quadril até o tornozelo podem ser úteis para o uso de dia ou de noite.

Tratamento com gelo para a perna inteira (ver discussão prévia sobre flexão de quadril).

Movimentos ativos para extensores do joelho e extensores de quadril e para flexores do joelho. Ver o treinamento baseado no desenvolvimento para extensão de quadril e joelho e exercícios nas Figuras 11.1 a 11.10. A bipedestação ativa com posicionamento da pelve e tronco e controle postural pode prevenir uma necessidade de alongamento dos isquiotibiais para corrigir uma coluna encurvada. É importante a fisioterapia pós-operatória para fortalecer os extensores e flexores de quadris e joelhos e para o desenvolvimento do equilíbrio. Reeducar a marcha e outras funções.

Deformidade em hiperextensão de joelho

Terapia e cuidados diários

Esta pode estar associada à flexão de quadril ou ser secundária à flexão plantar e valgo. Portanto, combinar terapia com procedimentos para flexão de quadril, flexão plantar ou ambas com base na avaliação da retração dos músculos, tendões e tecidos moles.

Posicionamento. Uma estrutura para posicionamento em pé precisa alinhar a postura do joelho e às vezes permitir alguma flexão. Se a extensão do quadril estiver presente com a hiperextensão do joelho, deve-se variar as posturas, por exemplo, sentar em caixas de tamanhos diferentes, em uma cadeira, sentar de lado, usar a posição ajoelhada ereta para evitar lordose excessiva ou sentar no solo no canto de um sofá com joelhos e quadris flexionados, pés apoiados, a coluna encostada e o peso apoiado sobre as nádegas. Se a criança já ficar em pé, usar joelheiras que impedem a hiperextensão; usar calçados com salto mais alto para colocar o peso da criança em uma postura de flexão de joelho, *se* seus flexores plantares não estiverem encurtados.

Órteses. Joelheiras que travam com o joelho na linha média, mas permitem o movimento de flexão, podem ser necessárias em algumas crianças mais velhas durante o dia.

Gesso, órteses ou tratamento com gelo para os flexores plantares se a flexão plantar for a causa dos joelhos hiperestendidos.

Alongamento passivo e movimento. Quando a hiperextensão puder ser decorrente de flexores plantares tensos, manter o alongamento passivo desses músculos com o uso de órteses ou estruturas para posicionamento em pé (ver técnica para equino adiante).

Movimento ativo dos flexores do joelho e dorsiflexores dos tornozelos se houver flexores plantares encurtados. *Trabalho ativo para estabilização da pelve,* que em geral é a causa dos joelhos hiperestendidos. Ver o desenvolvimento do engatinhar e desenvolvimento em pé para estabilização da pelve. Usar a posição ajoelhada ereta com suporte. Treinar a manutenção dos quadris na posição de ponte em decúbito dorsal. Ensinar *marcha de urso com controle de joelho e flexão do joelho ao dar o passo* (Fig. 9.169).

Deformidade em equino e equinovaro

Terapia e cuidados diários

Pode ser uma marcha sobre os dedos por conta própria ou associada à flexão de quadril e joelho. O levantamento do calcanhar ocorre cedo demais após o apoio médio e há uma flexão plantar persistente na fase de balanço da marcha. Os pés não ficam planos na bipedestação e dificultam a colocação de meias, meias-calças e calçados.

Posicionamento. Quando em decúbito ventral, deixar os pés pendentes relaxados na beira da cunha de posicionamento ou de travesseiros e não em flexão plantar; posicionar a criança em equipamentos para posicionamento em pé com apoio frontal e posicionamento ereto, com os calcanhares para baixo; sentar em cadeiras com os pés planos no solo; ficar em pé com os pés planos no solo; ficar em pé usando botas com solas elevadas. Ver adiante sugestões para alongamento passivo e dorsiflexão ativa.

Talas e órteses. Usar várias órteses tornozelo-pé, tanto sólidas para encorajar a dorsiflexão quanto órteses dinâmicas. Condições leves e moderadas podem ser corrigidas com botas especiais e palmilhas com cintas para manter o calcanhar da criança para baixo na sua bota. A cinta deve ser mais larga, estofada, já que cruza na frente do tornozelo. As órteses em geral são usadas no pós-operatório, elas foram discutidas na seção "Desenvolvimento da bipedestação e da marcha" no Capítulo 9.

Gessos (ver exemplos de gesso inibitório e tala pós-engessamento, Figs. 11.11 e 11.12). As talas termoplásticas costumam ser preferidas por ortesistas e por Miller (2007). Ver a discussão já mencionada sobre engessamento e BTX A para deformidades dinâmicas.

Tratamento com gelo para a perna inteira ou compressa de gelo apenas para os flexores plantares. Estimulação rápida com gelo para dorsiflexores assim que o relaxamento e alongamento dos flexores plantares forem obtidos.

Alongamento passivo e movimento. Manter o joelho flexionado com uma mão e segurar o cal-

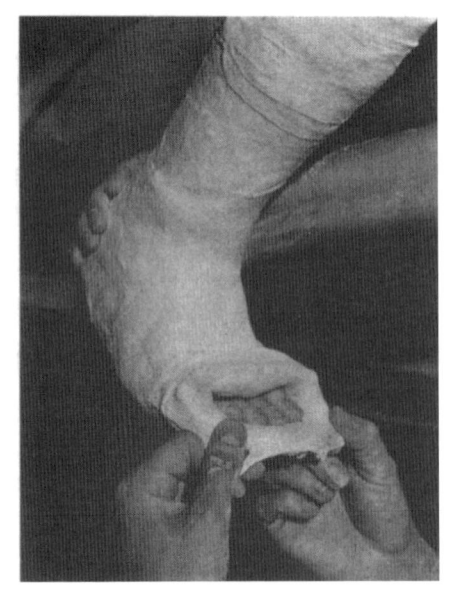

Figura 11.11

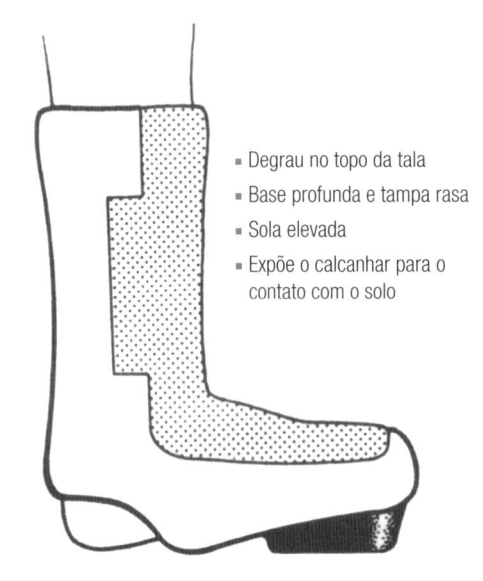

- Degrau no topo da tala
- Base profunda e tampa rasa
- Sola elevada
- Expõe o calcanhar para o contato com o solo

Figura 11.12 Goteira gessada (removível) (tala para dia ou noite).

canhar e o pé com a outra mão. Fazer dorsiflexão suave do pé até o máximo possível. Manter a dorsiflexão enquanto você estende passivamente o joelho da criança. *Não fazer eversão* do pé da criança enquanto você o empurra em dorsiflexão. O alongamento precisa ser lento e man-

tido. Pedir à criança para manter o pé para cima em dorsiflexão com você. Também fazer o alongamento com inversão se o valgo estiver fazendo uma compensação para o equino.

Sugestões para o alongamento passivo de flexores plantares e isquiotibiais, inclusive dorsiflexões ativas:

1. A criança fica em pé e se inclina para a frente na parede para alongar os flexores plantares e tendões do calcâneo.
2. Com as pernas separadas, joelhos estendidos e pés apontando para a frente, ajudar a criança a empurrar ativamente os dois pés em dorsiflexão. Controlar a hiperextensão do joelho (*recurvatum*), se ocorrer.
3. Ficar em pé e fazer um avanço à frente mantendo o calcanhar embaixo e o joelho de trás o mais reto possível; na posição semiajoelhada, avanço à frente sobre o pé da frente. Empurrar uma bola colocada embaixo do joelho da frente.
4. Sentada, com calcanhares sobre uma pequena prancha inclinada para obter dorsiflexão; em pé com calcanhares para baixo, a criança de frente para uma pequena prancha inclinada durante atividades escolares/brincadeiras. Joelhos estendidos ou com joelheiras.
5. Marcha de urso com calcanhares para baixo; em pé sobre mãos e pés com brinquedos sobre uma mesa baixa.
6. Em pé sobre uma prancha de balanço ou de equilíbrio que é lentamente inclinada para trás com os calcanhares da criança mantidos para baixo (Fig. 9.181).
7. Caminhar sobre os calcanhares, se possível. Elevar as solas dos calçados ou remover os saltos dos calçados (calcanhares para baixo nas Figs. 11.1, 11.6, 11.7 e 11.10).
8. A criança é lembrada de sentar-se em uma cadeira com os calcanhares embaixo e agachar com os calcanhares para baixo. Levantar lentamente da posição sentada/agachada para a posição em pé com o peso para a frente.
9. Estimular padrões de arrastar para a dorsiflexão. Outros padrões de flexão da perna podem fazer isso (ver Fig. 9.37).

10. Estimulação dos dorsiflexores com pincel e gelo rápido após o alongamento passivo dos flexores plantares e durante a inclinação para trás no ponto 6.
11. Bater o calcanhar em uma superfície estimula a dorsiflexão. Usar no contexto do treinamento da marcha.
12. Caminhar em um plano inclinado ou rampas com o calcanhar no solo, na superfície. Subida e descida lenta de escadas mantendo os calcanhares no solo. Subir dois degraus por vez para alongar os isquiotibiais.
13. Desenhar caretas nos pés da criança e pedir para ela fazer dorsiflexão ou levantar os pés para olhar a careta; fazer dorsiflexão para tocar um brinquedo; colocar fantoches nos dedos do pé; e criar você mesmo jogos similares.
14. A criança pratica bater o calcanhar enquanto caminha. Prender brinquedos de apertar finos na região do calcanhar dos calçados da criança, de modo que seja emitido um som durante a batida do calcanhar. Há tênis com luzinhas que acendem com a batida do calcanhar. Essas divertem a criança e motivam a ação dos *calcanhares para baixo,* como um *biofeedback* durante o apoio e o passo.
15. Se o método for conhecido, usar o padrão de sinergia muscular de flexão-adução-rotação medial, extensão de joelho e dorsiflexão do pé da Facilitação Neuromuscular Proprioceptiva (FNP). A criança fica sentada na beira da cama ou em pé com suporte. Usar alongamento, toque, pressão e resistência para os músculos nesse padrão (Fig. 9.162b).
16. Verificar a dorsiflexão quando estiver usando equipamentos como cunhas de posicionamento e equipamento para manejo postural.

Crianças mais velhas podem fazer esses exercícios sozinhas após a supervisão ter sido dada pelos terapeutas.

Pés em valgo (pronados)

O valgo pode ser secundário à flexão plantar, ou músculos fibulares encurtados e o ante-pé podem estar em eversão com proeminência medial do tálus.

Posicionamento. Manter os quadris e joelhos rodados para fora com o peso no lado de fora dos pés, usar calçados com suporte, também quando sentada no solo, manter quadris em rotação lateral e pés em varo. Corrigir o equino quando em sedestação ou bipedestação, se estiver presente, já que o valgo costuma ser uma compensação excessiva para o equino.

Talas e imobilizadores. Calçados ou botas corretos, elevados por meio de uma palmilha mais grossa, elevação na sola ou ambas; usar suporte moldado para o pé no lado interno dos pés; órteses abaixo do joelho; alargar a área do calcanhar ou sola no lado interno de modo a fazer uma pequena projeção na base. A posição dos pés deve ser monitorada com cuidado durante os anos de crescimento.

Tratamento com gelo. Pode ser usado ocasionalmente para reduzir o tono de flexão plantar espástica e para músculos fibulares espásticos. Gelo rápido para ativar os dorsiflexores um pouco antes dos exercícios.

Gesso (engessamento) ou órteses moldadas se o equino necessitar de terapia.

Alongamento passivo como para o equino, enfatizando alguma inversão.

Atividade. Como para o equino, porém enfatizar a inversão (ver Figs. 11.13 a 11.16). Percutir o osso no calcanhar e maléolos de um lado para ativar a inversão, logo antes da tentativa ativa da criança.

Pés em varo

Ver o já mencionado tratamento do equino e as Figuras 11.14 a 11.16; percutir o osso no calcanhar e maléolos para ativar a eversão antes dos exercícios de fortalecimento. Podem ser usados gessos, talas e órteses com o ajuste para o lado oposto ao que foi usado para o valgo. Treinar o posicionamento em pé e a marcha com os pés corrigidos. O varo causa instabilidade com tendência para entorses e estiramentos do pé.

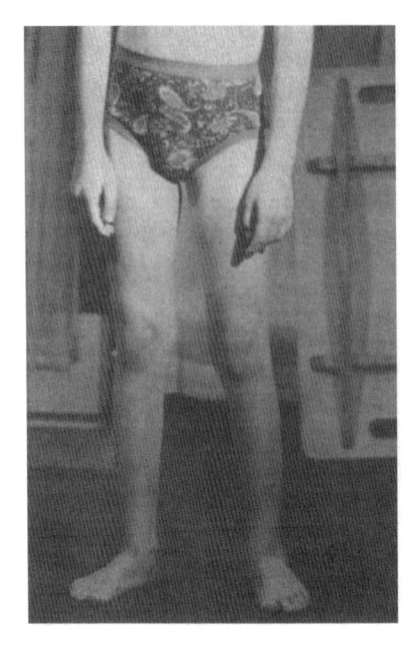

Figura 11.13 Criança com pés em valgo.

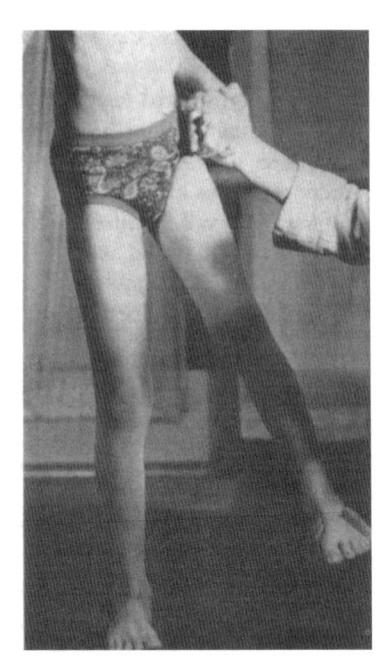

Figura 11.5 Em pé, empurrar a criança para o lado externo do seu pé para provocar a ação dos músculos do pé, a fim de corrigir o valgo. A criança pode mover a pelve no sentido lateral contra sua mão para obter inversão dos pés, para trás para a dorsiflexão e para a frente para a flexão plantar.

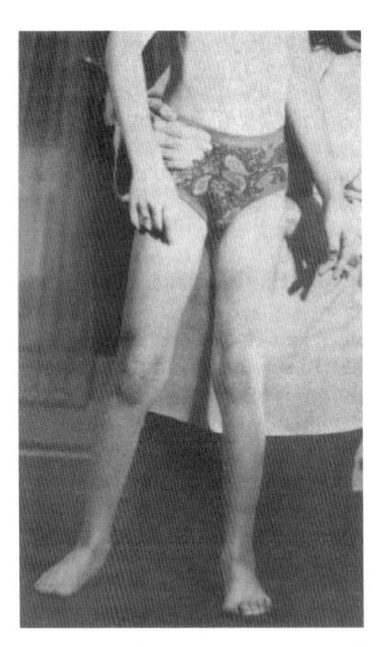

Figura 11.14 A pelve é rodada para estimular a ação dos músculos do pé, a fim de corrigir o valgo. Fazer rotação contra sua resistência manual aplicada no quadril, na frente e atrás.

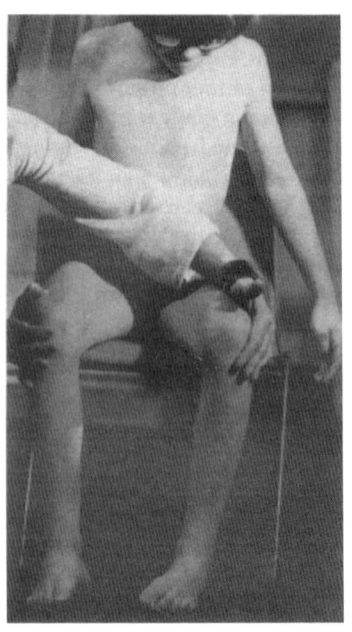

Figura 11.16 Correção de adução e rotação medial anormal ou de pés em valgo. Pressionar os joelhos da criança para fora contra suas mãos ou fazer a rotação lateral dos joelhos por ela. Isso pode ser feito na sedestação, na bipedestação ou na posição de quatro apoios.

Dedos cerrados ou em eversão

Estes desaparecem com o apoio de peso correto e o treinamento de equilíbrio. O calcanhar precisa ficar no solo e o equino precisa ser tratado. Bata de leve nos dedos para que fiquem para cima enquanto a criança assume o peso. Usar espuma ou feltro para manter os dedos corrigidos enquanto o equilíbrio se desenvolve. A flexão excessiva dos dedos ocorre se a bipedestação acontece cedo demais para a criança. Incorporar os dedos em um gesso ou órtese. Isso evita que fiquem cerrados.

Deformidades do braço

As revisões de cirurgia ortopédica são principalmente sobre hemiplegia. As metas principais são a função das mãos, estética e higiene (Cosgrove, 2000; Horstmann & Bleck, 2007).

Flexão-adução-rotação medial de ombro, flexão de cotovelo, flexão de punho e desvio ulnar e deformidades de mão e polegar

O Capítulo 9, sobre desenvolvimento da função da mão e treinamento baseado no desenvolvimento, inclui:

Posicionamento. Elevação dos braços, extensão dos cotovelos, punhos e mãos sobre mesas de alturas diferentes enquanto a criança brinca ou faz outras atividades que usam as mãos. A retração e a assimetria de ombro e braço são corrigidas.

Atividades dos braços e mãos para corrigir as deformidades dinâmicas. No posicionamento e no treinamento baseado no desenvolvimento da função motora grossa, por exemplo, no treinamento baseado no desenvolvimento do arrastar, de engatinhar e fazer contraposição, de sentar e fazer contraposição com elevação de braço, braços sobre uma bola grande durante o treinamento da bipedestação, elevar o braço em pé e fazer contraposição. Há também a correção ativa da *retração do ombro* e movimentos *ativos* e a correção da postura (ver Figs. 9.101 a 9.106, 9.185 a 9.200).

Talas. Talas de lycra podem ajudar a corrigir a deformidade durante o treinamento baseado no desenvolvimento (Fig. 9.211).

Para *cotovelos em flexão* com deformidade dinâmica, são usados tutores de cotovelo e esses precisam ser bem estofados na área do antebraço. Não forçar o braço dentro da tala.

Para punhos e mãos. Em uma posição média com abdução de polegar ou um cone de mão com uma tala na posição média. A tala de punho e mão para manutenção da preensão pode ajudar a criança com discinesia. Espaçadores de polegar (feitos de espuma), talas de polegar, afastadores de dedos e talas de oposição impedem a deformidade e auxiliam a função da mão. Ver talas para mão nas Figuras 9.212 e 9.213 como exemplos.

Muitas talas e materiais novos estão sendo projetados com regularidade e os terapeutas ocupacionais devem ser consultados.

Alongamento e movimento passivo. O braço inteiro e a mão precisam de um alongamento suave dentro de um padrão. Evitar alongamentos forçados do cotovelo, pois isso é perigoso. É usada uma amplitude de movimento passiva lenta, muito suave de cada articulação para manter a mobilidade existente. Os pronadores têm necessidade particular de um alongamento suave junto à ativação dos supinadores fracos com o cotovelo flexionado e o braço estendido.

O *tratamento com gelo* do braço inteiro, junto ao movimento ativo, é usado para diminuir a rigidez da espasticidade.

Deformidades de tronco e pescoço

As deformidades de tronco e pescoço estão associadas a pelve, pernas e braços e são incorporadas no posicionamento da criança como um todo durante o dia e durante o sono. Quadris em ventania, assimetrias da pelve e escoliose são vistos juntos, porém a causa primária pode não ser evidente (Figs. 9.68a-d). As Figuras 11.1 a 11.10 mostram o fortalecimento ativo do pescoço, tronco e pelve para contrapor as deformidades. Ver as figuras de equipamentos em todas as seções do Capítulo 9, em particular "Avaliação da cadeira para uma criança", que corrige cabeça e tronco assim como a criança como um todo. A gestão postural da criança durante 24 horas como um todo inclui minimização de deformidades do pescoço, tronco e pelve. Um assento especial é essencial para posições funcionais na escola, para o acesso a computadores, para comer e beber e para comunicação. Verificar que as almofadas dos assentos ofereçam uma correção em três pontos das escolioses, nas laterais do tronco e na pelve.

Para minimizar ou corrigir a escoliose, posicionar a criança em decúbito lateral, observando a correção com uma retificação da escoliose quando estiver deitada no lado da convexidade ou no lado da concavidade. Levantar os quadris e pernas para alongar a concavidade. Corrigir a flexão lateral com rotação.

Alongamento passivo em decúbito lateral com braço elevado. Rodar os quadris e ombros em direções opostas para alongar os músculos do tronco em crianças pequenas que usam um ritmo lento (Fig. 9.61).

Os ortopedistas recomendam assentos especiais assim como órteses de tronco ou coletes, embora em alguns casos a respiração se torne difícil para a criança e possa haver colapso da pele. As órteses para o corpo são para cifose, escoliose e para dar suporte adicional na sedestação para uma criança que não consiga fazer isso (Terjesen et al., 2000; Miller, 2007). Alguns especialistas têm elaborado também várias cirurgias, sobretudo para a adolescente. A cirurgia é considerada quando a escoliose e outras contraturas articulares interferem com a sedestação confortável. Isso é geralmente na adolescência e em pessoas com níveis IV e V de GMFCS. Essa é uma cirurgia de grande porte que é explicada pelo cirurgião à família e ao paciente com paralisia cerebral. É melhor se for realizada por um cirurgião experiente e habilidoso que tenha enfermeiros e terapeutas na equipe. A recuperação e reabilitação podem levar até 12 meses.

Considerações gerais ligadas à cirurgia

O fisioterapeuta precisa compreender as metas da cirurgia e ajudar o cirurgião a preparar a criança e sua família para a cirurgia, caso ela tenha sido recomendada. *Sua cooperação é muito importante.* A criança e a família ou uma pessoa mais velha com paralisia cerebral precisam ter informações e compreender os seguintes pontos:

1. A cirurgia não é uma cura, mas um episódio no programa total de reabilitação. O grau de motivação e às *vezes* a inteligência da criança afetam os resultados da cirurgia.
2. Haverá um retrocesso antes de o progresso final ser mais óbvio.
3. Como cuidar da criança engessada. Como aplicar talas ou órteses para manter a melhora da cirurgia.
4. Como ajudar com os detalhes gerais pós-operatórios da reabilitação domiciliar. Haverá novas demandas na terapia domiciliar, algo que a família precisa considerar já que terapia após a cirurgia é importante para ajudar a recuperar a função. As famílias precisam estipular quem será capaz de fazer isso antes que a cirurgia aconteça.
5. As famílias precisam de suporte de modo que possam se esforçar e manter a confiança e uma atmosfera de encorajamento para a criança.

É melhor se o próprio fisioterapeuta da criança puder ser aquele que vai tratá-la antes da operação e acompanhá-la em casa ou no centro. Caso contrário, o terapeuta e os pais devem pelo menos introduzir a criança ao ambiente hospitalar, encontrar alguém da equipe e o fisioterapeuta envolvido. Em geral, deixar a criança saber o que vai acontecer e o que ocorrerá no hospital. Não deve ser ignorado um possível distúrbio psicológico decorrente da cirurgia e da hospitalização associada, já que se sabe que isso afeta as crianças durante anos e também interfere com os avanços físicos ganhos pela cirurgia.

Os cirurgiões têm seus próprios protocolos pré e pós-operatórios e períodos de imobilização e órteses. Foram apresentadas aqui as diretrizes para a fisioterapia, mas elas podem precisar de modificações de acordo com o cirurgião.

Fisioterapia pré-operatória

Quadris, joelhos e pés

1. Treinar todos os grupos musculares, *não apenas* os antagonistas da deformidade.
2. Treinar todos os mecanismos posturais para controle postural e equilíbrio. Os resultados da cirurgia dependem da atividade desses mecanismos ou do máximo deles possível.
3. Obter medidas da criança para as talas e órteses que sejam prescritas para seu uso no pós-operatório, quando indicado.

Fisioterapia e cuidados pós-operatórios

Dependem do cirurgião e da enfermagem ortopédica.

Cirurgias de quadril e joelho

Uso do gesso

1. Garantir que a cabeça e tronco da criança sejam mantidos em alinhamento. Desencorajar a sedestação com apoio no sacro.
2. Carregar crianças pequenas nos seus ombros; manter os quadris retificados com sua mão.
3. Mudar a posição do leito para sentada em uma cadeira com prancha para pernas, com o uso de gesso. O apoio de peso no gesso é importante e a permissão para isso precisa ser obtida o mais cedo possível.
4. Usar uma prancha para decúbito ventral sobre rodas com uma prancha larga para as pernas. Manter os quadris retificados com uma cinta através deles. Colocar os cotovelos sobre um rolo de toalha, travesseiro sob o tórax.
5. Os gessos podem ser seccionados após a operação do joelho.
6. Dentro do gesso, fazer o movimento de extensão da cabeça, braços e coluna. Verificar as posições durante o sono com gessos na perna, com a enfermagem ou o cirurgião.

Sem o gesso

1. Há órteses para os joelhos para controlar os espasmos flexores. Podem ser usados medicamentos.

2. Tratar a dor e o edema, secar a pele como em todos os casos pós-operatórios.
3. Movimentos suaves na amplitude máxima possível. Enfatizar a melhora dos padrões motores, que são novos para a pessoa. Ela levará um tempo para ajustar-se à nova imagem corporal.
4. Continuar o treinamento de equilíbrio sempre que possível e de preferência em pé. Portanto, colocar a criança sobre seus pés o mais cedo possível com a permissão do cirurgião.
5. Obter suavemente a flexão de quadril e joelho sentando-se em cadeiras cada vez mais baixas, na margem de travesseiros e nos exercícios.
6. Não voltar a passar longas horas sentado após uma cirurgia para flexão.

Harryman (1992) apresenta técnicas para uso após a cirurgia ortopédica.

Cirurgias de pé

As cirurgias do pé podem ser seguidas por gessos longos para a perna inclusive o pé ou gessos abaixo do joelho.

Com gesso

1. Treinar a bipedestação o mais cedo possível com a permissão do cirurgião. Deve-se enfatizar a marcha com o gesso. Corrigir os alinhamentos de pelve e tronco.
2. São necessários exercícios de extensão para quadris e joelhos em todas as posições, em especial para levantar de sentado para em pé.

Sem gesso

1. Podem ser recomendadas órteses abaixo do joelho pelo cirurgião.
2. Encorajar a dorsiflexão ativa (Figs. 11.14 a 11.16).
3. Continuar treinando o mecanismo de equilíbrio postural na pelve e tronco em todas as posições, em especial em pé.
4. Devem ser treinadas, se possível, a flexão plantar e a fase de impulsão da marcha.

12

Trabalho em grupo terapêutico

As necessidades das crianças por atividades em grupo têm sido reconhecidas na reabilitação das crianças com deficiências. Tais crianças são frequentemente isoladas de seus pares. Por conta da deficiência motora, elas podem não ser capazes de ir ao encontro de um grupo de crianças e juntarem-se, colocar um braço em volta de um amigo ou até mesmo afastar uma criança irritante. Os pais podem ter dificuldade em colocar seu filho em contato com outras crianças, quer sejam saudáveis ou com deficiências. As crianças precisam de tratamento em grupo para o contato com outras crianças, compartilhar uma atividade com os outros, sentir-se parte de um grupo e responder à competição e à cooperação. O trabalho em grupo na educação especial ou na inclusiva, bem como na terapia, oferece oportunidades para o desenvolvimento social e emocional da criança.

Grupos têm sido utilizados em uma variedade de formas:

- Na *fonoaudiologia*, para a estimulação da comunicação e do desenvolvimento da fala e da linguagem.
- Na *terapia ocupacional*, para treinamento perceptual, para execuções que envolvam a função motora perceptiva, para recreação, para interação social e para aprender a jogar um jogo que envolva regras e revezamento, e assim por diante.

- Na *fisioterapia*, para o treinamento de crianças com diagnóstico específico para concluir uma bateria de exercícios, para jogos que envolvam atividade motora grossa, para natação e atividades na água, e para vários esportes destinados a pessoas com deficiência. Grupos de treinamento em circuito possuem certos benefícios (Blundell et. al., 2003).

Conforme as metas desses grupos distintos de terapia se sobrepõem, é possível conduzir dois tipos de grupos interdisciplinares:

Grupos de brincadeiras, inclusive brinquedotecas, parques infantis de aventura, escolas especiais ou normais, grupos de oportunidade ou de creches, são orientados quanto aos níveis de desenvolvimento e os problemas especiais de cada criança. Os terapeutas podem aconselhar ou trabalhar na configuração de grupo, com o estímulo de algumas ou, de vez em quando, todas as crianças com atividades lúdicas que envolvam atividades motoras grossas, motoras finas, percepção e expressão e linguagem. O terapeuta pode permanecer na sala de jogos ou na creche, interagindo com uma criança com problemas específicos, e pode ou não introduzir outras crianças na mesma atividade. Os assistentes de sala de aula são treinados para posicionar e lidar adequadamente com as crianças.

As crianças podem estar todas na mesma sala, e podem ou não sentirem que pertencem ao mesmo grupo em todas as atividades.

Canções, contação de histórias, banda de percussão, jogos e música são sessões bem conhecidas em que todas as crianças realizam a mesma atividade. Os terapeutas estão, nesses casos, trabalhando em estreita colaboração com professores, psicólogos, pessoal do cuidado infantil, pessoal de creche e enfermeiras em grupos de jogos terapêuticos e em salas de aula. Muitas vezes os pais estão presentes nos grupos de brincadeiras que incluam objetivos terapêuticos para seus filhos. Os irmãos e irmãs das crianças também podem participar de grupos de brincadeiras ou em jogos com eles.

O *grupo estruturado* trabalha para tratar ou treinar uma área específica da função. Tais grupos integram a motricidade grossa, a motricidade fina, a percepção, a expressão e as atividades de linguagem, mas com um foco maior em alguma dessas áreas. Esse foco pode estar na principal deficiência das crianças no grupo, por exemplo, nos problemas motores em crianças com paralisia cerebral. O foco pode estar em uma área específica da função em determinada sessão do grupo, ao passo que o foco estará em outra área para o mesmo grupo em outras sessões.

Estes grupos interdisciplinares estruturados na Grã-Bretanha têm sido influenciados pelas ideias de Petö, Hari e o trabalho da fisioterapeuta Ester Cotton (1970, 1974, 1975). Dorothy Seglow (1984), uma fisioterapeuta, introduziu os grupos mãe-filho e um professor, Titchener (1983), avaliou esses grupos. Muitos outros têm desenvolvido "Grupos Peto" na Grã-Bretanha (Russell & Cotton, 1994). Consulte a seção "Educação condutiva" no Capítulo 3 (Hari & Tillemans, 1984; Cottam & Sutton, 1988; Hari & Akos, 1988).

Tais grupos podem não seguir o sistema completo da abordagem Petö, que envolve muito mais que uma sessão de grupo ou algumas sessões de grupo. Com base nos estudos do pessoal do Centro Cheyne para Crianças com Paralisia Cerebral, as sessões de grupos estruturadas de modo interdisciplinar para crianças com múltiplas deficiências foram inestimáveis e muitas vezes essenciais para essas crianças (1969-1979).

Algumas das observações principais são:

1. As sessões individuais, por vezes, impõem muita pressão sobre a criança mais velha e agravam a rebeldia normal ou anormal em uma criança. No grupo, tais crianças muitas vezes cooperam porque todas as outras crianças presentes estão fazendo o que se espera delas.

2. O relacionamento um-para-um no tratamento individual pode ser muito semelhante ao relacionamento um-para-um na situação mãe-filho. Isso é normal em crianças com nível de desenvolvimento menor de três anos. Crianças com deficiências físicas, entretanto, geralmente estão além dessa idade e necessitam se relacionar com seus pares, *embora* sua função física ainda possa estar aquém de um nível de desenvolvimento de três anos.

   Embora uma criança possa precisar de algum acompanhamento privado em sua vida escolar e algumas crianças desfavorecidas ou com dificuldades de aprendizagem muito acentuadas possam ainda necessitar dessa relação de um-para-um, são muitas mais as que necessitam "se expandir" emocional e socialmente. Talvez algumas daquelas que se recusam a cooperar possam estar protestando contra a dependência que sentem ao ser tratadas o tempo todo pelos terapeutas nessa situação de um-para-um.

3. No grupo, as crianças seguem um programa e imitam as outras crianças. A imitação auxilia as crianças com perda auditiva parcial ou com dificuldade de aprendizagem para compreender o que lhes é exigido. Além disso, as crianças em grupos são observadas para instruir e ajudar umas às outras quanto à realização do programa de trabalho.

4. O discurso é estimulado na medida em que a concentração do adulto em todas as crianças parece eliminar a *pressão* sobre cada criança a falar.

5. A concentração das crianças que estão trabalhando em seu próprio ritmo é ótima. A atenção é muito maior do que em sessões individuais; as crianças trabalham mais intensamente em grupos com uma hora e meia de duração, enquanto no tratamento individual elas o fazem por apenas 20-40 minutos.

6. O programa consiste em integrar os aspectos essenciais da fisioterapia, da terapia ocupacional e da fonoaudiologia, juntamente com o trabalho em grupo. É planejado pela equipe, mas realizado por um terapeuta e um ou dois ajudantes ou assistentes. Desta forma, um número significativo de crianças é auxiliado ao mesmo tempo, com economia de pessoal e de tempo gasto na condução das crianças de um para outro departamento de terapia, bem como no tempo requerido para se estabelecer relacionamento com cada profissional distinto.

7. Fisioterapeutas, terapeutas ocupacionais, fonoaudiólogos, professores e cuidadores apreciam grupos interdisciplinares, uma vez que podem, então, ver a criança em sua totalidade e a relação de sua especialidade com a de outros em sua função total. Ao planejar e utilizar a sessão de grupo estruturado, as diferentes disciplinas são capacitadas a compartilhar seus conhecimentos umas com as outras, de modo que as atividades práticas do grupo integrado possam ser criadas. Essas disciplinas necessitam, dessa forma, esclarecer seus principais objetivos com cada criança e fazer com que eles sejam compreendidos por todos no planejamento do programa e na sua execução. Não é possível para cada profissional transmitir toda a sua experiência para as outras disciplinas distintas, mas sim aprender a descobrir a sobreposição de sua disciplina em particular com as demais, o que torna a sobreposição, dessa forma, uma realização prática e enriquecedora do trabalho em equipe.

Gestão geral de grupos

Número de crianças. Varia de acordo com o número de crianças em cada centro, escola ou unidade, das quais podem ser feitas as seleções. Não importa quantas crianças estejam em um grupo, elas devem estar envolvidas e, de preferência, participando.

Pessoal. Um membro da equipe lidera o grupo com outro o assistindo. O assistente deve ser de outra disciplina. Se todas as crianças possuem deficiência grave, pode ser indicado maior número de assistentes. No entanto, o número de adultos presentes deve ser reduzido ao mínimo, ou poderá favorecer a relação adulto-criança em vez da relação criança-criança. O líder pode alternar com o assistente a cada semana ou em dias alternados na condução do grupo.

Todos os assistentes precisam trabalhar de acordo com a ação do líder e não desviar a atenção da criança para longe do grupo seja por conversa privada com eles ou com alguma de modo individualizado.

Local. O grupo funciona melhor na própria sala de aula da criança ou onde haja distrações desconhecidas e um ir e vir de adultos ou de outras crianças.

Devem-se *organizar* as crianças durante a sessão de grupo, para que possam ver o líder do grupo em todos os momentos e também para que as crianças vejam umas às outras. Semicírculos ou assentos dispostos em L são as melhores organizações, mas as posições mudarão em uma classe com determinadas atividades motoras e exercícios de deambulação.

A duração das sessões deve ser planejada para uma a duas horas, de acordo com a capacidade das crianças de continuar participando e do programa de trabalho.

Frequência. Sessões de grupo são melhores se conduzidas diariamente ou três vezes por semana, de acordo com os objetivos do programa de grupo. Alguns objetivos requerem apenas duas vezes por semana. O objetivo principal é que as crianças trabalhem em conjunto, pelo menos, duas ou três vezes por semana, de modo que elas possam se conhecem e desenvolver uma dinâmica de grupo.

Comportamento. Se uma criança se recusa a se juntar, certifique-se de que o programa não seja muito difícil para ela. Caso não seja, deixe-a observar por um tempo, ignorando-a. Pode-se passar uma atividade particularmente agradável às outras crianças, ou ocasionalmente pode-se dizer "vamos fazer isso de novo para alguém tentar também". Outras ideias podem ser oferecidas pelos pais ou por membros da equipe que conheçam a criança. No entanto, se a não participação continua ou se a criança parece alheia às demais crianças e não é capaz de imitá-las, o grupo não pode "aguardá-la" indefinidamente. Ela pode não estar pronta ou não ser adequada para tratamentos de grupo, e isso nem sempre é evidente no início.

Crianças com problemas de comportamento podem prejudicar o grupo. As crianças hipercinéticas podem ser particularmente difíceis. No entanto, pode-se tentar um período experimental de sessões parciais com o grupo, aumentar para sessões completas e as técnicas descritas anteriormente. Crianças inquietas podem se estabelecer e se juntar às outras. Finalmente, uma boa seleção de crianças e um bom planejamento do programa torna o gerenciamento organizado mais fácil.

Seleção de crianças

A base para a seleção varia e as ideias ainda estão em desenvolvimento. Os primeiros dias de tratamento em grupo tanto para o pessoal como para as crianças parecem ser mais fáceis se a disparidade entre as crianças não for acentuada. Um grupo de crianças com hemiplegia que estejam no nível de deambulação e que tenham aproximadamente a mesma idade cronológica e nível intelectual forma um grupo que funciona bem. Tal grupo é melhor para pessoal inexperiente e para profissionais que estejam começando no trabalho em grupo. O grupo de hemiplegia pode se ampliar e abranger outros tipos diagnósticos de paralisia cerebral que apresentem assimetria. Os níveis mentais das crianças podem ser variados. Uma variedade de níveis de desenvolvimento entre crianças com atraso de desenvolvimento motor pode estar contida em um grupo. Os pontos capazes de influenciar uma seleção apresentados a seguir podem ser úteis.

Problemas das crianças

Problemas motores

A seleção de crianças de acordo com o diagnóstico geralmente não é útil. Devem-se selecionar as crianças de acordo com os problemas que apresentem. Embora seja difícil generalizá-los, os problemas motores normalmente são alguns ou todos os que seguem:

1. Controle da cabeça – estabilidade postural, particularmente na posição vertical.
2. Cabeça e tronco na linha mediana, membros superiores simétricos e posturas dos membros inferiores.
3. Cabeça e tronco em contraposição, de modo que os braços e as pernas possam se mover em várias posturas ou movimentos assimétricos.
4. Agarrar para segurar e agarrar e soltar.
5. Movimentos e posturas corretivas para quaisquer posicionamentos recorrentes anormais de quaisquer articulações, por exemplo, em condições espástica ou atetoide, flexão do cotovelo, retração de ombro, extensão ou semiflexão do quadril, adução, flexão de joelho, pé equino.
6. Forma de locomoção.
7. Habilidade para se sentar ou se levantar.
8. Capacidade para se levantar do chão ou de uma cadeira.

É possível, por exemplo, ter um *grupo de crianças em pré-sedestação* com uma seleção de atividades motoras desenvolvendo até a sedestação, de decúbito ventral para quatro apoios, e sustentação de peso sobre os pés com apoio de tronco (ver canais de desenvolvimento no Apêndice 1, nível de 0-6 meses). É possível ter um grupo em *sedestação e pré-deambulação* com atividades retiradas dos canais de desenvolvimento de 6-12 meses (Apêndice 1), ou um grupo em deambulação, 12 meses e além (Apêndice 1). As habilidades motoras selecionadas para o treinamento dependerão das crianças com esses problemas. Decerto, é essencial que haja avaliações individuais para que haja um planejamento de acordo com os problemas. As outras deficiências e incapacidades da criança devem ser consideradas, ainda que os problemas motores sejam primários.

Idade da criança

As crianças devem ter em torno da mesma idade cronológica, uma vez que seus níveis de desenvolvimento já oferecerão uma variedade de crianças. Às vezes, constitui uma situação infeliz se um menino grande, com 11 anos de idade, um nível de desenvolvimento de sedestação, por exemplo, de cerca de 6-9 meses, está em um grupo com crianças de 3 anos de idade em igual nível de desenvolvimento.

Nível cognitivo

O nível cognitivo não deve abranger um espectro muito amplo. Alguns preferem manter as crianças com bom nível intelectual em um grupo, enquanto outros acham que é útil misturá-las às demais, uma vez que as crianças com comprometimento cognitivo as imitarão na realização de atividades motoras ou de outras atividades que não exijam alto grau de inteligência. Crianças com deficiência intelectual também podem ser melhores em questão de movimento do que, por exemplo, crianças com deficiência física e intelectual grave, como na discinesia. O programa, portanto, permite que cada criança demonstre seus recursos e habilidades.

Personalidade e comportamento

A personalidade das crianças raramente é algo a ser considerado, a menos que a criança seja excessivamente desordeira e as ideias para o manejo comportamental falhem (ver anteriormente). Os estágios emocionais e sociais de uma criança influenciam o quanto ela possa ser adequada para um determinado grupo.

Outras deficiências

Crianças com surdez, redução da acuidade visual ou grave deficiência visual podem acreditar ser muito difícil participar de um grupo, caso o foco recaia sobre a deficiência motora. Entretanto, crianças com perda auditiva parcial e crianças com redução da acuidade visual têm respon-

dido bem aos grupos por meio da imitação, da leitura labial ou de pistas visuais maiores, bem como o fato de uma boa sessão de grupo focada em outros problemas que não a audição e os problemas visuais graves. Crianças com deficiência intelectual profunda podem ficar muito alheias à dinâmica de grupo que foi empregada e permanecem em seu próprio mundo, sendo assim inadequadas para tais trabalhos em grupo.

Deve-se ter em mente que os fatores para seleção ainda estão sendo explorados por aqueles que trabalham com grupos em terapia e em educação.

Qualquer que seja a base para a seleção, a "resposta" para a melhor forma de selecionamento de crianças finalmente repousa sobre o quanto os programas de grupo de trabalho podem ser criados pela equipe e sobre a capacidade do líder do grupo de unir seu grupo de crianças, a fim de que elas trabalhem em conjunto e haja um espírito de grupo.

O programa

1. É essencial tê-lo preparado antes que o grupo comece.
2. Pode ser modificado uma vez que tenha sido empregado, e *deve* ser mudado conforme as crianças mudam e progridem.
3. O líder do grupo precisa ter o programa em mente, de modo que não se atrase e perca algo do ímpeto do grupo e a colaboração que tenha alcançado. Deve saber "o que vem a seguir" para manter a concentração do grupo.
4. O programa não deve ser muito longo, mas é melhor gastar mais tempo em cada item. Afinal, os itens são escolhidos apenas porque devem ser treinados, e a repetição é necessária. Deve-se dar o tempo para que cada criança possa estar ativa.
5. De vez em quando, deve-se inserir um item fácil já alcançado, bem como itens discretamente *além* da capacidade das crianças. Se as crianças experimentam uma realização bem-sucedida, isto as motiva ainda mais.
6. Podem-se usar canções de ação para realizar atividades motoras com as crianças; na medida em que elas usam as mesmas canções a cada vez, sua familiaridade com a música será

mais apreciada. Para muitas crianças, o programa deve conter elementos familiares, canções, o mesmo assistente e o mesmo líder, o local, a hora do dia ou os dias da semana e as linhas gerais. No entanto, as atividades devem gradualmente se desenvolver e se alterar e não se tornar tão previsíveis a ponto de as crianças não progredirem ou ficarem entediadas.

Itens do programa

O programa e suas alterações posteriores precisam ser avaliados e reavaliados não só pelo líder do grupo, mas também em conjunto com os demais profissionais no centro. Consultas no decurso são necessárias para se certificar de que os itens selecionados para as crianças motivam a *todas* e que nenhuma criança será "conduzida" como não participante por muito tempo.

Devem-se selecionar os itens a partir das sugestões de tratamento dadas nos capítulos sobre o desenvolvimento do treinamento e os problemas de deformidade. É preciso dar preferência aos itens que não dependem de exploração ou manipulação por parte da criança, ou poderão ser necessários muitos adultos. A presença de muitos adultos perturba as relações criança- -criança em crescimento no grupo. Devem-se selecionar os itens que sejam primariamente fáceis e torná-los mais difíceis conforme as crianças se desenvolvem no programa de grupo. Além disso, os itens selecionados podem ser utilizados em grupos para permitir que algumas crianças atuem melhor do que outras. Isso motiva as demais a trabalhar para atingir esses níveis mais avançados, os quais elas podem observar em seus colegas. Desse modo, o terapeuta pode ter crianças em diferentes níveis de desenvolvimento motor em um mesmo grupo. Deve ter os componentes selecionados, de modo a *desenvolver* alguma função motora em particular.

Por exemplo

Todas as crianças sentam-se ao redor de uma grande mesa. Crianças com nível de desenvolvimento de sedestação de 3-6 meses são levadas a inclinar os troncos contra a mesa e a segurar uma barra horizontal ligada à mesa ou a agarrar-se às tábuas da mesa. As crianças com nível de 6-9 meses não se encostam à mesa, mas apenas seguram o apoio, e as crianças de nível 9-12 meses, que podem se sentar sozinhas, sentam-se com suas mãos na lateral do corpo ou no colo. Todas as crianças podem cantar ou usar atividades de linguagem e atividades visuais durante a prática de sedestação.

Da mesma forma, a bipedestação pode ser modificada a partir da bipedestação inclinada com braços apoiados ou contra a mesa com suporte de preensão, bipedestação com preensão e bipedestação pura.

O decúbito ventral com extensão de cabeça, de decúbito ventral com extensão de cabeça e elevação sobre os cotovelos, e decúbito ventral com extensão de cabeça e elevação sobre as mãos também podem ser incluídos simultaneamente. Com um planejamento e uma avaliação cuidadosa das crianças, muitos outros exemplos serão encontrados.

Todas as atividades motoras devem ser associadas à experiência perceptiva da direção, das relações espaciais, da cor, da consciência corporal, a atividades diversas de correspondência relacionando formas, tamanhos, texturas, bem como fala e linguagem, consciência social e, claro, a diversão de crianças trabalhando e brincando juntas (Fig. 12.1).

Música e movimento, canções, canções de ação, dedilhados e quaisquer outras canções e músicas infantis são apreciadas no trabalho em grupo. No entanto, como acontece com outras atividades, tudo é modificado para se relacionar aos níveis de desenvolvimento e de interesse das crianças. Atividades imaginativas, como "finja que você é uma árvore ao vento" ou "vamos agitar os braços como pássaros", as quais são empregadas em grupos de crianças, não são aconselháveis a menos que as crianças compreendam e estejam no nível de desenvolvimento de brincadeiras do tipo "fazer de conta". Esse é o nível de compreensão de crianças com desenvolvimento normal de 2 a 3 anos.

Grupos de jogos e festas de jogos de crianças também podem ser adaptados e usados em trabalhos de grupo. Quaisquer que sejam os itens

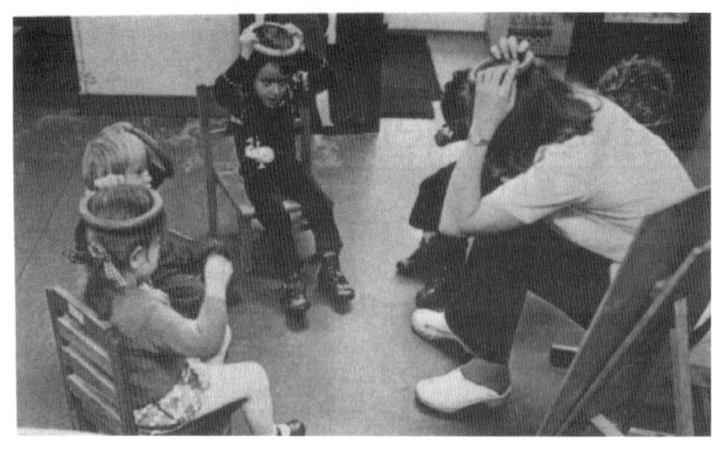

Figura 12.1

selecionados, eles não *devem* ser selecionados aleatoriamente, mas de acordo com os objetivos terapêuticos para cada criança. Haverá objetivos terapêuticos que não poderão ser totalmente completados nas sessões de grupo, ou de jeito nenhum. Serão necessárias *sessões individuais* para as crianças. No entanto, se uma criança tem os itens bem escolhidos para ele no grupo, as sessões individuais podem não ser essenciais para ele em um determinado período.

Não é possível fornecer programas para grupos, uma vez que esses devem ser idealizados em função das próprias crianças. No entanto, quanto aos grupos, pode-se dizer que é necessário:

1. Começar e terminar com uma atividade de vestir-se, por exemplo, tirar os sapatos e as meias, ou tirar a jaqueta.
2. Ir buscar e pôr de lado qualquer equipamento para o grupo.
3. Usar atividades motoras grossas em uma sessão, integrando-as com atividades de percepção e de linguagem.
4. Usar aulas voltadas para as mãos em uma sessão, integrando-as com atividades de percepção e de linguagem.
5. Ter um lanche ou chá para o grupo, a fim de incluir o treinamento alimentar e o lavar das mãos.
6. Jogos de grupo sugeridos para os que deambulam e para os que não deambulam. Tais jogos podem incluir o manuseio de bola, passagem de bola ou de objetos em sedestação,

atirar sacos de feijão em grandes recipientes, pista de obstáculos, taco, lançamento de aro, jogo de malha, boliche adaptado, jogo de disco de mesa, rolamento de bolas na mesa ou no chão, ping-pong com a bola ligada a um fio horizontal elevado para recuperação da bola e outras atividades lúdicas. Jogos de tabuleiro precisam ter fichas grandes ou alças nas peças de tabuleiro ou ainda furos para as peças e outras adaptações. (Catálogos de brinquedos adaptados estão disponíveis em instituições voltadas à criança com deficiência).

Resumo

O trabalho em grupo interdisciplinar é valioso no tratamento da criança com paralisia cerebral e com atraso motor. Eles exigem consultas entre o pessoal:

1. Para avaliar as funções das crianças em todas as áreas, antes e *durante* as sessões de grupo.
2. Para planejar, monitorar e avançar os itens dos programas do grupo.

É melhor para o profissional conduzir o programa talvez com outros profissionais assistindo-o de vez em quando, mas *sem* interrupções durante a própria sessão de grupo. Os ajustes do programa podem ser discutidos após o término da sessão.

Professores e terapeutas dependem uns dos outros para criar sessões de grupo dinâmicas e, portanto, precisam trabalhar em conjunto.

Apêndice 1 – Níveis de desenvolvimento

Função	0-3 meses			3-6 meses
Decúbito ventral				
Decúbito dorsal				
Sentada				
Em pé Deambu- lação				

6-9 meses   9-12 meses

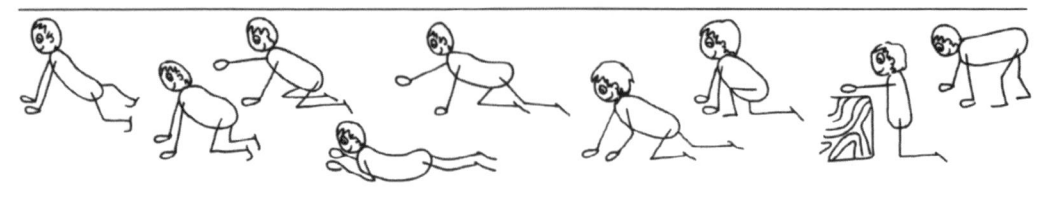

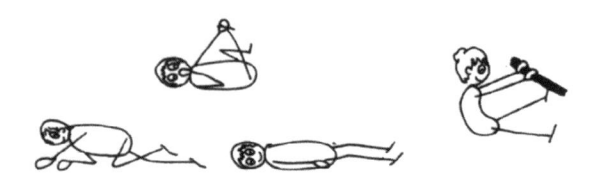

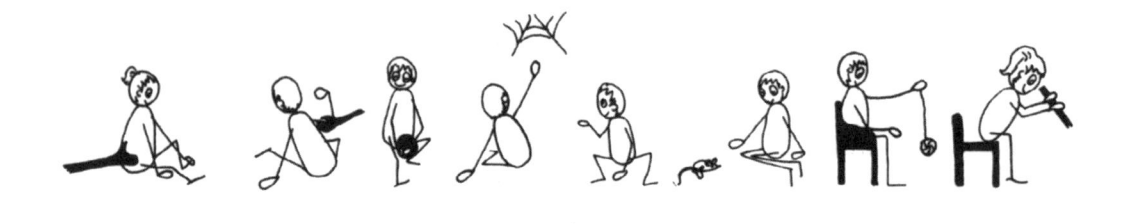

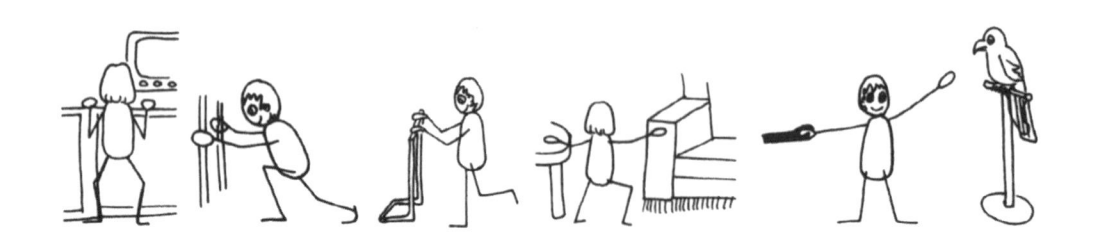

Guia de avaliação da habilidade física

Graduação da habilidade

0 – Sem habilidade, sem iniciação

D – Apenas inicia

C – Parcial, faz com dificuldade, de maneira incerta ou infrequente

B – Completa de maneira independente, com confiabilidade, porém desempenho muito anormal

A – Completa de forma confiável com desempenho normal ou próximo do normal

Mantém a postura – 10 segundos

Locomoção – 10 passos

Escadas – 4 degraus

Decúbito ventral

0-3 meses	Pode ser colocada na posição, gira a cabeça
	Levanta a cabeça
	Mantém a cabeça levantada
	Fica sobre os antebraços, cabeça e tórax levantados
	Levanta-se sobre os joelhos e antebraços
3-6 meses	Alcança à frente com o braço direito (estendido)
	Alcança à frente com o braço esquerdo (estendido)
	Rola para a direita
	Rola para a esquerda
6-9 meses	Arrasta-se sobre o abdome
	Mantém-se sobre as mãos, cotovelos estendidos
	Levanta-se sobre mãos e joelhos
	Mantém-se sobre mãos e joelhos
	Alcança à frente com uma mão na postura de quatro apoios
9-12 meses	Sobre mãos e joelhos, levanta um braço e a perna oposta
	Gira o corpo para a direita usando os membros
	Gira o corpo para a esquerda usando os membros
	Engatinha com reciprocidade

	Consegue sentar a partir da posição de quatro apoios
	Assume a posição semiajoelhada com as mãos em um suporte
	Levanta-se para posição ajoelhada ereta com as mãos em um suporte
	Caminha sobre mãos e pés
12-24 meses	Desloca-se "escalando" uma mesa ou sofá
	Engatinha escada acima
	Engatinha escada abaixo de costas
	Fica ajoelhada ereta, quadris estendidos, sem suporte
	Assume a posição semiajoelhada, sem suporte
	Caminha de joelhos para a frente
	Levanta para ficar em pé, sem suporte

Decúbito dorsal

0-3 meses	Pode ser colocada na posição, gira a cabeça
	Supera um pouco a falta de controle da cabeça
	Alcança ao longo do solo, para o lado
3-6 meses	Cabeça mantida na linha média, apoio de peso simétrico
	Mãos unidas, simetria
	A cabeça levanta, sem atraso da cabeça
	Alcança para cima, através do corpo
	Faz ponte com os quadris em extensão, pés planos
6-9 meses	Rola para a direita
	Rola para a esquerda
	Alcança, agarra o pé
	Fica deitada reta, braços para baixo, cabeça na linha média, gira para os lados
9-12 meses	Levanta sozinha para a posição sentada passando pelo decúbito lateral direito

Levanta sozinha para a posição sentada passando pelo decúbito lateral esquerdo

Traciona-se sozinha para sentar

Sentada

0-3 meses   Pode ser colocada na posição com cabeça e tronco apoiados, quadris flexionados

Controle vertical da cabeça, tronco apoiado

Inclina-se sobre os antebraços ou mãos, tronco suportado

3-6 meses   Senta apoiando-se nas mãos, sem suporte na porção superior do tronco, depois inferior

Senta em uma cadeira com encosto, braços ou suporte para o tórax

6-9 meses   Senta com o suporte de uma mão, usa a outra mão

Protege-se com as mãos para a frente

Senta sozinha com os braços livres

Protege-se para o lado direito

Protege-se para o lado esquerdo

Senta-se apoiada à frente, se reergue sozinha

9-12 meses   Senta, alcança cruzando a linha média, para o lado e acima da cabeça

Senta e gira, alcança para a direita

Senta e gira, alcança para a esquerda

Senta de lado sobre o quadril direito

Senta de lado sobre o quadril esquerdo

Muda para a posição de quatro apoios

Senta sozinha em uma cadeira comum

Senta na cadeira, alcança em todas as direções

Levanta da posição sentada para em pé, segurando

Senta e gira no solo

Senta e gira em uma cadeira

Arrasta-se sobre as nádegas no solo

Reações de equilíbrio anteroposteriores

Reações de equilíbrio laterais

12-18 meses   Senta sozinha em um banquinho baixo

Levanta da posição sentada para em pé, sem segurar

Senta em um banco alto, pernas pendentes

Agacha durante as brincadeiras

Levanta da posição agachada para em pé e volta a agachar

Protege-se quando empurrada para trás

Em pé e deambulação

0-6 meses   Apoia o peso, pés plantígrados, com suporte completo no tronco depois apenas na parte inferior

Dá passos com o tronco suportado

6-9 meses   Fica em pé, com antebraços apoiados ou segurando com as mãos, pelve suportada

Fica em pé, segura sozinha, quadris podem estar flexionados, pés planos

9-12 meses   Traciona-se para ficar em pé, segurando

Fica em pé, segurando, levanta a perna direita

Fica em pé, segurando, levanta a perna esquerda

Deslocamento lateral pela casa usando as duas mãos

Fica em pé, segura com uma mão, alcança em todas as direções

12-18 meses   Fica em pé sozinha

	Quando em pé consegue inclinar-se para a frente e retornar		Pula sobre a perna preferida
	Caminha com as duas mãos dadas ou segurando um andador		Anda fazendo contato do calcanhar para os dedos
	Caminha com ajuda em uma mão		Segura uma bola rebatida do chão
	Caminha sozinha		Usa um taco largo
	Caminha carregando um objeto	4-5 anos	Equilibra-se sobre uma perna, 10 segundos
	Fica em pé a partir de todas as posições, sem suporte		Anda sobre uma linha reta estreita
	Caminha para trás		Caminha entre paralelas de 20 cm
	Sobe escadas, segura dos dois lados, dois pés por degrau		Anda sobre uma tábua/banco estreito
	Reação de proteção dando um passo quando empurrada para os lados		Passa por cima de uma trave na altura do joelho com a perna direita
	Reação de proteção dando um passo quando empurrada para a frente		Passa por cima de uma trave na altura do joelho com a perna esquerda
	Reação de proteção dando um passo quando empurrada para trás		Anda para trás, contato do calcanhar para os dedos
18-24 meses	Em pé, chuta uma bola		
	Arremessa uma bola acima da cabeça		
	Corre		

Nota:

- As idades estão na sequência aproximada.
- Selecionar os itens em cada seção (decúbito ventral, dorsal, sentado, em pé e deambulação) que não foram ainda alcançados para serem as metas/objetivos de um plano de terapia baseado no desenvolvimento.
- Registrar os itens alcançados com as datas; usar graduações como resultados/avaliações.
- Foram incluídos todos os itens de motricidade grossa do Teste de Triagem do Desenvolvimento de Denver e as idades estão baseadas nesse teste (Frankenburg et al., 1992).

A medida de função motora grossa (Russell et al., 1989, 2002) é uma medida de validade que emprega os itens do guia acima. São necessários os relatos dos pais e da criança sobre a participação em casa ou na comunidade (ver seção "Mensurações de atividade diária e participação" no Cap. 8).

	Caminha, para e gira (movimento pivotante)
	Sobe escadas segurando em um corrimão, dois pés por degrau
	Desce escadas, segurando nos dois corrimãos, dois pés por degrau
2-3 anos	Salta no lugar
	Salta de um degrau de 15 cm
	Pedala um triciclo
	Salta para a frente (20 cm)
	Desce escadas segurando um corrimão, pés alternados
	Sobe escadas sem segurar, pés alternados
	Desce escadas, sem segurar, pés alternados
3-4 anos	Equilibra-se sobre a perna preferida (5-10 segundos)

Ver a Tabela 9.1 para o desenvolvimento da função da mão e coordenação olho-mão (guia de avaliação).

Uso de cadeira de rodas

Desenvolvimento de habilidades – resumo de avaliação

- Senta-se ereta na cadeira de rodas.
- Encontra e segura o aro no lado direito.
- Encontra e segura o aro no lado esquerdo.
- Segura os dois aros ao mesmo tempo.
- Move o aro direito um pouco para a frente (5 cm).
- Move o aro esquerdo um pouco para a frente (5 cm).
- Move o aro direito para a frente mais de 30 cm.
- Move o aro esquerdo para a frente mais de 30 cm.
- Move os dois aros para a frente mais de 30 cm.
- Move o aro direito para trás.
- Move o aro esquerdo para trás.
- Move os dois aros para trás.
- Desloca-se para a frente, faz a cadeira de rodas parar.
- Desloca-se para trás, faz a cadeira de rodas parar.
- Começa a deslocar-se a partir da posição estacionária, gira a cadeira de rodas para a direita, 180°.
- Começa a deslocar-se a partir da posição estacionária, gira a cadeira de rodas para a esquerda, 180°.
- Faz a propulsão da cadeira de rodas ao redor de obstáculos.
- Faz a propulsão da cadeira de rodas entre dois objetos, para a frente.
- Faz a propulsão da cadeira de rodas entre dois objetos, para trás.

- Aumenta as distâncias e a velocidade.
- Explora suas próprias estratégias.

Transferências

- Sentada, usa o freio para parar a cadeira de rodas.
- Sentada, ergue os apoios dos pés para fora do caminho.
- Sentada, escorrega para a frente no assento usando os apoios de braços.
- Sentada, escorrega para a frente no assento fazendo um movimento de semipivô com a pelve.
- Sentada, levanta para a posição em pé sobre pés plantígrados, usa apoios de braço.
- Sentada, levanta para a posição em pé, coloca os braços para a frente para segurar em um suporte.
- Sentada, transfere-se lateralmente para a cama, vaso sanitário, cadeira.
- Sentada, escorrega por uma prancha de transferência para outro assento, usa as mãos.
- Sentada, transfere-se para fora do assento, para baixo, para ajoelhar ou sentar.
- Sentada, levanta para a posição em pé usando os apoios dos braços ou segurando em um suporte.
- Levanta de sentada para em pé, muda para outro assento.

Repetir qualquer um dos itens acima no retorno seguro para a cadeira de rodas.

- Modificar essa lista de acordo com a estratégia e condição de cada criança.
- O terapeuta usa condução física e suporte para ensinar.
- Demonstrar as transferências para os pais e cuidadores de modo que a criança flexione quadris e joelhos de forma correta e proteja sua coluna (ver Fig. 9.179).

Apêndice 2 – Equipamentos

As *listas de equipamentos e informações relacionadas* podem ser obtidas em instituições voluntárias, organizações de familiares de crianças incapacitadas, departamentos de saúde, serviços sociais e de educação e junto às autoridades locais ou outros departamentos do governo; há também listas de equipamentos de vários fabricantes de equipamentos médicos, fabricantes de brinquedos e de suprimentos educacionais.

Estas são as instituições do Reino Unido:

Association of Paediatric Chartered Physiotherapists, c/o Chartered Society of Physiotherapy, 14 Bedford Row, London WC1R 4ED. (www.apcp.org.uk)

Capability Scotland, Westerlea, 11 Ellersly Road, Edinburgh EH12 6HY. (www.capability-scotland.org.uk)

Disabled Living Foundation, 380/384 Harrow Road, London W9 2HU. (www.dlf.org.uk)

Halliwick Association of Swimming Therapy, c/o ADKC Centre, Whitstable House, Silchester Road, London W10 6SB. (www.halliwick.org.uk)

Headway – the brain injury association, 7 King Edward Court, King Edward Street, Nottingham NG1 1EW. (www.headway.org.uk)

KIDS – the disabled children's charity. Head Office, 49 Mecklenburgh Square, London WC1N 2NY. (www.kids.org.uk)

Mencap (Royal Mencap Society), 123 Golden Lane, London EC1Y 0RT. (www.mencap.org.uk)

National Association of Paediatric Occupational Therapists (Children, Young People & Families), c/o The College of Occupational Therapists, Specialist Section, 106-114 Borough High Street, London SE1 1LB. (www.cot.co.uk)

National Association of Swimming Clubs for the Handicapped, The Willows, Mayles Lane, Wickham, Hants PO17 5ND. (www.nasch.org.uk)

Play Matters (National Association of Toy and Leisure Libraries), 1A Harmood Street, London NW1 8DN. (www.natll.org.uk)

Riding for the Disabled Association, Norfolk House, 1a Tournament Court, Edgehill Drive, Warwick CV34 6LG. (www.rda.org.uk)

Royal College of Speech and Language Therapists, 2 White Hart Yard, London SE1 1NX. (Enquire for centres offering communication aids and advice.) (www.rcslt.org)

Royal National Institute for Deaf People (RNID), 19-23 Featherstone Street, London EC1Y 8SL. (www.rnid.org.uk)

Royal National Institute of Blind People (RNIB), 105 Judd Street, London WC1H 9NE. (www.rnid.org.uk)

Scope (for people with cerebral palsy), 6 Market Road, London N7 9PW. (www.scope.org.uk)

Sense (for deafblind people), 101 Pentonville Road, London N1 9LG. (www.sense.org.uk)

Equipamento básico

Pais e terapeutas que tenham boa imaginação precisarão de um tapete, cadeiras de tamanhos diferentes, mesas de tamanhos diferentes e objetos do dia a dia encontrados em casa, em especial na cozinha; usarão também grama, areia, água, folhas e assim por diante, no exterior da casa.

Equipamentos adicionais são selecionados *de acordo com as crianças* e a avaliação que o terapeuta faz delas.

Controle postural dia e noite. O equipamento inclui posicionamento deitado, sentado em cadeiras e cadeiras de rodas, posicionadores para decúbito ventral e para posição ortostática. São usadas também cunhas de posicionamento e espumas em outros formatos para corrigir o posicionamento durante as 24 horas do dia.

Nota: é importante que um treinador especializado avalie o modo como é feito o manuseio para erguer os pacientes, colocá-los nos equipamentos e retirá-los dos equipamentos. Há também um número crescente de equipamentos no mercado para o manuseio seguro, tais como guindastes elétricos, mecanismos elétricos para levantamento nos posicionadores ortostáticos, sistemas de polias, dispositivos para uso no banheiro, cadeiras de rodas motorizadas e outros. Deve ser feito contato com a associação profissional de cada terapeuta para se obter mais informações. Ver o manual *Paediatric manual handling – guidelines for paediatric physiotherapists*, da Association of Paediatric Chartered Association, Reino Unido.

Alguns *equipamentos para posicionamento deitado* são, entre outros, a estrutura de Chailey para decúbito dorsal ou ventral, o *"Symmetrisleep"* da Goldsmith Symmetrical Body Support para repouso e posicionamento noturno e o colchão modular *"Dreama"*, projetado por Jenx Ltd, Sheffield. Esse colchão de posicionamento noturno permite que as almofadas de suporte sejam colocadas e travadas em praticamente qualquer lugar para correção das posturas individuais de uma criança ou pessoa mais velha em decúbito dorsal, ventral ou lateral. Vários fabricantes oferecem equipamentos/pranchas para decúbito lateral que são usados durante o dia no posicionamento do corpo e pernas em abdução, com os dois braços para a frente.

Cunhas de posicionamento, espumas em outros formatos ou estofados firmes.

Rolos de espuma de diâmetros diferentes. Cunhas, outras formas e rolos cobertos com material impermeável e lavável. Rolos com diâmetro pequeno são usados para decúbito ventral, suporte torácico, para colocar o peso sobre cotovelos ou mãos; colocar o peso sobre os joelhos ou para sentar sobre eles com uma perna de cada lado. Rolos com diâmetros mais largos são para reações de equilíbrio, reações de proteção dos braços; levantar para a posição em pé; ficar em pé com braço suportado no rolo, dar passos empurrando o rolo.

Bolas infláveis grandes, incluindo bolas de praia, podem ser usadas ao invés dos rolos. Bolas terapêuticas de diâmetro largo como 1100 mm e 800 mm. Bolas de praia pequenas com vários tamanhos.

Assentos. Há vários modelos. Ver a seção "Desenvolvimento da posição sentada" no Capítulo 9. Esses incluem cadeiras especiais ou assentos adaptados; assento de canto ajustável ou assento de solo com ajuste para bandeja; cadeiras simples com assento não deslizante, encosto e braços (removíveis) de tamanhos diferentes para se ajustarem à criança. A cadeira Petö (com barras horizontais no encosto) é também útil para treinamento de várias tarefas motoras assim como para sentar. Há no mercado uma variedade de assentos de toalete, penicos, assentos com roldanas, assentos para o carro, cadeiras para banheira, assentos portáteis com rodas o para chuveiro. Devem ser obtidas mesas com alturas variáveis, sempre que possível. Mesas com recortes devem também ser ajustáveis. Há mesas com inclinação em diferentes ângulos.

Andadores. Uma cinta de lona colocada embaixo do abdome da criança e uma suspensão montada sobre rodízios são essencialmente o princípio básico usado nos andadores, quando indicados. Muitos ajustes podem ser necessários para impedir que a criança *se arremesse* em extensão anormal ou seus braços empurrem dentro da área embaixo do seu abdome. Pranchas com rodízios para deslocamento em decúbito ventral ou plataformas sobre rodas, cunhas sobre rodas (rodízios) ou brinquedos especiais, como um golfinho sobre rodízios, são também usados por algumas crianças para engatinhar sobre as mãos apenas, sobre os joelhos apenas ou sobre mãos e joelhos.

Dispositivos para ficar em pé com suporte. Há vários equipamentos para posicionamento em pé. A criança pode também mostrar habilidade para ficar em pé e segurar em barras paralelas ou verticais, no encosto de cadeiras ou em auxílios para deambulação estacionários (ver Cap. 9).

Nota: um auxílio para posicionamento em pé não treinará o posicionamento em pé a menos que fique vertical, com a linha da gravidade passando pela cabeça da criança (orelhas) e descendo até logo atrás dos tornozelos. Devem-se ajustar as peças ou cintas dos pés para obter o alinhamento correto, com simetria e pés mantidos em ângulo reto.

Uma *estrutura para posicionamento em pé* ligada a uma mesa inclinada para a frente, para ser usada durante atividades escolares ou manuais, corrige as posturas anormais das pernas, mantém o tronco reto e estimula o controle da cabeça e função do braço. Essa proporciona períodos de alongamento passivo para os músculos encurtados (espásticos) e as articulações e previne deformidades. Alguns posicionadores para decúbito ventral são ajustáveis para se tornarem posicionadores ortostáticos. Aconselha-se uma inclinação de 20-30° para a frente.

Auxílios para deambulação. Há uma grande variedade e devem ser selecionados com cuidado (ver Cap. 9).

- *Com suporte de tronco* dado por um suporte estofado no tórax ou por tipoias no tórax presas acima da cabeça.
- *Sem suporte de tronco.* Um andador de quatro pontos pode ser empurrado com as manoplas colocadas na lateral da criança ou o andador pode ser segurado na parte da fren-

te. Andadores de brinquedo ou carrinhos de boneca são bem populares. Brinquedos macios grandes sobre rodas, caminhões grandes, caixas de brinquedos grandes sobre rodízios e brinquedos normais similares que sejam estáveis e pesados, verificando-se o tamanho de acordo com a criança. Também é possível treinar a marcha empurrando cadeiras infantis ou de adulto que sejam estáveis e escorreguem com facilidade, porém não muito rápido, assim como caixas montadas sobre esquis e outros auxílios simples. O andador com várias barras horizontais paralelas é também útil.

Nota: verificar se as rodas dos andadores são corretas para a criança. Se elas "dispararem", impedindo que a criança mantenha uma postura correta e estabeleça o controle do próprio equilíbrio, pode-se colocar ponteiras de bengala em cada um dos quatro pontos do andador, protetores usados em esquis ou outras modificações. Muletas axilares ou canadenses, bengalas de quatro ou três pontas e bengalas com a base mais larga são usadas para crianças *selecionadas* (Fig. A2.1). Com frequência, é feita uma progressão das muletas para as bengalas. Verificar o comprimento, as manoplas e a estabilidade. Algumas bengalas podem ser unidas a uma peça central que dá estabilidade inicial.

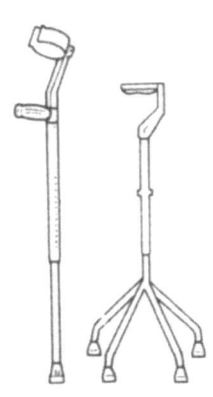

Figura A2.1   Auxílios para deambulação. Em geral as crianças conseguem usá-los a partir dos 5 a 6 anos de idade.

Nota: todos os auxílios para deambulação devem ser verificados quanto à altura, de modo que a criança não segure neles com um curvamento anormal do ombro, flexão excessiva dos cotovelos e desvio radial dos punhos. Se a preensão não for possível sem essas anormalidades, tentar um auxílio para deambulação que obrigue a criança a empurrar com as mãos espalmadas e cotovelos estendidos, ou use uma cadeira.

Barras paralelas. Essas devem ser ajustáveis na altura, às vezes na largura. São colocados nas barras dispositivos que deslizam se a criança não puder segurar e liberar as barras paralelas para usá-las. Uma cadeira no final das barras pode ser usada para treinar a passagem da posição sentada para em pé. Têm sido colocadas pranchas de eversão, pegadas e pranchas de abdução entre as barras paralelas quando necessário.

Aparatos para postura correta na bipedestação, para o apoio de peso e controle do tronco:

- *tutores de joelho* ou moldes de joelho de politeno, goteiras gessadas para manter os joelhos estendidos (Fig. A2.2);

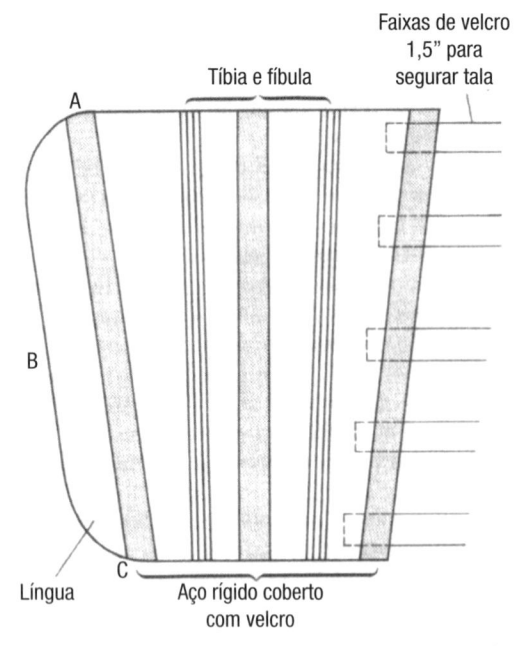

Figura A2.2 Tutor de perna feito de coutil branco. Esse é envolvido em torno da perna colocando faixas de velcro por cima do lado frontal de "B" (1" ≈ 25 mm).

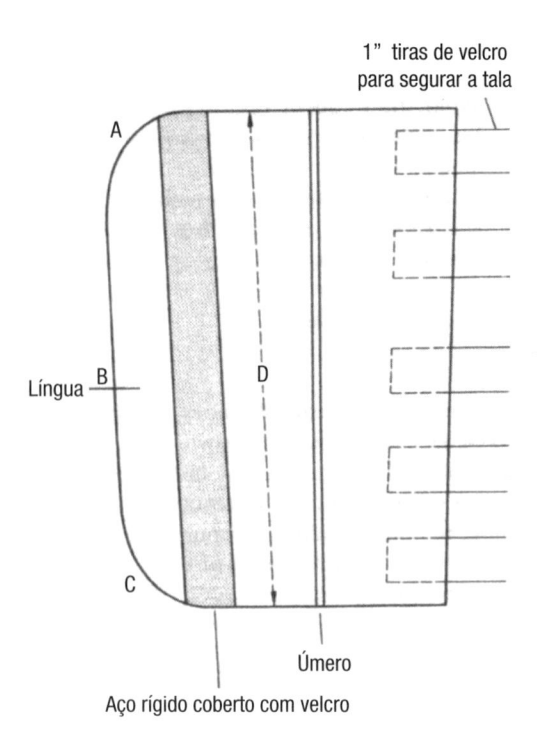

Figura A2.3 Tala de braço feita de coutil branco. A tala é envolvida em torno do braço colocando faixas de velcro sobre o lado B.

- *tutores de cotovelo* que mantém os cotovelos estendidos para que o braço empurre e segure de maneira correta os andadores e outras hastes em outras funções (Fig.A2.3).

As botas podem:

1. Ser estofadas na língua para se ajustarem bem em torno do tornozelo.
2. Ter uma cinta que cruza na frente do tornozelo para pressionar o calcanhar bem para baixo.
3. Ter uma palmilha moldada no arco interno para controlar o valgo.
4. Ter uma extensão externa na região do calcanhar do lado medial da sola para impedir a pronação (valgo) do pé; ou na parte lateral da sola para impedir a supinação (varo).
5. Ter um aumento no salto, com um alargamento no lado medial para o valgo; lateralmente para o varo.
6. As botas podem ser usadas com órteses especiais.

7. A bota pode ter um solado elevado para provocar a transferência de peso para a frente na hora do passo, ou para alongar o tendão do calcâneo. Ás vezes, a simples remoção dos saltos e solados grossos já faz com que a criança deixe de caminhar sobre os dedos nos casos de espasticidade leve.

8. As botas ou calçados podem ter uma base mais pesada para aumentar a estabilidade, por exemplo, no caso de crianças atáxicas.

9. Pode ser feito um enrijecimento do couro da bota no lado medial ou lateral para impedir que o pé role em pronação ou supinação, respectivamente. Podem ser necessários moldes próprios para o calcanhar ou uma extensão moldada para corrigir todos os arcos do pé.

10. As pontas das botas com frequência precisam ser protegidas com borrachas espessas, revestimentos plásticos ou metálicos para evitar o desgaste frequente do couro nas crianças que *andam sobre os dedos* ou *engatinham* e estão começando a andar.

11. Crianças que engatinham ou que não andam têm botas e calçados para manter os pés quentes, sem qualquer modificação. Botinhas de cano baixo ou *tênis* param melhor nos pés. Não é possível engatinhar usando órteses abaixo do joelho.

Nota: a colocação e retirada de calçados e botas é facilitada com o uso de cordões que vão até os dedos, como nos calçados da marca Piedro. Os dedos podem então ser mantidos retificados durante a colocação das botas. O uso de velcro, em vez de cadarços, possibilita que algumas crianças coloquem e tirem sozinhas seus calçados. Uma tira curta na parte de trás da bota ajuda a criança a puxar a bota para tirá-la.

Há vários tênis especiais para crianças com paralisia cerebral.

Escadas com corrimãos podem ser parte do departamento de fisioterapia. Os degraus devem ter alturas variadas.

Rampas, terrenos irregulares, diferentes superfícies de solo devem estar disponíveis para o treino da marcha.

Espelhos no nível do solo podem ser uma ajuda no treinamento do posicionamento sentado, em pé e marcha.

Auxílios para atividades da vida diária

Há muitos auxílios diferentes. Os terapeutas ocupacionais devem ser consultados.

Alimentação

Cobertura de mesa antiderrapante (Dycem), colheres com cabos longos, colheres de tamanhos diferentes, colheres de metal e colheres inquebráveis de politeno ou osso, cabos de espuma e outros, pratos com e sem bordas elevadas. Borrachas de sucção para manter a tigela na mesa. Babadores. Copos que não escorreguem, com pesos, com canudo, canecas para bebê com dispositivos antiderramamento e tampas para treinamento com aberturas pequenas. Canecas com uma ou duas asas que sejam fáceis de segurar.

Vestuário

Velcro, zíperes e modelos especiais. Parte da frente removível para crianças que babam ou se sujam. Botões largos, ganchos ou outros tipos de fechos.

Banho

Tapete antiderrapante no banheiro, banheira pequena colocada dentro da banheira grande. Assentos especiais para banheiro e suportes de segurança cervicais. Sabonete líquido para evitar o uso de sabonete comum quando houver dificuldades.

Toalete

Ver seções sobre cadeiras e posicionamento sentado no Capítulo 9. Há muito mais disponível no mercado.

Sacos de dormir, berços, brinquedos para bebês, etc.

Como para os bebês normais.

Carrinhos, carrinhos de bebê e carrinhos de passeio

Como para crianças normais, porém verificar as posturas com mais cuidado. O mercado tem acessórios especiais para os carrinhos de bebê e de passeio que corrigem a postura.

Cadeiras de rodas

Há uma grande variedade. Devem ser feitas referências aos fabricantes de equipamento médico, departamentos de saúde e organizações voluntárias, já que as listas de cadeiras de rodas e seus modelos mudam e melhoram (ver a lista de organizações e clínicas). Os princípios do posicionamento sentado correto discutidos na seção "Desenvolvimento da posição sentada" no Capítulo 9 são aplicados à criança que está na cadeira de rodas, com o acréscimo das seguintes considerações:

1. Ela consegue fazer sozinha a propulsão da cadeira ou precisa ser empurrada? Consegue transferir-se?
2. Como são as instalações da casa da criança para conter uma cadeira de rodas – escadas, batentes, tamanho dos quartos, uso de mesas com alturas variáveis, etc.
3. A cadeira de rodas é usada dentro de casa, fora de casa ou ambos?
4. A cadeira de rodas poderá "crescer" com a criança? Com quais modificações?
5. A cadeira de rodas pode ser transportada, armazenada, colocada dentro de um transporte público?

Auxílios especiais para sala de aula

Máquinas de escrever; auxílios eletrônicos para comunicação (auxílios para favorecer a comunicação, também chamados de sistemas de comunicação). Pode-se obter aconselhamento e treinamento profissional nos centros de consultoria em comunicação. Contato: Communication Matters (também conhecido como ISAAC [UK]), c/o The ACE Centre, 92 Windmill Road, Oxford OX3 7DR (www.communicationmatters.org.uk). Entre os vários auxílios oferecidos pelos fabricantes de equipamento médico e educacional para sala de aula estão o virador de páginas, suporte para fixar o lápis, suporte de página e livro, vários clips para papel de desenho e escrita e auxílios especiais para deficiência visual. Os terapeutas ocupacionais e fonoaudiólogos devem ser consultados (ver endereços na lista descrita anteriormente).

Auxílios para mobilidade

Outros auxílios, além dos andadores, equipamentos para engatinhar e cadeiras de rodas, como os carrinhos com pedal, carruagens motorizadas; triciclos com adaptações. Triciclos impulsionados pelas mãos e outros triciclos especiais. Assento de canto sobre rodízios. Uma variedade de brinquedos para mobilidade está sendo desenvolvida por engenheiros, pesquisadores, pais, terapeutas e fabricantes de brinquedos. Ver organizações de parques de aventura, por exemplo, KIDS, Play Matters e a Disabled Living Foundation, listadas anteriormente.

Muitos brinquedos e auxílios para mobilidade são agora operados por uma variedade de interruptores para pessoas com deficiência grave. O College of Occupational Therapists e organizações voluntárias podem ser consultados sobre esses dispositivos eletrônicos.

Geral

Capacetes para proteger a cabeça da criança caso ela caia com frequência. Catálogos de brinquedos. Catálogos de brinquedotecas para facilitar a escolha dos brinquedos apropriados. Equipamento de ginástica (bolas, aros, cordas, aparelhos para subir). Brinquedos de locais de recreação, objetos para brincar e equipamentos. Pranchas de balanço, brinquedos de balanço, balanços com suportes e cintas, escorregadores, estruturas de escalada.

Nota: as macas na fisioterapia devem ser altas para algumas técnicas de fisioterapia e baixas para treinar a criança a passar da maca para a bipedestação.

Referências bibliográficas

AACPDM (2004) *Methodology to Develop Systematic Reviews of Treatment Interventions (Revision 1.1).* (http://www.aacpdm.org/resources/systematicReviewsMethodology.pdf)

Adler, S.S., Beckers, D. & Buck, M. (2008) *PNF in Practice: An Illustrated Guide.* 3rd edn. Springer, Heidelberg.

Ahl, L.E., Johansson, E., Granat, T. & Carlberg, E.B. (2005) Functional therapy for children with cerebral palsy: an ecological approach. *Dev. Med. Child Neurol.*, 47, 613–619.

Akeson, W.H., Amiel, D., Abel, M.F., Garfin, S.R. & Woo, S.L. (1987) Effects of immobilization on joints. *Clinical Orthopaedics and Related Research*, 219, 28–37.

Albright, A.L. & Neville, B. (2000) Pharmacological management of spasticity. In *The Management of Spasticity Associated with the Cerebral Palsies in Children and Adolescents* (eds A.L. Albright & B. Neville), pp. 121–133. Churchill Communications, Secaucus.

Amiel-Tison, C. & Grenier, A. (1986) *Neurological Assessment during the First Year of Life.* Oxford University Press, New York.

Andersson, C. & Mattsson, E. (2001) Adults with cerebral palsy: a survey describing problems, needs, and resources, with special emphasis on locomotion. *Dev. Med. Child Neurol.*, 43, 76–82.

Andersson, C., Grooten, W., Hellsten, M., Kaping, K. & Mattsson, E. (2003) Adults with cerebral palsy: walking ability after progressive strength training. *Dev. Med. Child Neurol.*, 45, 220–228.

Anttila, H., Autti-Ramo, I., Suoranta, J., Makela, M. & Malmivaara, A. (2008) Effectiveness of physical therapy interventions for children with cerebral palsy: a systematic review. *BMC Pediatrics*, 8, 14.

APCP (2002) *Paediatric Physiotherapy Guidance for Good Practice.* Available from Association of Paediatric Chartered Physiotherapists, London. (www.apcp.org.uk)

APCP (2005) *Paediatric Outcome Measurements.* Available from Association of Paediatric Chartered Physiotherapists, London. (www.apcp.org.uk)

APCP (2007) *Information to Guide Good Practice for Physiotherapist Working with Children.* Available from Association of Paediatric Chartered Physiotherapists, London. (www.apcp.org.uk)

APCP (2008) *The Use of Botulinum Toxin in Children with Neurological Conditions.* Available from Association of Paediatric Chartered Physiotherapists, London. (www.apcp.org.uk)

Aubert, E.J. (2008) Motor development in the normal child. In *Pediatric Physical Therapy*, 4th edn (ed. J.S. Tecklin), pp. 17–65. Lippincott Williams & Wilkins, Philadelphia.

Ayres, A.J. (1979) *Sensory Integration and the Child.* Western Psychological Services, Los Angeles.

Bailey, D.B. & Simeonsson, R.J. (1988) *Family Assessment in Early Intervention.* Merrill, Columbus, Ohio.

Bairstow, P., Cochrane, R. & Hur, J. (1993) Shortened version. *Evaluation of Conductive Education for Children with Cerebral Palsy (Final Report).* HMSO, London.

Bairstow, P., Cochrane, R. & Rusk, I. (1991) Selection of children with cerebral palsy for conductive education. *Dev. Med. Child Neurol.*, 33, 984.

Baker, R., Jasinski, M., Maciag-Tymecka, I., *et al.* (2002) Botulinum toxin treatment of spasticity in diplegic cerebral palsy: a randomized, double-blind, placebo-controlled, dose-ranging study. *Dev. Med. Child Neurol.*, 44, 666–675.

Bardsley, D.G.I. (1993) Seating. In *Elements of Paediatric Physiotherapy* (ed. P. Eckersley), pp. 411–421. Churchill Livingstone, Edinburgh.

Bartlett, D. & Birmingham, T. (2003) Validity and reliability of the Pediatric Reach Test. *Pediatr. Phys. Ther.*, 15, 84–92.

Bartlett, D.J. & Palisano, R.J. (2000) A multivariate model of determinants of motor change for children with cerebral palsy. *Phys. Ther.*, 80, 598–614.

Bartlett, D.J. & Palisano, R.J. (2002) Physical therapists' perceptions of factors influencing the acquisition of motor abilities of children with cerebral palsy: implications for clinical reasoning. *Phys. Ther.*, 82, 237–248.

Bartlett, D. & Purdie, B. (2005) Testing of the spinal alignment and range of motion measure: a discriminative measure of posture and flexibility for children with cerebral palsy. *Dev. Med. Child Neurol.*, 47, 739–743.

Bax, M. (2001) Adolescence and after. *Dev. Med. Child Neurol.*, 43, 435.

Bax, M. & Brown, K.J. (2004) The spectrum of disorders known as cerebral palsy. In *Management of the Motor Disorders of Children with Cerebral Palsy (2nd edition). Clinics in Developmental Medicine. No. 161* (eds D. Scrutton,

D. Damiano & M. Mayston), pp. 9–21. Mac Keith Press, London.

Bayley, N.A. (2005) *The Bayley Scales of Infant and Toddler Development*, 3rd edn. The Psychological Corporation, San Antonio.

Beach, R.C. (1988) Conductive education for motor disorders: new hope or false hope. *Arch. Dis. Child.*, 63, 211.

Beckung, E., Carlsson, G., Carlsdotter, S. & Uvebrant, P. (2007) The natural history of gross motor development in children with cerebral palsy aged 1 to 15 years. *Dev. Med. Child Neurol.*, 49, 751–756.

Beckung, E. & Hagberg, G. (2002) Neuroimpairments, activity limitations, and participation restrictions in children with cerebral palsy. *Dev. Med. Child Neurol.*, 44, 309–316.

Belenkii, V.Y., Gurfinkel, V.S. & Paltsev, Y.I. (1967) Elements of control of voluntary movements. *Biophysics*, 12, 135.

Bertoti, D.B. (1986) Effect of short leg casting on ambulation in children with cerebral palsy. *Phys. Ther.*, 66, 1522–1529.

Bidabe, L. & Lollar, J.M. (1990) *MOVE/Mobility Opportunities Via Education*. MOVE International, Bakersfield.

Bjornson, K., Hays, R., Graubert, C., et al. (2007) Botulinum toxin for spasticity in children with cerebral palsy: a comprehensive evaluation. *Pediatrics*, 120, 49–58.

Bjornson, K.F., Belza, B., Kartin, D., Logsdon, R., McLauglin, J. & Thompson, E.A. (2008) The relationship of physical activity to health status and quality of life in cerebral palsy. *Pediatr. Phys. Ther.*, 20, 247–253.

Blackmore, A.M., Boettcher-Hunt, E., Jordan, M. & Chan, M.D.Y. (2007) A systematic review of the effects of casting on equinus in children with cerebral palsy: an evidence report of the AACPDM. *Dev. Med. Child Neurol.*, 49, 781–790.

Blackmore, A.M., Garbellini, S.A., Buttigieg, P. & Wells, J. (2006) A systematic review of the effects of soft splinting on upper limb function in people with cerebral palsy. An AACPDM Evidence Report. (http://www.aacpdm.org/resources/treatmentOutcomeSoftsplintingreview.pdf)

Blair, E., Ballantyne, J., Horsman, S. & Chauvel, P. (1995) A studys of a dynamic proximal stability splint in the management of children with cerebral palsy. *Dev. Med. Child Neurol.*, 37, 544–554.

Blanche, E., Botticelli, T. & Holloway, M. (eds) (1995) *Combining Neurodevelopmental and Sensory Integration Principles: An Approach to Physical Therapy*. Psychological Corporation, New York.

Blauw-Hospers, C.H. & Hadders-Algra, M. (2005) A systematic review of the effects of early intervention on motor development. *Dev. Med. Child Neurol.*, 47, 421–432.

Blundell, S.W., Shepherd, R.B., Dean, C.M., et al. (2003) Functional strength training in cerebral palsy: a pilot study of a group circuit training class for children aged 4–8 years. *Clin. Rehabil.*, 17, 48–57.

Bobath, B. (1965) *Abnormal Postural Reflex Activity Caused by Brain Lesions*. Heinemann, London.

Bobath, B. (1971) Motor development, its effect on general development and application to the treatment of cerebral palsy. *Physiotherapy*, 57, 526.

Bobath, B. & Bobath, K. (1975) *Motor Development in the Different Types of Cerebral Palsy*. Heinemann, London.

Bobath, K. (1971) The normal postural reflex mechanism and its deviation in children with cerebral palsy. *Physiotherapy*, 57, 515.

Bobath, K. (1980) *A Neurophysiological Basis for the Treatment of Cerebral Palsy*. Clin. Dev. Med. No. 75, SIMP, Heinemann Medical, London.

Bobath, K. & Bobath, B. (1972) Cerebral palsy, part 1, and the neurodevelopmental approach to treatment, part 2. In *Physical Therapy Services in the Developmental Disabilities* (eds P.H. Pearson & C.E. Williams). C.C. Thomas, Springfield, Illinois.

Bobath, K. & Bobath, B. (1984) The neuro-developmental treatment. In *Management of the Motor Disorders of Children with Cerebral Palsy* (ed. D. Scrutton), p. 6. SIMP, Blackwell Scientific Publications, Oxford.

Bodkin, A.W., Baxter, R.S. & Heriza, C.B. (2003) Treadmill training for an infant born preterm with a grade III intraventricular hemorrhage. *Phys. Ther.*, 83, 1107–1118.

Bohannon, R.W. & Smith, M.B. (1987) Interrater reliability of a modified Ashworth scale of muscle spasticity. *Phys. Ther.*, 67, 206–207.

Bottos, M., Feliciangeli, A., Sciuto, L., Gericke, C. & Vianello, A. (2001) Functional status in adults with cerebral palsy and its implications for treatment of children. *Dev. Med. Child Neurol.*, 43, 516–528.

Bottos, M. & Gericke, C. (2003) Ambulatory capacity in cerebral palsy: prognostic criteria and consequences for intervention. *Dev. Med. Child Neurol.*, 45, 786–790.

Bower, E. & Ashburn, A. (1998) Principles of physiotherapy assessment and outcome measures. In *Neurological Physiotherapy* (ed. M. Stokes), pp. 43–55. Mosby, London.

Bower, E. & McLellan, D.L. (1992) Effect of increased exposure to physiotherapy on skill acquisition of children with cerebral palsy. *Dev. Med. Child Neurol.*, 34, 25.

Bower, E., McLellan, D.L., Arney, J. & Campbell, M.J. (1996) A randomised controlled trial of different intensities of physiotherapy and different goal-setting procedures in 44 children with cerebral palsy. *Dev. Med. Child Neurol.*, 38, 226–237.

Bower, E., Michell, D., Burnett, M., Campbell, M.J. & McLellan, D.L. (2001) Randomized controlled trial of physiotherapy in 56 children with cerebral palsy followed for 18 months. *Dev. Med. Child Neurol.*, 43, 4–15.

Boyce, C., Gowland, C., Rosenbaum, P.L. et al. (1995) The gross motor performance measure: validity and responsivity of a measure of quality of movement. *Phys. Ther.*, 75, 603.

Boyd, R.N. (2004) A physiotherapy perspective on assessment and outcome measurement of children with cerebral palsy. In *Management of the Motor Disorders of Children with Cerebral Palsy. Clinics in Developmental Medicine No. 161* (eds D. Scrutton, D. Damiano & M. Mayston), pp. 52–66. Mac Keith Press, London.

Boyd, R.N., Dobson, F., Parrott, J., et al. (2001a) The effect of botulinum toxin type A and a variable hip abduction orthosis on gross motor function: a randomized controlled trial. *Eur. J. Neurol.*, 8(Suppl. 5), 109–119.

Boyd, R.N. & Graham, H.K. (1999) Objective measurement of clinical findings in the use of botulinum toxin type A for the management of children with cerebral palsy. *Eur. J. Neurol.*, **6** (suppl. 4), S23–S35.

Boyd, R.N., Morris, M.E. & Graham, H.K. (2001b) Management of upper limb dysfunction in children with cerebral palsy: a systematic review. *Eur. J. Neurol.*, **8** (Suppl. 5), 150–166.

Brauer, S., Burns, Y. & Galley, P. (1999) Lateral reach: a clinical measure of medio-lateral postural stability. *Physiother. Res. Int.*, **4**, 81–88.

Brazelton, T. (1976) Case finding, screening, diagnosis and tracking. Discussants' comments. In *Intervention Strategies for High Risk Infants and Children* (ed. T.D. Tjossem). University Park Press, Baltimore.

Brown, G.T. & Burns, S.A. (2001) The efficacy of NDT in paediatrics: a systematic review. *Brit. J. Occup. Ther.*, **64**, 235–244.

Brown, J.K. (1985) Positional deformity in children with cerebral palsy. *Physiotherapy Practice*, **1**, 37–41.

Brunnstrom, S. (1970) *Movement Therapy in Hemiplegia – A Neurophysiological Approach.* Harper & Row, New York.

Burns, Y.R. & MacDonald, J. (eds) (1996) *Physiotherapy and the Growing Child.* Saunders, London.

Butler, C. & Darrah, J. (2001) Effects of neurodevelopmental treatment (NDT) for cerebral palsy: an AACPDM evidence report. *Dev. Med. Child Neurol.*, **43**, 778–790.

Butler, P., Engelbrecht, M., Major, R.E., Tait, J.H., Stallard, J. & Patrick, J.H. (1984) Physiological cost index of walking for normal children and its use as an indicator of physical handicap. *Dev. Med. Child Neurol.*, **26**, 607–612.

Butler, P.B. (1998) A preliminary report on the effectiveness of trunk targeting in achieving independent sitting balance in children with cerebral palsy. *Clin. Rehabil.*, **12**, 281–293.

Butler, P.B. & Major, R.E. (1992) The learning of motor control: biomechanical considerations. *Physiotherapy*, **78**, 1–6.

Butler, P.B., Thompson, N. & Major, R.E. (1992) Improvement in walking performance of children with cerebral palsy (preliminary results). *Dev. Med. Child Neurol.*, **34**, 567.

Campbell, S.K. (1999) The infant at risk for developmental disability. In *Decision Making in Pediatric Neurologic Physical Therapy* (ed. S.K. Campbell), pp. 260–332. Churchill Livingstone, New York.

Campbell, S.K. (2006) Are models of disability useful in real cases? Pediatric care examples realized in research, clinical practice, and education. *Phys. Ther.*, **86**, 881–887.

Campbell, S.K., Kolobe, T.H.A., Osten, E.T., Lenke, M. & Girolami, G.L. (1995) Construct validity of the test of infant motor performance. *Phys. Ther.*, **75**, 585–596.

Campbell, S.K., Vander Linden, D.W. & Palisano, R.J. (eds) (2006) *Physical Therapy for Children*, 3rd edn. Elsevier, Philadelphia.

Cantrell, E.G. (1997) Adult cerebral palsy. In *Rehabilitation of the Physically Disabled Adult*, 2nd edn (eds C.J. Goodwill, M.A. Chamberlain & C. Evans), pp. 295–313. Stanley Thornes, Cheltenham.

Capute, A.J., Palmer, F.B., Shapiro, B.K., Wachtel, R.C., Ross, A. & Accordo, P.J. (1984) Primitive reflex profile: a quantitation of primitive reflexes in infancy. *Dev. Med. Child Neurol.*, **26**, 375.

Carlberg, E.B. & Hadders-Algra, M. (2008) Postural control in sitting children with cerebral palsy. In *Postural Control: A Key Issue in Developmental Disorders. Clinics in Developmental Medicine No. 179* (eds M. Hadders-Algra & E.B. Carlberg), pp. 74–96. Mac Keith Press, London.

Carlsen, P.N. (1975) Comparison of two occupational therapy approaches for treating the young cerebral-palsied child. *Am. J. Occup. Ther.*, **29**, 267.

Carmick, J. (1993) Clinical use of neuromuscular electrical stimulation for children with cerebral palsy. Part I: Lower extremity & Part II: Upper extremity. *Phys. Ther.*, **73**, 505 & 514.

Carr, J.H. & Shepherd, R.B. (1987) A motor learning model for rehabilitation. In *Movement Science: Foundations for Physical Therapy in Rehabilitation* (eds J.H. Carr & R.B. Shepherd), p. 31. Aspen, Rockville, Maryland.

Carr, J.H. & Shepherd, R.B. (2003) *Neurological Rehabilitation: Optimizing Motor Performance*, 2nd edn. Butterworth Heinemann, Oxford.

Case-Smith, J. (ed.) (1993) *Pediatric Occupational Therapy and Early Intervention.* Andover Medical, Boston.

Caulton, J.M., Ward, K.A., Alsop, C.W., Dunn, G., Adams, J.E. & Mughal, M.Z. (2004) A randomised controlled trial of standing programme on bone mineral density in non-ambulant children with cerebral palsy. *Arch. Dis. Child.*, **89**, 131–135.

Chappell, F. & Williams, B. (2002) Rates and reasons for non-adherence to home physiotherapy in paediatrics: pilot study. *Physiotherapy*, **88**, 138–147.

Charles, J. & Gordon, A.M. (2005) A critical review of constraint-induced movement therapy and forced use in children with hemiplegia. *Neural. Plast.*, **12**, 245–261.

Charles, J.R., Wolf, S.L., Schneider, J.A. & Gordon, A.M. (2006) Efficacy of a child-friendly form of constraint-induced movement therapy in hemiplegic cerebral palsy: a randomized control trial. *Dev. Med. Child Neurol.*, **48**, 635–642.

Cherng, R-J., Liu, C-F., Lau, T-W. & Hong, R-B. (2007) Effect of treadmill training with body weight support on gait and gross motor function in children with spastic cerebral palsy. *Am. J. Phys. Med. Rehabil.*, **86**, 548–555.

Chiou, I.L. & Burnett, C.N. (1985) Values of activities of daily living. *Phys. Ther.*, **65**, 901.

Cioni, G., Ferrari, F. & Prechtl, H.F.R. (1989) Posture and spontaneous motility in fullterm infants. *Early Human Dev.*, **18**, 247.

Cioni, G., Ferrari, F. & Prechtl, H.F.R. (1992) Early motor assessment in brain-damaged preterm infants. In *Movement Disorders in Children* (eds H. Forssberg & H. Hirschfeld), p. 72–79. Karger, Basel.

Collet, J-P., Vanasse, M., Marois, P., *et al.* (2001) Hyperbaric oxygen for children with cerebral palsy: a randomised multicentre trial. *The Lancet*, **357**, 582–586.

Collins, F. (2007) The JCM moonlite sleep system: assisting in the provision of 24-hour postural support. *Int. J. Ther. Rehabil.* **14** (7), 36–40.

Collis, E. (1947) *A Way of Life for the Handicapped Child.* Faber & Faber, London.

Collis, E., Collis, R., Dunham, W., Hilliard, L.T. & Lawson, D. (1956) *The Infantile Cerebral Palsies.* Heinemann, London.

Comeaux, P., Patterson, N., Rubin, M. & Meiner, R. (1997) Effect of neuromuscular electrical stimulation during gait in children with cerebral palsy. *Pediatr. Phys. Ther.*, **9**, 103–109.

Cooper, J., Moodley, M. & Reynell, J. (1978) *Helping Language Development.* Edward Arnold, London.

Cordo, P.J. & Nashner, L.M. (1982) Properties of postural adjustments associated with rapid arm movements. *J. Neurophysiol.*, **47**, 287.

Corry, I.S., Cosgrove, A.P., Duffy, C.M., McNeill, S., Taylor, T.C. & Graham, H.K. (1998) Botulinum toxin A compared with stretching casts in the treatment of spastic equinus: a randomised prospective trial. *J. Pediatr. Orthop.*, **18**, 304–311.

Corry, I.S., Cosgrove, A.P., Walsh, E.G., McClean, D. & Graham, H.K. (1997) Botulinum toxin A in the hemiplegic upper limb: A double-blind trial. *Dev. Med. Child Neurol.*, **39**, 185–193.

Cosgrove, A. (2000) Orthopaedic surgery in spastic cerebral palsy. In *The Management of Spasticity Associated with the Cerebral Palsies in Children and Adolescents* (eds A.L. Albright & B. Neville), pp. 75–92. Churchill Communications, Secaucus.

Cosgrove, A.P., Corry, I.S. & Graham, H.K. (1994) Botulinum toxin in the management of the lower limb in cerebral palsy. *Dev. Med. Child Neurol.*, **36**, 386–396.

Cottalorda, J., Gautheron, V., Metton, G., Charmet, E. & Chavrier, Y. (2000) Toe-walking in children younger than six years with cerebral palsy. The contribution of serial corrective casts. *J. Bone Joint Surg. Br.*, **82**, 541–544.

Cottam, P. & Sutton, A. (1988) *Conductive Education: A System for Overcoming Motor Disorder.* Croom Helm, London.

Cotton, E. (1970) Integration of treatment and education in cerebral palsy. *Physiotherapy*, **56** (4), 143.

Cotton, E. (1974) Improvement in motor function with the use of conductive education. *Dev. Med. Child Neurol.*, **16**, 637.

Cotton, E. (1975) *Conductive Education and Cerebral Palsy.* The Spastics Society, London.

Cotton, E. (1980) *The Basic Motor Pattern.* The Spastics Society, London.

Cotton, E. (1984) Integration of disciplines in the treatment and education of children with cerebral palsy. In *Paediatric Developmental Therapy* (ed S. Levitt), pp. 246–258. Blackwell Scientific Publications, Oxford.

Craft, M.J., Lakin, J.A., Oppliger, R.A., Clancy, G.M. & Vanderlinden, D.W. (1990) Siblings as change agents for promoting the functional status of children with cerebral palsy. *Dev. Med. Child Neurol.*, **32**, 1049–1057.

Cratty, B.J. (1970) *Perceptual and Motor Development in Infants and Children.* Macmillan, London.

Crompton, J., Galea, M.P. & Phillips, B. (2007) Hand-held dynamometry for muscle strength measurement in children with cerebral palsy. *Dev. Med. Child Neurol.*, **49**, 106–111.

Crothers, B. & Paine, R.S. (1959) *The Natural History of Cerebral Palsy.* Reprinted in 1988 as *Classics in Developmental Medicine No 2.* Mac Keith Press, London.

Cummins, R.A. (1988) *The Neurologically Impaired Child: Doman-Delacato Techniques Reappraised.* Croom Helm, London.

Dale, N. (1996) *Working with Families of Children with Special Needs.* Routledge, London.

Damiano, D. (2004) Physiotherapy management in cerebral palsy: moving beyond philosophies. In *Management of the Motor Disorders of Children with Cerebral Palsy. Clinics in Developmental Medicine No. 161* (eds D. Scrutton, D. Damiano & M. Mayston), pp. 161–169. Mac Keith Press, London.

Damiano, D. (2007) Strengthening exercises. In *Physical Therapy of Cerebral Palsy* (ed. F. Miller), pp. 346–348. Springer, New York.

Damiano, D.L. & Abel, M.F. (1998) Functional outcomes of strength training in spastic cerebral palsy. *Arch. Phys. Med. Rehabil.*, **79**, 119–125.

Damiano, D.L., Kelly, L.E. & Vaughan, C.L. (1995a) Effects of a quadriceps femoris strengthening program on crouch gait in children with cerebral palsy. *Physical Therapy*, **75**, 658–667.

Damiano, D.L., Vaughan, C.L. & Abel, M.F. (1995b) Muscle response to heavy resistance exercise in children with spastic cerebral palsy. *Dev. Med. Child Neurol.*, **37**, 731–739.

Damiano, D.L., Dodd, K. & Taylor, N.F. (2002a) Should we be testing and training muscle strength in cerebral palsy? *Dev. Med. Child Neurol.*, **44**, 68–72.

Damiano, D.L., Quinlivan, J.M., Owen, B.F., Payne, P., Nelson, K.C. & Abel, M.F. (2002b) What does the Ashworth scale really measure and are instrumented measures more valid and precise? *Dev. Med. Child Neurol.*, **44**, 112–118.

Daniels, N., Gopsill, C., Armstrong, J., Pinnington, L. & Ward C. (2004) *An Evaluation of Standing Frames for 8 to 14 Years Olds (MHRA 04159).* Department of Health, London.

Darrah, J., Watkins, B., Chen., L. & Bonin, C. (2004) Conductive education intervention for children with cerebral palsy: an AACPDM evidence report. *Dev. Med. Child Neurol.*, **46**, 187–203.

Darrah, J., Wessel, J., Nearingburg, P. & O'Connor, M. (1999) Evaluation of a community fitness program for adolescents with cerebral palsy. *Pediatr. Phys. Ther.*, **11**, 18–23.

d'Avignon, M., Noren, L. & Arman, T. (1981) Early physiotherapy ad modum Vojta or Bobath in infants with suspected neuromotor disturbance. *Neuropediatrics*, **12**, 232–241.

Davis, E., Davies, B., Wolfe, R., Raadsveld, R., Heine, B., Thomason, P., Dobson, F. & Graham, H.K. (2009) A randomized controlled trial of the impact of therapeutic horse riding on the quality of life, health, and function of children with cerebral palsy. *Dev. Med. Child Neurol.*, **51**, 111–119.

Day, S.M., Wu, Y.W., Strauss, D.J., Shavelle, R.M. & Reynolds, R.J. (2007) Change in ambulatory ability of adolescents and young adults with cerebral palsy. *Dev. Med. Child Neurol.*, **49**, 647–653.

De Groot, L. (1993) *Posture and Motility in Preterm Infants: A Clinical Approach.* VU University Press, Amsterdam.

De Groot, L. (2000) Posture and motility in preterm infants. *Dev. Med. Child Neurol.*, **41**, 65–68.

DeLuca, S.C., Echols, K., Ramey, S.L. & Taub, E. (2003) Pediatric constraint-induced movement therapy for a young child with cerebral palsy: two episodes of care. *Phys.Ther.*, **83**, 1003–1013.

DeMatteo, C., Law, M., Russell, D., Pollock, N., Rosenbaum, P. & Walter, S. (1993) The reliability and validity of the quality of upper extremity skills test. *Phys. Occup. Ther. Pediatr.*, **13** (2), 1–18.

Department of Health and Department for Education and Skills (2004) *National Service Framework for Children, Young People and Maternity Services: Disabled Children and Young People and Those with Complex Health Needs.* HMSO, London.

Desloovere, K., Molenaers, G., Feys, H., Huenaerts, C., Callewaert, B. & Walle P. (2006) Do dynamic and static clinical measurements correlate with gait analysis parameters in children with cerebral palsy? *Gait & Posture*, **24**, 302–313.

De Souza, L.H. (1997) Physiotherapy. In *Rehabilitation of the Physically Disabled Adult* (eds C.J. Goodwill, M.A. Chamberlain & C. Evans), pp. 560–575. Stanley Thornes, Cheltenham.

Dietz, V. (1992) Spasticity: exaggerated reflexes or movement disorder? In *Movement Disorders in Children* (eds H. Forssberg & H. Hirschfeld), p. 225–233. Karger, Basel.

Dietz, V. & Berger, W. (1983) Normal and impaired regulation of muscle stiffness in gait: a new hypothesis about muscle hypertonia. *Exp. Neurol.*, **79**, 680.

Dietz, V. & Berger, W. (1995) Cerebral palsy and muscle transformation. *Dev. Med. Child Neurol.*, **37**, 180–184.

Dobson, F., Morris, M.E., Baker, R. & Graham, H.K. (2007) Gait classification in children with cerebral palsy: a systematic review. *Gait & Posture*, **25**, 140–152.

Dodd, K.J. & Foley, S. (2007) Partial body-weight-supported treadmill training can improve walking in children with cerebral palsy: a clinical controlled trial. *Dev. Med. Child Neurol.*, **49**, 101–105.

Dodd, K.J., Taylor, N.F. & Graham, H.K. (2003) A randomized clinical trial of strength training in young people with cerebral palsy. *Dev. Med. Child Neurol.*, **45**, 652–657.

Doman, R.J., Spitz, E.R., Zucman, E., Delacato, C.H. & Doman, G. (1960) Children with severe brain injuries: neurological organization in terms of mobility. *JAMA*, **174**, 257–262.

Donahoe, B., Turner, D. & Worrell, T. (1994) The use of functional reach as a measurement of balance in boys and girls without disabilities ages 5 to 15 years. *Pediatr. Phys. Ther.*, **6**, 189–193.

Drillien, C.M. & Drummond, M.B. (eds) (1977) *Neurodevelopmental Problems in Early Childhood: Assessment and Management.* Blackwell Scientific, Oxford.

Drillien, C.M. & Drummond, M.B. (1983) *Developmental Screening and the Child with Special Needs.* Heinemann, London.

Dumas, H.M., O'Neil, M.E. & Fragala, M.A. (2001) Expert consensus on physical therapist intervention after botulinum toxin A injection for children with cerebral palsy. *Pediatr. Phys. Ther.*, **13**, 122–132.

Durham, S., Eve, L., Stevens, C. & Ewins, D. (2004) Effect of functional electrical stimulation on asymmetries in gait of children with hemiplegic cerebral palsy. *Physiotherapy*, **90**, 82–90.

Eames, N.W.A., Baker, R., Hill, N., Graham, K., Taylor, T. & Cosgrove, A. (1999) The effect of botulinum toxin A on gastrocnemius length: magnitude and duration of response. *Dev. Med. Child Neurol.*, **41**, 226–232.

Eckersley, P.M. (ed.) (1993) *Elements of Paediatric Physiotherapy.* Churchill Livingstone, Edinburgh.

Edwards, S., Partridge, C.J. & Mee, R. (1990) Treatment schedules for research: a model for physiotherapy. *Physiotherapy*, **76**, 605.

Einspieler, C., Prechtl, H.F.R., Bos, A.F., Ferrari, F. & Cioni, G. (eds) (2005) *Prechtl's Method on the Qualitative Assessment of General Movements in Preterm, Term and Young Infants. Clinics in Developmental Medicine No. 167.* Mac Keith Press, London.

Eliasson, A-C. & Burtner, P.A. (eds) (2008) *Improving Hand Function in Children with Cerebral Palsy. Clinics in Developmental Medicine No. 178.* Mac Keith Press, London.

Eliasson, A-C., Krumlinde-Sundholm, L., Rosblad, B., *et al.* (2006) The manual ability classification system (MACS) for children with cerebral palsy: scale development and evidence of validity and reliability. *Dev. Med. Child Neurol.*, **48**, 549–554. (www.macs.nu)

Ellenberg, J.H. & Nelson, K.B. (1981) Early recognition of infants at high risk for cerebral palsy: examination at age four months. *Dev. Med. Child Neurol.*, **23**, 705.

Engsberg, J.R., Ross, S.A. & Collins, D.R. (2006) Increasing ankle strength to improve gait and function in children with cerebral palsy: a pilot study. *Pediatr. Phys. Ther.*, **18**, 266–275.

Farber, S.D. (1982) A multisensory approach to neurorehabilitation. In *Neurorehabilitation: A Multisensory Approach* (ed. S.D. Farber). Saunders, Philadelphia.

Farmer, S.E., Butler, P.B. & Major, R.E. (1999) Targeted training for crouch posture in cerebral palsy. *Physiotherapy*, **85**, 242–247.

Fay, T. (1954a) Rehabilitation of patients with spastic paralysis. *J. Intern. Coll. Surgeons*, **22**, 200.

Fay, T. (1954b) Use of pathological and unlocking reflexes in the rehabilitation of spastics. *Am. J. Phys. Med.*, **33** (6), 347.

Featherstone, H. (1981) *A Difference in the Family.* Basic Books, New York.

Fehlings, D., Rang, M., Glazier, J. & Steele, C. (2001) Botulinum toxin type A injections in the spastic upper extremity of children with hemiplegia: child characteristics that predict a positive outcome. *Eur. J. Neurol.*, **8** (suppl 5), 145–149.

Feldenkrais, M. (1980) *Awareness through Movement*. Penguin Books, London.

Figueiredo, E.M., Ferreira, G.B., Maia Moreira, R.C., Kirkwood, R.N. & Fetters, L. (2008) Efficacy of ankle-foot orthoses on gait of children with cerebral palsy: systematic review of literature. *Pediatr. Phys. Ther.*, **20**, 207–223.

Finnie, N. (1997) *Handling the Young Cerebral Palsied Child at Home*, 3rd edn. Butterworth-Heinemann, Oxford.

Fisher, A.G., Murray, E. & Bundy, A. (1991) *Sensory Integration: Theory and practice*. Davis, Philadelphia.

Florence, J.M., Pandya, S., King, W.M., *et al.* (1992) Intrarater reliability of manual muscle test (Medical Research Council scale) grades in Duchenne's muscular dystrophy. *Phys. Ther.*, **72**, 115–122.

Foley, J. (1977) Cerebral palsy – physical aspects. In *Neurodevelopmental Problems in Early Childhood: Assessment and Management* (eds C.M. Drillien & M.B. Drummond), pp. 269–282. Blackwell Scientific Publications, Oxford.

Foley, J. (1983) The athetoid syndrome. *J. Neurol. Neurosurg. Psychiatry*, **46**, 289.

Foley, J. (1998) *Human Postural Reactions*. Available from Association of Paediatric Chartered Physiotherapists, London. (www.apcp.org.uk)

Folio, M.R. & Fewell, R.R. (2000) *Peabody Developmental Motor Scales*, 2nd edn. Therapy Skill Builders, San Antonio.

Forssberg, H. (1985) Ontogeny of human locomotor control I. Infant stepping, supported locomotion and transition to independent locomotion. *Exp. Brain Res.*, **57**, 480.

Forssberg, H. & Hirschfeld, H. (eds) (1992) *Movement Disorders in Children*. Karger, Basel.

Fosang, A.L., Galea, M.P., McCoy, A.T., Reddihough, D.S. & Story, I. (2003) Measures of muscle and joint performance in the lower limb of children with cerebral palsy. *Dev. Med. Child Neurol.*, **45**, 664–670.

Fox, A.M. (1975) *They Get This Training But They Don't Really Know How You Feel: Transcripts of Interviews with Parents of Handicapped Children*. Institute of Child Health, London.

Fragala, M.A., Goodgold, S. & Dumas, H.M. (2003) Effects of lower extremity passive stretching: pilot study of children and youth with severe limitations in self-mobility. *Pediatr. Phys. Ther.*, **15**, 167–175.

Fraiberg, S. (1977) *Insights from the Blind*. Human Horizon Series. Souvenir Press (Educational and Academic), London.

Franjoine, M.R., Gunther, J.S. & Taylor, M.J. (2003) Pediatric Balance Scale: a modified version of the Berg Balance Scale for the school-age child with mild to moderate motor impairment. *Pediatr. Phys. Ther.*, **15**, 114–128.

Frankenburg, W.K., Dodds, J., Archer, P., Shapiro, H. & Bresnick. B. (1992) The Denver II: a major revision and restandardization of the Denver developmental screening Test. *Pediatrics*, **89**, 91–97.

Friedman, A., Diamond, M., Johnston, M.V. & Daffner, C. (2000) Effects of botulinum toxin A on upper limb spasticity in children with cerebral palsy. *Am. J. Phys. Med. Rehabil.*, **79**, 53–59.

Fry, N.R., Gough, M. & Shortland, A.P. (2004) Three-dimensional realisation of muscle morphology and architecture using ultrasound. *Gait & Posture*, **20**, 177–182.

Gage, J.R. (1991) *Gait Analysis in Cerebral Palsy. Clinics in Developmental Medicine No. 121*. Mac Keith Press, London.

Gage, J.R. (ed.) (2009) *The Treatment of Gait Problems in Cerebral Palsy. Clinics in Developmental Medicine No. 182–183*. Mac Keith Press, London.

Gentile, A.M. (1987) Skill acquisition: action, movement and neuromotor processes. In *Movement Science: Foundations for Physical Therapy in Rehabilitation* (eds J.H. Carr & R.B. Shepherd), p. 93. Aspen, Rockville, Maryland.

Gericke, T. (2006) Postural management for children with cerebral palsy: consensus statement. *Dev. Med. Child Neurol.*, **48**, 244.

Gesell, A. (1971) *The First Five Years of Life*. Harper & Row, New York.

Giuliani, C.A. (1992) Dorsal rhizotomy as a treatment for improving function in children with cerebral palsy. In *Movement Disorders in Children* (eds H. Forssberg & H. Hirschfeld), p. 247–254. Karger, Basel.

Glanzman, A.M., Kim, H., Swaminathan, K. & Beck, T. (2004) Efficacy of botulinum toxin A, serial casting, and combined treatment for spastic equinus: a retrospective study. *Dev. Med. Child Neurol.*, **46**, 807–811.

Goldkamp, O. (1984) Treatment effectiveness in cerebral palsy. *Arch. Phys. Med. Rehab.*, **65**, 232.

Goldschmied, E. (1975) Playing with babies. In *Creative Therapy* (ed. S. Jennings), pp. 52–67. Pitman, London.

Goldsmith, E., Golding, R.M., Garstang, R. & MacRae, A. (1992) A technique to measure windswept deformity. *Physiotherapy*, **78**, 235–242.

Goldsmith, S. (2000) The Mansfield project: postural care at night within a community setting: a feedback study. *Physiotherapy*, **86**, 528–534.

Goodman, M., Rothberg, A.D. & Jacklin, L.A. (1991) 6 year follow up of early physiotherapy intervention in very low birthweight infants. In *Proceedings of the World Confederation of Physical Therapy Congress*, p. 1211. WCPT, London.

Gordon, A.M., Charles, J. & Wolf, S.L. (2005) Methods of constraint-induced movement therapy for children with hemiplegic cerebral palsy: development of a child-friendly intervention for improving upper-extremity function. *Arch. Phys. Med. Rehabil.*, **86**, 837–844.

Gordon, A.M. & Duff, S.V. (1999) Relation between clinical measures and fine manipulative control in children with hemiplegic cerebral palsy. *Dev. Med. Child Neurol.*, **41**, 586–591.

Gordon, J. (1987) Assumptions underlying physical therapy intervention: Theoretical and historical perspectives. In *Movement Science: Foundations for Physical Therapy in Rehabilitation* (eds J.H. Carr & R.B. Shepherd), p. 1. Aspen, Rockville, Maryland.

Gorter, J.W., Ketelaar, M., Rosenbaum, P., Helders, P.J.M. & Palisano, R. (2009) Use of the GMFCS in infants with CP: the need for reclassification at age 2 years or older. *Dev. Med. Child Neurol.*, 51, 46–52.

Gorter, J.W., Rosenbaum, P.L., Hanna, S.E., *et al.* (2004) Limb distribution, motor impairment, and functional classification of cerebral palsy. *Dev. Med. Child Neurol.*, 46, 461–467.

Gough, M. (2009) Continuous postural management and the prevention of deformity in children with cerebral palsy: an appraisal. *Dev. Med. Child Neurol.*, 51, 105–110.

Gough, M., Fairhurst, C. & Shortland, A.P. (2005) Botulinum toxin and cerebral palsy: time for reflection? *Dev. Med. Child Neurol.*, 47, 709–712.

Graham, H.K. (2004) Mechanisms of deformity. In *Management of the Motor Disorders of Children with Cerebral Palsy. Clinics in Developmental Medicine No. 161* (eds D. Scrutton, D. Damiano & M. Mayston), pp. 105–129. Mac Keith Press, London.

Graham, H.K., Aoki, K.R, Autti-Ramo, I., *et al.* (2000) Recommendations for the use of botulinum toxin type A in the management of cerebral palsy. *Gait & Posture*, 11, 67–79.

Green, E.M., Mulcahy, C.M. & Pountney, T.E. (1995) An investigation into the development of early postural control. *Dev. Med. Child Neurol.*, 37, 437–448.

Greenhalgh, T. (2006) *How to Read a Paper: The Basics of Evidence-Based Medicine*, 3rd edn. Blackwell, Oxford.

Greenhalgh, T. & Taylor, R. (1997) How to read a paper: papers that go beyond numbers (qualitative research). *BMJ*, 315, 740–743.

Greer, J.G. & Wethered, C.E. (1984) Learned helplessness: a piece of the burnout puzzle. *Exceptional Children*, 50, 524.

Grenier, A. (1988) Prevention of early deformations of the hip in brain damaged neonates. *Annales Pediatrica*, 35, 423–427.

Griffiths, M. & Clegg, M. (1988) *Cerebral Palsy: Problems and Practice*, Chapter 3. Souvenir Press, London.

Gudjonsdottir, B. & Mercer, V.S. (1997) Hip and spine in children with cerebral palsy: musculoskeletal development and clinical implications. *Pediatr. Phys. Ther.*, 9, 179–185.

Haas, B.M. & Crow, J.L. (1995) Towards a clinical measurement of spasticity? *Physiotherapy*, 81, 474–479.

Hadders-Algra, M. (2000) The neuronal group selection theory: promising principles for understanding and treating developmental motor disorders. *Dev. Med. Child Neurol.* 42, 707–715.

Hadders-Algra, M. (2001) Early brain damage and the development of motor behavior in children: clues for therapeutic intervention? *Neural Plasticity*, 8, 31–49.

Hadders-Algra, M., Brogren, E. & Forssberg, H. (1996) Training affects the development of postural adjustments in sitting infants. *J. Physiol.* 493, 289–298.

Hadders-Algra, M. & Carlberg, E.B. (eds) (2008) *Postural Control: A Key Issue in Developmental Disorders. Clinics in Developmental Medicine No. 179*. Mac Keith Press, London.

Hagbarth, K.-E. & Eklund, G. (1969) The muscle vibrator – a useful tool in neurological therapeutic work. *Scan. J. Rehab. Med.*, 1, 26.

Hagberg, B., Hagberg, G., Olow, I. & von Wendt, L. (1996) The changing panorama of cerebral palsy in Sweden. The birth year period 1987–90. *Acta Paediatr. Scand.*, 85, 954–960.

Haley, S.M., Coster, W.J., Ludlow, L.H., Haltiwanger, J. & Andrellos, P. (1992) *The Pediatric Evaluation of Disability Inventory: Development Standardization and Administration Manual*. New England Medical Center, Boston.

Hall, D.M.B. (1984) *The Child with a Handicap*. Blackwell Scientific Publications, Oxford.

Hanna, S.E., Bartlett, D.J., Rivard, L.M. & Russell, D.J. (2008) Reference curves for the Gross Motor Function Measure: percentiles for clinical description and tracking over time among children with cerebral palsy. *Phys. Ther.*, 88, 596–607.

Hanna, S.E., Rosenbaum, P.L., Bartlett, D.J., *et al.* (2009) Stability and decline in gross motor function among children and youth with cerebral palsy aged 2 to 21 years. *Dev. Med. Child Neurol.*, 51, 295–302.

Hankinson, J. & Morton, R.E. (2002) Use of a lying hip abduction system in children with bilateral cerebral palsy. *Dev. Med. Child Neurol.*, 44, 177–180.

Hanzlik, J. (1990) Nonverbal interaction patterns of mothers and their infants with cerebral palsy. *Educ. Train. Mental Retard.*, 25, 333.

Hardy, P., Collet, J-P., Goldberg, J., *et al.* (2002) Neuropsychological effects of hyperbaric oxygen therapy in cerebral palsy. *Dev. Med. Child Neurol.*, 44, 436–446.

Hari, M. & Akos, K. (1988) *Conductive Education*. Tavistock/Routledge, London.

Hari, M. & Tillemans, T. (1984) Conductive education. In *Management of the Motor Disorders of Children with Cerebral Palsy* (ed. D. Scrutton), p. 19. SIMP, Blackwell Scientific Publications, Oxford.

Harryman, S.E. (1992) Lower extremity surgery for children with cerebral palsy: physical therapy management. *Phys. Ther.*, 72, 16–24.

Hartveld, A. & Hegarty, J. (1996) Frequent weightshift practice with computerised feedback by cerebral palsied children – four single-case experiments. *Physiotherapy*, 82, 573–580.

Harvey, A., Robin, J., Morris, M.E., Graham, H.K. & Baker, R. (2008) A systematic review of measures of activity limitation for children with cerebral palsy. *Dev. Med. Child Neurol.*, 50, 190–198.

Hazlewood, M.E., Brown, J.K., Rowe, P.J. & Salter, P.M. (1994) The use of therapeutic electrical stimulation in the treatment of hemiplegic cerebral palsy. *Dev. Med. Child Neurol.*, 36, 661–673.

Held, R. (1965) Plasticity in sensory motor systems. *Sci. Am.*, 213 (5), 84.

Hicks, C.L., von Baeyer, C.L., Spafford, P., van Korlaar, I. & Goodenough, B. (2001) The faces pain scale – revised: toward a common metric in pediatric pain measurement. *Pain*, 93, 173–183.

Hicks, C.M. (2004) *Research Methods for Clinical Therapists: Applied Project Design and Analysis*, 4th edn. Churchill Livingstone, Edinburgh.

Himmelmann, K., Beckung, E., Hagberg, G. & Uvebrant, P. (2006) Gross and fine motor function and accompanying impairments in cerebral palsy. *Dev. Med. Child Neurol.*, **48**, 417–423.

Himmelmann, K., Hagberg, G., Beckung, E., Hagberg, B. & Uvebrant, P. (2005) The changing panorama of cerebral palsy in Sweden. IX. Prevalence and origin in the birth-year period 1995–1998. *Acta Paediatr.* **94**, 287–294.

Hinojosa, J. (1990) How mothers of pre-school children with cerebral palsy perceive occupational and physical therapists and their influence on family life. *Occup. Ther. J. Res.*, **10**, 144.

Hiroshima, K. & Ono, K. (1979) Correlation between muscle shortening and derangement of the hip joint with spastic cerebral palsy. *Clin. Orthopaed. Rel. Res.*, **144**, 186–193.

Hirschfeld, H. (1992) Postural control: acquisition and integration during development. In *Movement Disorders in Children* (eds H. Forssberg & H. Hirschfeld), p. 199. Karger, Basel.

Hodgkinson, I., Jindrich, M.L., Duhaut, P., Vadot, J.P., Metton, G. & Berard, C. (2001) Hip pain in 234 non-ambulatory adolescents and young adults with cerebral palsy: a cross-sectional multicentre study. *Dev. Med. Child Neurol.*, **43**, 806–808.

von Hofsten, C. (1992) Development of manual actions from a perceptual perspective. In *Movement Disorders in Children* (eds H. Forssberg & H. Hirschfeld), p. 113. Karger, Basel.

von Hofsten, C. & Ronnqvist, L. (1988) Preparation for grasping an object: a developmental study. *J. Exp. Psychol.*, **4**, 610.

von Hofsten, C. & Rosblad, B. (1988) The integration of sensory information in the development of precise manual pointing. *Neuropsychologia*, **20**, 461.

Holt, K.S. (ed.) (1975) *Movement and Child Development*. Heinemann – Spastics International Medical Publications, London.

Holt, K.S. Jones, R.B. & Wilson, R. (1974) Gait analysis by means of a multiple sequential camera. *Dev. Med. Child Neurol.*, **16**, 742.

Hopkins, B. & Westra, T. (1989) Maternal expectations of their infants' development: some cultural differences. *Dev. Med. Child Neurol.*, **31**, 384–390.

Horak, F.B. (1992) Motor control models underlying neurologic rehabilitation of posture in children. In *Movement Disorders in Children* (eds H. Forssberg & H. Hirschfeld), pp. 21–30. Karger, Basel.

Horn, E.M., Warren, S.F. & Jones, H.A. (1995) An experimental analysis of a neurobehavioral motor intervention. *Dev. Med. Child Neurol.*, **37**, 697–714.

Horstmann, H.M. & Bleck, E.E. (2007) *Orthopaedic Management in Cerebral Palsy (2nd Edition)*. Clinics in Developmental Medicine No. 173–174. Mac Keith Press, London.

Howle, J.M. (2002) *Neuro-Developmental Treatment Approach: Theoretical Foundations and Principles of Clinical Practice*. Neuro-Developmental Treatment Association, Laguna Beach.

Hufschmidt, A. & Mauritz, K-H. (1985) Chronic transformation of muscle in spasticity: a peripheral contribution to increased tone. *J. Neurol. Neurosurg. Psychiatry*, **48**, 676–685.

Hunt, A., Goldman, A., Seers, K., *et al.* (2004) Clinical validation of the paediatric pain profile. *Dev. Med. Child Neurol.*, **46**, 9–18.

Huntley, M. (1996) *The Griffiths Mental Development Scales – Revised: Birth to 2 Years*. Hogrefe, Oxford.

Hurvitz, E.A., Leonard, C., Ayyangar, R. & Nelson, V.S. (2003) Complementary and alternative medicine use in families of children with cerebral palsy. *Dev. Med. Child Neurol.*, **45**, 364–370.

Hylton, N. (1989) Postural and functional impact of dynamic AFOs and FOs in a paediatric population. *J. Prosthet. Orthot.*, **2**, 40–53.

Hylton, N. & Allen, C. (1997) The development and use of SPIO lycra compression bracing in children with neuromotor deficits. *Pediatr. Rehabil.*, **1**, 109–116.

Illingworth, R.S. (1983) *The Development of the Infant and Young Child, Normal and Abnormal*, 8th edn. Churchill Livingstone, Edinburgh.

Jahnsen, R., Aamodt, G. & Rosenbaum, P. (2006) Gross motor function classification system used in adults with cerebral palsy: agreement of self-reported versus professional rating. *Dev. Med. Child Neurol.*, **48**, 734–738.

Jahnsen, R., Villien, L., Stanghelle, J.K. & Holm, I. (2003) Fatigue in adults with cerebral palsy in Norway compared with the general population. *Dev. Med. Child Neurol.* **45**, 296–303.

Jan, J.E., Freeman, R.D. & Scott, E.P. (1977) *Visual Impairment in Children and Adolescents*. Grune & Stratton, New York.

Jansen, L.M.C., Ketelaar, M. & Vermeer, A. (2003) Parental experience of participation in physical therapy for children with physical disabilities. *Dev. Med. Child Neurol.*, **45**, 58–69.

Jefferson, R.J. (2004) Botulinum toxin in the management of cerebral palsy. *Dev. Med. Child Neurol.*, **46**, 491–499.

Jones, M. (1993) Serial splinting in hemiplegic cerebral palsy. In *Elements of Paediatric Physiotherapy* (ed. P.M. Eckersley), p. 364. Churchill Livingstone, Edinburgh.

Jones, R.B. (1975) The Vojta method of treatment of cerebral palsy. *Physiotherapy*, **61**, 112.

Jonsdottir, J., Fetters, L. & Kluzik, J. (1997) Effects of physical therapy on postural control in children with cerebral palsy. *Pediatr. Phys. Ther.*, **9**, 68–75.

Kabat, H. (1961) Proprioceptive facilitation in therapeutic exercise. In *Therapeutic Exercise* (ed. S. Licht), 2nd edn, Chapter 13. Licht, New Haven, Connecticut.

Kabat, H., McLeod, M. & Holt, C. (1959) The practical application of proprioceptive neuromuscular facilitation. *Physiotherapy*, **45**, 87.

Kamm, K., Thelen, E. & Jensen, J.L. (1990) A dynamical systems approach to motor development. *Phys. Ther.*, **70**, 763–775.

Kanda, T., Yuge, M., Yamori, Y., Suzuki, J. & Fukase, H. (1984) Early physiotherapy in the treatment of spastic diplegia. *Dev. Med. Child Neurol.*, **26**, 438–444.

Katona, F. (1989) Clinical neurodevelopmental diagnosis and treatment. In *Challenges to Developmental Paradigms: Implications for Theory, Assessment and Treatment.* (eds P.R. Zelazo & R.G. Barr), pp. 167–187. Lawrence Erlbaum, London.

Katz, R.T. & Rymer, W.Z. (1989) Spastic hypertonia: mechanisms and measurement. *Arch. Phys. Med. Rehabil.* 70, 144–155.

Kazdin, E. (1982) *Single-case Research Designs.* Oxford University Press, London.

Kelly, M. & Darrah, J. (2005) Aquatic exercise for children with cerebral palsy. *Dev. Med. Child Neurol.*, 47, 838–842.

Kembhavi, G., Darrah, J., Magill-Evans, J & Loomis, J. (2002) Using the Berg balance scale to distinguish balance abilities in children with cerebral palsy. *Pediatr. Phys. Ther.* 14, 92–99.

Kerr, C., McDowell, B., Cosgrove, A., Walsh, D., Bradbury, I. & McDonough, S. (2006) Electrical stimulation in cerebral palsy: a randomized controlled trial. *Dev. Med. Child Neurol.*, 48, 870–876.

Kerr, C., McDowell, B. & McDonough, S. (2004) Electrical stimulation in cerebral palsy: a review of effects on strength and motor function. *Dev. Med. Child Neurol.*, 46, 205–213.

Kerr, C., McDowell, B. & McDonough, S. (2007) The relationship between gross motor function and participation restriction in children with cerebral palsy: an exploratory analysis. *Child Care Health Dev.*, 33, 22–27.

Ketelaar, M., Vermeer, A., & Helders, P.J.M. (1998) Functional motor abilities of children with cerebral palsy: a systematic literature review of assessment measures. *Clin. Rehabil.*, 12, 369–380.

Kidd, G., Lawes, N. & Musa, I. (1992) *Understanding Neuromuscular Plasticity: A Basis for Clinical Rehabilitation.* Edward Arnold, London.

King, G., King, S., Rosenbaum, P. & Goffin, R. (1999) Family-centred caregiving and well-being of parents of children with disabilities: linking process with outcome. *J. Pediatr. Psychol.*, 24, 41–52.

King, G.A., Rosenbaum, P.L. & King, S.M. (1997) Evaluating family-centred service using a measure of parents' perceptions. *Child Care Health Dev.*, 23, 47–62.

Kinsman, R., Verity, R. & Walker, J.A. (1988) A conductive education approach for adults with neurological dysfunction. *Physiotherapy*, 74, 277–280.

Kitzinger, M. (1980) Planning management of feeding in the visually handicapped child. *Child Care Health Dev.*, 6, 291.

Knapp, D.R., Jr & Cortes, H. (2002) Untreated hip dislocation in cerebral palsy. *J. Pediatr. Orthop.*, 22, 668–671.

Knott, M. & Voss, D.E. (1968) *Proprioceptive Neuromuscular Facilitation. Patterns and Techniques*, 2nd edn. Harper & Row, New York.

Knowles, M. (1984) *The Adult Learner: A Neglected Species*, 3rd edn. Gulf, Houston.

Knox, V. (2002) Evaluation of the sitting assessment test for Children with neuromotor dysfunction as a measurement tool in cerebral palsy: case study. *Physiotherapy*, 88, 534–541.

Kogan, K., Tyler, N. & Turner, P. (1974) The process of interpersonal adaptation between mothers and their cerebral palsied children. *Dev. Med. Child Neurol.*, 16, 518.

Koman, L.A., Brashear, A., Rosenfeld, S., *et al.* (2001) Botulinum toxin type A neuromuscular blockade in the treatment of equinus foot deformity in cerebral palsy: a multicenter, open-label clinical trial. *Pediatrics*, 108, 1062–1071.

Kong, E. (1987) The importance of early treatment. In *Early Detection and Management of Cerebral Palsy* (eds H. Galjaard, H.F.R. Prechtl & M. Velickovic), p. 107. Martinus Nijhoff, Dordrecht.

Kraus de Camargo, O., Storck, M. & Bode, H. (1998) Video-based documentation and rating system of the motor behaviour of handicapped children treated with physiotherapy – a new outcome measure. *Pediatr. Rehabil.*, 2, 21–26.

Krumlinde-Sundholm, L., Holmefur, M., Kottorp, A. & Eliasson, A-C. (2007) The assisting hand assessment: current evidence of validity, reliability, and responsiveness to change. *Dev. Med. Child Neurol.*, 49, 259–264.

Lannin, N., Scheinberg, A. & Clark, K. (2006) AACPDM systematic review of the effectiveness of therapy for children with cerebral palsy after botulinum toxin A injections. *Dev. Med. Child Neurol.*, 48, 533–539.

Lannin, N.A., Novak, I. & Cusick, A. (2007) A systematic review of upper extremity casting for children and adults with central nervous system motor disorders. *Clin. Rehabil.*, 21, 963–976.

Larsson, M. (2000) Organizing habilitation services: team structures and family participation. *Child Care Health Dev.*, 26, 501–514.

Latham, C. (1984) Communicating with children. In *Paediatric Developmental Therapy* (ed. S. Levitt), pp. 53–62. Blackwell Scientific Publications, Oxford.

Law, M., Baptiste, S., Carswell, A., *et al.* (1998) *Canadian Occupational Performance Measure*, 3rd edn. CAOT, Ottawa. (www.caot.ca)

Law, M., Darrah, J., Pollock, N., *et al.* (2007) Focus on function – a randomized controlled trial comparing two rehabilitation interventions for young children with cerebral palsy. *BMC Pediatrics*, 7, 31.

Leach, M. (1993) *Activities for People with a Multiple Disability.* The Spastics Society, London.

Lee, D.N. & Aronson, E. (1974) Visual proprioceptive control of standing in human infants. *Percept. Psychophysiol.*, 15, 529.

Lee, M.G. (2004) *Co-ordination Difficulties: Practical Ways Forward.* David Fulton, London.

Lee, T.S., Sullivan, G. & Lansbury, G. (2006) Physiotherapists' perceptions of clients from culturally diverse backgrounds. *Physiotherapy*, 92, 166–170.

Leonard, C.T., Hirschfeld, H. & Forssberg, H. (1988) Gait acquisition and reflex abnormalities in normal children and children with cerebral palsy. In *Posture and Gait: Development, Adaptation and Modulation* (eds B. Amblard, A. Berthoz & F. Clarac), p. 33. Elsevier, Amsterdam.

Leonard, C.T., Hirschfeld, H. & Forssberg, H. (1991) The development of independent walking in children with cerebral palsy. *Dev. Med. Child Neurol.*, 33, 567.

Lesny, I., Stehlik, A., Tomasek, J., Tomankova, A. & Havlicek, I. (1993) Sensory disorders in cerebral palsy: two-point discrimination. *Dev. Med. Child Neurol.*, 35, 402–405.

Levine, R.A., Rosenbaum, A.E., Waltz, J.M. & Scheinberg, L.C. (1970) Cervical spondylosis and dyskinesias. *Neurology*, 29, 1194–1199.

Levitt, S. (1962) *Physiotherapy in Cerebral Palsy*. Thomas, Springfield, Illinois.

Levitt, S. (1966) Proprioceptive neuromuscular facilitation techniques in cerebral palsy. *Physiotherapy*, 52, 46.

Levitt, S. (1969) The treatment of cerebral palsy and proprioceptive neuromuscular facilitation techniques. In *On the Treatment of Spastic Pareses*. Institute Neurology, Stockholm. [Also in *Sjukgymnasten*, 1968, 27, 3].

Levitt, S. (1970a) Principles of treatment in cerebral palsy. *Fysioterapeuten*, 10.

Levitt, S. (1970b) Adaptation of PNF for cerebral palsy. In *Proceedings of the World Confederation of Physical Therapy Congress, Amsterdam*. WCPT, London.

Levitt, S. (1974) Common factors in the different systems of treatment in cerebral palsy. *CDI Cahiers*, No. 59, Masson et Cie, Paris.

Levitt, S. (1975) A study of the gross motor skills of cerebral palsied children in an adventure playground for handicapped children. *Child Care Health Dev.*, 1, 29–43.

Levitt, S. (1976) Stimulation of movement: a review of therapeutic techniques. In *Early Management of Handicapping Disorders* (eds T.E. Oppé & F.P. Woodford). IRMMH. Associated Scientific Publishers, Amsterdam, reprinted from *Movement and Child Development* (ed. K.S. Holt). Heinemann – Spastics International Medical Publications, London.

Levitt, S. (1977) *Treatment of Cerebral Palsy and Motor Delay*. Blackwell Scientific Publications, Oxford.

Levitt, S. (1982) Movement training. In *Profound Mental Handicap* (ed. D. Norris), pp. 65–74. Costello, Tunbridge Wells.

Levitt, S. (ed.) (1984) *Paediatric Developmental Therapy*. Blackwell Scientific Publications, Oxford.

Levitt, S. (1986) Handling the child with paediatric developmental disability. *Physiotherapy*, 72, 161.

Levitt, S. (1987) Therapy for the motor disorders. In *Early Detection and Management of Cerebral Palsy* (eds H. Galjaard, H.F.R. Prechtl & M. Velickovic), p. 113. Martinus Nijhoff, Dordrecht.

Levitt, S. (1991a) International therapy workshops. In Proceedings of the 11th International Congress of the WCPT, p. 283. WCPT, London.

Levitt, S. (1991b) Family-centred physiotherapy. In Proceedings of the 11th International Congress of the WCPT, pp. 1236–1238. WCPT, London.

Levitt, S. (1994) *Basic Abilities – A Whole Approach*. Souvenir Press, London.

Levitt, S. (1999) The collaborative learning approach in community based rehabilitation. In *Cross-cultural Rehabilitation*. (ed. R.L. Leavitt), pp. 151–161. Saunders, London.

Levitt, S. & Goldschmied, E. (1990) As we teach, so we treat. *Physiotherapy Theory & Practice*, 6, 227.

Levitt, S. & Miller, C. (1973) The interrelationships of speech therapy and physiotherapy in children with neurodevelopmental disorders. *Dev. Med. Child Neurol.*, 15, 2.

Liao, H-F., Jeng, S-F., Lai, J-S., Cheng, C-K. & Hu, M-H. (1997) The relation between standing balance and walking function in children with spastic diplegic cerebral palsy. *Dev. Med. Child Neurol.*, 39, 106–112.

Lieber, R.L. & Friden, J. (2002) Spasticity causes a fundamental rearrangement of muscle–joint interaction. *Muscle Nerve*, 25, 265–270.

Lin, J-P. (2000) The pathophysiology of spasticity and dystonia. In *The Management of Spasticity Associated with the Cerebral Palsies in Children and Adolescents* (eds A.L. Albright & B. Neville), pp. 11–38. Churchill Communications, Secaucus.

Lin, J-P. (2004) The assessment and management of hypertonus in cerebral palsy: a physiological atlas ('road map'). In *Management of the Motor Disorders of Children with Cerebral Palsy. Clinics in Developmental Medicine No 161* (eds D. Scrutton, D. Damiano & M. Mayston), pp. 85–104. Mac Keith Press, London.

Logan, L., Byers-Hinley, K. & Ciccone, C. (1990) Anterior vs posterior walkers for children with cerebral palsy: a gait analysis study. *Dev. Med. Child Neurol.*, 32, 1044.

Long, T. & Toscano, K. (2002) *Handbook of Pediatric Physical Therapy*, 2nd edn, pp. 162–164. Lippincott Williams & Wilkins, Philadelphia.

Luiz, D., Barnard, A., Knosen, N., *et al.* (2006) *Griffiths Mental Development Scales – Extended Revised: 2 to 8 Years*. Hogrefe, Oxford.

Maathuis, K.G., van der Schans, C.P., van Iperen, A., Rietman, H.S. & Geertzen, J.H. (2005) Gait in children with cerebral palsy: observer reliability of physician rating scale and Edinburgh visual gait analysis interval testing scale. *J. Pediatr. Orthop.*, 25, 268–272.

MacKean, G.L., Thurson, W.E. & Scott, C.M. (2005) Bridging the divide between families and health professionals: perspectives on family-centred care. *Health Expectations*, 8, 74–85.

Mackey, A.H., Lobb, G.L., Walt, S.E. & Stott, N.S. (2003) Reliability and validity of the observational gait scale in children with spastic diplegia. *Dev. Med. Child Neurol.*, 45, 4–11.

Mackie, P.C., Jessen, E.C. & Jarvis, S.N. (1998) The lifestyle assessment questionnaire: an instrument to measure the impact of disability on the lives of children with cerebral palsy and their families. *Child Care Health Dev.*, 24, 473–486.

MacPhail, H.E. & Kramer, J.F. (1995) Effect of isokinetic strength-training on functional ability and walking efficiency in adolescents with cerebral palsy. *Dev. Med. Child Neurol.*, 37, 763–775.

Maloney, F.P., Mirrett, P., Brooks, C. & Johannes, K. (1978) Use of the goal attainment scale in the treatment and ongoing evaluation of neurologically handicapped children. *Am. J. Occup. Ther.*, 32, 505–510.

Marsden, C.D., Merton, P.A. & Merton, H.B. (1981) Human postural responses. *Brain*, **104**, 513.

Marshall, S., Teasell, R., Bayona, N., *et al.* (2007) Motor impairment rehabilitation post acquired brain injury. *Brain Injury*, **21**, 133–160.

Martin, J. (1981) The Halliwick method. *Physiotherapy*, **67**, 288–291.

Martin, J.P. (1965) Tilting reactions and disorders of the basal ganglia. *Brain*, **88**, 855.

Martin, J.P. (1967) *The Basal Ganglia and Posture*. Pitman Medical Publications, London.

Martin, S.E., Marshall, I. & Douglas, N.J. (1995) The effect of posture on airway caliber with the sleep apnea/hypopnea syndrome. *Am. J. Respir. Care Med.*, **152**, 721–724.

Mayston, M. (2004) Physiotherapy management in cerebral palsy: and update on treatment approaches. In *Management of the Motor Disorders of Children with Cerebral Palsy. Clinics in Developmental Medicine No. 161* (eds D. Scrutton, D. Damiano & M. Mayston), pp. 147–160. Mac Keith Press, London.

Mayston, M. (2008) Editorial: Bobath concept: Bobath@50: mid-life crisis – What of the future? *Physiother. Res. Int.*, **13**, 131–136.

Mayston, M.J. (1992) The Bobath concept – evolution and application. In *Movement Disorders in Children* (eds H. Forssberg & H. Hirschfeld), pp. 1–6. Karger, Basel.

McBurney, H., Taylor, N.F., Dodd, K.J. & Graham, H.K. (2003) A qualitative analysis of the benefits of strength training for young people with cerebral palsy. *Dev. Med. Child Neurol.*, **45**, 658.

McClenaghan, B.A., Thombs, L. & Milner, M. (1992) Effects of seat surface inclination on postural stability and function of the upper extremity of children with cerebral palsy. *Dev. Med. Child Neurol.*, **34**, 40.

McConachie, H. (1986) Parents' contribution to the education of their child. In *The Education of Children with Severe Learning Difficulties: Bridging the Gap between Theory and Practice* (eds J. Coupe & J. Porter), p. 253. Croom Helm, London.

McCormick, A., Brien, M., Plourde, J., Wood, E., Rosenbaum, P. & McLean, J. (2007) Stability of the gross motor function classification system in adults with cerebral palsy. *Dev. Med. Child Neurol.*, **49**, 265–269.

McDonald, R., Surtees, R. & Wirz, S. (2003) A comparison between parents' and therapists' views of their child's individual seating systems. *Int. J. Rehabil. Res.*, **3**, 235–243.

McDowell, B.C., Hewitt, V., Nurse, A., Weston, T. & Baker, R. (2000) The variability of goniometric measurements in ambulatory children with spastic cerebral palsy. *Gait & Posture*, **12**, 114–121.

McDowell, B.C., Kerr, C., Parkes, J. & Cosgrove, A. (2005) Validity of a 1 minute walk test for children with cerebral palsy. *Dev. Med. Child Neurol.*, **47**, 744–748.

McGrath, P.J., Rosmus, C., Canfield, C., Campbell, M.A. & Hennigar, A.W. (1998) Behaviours caregivers use to determine pain in non-verbal, cognitively impaired individuals. *Dev. Med. Child Neurol.*, **40**, 340–343.

McGraw, M. (1989) *The Neuromuscular Maturation of the Human Infant*. Clinics in Dev. Med. Mac Keith Press, London.

McKinlay, I.A. (1989) Therapy for cerebral palsy. *Seminars Orthopaed.*, **4**, 220.

McKinlay, I.A., Hyde, E. & Gordon, N.S. (1980) Baclofen: a team approach to drug evaluation of spasticity in childhood. In *Baclofen: A Broader Spectrum of Activity*, p. 26. A supplement to *Scott. Med. J.*

McLaughlin, J.F. (2000) Selective dorsal rhizotomy. In *The Management of Spasticity Associated with the Cerebral Palsies in Children and Adolescents* (eds A.L. Albright & B. Neville), pp. 107–119. Churchill Communications, Secaucus.

McLaughlin, J.F., Bjornson, K.F., Astley, S.J., *et al.* (1998) Selective dorsal rhizotomy: efficacy and safety in an investigator-masked randomized clinical trial. *Dev. Med. Child Neurol.*, **40**, 220–232.

McLellan, D.L. (1977) Co-contraction and stretch reflexes in spasticity during treatment with baclofen. *J. Neurol. Neurosurg. Psychiatry*, **40**, 30–38.

McLellan, L. (1984) Therapeutic possibilities in cerebral palsy: a neurologist's view. In *Management of the Motor Disorders of Children with Cerebral Palsy* (ed. D. Scrutton), p. 96. SIMP, Blackwell Scientific Publications, Oxford.

McMulkin, M.L., Gulliford, J.J., Williamson, R.V. & Ferguson, R.L (2000) Correlation of static to dynamic measures of lower extremity range of motion in cerebral palsy and control populations. *J. Pediatr. Orthopedics*, **20**, 366–369.

McNee, A.E., Shortland, A.P., Eve, L.C., Robinson, R.O. & Gough, M. (2004) Lower limb extensor moments in children with spastic diplegic cerebral palsy. *Gait & Posture*, **20**, 171–176.

McNee, A.E., Will, E., Lin, J-P., Eve, L.C., Gough, M., Morrissey, M.C. & Shortland, A.P. (2007) The effect of serial casting on gait in children with cerebral palsy: preliminary results from a crossover trial. *Gait & Posture*, **25**, 463–468.

Miedaner, J. (1990) An evaluation of weight-bearing forces at various angles for children with cerebral palsy. *Pediatr. Phys. Ther.*, **2**, 215.

Miller, F. (2007) *Physical Therapy of Cerebral Palsy*. Springer, New York.

Molnar, G.E. & Gordon, S.U. (1976) Cerebral palsy: predictive value of selected clinical signs for early prognostication of motor function. *Arch. Phys. Med. Rehabil.*, **57**, 153–158.

Montgomery, P.C. (1998) Predicting potential for ambulation in children with cerebral palsy. *Pediatr. Phys. Ther.*, **10**, 148–155.

Morris, C. (2002) A review of the efficacy of lower-limb orthoses used for cerebral palsy. *Dev. Med. Child Neurol.*, **44**, 205–211.

Morris, C. & Dias, L. (eds) (2007) *Paediatric Orthotics. Clinics in Developmental Medicine No. 175*. Mac Keith Press, London.

Morris, C., Kurinczuk, J.J., Fitzpatrick, R. & Rosenbaum, P.L. (2006) Who best to make the assessment? Professionals' and families' classifications of gross motor function in cerebral palsy are highly consistent. *Arch. Dis. Child.*, 91, 675–679.

Morris, K. (1996) Physiotherapy management of the neonate and infant – developmental problems. In *Physiotherapy and the Growing Child.* (eds Y.R. Burns & J. MacDonald), pp. 343–357. Saunders, London.

Morton, R., Benton, S., Bower, E., *et al.* (1999) Multidisciplinary appraisal of the British Institute for Brain Injured Children, Somerset, UK. *Dev. Med. Child Neurol.*, 41, 211–212.

Mosely, A.M. (1997) The effect of casting combined with stretching on passive ankle dorsiflexion in adults with traumatic brain injuries. *Phys. Ther.*, 77, 240.

MOVE Europe (2001) *Mobility Opportunities via Education.* Available from MOVE Europe, Unit C, London.

Msall, M.E., DiGaudio, K., Rogers, B.T., *et al.* (1994) The functional independence measure for children (WeeFIM): conceptual basis and pilot use in children with developmental disabilities. *Clin. Pediatr.*, 33, 421–430.

Mulcahy, C.M., Pountney, T.E., Nelham, R.L., Green, E.M. & Billington, G.D. (1988) Adaptive seating for motor handicap: problems, a solution, assessment and prescription. *Br. J. Occup. Ther.*, 51, 347.

Mulder, T. (1985) *The Learning of Motor Control Following Brain Damage: Experimental and Clinical Studies.* Swets & Zeitlinger, Lisse.

Mulder, T. (1991) A process oriented model of human motor behavior: implications for rehabilitation medicine. *Phy. Ther.*, 71, 157.

Mulder, T. & Hochstenbach, J. (2002) Motor control and learning: Implications for neurological rehabilitation. In *Handbook of Neurological Rehabilitation*, 2nd edn (eds R.J. Greenwood, T.M. McMillan, M.P. Barnes & C.D. Ward), pp. 143–157. Psychology Press, London.

Mulder, T. & Hulstijn, W. (1988) From movement to action: the learning of motor control following brain damage. In *Complex Human Movement Behavior* (eds O.G. Meijer & K. Roth), p. 247. Elsevier, Amsterdam.

Murphy, K., Molnar, G. & Lankasky, K. (1995) Medical and functional status of adults with cerebral palsy. *Dev. Med. Child Neurol.*, 37, 1075–1084.

Mutlu A., Krosschell, K. & Spira, D.G. (2009) Treadmill training with partial body-weight support in children with cerebral palsy: a systematic review. *Dev. Med. Child Neurol.*, 51, 268–275.

Myhr, U. & von Wendt, L. (1990) Reducing spasticity and enhancing postural control for the creation of a functional sitting position in children with cerebral palsy: a pilot study. *Physiotherapy Theory & Practice*, 6, 65.

Myhr, U., von Wendt, L., Norrlin, S. & Radell, U. (1995) Five-year follow-up of functional sitting position in children with cerebral palsy. *Dev. Med. Child Neurol.*, 37, 587–596.

Nashner, L.M., Shumway-Cook, A. & Marin, O. (1983) Stance posture in select groups of children with cerebral palsy: deficits in sensory organisation and muscular condition. *Exp. Brain Res.*, 49, 393.

Nathan, P. (1969) Annotation: treatment of spasticity with peri-neural injections of phenol. *Dev. Med. Child Neurol.*, 11, 384.

Neistadt, M.E. (1994) Perceptual retraining for adults with diffuse brain injury. *Am. J. Occup. Ther.*, 48, 877.

Nelson, K.B. & Ellenberg, J.H. (1982) Children who 'outgrew' cerebral palsy. *Pediatrics*, 69, 529.

Neville, B. (2000) Introduction. In *The Management of Spasticity Associated with the Cerebral Palsies in Children and Adolescents* (eds A.L. Albright & B. Neville), pp. 1–10. Churchill Communications, Secaucus.

Neville, B. & Goodman, R. (eds) (2001) *Congenital Hemiplegia. Clinics in Developmental Medicine No. 150.* Mac Keith Press, London.

Newson, E. (1976) Parents as a resource in diagnosis and assessment. In *Early Management of Handicapping Disorders* (eds T.E. Oppé & F.P. Woodford), p. 105. Associated Scientific Publishers, Amsterdam.

Nichols, D.S. & Case-Smith, J. (1996) Reliability and validity of the pediatric evaluation of disability inventory. *Pediatr. Phys. Ther.*, 8, 15.

Nicholson, J.H., Morton, R.E., Attfield, S. & Rennie, D. (2001) Assessment of upper-limb function and movement in children with cerebral palsy wearing lycra garments. *Dev. Med. Child Neurol.*, 43, 384–391.

Niznik, T.M., Turner, D. & Worrell, T.W. (1995) Functional reach as a measurement of balance for children with lower extremity spasticity. *Phys. Occup. Ther. Pediatr.*, 15 (3), 1–16.

Norén, L. & Franzén, G. (1982) An evaluation of 7 postural reactions selected by Vojta in 25 healthy infants. *Neuropediatrics*, 12, 308.

Novacheck, T.F., Stout, J.L. & Tervo, R. (2000) Reliability and validity of the Gillette functional assessment questionnaire as an outcome measure in children with walking disabilities. *J. Pediatr. Orthop.*, 20, 75–81.

Nwaobi, O.M. (1987) Seating orientations and upper extremity function in children with cerebral palsy. *Phys. Ther.*, 67, 1209.

Nwaobi, O.M., Brubaker, C., *et al.* (1983) Electromyographic investigation of extensor activity in cerebral palsy children in different seating positions. *Dev. Med. Child Neurol.*, 25, 175.

Odman, P., Krevers, B. & Oberg, B. (2007) Parents' perceptions of the quality of two intensive training programmes for children with cerebral palsy. *Dev. Med. Child Neurol.*, 49, 93–100.

Odman, P. & Oberg, B. (2005) Effectiveness of intensive training for children with cerebral palsy – a comparison between child and youth rehabilitation and conductive education. *J. Rehabil. Med.*, 37, 263–270.

Ohata, K., Tsuboyama, T., Haruta, T., Ichihashi, N., Kato, T. & Nakamura, T. (2008) Relation between muscle thickness, spasticity, and activity limitations in children and adolescents with cerebral palsy. *Dev. Med. Child Neurol.*, 50, 152–156.

Ohata, K., Tsuboyama, T., Ichihashi, N. & Minami, S. (2006) Measurement of muscle thickness as quantitative muscle evaluation for adults with severe cerebral palsy. *Phys. Ther.*, **86**, 1231–1239.

Olow, I. (1986) Children with cerebral palsy. In *Neurologically Handicapped Children: Treatment and Management* (eds N.S. Gordon & I.A. McKinlay), p. 60. Blackwell Scientific Publications, Oxford.

O'Neil, M.E., Fragala, M.A. & Dumas, H.M. (2003) Physical therapy intervention for children with cerebral palsy who receive botulinum toxin A injections. *Pediatr. Phys. Ther.*, **15**, 204–215.

Oppenheim, W.L., Staudt, L.A. & Peacock, J.W. (1992) The rationale for rhizotomy. In *The Diplegic Child* (ed. M.D. Sussman), p. 271. American Academy of Orthopedic Surgeons, Rosemont.

Ostensjo, S., Carlberg, E.B. & Vollestad, N.K. (2003) Everyday functioning in young children with cerebral palsy: functional skills, caregiver assistance, and modifications of the environment. *Dev. Med. Child Neurol.*, **45**, 603–612.

Ostensjo, S., Carlberg, E.B. & Vollestad, N.K. (2004) Motor impairments in young children with cerebral palsy: relationship to gross motor function and everyday activities. *Dev. Med. Child Neurol.*, **46**, 580–589.

Ottenbacher, K.J. (1986) *Evaluating Clinical Change: Strategies for Occupational and Physical Therapists*. Williams & Wilkins, Baltimore.

Paine, R.S. (1962) On the treatment of cerebral palsy – the outcome of 177 patients, 74 totally untreated. *Pediatrics*, **29**, 605.

Palisano, R., Rosenbaum, P., Walter, S., Russell, D., Wood, E. & Galuppi, B. (1997) The development and reliability of a system to classify gross motor function in children with cerebral palsy. *Dev. Med. Child Neurol.*, **39**, 214–223.

Palisano, R.J., Rosenbaum, P., Bartlett, D. & Livingston, M.H. (2008) Content validity of the expanded and revised gross motor function classification system. *Dev. Med. Child Neurol.*, **50**, 744–750.

Palmer, F.B., Shapiro, B.K., Wachtel, R.C., *et al.* (1988) The effects of physical therapy on cerebral palsy. *N. Engl. J. Med.*, **318**, 803.

Pandyan, A.D., Johnson, G.R., Price, C.I., Curless, R.H., Barnes, M.P. & Rodgers, H. (1999) A review of the properties and limitations of the Ashworth and modified Ashworth scales as measures of spasticity. *Clin. Rehabil.*, **13**, 373–383.

Parette, H.P. & Hourcade, J.J. (1984) A review of therapeutic intervention research on gross and fine motor progress in young children with cerebral palsy. *Am. J. Occup. Ther.*, **38**, 462.

Parker, D.F., Carriere, L., Hebestreit, H., Salsberg, A. & Bar-Or, O. (1993) Muscle performance and gross motor function of children with spastic cerebral palsy. *Dev. Med. Child Neurol.*, **35**, 17–23.

Patton, M.Q. (1980) *Qualitative Evaluation Methods*. Sage, Beverly Hills.

Paus, T., Zijdenbos, A., Worsley, K., *et al.* (1999) Structural maturation of neural pathways in children and adolescents: in vivo study. *Science*, **283**, 1908–1911.

Peacock, W.J. & Staudt, L.A. (1991) Functional outcomes following selective posterior rhizotomy in children with cerebral palsy. *J. Neurosurg.*, **74**, 380–385.

Pearson, P.H. & Williams, C.E. (eds) (1972) *Physical Therapy Services in the Developmental Disabilities*. Thomas, Springfield, Illinois.

Pederson, E. (1969) *Spasticity, Mechanism, Measurement, Management*. Thomas, Springfield, Illinois.

Phelps, W.M. (1949) Description and differentiation of types of cerebral palsy. *Nerv. Child*, **8**, 107.

Phelps, W.M. (1952) The role of physical therapy in cerebral palsy and bracing in the cerebral palsies. In *Orthopaedic Appliances Atlas 1* (ed. J.W. Edwards), pp. 251–522. Illinois University Press, Ann Arbor.

Phelps, W.M. (1959) Prevention of acquired dislocation of the hip in cerebral palsy. *J. Bone Joint Surg. Am.*, **41**, 440–448.

Phillips, W.E. & Audet, M. (1990) Use of serial casting in the management of knee joint contractures in an adolescent with cerebral palsy. *Phys. Ther.*, **70**, 521–523.

Piggot, J., Hocking, C. & Paterson, J. (2003) Parental adjustment to having a child with cerebral palsy and participation in home therapy programs. *Phys. Occup. Ther. Pediatr.* **23** (4), 5–29.

Pimm, P. (1992) Physiological burn-out and functional skill loss in cerebral palsy. *Interlink*, **4** (3), 18–20.

Pin, T., Dyke, P. & Chan, M. (2006) The effectiveness of passive stretching in children with cerebral palsy. *Dev. Med. Child Neurol.*, **48**, 855–862.

Piper, M.C. & Darrah, J. (1994) *Motor Assessment of the Developing Infant*. Saunders, Philadelphia.

Pirpiris M, Wilkinson A., Rodda J., *et al.* (2003) Walking speed in children and young adults with neuromuscular disease: comparison between two assessment methods. *J Pediatr. Orthop.* **23**, 302–307.

Plum, P. & Molhave, A. (1956) Clinical analysis of static and dynamic patterns in cerebral palsy with a view to active correction. *Arch. Phys. Med.*, **37**, 8.

Polak, F., Clift, M. & Clift, L. (2008) *Buyers' Guide: Night Time Postural Management Equipment for Children (CEP 08030)*. Centre for Evidence-based Purchasing, London. (www.pasa.nhs.uk/cep)

Pountney, T.E. & Green, E.M. (2006) Hip dislocation in cerebral palsy. *BMJ*, **332**, 772–775.

Pountney, T.E., Mulcahy, C.M., Clarke, S.M & Green, E.M. (2004) *The Chailey Approach to Postural Management*, 2nd edn. Active Design, Birmingham.

Prechtl, H.F.R. (2001) General movement assessment as a method of developmental neurology: new paradigms and consequences. *Dev. Med. Child Neurol.*, **43**, 836–842.

Presland, J.L. (1982) *Paths to Mobility in 'Special Care'*, pp. **19**, 35–8. British Institute of Mental Handicap, Kidderminster.

Price, E., Thylefors, I. & von Wendt, L. (1991) The role of the physiotherapist in the Swedish paediatric rehabilitation teams. In *Proceedings of the World Confederation of Physical Therapy Congress, London*, p. 1187. WCPT, London.

Radtka, S., Skinner, S.R., Dixon, D.M. & Johanson, M.E. (1997) A comparison of gait with solid, dynamic and no ankle-foot orthoses in children with spastic cerebral palsy. *Phys. Ther.*, 77, 395–409.

Randall, M., Carlin, J.B., Chondros, P. & Reddihough, D. (2001) Reliability of the Melbourne assessment of unilateral upper limb function. *Dev. Med. Child Neurol*, 43, 761–767.

Read, H.S., Hazlewood, M.E., Hillman, S.J., Prescott, R.J. & Robb, J.E. (2003) Edinburgh visual gait score for use in cerebral palsy. *J. Pediatr. Orthop.*, 23, 296–301.

Reddihough, D., King, J., Coleman, G. & Catanese, T. (1998) Efficacy of programmes based on conductive education for young children with cerebral palsy. *Dev. Med. Child Neurol.*, 40, 763–770.

Reid, D.T. (1995) Development and preliminary validation of an instrument to assess quality of sitting of children with neuromotor dysfunction. *Phys. Occup. Ther. Pediatr.*, 15 (1), 53–82.

Reid, D.T. (1996) The effects of the saddle seat on seated postural control and upper extremity movement in children with cerebral palsy. *Dev. Med. Child Neurol.*, 38, 805–815.

Reid, D.T. (1997) *The SACND: A Standardised Protocol for Describing Postural Control*. Therapy Skill Builders, San Antonio.

Reimers, J. (1990) Functional changes in the antagonists after lengthening of the agonists in cerebral palsy. I. Triceps surae lengthening. *Clin. Orthop. Relat. Res.*, 253, 30–34.

Rennie, D.J., Attfield, S.F., Morton, R.E., Polak, F.J. & Nicholson, J. (2000) An evaluation of lycra garments in the lower limb using 3-D gait analysis and functional assessment (PEDI). *Gait & Posture*, 12, 1–6.

Reynell, J. & Zinkin, P. (1975) New procedures for the developmental assessment of young children with severe visual handicaps. *Child Care Health Dev.*, 1, 61.

Riddoch, J. & Lennon, S. (1991) Evaluation of practice: the single case study approach. *Physiotherapy Theory & Practice*, 7, 3.

Robson, P. (1970) Shuffling, hitching, scooting or sliding: some observations in 30 otherwise normal children. *Dev. Med. Child Neurol.*, 12, 608.

Rogers, C.R. (1983) *Freedom to Learn for the 80s*. Merrill, Columbus, Ohio.

Rogers, C.R. (2003) *Client-Centered Therapy: Its Current Practice, Implications and Theory*. Constable & Robinson, London.

Rood, M.S. (1962) Use of sensory receptors to activate, facilitate and inhibit motor response, automatic and somatic, in developmental sequence. In *Approaches to the Treatment of Patients with Neuromuscular Dysfunction* (ed. C. Sattely). *Third International Congress of World Federation of Occupational Therapists*, pp. 26–37.

Rosblad, B. & von Hofsten, C. (1992) Perceptual control of manual pointing in children with motor impairments. *Physiotherapy Theory & Practice*, 8, 223.

Rosenbaum, P. (2004) Families and service providers: forging effective connections, and why it matters. In *Management of the Motor Disorders of Children with Cerebral Palsy.*

Clinics in Developmental Medicine No 161 (eds D. Scrutton, D. Damiano & M. Mayston), pp. 22–31. Mac Keith Press, London.

Rosenbaum, P., King, S., King, G., Law, M. & Evans, J. (1998) Family-centred services: a conceptual framework and research review. *Phys. Occup. Ther. Pediatr.*, 18 (1), 1–20.

Rosenbaum, P.L., Walter, S.D., Hanna, S.E., *et al.* (2002) Prognosis for gross motor function in cerebral palsy: creation of motor development curves. *JAMA*, 288, 1357–1363.

Rosenbloom, L. (1995) Diagnosis and management of cerebral palsy. *Arch. Dis. Child.*, 72, 350–354.

Ross, K. & Thomson, D. (1993) An evaluation of parents' involvement in the management of their cerebral palsy children. *Physiotherapy*, 79, 561.

Ross, S.A. & Engsberg, J.R. (2002) Relation between spasticity and strength in individuals with spastic diplegic cerebral palsy. *Dev. Med. Child Neurol.*, 44, 148–157.

Ross, S.A. & Engsberg, J.R. (2007) Relationships between spasticity, strength, gait, and the GMFM-66 in persons with spastic diplegia cerebral palsy. *Arch. Phys. Med. Rehabil.*, 88, 1114–1120.

Rothwell, J.C., Traub, M.M., Day, B.L., *et al.* (1982) Manual performance in a deafferented man. *Brain*, 105, 515.

Rushworth (1961) Posture and righting reflexes. *Cerebral Palsy Bulletin*, 3, 535.

Russell, A. & Cotton, E. (eds) (1994) *The Peto System and its Evolution in Britain*. Acorn Foundation, London.

Russell, D.J., Avery, L.M., Rosenbaum, P.L., Raina, P.S., Walter, S.D. & Palisano, R.J. (2000) Improved scaling of the gross motor function measure for children with cerebral palsy: evidence of reliability and validity. *Phys. Ther.*, 80, 873–885.

Russell, D.J., Rosenbaum, P.L., Avery, L.M. & Lane, M. (2002) *Gross Motor Function Measure (GMFM-66 and GMFM-88) User's Manual. Clinics in Developmental Medicine No. 159*. Mac Keith Press, London.

Russell, D.J., Rosenbaum, P.L., Cadman, D.T., Gowland, C., Hardy, S. & Jarvis, S. (1989) The gross motor function measure: a means to evaluate the effects of physical therapy. *Dev. Med. Child Neurol.*, 31, 341–352.

Sackett, D.L., Rosenberg, W.M.C., Gray, J.A.M., Haynes, R.B. & Richardson, W.S. (1996) Evidence based medicine: what it is and what it isn't. *BMJ*, 312, 71–72.

Sackett, D.L., Straus, S.E., Richardson, W.S., Rosenberg, W. & Haynes, R.B. (2001) *Evidence-Based Medicine: How to Practice and Teach EBM*, 2nd edn. Churchill Livingstone, Edinburgh.

Sahrmann, S.A. & Norton, B.J. (1977) The relationship of voluntary movement to spasticity in the upper motor neurone syndrome. *Ann. Neurol.*, 2, 460–465.

Samilson, R.L. (ed.) (1975) *Orthopaedic Aspects of Cerebral Palsy*. Heinemann – Spastics International Medical Publications, London.

Sanger, T.D., Delgado, M.R., Gaebler-Spira, D., *et al.* (2003) Classification and definition of disorders causing hypertonia in childhood. *Pediatrics*, 111, e89–97.

Schindl, M.R., Forstner, C., Kern, H. & Hesse, S. (2000) Treadmill training with partial body weight support in non-ambulatory patients with cerebral palsy. *Arch. Phys. Med. Rehabil.*, **81**, 301–306.

Scholtes, V.A.B., Becher, J.G., Beelen, A. & Lankhorst, G.J. (2006) Clinical assessment of spasticity in children with cerebral palsy: a critical review of available instruments. *Dev. Med. Child Neurol.*, **48**, 64–73.

Scrutton, D. (1978) Developmental deformity and the profoundly retarded child. In *Care of the Handicapped Child. Clinics in Developmental Medicine* (ed. J. Apley), pp. 83–91. Mac Keith Press, London.

Scrutton, D. (ed.) (1984) *Management of the Motor Disorders of Children with Cerebral Palsy*. SIMP, Blackwell Scientific Publications, Oxford.

Scrutton, D. & Baird, G. (1997) Surveillance measures of the hips of children with bilateral cerebral palsy. *Arch. Dis. Child.*, **76**, 381–384.

Scrutton, D., Baird, G. & Smeeton, N. (2001) Hip dysplasia in bilateral cerebral palsy: incidence and natural history in children aged 18 months to 5 years. *Dev. Med. Child Neurol.*, **43**, 586–600.

Seglow, D. (1984) A pattern of early intervention. In *Paediatric Developmental Therapy* (ed. S. Levitt), pp. 76–87. Blackwell Scientific Publications, Oxford.

Seligman, M.E.P. (1992) *Helplessness: On Development, Depression and Death*. Freeman, San Francisco.

Shepherd, R.B. (1995) *Physiotherapy in Paediatrics*, 3rd edn. Butterworth-Heinemann, Oxford.

Sheridan, M.D. (1975) *The Developmental Progress of Infants and Young Children*, 3rd edn. HMSO, London.

Sheridan, M.D. (1977) Development and assessment of vision and hearing. In *Neurodevelopmental Problems in Early Childhood: Assessment and Management* (eds C.N. Drillien & M.B. Drummond) pp. 150–167. Blackwell Scientific Publications, Oxford.

Sheridan, M.D., Sharma, A. & Cockerill, H. (2008) *From Birth to Five Years: Children's Developmental Progress*, 3rd edn. Routledge, London.

Shortland, A.P., Harris, C.A., Gough, M., *et al.* (2002) Architecture of the medial gastrocnemius in children with spastic diplegia. *Dev. Med. Child Neurol.*, **44**, 158–163.

Shumway-Cook, A., Hutchinson, S., Kartin, D., Price, R. & Woollacott, M. (2003) Effect of balance training on recovery of stability in children with cerebral palsy. *Dev. Med. Child Neurol.*, **45**, 591–602.

Shumway-Cook, A. & Woollacott, M.H. (2001) *Motor Control: Theory and Practical Applications*, 2nd edn. Lippincott Williams & Wilkins, Baltimore.

Siebes, R.C., Wijnroks, L. & Vermeer, A. (2002) Qualitative analysis of therapeutic motor intervention programmes for children with cerebral palsy: an update. *Dev. Med. Child Neurol.*, **44**, 593–603.

Simeonsson, R.J. & McHale, S.M. (1981) Review: research on handicapped children: sibling relationships. *Child Care Health Dev.*, **7**, 153.

Simpson, D.M., Gracies, J.M., Graham, H.K., *et al.* (2008) Assessment: botulinum neurotoxin for the treatment of

spasticity (an evidence-based review): report of the Therapeutics and Technology Assessment Subcommittee of the American Academy of Neurology. *Neurology*, **70**, 1691–1698.

Slawek, J. & Klimont, L. (2003) Functional improvement in cerebral palsy patients treated with botulinum toxin A injections – preliminary results. *Eur. J. Neurol.*, **10**, 313–317.

Slominski, A.H. (1984) Winthrop Phelps and the Children's Rehabilitation Institute. In *Management of the Motor Disorders of Children with Cerebral Palsy* (ed. D. Scrutton), p. 59. SIMP, Blackwell Scientific Publications, Oxford.

Sluijs, E.M., van der Zee, J. & Kok, G.J. (1993) Differences between physical therapists in attention paid to patient education. *Physiotherapy Theory and Practice*, **9** (2), 103–118.

Snider, L., Korner-Bitensky, N., Kammann, C., Warner, S. & Saleh, M. (2007) Horseback riding as therapy for children with cerebral palsy: is there evidence of its effectiveness? *Phys. Occup. Ther. Pediatr.*, **27** (2), 5–23.

Soames, R. (2003) *Joint Motion: Clinical Measurement and Evaluation*. Churchill Livingstone, Edinburgh.

Solomons, G. & Solomons, H.C. (1975) Motor development in Yucatecan infants. *Dev. Med. Child Neurol.*, **17**, 41–46.

Sonksen, P. (1979) Sound and the visually handicapped baby. *Child Care Health Dev.*, **5**, 413.

Sonksen, P., Levitt, S. & Kitzinger, M. (1984) Identification of constraints acting on motor development in young visually disabled children and principles of remediation. *Child Care Health Dev.*, **10**, 273.

Sowell, E.R., Trauner, D.A., Gamst, A. & Jernigan, T.L. (2002) Development of cortical and subcortical brain structures in childhood and adolescence: a structural MRI study. *Dev. Med. Child Neurol.*, **44**, 14–16.

Sparrow, S. & Zigler, E. (1978) Evaluation of a patterning treatment for retarded children. *Pediatrics*, **62**, 137.

Speth, L.A., Leffers, P., Janssen-Potten, Y.J. & Vles, J.S. (2005) Botulinum toxin A and upper limb functional skills in hemiparetic cerebral palsy: a randomized trial in children receiving intensive therapy. *Dev. Med. Child Neurol.*, **47**, 468–473.

Spittle, A.J., Orton, J., Doyle, L.W. & Boyd, R. (2007) Early developmental intervention programs post hospital discharge to prevent motor and cognitive impairments in preterm infants. *Cochrane Database Syst. Rev.*, CD005495.

Sporns, O. & Edelman, G.M. (1993) Solving Bernstein's problem: a proposal for the development of coordinated movement by selection. *Child Development*, **64**, 690–981.

Stanley, F.J., Blair, E. & Alberman, E. (eds) (2000) *Cerebral Palsies: Epidemiology and Causal Pathways. Clinics in Developmental Medicine No. 151*. Mac Keith Press, London.

Stavness, C. (2006) The effect of positioning for children with cerebral palsy on upper-extremity function: a review of the evidence. *Phys. Occup. Ther. Pediatr.*, **26** (3), 39–53.

Steel, S. (1993) Individual learning programmes. In *Elements of Paediatric Physiotherapy* (ed. P.M. Eckersley), p. 369. Churchill Livingstone, Edinburgh.

Steenbeek, D., Ketelaar, M., Galama, K. & Gorter, J.W. (2008) Goal Attainment Scaling in paediatric rehabilitation:

a report on the clinical training of an interdisciplinary team. *Child Care Health Dev.*, **34**, 521–529.

Steenbergen, B. & Gordon, A.M. (2006) Activity limitation in hemiplegic cerebral palsy: evidence for disorders in motor planning. *Dev. Med. Child Neurol.*, **48**, 780–783.

Steinbok, P., Reiner, A. & Kestle, J.R.W. (1997b) Therapeutic electrical stimulation following selective posterior rhizotomy in children with spastic diplegic cerebral palsy: a randomized clinical trial. *Dev. Med. Child Neurol.*, **39**, 515–520.

Steinbok, P., Reiner, A.M., Beauchamp, R., Armstrong, R.W. & Cochrane, D.D. (1997a) A randomized clinical trial to compare selective posterior rhizotomy plus physiotherapy with physiotherapy alone in children with spastic diplegic cerebral palsy. *Dev. Med. Child Neurol.*, **39**, 178–184.

Sterba, J.A. (2007) Does horseback riding therapy or therapist-directed hippotherapy rehabilitate children with cerebral palsy? *Dev. Med. Child Neurol.*, **49**, 68–73.

Stern, D.N. (1985) *The Interpersonal World of the Infant.* Basic Books, New York.

Stewart, P.C. & McQuilton, G. (1987) Straddle seating for the cerebral palsied child. *Br. J. Occup. Ther.*, **50**, 136.

Stockmeyer, S.A. (1967) The Rood approach. *Am. J. Phys. Med.*, **46** (1), 900.

Stockmeyer, S.A. (1972) A sensorimotor approach to treatment. In *Physical Therapy Services in the Developmental Disabilities* (eds P.H. Pearson & C.E. Williams), Chapter 4. Thomas, Springfield, Illinois.

Stone, S. (1991) Qualitative research methods for physiotherapists. *Physiotherapy*, **77**, 449–452.

Stott, N.S. & Piedrahita, L. (2004) Effects of surgical adductor releases for hip subluxation in cerebral palsy: an AACPDM evidence report. *Dev. Med. Child Neurol.*, **46**, 628–645.

Strauss, D., Brooks, J., Rosenbloom, L. & Shavelle, R. (2008) Life expectancy in cerebral palsy: an update. *Dev. Med. Child Neurol.*, **50**, 487–493.

Strauss, D., Ojdana, K., Shavelle, R. & Rosenbloom, L. (2004) Decline in function and life expectancy of older persons with cerebral palsy. *NeuroRehabilitation*, **19**, 69–78.

Stroh, K., Robinson, T. & Proctor, A. (2008) *Every Child Can Learn.* Sage, London.

Stuberg, W.A. (1992) Considerations related to weight-bearing programs in children with developmental disabilities. *Phys. Ther.*, **72**, 35–40.

Stuberg, W.A., Fuchs, R.H. & Miedaner, J.A. (1988) Reliability of goniometric measurements of children with cerebral palsy. *Dev. Med. Child Neurol.*, **30**, 657.

Sugden, D.A. (1992) Postural control: developmental effects of visual and mechanical perturbations. *Physiotherapy Theory & Practice*, **8**, 165.

Sussman, M.D. (ed.) (1992) *The Diplegic Child.* American Academy of Orthopedic Surgeons, Rosemont.

Sykanda, A.M. & Levitt, S. (1982) The physiotherapist in the developmental management of the visually impaired child. *Child Care Health Dev.*, **8**, 261.

Tabary, J.C., Tardieu, C., Tardieu, G. & Goldspink, G. (1972) Physiological and structural changes in the cat's soleus muscles due to immobilisation at different lengths by plaster casts. *J. Physiol. (Lond.)*, **224**, 231.

Tabary, J.-C., Tardieu, C., Tardieu, G. & Tabary, C. (1981) Experimental rapid sarcomere loss with concomitant hypo-extensibility. *Muscle Nerve*, **4**, 198–203.

Tardieu, C., Huet de la Tour, E., Bret, M.D., *et al.* (1982) Muscle hypoextensibility in children with cerebral palsy. *Arch. Phys. Med. Rehab.*, **63**, 97.

Tardieu, C., Lespargot, A., Tabary, C. & Bret, M.D. (1988) For how long must the soleus muscle be stretched each day to prevent contracture? *Dev. Med. Child Neurol.*, **30**, 3–10.

Tardieu, G., Shentoub, S. & Delarue, R. (1954) A la recherche d'une technique de mesure de la spasticite. *Rev. Neurol.* **91**, 143–144.

Tarran, E.C. (1981) Parents' views of medical and social work services for families with young cerebral-palsied children. *Dev. Med. Child Neurol.*, **23**, 173.

Tatlow, A. (2005) *Conductive Education for Children and Adolescents with Cerebral Palsy.* The Spastics Association of Hong Kong, Hong Kong.

Taub, E. (1980) Somatosensory deafferentation research with monkeys: implications for rehabilitation medicine. In *Behavioral Psychology in Rehabilitation Medicine: Clinical implications* (ed. L.P. Ince), p. 371. Williams & Wilkins, Baltimore.

Taub, E., Ramey, S.L., DeLuca, S. & Echols, K. (2004) Efficacy of constraint-induced movement therapy for children with cerebral palsy with asymmetric motor impairment. *Pediatrics*, **113**, 305–312.

Taylor, N.F., Dodd, K.J. & Graham, H.K. (2004) Test–retest reliability of hand-held dynamometric strength testing in young people with cerebral palsy. *Arch. Phys. Med. Rehabil.*, **85**, 77–80.

Tecklin, J.S. (ed) (2008) *Pediatric Physical Therapy*, 4th edn. Lippincott Williams & Wilkins, Philadelphia.

Tedroff, K., Knutson, L.M. & Soderberg, G.L. (2006) Synergistic muscle activation during maximum voluntary contractions in children with and without spastic cerebral palsy. *Dev. Med. Child Neurol.*, **48**, 789–796.

Terjesen, T., Lange, J.E. & Steen, H. (2000) Treatment of scoliosis with spinal bracing in quadriplegic cerebral palsy. *Dev. Med. Child Neurol.*, **42**, 448–454.

Thelen, E. (1992) Development of locomotion from a dynamic systems approach. In *Movement Disorders in Children* (eds H. Forssberg & H. Hirschfeld), pp. 169–173. Karger, Basel.

Thelen, E., Kelso, J.A.S. & Fogel, A. (1987) Self-organizing motor systems and infant motor development. *Developmental Review*, **7**, 39–65.

Thelen, E., Ulrich, B.D. & Jensen, J.L. (1989) The developmental origins of locomotion. In *Development of Posture and Gait across the Life Span* (eds M.H. Woollacott & A. Shumway-Cook), p. 25. University of South Carolina Press, Columbia.

Thomas, A.P., Bax, M.C.O. & Smyth, D.P.L. (1989) *The Health and Social Needs of Young Adults with Physical Disabilities*. Mac Keith Press, Blackwell Scientific Publications, Oxford.

Thomson, G. (2005) *Children with Severe Disabilities and the MOVE Curriculum*. East River Press, Chester, NY.

Thylefors, I., Price, E., Persson, T.O. & von Wendt, L. (2000) Teamwork in Swedish neuropaediatric habilitation. *Child Care Health Dev.*, 26, 515–532.

Tieman, B.L., Palisano, R.J., Gracely, E.J. & Rosenbaum, P.L. (2004) Gross motor capability and performance of mobility in children with cerebral palsy: a comparison across home, school, and outdoors/community settings. *Phys. Ther.*, 84, 419–429.

Tirosh, E. & Rabino, S. (1989) Physiotherapy in children with cerebral palsy: evidence for its efficacy. *Am. J. Dis. Child*, 143, 552.

Titchener, J. (1983) A preliminary evaluation of conductive education. *Physiotherapy*, 69, 313–315.

Tizard, J.P.M., Paine, R.S. & Crothers, B. (1954) Disturbances of sensation in children with hemiplegia. *J. Amer. Med. Assoc.*, 155, 628–632.

Touwen, B.C.L. (1978) Variability and stereotypy in normal and deviant development. In *Care of the Handicapped Child* (ed. J. Apley), p. 99. SIMP, Heinemann, London.

Touwen, B.C.L. (1987) The significance of neonatal neurological diagnosis. In *Early Detection and Management of Cerebral Palsy* (eds H. Galjaard, H.F.R. Prechtl & M. Velickovic), p. 69. Martinus Nijhoff, Dordrecht.

Trefler, E., Hanks, S., Huggins, P., *et al.* (1978) A modular seating system for cerebral-palsied children. *Dev. Med. Child Neurol.*, 20, 199.

Tremblay, F., Malouin, F., Richards, C.L. & Dumas, F. (1990) Effects of prolonged muscle stretch on reflex and voluntary muscle activation in children with spastic cerebral palsy. *Scand. J. Rehabil. Med.*, 22, 171–180.

Turker, R.J. & Lee, R. (2000) Adductor tenotomies in children with quadriplegic cerebral palsy: Longer term follow-up. *J. Pediatr. Orthoped.*, 20, 370–374.

Twitchell, T.E. (1961) The nature of the motor deficit in double athetosis. *Arch. Phys. Med.*, 42, 63.

Ubhi, T., Bhakta, B.B., Ives, H.L., Allgar, V. & Roussounis, S.H. (2000) Randomised double blind placebo controlled trial of the effect of botulinum toxin on walking in cerebral palsy. *Arch. Dis. Child.*, 83, 481–487.

Umphred, D. (1984) An integrated approach to treatment of the pediatric neurologic patient. In *Pediatric Neurologic Physical Therapy* (ed. S.K. Campbell), Chapter 3. Churchill Livingstone, New York.

Umphred, D.A. (2000) *Neurological Rehabilitation*, 4th edn. Mosby, St Louis.

Van Vliet, P. (ed.) (1992) Special issue: issues in the training of postural control. *Physiotherapy Theory & Practice*, 8 (3).

Varni, J.W., Burwinkle, T.M., Berrin, S.J., *et al.* (2006) The PedsQL in pediatric cerebral palsy: reliability, validity, and sensitivity of the generic core scales and cerebral palsy module. *Dev. Med. Child Neurol.*, 48, 442–449.

Varni, J.W., Burwinkle, T.M., Sherman, S.A., *et al.* (2005) Health-related quality of life of children and adolescents with cerebral palsy: hearing the voices of children. *Dev. Med. Child Neurol.*, 47, 592–597.

Visser, J.E. & Bloem, B.R. (2005) Role of the basal ganglia in balance control. *Neural Plast.*, 12, 161–174.

Vogtle, L., Morris, D. & Denton, B. (1998) An aquatic programme for adults with cerebral palsy living in group homes. *Phys. Ther. Case Reports*, 1, 250–259.

Vojta, V. (1984) The basic elements of treatment according to Vojta. In *Management of the Motor Disorders of Children with Cerebral Palsy* (ed. D. Scrutton), p. 75. SIMP, Blackwell Scientific Publications, Oxford.

Vojta, V. (1989) *Die Cerebralen Bewegungsstorungen im Sauglingsalter*, 5th edn. Ferdinand Enke Verlag, Stuttgart.

Von Aufschnaiter, D. (1992) Vojta: a neurophysiological treatment. In *Movement Disorders in Children* (eds H. Forssberg & H. Hirschfeld), pp. 7–15. Karger, Basel.

Voorman, J.M., Dallmeijer, A.J., Knol, D.L., Lankhorst, G.J. & Becher, J.G. (2007) Prospective longitudinal study of gross motor function in children with cerebral palsy. *Arch. Phys. Med. Rehabil.*, 88, 871–876.

Voss, D.E. (1972) Proprioceptive neuromuscular facilitation. In *Physical Therapy Services in the Developmental Disabilities* (eds P.H. Pearson & C.E. Williams), Chapter 5. Thomas, Springfield, Illinois.

Voss, D.E., Jonta, M. & Meyers, B. (1985) *Proprioceptive Neuromuscular Facilitation Patterns and Techniques*, 3rd edn. Harper & Row, New York.

Wallen, M., O'Flaherty, S.J. & Waugh, M.C. (2007) Functional outcomes of intramuscular botulinum toxin type A and occupational therapy in the upper limbs of children with cerebral palsy: a randomized controlled trial. *Arch. Phys. Med. Rehabil.*, 88, 1–10.

van der Weel, F.R., van der Meer, A.L. & Lee, D.N. (1991) Effect of task on movement control in cerebral palsy: implications for assessment and therapy. *Dev. Med. Child Neurol.*, 33, 419–426.

von Wendt, L., Ekenberg, L., Dagis, D. & Janlert, U. (1984) A parent-centred approach to physiotherapy for their handicapped children. *Dev. Med. Child Neurol.*, 26, 445.

Whalley Hammell, K. & Carpenter, C. (eds) (2004) *Qualitative Research in Evidence-Based Rehabilitation*. Churchill Livingstone, Edinburgh.

White, H., Jenkins, J., Neace, W.P., Tylkowski, C. & Walker, J. (2002) Clinically prescribed orthoses demonstrate an increase in velocity of gait in children with cerebral palsy: a retrospective study. *Dev. Med. Child Neurol.*, 44, 227–232.

WHO (2001) *International Classification of Functioning, Disability and Health (ICF)*. World Health Organization, Geneva.

Wiley, M.E. & Damiano, D.L. (1998) Lower-extremity strength profiles in spastic cerebral palsy. *Dev. Med. Child Neurol.*, 40, 100–107.

Wilmshurst, S.W., Adams, K., Langton, C.M. & Mughal, M.Z. (1996) Mobility status and bone density in cerebral palsy. *Arch. Dis. Child.*, 75, 164–165.

Wilner, L. (ed.) (1996) *Getting On with Cerebral Palsy: From Adolescence to Old Age*. Scope, London.

Winnicott, D.W. (1964) *The Child, the Family and the Outside World*. Penguin Books, London.

Winstein, C.J. & Schmidt, R.A. (1990) Reduced frequency of knowledge of results enhances motor skill learning. *J. Exp. Psychol. Learn. Memory*, **16**, 677.

Winstein, C.J., Gardner, E.R., McNeal D.R., *et al.* (1989) Standing balance training: effect on balance and locomotion in hemiparetic adults. *Arch. Phys. Med. Rehabil.*, **70**, 755–762.

Winstein, C.J. & Schmidt, R.A. (1989) Sensorimotor feedback. In *Human Skills*, 2nd edn (ed. D.H. Holding), p. 17. Wiley, Chichester.

Winstock, A. (2005) *Eating and Drinking Difficulties in Children: A Guide for Practitioners*. Speechmark, Bicester.

Wong, D. & Baker, C. (1988) Pain in children: comparison of assessment scales. *Pediatric Nursing*, **14**, 9–17.

Wood, E. & Rosenbaum, P. (2000) The gross motor function classification system for cerebral palsy: a study of reliability and stability over time. *Dev. Med. Child Neurol.*, **42**, 292–296.

Woollacott, M., Shumway-Cook, A., Hutchinson, S., Ciol, M., Price, R. & Kartin, D. (2005) Effect of balance training on muscle activity used in recovery of stability in children with cerebral palsy: a pilot study. *Dev. Med. Child Neurol.*, **47**, 455–461.

Wright, F.V., Sheil, E., Drake, J., Wedge, J.H. & Naumann, S. (1998) Evaluation of selective dorsal rhizotomy for the reduction of spasticity in cerebral palsy: a randomized controlled trial. *Dev. Med. Child Neurol.*, **40**, 239–247.

Wright, T. & Nicholson, J. (1973) Physiotherapy for the spastic child: an evaluation. *Dev. Med. Child Neurol.*, **15**, 146–163.

Wu, Y.W., Day, S.M., Strauss, D.J. & Shavelle, R.M. (2004) Prognosis for ambulation in cerebral palsy: a population-based study. *Pediatrics*, **114**, 1264–1271.

Yasukawa, A. (1990) Upper extremity casting: adjunct treatment for a child with cerebral palsy hemiplegia. *Am. J. Occup. Ther.*, **44**, 840–846.

Yekutiel, M., Jariwala, M. & Stretch, P. (1994) Sensory deficit in the hands of children with cerebral palsy: a new look at assessment and prevalence. *Dev. Med. Child Neurol.*, **36**, 619–624.

Young, N.L., Wright, J.G., Lam, T.P., Rajaratnam, K., Stephens, D. & Wedge, J.H. (1998) Windswept hip deformity in spastic quadriplegic cerebral palsy. *Pediatr. Phys. Ther.*, **10**, 94–100.

Young, R.R. & Wiegner, A.W. (1987) Spasticity. *Clin. Orthopaed. Rel. Res.*, **219**, 50.

Zacharkow, D. (1988) *Posture, Sitting, Standing, Chair Design and Exercise*. Thomas, Springfield, Illinois.

Zinkin, P. (1979) The effect of visual handicap on early development. In *Visual Handicap in Children* (eds V. Smith & J. Keen), p. 132. Spastics Int. Med. Publ., London.

Índice remissivo